C. Garbe · G. Rassner (Hrsg.)

Dermatologie

C. Garbe · G. Rassner (Hrsg.)

Dermatologie

Leitlinien und Qualitätssicherung für Diagnostik und Therapie

Berichte von der 39. Tagung der Deutschen Dermatologischen Gesellschaft

Mit 211 Abbildungen, davon 31 vierfarbig und 98 Tabellen

Springer

Prof. Dr. med. C. Garbe
Prof. Dr. med. G. Rassner
Universitätsklinikum Tübingen
Hautklinik
Liebermeisterstraße 25
D-27076 Tübingen

ISBN 3-540-63585-8 Springer-Verlag Berlin Heidelberg New York

Die Deutsche Bibliothek-CIP-Einheitsaufnahme

Dermatologie : Leitlinien und Qualitätssicherung für Diagnostik und Therapie / Hrsg.: C. Garbe ; G. Rassner. - Berlin ; Heidelberg ; New York ; Barcelona ; Budapest ; Hongkong ; London ; Mailand ; Paris ; Santa Clara ; Singapur ; Tokio : Springer, 1998
(Beiträge der ... Tagung der Deutschen Dermatologischen Gesellschaft ; 39)
ISBN 3-540-63585-8

Umschlaggestaltung: design & production, Heidelberg
Satz: Cicero Lasersatz GmbH, Dinkelscherben
SPIN-Nr. 10645179 23/3134 – 5 4 3 2 1 0 – Gedruckt auf säurefreiem Papier

Vorwort

Die Entwicklung von Leitlinien und die Qualitätssicherung in Diagnostik und Therapie ist eine aktuelle Aufgabe, der sich die Dermatologen zu stellen haben und die zum gegenwärtigen Zeitpunkt noch nicht als abgeschlossen betrachtet werden kann. Die 39. Tagung der Deutschen Dermatologischen Gesellschaft vom 23. bis 26. April 1997 in Karlsruhe hat sich dieser Aufgabe angenommen und den gesamten Kongreß unter das oben genannte Motto gestellt. Die wichtigsten thematischen Schwerpunkte des Kongresses waren dabei die dermatologische Onkologie und das Atopie-Syndrom sowie neue Entwicklungen in Diagnostik und Therapie.

Im Bereich der dermatologischen Onkologie ist die Formulierung von Leitlinien für Diagnostik und Therapie bereits weit fortgeschritten, dieses kommt in den vorliegenden Beiträgen zum Ausdruck. Für alle wichtigen Tumoren der Haut liegen diagnostische und therapeutische Leitlinien vor, die im vorliegenden Band besprochen werden. Darüber hinaus werden noch neuere diagnostische und therapeutische Entwicklungen insbesondere beim malignen Melanom, aber auch bei epithelialen Tumoren, dem Kaposi-Sarkom und dem kutanen Lymphom ausführlich dargestellt.

Das zweite große Thema der Tagung, das Atopie-Syndrom, wird ebenfalls im vorliegenden Band umfangreich behandelt. Hierbei fällt auf, daß die Pathophysiologie der atopischen Dermatitis immer noch nicht ganz geklärt ist und der Stellenwert von Aeroallergenen in der Ätiologie der atopischen Dermatitis sowie die Wertigkeit eines Atopie-Patch-Testes noch nicht abschließend beurteilbar sind. Unabhängig davon werden diagnostische und therapeutische Leitlinien dargestellt und der gegenwärtige Stand der Diskussion umfassend wiedergegeben.

Breiter Raum wird neuen Entwicklungen in der dermatologischen Diagnostik und Therapie gewidmet. Hier wird deutlich, daß die einfache Blick-Diagnose in der Dermatologie heute durch ein Spektrum von bildgebenden Verfahren ergänzt wird. Auch die neuen Kommunikationstechniken und die Teledermatologie werden thematisiert. Bei den neuen Entwicklungen in der dermatologischen Therapie stehen die Phototherapie und die Lasertherapie im Vordergrund. Die Balneophototherapie allein ist bereits mit vier Beiträgen vertreten, und das Photoderm-Verfahren wird in zwei Beiträgen behandelt. Ein breites Spektrum neuer Lasergeräte und ihrer Anwendungen wird in sieben Beiträgen besprochen. Sowohl in der Diagnostik als auch in der Therapie zeigt sich, daß auch in der Dermatologie ein zunehmender Einsatz aufwendiger Technik erforderlich wird, um Diagnose und Behandlung auf dem neuesten Stand von Wissenschaft und Technik vorzunehmen.

Zentrale Themen der Dermatologie wie Psoriasis, Autoimmundermatosen, infektiöse Dermatosen und Allergologie werden in gesonderten Kapiteln berücksichtigt. Für diese Themen ist die Formulierung von Leitlinien für Diagnostik und Therapie noch nicht soweit fortgeschritten, Beiträge zur Ätiologie und zu einzelnen diagnostischen und therapeutischen Verfahren stehen im Vordergrund. Diese Zusammenstellung macht gleichzeitig deutlich, worauf die Kräfte in den nächsten Jahren konzentriert werden müssen.

Der vorliegende Band berücksichtigt auch ausführlich die Spezialgebiete der Dermatologie, im einzelnen die pädiatrische Dermatologie, die kosmetische Dermatologie, die Berufsdermatologie, die operative Dermatologie, die psychosomatische Dermatologie, die Dermatohistologie, die Angiologie, die Mykologie, die Andrologie und die dermatologische Rehabilitation. Alle diese Spezialgebiete sind mit einer Reihe von Beiträgen vertreten. Besonders umfangreich wurden die Angiologie, die Andrologie und die Berufsdermatologie behandelt. Die vorliegende Darstellung des derzeitigen Standes stellt eine gute Grundlage für die Formulierung diagnostischer und therapeutischer Leitlinien dar.

Der vorliegende Band bringt damit nicht nur einen breiten Überblick über bereits formulierte diagnostische und therapeutische Leitlinien im dermatologischen Fach, sondern auch über den Diskussionsstand in den Gebieten, in denen diese Aufgabe noch bevorsteht. Wir hoffen, daß die Lektüre neue Kenntnisse über die aktuelle Dermatologie vermittelt und daß dieses Werk auch als Nachschlagwerk für die Praxis von Nutzen sein wird.

Tübingen, im September 1997

Claus Garbe
Gernot Rassner

Inhaltsverzeichnis

Allergologie

Psoriasis

Autoimmundermatosen

Infektiöse Dermatosen

Dermatologische Onkologie – Karzinogenese

Dermatologische Onkologie – Malignes Melanom

Dermatologie und Innere Medizin

Pädiatrische Dermatologie

Kosmetische Dermatologie

Berufsdermatologie

Psychosomatische Dermatologie

Angiologie

Dermatohistologie

Dermatologische Rehabilitation

Neue Entwicklungen der dermatologischen Phototherapie

Neue Entwicklungen der dermatologischen Lasertherapie

Verzeichnis der Erstautoren

Albrecht, Gisela; Dr. med.
Chefärztin der Abteilung für Dermatologie
Krankenhaus Spandau
Lynarstr. 12
13578 Berlin

Albrecht-Nebe, Helga; Prof. Dr. med.
Dermatologische Klinik und Poliklinik
Universitätsklinikum Charité
Humboldt-Universität
Schumannstr. 20/21
10098 Berlin

Bahmer, Friedrich; Prof. Dr. med.
Direktor der Hautklinik
Zentralkrankenhaus
St. Jürgen Str.
28205 Bremen

Becker, Detlef; Dr. med.
Universitäts-Hautklinik
Johannes Gutenberg-Universität
Langenbeckstr. 1
55101 Mainz

Beier, Christian; Dr. med.
Zentrum der Dermatologie und Venerologie
Klinikum der J.W. Goethe-Universität
Theodor-Stern-Kai 7
60590 Frankfurt /M.

Bergmann, Renate L.; PD Dr. med.
Pädiatrische Pneumologie und Immunologie
Virchow-Klinikum, Charité Berlin
Humboldt-Universität
Augustenburger Platz 1
13353 Berlin

Blaheta, Hans-Jürgen; Dr. med.
Universitäts-Hautklinik
Eberhard-Karls-Universität
Liebermeisterstr. 25
72076 Tübingen

Blum, Andreas; Dr. med.
Universitäts-Hautklinik
Eberhard-Karls-Universität
Liebermeisterstr. 25
72076 Tübingen

Boehncke, Wolf-Henning; PD Dr. med.
Zentrum der Dermatologie und Venerologie
Klinikum der J.W. Goethe-Universität
Theodor-Stern-Kai 7
60590 Frankfurt/Main

Bohring, Claudia; Dr. med.
Zentrum für Hautkrankheiten
Abteilung Andrologie der Hautklinik
Philipps-Universität
Deutschhausstr. 9
35037 Marburg

Böni, Roland; Dr. med.
Dermatologische Klinik
Universitätsspital Zürich
Gloriastr. 31
CH-8091 Zürich

Braun, Ralph P.; Dr. med.
Clinique de Dermatologie
Hôpital Cantonal Universitaire de Genève
24, rue Micheli-du-Crest
CH-1211 Genève 14

Breuninger, Helmut; PD Dr. med.
Universitäts-Hautklinik
Eberhard-Karls-Universität
Liebermeisterstr. 25
72076 Tübingen

Brockmeyer, Norbert H.; PD Dr. med.
Klinik für Dermatologie, Venerologie und Allergologie
Universitätsklinikum Essen
Hufelandstr. 55
45122 Essen

Brodersen, Jens Peter; PD Dr. med.
Dermatologische Klinik und Poliklinik
Medizinische Hochschule Hannover
Ricklinger Straße 5
30449 Hannover

Burg, Günter; Prof. Dr. med.
Direktor der Dermatologischen Klinik
Universitätsspital Zürich
Gloriastr. 31
CH-8091 Zürich

Darsow, Ulf; Dr. med.
Dermatologische Klinik und Poliklinik am Biederstein
Technische Universität München
Biedersteinstr. 29
80802 München

Diepgen, Thomas L.; PD Dr. med.
Dermatologische Universitäts-Klinik mit Poliklinik
Hartmannstr. 14
91052 Erlangen

Driesch, Peter von den; PD Dr. med.
Dermatologische Klinik
Friedrich-Alexander-Universität Erlangen-Nürnberg
Hartmannstr. 14
91052 Erlangen

Dummer, Reinhard; PD Dr. med.
Dermatologische Klinik
Universitätsspital Zürich
Gloriastr. 31
CH-8091 Zürich

Fluhr, Joachim; Dr. med.
Hautklinik
Klinikum der Stadt Karlsruhe
Moltkestr. 14
76133 Karlsruhe

Fratila, Alina; Dr. med.
Friedrichstr. 57
53111 Bonn

Friedl, Peter; Dr. med.
Hautklinik
Universitätsklinikum Würzburg
Josef-Schneider-Str. 2
97080 Würzburg

Fritsch, Peter; Prof. Dr. med.
Direktor der Universitätsklinik für Dermatologie und Venerologie
Anichstr. 35
A-6020 Innsbruck

Garbe, Claus; Prof. Dr. med.
Universitäts-Hautklinik
Eberhard-Karls-Universität
Liebermeisterstr. 35
72076 Tübingen

Gebhardt, Matthias; Dr. med.
Klinik für Hautkrankheiten
Klinikum der Friedrich-Schiller-Universität Jena
Erfurterstr. 35
07740 Jena

Gehring, Wolfgang; PD Dr. med.
Hautklinik
Klinikum der Stadt Karlsruhe
Moltkestr. 14
76133 Karlsruhe

Geier, Johannes; Dr. med.
Universitäts-Hautklinik
von-Siebold-Straße 3
37075 Göttingen

Gieler, Uwe; Prof. Dr. med.
Klinik für Psychosomatik und Psychotherapie
Psychosomatische Dermatologie
Justus-Liebig-Universität Gießen
Ludwigstr. 76
35392 Gießen

Glander, Hans-Jürgen; Prof. Dr. med.
Klinik und Poliklinik für Hautkrankheiten
Universität Leipzig
Liebigstr. 21
04103 Leipzig

Gloor, Manfred; Prof. Dr. med.
Chefarzt der Hautklinik
Klinikum der Stadt Karlsruhe
Moltkestr. 14
76133 Karlsruhe

Goerdt, Sergej; PD Dr. med.
Hautklinik und Poliklinik
Universitätsklinikum Benjamin Franklin
Freie Universität Berlin
Hindenburgdamm 20
12200 Berlin

Göring, Hans-Dieter; Prof. Dr. med.
Hautklinik und Immunologisches Zentrum
Städtisches Klinikum Dessau
Kühnauer Str. 24
06846 Dessau

Grabbe, Jürgen; PD Dr. med.
Klinik für Dermatologie und Venerologie
Medizinische Hochschule Lübeck
Ratzeburger Allee 160
23538 Lübeck

Grassegger, Alfred; Dr. med.
Universitätsklinik für Dermatologie und Venerologie
Anichstr. 35
A-6020 Innsbruck

Gross, Gerd; Prof. Dr. med.
Direktor der Dermatologischen Klinik und Poliklinik
Universität Rostock
Augustenstr. 80-85
18055 Rostock

Gutgesell, Carsten; Dr. med.
Hautklinik und Poliklinik
Funktionsbereich: Allergologie
von-Siebold-Str. 3
37075 Göttingen

Habermann, Barbara; Dr. med.
Medizinisches Zentrum für Hautkrankheiten
Abteilung für Dermatologie mit Schwerpunkt Andrologie
Klinikum der Philipps-Universität
Deutschhausstr. 9
35037 Marburg

Haferkamp, Birgit; Dr. med.
Klinik und Poliklinik für Haut- und Geschlechtskrankheiten
Universität Würzburg
Josef-Schneider-Str. 2
97080 Würzburg

Hahn, Martin; Dr. med.
Universitäts-Hautklinik
Eberhard-Karls-Universität
Liebermeisterstr. 25
72076 Tübingen

Handwerker, Hermann-Otto; Prof. Dr. med.
Institut für Physiologie & Experimentelle Pathophysiologie
Friedrich-Alexander-Universität Erlangen-Nürnberg
Universitätsstr. 17
91054 Erlangen

Haneke, Eckart; Prof. Dr. med.
Direktor der Hautklinik
Klinikum Wuppertal GmbH
Arrenberger Str. 20-56
42117 Wuppertal

Happe, Marcus; Dr. med.
Dermatologische Klinik der Ruhr-Universität im St. Josef-Hospital
Gudrunstr. 56
44791 Bochum

Hauschild, Axel; Dr. med.
Universitäts-Hautklinik
Klinikum der Christian-Albrechts-Universität
Schittenhelmstr. 7
24105 Kiel

Hawranek, Thomas; Dr. med.
Dermatologische Abteilung
Landeskrankenanstalten Salzburg
Müllner Hauptstr. 48
A-5020 Salzburg

Hellermann, Mechthild; Dr. med.
Neurodermitis-Therapie
Schwelmer Modell GmbH
Hauptstr. 163-165
58332 Schwelm

Henseler, Tilo; Dr. rer. nat., Dr. med.
Universitäts-Hautklinik
Klinikum der Christian-Albrechts-Universität
Schittenhelmstr. 7
24105 Kiel

Hoffmann, Klaus; Dr. med.
Dermatologische Klinik der Ruhr-Universität im St.-Josef-Hospital
Gudrunstr. 56
44791 Bochum

Hohenleutner, Ulrich; PD Dr. med.
Klinik und Poliklinik für Dermatologie
Klinikum der Universität Regensburg
Franz-Josef-Strauß-Allee 11
93042 Regensburg

Hunzelmann, Nicolas; Dr. med.
Universitäts-Hautklinik
Joseph-Stelzmann-Str. 9
50924 Köln

Imhof, Matthias; Dr. med.
Zentrum der Dermatologie und Venerologie
Johann-Wolfgang-Goethe-Universität
Theodor-Stern-Kai 7
60590 Frankfurt/M.

Itin, Peter; PD Dr. med.
Dermatologische Universitätsklinik
Petersgraben 4
CH-4031 Basel

Jung, Thomas; Dr. med.
Abteilung Dermatologie und Venerologie
Universität Göttingen
von-Siebold-Str. 3
37075 Göttingen

Jünger, Michael; PD Dr. med.
Universitäts-Hautklinik
Liebermeisterstr. 25
Eberhard-Karls-Universität
72076 Tübingen

Kaufmann, Roland; Prof. Dr. med.
Direktor des Zentrums der Dermatologie und Venerologie
Klinikum der Johann-Wolfgang-Goethe-Universität
Theodor-Stern-Kai 7
60590 Frankfurt/Main

Kempf, Werner; Dr. med.
Dermatologische Klinik
Universitätsspital Zürich
Gloriastr. 31
CH-8091 Zürich

Kerl, Helmut; Univ.-Prof. Dr. med.
Direktor der Universitätsklinik für Dermatologie und Venerologie in Graz
Auenbruggerplatz 8
A-8036 Graz

Kimmig, Wolfgang; Dr. med.
Hautklinik und Poliklinik
Universitäts-Krankenhaus Eppendorf
Martinistr. 52
20246 Hamburg

Kleine-Tebbe, Jörg; Dr. med.
Klinik und Poliklinik für Hautkrankheiten
Universität Leipzig
Liebigstr. 21
04103 Leipzig

Klyscz, Thomas; Dr. med.
Universitäts-Hautklinik
Eberhard-Karls-Universität
Liebermeisterstr. 25
72076 Tübingen

Kofler, Heinz; Univ.Doz. Dr. med.
FA Dermatologie und Venerologie
Thurnfeldgasse 3a
A-6060 Hall

Kokoschka, Eva-Maria; Prof. Dr. med.
Liebhartstalstr. 29
A-1160 Wien
Österreich

Koller, Josef; Dr. med.
Dermatologische Abteilung
Landeskrankenanstalten Salzburg
Müllner Hauptstr. 48
A 5020 Salzburg

Krause, Walter; Prof. Dr. med.
Medizinisches Zentrum für Hautkrankheiten
Abteilung für Dermatologie mit Schwerpunkt Andrologie
Klinikum der Philipps-Universität
Deutschhausstr. 9
35037 Marburg

Krutmann, Jean; Prof. Dr. med.
Hautklinik
Medizinische Einrichtungen
Heinrich-Heine-Universität Düsseldorf
Moorenstr. 5
40225 Düsseldorf

Kunz, Barbara; Dr. med.
Hautklinik und Poliklinik
Universitäts-Krankenhaus Eppendorf
Martinistr. 52
20246 Hamburg

Landthaler, Michael; Prof. Dr. med.
Direktor der Klinik und Poliklinik für Dermatologie
Universität Regensburg
Franz-Josef-Strauß-Allee 11
93053 Regensburg

Lehmann, Percy; Prof. Dr. med.
Hautklinik
Heinrich-Heine-Universität
Moorenstr. 5
40227 Düsseldorf

Lübbe, Jean; Dr. med.
Clinique de Dermatologie
Hôpital Cantonal Universitaire
Rue Micheli-du-Crest 24
CH-1211 Geneve 14

Maushagen-Schnaas, Ellen; Dr. med.
c/o Dr. med. C. Raulin
Kaiserstr. 104
76133 Karlsruhe

Meurer, Michael; Prof. Dr. med.
Direktor der Klinik und Poliklinik für Dermatologie
Universitätsklinikum Carl Gustav Carus
Fetscherstr. 74
01307 Dresden

Mockenhaupt, Maja; Dr. med.
Universitäts-Hautklinik
Dokumentationszentrum schwerer Hautreaktionen
Hauptstr. 7
79104 Freiburg

Moll, Ingrid; Prof. Dr. med.
Direktorin der Hautklinik und Poliklinik
Universitäts-Krankenhaus Eppendorf
Martinistr. 52
20246 Hamburg

Möller, Ronald; Dr. med.
Klinikum Nürnberg
Hautklinik
Flurstr. 17
90419 Nürnberg

Müller, R. P. A.; Prof. Dr. med.
Chefarzt der Dermatologischen Klinik
Klinikum Lippe-Lemgo
Akademische Lehrabteilung der Universität Münster
Rintelner Str. 85
32657 Lemgo

Näher, Helmut; PD Dr. med.
Hautklinik
Klinikum der Ruprecht-Karls-Universität
Voßstr. 2
69115 Heidelberg

Nestle, Frank O.; Dr. med.
Dermatologische Klinik
Universitätsspital Zürich
Gloriastr. 31
CH-8091 Zürich

Neubert, Uwe; Dr. med.
Dermatologische Klinik
Ludwig-Maximilians-Universität
Frauenlobstr. 9-11
80337 München

Partsch, Hugo; Prof. Dr. med.
Dermatologische Abteilung
Wilhelminenspital
Montleartstr. 37
A-1171 Wien

Peters, Klaus-Peter; Dr. med.
Dermatologische Universitätsklinik und Poliklinik
Hartmannstr. 14
91052 Erlangen

Petzoldt, Detlef; Prof. Dr. med.
Direktor der Hautklinik
Klinikum der Ruprecht-Karls-Universität
Voßstr. 2
69115 Heidelberg

Plettenberg, Andreas; PD Dr. med.
Abteilung Dermatologie
Allgemeines Krankenhaus St. Georg
Lohmühlenstr. 5
20099 Hamburg

Pönnighaus, Jörg; PD Dr. med.
Hautklinik
Vogtland-Klinikum Plauen GmbH
Postf. 39
03505 Plauen

Prieur, Hanspeter; Dr. med.
Klinik und Poliklinik für Haut- und
Geschlechtskrankheiten
Rheinische Friedrich-Wilhelms-Universität
Sigmund-Freud-Str. 25
53105 Bonn

Prinz, Jörg C.; PD Dr. med.
Dermatologische Klinik und Poliklinik
Ludwig Maximilians Universität
Frauenlobstr. 9-11
80337 München

Proksch, Ehrhardt; Prof. Dr. Dr. med.
Universitäts-Hautklinik
Klinikum der Christian-Albrechts-Universität
Schittenhelmstr. 7
24105 Kiel

Przybilla, Bernhard J.; Prof. Dr. med.
Dermatologische Klinik und Poliklinik
Ludwig-Maximilians-Universität
Frauenlobstr. 9-11
80337 München

Rabe, Eberhardt; PD Dr. med.
Klinik und Poliklinik für Haut- und
Geschlechtskrankheiten
Rheinische Friedrich-Wilhelms-Universität
Sigmund-Freud-Str. 25
53105 Bonn

Reinhold, Uwe; PD Dr. med.
Hautklinik und Poliklinik
Universitätskliniken des Saarlandes Homburg
Kirrberger Straße
66421 Homburg/Saar

Reuther, Tilmann; Dr. med.
Dermatologische Klinik der Ruhr-Universität
im St. Josef-Hospital
Gudrunstr. 56
44791 Bochum

Rompel, Rainer; Dr. med.
Hautklinik
Städtische Kliniken Kassel
Mönchebergstr. 41–43
34125 Kassel

Rose, Christian; Dr. med.
Klinik und Poliklinik für Haut- und Geschlechtskrankheiten
Universität Würzburg
Josef-Schneider-Str. 2
97080 Würzburg

Rosin, Cathleen; Dr. med.
Lange Str. 22–24
38448 Wolfsburg-Vorsfeld

Rünger, Thomas M.; Prof. Dr. med.
Hautklinik
Georg-August-Universität Göttingen
Von-Siebold-Str. 3
37075 Göttingen

Salomon, Nicola
Dermatologische Klinik und Poliklinik
Ludwig-Maximilians-Universität
Frauenlobstr. 9–11
80337 München

Sander, Christian A.; Dr. med.
Dermatologische Klinik und Poliklinik
Ludwig-Maximilians-Universität
Frauenlobstr. 9–11
80337 München

Schaefer, Thomas; Dr. med.
Klinik und Poliklinik für Dermatologie und Venerologie
Universität zu Köln
Joseph-Stelzmann-Str. 9
50924 Köln

Schiffner, Roman; Dr. med.
Dermatologische Klinik und Poliklinik
Universität Regensburg
Franz-Josef-Strauß-Allee 11
93042 Regensburg

Schmeller, Wilfried; Prof. Dr. med.
Klinik für Dermatologie und Venerologie
Medizinische Hochschule Lübeck
Ratzeburger Allee 160
23538 Lübeck

Schöfer, Helmut; PD Dr. med.
Zentrum der Dermatologie und Venerologie
Klinikum der Johann-Wolfgang-Goethe-Universität
Theodor-Stern-Kai 7
60590 Frankfurt/Main

Schoppelrey, Hans-Peter; Dr. med.
Abteilung für Dermatologie und Allergologie
Städtisches Krankenhaus München-Schwabing
Kölner Platz 1
80804 München

Schulz, Hans; Dr. med.
Luise-Schröder-Str. 20
59192 Bergkamen

Schwanitz, Hans-Joachim; Prof. Dr. med.
Dermatologische Umweltmedizin und Gesundheitstheorien
Universität Osnabrück
Sedanstr. 115
49090 Osnabrück

Sepp, Norbert; Dr. med.
Universitätsklinik für Dermatologie und Venerologie
Anichstr. 35
A-6020 Innsbruck

Simon, Hans-Uwe; PD Dr. med.
Schweizerisches Institut für Allergie- und Asthmaforschung
Universität Zürich
Obere Str. 22
CH-7270 Davos

Simon, Jan; PD Dr. med.
Universitäts-Hautklinik
Hauptstr. 7
79104 Freiburg

Sönnichsen, Niels; Prof. Dr. med.
Klinik für Dermatologie und Allergie
Jann-Berghaus-Str. 49
26757 Borkum

Soyer, H. Peter; Prof. Dr. med.
Universitätsklinik für Dermatologie und Venerologie
Auenbruggerplatz 8
A-8036 Graz

Stadler, Rudolf; Prof. Dr. med.
Chefarzt der Hautklinik
Klinikum Minden
Portastr. 7–9
32423 Minden

Starz, Hans; Dr. med.
Klinik für Dermatologie und Allergologie
Zentralklinikum
Stenglinstr. 2
86009 Augsburg

Stein, Annette; Dr. med.
Klinik und Poliklinik für Dermatologie
Universitätsklinikum Carl Gustav Carus der Technischen Universität Dresden
Fetscherstr. 74
01307 Dresden

Stingl, Peter; PD Dr. med.
Lechbrucker Str. 10
86989 Steingaden

Streit, Volker; Dr. med.
Universitäts-Hautklinik
Klinikum der Christian-Albrechts-Universität
Schittenhelmstr. 7
24105 Kiel

Stücker, Markus; Dr. med.
Dermatologische Klinik der Ruhr-Universität Bochum
St. Josef-Hospital
Gudrunstr. 56
44791 Bochum

Taube, Klaus-Michael; Prof. Dr. med.
Universitäts-Hautklinik
Martin-Luther-Universtiät Halle-Wittenberg
Ernst-Kromayer-Str. 5–8
06097 Halle

Terheyden, Patrick; Dr. med.
Hautklinik
Universitätsklinikum Würzburg
Josef-Schneider-Straße 2
97080 Wüzburg

Thoma-Greber, Eva; PD Dr.
Dermatologische Klinik und Poliklinik
Ludwig-Maximilians-Universität
Frauenlobstr. 9–11
80337 München

Tilgen, Wolfgang; Prof. Dr. med.
Direktor der Hautklinik und Poliklinik
Universitätskliniken des Saarlandes Homburg
Kirrberger Straße
66421 Homburg/Saar

Trefzer, Uwe; Dr. med.
Dermatologische Klinik und Poliklinik
Universitätsklinikum Charité
Humboldt-Universität
Schuhmannstr. 20/21
10098 Berlin

Tschachler, Erwin; PD Dr. med.
Universitäts-Hautklinik
Alserstr. 4
A-1090 Wien

Vanscheidt, Wolfgang; PD Dr. med.
Hautklinik
Universität Freiburg
Hauptstr. 7
79104 Freiburg

Volkenandt, Matthias; PD Dr. med.
Dermatologische Klinik und Poliklinik
Ludwigs-Maximilians-Universität
Frauenlobstr. 9–11
80337 München

Walach, Harald; Dr. phil.
Psychologisches Institut
Abt. f. Rehabilitations-Psychologie
Universität Freiburg
Belfort Str. 16
79085 Freiburg

Wedi, Bettina; Dr. med.
Dermatologische Klinik und Poliklinik
Medizinische Hochschule Hannover
Ricklinger Str. 5
30449 Hannover

Weiß, Jürgen; PD Dr. med.
Dermatologische Klinik und Poliklinik
Medizinische Hochschule Hannover
Ricklinger Str. 5
30449 Hannover

Welzel, Julia; Dr. med.
Klinik für Dermatologie und Venerologie
Medizinische Hochschule Lübeck
Ratzeburger Allee 160
23538 Lübeck

Werfel, Thomas; Dr. med.
Dermatologische Klinik und Poliklinik
Medizinische Hochschule Hannover
Ricklinger Str. 5
30449 Hannover

Winter, Helmut; Prof. Dr. med.
Dermatologische Klinik und Poliklinik
Universitätsklinikum Charité
Humboldt-Universität
Schumannstr. 20/21
10117 Berlin

Wolff, Helmut Heinrich; Prof. Dr. med.
Direktor der Klinik für Dermatologie und Venerologie
Medizinische Hochschule Lübeck
Ratzeburger Allee 160
23562 Lübeck

Wollenberg, Andreas; Dr. med.
Dermatologische Klinik und Poliklinik
Ludwig-Maximillians-Universität
Frauenlobstr. 9–11
80337 München

Wollina, Uwe Prof.; Dr. med.
Klinik für Hautkrankheiten
Klinikum der Friedrich-Schiller-Universität
Erfurter Straße 35
07740 Jena

Wüthrich, Brunello; Prof. Dr. med.
Dermatologische Klinik
Universitätsspital Zürich
Gloriastr. 31
CH 8091 Zürich

Zinnagl, Norbert; Prim. Dr. med.
Konservative Angiologie
Landeskrankenanstalten
Müllner Hauptstr. 48
A-5020 Salzburg

Zuberbier, Torsten; PD Dr. med.
Dermatologische Klinik und Poliklinik
Universitätsklinikum Charité
Humboldt-Universität
Schuhmannstr. 20/21
10117 Berlin

Neue Entwicklungen in der dermatologischen Diagnostik

Optical Coherence Tomography (OCT) in der Dermatologie

K. Hoffmann, M. Happe, B. Fricke, A. Knüttel, D. Böcker, M. Stücker, P. Altmeyer, M. von Düring

Einleitung

Bildgebende Verfahren in der Dermatologie sind wichtige Hilfsmittel in der klinischen Diagnostik. Das Ziel dieser Techniken ist die Darstellung intraepidermaler, dermaler und subkutaner Prozesse, ohne daß ein operativer Eingriff an der Haut vorgenommen werden muß. Der bisherige „Goldstandard" in Bezug auf die bildliche Darstellung eines Hautschnittes ist die Histologie, was sich auch in absehbarerer Zeit nicht ändern wird. Für die dermatologische *in vivo* Routinediagnostik stehen uns bislang nur wenige technische Verfahren hilfreich zur Seite. Die hochfrequente Sonographie konnte sich in den letzten Jahren in der Krankenhausroutine, vor allen Dingen zur präoperativen Tumordickenbestimmung, etablieren. Herkömmliche Sonographiegeräte mit einer Frequenz von 3,5–7,5 MHz erlauben keine ausreichende Auflösung der Hautkompartimente, erst ab einer Frequenz von 20 MHz ist es möglich, Bilder zu erzeugen, die mit einem histologischen Schnittbild korreliert werden können. Das räumliche Auflösungsvermögen der hochfrequenten Ultraschallgeräte (20 MHz) liegt bei ca. 80 μm axial und 200 μm lateral (Hoffmann et al. 1990, 1991, 1992; Turnbull et al. 1995). Die hochauflösende Magnet-Resonanz-Tomographie (MRT) erlaubt derzeit nur *in vitro* Schnittbilder der Haut zu erstellen, da aufgrund der hohen Feldstärken von bis zu 9,4 Tesla Schäden für den lebenden Organismus zu erwarten sind (El Gammal et al. 1996).

Das Ziel unserer Studie war, die Technik der OCT, die bisher neben einigen *in vitro* Experimenten nur in der Ophthalmologie ihre klinische Anwendung findet (Hee et al. 1996, 1995; Brezinski et al. 1996; Puliafito et al. 1995; Drexler et al. 1995), im dermatologischen Einsatzbereich zu prüfen.

Die hierbei bereits theoretisch auftretenden Schwierigkeiten (die Haut ist ein starker „Streuer") sind grösser als bei allen anderen bislang bekannten Anwendungen.

Material und Methode

Optical Coherence Tomography (OCT)

Mit der OCT können zwei-dimensionale Bilder in stark lichtstreuenden Medien erzeugt werden. Die rückstreuenden Lichtintensitäten werden tiefenabhängig, d.h. abhängig von ihrer Laufzeit (ausgehend von der Lichtquelle bis zur Wiederaufnahme vom Detektor), in elektrische Signale umgewandelt. Wegen der viel höheren Geschwindigkeit des Lichtes - gegenüber dem Ultraschall – wird die Laufzeitbestimmung bei diesem Verfahren mit Hilfe eines unten beschriebenen „Michelson Interferometers" (s. Abb. 1) durchgeführt.

Licht einer niederkohärenten Lichtquelle mit einem breiten Wellenlängenspektrum ($\Delta\lambda$=50 nm) wird in ein optisches Fasersystem eingekoppelt. Die Zentralwellenlänge von λ=1300 nm (nahes Infrarot) bietet die Vorteile der geringeren Lichtstreuung als im sichtbaren Bereich. Im Fasersystem wird das Licht über einen 2x2 Koppler in einen Sample- und Referenz Arm eingekoppelt. Im Sample-Arm wird das Licht über zwei Objektive auf das zu untersuchende Objekt fokussiert. Von einem bestimmten Punkt aus der Tiefe des Messobjektes wird das Licht wieder in die Faser eingekoppelt, im Referenz-Arm durch ein Objektiv kollimiert und auf einen „retroreflektierenden" – in sich selbst reflektierenden – Spiegel geworfen. Nach Rückreflektion wird es ebenfalls wieder in die Faser eingekoppelt. Die Anteile aus dem Sample- und Referenz-Arm werden wieder im 2x2 Koppler zusammengeführt. Das entstandene optische Interferenz-Signal wird vom Detektor anschliessend in ein elektrisches umgewandelt, vorverstärkt und entsprechend der Dopplerfrequenz gefiltert, um eine Signaldynamik von etwa 105 dB zu erhalten. Die analogen Signale wurden mit 16 bit Dynamik digitalisiert und von einem „Digital Signal Prozessor" (DSP) verarbeitet (Datenreduktion für online Transfer zum PC). Im PC wurden die 2D Daten mit einer 2D Konvolution nur gering geglättet.

Durch das Abfahren des Referenzspiegels über eine zuvor definierte Strecke senkrecht zur Hautoberfläche

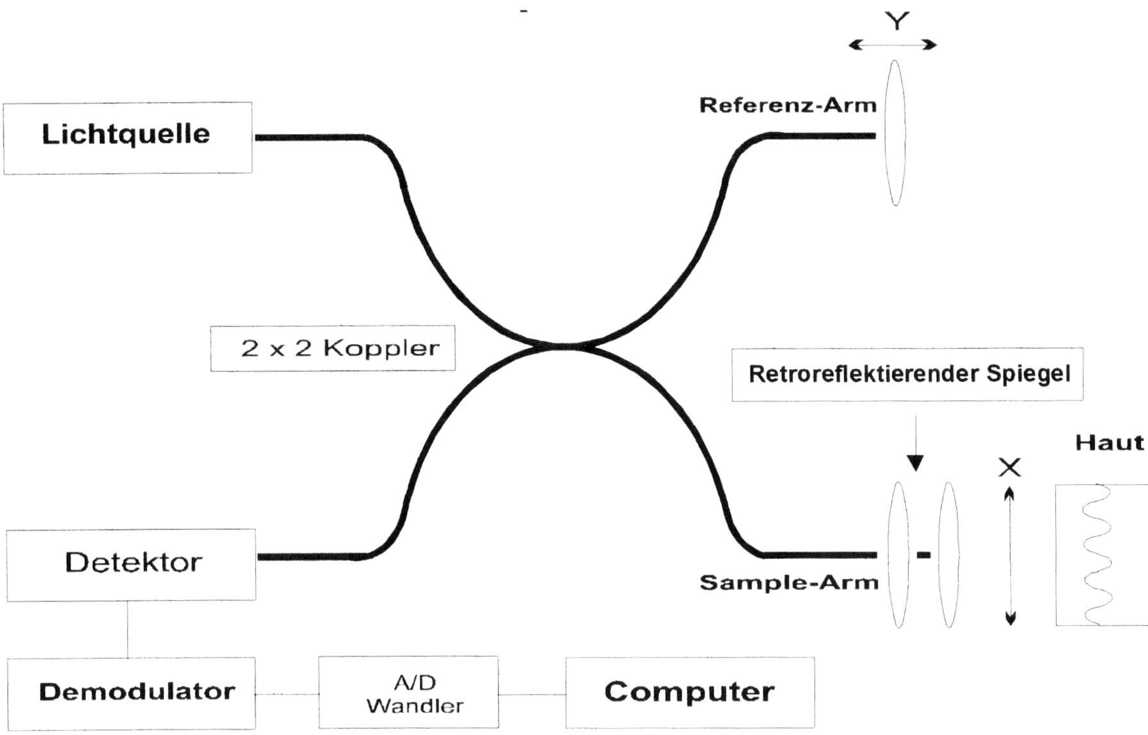

Abb. 1. Technischer Aufbau der OCT. Der technische Aufbau der Optical Coherence Tomographie entspricht im wesentlichen dem klassischen Michelson-Interferometer. Aus einer niedrig kohärenten Lichtquelle mit einer zentralen Wellenlänge von 1300nm wird ein Lichtstrahl in einem 2 x 2 Koppler in einen Referenz- und Sample-Arm eingekoppelt. Durch Bewegung des Referenz-Spiegels kann ein Reflexionspunkt in einer bestimmten Tiefe vorselektioniert werden (y-Achse), die laterale Dimension des Bildes wird durch das Scannen des Lichtstrahls über das Meßobjekt erreicht (x-Achse). Nach Reflexion der Lichtstrahlen sowohl am Meßobjekt, als auch am Referenz-Spiegel, werden beide wieder über den 2 x 2 Koppler zusammengeführt und von einem Detektor erfasst. Anschließend wird das vom Detektor erzeugte Signal demoduliert, digital umgewandelt und in einem Computer weiterverarbeitet

wird ein Tiefenbereich von 926 µm abgetastet und bildlich dargestellt. Die laterale Dimension wird im 2D Bild durch Scannen des Lichtstrahles über das Objekt erreicht. Mit unserem OCT-Scanner können laterale Strecken von 711 bis zu 2844 µm untersucht werden.

Um Bewegungsunschärfen zu vermeiden, wurde die Haut gegen das Meßfenster gedrückt und mit doppelseitigem Klebeband fixiert. Für ein Bild mit einem lateralen Abbildungsbereich von 711 µm und 256 Meßpunkten wurden ca. 8 sec. benötigt. Die Farbcodierung der OCT-Bilder von schwarz (signalarm) über braun, rot ocker und schließlich weiß (signalreich) gibt das Maß der Streuintensität und den Reflexionsgrad der vom Detektor aufgenommen Photonen an.

Patienten

OCT-Bilder wurden von der Felder- und Leistenhaut gesunder Probanden erstellt. Eine harnstoffhaltige Salbe (10% Urea in Vaselinum album) wurde mit einem Okklusionsverband (Varihesive E®) für 24 Stunden an der Unterarmhaut sowie an einer Zeigefingerkuppe für 30 Minuten appliziert. Mit einem Klebestreifen wurde an der Leistenhaut der Zeigefingerkuppe ein Stripping des Stratum corneums durchgeführt (der Klebestreifen wurde ca. 100 x vom Finger abgezogen). Pathologisch veränderte Haut wurde an 12 Patienten mit Psoriasis vulgaris, 5 Patienten mit kapillären Hämangiomen, 3 Patienten mit atopischer Dermatitis und einem Patienten mit einer subepidermalen Blase, verursacht durch Hyperthermie *in vivo* untersucht und, mit Ausnahme der subepidermalen Blase, exzidiert und histologisch aufgearbeitet.

Des weiteren nahmen wir an zuvor exzidierter Haut eine Epidermisablation mit einem Er:YAG-Laser (MCL 29 Dermablate, Aesculap Meditec, Deutschland) vor.

Alle Gewebeproben wurden in Araldit eingebettet, in Semidünnschnittserien mit einer Schnittdicke von 1 µm aufgearbeitet und mit Toluidinblau angefärbt.

Ergebnisse

Im OCT-Bild werden Epidermis und Dermis, sowie die dermoepidermale Grenzzone differenziert dargestellt. Im einzelnen konnten für verschiedene Hautlokalisa-

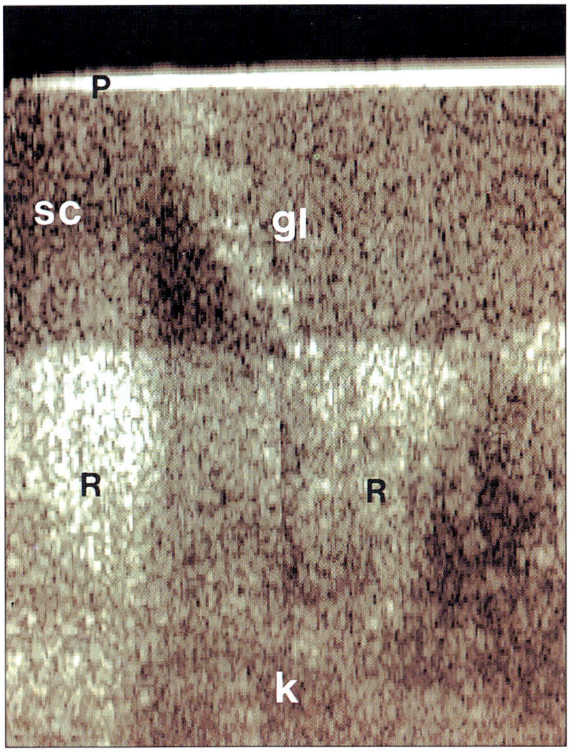

Abb. 2. Leistenhaut. An der Leistenhaut ist ein breites Stratum corneum *(sc)* mit einer Dicke von ca. 300 μm zu sehen, eine geschwungene Reteleiste *(R)* kann mit Hilfe der OCT dargestellt und vom dazwischenliegenden Korium *(k)* differenziert werden. Der Verlauf von ekkrinen Schweißdrüsenausführungsgängen *(gl)* wird im Stratum corneum gut sichtbar, während sein dermaler Abschnitt sowie der Drüsenkörper selbst nicht differenziert werden kann. (P Glasplatte des OCT-Meßfensters)

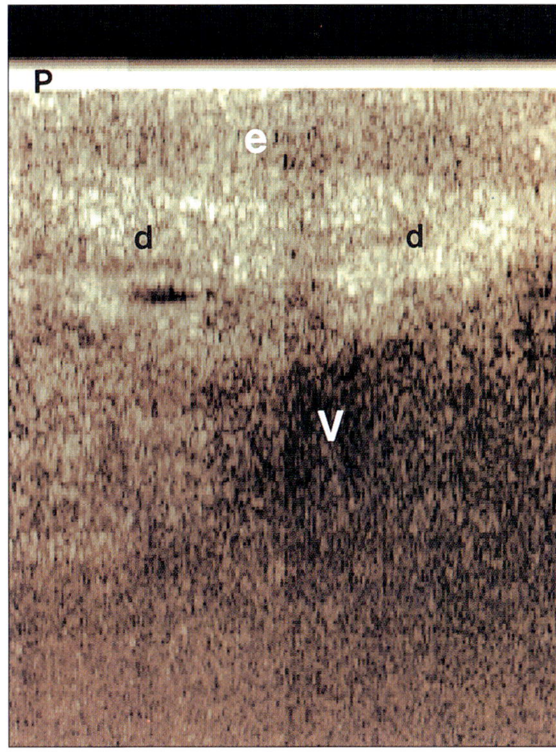

Abb. 3. Felderhaut. Das Stratum corneum ist auf dem OCT-Bild kaum zu verifizieren, die gesamte Epidermis *(e)* hat eine Dicke von ca. 100 μm. Im Gegensatz zur Leistenhaut zeigt sich eine glatte Begrenzung zwischen Epidermis *(e)* und Dermis *(d)*. (*V* Gefäß, *P* Glasplatte des OCT-Meßfensters)

tionen oder Erkrankungen typische Merkmale mittels der OCT evaluiert werden. Eine Differenzierung einzelner epidermaler Zellen gelang mit dieser Methode bisher jedoch nicht.

Das für die Haut der **Fingerbeere** charakteristisch breite Stratum corneum (sc) zeigte eine Dicke von ca. 300 μm, eine prominent geschwungene Reteleiste (R) konnten mit Hilfe der OCT dargestellt und vom umgebenden Korium (k) differenziert werden (Abb.2). Der Verlauf von ekkrinen Schweißdrüsenausführungsgängen (gl) wurde im Stratum corneum gut sichtbar, während sein dermaler Abschnitt sowie der Drüsenkörper selbst nicht differenziert werden konnte.

Das Stratum corneum der **Felderhaut** (Abb.3) konnte im OCT-Bild kaum verifiziert werden, eine geschwungene Reteleiste konnten im Gegensatz zur Leistenhaut nicht dargestellt werden. Es zeigte sich somit eine glatte Begrenzung zwischen Epidermis (e) und Dermis (d).

Bei der **subepidermalen Blase** zeigte sich eine Ablösung der sich signalreich darstellenden Epidermis von dem ebenfalls signalreichen Korium. Zwischen beiden Schichten war ein signalarmes, dunkles Infiltrat zu sehen, welches von einigen „schneegestöberartigen" Streupartikeln durchsetzt war. Die Flüssigkeit ergab somit ein inhomogenes OCT-Signal mit Binnenstreuung. An einigen Epidermisabschnitten konnten noch Reste der Reteleisten verifiziert werden, welche in das Flüssigkeitslumen hineinragten.

Im OCT-Bild stellten sich die erweiterten Gefäße des **kapillären Hämangioms** (Abb. 4) als dunkle, signalarme Strukturen dar, wobei die dem Scanner abgewandte Gefäßbegrenzung teilweise nicht sicher vom kollagenen Bindegewebe der Dermis differenziert werden konnte. Die im histologischen Schnitt deutliche perivaskuläre Verdichtung kollagenen Bindegewebes war im OCT-Bild nicht auflösbar.

Pathomorphologische Merkmale der **Psoriasis vulgaris**, wie z.B. die Hyperkeratose oder elongierte dermale Papillen, die sich „birnenförmig" in die Epidermis vorstülpten, konnten im OCT-Bild dargestellt werden. Es bestand eine gute Korrelation zwischen der im OCT-Bild gemessenen und histologisch ermittelten Epidermisdicke.

Das histologische Bild der **atopische Dermatitis** zeigte eine stark ausgeprägte Epidermishyperplasie,

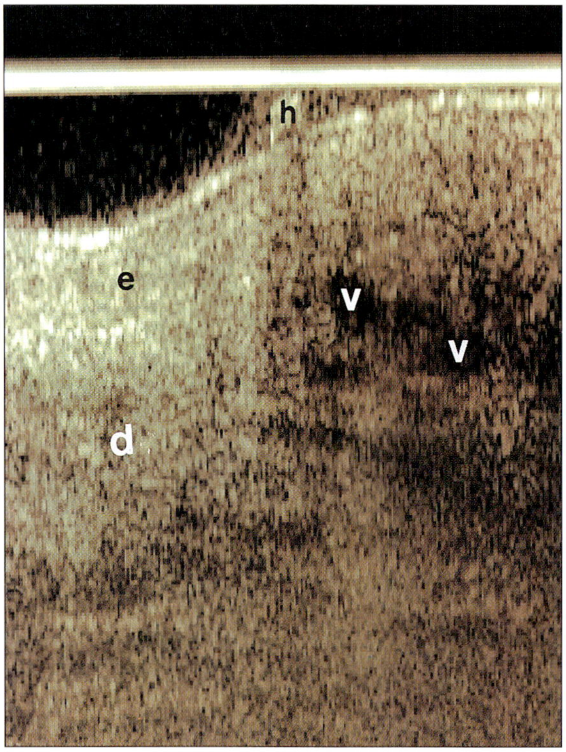

Abb. 4. Kapilläres Hämangiom. Im OCT-Bild stellten sich die erweiterten Gefäße (*v*) des **kapillären Hämangioms** als dunkle, signalarme Strukturen dar, wobei die dem Scanner abgewandte Gefäßbegrenzung teilweise nicht sicher vom kollagenen Bindegewebe der Dermis differenziert werden konnte. Die im histologischen Schnitt deutliche perivaskuläre Verdichtung kollagenen Bindegewebes war im OCT-Bild nicht auflösbar. (*e* Epidermis, *d* Dermis, *h* Haar)

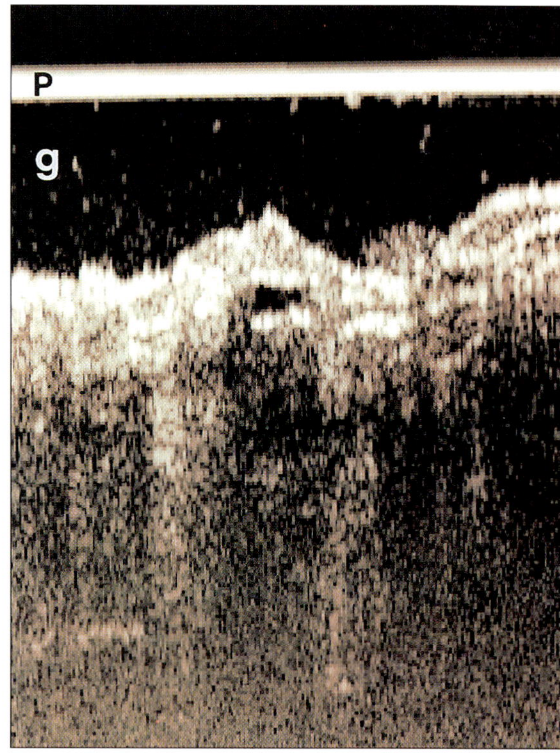

Abb. 5. Atopische Dermatitis. Im OCT-Bild zeigten die oberen epidermalen Schichten so starke Streueigenschaften, daß eine Beurteilung der darunterliegenden Stukturen nicht mehr möglich war. Die oberen Zellschichten waren „dachziegelartig" angeordnet, einige Hornlamellen schoben sich übereinander und zeigten Luft bzw. Wassereinschlüsse (Ultraschallgel). Unterhalb dieser Einschlüsse zeigten sich große, signalarme Areale. (*g* Ultraschallgel zwischen OCT-Meßplatte und Haut, *p* OCT-Meßplatte)

vor allem das Stratum spinosum und corneum waren hochgradig verdickt. Das Stratum granulosum fehlte dagegen in verschiedenen Regionen weitgehend. Die dermalen Papillen waren massiv elongiert und verbreitert. Im OCT-Bild (Abb. 5) zeigten die oberen epidermalen Schichten so starke Streueigenschaften, daß eine Beurteilung der darunterliegenden Stukturen nicht mehr möglich war. Die oberen Zellschichten waren „dachziegelartig" angeordnet, einige Hornlamellen schoben sich übereinander und zeigten Luft bzw. Wassereinschlüsse (Ultraschallgel). Unterhalb dieser Einschlüsse zeigen sich grosse, signalarme Areale.

Weitere Untersuchungen

Durch einen am Unterarm applizierten **Okklusionsverband**, kombiniert mit einer harnstoffhaltigen Salbe (10% Urea in Vaselinum album), konnte eine meßbare Dickenzunahme des Stratum corneums von zuvor 92 µm auf 143 µm provoziert werden, die sich mit der OCT gut evaluieren ließ. Die auf die gleiche Weise behandelte Zeigefingerhaut ließ bereits nach 30 Minuten eine Dickenzunahme des Stratum corneums von 81 µm erkennen.

Nach **Stripping** der Fingerbeerenhaut konnte eine Abnahme des Stratum corneums von 254 µm auf ca. 105 µm beobachtet werden. Aus der Reduktion der Epidermisdicke resultierte eine bessere Darstellung der darunter liegenden dermoepidermalen Grenzzone, so daß die für die Leistenhaut typische geschwungene Reteleiste besonders deutlich abgebildet wurden.

An den Hautarealen, an denen in vitro mit einem **Er:YAG-Laser** eine histologisch gesicherte Epidermisablation durchgeführt wurden, konnte man im OCT-Bild in der oberflächlichsten dermalen Schicht ebenfalls ein ca. 20 µm breites, signalreiches Band erkennen, das sonst nur typischerweise an der unverletzten Haut für die Epidermis typisch ist.

Diskussion

Die OCT ist ein nicht-invasives Verfahren, das durch Detektion und Auswertung von Streulicht aus dem Gewebe zweidimensionale Bilder berechnet, ohne daß fluoreszierende Farbstoffe oder andere kontrastverstärkende Substanzen zur Bilderzeugung eingesetzt werden (Brunner et al. 1996; Boppart et al. 1996). Die dargestellten Ergebnisse zeigen, daß mit Hilfe der Optical Coherence Tomography in naher Zukunft wichtige Informationen zur Differentialdiagnostik, bei Verlaufskontrollen und in der präoperativen Diagnostik zu erzielen sind.

Im Vergleich zur Anwendung der OCT in der Ophthalmologie stellt die menschliche Haut mit ihren stark streuenden Gewebeanteilen eine besonders hohe, technisch zu bewältigende Anforderung dar. Die zu bewältigenden Probleme sind in etwa mit den Problemen der Pioniere auf dem Gebiet der Histologie vergleichbar, die ein völlig *ungefärbtes* Gewebepräparat durch das Mikroskop zu beurteilen versuchten. Ziel weiterer Studien wird daher sein, unter Einsatz spezieller Software eine Erhöhung der Bildkontraste entsprechend einer digitalen „Färbung" der Schnittbilder zu erzielen.

In unserer Studie wurde zur Bildinterpretation der histologische Schnitt der korrespondierenden Region herangezogen. Durch das spezielle Einbettungsverfahren war eine Minimierung von Schrumpfungsartefakten von weniger als 2% garantiert.

Obwohl die OCT in der Lage ist, Objekte berührungsfrei zu untersuchen, nahmen wir in unserem Versuchsaufbau von dieser Option Abstand, um mit Hilfe der „overlay"-Technik die Daten fünf verschiedener Scans durch *Averaging* digital zu einem einzigen Bild zu verarbeiten. Auf diese Weise wird eine Reduktion von Artefakten erreicht, bei der sich jedoch die Aufnahmezeit im Vergleich zur Registrierung eines Einzelbildes verlängert. In der klinischen Anwendung sollte daher zur idealen Bilderzeugung ein guter Kompromiß zwischen der Reduzierung von Artefakten und der Verlängerung der Aufnahmezeit gefunden werden, um die Untersuchung am Patienten in der Routinediagnostik zu optimieren. Die von uns benötigten 30 sek für 5 übereinander projizierte Bilder werden von anderen Arbeitsgruppen für die Erzeugung eines einzigen Bildes benötigt (3–45 sek (Brezinski et al. 1996)).

Die axial gemessenen Distanzen im OCT-Bild sind proportional zur Laufzeit, die ein Photon benötigt, um von einer Gewebeschicht zurückgestreut und anschließend vom Detektor wieder eingefangen zu werden. In stark streuenden Medien werden die Photonen multipel gestreut und an Grenzflächen mehrfach reflektiert. So können für Photonen, die aus der gleichen Tiefe eines Gewebes zurückgestreut, aber an unterschiedlichen Grenzflächen reflektiert werden, von einander differierende Meßstrecken errechnet werden. Es ist daher sehr wichtig, den Brechungsindex der einzelnen Gewebeschichten zu kennen und bei der Berechnung von Entfernungen im OCT-Bild mit zu berücksichtigen. Der Brechungsindex der Haut liegt zwischen 1,35 und 1,45; bei unbekanntem Brechungsindex liegt der Fehlerquotient für axial ausgemessenen Distanzen bei ca. 5–10% (Boppart et al. 1996).

Die Eigenfarbe einzelner Strukturen hat keinen Einfluß auf die Darstellung der Struktur im OCT-Bild, alleine das Streuverhalten einer Gewebeschicht oder die Reflexion an Grenzflächen ist entscheidend für den Bildkontrast. So vermindert eine starke Hyperkeratose (superfizielle Dermatitis) ein Eindringen des Lichtstrahls in die darunterliegenden Gewebeanteile fast vollständig.

Diese neue Methode scheint hervorragend zur Beurteilung von Epidermisdicken geeignet zu sein, wie wir in Quellversuchen zeigen konnten. Dabei konnte zuverlässig die grössere Dickenzunahme des Stratum corneums am Zeigefinger im Vergleich zur Unterarmhaut festgestellt werden, ein Phänomen, das sich aus dem von vornherein dickeren Stratum corneum und des daraus resultierenden grösseren Quellvermögens der Leistenhaut ergibt. Sollte es möglich sein, zusätzlich den Wassergehalt der Epidermis quantitativ zu bestimmen, könnte sich ein breites Anwendungsspektrum im kosmetisch/pharmazeutischen Bereich ergeben.

Mit ihrem Tiefen-Darstellungsvermögen von 926 µm erscheint die OCT besonders geeignet zur Darstellung epidermaler und oberer dermaler Strukturen. Die Darstellung der Subcutis bleibt derzeitig eine Domäne der Sonographie.

Mit einer lateralen Bilddarstellung von maximal 2844 µm im OCT steht uns derzeit nur ein begrenztes Darstellungsfeld zur Verfügung. Dieser eingeschränkte Scanbereich macht den Einsatz der OCT in der Tumordiagnostik derzeitig nur bedingt möglich.

Einige OCT-Bilder zeigten ein auffälliges signalreiches Band von ca. 20 µm Tiefe in der oberen epidermalen Schicht. Dieses Detektionssignal erscheint auch nach einer Epidermisablation in der oberflächlichen Dermis und ist damit nicht epidermisspezifisch. Dieses Phänomen entspricht einer im OCT überproportional dargestellten Rückstreuung am Übergang von dem zur Ankopplung verwendeten Ultraschallgel zur Haut und wird analog dem Eintrittsecho in der Sonographie als Eintrittssignal interpretiert.

Ein grosser Vorteil der OCT im Vergleich zu allen anderen konkurrierenden Methoden wäre die theoretische Möglichkeit, pathologisch veränderte Gewebestrukturen oder metabolische Prozesse in der Haut *spektroskopisch* und damit auf molekularer Ebene analysieren zu können. Eine Differentialdiagnose zwischen malignen und benignen Gewebeformen wäre somit denkbar (Hee et al. 1993).

Zusammengefaßt läßt sich sagen, daß die Optical Coherence Tomography eine vielversprechende Methode zur nicht-invasiven Darstellung von Hautstrukturen, vor allen Dingen im Bereich der Epidermis zu sein scheint, wenn es gelänge, die technischen Schwierigkeiten, vor allen Dingen in Bezug auf den noch schlechten Bildkontrast, zu eliminieren. Eine Differenzierung einzelner *Zellschichten* ist im OCT-Bild möglich, eine Darstellung einzelner *Zellen* mit ihren Substrukturen konnte bisher jedoch nicht erreicht werden.

Zusammenfassung

Die Optical Coherence Tomography (**OCT**) ist ein neues nicht-invasives, bildgebendes Verfahren in der Dermatologie. Diese Technik ermöglicht es mit reproduzierbarer Genauigkeit zweidimensionale Schnittbilder der Haut zu erstellen. Basierend auf der Technik des Michelson Interferometers wird mit diesem Verfahren eine gute räumliche Auflösung bei adäquater Eindringtiefe erreicht. Bei einer Wellenlänge von 1300 nm besteht eine axiale Auflösung von $\approx$11 µm und eine laterale Auflösung von $\approx$10 µm. Die Methode bietet in Ergänzung zu den etablierten, nicht-invasiven Techniken (z.B. der hochfrequenten 20 MHz-Sonographie) aufgrund der hohen Auflösung zusätzliche bildliche Informationen aus dem Bereich der Epidermis, die zukünftig sowohl für die Diagnostik als auch für Verlaufskontrollen dermatologischer Erkrankungen an Bedeutung gewinnen könnten.

Erstmals wurde die Relevanz der OCT-Methode in der Dermatologie in vivo und in vitro an gesunder und pathologisch veränderter Haut untersucht. Um ein direktes histomorphologisches Korrelat zu den OCT-Bildern zu erhalten, wurden einige Hautproben aus der gescannten Region mit Hilfe der Semidünnschnittechnik in Serienschnitten histologisch aufgearbeitet. Im OCT-Bild werden Epidermis und Dermis, sowie die dermoepidermale Grenzzone differenziert dargestellt. Schweißdrüsenausführungsgänge können an der Leistenhaut durch das Stratum corneum hindurch verfolgt werden. Pathomorphologische Charakteristika der Psoriasis, wie z.B. die ausgeprägte Hyperkeratose oder elongierte Papillen werden mit Hilfe der OCT gut dargestellt. Die Visualisierung einzelner epidermaler Zellen ist derzeitig noch nicht möglich.

Literatur

Boppart SA, Brezinski ME, Bouma BE, Tearney GJ, Fujimoto JG (1996): Investigation of developing embryonic morphology using optical coherence tomography. Developmental Biol 177:154–163

Brezinski ME, Tearney GJ, Bouma BE, Izatt JA, Hee MR, Swanson EA, Southern JF, Fujimoto JG (1996): Optical coherence tomography for optical biopsy. Circulation 93:1206–1213

Brunner H, Strohm J, Montagna A, Steiner R (1996): Optical coherence tomography for the diagnosis of tissue in dermatology. Techn Messen 63:247–253

Drexler W, Hitzenberger CK, Sattmann H, Fercher AF (1995): Measurement of the thickness of fundus layers by partial coherence tomography. Opt Eng 34:701–710

El Gammal S, Hartwig R, Aygen S, Bauermann T, El Gammal C (1996): Improved resolution of magnetic resonance microscopy in examination of skin tumors. J Invest Dermatol 106:1287–1292

Hee MR, Izatt JA, Swanson EA, Fujimoto JG (1993): Femtosecond translumination tomography in thick tissues. Optics Letters 18:1107–1109

Hee MR et al (1995): Optical coherence tomography of the human retina. Arch Ophthalmol 113:325–332

Hee MR, Baumal CR, Puliafito CA, Duker JS, Reichel E, Wilkins JR, Coker JG, Schuman JS, Swanson EA Fujimoto JG (1996): Optical coherence tomography of age-related macular degeneration and choroidal neovascularization. Ophthalmology 103:1260–1270

Hoffmann K, Stücker M, El Gammal S, Altmeyer P (1990): Digitale 20-MHz-Sonographie des Basalioms im b-scan. Hautarzt 41:333–339

Hoffmann K, Gerbaulet U, El Gammal S, Altmeyer P (1991): 20-MHz B-mode ultrasound in monitoring the course of localized sclerodera (morphea). Akta Derm Venerol 164:3–16

Hoffmann K, Jung J, El Gammal, S Altmeyer P (1992): Malignant melanoma in 20-MHz B scan sonography. Dermatol 185:49–55

Puliafito CA, Hee MR, Lin CP, Reichel E, Schuman JS, Duker JS, Izatt JA, Swanson, EA Fujimoto JG (1995): Imaging of macular diseases with optical coherence tomography. Ophthalmology 102:217–29

Turnbull DH, Starkoski BG, Harasiewicz KA, Semple JL, From L, Gupta AK, Sauder DN, Foster FS (1995): A 40-100 MHz B-scan ultrasound backscatter microscope for skin imaging. Ultrasound in Med and Biol 21:79–88

Optische Kohärenztomographie als ein neues Verfahren zur Darstellung oberflächennaher Strukturen der Haut

J. Welzel, E. Lankenau, R. Engelhardt

Einleitung

Die optische Kohärenztomographie (OCT) ist ein neu entwickeltes diagnostisches Verfahren zur In-vivo-Darstellung oberflächlicher Strukturen verschiedener Gewebe [4, 12]. Es wurde in den letzten Jahren hauptsächlich in der Ophthalmologie zur Untersuchung schwach streuender Medien eingesetzt und ermöglicht eine schnelle, nicht-invasive und nebenwirkungsfreie In-vivo-Darstellung der verschiedenen Augenabschnitte [1–3, 5]. Durch eine Weiterentwicklung des Verfahrens ist es jetzt auch möglich, stark streuende Gewebe wie die Haut darzustellen [6–10]. Erste Bilder zeigten, daß sich verschiedene Strukturen abgrenzen lassen [11, 13]. Wir führten umfangreiche In-vivo-Untersuchungen von Haut an unterschiedlichen Lokalisationen und von pathologischen Hautveränderungen durch, um die Möglichkeiten dieses neuen diagnostischen Verfahrens für einen Einsatz in der Dermatologie zu ermitteln. Die Interpretation der OCT-Bilder gelang durch einen Vergleich mit korrespondierenden histologischen Schnitten.

Methode

Das Verfahren basiert auf dem Prinzip eines Michelson Interferometers. Infrarotes Licht einer kurzen Kohärenzlänge von 15 μm und einer Wellenlänge von 830 nm wird in einen Referenz- und einen Probenstrahl aufgeteilt. Die aus dem Gewebe zurückgestreuten Anteile des Probenstrahls und der gespiegelte Referenzstrahl können nur innerhalb der Kohärenzlänge, die die axiale Auflösung bedingt, miteinander interferieren. Durch laterale Verschiebung kann ein zweidimensionales Bild der Haut mit einer lateralen Auflösung von bis zu 10 μm dargestellt werden, welches mit einem b-Bild beim Ultraschall vergleichbar ist, jedoch optische und nicht akustische Eigenschaften des Gewebes widerspiegelt. Die Eindringtiefe liegt zwischen 0,5 und 1,5 mm. Die Meßzeit beträgt in Abhängigkeit von der gewählten Scanlänge und lateralen Auflösung 10 bis 40 Sekunden. Die Dimensionen der Bilder wurden mit dem Brechungsindex der Haut von 1,4 korrigiert.

Die Hautareale können entweder mit einem stationären Meßkopf, oder mit einem flexiblen Handstück gemessen werden, welches an schwer erreichbaren Lokalisationen eingesetzt wird. Die maximale Scanlänge des fixierten Meßkopfes liegt bei 10 mm, die des Handstückes um 2,5 mm. Während der Messung wird die Haut mit einem leichten Druck gegen die Meßkopföffnung gepreßt, wodurch kleine Bewegungen minimiert werden. Der Focus wird auf die Hautoberfläche eingestellt. Eine Vorbehandlung der Haut mit Glycerin erhöht die Bildqualität.

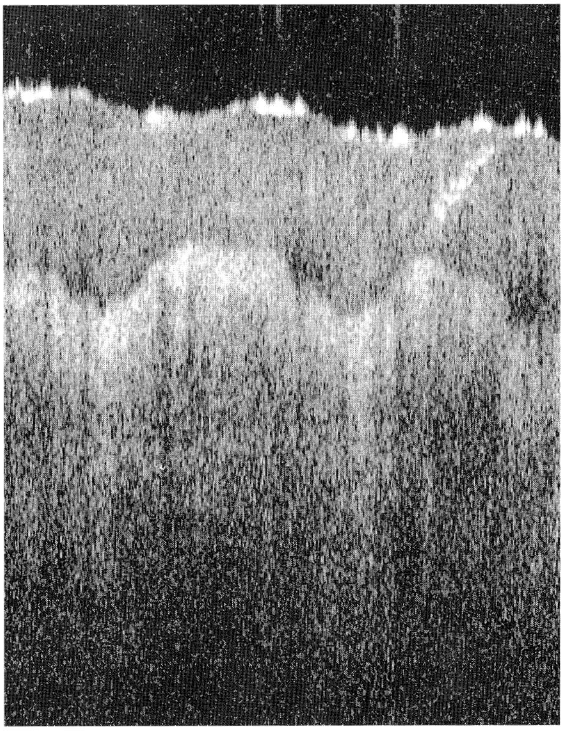

Abb. 1. OCT von Haut an der Fingerspitze (1 mm x 1,5 mm). Die oberste relativ durchsichtige Schicht ist das Stratum corneum, die darunterliegende Epidermis ist signalreicher. Spiralförmige Schweißdrüsenausführungsgänge lassen sich in der Hornschicht abgrenzen

Ergebnisse

Die optische Kohärenztomographie zeigt Bilder der Haut, in denen sich verschiedene Strukturen und Schichten differenzieren lassen. Die Bilder sind bei wiederholten Messungen des gleichen Hautareals sehr konstant reproduzierbar

An der Handfläche (Abb. 1) läßt sich ein dickes, relativ durchsichtiges Stratum corneum gut von der signalreicheren Epidermis abgrenzen. Die Auflösung ist hoch genug, um Schweißdrüsenausführungsgänge zu erkennen.

Am Unterarm ist als oberflächliche Struktur bei dünner Hornschicht lediglich die Epidermis abgrenzbar, wie sich in Abbildung 2a anhand der gemittelten a-Scans zeigen läßt. Der zweite Intensitätspeak unter dem Eintrittssignal entspricht der Basalmembranzone in der korrespondierenden Histologie (Abb. 2b).

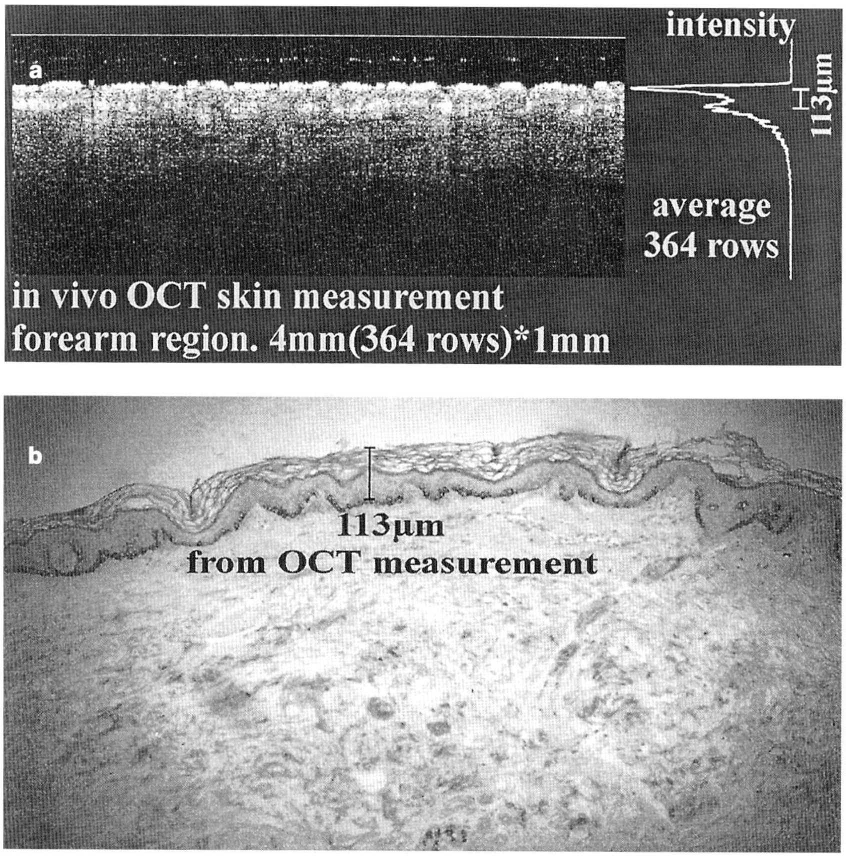

Abb. 2a, b. a OCT (4 mm x 1,5 mm) und b korrespondierende Histologie (Vergr. 100:1) von Haut am Unterarm. Das Stratum corneum ist nicht abgrenzbar. Parallel zum Eintrittssignal ist eine zweite Linie erkennbar. Rechts sind die gemittelten a-Scans dargestellt. In Höhe der zweiten Linie befindet sich ein Intensitätspeak, der der Basalmembranzone entspricht. Die Dicke der oberflächlichen Schicht im OCT-Bild entspricht der Epidermisdicke in der Histologie

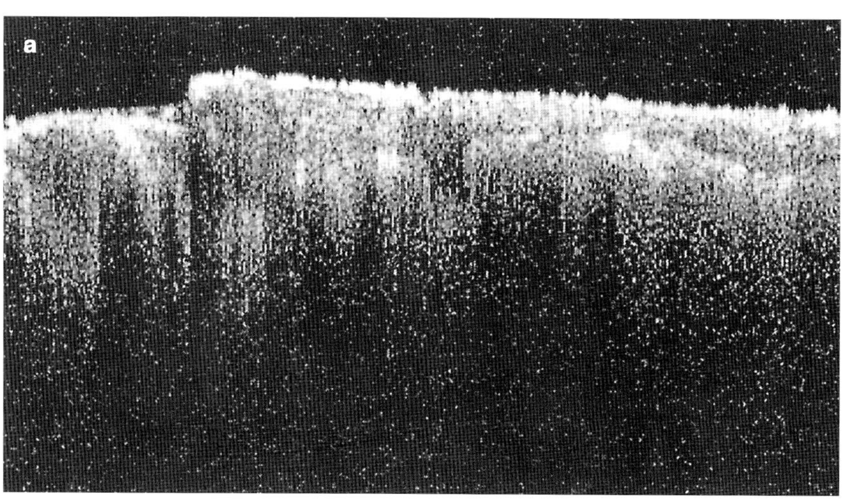

Abb. 3a, b. a OCT eines Handekzems im Vergleich mit b der kontralateralen unbefallenen Haut (jeweils 2 mm x 1 mm). Strukturunregelmäßigkeiten von Hornschicht und Epidermis sind erkennbar

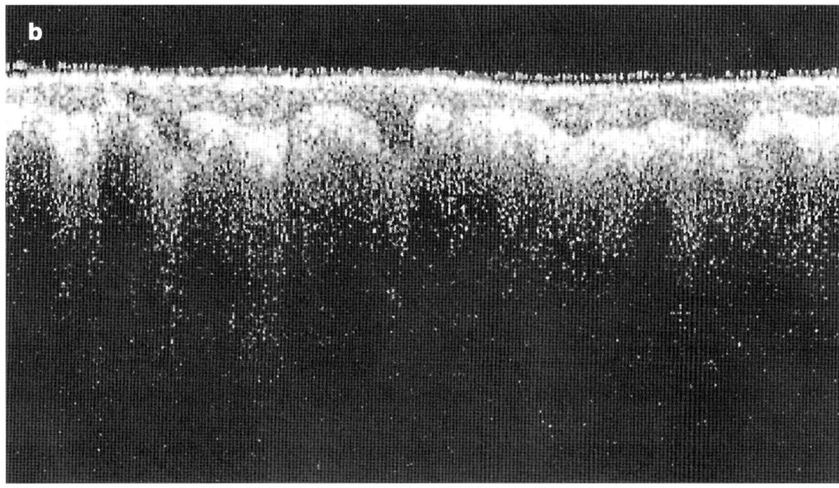

Abb. 3b

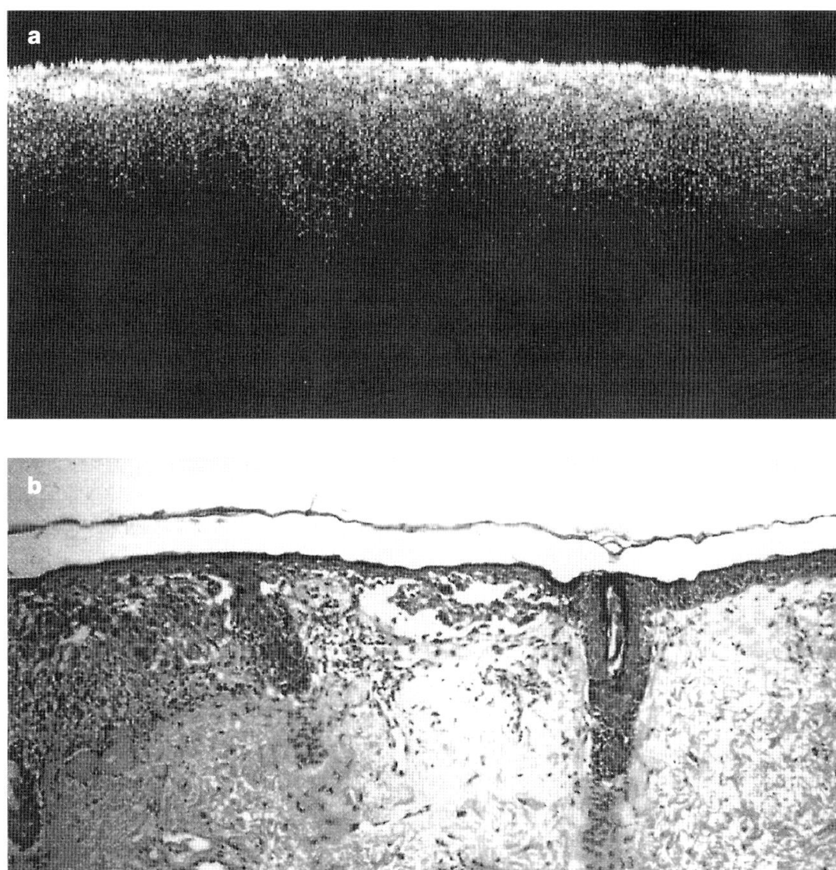

Abb. 4. a OCT (2 mm x 0,8 mm) und b korrespondierende Histologie (Vergr. 400:1) eines malignen Melanoms auf der linken Seite mit Übergang zu normaler Haut auf der rechten Seite. Die signalreiche Linie, die in gesunder Haut die Basalmembranzone repräsentiert, ist im Tumor nicht mehr erkennbar. Dort erscheinen unregelmäßige Strukturen, die den junktionalen Tumorzellaggregationen in der Histologie entsprechen

Entzündliche Dermatosen zeigen in der OCT Veränderungen von Hornschicht und Epidermis. In Abbildung 3a ist ein Handekzem dargestellt, Abbildung 3b ist die gesunde Haut von kontralateral. Im OCT-Bild des Ekzems sind Unregelmäßigkeiten des Stratum corneum und der Epidermis erkennbar, die einer Parakeratose und Spongiose entsprechen könnten.

Abbildung 4 ist ein Beispiel eines malignen Melanoms. Die verwaschene Junktionszone im OCT-Bild (Abb. 4a) entspricht den Tumorzellaggregationen in der korrespondierenden Histologie (Abb. 4b).

Eine Skabiesmilbe läßt sich mittels OCT gut darstellen (Abb. 5).

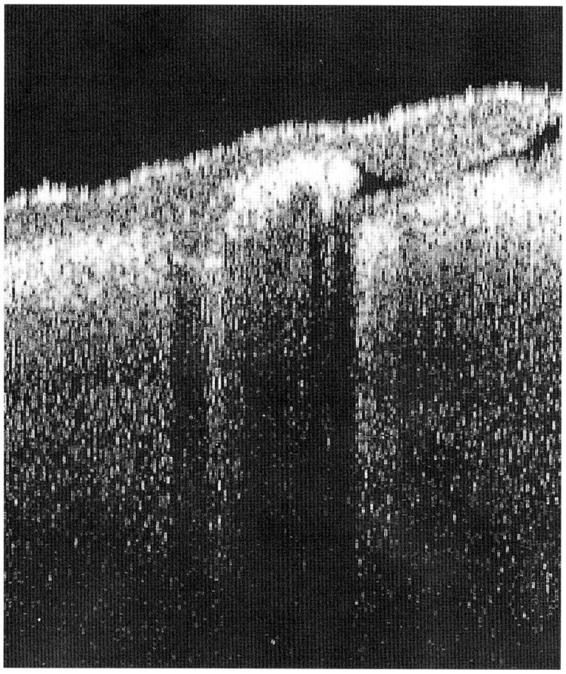

Abb. 5. Skabiesmilbe in der Hornschicht (1 mm x 1,2 mm). Die Milbe im Zentrum und der dahinterliegende Gang sind gut erkennbar

Besprechung

Die optische Kohärenztomographie ist eine neue nichtinvasive Methode, die ohne Nebenwirkungen einfach, preiswert und schnell mit einer guten Auflösung die obersten Hautschichten morphologisch darstellt. Zellverbände und die Gesamtarchitektur einer Läsion lassen sich gut beurteilen. Zur Abgrenzung von Einzelzellen reicht die Auflösung bisher nicht aus.

Mögliches Anwendungsgebiet der OCT ist die In-vivo-Diagnostik von epidermalen Veränderungen. Dabei lassen sich bullöse Hauterkrankungen ebenso wie pharmakologische Effekte oder Wundheilung gut darstellen. Eine exakte Messung der Epidermisdicke mittels OCT erlaubt beispielsweise die In-vivo-Quantifizierung und Verlaufskontrolle von Akanthose oder Atrophie. Blasenbildende Autoimmunerkrankungen lassen sich schnell anhand der Bestimmung der Höhe der Spaltbildung differentialdiagnostisch voneinander abgrenzen. Weitere Untersuchungen müssen zeigen, ob die OCT auch zur Diagnostik von Hauttumoren geeignet ist.

Literatur

1. Fujimoto JG, Brezinski ME, Tearney GJ, Boppart SA, Bouma B, Hee MR, Southern JF, Swanson EA (1995) Optical biopsy and imaging using optical coherence tomography. Nature Med 1:970–972
2. Hee MR, Izatt JA, Swanson EA, Huang D, Shuman JS, Lin CP, Puliafito CA, Fujimoto JG (1995) Optical coherence tomography of the human retina. Arch Ophthalmol 113:325–332
3. Hee MR, Puliafito CA, Wong C, Reichel E, Duker JS, Shuman JS, Swanson EA, Fujimoto JG (1995) Optical coherence tomography of central serous corioretinopathy. Am J Ophthalmol 120:65–74
4. Huang D, Swanson EA, Lin CP, Shuman JS, Stinson WG, Chang W, Hee MR, Flotte T, Gregory K, Puliafito CA, Fujimoto JG (1991) Optical coherence tomography. Science 254:1178–1181
5. Izatt JA, Hee MR, Swanson EA, Lin CP, Huang D, Shuman JS, Puliafito CA, Fujimoto JG (1994) Micrometer-scale resolution imaging of the anterior eye in vivo with optical coherence tomography. Arch Ophthalmol 112:1584–1589
6. Lankenau E, Koch P, Engelhardt R (1996) An imaging system for low coherence tomography. Trends in Optics and Photonics, Volume on Advances in Optical Imaging and Photon Migration, OSA, 247–249
7. Pan Y, Engelhardt R, Rosperich J, Hüttmann G, Birngruber R (1994) Measurement of optical-interaction-coefficient of intralipid in visible and NIR range. SPIE 2134:354–363
8. Pan Y, Birngruber R, Rosperich J, Engelhardt R (1995) Low-coherence optical tomography in turbid tissue: Theoretical analysis. Appl Opt 34:6564–6574
9. Pan Y, Arlt S, Birngruber R, Engelhardt R (1995) Optical coherence tomography in turbid tissue: Theoretical analysis and experimental results. SPIE 2628:239–248
10. Pan Y, Birngruber R, Engelhardt R (1997) Contrast limits of coherence-gated imaging in scattering media. Appl Opt (accepted for publication)
11. Pan Y, Lankenau E, Welzel J, Birngruber R, Engelhardt R (1996) Optical coherence gated imaging of biological tissues. IEEE Journal of Selected Topics in Quantum Electronics on Lasers in Medicine and Biology 2:1029–1034
12. Schmitt JM, Knüttel A, Bonner RF (1993) Measurement of optical properties of biological tissues by low-coherence reflectometry. Appl Opt 32:6032–6042
13. Schmitt JM, Yadlowsky MJ, Bonner RF (1995) Subsurface imaging of living skin with optical coherence microscopy. Dermatology 191:93–98

Translumination von pigmentierten Hautveränderungen

R.P.Braun, J.-H.Saurat

Einleitung

Die Korrelation des auflichtmikroskopischen Bildes von pigmentierten Hautveränderungen mit der Histologie war bisher bereits Gegenstand zahlreicher Veröffentlichungen [1-7]. Jedoch hat sich der direkte Vergleich in der Vergangenheit als problematisch erwiesen. Für viele auflichtmikroskopische Kriterien existieren lediglich indirekte Hinweise über deren histologische Korrelate. Wir suchten nach einer Methode, die weitere Informationen über die Lokalisierung auflichtmikroskopischer Strukturen ermöglicht.

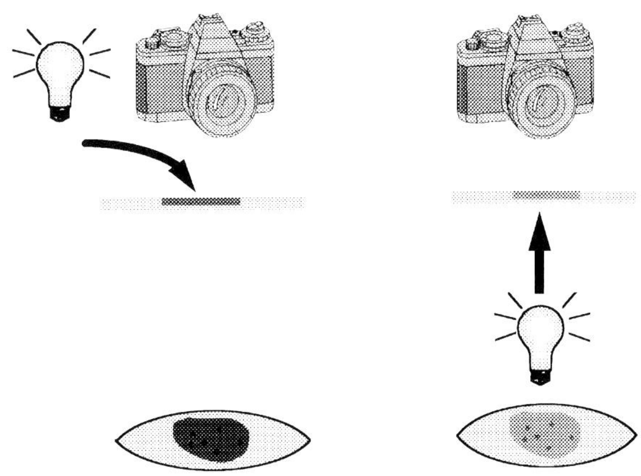

Abb. 1. Prinzip der Translumination

Methode

Die pigmentierten Hautveränderungen wurden in situ bzw. nach Exzision mittels eines Dermaphot-Kamerasystems (Fa.Heine) auflichtmikroskopisch dokumentiert. Für die Aufnahmen nach der Exzision wurde das in das Dermaphot-Kammerasystem eingebaute Blitzsystem inaktiviert. Die Belichtung des Films erfolgte mit Hilfe einer speziellen Transluminationstechnik: von der Dermalseite her wurde mit einem handelsüblichen Blitz durchleutet und das Dermaphot Kamerasystem mit inaktiviertem Blitz von epidermal her auf das Exzisat aufgesetzt (Abb. 1).

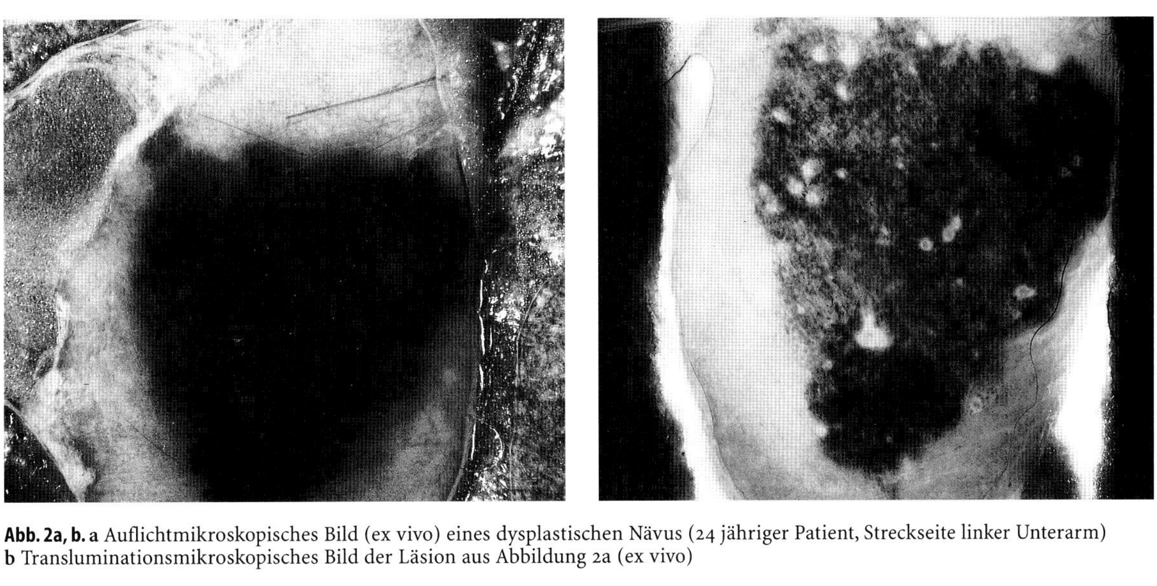

Abb. 2a, b. a Auflichtmikroskopisches Bild (ex vivo) eines dysplastischen Nävus (24 jähriger Patient, Streckseite linker Unterarm) b Transluminationsmikroskopisches Bild der Läsion aus Abbildung 2a (ex vivo)

Ergebnisse

Bei den mit der Transluminatinostechnik erstellten Aufnahmen stellten sich im Vergleich zur konventionellen Aufnahmetechnik mehrere Strukturen vestärkt dar bzw. wurden überhaupt erst sichtbar. Hierbei handelt es sich um Strukturen die nach bisherigen Untersuchungen tiefergelegenen Hautschichten zuzuordnen sind. Weiterhin stellten sich in anderen Beispielen Strukturen dar, die in der konventionellen Aufnahme durch darüberliegende (z.B. grau-weißer Schleier) verdeckt waren.

Schlußfolgerungen

Die Transluminationstechnik ist eine einfache, leicht durchzuführende Zusatzuntersuchung zur konventionellen auflichtmikroskopischen Untersuchung. Sie erlaubt eine bessere Darstellung der tiefergelegenen Strukturen sowie eine qualitative Einschätzung der Lokalisation der einzelnen auflichtmikroskopischen Strukturen zueinander. Weiterhin ermöglicht diese Technik eine wichtige Hilfestellung bei der Beurteilung von Strukturen, die durch darüberliegende verdeckt werden.

Literatur

1. Bahmer FA, Fritsch P, Kreusch J, Pehamberger H, Rohrer C, Schindera I, Smolle J, Soyer HP, Stolz W. (1990) Terminology in surface microscopy. consensus meeting of the committee on analytical morphology of the Arbeitsgemeinschaft dermatologische Forschung, Hamburg, federal republic of germany, nov. 17, 1989. J Am Acad Dermatol 23:1159–1162
2. Kenet RO, Kang S, Kenet BJ, Fitzpatrick TB, Sober AJ, Barnhill RL. (1993) Clinical diagnosis of pigmented lesions using digital epiluminescence microscopy. grading protocol and atlas. Arch Dermatol 129:157–74
3. Kreusch J. (1992) Incident light microscopy: reflections on microscopy of the living skin. Int J Dermatol 31:618–20
4. Nachbar F, Stolz W, Merkle T, Cognetta AB, Vogt T, Landthaler M, Bilek P, Braun-Falco O, Plewig G. (1994) The ABCD rule of dermatoscopy. High prospective value in the diagnosis of doubtful melanocytic skin lesions. J Am Acad Dermatol 30:551–559
5. Pehamberger H, Steiner A, Wolff K (1987) In vivo epiluminescence microscopy of pigmented skin lesions. I pattern analysis of pigmented skin lesions. J Am Acad Dermatol 17:571–583
6. Steiner A, Pehamberger H, Wolff K (1987) In vivo epiluminescence microscopy of pigmented skin lesions. II diagnosis of small pigmented skin lesions and early detection of malignant melanoma. J Am Acad Dermatol 17:584–591
7. Yadav S, Vossaert KA, Kopf AW, Silverman M, Grin-Jorgensen C (1993) Histopathologic correlates of structures seen on dermoscopy (epiluminescence microscopy). Am J Dermatopathol 15:297–305

Stellenwert der 20 MHz-Sonographie des malignen Melanoms und pigmentierter Läsionen in der Routinediagnostik – vorläufige Ergebnisse

M. Happe, M. Stücker, S. Schüller, M. Wiesner, P. Gottlöber, M. Schwarz, J. Stahler, H. Neubauer, C. Jung, S. Petereit, J. Welzel, N. Brautzsch, J. Bohmeyer, J. Wohlrab, M. Freitag, P. Altmeyer, K. Hoffmann

Einleitung

Bildgebende Verfahren haben sich als diagnostisches Hilfsmittel in weiten Bereichen der Medizin bewährt und sind aus der Routineanwendung heute nicht mehr wegzudenken. Insbesondere der Ultraschall, als nichtinvasives Verfahren, mit seinen nebenwirkungsfreien und deshalb beliebig oft wiederholbaren Messungen nimmt einen besonderen Stellenwert in der Diagnostik ein.

Ende der 70er Jahre wurde der Ultraschall in der Dermatologie zur Bestimmung der Hautdicke eingesetzt [1]. Primär erfolgte dies mit einem eindimensionalen A-Scan. Seine Aussagefähigkeit ist jedoch dann limitiert, wenn die untere Koriumgrenze nicht eindeutig als gerade Linie verläuft. So können einzelne Fettgewebsinseln sowie Adnexstrukturen in der Dermis durch die nur eindimensionale Amplitudendarstellung nicht abgegrenzt werden. Der B-Scan mit seiner Möglichkeit zur Beurteilung eines zweidimensionalen Bildes erlaubt hingegen einen Vergleich mit dem histologischen Bild der Haut und eignet sich daher besonders zur Darstellung des Reflexverhaltens feingeweblicher Strukturen [15]. Ausgehend von der Fähigkeit des Ultraschalls zur Dickenmessung von Objekten und Strukturen wurde der Schall zur Bestimmung der Tiefenausdehnung von Brandverletzungen [4, 5, 24], Kontrollen von Wundheilungsverläufen [16] sowie Hautdickenbestimmungen langfristiger topischer Kortikosteroid-Therapien eingesetzt [21]. Nach Verbesserung und weiterer Verbreitung der Technik sind die Indikationen zur Sonographie kontinuierlich erweitert worden. Weiterhin können Verlaufskontrollen von entzündlichen Hauterkrankungen, wie bei der Sklerodermie [2, 14], Lichen ruber planus, Psoriasis vulgaris [13] sowie Infiltratmessungen bei Typ IV Reaktionen [22] sonographisch dokumentiert werden.

Bei weltweit steigender Inzidenz von malignen Neoplasien der Haut fand die Sonographie ein besonderes Augenmerk in der präoperativen Bestimmung der Tumordicke beim malignen Melanom, welche prognostisch, wie auch hinsichtlich einer adäquaten chirurgischen Therapie von entscheidener Bedeutung ist [3, 9, 10, 20]. So hängt von der Größe des maximalen vertikalen Tumordurchmessers insbesondere der minimale seitliche Exzisionsabstand ab.

Ziel unserer Multizenterstudie, an der 11 Hautkrebszentren bisher teilnehmen (Stand September 1996), ist die Klärung der folgenden Fragen:

- Besteht eine Korrelation zwischen präoperativ sonographisch und klinisch sowie postoperativ histometrisch ermittelter Tumordicke?
- Welche histologischen/sonographischen Besonderheiten sind für die möglicherweise unterschiedlichen Meßergebnisse zwischen beiden Methoden verantwortlich?
- Welche Bedeutung hat die hochauflösende Sonographie für die Differentialdiagnose des malignen Melanoms?

Hier sollen im Rahmen der vorliegenden Studie die sonomorphologischen Merkmale weiter beschrieben, differenziert und differentialdiagnostisch eingeordnet werden. Zur Evaluierung der differentialdiagnostischen Bedeutung werden auch benigne Pigmenttumore sonographisch untersucht.

Material und Methode

Untersuchungsgerät

Um eine möglichst gute Standardisierung dieser Multizenterstudie zu erreichen, werden nur kommerziell erhältliche 20 MHz-Ultraschallscanner eingesetzt. Derzeit sind dies der Dermascan-C und das DUB 20 E (DUB 20 E, Taberna pro medicum, Lüneburg, D; Dermascan-C, Cortex Technology, Hadsund, DK).

Bei beiden handelt es sich um einen 20 MHz-Scanner zur Erfassung von eindimensionalen A-Scans sowie zweidimensionalen B-Scan Darstellungen. Mit einer Schrittmotorsteuerung wird der Linearscanner durch eine Wasservorlaufstrecke geführt. Dabei sendet und empfängt er Echosignale über einer Strecke von 12,8 mm Länge und rechnet sie nach Digitalisierung zu einem Schnittbild um. Die empfangenen Echosignale entsprechen Reflexionen an Grenzflächen von Geweben mit unterschiedlicher Impedanz. Das Schnittbild stellt Gewebe bis zu einer Tiefe von ca. 7 mm (Haut, subkutanes Fettgewebe, Muskelfaszie) dar. Das Auflösungsvermögen (minimaler Abstand, in dem zwei hinter oder nebeneinander liegende Strukturen dargestellt werden können) des Verfahrens beträgt maximal 80 µm axial und 200 µm lateral. Dabei stellt das Gerät die empfangenen Echos nicht nur als Amplitude sondern auch als Helligkeitswert (Grauwert) dar. Da das menschliche Auge nicht in der Lage ist, alle vom Gerät darstellbaren Graustufen zu diskriminieren, werden die Grauwerte durch beliebig zugeordnete Farben ersetzt (schwarz = reflexlos über grün, blau, rot, gelb bis weiß = reflexreich). Mittels dieser Farbkodierung mit 256 Farbenstreifen, ist eine bessere Diskriminierung einzelner Strukturen auf dem Bildschirm möglich.

Eine „region of interest" ROI oder eine „structure of interest" STOI kann über Vermessungslinien direkt am Bildschirm ausgemessen werden. Das Rechnersystem legt dabei eine mittlere Schallausbreitungsgeschwindigkeit von 1580 m/sec. in der Haut zugrunde. Das Sonogramm wird zwar auf dem Bildschirm maßstabgetreu, jedoch mit unterschiedlichen Vergrößerungsfaktoren für die Tiefe (ca. 24:1) und die Breite (ca. 8:1) wiedergegeben .

Durchführung der Untersuchung

Bis Ende September 1996 konnten 428 Patienten in die Studie aufgenommen werden. Diese gliederten sich auf, in 200 Patienten mit einem primären malignen Melanom (SSM, LMM, NMM, ALM) und 228 Patienten mit histologisch gesicherten benignen oder semimalignen pigmentierten Hauttumoren (Nävuszellnävi, pigmentierte Basaliome, seborrhoische Keratosen etc.).

Die Hauttumoren wurden zunächst präoperativ fotografisch mit angelegtem Maßstab aufgenommen, danach entsprechend der ABCD-Regel klassifiziert, in Länge und Breite klinisch ausgemessen und von zwei verschiedenen Untersuchern palpiert. Anschließend erfolgte eine sonographische Darstellung der Tumoren. Hinsichtlich einer späteren Vergleichbarkeit sollten in dieser Studie folgende Standardbedingungen eingehalten werden: bei stark krustig belegten Tumoren wurde die Kruste vor der sonographischen Untersuchung durch fetthaltige Externa abgelöst. Der Schallkopf wurde mit möglichst geringem Druck auf die Hautoberfläche aufgesetzt, um nicht die Hautspannung und damit die Echogenität unnötig zu verändern. Als Referenzstruktur diente ein Ultraschallbild von gesunder Haut der Gegenseite. Von größter Wichtigkeit war bei jeder Aufnahme die standardisierte Einstellung des Verstärkungsfaktors (Gain) bei den jeweiligen Ultraschallscannern. Zudem sollte sich der Patient bei der Aufnahme möglichst ruhig verhalten. Jeder Tumor wurde in mindestens zwei zueinander senkrecht stehenden Ebenen untersucht. Dabei wurden die Ebenen so gewählt, daß sie durch den klinisch-palpatorisch am dicksten imponierenden Tumoranteil zuliegen kamen. Eine Ebene wurde mit einem Fasermarker markiert, um die histologische Anschnittebene festzulegen. Die Ultraschallbilder wurden über die Speicherung auf einen elektronischen Datenträger gesichert.

Postoperativ erfolgte die Korrelation mit den histologischen Schnitten. Diese wurden nach Formalinfixierung und Hämatoxilin-Eosin Färbung mit einem Okularmikrometer vermessen. Anschließend wurde die Tumordicke anhand des Breslow-Index bestimmt (Abb. 1).

Sowohl die klinischen als auch die sonographisch und histologisch ermittelten Daten (Abb. 1, 2) wurden in standardisierte Untersuchungsbögen eingetragen.

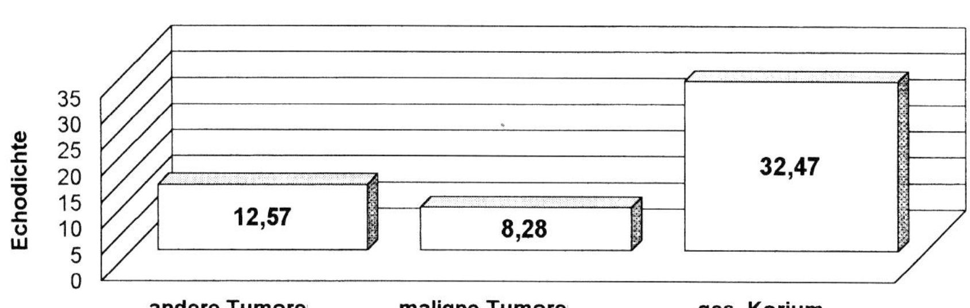

Dichte	Mittelwert	Std. Dev.
andere Tumore	12,57	± 8,96
maligne Tumore	8,28	± 6,23
ges. Korium	32,47	± 21,23

Abb. 1. Echodichte von malignen Tumoren und anderen pigmentierten Tumoren im Vergleich zum gesunden Korium. Die Dichte der benignen/semimalignen Tumore lag über der Dichte der malignen Hautläsionen. Es bestand jedoch kein signifikanter Unterschied zwischen beiden Gruppen

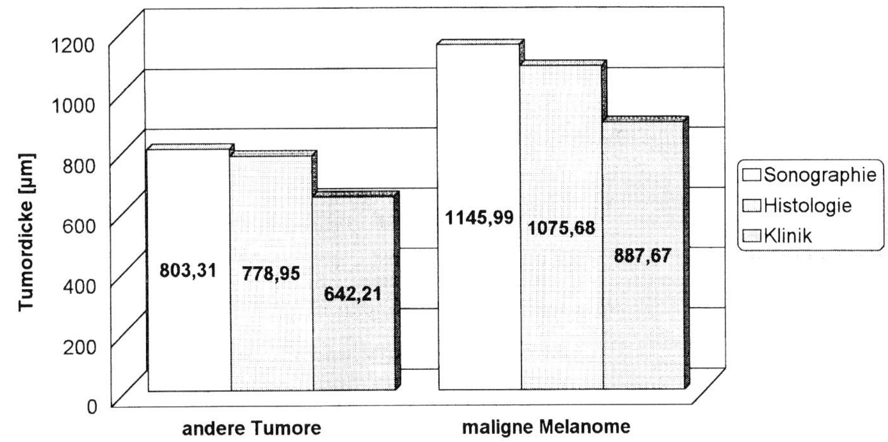

Abb.2. Sonographisch, histologisch und klinisch ermittelte Tumordicken. Insgesamt wurden sowohl die benignen/semimalignen als auch die Melanome im Vergleich zur Sonographie oder Histometrie zu dünn eingeschätzt. Zwischen histologisch und sonometrisch ermittelten Tumordicken bestand eine gute Korrelation (r=0,816), zwischen den klinisch und histologisch/sonographisch ermittelten Dicken war jedoch kein linearer Zusammenhang zu sehen ($r_{(Histologie)}$= -0,012; $r_{(Sonographie)}$=0,002)

Bei der Auswertung der Sonographie erfolgte zunächst die Beschreibung:

- des Eintrittsechos (homogen, inhomogen, zentral / lateral unterbrochen)
- der Form des Tumors (Kreis, Halbkreis, spindelförmig, bandförmig, oval)
- der Begrenzung des Tumors zur Tiefe wie zur Seite hin (scharf, unscharf, nicht existent)
- sowie des dorsalen Schallverhaltens (unverändert, Schallschatten, Schallabschwächung oder Schallverstärkung)

Danach wurde der Tumor direkt am Bildschirm vermessen. Hierbei konzentrierten wir uns auf:

- die Tumordicke exklusive / inklusive der fraglich zum Tumor gehörenden Strukturen (z. B. Haarfollikel)
- die Dichte des Tumors und des Koriums
- sowie die Dichte/Dicke des Koriums und Dicke des echoarmen Bandes der gesunden Haut.

Ergebnisse

Bei diesen vorläufigen Ergebnissen wurde die statistische Auswertung noch nicht getrennt nach Tumorgruppen, entsprechend der *p*T-Tumorklassifizierung, durchgeführt, sondern es wurde lediglich zwischen Melanomen und anderen pigmentierten Tumoren differenziert.

Im Ultraschallbild zeigten sowohl die benignen/semimalignen Tumore eine erniedrigte Echodichte von 12,57 (± 8,96), als auch die malignen Melanome (8,28 ± 6,23) im Vergleich zum gesunden Korium (32,47 ± 21.23). Hinsichtlich ihrer Dichte gab es keinen signifikanten Unterschied zwischen beiden Tumorgruppen (maligne versus benigne/semimaligne).

Die sonographisch gemessene Tumoreindringtiefe (gemessen ohne Eintrittsecho) betrug bei den malignen Tumoren im Mittel 1145,99 µm (± 858,03), bei den benignen/semimalignen Tumoren 803,31 µm (± 564,73). Im Gegensatz dazu lagen die histometrisch bestimmten Werte für die Melanome bei 1075,68 µm (± 857,80), für die anderen Tumoren bei 778,95 µm (± 588,93). Es ergab sich eine gute Korrelation zwischen den sonographisch und histometrisch bestimmten Tumordicken (r=0,816; p=0,001). Die durch Palpation eingeschätzten Tumordicken der benignen/semimalignen Tumoren lagen bei 642,21 µm (± 451,21) und bei 887,67 µm (± 645,56) für die malignen Pigmentläsionen. Weder eine Korrelation mit der Histologie (r=-0,012; p=0,828), noch mit der Sonographie (r=0,002; p=0,968) war zu erkennen.

Im Ultraschallbild imponierte die spindelförmige Tumorform bei 48,1% der benignen/semimalignen Tumoren sowie bei 37% der malignen Tumoren. Danach folgten die halbkreisförmigen (benigne/semimaligne: 14,6%; maligne: 13,1%) und die bandförmigen Echostrukturen (benigne/semimaligne: 13.6%; maligne: 23,0%). Bei Betrachtung des echoarmen Bandes (ELB) unterhalb des Eintrittsechos, zeigte sich bei 2,1% der Tumoren eine starke Elastose. Im Gegensatz dazu bestand bei 17,6% eine mittelgradige und bei 80,1% keine sichtbare Elastose.

Der einzuhaltende operative Sicherheitsabstand wurde in 61,2% aller Fälle präoperativ alleine anhand des sonographischen Befundes und bei 38,2% anhand des klinischen Tumorbildes festgelegt.

Auf weitere Ergebnisse soll erst nach Abschluß der Studie und Aufarbeitung der kompletten Datensätze aller rekrutierten Patienten abschließend eingegangen werden (vorgesehen 400 Patienten mit malignen und 800 mit anderen pigmentierten Tumoren).

Diskussion

Sowohl Melanome als auch Nävuszellnävi stellen sich im sonographischen Bild echoarm dar [6, 12, 16, 17]. Die Echogenität des Melanoms ist dabei tendenziell, nicht aber signifikant geringer als die der benignen Pigmentmale [16].

Die bisherigen Ergebnisse zeigen, daß wir mit der 20 MHz Sonographie eine nicht-invasive, bildgebende Technik besitzen, die in Bezug auf die Evaluation pigmentierter Hauttumoren einen hohen Stellenwert einnimmt. Mittels der Sonographie sind wir in der Lage, die Größe und Eindringtiefe dermaler Läsionen gut zu bestimmen. Es konnte eine signifikante Korrelation der sonometrisch und histometrisch ermittelten Tumordicken nachgewiesen werden. Auch andere Studien ergaben Korrelationskoeffizienten zwischen $r^2=0{,}92$ [23] und $r=0{,}95$ [12]. Prinzipiell besteht die Tendenz, die maximale Tumordicke sonographisch zu überschätzen. Gründe hierfür sind vor allen Dingen die Schrumpfung des Gewebes während der histologischen Aufarbeitung und das vom Tumor sonographisch nicht zu differenzierende subtumoral gelegene lymphozytäre Begleitinfiltrat. Zudem lassen sich dermale Nävusanteile oder Hautadnexe (z.B. Haarfollikel) sonographisch nicht immer vom eigentlichen Tumor abgrenzen.

Die seltenere Unterschätzung der Tumordicke in der Sonographie, meist bei nodulären malignen Melanomen, kann begründet sein durch das Nichterkennen dünner Tumorstränge, deren Dicke unterhalb des Auflösungsvermögens des Ultraschallgerätes liegen, in einer Abweichungen der Schallgeschwindigkeit im Tumorgewebe von der angenommenen Schallgeschwindigkeit von 1580 m/sec oder einem zu hohen Druck, bedingt durch den Ultraschallapplikator während der Untersuchung [7, 8].

Betrachtet man die Schätzung der Tumordicke durch Palpation, so stellt sie sich in unserer Studie als eine unzuverlässige Methode heraus. Die Tumorläsionen wurden im Vergleich zur Histologie zu dünn eingeschätzt. Es besteht somit keine Korrelation zwischen klinisch und histologisch ermittelten Tumordicken. Bereits *Pritchard* u. *Hughes* konnten in ihrer Studie zeigen, daß es zwischen klinisch und histologisch bestimmten Tumordicken zu Diskrepanzen zwischen 25–35% kommt [19]. *O'Donnel* konnte nur bei 85 von 165 untersuchten Melanomen eine exakte Tumordickenbestimmung durch Palpation erreichen [18].

Die Aussagekraft der Ultraschallmethode hinsichtlich der Differenzierung von Hauttumoren ist begrenzt. Es gibt zwar ein melanomtypisches, aber kein melanomspezifisches sonographisches Muster. Dies liegt zum Teil am technischen Stand der Geräte als auch daran, daß durch die hohen Frequenzen nur überwiegend Grenzzonen zur Darstellung kommen.

Ungeachtet dieser Tatsache stellt die hochauflösende Sonographie eine wertvolle Bereicherung in der nicht-invasiven präoperativen Tumordickenbestimmung dar. Betrachtet man dagegen das Verfahren der klinischen Palpation, so scheint dies für die präoperative Dickenschätzung ungeeignet zu sein. Ein operativer Sicherheitsabstand sollte mit diesem Verfahren nicht festgelegt werden.

Zusammenfassung

In unserer multizentrisch angelegten, prospektiven Studie, an der insgesamt 11 dermatologische Kliniken aus ganz Deutschland teilnehmen, soll die Bedeutung der 20 MHz-Sonographie in der präoperativen Diagnostik des malignen Melanoms und anderer pigmentierter Hauttumoren evaluiert werden. Es gilt die Zuverlässigkeit der sonographischen Dickenmessung im Vergleich zur Histologie und der klinisch palpierten Tumordicke zu prüfen. Weiterhin soll die differentialdiagnostische Bedeutung der Sonographie des malignen Melanoms abschließend beurteilt werden.

Bis Ende September 1996 wurden 200 Patienten mit einem primären malignen Melanom und 228 Patienten mit benignen Hauttumoren mit einem 20 MHz-Sonographiegerät untersucht. Zwei voneinander unabhängige Untersucher schätzten die klinische Tumordicke durch Palpation ein. Anschließend erfolgte eine histologische Sicherung der Diagnose.

Die Zwischenergebnisse zeigen, daß eine gute Korrelation zwischen der histologisch und sonographisch bestimmten Tumordicke ($r=0{,}816$; $p=0{,}001$) besteht. Die durch Palpation ermittelten Tumordicken zeigen weder eine lineare Korrelation mit der Histologie ($r=-0{,}012$; $p=0{,}828$) noch mit den sonographisch ermittelten Werten ($r=0{,}002$; $p=0{,}968$). Sowohl in der Gruppe der Melanome als auch der anderen pigmentierten Tumoren ist sonographisch die spindelförmige Tumorform vorherrschend (> 36,1%). Zwischen beiden Tumorgruppen gibt es keinen signifikanten Unterschied in Bezug auf die sich sonographisch darstellenden Tumorformen oder Echomuster.

Aufgrund unserer Untersuchungsergebnisse ist der hochfrequenten Sonographie der Haut bei der präoperativen Diagnostik von malignen Melanomen ein hoher Stellenwert einzuräumen. Im Gegensatz zur klinisch ermittelten Tumordicke zeigt die sonographisch bestimmte Tumordicke eine gute Korrelation zur Histologie. Die Sonographie ist allerdings nicht in der Lage, maligne Prozesse von benignen aus rein morphologischen Gesichtpunkten zu unterscheiden.
(Gefördert durch DFG Az: AL 389/3-1)

Literatur

1. Alexander HD, MIller L (1979). Determinig skin thickness with pulsed ultrasound. J Invest Dermatol 72: 17–19
2. Altmeyer P, Luther H, Hoffmann K, el Gammal S, Bacharach-Buhles M (1990). Möglichkeiten und Grenzen neuer Ver-

fahren in der Diagnostik des malignen Melanoms. Hautarzt 41, [Suppl 10]: 83–87

3. Breitbart EW, Müller CE, Hicks R, Vieluf D (1989). Neue Entwicklungen der Ultraschalldiagnostik in der Dermatologie. Akt Dermatol 15: 57–61
4. Brink JA, Sheets PW, Dines KA, Etchison MR, Hanke CW, Sadove AM (1986). Quantitative assessment of burn injury in porcine skin with high-frequency ultrasonic imaging. Investigative Radiology 21: 645–651
5. Cantrell JH (1984). Ultrasound assist an experienced surgeon in estimating burn Depth? J Trauma 24: 64–70.
6. el Gammal S, Auer T, Hoffmann K, Matthes U, Altmeyer P (1992). Möglichkeiten und Grenzen der hochauflösenden (20 und 50 MHz) Sonographie in der Dermatologie. Akt Dermatol 18: 195–228
7. Freitag M, Hoffmann K, Altmeyer P (1996). Nichtinvasive hochauflösende Sonographie des malignen Melanoms der Haut. Möglichkeiten, Grenzen, Alternativen. Fortschritte der Medizin 20-21: 23–30
8. Gassenmaier G, Kiesewetter F, Schell H, Zinner M (1990). Wertigkeit der hochaufloesenden Sonographie fuer die Bestimmung des vertikalen Tumordurchmessers beim malignen Melanom der Haut. (Value of high resolution ultrasound in determination of vertical tumor thickness in malignant melanoma of the skin). Hautarzt 41: 360–364
9. Hoffmann K, Dirting K, Stücker M, el Gammal S, Wilmert M, Altmeyer P. Geschichte der hochfrequenten Sonographie. Ultraschall Med 1994; 15: 192–197
10. Hoffmann K, el Gammal S, Altmeyer P (1988). 20 MHz b-scan Sonographie an Händen und Füssen. In: Altmeyer P, Schultz-Ehrenburg U, Luther H, eds. Handsymposium. Dermatologische Erkrankungen der Hände und Füsse, Basel: Editiones Roche: pp 285–300
11. Hoffmann K, el Gammal S, Matthes U, Altmeyer P (1989). Digitale 20 MHz-Sonographie der Haut in der präoperativen Diagnostik. H+G Zeitschr.Hautkrankh. 64 (10): 851–858
12. Hoffmann K, el Gammal S, Matthes U, Altmeyer P (1997). Digitale 20 MHz-Sonographie der Haut in der praeoperativen Diagnostik. (Digital 20 mhz sonography of the skin in preoperative diagnosis). Zeitschrift für Hautkrankheiten 64: 851–2,855
13. Hoffmann K, el Gammal S, Winkler K (1992). Possibilities for Applikation of highfrequency Ultrasound in clinical Research. In: Altmeyer P, el Gammal S, Hoffmann K, eds. Ultrasound in Dermatology; Heidelberg: Springer Verlag: 273–288
14. Hoffmann K, Gerbaulet U, el Gammal S, Altmeyer P (1991). 20-MHz-B-mode Ultrasound in Monitoring the Course of Localized Scleroderma (Morphea). Acta Dermato-Venerol. (Stckh.) Suppl. 164: 3–16
15. Hoffmann K, Jung J, el Gammal S, Altmeyer P (1992). Malignant Melanoma in 20-MHz B Scan Sonography. Dermatologica 185: 49–55
16. Hoffmann K, Winkler K, El-Gammal S, Altmeyer P (1993). A wound healing model with sonographic monitoring. Clinical And Experimental Dermatology 18: 217–225
17. Nitsche N, Hoffmann K, Iro H (1992). Ultraschalldiagnostik von Hauttumoren. (Ultrasound diagnosis of skin tumors). HNO 40: 97–100
18. O'Donnel BF, Marsden JR, O'Donnel CA, Sanders DSA, Billingham C (1996). Does palpability of primary cutaneous melanoma predict dermal invasion? J Am Acad Dermatol 34: 632–637
19. Pritchard GA, Hughes LE (1989). Clinical assessment of melanoma thickness. Eur J Surg Oncol 15: 232-235.
20. Querleux B, Leveque JL, de Rigal J (1988). In vivo cross-sectional ultrasonic imaging of human skin. Dermatologica 177: 332–337
21. Seidenari S, Di Nardo A (1992). Echographic evaluation with image analysis of allergic and irritant reactions. Acta Dermatol -Venereol 175: 9–13
22. Serup J, Staberg B, Klemp P. Quantification of cutaneous oedema in patch test reactions by measurement of skin thickness with high-frequency pulsed ultrasound. Contact Dermatitis 1984; 10: 88–93
23. Shafir R, Itzchak Y, Heyman Z, Azizi E, Tsur H, Hiss J (1984). Preoperative ultrasonic measurements of the thickness of cutaneous malignant melanoma. J Ultrasound Med 3: 205–208
24. Wachtel TL, Leopold GR, Frank HA, Frank DH (1986). B-mode ultrasonic echo determination of depth of thermal injury. Burns Including Thermal in: 432–437

Neue bildgebende Techniken für die Routine? Ein Blick in die Zukunft: DANAOS

K. Hoffmann, K. Kaspar, M. Happe, R. Husemann, M. Andres, L. Eckert, S. Tölg, P. Altmeyer, und die DANAOS Arbeitsgruppe*

Einleitung

Unter den malignen Neoplasien der Haut stellt das maligne Melanom eine besondere Herausforderung hinsichtlich einer optimalen Früherkennung dar. Dies liegt einerseits in der weltweit steigenden Inzidenz dieses Tumors und seiner hohen Mortalität, andererseits in den guten Heilungsaussichten nach dessen frühzeitiger operativer Entfernung begründet [5, 9].

Das maligne Melanom ist aufgrund seines bevorzugten Auftretens an der der Inspektion zugänglichen Haut besonders für Früherkennungsmaßnahmen geeignet. Ziel ist es, das maligne Melanom in seiner „low-risk" – Phase zu erkennen, da hier eine Heilung durch einfache Exzision möglich ist. „High-risk"-Melanome erforden hingegen bei deutlich verminderten Heilungschancen aufgrund des Auftretens von lymphogenen Metastasen oder Fernmetastasen sehr teure Therapieregime, wie z.B. die zytostatische Polychemotherapie oder adjuvante Immuntherapien. Probleme in der Melanomdiagnostik treten insbesondere aufgrund der Vielzahl möglicher Differentialdiagnosen auf. So liegt die Treffsicherheit klinischer Untersuchungsmethoden bei Hautfachärzten bei ca. 85%, bei Nicht-Dermatologen wesentlich darunter, d.h. daß nur in etwa jedem zweiten Fall ein malignes Melanom als solches erkannt und somit angemessen therapiert werden kann. Zur Zeit bestehen keine automatischen Verfahren zur Steigerung der Treffsicherheit bezüglich der Melanomdiagnostik.

Als klinisch relevantes Melanom-Diagnosekriterium gilt die sogenannte „ABCD-Regel" [4], ferner der Verlust des Hautoberflächenreliefs, die Ulzeration, Regression oder Schuppung sowie das Neuauftreten von Pigmentmalen. Hinsichtlich der „ABCD-Regel" weist eine *A*symmetrie im Gesamtaufbau, eine unregelmäßige, bisweilen polyzyklische und unscharfe *B*egrenzung mit zungenförmigen Ausläufern (Pseudopodien), ein häufig sehr intensives oder inhomogenes *C*olorit, d.h. das Vorhandensein einer auffallend dunklen Pigmentierung oder von vielen unterschiedlichen Farbtönen innerhalb der Läsion, sowie schließlich ein *D*urchmesser > 5 mm auf ein malignes Melanom hin. In vielen Fällen reicht diese einfache Regel aber nicht aus. Zusätzlich müssen Oberflächenstruktur oder die Auflichtmikroskopie zur Diagnosefindung mit herangezogen werden.

Hieraus erklärt sich, daß aufgrund notwendiger Fachkenntnisse die Durchführung von Screening-Verfahren durch Hautfachärzte notwendig ist. Neben den zweifelsohne hohen Personalkosten reicht die in Deutschland bestehende Kapazität an Dermatologen bei weitem nicht aus, um ein *vollständiges* Screening der Risikogruppe (ca. 20% der Bevölkerung) durchzuführen. Ein einfach zu handhabendes System zur Hautkrebsfrüherkennung mit ausreichender Spezifität und Sensitivität, um Risikopatienten adäquat herauszufiltern, steht zur Zeit noch nicht zur Verfügung. Durch die Entwicklung eines computergesteuerten Bildanalysesystems unter Verwendung neuronaler Netze sollen Hautärzte entlastet und ein flächendeckendes Screening ermöglicht werden. Die Anforderungen an ein solches Diagnosesystem, das durch medizinisches Fachpersonal (z.B. MTA) zu bedienen ist, besteht in der hohen Objektivität, Reproduzierbarkeit, Validität sowie in einer einfachen und schnellen Handhabung. Ferner soll ohne invasive Untersuchungsverfahren (z.B. Exzision) eine Vorselektion in Personengruppen mit gutartigen und bösartigen Läsionen geleistet werden. Hätten wir ein derartiges System könnte das Screening allein durch die Dermatologie ohne Hilfe anderer Arztgruppen sichergestellt werden.

Als nichtinvasive Verfahren zur Diagnostik des malignen Melanoms wird z.Zt. insbesondere die

---

* Danaos Arbeitsgruppe:
Universitäts-Hautkliniken: Bochum (K.Hoffmann, M.Stücker, S. el Gammal, M. Happe, K. Kaspar, P. Altmeyer); Münster (M. Schiller, D. Nashan, T. Schwarz); Dortmund (P.J. Frosch); Köln (K. Scharfetter-Kochanek); Maastricht (H. Neumann); Nizza (J-P. Ortonne); Siena (L. Andreassi); Glasgow (R. MacKie); Leeds (J. Newton-Bishop); Paris (J.P. Cesarini); Kreta (U. Zoras); Madrid (A. Galvez Garcia); Wien (H. Hönigsmann); Kopenhagen (R. Lindskov)
Technische Abwicklung: Zentrum für Neuroinformatik Bochum (T. Martinetz, W. von Seelen, C. v.d. Malsburg) und Cortex Technology Hadsund (F. Christensen)

Gefördert von: Deutsche Krebshilfe, Wissenschaftsministerium NRW, Europäische Union

Auflichtmikroskopie [1, 10, 12, 17] zur Erhöhung der diagnostischen Treffsicherheit als differentialdiagnostisches Hilfsmittel verwendet. Bei diesem subjektiven Verfahren ist jedoch eine große Erfahrung des Untersuchers Voraussetzung. Zur präoperativen objektiven Tumordickenbestimmung ist die hochauflösende 20 MHz Sonographie bei der Planung therapeutischer Vorgehensweisen (z.B. der Größe des Sicherheitsabstandes bei der Exzision) hilfreich [2, 7, 14]. Sowohl eine differentialdiagnostische Abgrenzung zu anderen malignen Hauttumoren (z.B. Plattenepithelkarzinom) als auch eine Aussage über die Dignität des Tumors ist jedoch mit diesem Verfahren nicht möglich. Andere nichtinvasive Diagnostikverfahren, wie Laser-Doppler-Methoden, Thermographie, Profilometrie, magnetische Resonanztomographie (MRI) und Immunszintigraphie finden derzeit in der dermatologischen Routine-Diagnostik keinen Einsatz.

Ansätze, die die Verwendung computergesteuerter Bildanalysuntersuchungen diskutieren, wurden von verschiedenen Arbeitsgruppen beschrieben [6, 13, 15, 16, 19]. Das wesentliche Ziel dieser Arbeiten ist die Entwicklung von Modulen, welche spezielle dermatologische Untersuchungsverfahren nachbilden. Verschiedene Merkmalsparameter, wie das Neuauftreten bzw. das Verschwinden von Pigmentmalen, Asymmetrie, Begrenzungsunregelmäßigkeiten oder Veränderungen der Oberflächentextur wurden hierzu untersucht. Es hat sich in diesen Arbeiten gezeigt, daß das Problem der automatischen Segmentierung noch nicht vollständig gelöst ist. Die Autoren Schindewolf et al. [15] verwenden zur Klassifikation der Pigmentmale binäre Entscheidungsbäume. Der Vorteil von neuronalen Netzen gegenüber binären Entscheidungsbäumen liegt in der Bewertung aller Merkmale mit ihren exakten physikalischen Größen, als auch der Möglichkeit Anamnese, klinische Befunde und andere Risikofaktoren in die Klassifikation einfließen zu lassen.

Vom Zentrum für Neuroinformatik Bochum wird in Zusammenarbeit mit der Dermatologischen Klinik der Ruhr-Universität Bochum und einer internationalen Arbeitsgruppe das DANAOS-System entwickelt, das während des Analysevorgangs weitgehend ohne die Notwendigkeit von subjektiv geprägten Eingaben durch den Untersucher auskommt und mittels eines Neuronalen Netzes eine Hautveränderung hinsichtlich ihrer Dignität beurteilt. Die Vorteile dieses Systems liegen in seiner vollautomatischen Arbeitsweise, hohen Komplexität und einer echten Lernfähigkeit.

Ziel unseres Ansatzes ist es in den nächsten 3 Jahren ein mobiles, computergestütztes Bildanalysesystem zu validieren, mit dem es gelingt, vollautomatisch pigmentierte Hautveränderungen hinsichtlich ihrer Dignität und Diagnose mit hoher Sicherheit zu klassifizieren. Hierzu wird u.a. Neuronale-Netzwerk-Technik eingesetzt, mit deren Hilfe das System die für eine korrekte Diagnose relevanten klinischen Merkmale „erlernen“ kann.

Das System soll im Idealfall die diagnostische Sicherheit des Facharztes erreichen oder sogar übertreffen. Zusätzlich ist die telemedizinische Einbindung geplant. Durch eine im Vergleich zur rein klinischen Diagnose verbesserte Treffsicherheit könnten Kosten für unnötige Operationen benigner Hautveränderungen reduziert werden. Dies ist allerdings das Fernziel.

Biologisches und künstliches Neuron

Künstliche Neurone, sogenannte Prozeßeinheiten (PE), sind der bereits 1943 von McCulloch und Pitts [11] vorgestellten Idee nachempfunden, biologische Neurone als logische Schwellwertelemente zu beschreiben.

Die verschiedenen Eingangssignale (input activity) werden bei jeder Prozeßeinheit und je nach Kanal gewichtet (weighted input). Die Gewichtungen versuchen dabei, die Veränderungen der Verbindungsstellen (Synapsen) im biologischen Modell wiederzugeben (Abb. 1). Das artifizielle Netz „lernt“, indem diese Gewichtungen nach vorgegebenen Mustern und einem Lerngesetz modifiziert werden. Die unterschiedlichen Gewichte (weights) modellieren somit verschiedene synaptische Kopplungsstärken. Die Summe der gewichteten Eingangssignale (total weighted input) ist der Eingabewert für die Transferfunktion der Prozeßeinheit. In der ursprünglichen Beschreibung von McCulloch und Pitts [11] ist dies eine binäre Schwellwertfunktion, die analog der Prozesse im Axonhügel ein Ausgabesignal (output activity) bei Überschreiten einer bestimmten Eingangsschwelle generiert. Diese Aktivität kann wieder als Eingangssignal für Neurone der nachfolgenden Zellschicht. Durch diese Vernetzung werden extrem komplizierte Klassifizierungen möglich. Das Netz ist sogar in der Lage zu lernen. Der Nutzer kann das Netz bei seiner Klassifikation korrigieren. Es wird dann versuchen den gemachten Fehler bei der nächsten Entscheidung durch Veränderung der Wichtungen zu vermeiden, das heißt es lernt. Ein menschliches Gehirn besteht in der Regel aus 10^{10} bis 10^{11} Neuronen von denen jedes Kontakt zu ca. 10^3 bis 10^4 Neuronen hat. Im theoretischen Modell entspricht dies etwa 10^{14} veränderlichen (lernfähigen) synaptischen Gewichten. Ziel ist es, dieses natürliche Netzwerk nachzuahmen.

Neuronale Netze

Neuronale Netze besitzen viele einfache Prozessoren, die jeder für sich nur zu einfachen Verarbeitungs-

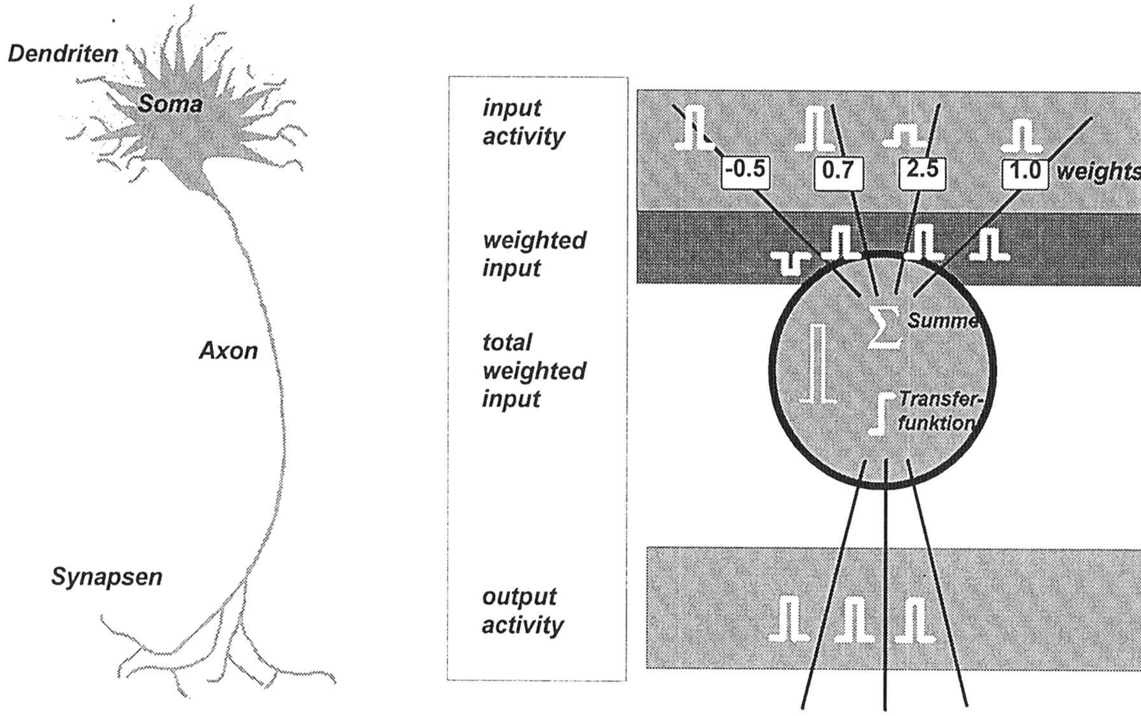

Abb. 1. Biologisches und künstliches Neuron: Beide Neurone arbeiten nach demselben Grundprinzip. Bausteine künstlicher Neuronaler Netze sind Modellneurone, die als Analogon zum biologischen Neuron zu verstehen sind. Der Dendritenbaum eines biologischen Neurons ist hier durch veränderliche synaptische Gewichte beschrieben, welche die Summation des Eingabevektors im Perikaryon beeinflussen. Die Verrechnung dieser Summe mit einer Transferfunktion bestimmt das Ausgabesignal des Neurons. Ein einzelnes Neuron kann bereits linear separierbare Eingangsdaten klassifizieren.

leistungen fähig sind. Die Gesamtleistung eines neuronalen Netzes ergibt sich aus einer über die Gesamtheit seiner Prozessoren verteilten Verarbeitung, bei der nur wenige Verarbeitungsschritte seriell, d.h. nacheinander in aufeinanderfolgenden Schichten, ablaufen. Parallele Verarbeitung erfolgt in Prozessoren der jeweiligen Schicht. Durch diesen Aufbau wird das menschliche Gehirn zumindest teilweise in seiner Funktion nachgeahmt. Bei Ausfall einzelner Prozessoren tritt im Regelfall nur eine langsame Verschlechterung der Systemleistung ein. Im Vergleich dazu besitzen konventionelle Computer nur wenige, dafür aber komplexe Prozessoren, die einen großen Pool an Befehlen besitzen (oder auch nicht).

Generell stellt sich die Frage, mit welchem Netz sich welche Aufgaben lösen lassen.

Drei verschiedene komplexe Netzstrukturen als Beispiel: ein einzelnes Neuron, ein zweischichtiges Perzeptron und ein typisches dreischichtiges Neuronales Netz.

Ein einzelnes Neuron kann die Verteilung von Informationen nur durch eine Hyperebene in zwei Hälften teilen, ein zweischichtiges Netz kann bereits konvexe Regionen erkennen, ein dreischichtiges Perzeptron (Abb. 2) kann beliebige Regionen unterscheiden und damit auch komplexere Klassifikationen vornehmen. Man kann festhalten, daß eine höhere Vernetzung von vielen Neuronen sehr komplizierte Verteilungen analysieren kann.

DANAOS-System

Die Hauptkomponente unseres Systems besteht aus einer 3-Chip Farb-Videokamera (Abb. 3) mit höchster Auflösung und angepaßtem, eingebauten Beleuchtungskörper, die an einen PC mit integrierter Videoaufnahmekarte angeschlossen ist. Eine eigens hierfür entwickelte Steuerungssoftware übernimmt die schnelle Aufnahme einer Bildfolge mit unterschiedlichen Beleuchtungsmodi. Zusätzlich zu rein klinischen Abbildungen verfügt das Gerät über die Möglichkeit der auflichtmikroskopischen Bildaufnahme. Die Bilddaten werden durch Verfahren der Bildverarbeitung analog der ABCD-Regel analysiert. Die Bildverarbeitung läßt sich dabei in drei Hauptarbeitsschritte einteilen:

1. der Vorverarbeitung,
2. der Segmentierung der „region of interest" (ROI) und
3. der Merkmalsanalyse.

Die Vorverarbeitung soll Störungen im digitalen Bild, wie Reflektionen, Rauschen u.s.w. herausfiltern.

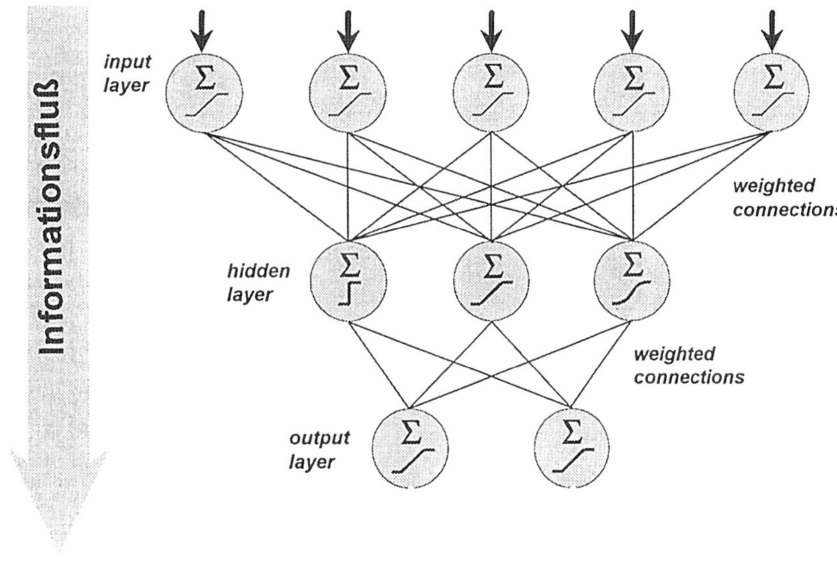

Abb. 2. Netzwerk aus künstlichen Neuronen: Die Verknüpfung von künstlichen Neuronen zu Neuronalen Netzen (hier als Beispiel ein dreischichtiges Perzeptron mit vollständiger Verknüpfung der benachbarten Schichten) führt zu komplexeren Klassifizierungsleistungen. Jedes Neuron in der Eingabeschicht empfängt einen einzelnen Wert des Merkmals. In der Outputschicht definiert jedes Neuron eine Klassifikation (z.B. gut- oder bösartig). Die dazwischen liegende Schicht beinhaltet versteckte Einheiten, welche die Freiheitsgrade ermöglichen, die für eine Klassifikation erforderlich sind.

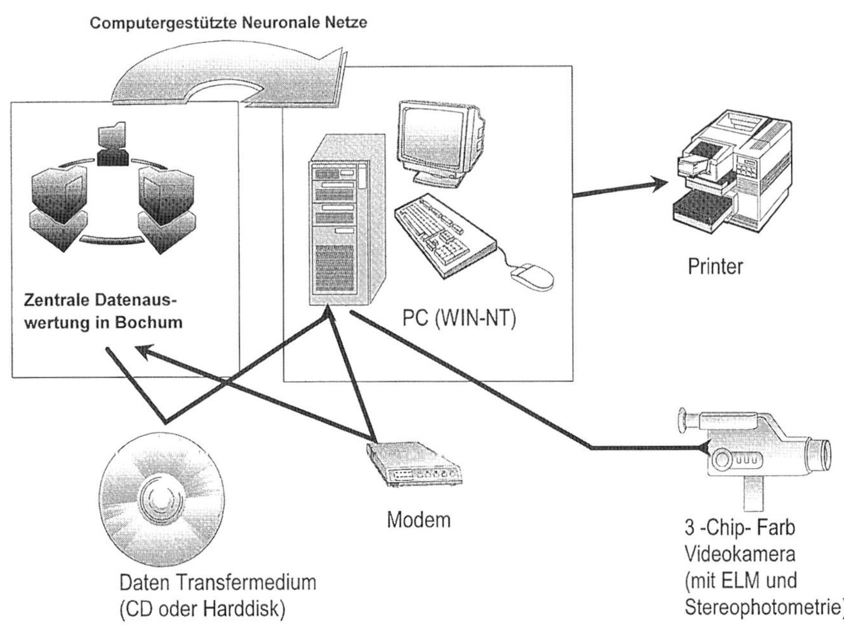

Abb. 3. Hardwarekomponenten des DANAOS-Systems: Die digitale Bildaufnahme und die Dokumentation der individuellen Risikofaktoren werden mittels der PC-Einheit erhoben und eingegeben. Die Daten werden im Zentrum für Neuroinformatik zentral gesammelt und zum Training des neuronalen Netzes verwendet. Das „trainierte" Programm soll anschließend auf den peripheren Datenerhebungsstationen wieder installiert werden, um dort validiert zu werden.

Hierzu wurden neue nicht-lineare Filter entwickelt, da herkömmliche Verfahren wie etwa Tiefpaß-Filterung wichtige Informationen z.B. über die Hautfelderung reduzieren würden. Die Segmentierung der ROI kann mittels Kantendetektoren, Snakes [18] und der kombinierten Abschätzung von lokaler und globaler Farbverteilung mit nachgeschalteter Auswertung durch ein „competitive learning" Netzwerk erfolgen. Sie dient der Einschränkung des Bildinhaltes auf den Bereich, in dem sich ein möglicher Tumor befindet. In diesem Bereich kann die eigentliche Merkmalsanalyse stattfinden. Einige Merkmale wie Größe und Durchmesser ergeben sich direkt aus der Segmentierung. Zur Analyse der Begrenzungsunregelmäßigkeit kann die Fraktaldimension [3] und die Fouriertransformation dienen. Letztere läßt auch Rückschlüsse auf die Asymmetrie der Läsion zu. Anzumerken ist, daß die meisten dieser Verfahren bisher nur für Grauwertbilder angewendet werden. Für die Hautkrebsfrüherkennung ist aber gerade das Colorit und die Textur eines Pigmentmales von großer Bedeutung, daher müssen alle o. g. Verfahren auch auf ihre Tauglichkeit im Farbraum getestet und ggf. modifiziert werden. Da dermatologische Abbildungen meist kontrastarm sind und Objekte im Bild, wie Pigmentläsionen, texturiert sein können, müssen Verfahren der Bildverarbeitung, wie „Split and Merge" – Algorithmen, evaluiert und eventuell auch modifiziert werden. Die so extrahierten Merkmale können mittels eines künstlichen neuronalen Netzes klassifiziert werden. Außerdem werden eine Vielzahl von Risikodaten, wie Gesamtzahl der Nävi, Familienanamnese, Hauttyp usw. in die Klassifizierung mit einbezogen (Abb. 4).

Unser neuronales Netz klassifiziert also sowohl auf der Basis von Bildanalyse als auch basierend auf individuellen Risikofaktoren [8].

Durchführung der Datenerhebung

Zunächst erfolgt die visuelle Inspektion der gesamten Hautoberfläche des Patienten. Anschließend werden allgemeine Angaben zur Person (z. B. Alter, Geschlecht) sowie Daten hinsichtlich des individuellen, persönlichen Risikoprofils des Patienten (z. B. Hauttyp, Anzahl vorhandener Pigmentmale, Anzahl bisher erlittener Sonnenbrände) eingegeben. Die Kombination von heller Haut, blauer Augenfarbe, roter Haarfarbe, einer großen Zahl an Pigmentnävi und häufigen Sonnenbränden in der Kindheit stellt beispielsweise ein hohes Risiko für die Entwicklung eines malignen Melanoms dar. Diese Risikofaktoren werden ebenfalls dem neuronalen Netz präsentiert und verbessern dadurch die Sicherheit der Tumorklassifikation.

Es folgt die digitale Bildaufnahme mittels der 3-Chip-RGB (Rot-Grün-Blau)-Videokamera. Daran schließt sich die Bildverarbeitung mit den oben genannten drei Hauptschritten: Vorverarbeitung, Segmentierung der „region of interest" (ROI) (Abb. 5) und Merkmalsanalyse an. Die Merkmalsanalyse ergibt eine Anzahl von Merkmalen sowohl in skalierter (z.B. Durchmesser der Läsion) als auch in vektorieller Form (z.B. Farbe der Hautveränderung). Mittels eines künstlichen neuronalen Netzes werden diese extrahierten Merkmale klassifiziert. Die Aufgabe einer Klassi-

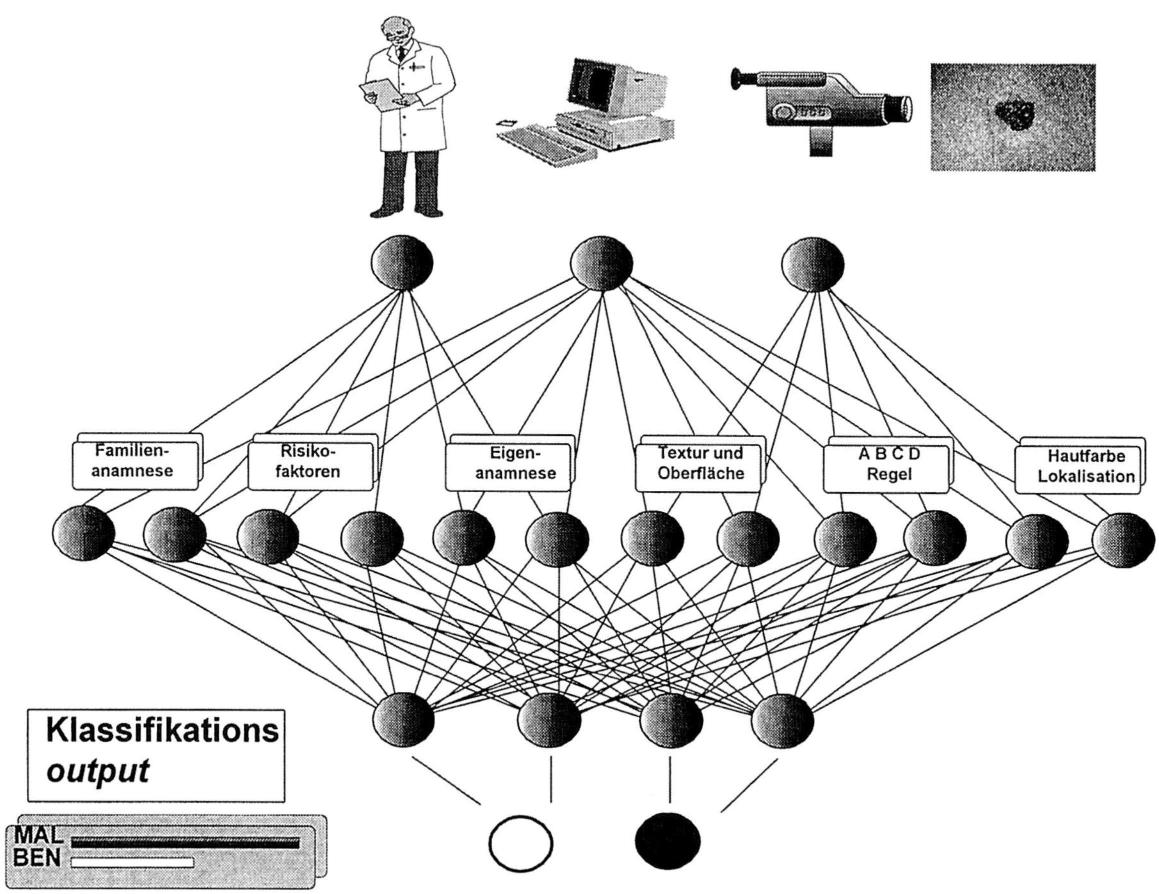

Abb. 4. Datenerhebung und Klassifikation: Die aus der 24 Bit Farbaufnahme extrahierten Merkmale dienen zusammen mit den allgemeinen Angaben zur Person (z.B. Alter, Geschlecht) sowie den Risikodaten des Patienten (z. B. Hauttyp, Anzahl vorhandener Pigmentmale, Anzahl bisher erlittener Sonnenbrände) als Eingabeparameter für das Neuronale Netz. Dieses klassifiziert die Eingabedaten. Das Ergebnis ist keine Diagnose, sondern eine Angabe der Wahrscheinlichkeit für die Malignität bzw. Benignität des Pigmentmals.

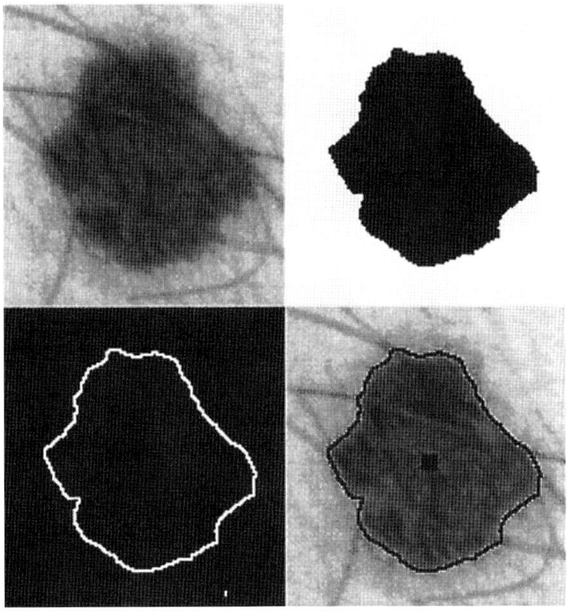

Abb. 5. Segmentierung eines Pigmentmales: Digitales Farbbild (links oben), binäres Bild (rechts oben), Konturbild (links unten), Originalbild mit Kontur und Schwerpunkt (rechts unten).
Die hierzu eingesetzte Software erlaubt es, sowohl makroskopische als auch Auflichtmikroskopische Bilder exakt zu segmentieren und später einer Bildanalyse zuzuführen.

fikation besteht darin, diese Merkmale miteinander zu kombinieren und dann festzulegen, zu welcher Gruppe die Hautveränderung gehört. Zu Beginn wird es zwei Gruppen geben: gutartig und bösartig. Die Klassifikation soll erstens die richtig positiven (richtige Klassifikation der malignen Hautveränderungen) maximieren und zweitens die falsch negativen (unkorrekte Klassifikation von bösartig als gutartig) minimieren. Der verwendete Klassifikationsansatz ist das mehrschichtige Perzeptron mit Reinforcement-Lernregel. Die Grundstruktur besteht hierbei aus einem lernfähigen, in drei Schichten arbeitendem Netzwerk, wobei jedes Neuron in der Eingabeschicht einen einzelnen Wert des Merkmalsektors erhält und jedes Neuron in der Ausgabeschicht eine Diagnose definiert. Die Anzahl der Neuronen in der mittleren Schicht bestimmt die Bewertung der verschiedenen Merkmalskombinationen hinsichtlich ihrer Dignität. Die Lernphase des Netzwerkes beinhaltet eine Normierung der Gewichtung zwischen den Neuronen und wird unter Verwendung eines Back-Propagation-Algorithmus berechnet. Jeder Fehler im Ergebnis der Ausgabeschicht wird durch das Netzwerk zurückgeleitet und erzeugt eine Veränderung der Verbindungen zwischen den einzelnen Schichten. Ein wiederholtes Anbieten der Analysevektoren in der Eingabeschicht reduziert somit den Fehler zwischen Eingabe und gewünschter Ausgabe bis zu einem Punkt, an dem die Trainingsphase beendet werden kann.

Ergebnisse

Zum jetzigen Zeitpunkt befindet sich das computergestützte Bildanalysesystem DANAOS in der Lernphase (Reinforcement Learning). Die Bild- und Datenaquisition sowie die Auswertung der feingeweblichen Befunde nach Exzision führt die Dermatologische Abteilung der Ruhr-Universität Bochum durch. Die Merkmalsextraktionen und die Anpassung der synaptischen Gewichte des neuronalen Netzwerkes erfolgen durch das Zentrum für Neuroinformatik. In der anschließenden Kontrollphase soll durch Feineinstellungen im System die Klassifikation der eingelesenen und analysierten Bilder optimiert werden.

Ausblick

Bevor die zur Zeit als Prototypen vorhandenen DANAOS-Systeme im Routinebetrieb eingesetzt werden können, werden sie in einer Multicenter Studie validiert. An dieser Studie beteiligen sich 13 Kliniken aus verschiedenen europäischen Staaten. Bis zum Jahr 1999 werden dort standardisierte Digitalaufnahmen von mehreren tausend verdächtigen Hautläsionen inklusive individueller Risikodaten erfaßt. Diese dienen dem Training der eingesetzten Neuronalen Netze und der Optimierung der Bildverarbeitungsalgorithmen.

Abschließend wird *DANAOS* in den Kliniken über mehrere Monate in einer a- und einer b-Validierung auf seine Praxistauglichkeit geprüft. Im Jahr 2001 wird das System voraussichtlich für die Routine zur Verfügung stehen.

Eine Lösung der Screening-Problematik hinsichtlich des Einsatzes von nichtärztlichem Personal, einer Kostenersparnis sowie einer hochspezifischen Vorauswahl an Melanom-Patienten erscheint somit durch den Einsatz der digitalen Bildanalyse unter Verwendung neuronaler Netzwerktechnik (DANAOS) in Zukunft wahrscheinlich. Da bei nicht eindeutig gutartiger Zuordnung des Pigmentmales der Untersuchte in jedem Fall an einen Hautarzt überwiesen wird, obliegt die Diagnosestellung und Therapieeinleitung des malignen Melanoms weiterhin dem Experten. Ziel des hier vorgestellten DANAOS-Systems ist es also nicht , den Dermatologen zu ersetzen, sondern diesen zu entlasten und zu unterstützen.

Zusammenfassung

In der Medizin haben sich in den letzten Jahren vielfältige Anwendungsmöglichkeiten Neuronaler Netze ergeben. Steigendes Interesse an den Methoden der digitalen Bildverarbeitung und der Leistungsfähigkeit neuartiger Klassifikationsalgorithmen, wie Neuronalen Netzen, führten zu speziellen Ansätzen, die die Diagnostik von Hautkrebs technisch unterstützen sollen. Einige dieser Ansätze basieren auf einer bildanalytischen Auswertung von klinischen und dermatoskopischen Bildern. Teilweise werden auch Bildfolgen verwendet, die bzgl. der Veränderungen der betroffenen Hautpartien ausgewertet werden. Die Analyse sowohl der Bildmerkmale als auch epidemiologischer Kenndaten und Risikofaktoren ermöglicht einem automatischen Diagnosesystem zwischen benignen und malignen pigmentierten Läsionen zu unterscheiden. Ein großes Problem bisheriger Untersuchungen liegt in der geringen Menge standardisierter Daten, die den Ergebnissen zugrunde lagen. Im DANAOS-Projekt (Diagnostic And Neuronal Analysis Of Skin cancer) wird dieses Problem durch die Zusammenarbeit von 13 europäischen Kliniken gelöst, die standardisierte Daten von mehreren tausend verdächtigen Hautläsionen erheben. Hauptziel dieser Multicenter Studie ist die Validierung des DANAOS-Systems für den Einsatz in der Routinediagnostik. Zum jetzigen Zeitpunkt befindet sich unser Bildanalysesystem in der Lernphase. Es setzt sich zusammen aus der Bild- und Datenaquisition, der Bildverarbeitung, bestehend aus Vorverarbeitung, Segmentierung der „region of interest" (ROI) und Merkmalsanalyse. Die extrahierten Merkmale und zusätzlich erhobene epidemiologische Daten werden mittels eines künstlichen neuronalen Netzes hinsichtlich ihrer Dignität klassifiziert und sollen nach Beendigung der Forschung den Arzt bei der Diagnostik entlasten.

Literatur

1. Bahmer FA, Fritsch P, Kreusch J, Pehamberger H, Rohrer C, Schindera I, Smolle J, Soyer HP, Stolz W (1990) Terminology in surface microscopy. J Am Acad Dermatol 23: 1159–1162
2. Breitbart EW, Rehpenning W (1983) Möglichkeiten und Grenzen der Ultraschalldiagnostik zur in vivo Bestimmung der Invasionstiefe des malignen Melanoms. Z Hautkr 58: 975–987
3. Claridge E, Hall PN, Keefe M, Allen JP (1992) Shape-analysis for classification of malignant-melanoma. Journal Of Biomedical Engineering 14 (3): 229–234
4. Friedmann R, Rigel D, Kopf A (1985) Early detection of malignant melanoma: The role of the physician examination and self-examination of the skin. CA 35:130–151
5. Garbe C, Orfanos CE (1990) Epidemiologie des malignen Melanoms. Hautarzt 41: 71-79
6. Golston JE, Stoecker WV, Moss RH, Dhillon IPS (1992) Automatic detection of irregular borders in melanoma and other skin tumors. Comput Med Imaging Graph 16(3): 199–203
7. Hoffmann K, Jung J, el Gammal S, Altmeyer P (1992). Malignant Melanoma in 20-MHz B Scan Sonography. Dermatologica 185: 49–55
8. Husemann R, Tölg S, Hoffmann K, Seelen W v., Altmeyer P, Frosch PJ, el-Gammal S, Stücker M (1997). Computerised diagnosis of skin cancer using neural networks. In Congress Skin Cancer and UV Radiation 1996 (in press)
9. Koh HK (1991) Cutaneous melanoma. N Eng J Med 325: 171–182
10. Kreusch J, Rassner G (1991). Auflichtmikroskopie pigmentierter Hauttumoren. Thieme, Stuttgart
11. McCulloch WS, Pitts W (1943). A logical calculus of the ideas immanent in nervous activity. Bull Math Biophys 5: 113–115
12. Pehamberger H, Steiner A, Wolff K (1987). In vivo epiluminescence microscopy of pigmented skin lesions. I. Pattern analysis of pigmented skin lesions. J Am Acad Dermatol 17: 571–583
13. Perednia DA, White RG (1992). Automatic registration of multiple skin-lesions by use of point pattern-matching. Computerized Medical Imaging And Graphics 16(3): 205–216
14. Rompel R, Petres J (1993) Variationen im ultrasonographischen Bild des malignen Melanoms. Hautarzt 44: 372–375
15. Schindewolf T, Stolz W, Albert R, Abmayr W, Harms H (1993) Classification of melanocytic lesions with color and texture analysis using digital image-processing. Analyt Quant Cytol Histol 15(1): 1–11
16. Stoecker WV, Li WWL, Moss RH (1992) Automatic detection of asymmetry in skin tumors. Comput Med Imaging Graph 16(3): 191–197
17. Stolz W, Braun-Falco O, Bilek P, Landthaler M (1993). Farbatlas der Dermatoskopie. Blackwell Wissenschaft, Berlin
18. Terzopoulos D (1987) On matching deformable models to images. In Topical Meeting on Machine Vision 12: 160–167, Optical Society of America.
19. White RG, Perednia DA (1992) Automatic derivation of initial match points for paired digital images of skin. Comput Med Imaging Graph 16(3): 217–225

Klinische Relevanz mechanischer Schwingungen in der Dermatologie – diagnostische und therapeutische Aspekte*

T. Klyscz, J. Bussmann, M. Jünger, V. Blazek, K. Michael, G. Rassner

Einleitung

Der nachfolgende Beitrag stellt die Ambivalenz moderner Technik im Spannungsfeld zwischen Nutzen und Risiken für den menschlichen Organismus auf dermatologischem Gebiet anhand des Einflußfaktors „mechanische Schwingungen" dar. Als exemplarische Krankheitsbilder werden das vibrationsinduzierte Weißfingersyndrom sowie das durch mechanische Schwingungen physiotherapeutisch gut ansprechende arthrogene Stauungssyndrom einander gegenübergestellt.

Das vibrationsbedingte vasospastische Syndrom (VVS)

Seit der Jahrhundertwende ist bekannt, daß mechanische Schwingungen in Form vibrierender, handgeführter Maschinen und technische Werkzeuge Durchblutungsstörungen an den Fingern verursachen können. Derartige Vibrationen treten vor allem bei der Bedienung von hochtourigen Bohrern, Meißeln, Fräsen, Sägen, Schneide-, Schleif- und Poliermaschinen sowie Niethämmern und Anklopfmaschinen auf. Der schwerpunktmäßige Einsatzbereich dieser Arbeitsmittel liegt in der Forstwirtschaft, der metallverarbeitenden Industrie, dem Schiffbau sowie dem Hoch- und Tiefbau [4, 5, 9, 15]. Im Jahre 1911 wurde von Loriga [12] erstmals dieses Krankheitsbild beschrieben, das bei Arbeitern auftrat, die Preßluftwerkzeuge bedienten. Das Krankheitsbild zeichnet sich durch vasospastische Anfälle an den Fingern mit Kältegefühl und nachfolgender zyanotischer Verfärbung oder Blässe der Haut („Weißfinger") bei gleichzeitiger Benutzung vibrierender Arbeitsgeräte aus. Im Jahre 1976 wurde diese Erkrankung, die im deutschsprachigen Raum zumeist unter der Bezeichnung „vibrationsbedingtes vasospastisches Syndrom" (VVS) nach Klosterkötter [8] oder Vibration White Finger Syndrom (VWF) geführt wird, unter Nr. 2104 in die Berufskrankheiten-Verordnung aufgenommen [4].

Das Krankheitsbild mit anfallsartig und örtlich begrenzt auftretenden Störungen der Durchblutung und Sensibilität an den Händen tritt im allgemeinen nach einigen Monaten bis Jahren auf. Es besteht eine Abhängigkeit von der Dauer und Intensität der täglichen Exposition, von den Angreifkräften an den Arbeitsgeräten, den Klimaverhältnissen sowie dem individuellen Konstitutionstyp [5]. In der Regel beginnt die Vasokonstriktion in den distalen Anteilen der Finger und breitet sich nach proximal hin aus. Die Sensibilität der Finger nimmt ab. Damit sind feinmotorische Tätigkeiten beeinträchtigt. Häufig wird der Anfall durch Kribbeln oder durch Gefühllosigkeit, z.T. durch Schmerzen oder Steifigkeit der Finger begleitet.

Zur Ätiologie und Pathogense des VVS gibt es bisher noch keine einheitliche Auffassung. Als wesentliche Wirkmechanismen werden eine durch Vibration bedingte Hypertrophie der Gefäßmuskulatur oder dadurch bedingte Veränderungen des Nervengewebes angenommen. Unter dem Einfluß eines Kältereizes kann es aufgrund der chronischen Veränderungen in der Muskelschicht zu einer überproportionalen Gefäßkontraktion und damit zu einer Durchblutungsstörung kommen, wie es die gängige Hypothese besagt [7].

Die Diagnose der Erkrankung ist schwierig zu stellen. Die Durchführung von Provokationstests (z.B. Kaltwassertest bei 12 °C) wird bislang in den arbeitsmedizinischen Zentren praktiziert, wobei die Wiedererwärmungszeit nach dem gesetzten Kältereiz mit der Schwere des Krankheitsbildes unmittelbar korreliert wird, da derzeit kein geeigneterer Meßparameter zur Verfügung steht. Ferner werden neurologische und angiologische Untersuchungsergebnisse herangezogen, wobei die Diagnosestellung entsprechend schwierig ist, da es bis heute kein objektives, krankheitsbezogenes Meßverfahren gibt [5,9].

Technische Simulation der relevanten arbeitsplatzabhängigen Schwingungen

Der neu entwickelte Tübinger Schwingungssimulator zur Diagnostik und Ursachenforschung des VWF-Syndroms [9] basiert auf dem Modell einer umgebau-

* Gefördert durch die Schweizerische Gesellschaft Phlebologie

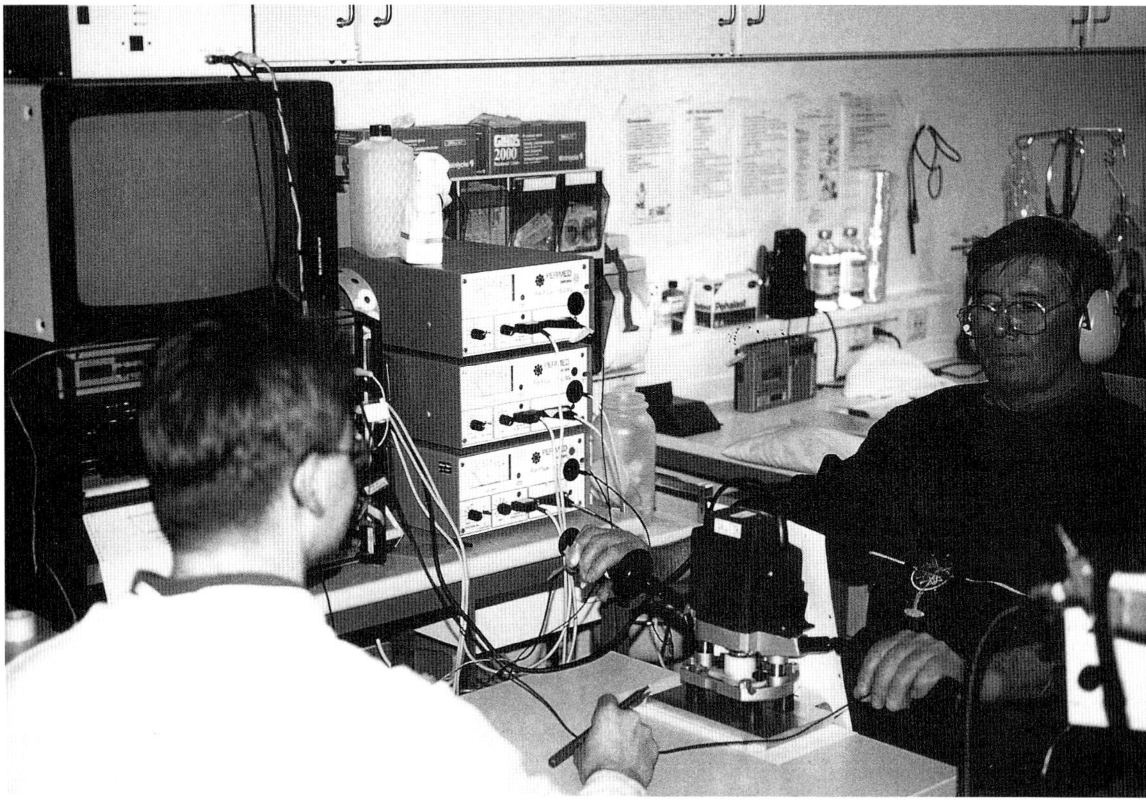

Abb 1. Messungen der Pulswellenamplitude unter simulierter Arbeitsplatzbelastung mit dem Tübinger Schwingungsgenerator bei einem Patienten mit Verdacht auf VVS. Die Meßsensoren des akralen Photoplethysmographen (APPG) sind zur Messung an den Fingerkuppen der Ringfinger beidseits befestigt. Im Bildvordergrund sind neben dem Untersucher die Meßgeräte und der Mehrkanalschreiber zu erkennen.

ten Oberfräse mit zwei seitlichen Griffansatzstellen und austauschbaren Grifftypen (Abb. 1). Die elektronische Drehzahlregelung gestattet in Verbindung mit wechselnden Unwuchtstiften die technische Vorgabe von unterschiedlichen Schwingungsamplituden und Schwingungsfrequenzen im Bereich von 105 Hz bis 416 Hz mit genau dokumentiertem Schwingungsverhalten, wie es zur Simulation von Arbeitsplatzbelastungen im Hauptintensitätsbereich sinnvoll erscheint. Die optoelektronischen Sensoren des akralen Photoplethysmographen (APPG) werden an den Fingerkuppen der zu untersuchenden Finger mit Doppelkleberingen befestigt, so daß sie während des Meßvorganges ohne störenden Anpreßdruck die Pulswellenamplitude on-line und nicht-invasiv registrieren können [3].

Als Lichtquellen für den Meßkopf wurde je eine Gallium-Arsenid-Leuchtdiode gewählt, die bei 940 nm ein Emissionsmaxiumum aufweist. Erst in einer Tiefe von 0,3 mm bis ca. 2,3 mm Tiefe werden die Kapillarschlingen optisch abgetastet, anatomisch entsprechend dem Bereich der Kutis (Abb. 2). Unter Einsatz des neu entwickelten Meßplatzes konnte erstmals der direkte Nachweis erbracht werden, daß es unter Benutzung schwingender Arbeitsgeräte zu einer Abnahme der Hautdurchblutung mit einer Abnahme der Pulswellenamplitude an den Fingern beider Hände kommt [3,9].

Als künftige Einsatzmöglichkeiten des Meßarbeitsplatzes kommen neben dem diagnostischen Bereich, z. B. Berufseingangsuntersuchungen zur Ermittlung individueller Risiken, Verlaufuntersuchungen bei beruflich exponierten Arbeitern sowie eine Verwendung in der Gerätentwicklung in Betracht. Die neu entwickelte Untersuchungsmethode könnte künftig auch bei der Entwicklung vibrationsreduzierter Werkzeuge bereits in der Herstellungphase wichtige Informationen durch den in-vivo-Einsatz über das Verhalten biologischer Meßparameter auf die Schwingungsbelastung liefern und damit auch dem präventiven Aspekt größere Bedeutung verleihen [5, 9, 15].

Therapeutischer Einsatz mechanischer Schwingungen in der Dermatologie

In jüngster Zeit ist aufgrund experimenteller Untersuchungen der Nachweis gelungen, daß niedrigfre-

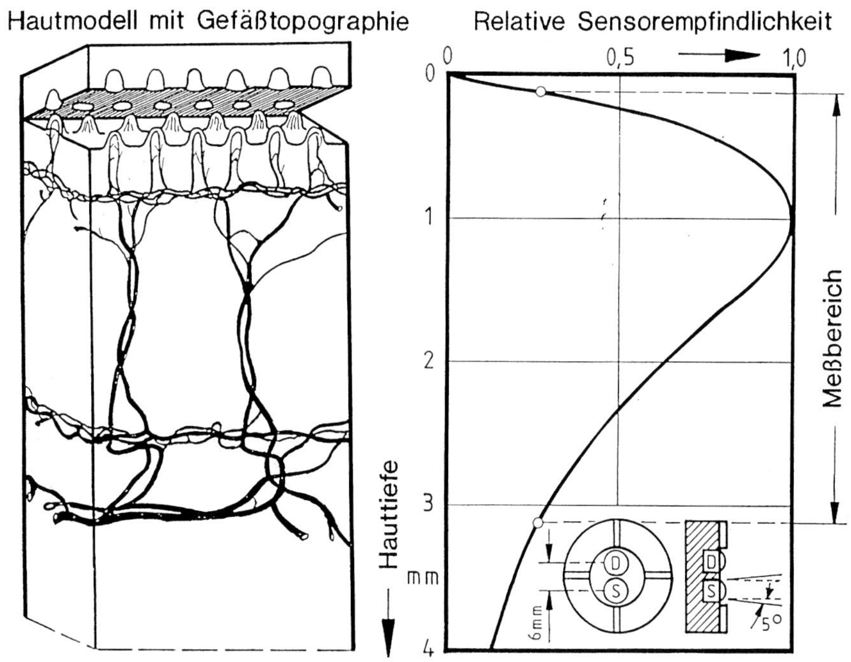

Abb 2. Darstellung der photooptischen Eigenschaften der APPG-Meßsensoren mit optischer Eindringtiefe in Bezug zu den anatomischen und vaskulären Strukturen der Haut. Das Meßgerät liefert auch unter Vibrationssimulation artefaktfreie Pulswellensignale aus dem subpapillären Plexus.

quente Schwingungen mit geringer Amplitude gezielt zur Therapie dermatologischer Krankheitsbilder eingesetzt werden können [10,11]. Dazu zählt das arthrogene Stauungssyndrom bei chronisch venöser Insuffizienz (CVI) sowie die systemische Sklerodermie auf dermatologischem Gebiet.

Das therapeutisch genutzte Verfahren, die biomechanische Stimulationstherapie (BMS), stammt aus der ehemaligen Sowjetunion, wo es im Leistungssportbereich zur Muskelrelexation und Dehnung eingesetzt wurde. Beim arthrogenen Stauungssyndrom sowie bei der systemischen Sklerodermie wurde es von uns erstmals klinisch erfolgreich zum Einsatz gebracht. Die biomechanische Stimulationstherapie (BMS) stellt dabei eine technische Erweiterung physiotherapeutischer Möglichkeiten durch den Einsatz kontrollierter mechanischer Schwingungen dar und führt zu klinisch günstigen Therapieerfolgen. Vom BMS-Gerät werden im Rahmen der Behandlung definierte longitudinale Schwingungen im Frequenzbereich zwischen 18 und 36 Hz auf die Haut, das subkutane Gewebe sowie die beiteiligte Muskulatur und die Gelenkstrukturen übertragen (Abb 3). Die Amplitude am Schwingungskopf des Gerätes (Hub) beträgt dabei nur 4mm. Die technische Besonderheit der longitudinal auf den Organismus übertragenen Schwingungsmuster wurde erstmals von Nazarov [13] im sportmedizinischen Bereich beschrieben. Der BMS-Schwingungstyp ist durch eine harmonische elypsoide Bewegung des Therapiekopfes gekennzeichnet. Durch die Wahl unterschiedlicher Frequenzbereiche lassen sich therapeutisch verschiedene medizinische Effekte

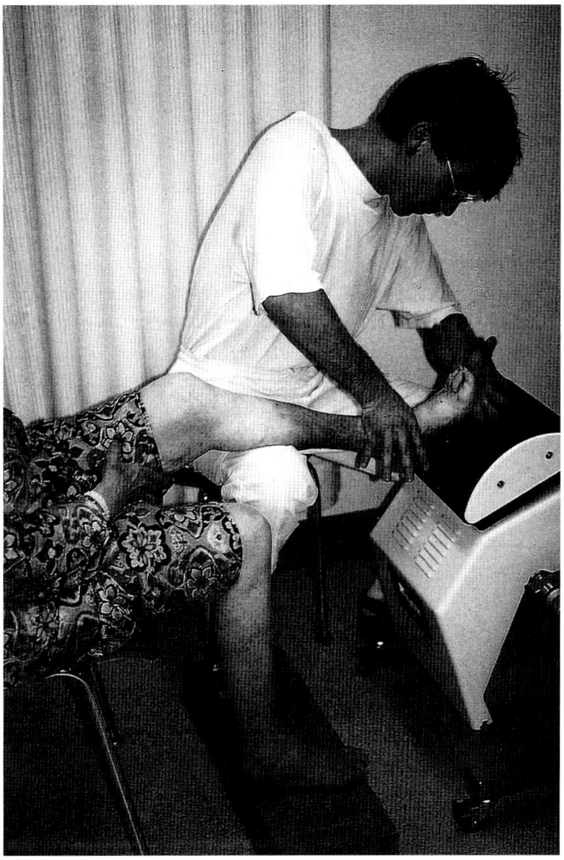

Abb 3. Behandlung bei einer Patientin mit arthrogenem Stauungssyndrom am BMS Gerät durch den Physiotherapeuten. Die passive Mobilisierung im oberen Sprunggelenk wird unter zugeschalteten Vibrationen des BMS-Schwingungskopfes durchgeführt.

erzielen. Im unteren Frequenzbereich ab 18 Hz steht das Aufwärmen der Muskulatur, gefolgt von einer stark antiödematösen Wirkung. Ab einer Frequenz von ca. 23 Hz können Muskel- und Gelenkstrukturen optimal gedeht werden und in dem maximalen Frequenzbereich um 33 Hz ergibt sich eine analgetische Wirkung [10, 11, 13].

Bereits im Jahre 1960 wurde von Biermann [2] über die lokalisierte cycloide Vibrationstechnik als Therapieprinzip zur Verbesserung der Gelenkbeweglichkeit berichtet. Das Wirkprinzip blieb aber über viele Jahre unklar und geriet mangels technischer Möglichkeiten weitgehend in Vergessenheit.

In einer Studie im British Journal of Sport Medicine berichteten Atha et al [1] im Jahre 1976 über die überraschenden Ergebnisse der Vibrationsexposition an gesunden Probanden auf die Hüftgelenksbeweglichkeit. In einer vergleichenden Untersuchung konnten sie den Nachweis führen, daß eine Behandlung mit niedrig frequenten Vibrationen (44 Hz) über 15 Minuten einen gleich guten Einfluß auf die Gelenkbeweglichkeit ausübt wie ein aktives, forciertes Übungs- und Dehnungsprogramm in der Kontrollgruppe. Der Therapiegewinn der vibrationsexponierten Patienten bestand auch nach 24 Stunden noch weiterhin. Fox und Matthew [6] interpretieren den vibrationsinduzierten Zugewinn an Flexibilität neurophysiologisch als eine Stimulation von Golgi-Sehnenorganen. Erregungen der Golgi-Sehnen-Organe führen zu einer Inhibition der Kontraktion, gefolgt von einer Relaxation des Muskels.

Da die Gelenkbeweglichkeit nicht nur durch knöcherne und muskuläre Anteile bestimmt wird, profitieren durch die Muskelrelaxation auch die durch die Grunderkrankung in Mitleidenschaft gezogenen Sehnen, Bänder und Gelenkkapselstrukturen im Sinne einer Rückgewinnung verlorenen Bewegungsumfangs. Diese Relaxation von Muskelstrukturen geht vermutlich mit einer verbesserten Muskeldurchblutung und Muskelerwärmung einher. Die Dehnung von Kapselstrukturen, Sehnen und Bändern in Folge der Muskelrelaxation könnte auch partikulär dazu beitragen, bindegewebige Verklebungen und Fibrosierungen zu lösen und damit den anatomischen Bewegungsspielraum zu erhöhen, wie es bei der Sklerodermie bzw. dem arthrogenen Stauungssyndrom erwünscht ist (Abb 4).

Angesichts einer Expositionszeit von maximal 30 Minuten täglich über einen begrenzten Therapiezeitraum sind bei derzeitigem Kenntnisstand keine medizinisch relevanten Nebenwirkungen durch die BMS-Therapie, insbesondere auf die Durchblutungssituation der Extremitäten wie beim VVS, zu erwarten.

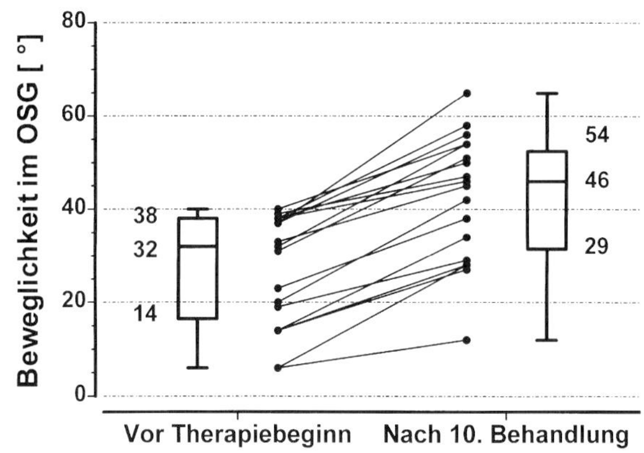

Abb 4. Darstellung der sehr guten Verbesserungen der Gelenkbeweglichkeit im oberen Sprunggelenk (OSG) bei 14 CVI-Patienten mit einem arthrogenen Stauungssyndrom nach jeweils 10 BMS-Einzelbehandlungen.

Medizinische Bewertung therapeutisch einsetzbarer Schwingungen

Unter Beachtung der genauen Indikationsstellung erscheint uns aufgrund der bisher gewonnenen Erfahrungen bei Sklerodermie-Patienten und CVI-Patienten mit arthrogenem Stauungssyndrom das BMS-Verfahren als eine richtungsweisende physikalische Therapieform, die unter Einsatz der neuartigen Gerätetechnologie in den kommenden Jahren zu klinischen Therapieerfolgen beitragen könnte und auch bei langjährig bestehenden krankheitsbedingten Veränderungen noch Therapieoptionen eröffnet.

Literatur

1. Atha J, Wheatley B (1976) Joint mobility changes due to low frequency vibration and stretching exercise. Br J Sport Med 10: 26–34
2. Biermann W (1960) Influence of cycloid vibration massage on trunk flexion. Am J Physical Med 39: 219–224
3. Blazek V, Schmitt HS (1994) Quantitative Photoplethysmographie – Eine nicht invasive Screening-Meßmethode für die funktionelle Gefäßdiagnostik. Minimal Invasive Med 5(3): 123–128
4. Bundesministerium für Arbeit (1979) Merkblatt für die ärztliche Untersuchung zur Nr. 2104 der Anlage 1 zur Berufskrankheitenverordnung (BeKV), Bek. des BMA v. 10.7.79, Bundesarbeitsblatt Nr. 78
5. Dupuis H (1982) Wirkung mechanischer Schwingungen auf das Hand-Arm-System – Literaturanalyse, Forschungsbericht Nr. 308, Bundesanstalt für Arbeitsschutz und Unfallforschung (BAU), Dortmund
6. Fox EL, Matthew DK (1981) The physiological basis of physical education and athletics. Philadelphia Saunders
7. Gemne G, Pykkö I, Taylor W, Pelmear P (1987) The Stockholm Workgroup scale for the classification of cold-induced Raynaud's Phenomenon in the hand-arm- vibration syndrome (Revision of the Taylor-Pelmear scale). Scand J Work Environ Health 13: 275–278

8. Klösterkötter W (1975) Kriterien für vibrationsbedingte Durchblutungsstörungen bei beruflichen Tätigkeiten. Verhandlungen der Deutschen Gesellschaft für Arbeitsmedizin, Gentner, Stuttgart
9. Klyscz T, Blazek V, Bussmann J, Keller M, Jünger M (1996) A new examination system using photoplethysmography to evaluate skin blood flow during exposure to vibration. Central European Journal Public Health 4/2: 145–148
10. Klyscz T, Ritter-Schempp C, Jünger M, Rassner G (1997) Biomechanische Stimulationstherapie zur physikalischen Behandlung des arthrogenen Stauungssyndroms. Hautarzt 48: 318–322
11. Klyscz T, Guckenberger G, Jauss G, Ratzel E, Jünger M, Rassner G (1997) Biomechanische Stimulationstherapie – ein neuartiges physikalisches Therapieverfahren bei der systemischen Sklerodermie (SSC). Hautarzt 48 (Suppl. 1): 77 (Abstract)
12. Loriga G (1911) Il lavoro con i martelli pneumatici. Boll Inspett Lavoro 2: 35–60
13. Nazarov V, Spivak G (1987) Developement of athlete's strength abilities by means of biomechanical stimulation method. Theory and Practice of Physical Culture (Moscow) 12: 37–39
14. Schmeller W (1990) Das arthrogene Stauungssyndrom. Sprunggelenksveränderungen bei chronischer Veneninsuffizienz. Diesbach, Berlin
15. Taylor JS (1985) Vibration Syndrome in Industry: Dermatological Viewpoint. Am J Industrial Med 8: 415–432

Konsekutive UVA 1/UVB-Bestrahlung in der Diagnostik der polymorphen Lichtdermatose

N. Salomon, G. Messer, D. Dick, G. Plewig, M.Röcken

Fragestellung

Die Polymorphe Lichtdermatose ist eine der häufigsten UV-induzierten Hautkrankheiten mit einer geschätzten Prävalenz von 10–20% [2, 11]. Der Erkrankungsbeginn liegt meist im jungen Erwachsenenalter. Frauen sind häufiger betroffen als Männer [1, 6, 14]. Es sind verschiedene morphologische Varianten beschrieben worden. Je nach klinischem Erscheinungsbild muß eine Reihe anderer Erkrankungen abgegrenzt werden. Beim papulösen oder papulovesikulösen Typ muß ein atopisches Ekzem, eine Prurigo simplex acuta oder subacuta sowie ein photoallergisches Ekzem unterschieden werden. Der Plaquetyp kann klinisch einer Lichturtikaria, einer erythropoetischen Protoporphyrie oder einem Erythema multiforme gleichen. Besondere differentialdiagnostische Schwierigkeiten kann ein kutaner Lupus erythematodes bereiten, der jedoch erst 1-3 Wochen nach Sonnenexposition auftritt und eine langsamere Abheilung zeigt [2].

Die PLD-Phototestung nach Hölzle et al. stellt daher neben der Anamnese und dem klinischen Befund, der jedoch nur selten erhoben werden kann, einen wichtigen diagnostischen Schritt dar. Bei der klassischen Testweise werden die Testareale getrennt mit UVA oder UVB bestrahlt. Bei 30–50% aller Betroffenen führt dies jedoch zu negativen Ergebnissen [7, 8, 13]. Es sollte hier untersucht werden, ob die Sensitivität des Testverfahrens durch eine aufeinanderfolgende UVA1/UVB-Bestrahlung im gleichen Testfeld erhöht werden kann.

Material und Methoden

Die Patienten, 34 Frauen und 6 Männer mit anamnestischem Verdacht auf PLD wurden an 3 aufeinanderfolgenden Tagen an der Dorsalseite eines Unterarms wie folgt getestet: Es wurden 3 Testfelder der Größe 4,5x6,5 cm bestrahlt. Ein Feld erhielt nur UVA 1 (340-400 nm), das zweite nur UVB (290–320 nm) und das dritte nacheinander UVA1 und UVB. Die UVA1-Dosis betrug 100 J/cm2, die UVB-Dosis das eineinhalbfache der minimalen Erythemdosis (MED). Die MED wurde vor Beginn der Testung durch eine Lichttreppe mit steigenden UVB-Dosen bestimmt. Gleichzeitig wurde das „immediate pigment darkening" (IPD) und die „minimal tanning dose"(MTD) für den UVA-Bereich ermittelt, um eine eventuell gesteigerte UVA-Photosensitivität auszuschließen.

Als Testgeräte dienten ein Metallhalogenidstrahler (Supersun 5000, Mutzhaas, Wellenlänge 340-400 nm) für den UVA1-Bereich und eine Fluoreszenzlampe (Philips TL 20W12, Waldmann UV 800, Wellenlänge: 290-320 nm) für den UVB-Bereich. Die Ablesung erfolgte an Tag 2, 3 und 4. Die Auswertung der Testergebnisse wurde anhand einer Punkteskala von 0-5 vorgenommen: 0: keine Reaktion, 1: diffuses Erythem, 2: scharf begrenztes Erythem, 3: geringes Infiltrat, 4: stark infiltrierte Papeln und Plaques, 5: bullöse/vesikulöse Reaktion.

Nur Reaktionen ≥ 3 wurden als positiv bewertet.

Ergebnisse

Die Daten von 38/40 (95%) Patienten konnten ausgewertet werden (Tabelle 1). Bei 4/38 Patienten wurden wegen starker PLD-Reaktion weniger als 3 Testungen durchgeführt. Bei keinem Patienten mußte die Testung wegen phototoxischer Reaktionen im UVA1/UVB-bestrahlten Feld abgebrochen werden.

Von den Patienten, die in 2 Testfeldern reagierten, zeigten 14/38 (37%) ein positives Ergebnis im UVA1 und im UVA1/UVB-Feld sowie 3/38 (8%) im UVB und im UVA1/UVB-Feld. Bei 3/38 (8%) Betroffenen traten Hautveränderungen in allen 3 Feldern auf, bei 3/38 (8%) nur im UVA1-, bei 1/38 (3%) nur im UVB-Feld (Tabelle 1).

Insgesamt ergab sich bei 28/38 (74%) Patienten ein positives Testergebnis. Bei 20/38 (53%) zeigte sich eine positive Reaktion im UVA1-Feld, bei 7/38 (18%) im UVB-Feld und bei 24/38 (63%) im konsekutiv mit UVA1 und UVB-bestrahlten Feld. 4/38 (11%) Patienten entwickelten Hautveränderungen ausschließlich in dem konsekutiv mit UVA1 und UVB bestrahlten Testareal (Tabelle 1, 2).

Tabelle 1. Positive Reaktionen. 40 Patienten mit PLD-Anamnese.

UVA. 1	UVA1/UVB	UVB	Häufigkeit (n)
0	0	0	8
0	+	0	4
+	+	0	14
+	+	+	3
0	+	+	3
+	0	0	3
0	0	+	1

Tabelle 2. UV-Spektrum positiver Reaktionen. 40 Patienten mit positiver PLD-Anamnese.

	Patienten (n)	(%)
Ausgewertet	38/40	95
Positiv	28/38	74
UVA. 1	20/38	53
UVB	7/38	18
UVA. 1/UVB	24/38	63
Nur UVA. 1/UVB	4/38	11

Diskussion

Die PLD ist eine erworbene Photodermatose, deren Auslöser und pathogenetische Mechanismen derzeit ungeklärt sind. Es werden eine Typ IV Immunantwort auf ein lichtinduziertes Antigen in der Haut [14], Veränderungen im Arachidonsäuremetabolismus [3] und autosomal dominante Vererbung [6, 10] diskutiert.

Hinweisend auf eine PLD sind anamnestisch ein saisonal auftretendes juckendes Exanthem wenige Stunden bis Tage nach Sonnenexposition, welches innerhalb einiger Tage abheilt sofern eine weitere Exposition unterbleibt. Trotz des Polymorphismus der Erkrankung sind die Läsionen beim einzelnen Individuum stets monomorph [5, 14].

Durch die UV-Testung kann eine definitive Diagnose gestellt und das auslösende Aktionsspektrum bestimmt werden. Dies ist auch für die präventive Therapie von Bedeutung [7]. In unserer Untersuchung ergab sich ein positives Testergebnis bei 74% aller Patienten. In 53% zeigte sich eine positive Reaktion im UVA1-Bereich und in 18% im UVB-Bereich. 63% der Patienten entwickelten Hautveränderungen in dem konsekutiv mit UVA1 und UVB bestrahlten Areal, 11% reagierten ausschließlich dort. Der Anteil positiver Reaktionen auf UVA und UVB entspricht in etwa den Ergebnissen neueren Datums anderer Untersucher [7, 13].

Das therapeutische Vorgehen richtet sich nach dem Ausprägungsgrad der Erkrankung. Bei geringer Beeinträchtigung empfielt sich ein ausreichender Lichtschutz in Form von adäquater Kleidung, sowie ein physikalischer oder chemischer Sonnenschutz. Das Wirkspektrum sollte sich auf den UVA- und UVB-Bereich erstrecken [5, 7, 9]. Bei schwer verlaufenden Formen der PLD ist eine UV-Therapie im Frühjahr oder Frühsommer indiziert. Die PUVA-Therapie hat sich gegenüber der Breitspektrum-UVB Therapie als die effektivere Behandlungsform erwiesen [4, 8, 12, 13]. Durch ein UVB 311-Hardening oder eine Bade-PUVA-Therapie konnten nach eigenen Erfahrungen ebenfalls gute Ergebnisse erzielt werden.

Der klinische Verdacht auf eine polymorphe Lichtdermatose ließ sich durch die diagnostische Photoprovokation bei insgesamt 74% der Patienten bestätigen. Die konsekutive UVA1/UVB-Bestrahlung an 3 aufeinanderfolgenden Tagen erwies sich als sichere und effiziente Untersuchung. Hierdurch konnte die Sensitivität bei der PLD-Testung um 11% gesteigert werden, ohne daß sich dabei die Frequenz von Nebenwirkungen erhöhte.

Literatur

1. Bergner T, Przybilla B, Heppeler M (1993) Polymorphe Lichtdermatose. Hautarzt 44: 215–220
2. Braun-Falco O, Plewig G, Wolff HH (1996) Dermatologie und Venerologie 4. Aufl. Springer, Berlin Heidelberg New York, Tokyo, S. 504–505
3. Farr PM, Diffey BL (1989) Effects of indomethacin on UVB- and UVA-induced erythema in polymorphic light eruption. J Am Acad Dermatol 21: 230–236
4. Gschnait F, Schwarz T, Ladich I (1983) Treatment of polymorphous light eruption. Arch Dermatol Res 275: 379–382
5. Hölzle E, Plewig G, Hofmann C, Roser-Maas E (1982) Polymorphous light eruption. Experimental reproduction of skin lesions. J Am Acad Dermatol 7: 111–125
6. Hölzle E, Plewig G, von Kries R, Lehmann P (1987) Polymorphous light eruption. J Invest Dermatol 88/3: 32s-37s
7. Hölzle E, Plewig G, Lehmann P (1987) Photodermatoses-diagnostic procedures and their interpretation. Photodermatology 4: 109–114
8. Hönigsmann H, Ortel B (1988) Die Polymorphe Lichtdermatose. Z Hautkr 63/8: 676-678
9. Hönigsmann H (1989) Wirkung einer therapeutischen Lichtschutzcreme auf die Phototestreaktion bei polymorpher Lichtdermatose. Z Hautkr 64/12: 1065-1068
10. Jansén CT (1978) Heredity of chronic polymorphous light. eruptions. Arch Dermatol 114: 188–190
11. Morison WL, Stern RS (1982) Polymorphous light eruption: a common reaction uncommonly recognized. Acta Derm Venereol (Stockh) 62, 237–240
12. Murphy GM, Logan RA, Lovell CR, Morris RW, Hawk JLM, Magnus IA (1987) Prophylactic PUVA and UVB therapy in polymorphic light eruption- a controlled trial. Br J Dermatol 116/4: 531–538
13. Ortel B, Tanew A, Wolff K, Hönigsmann H (1986) Polymorphous light eruption: action spectrum and photoprotection. J Am Acad Dermatol 14/5: 748–753
14. Van Praag MC, Boom BW, Vermeer BJ (1994) Diagnosis and treatment of polymorphous light eruption. Int J Dermatol 33/4: 233–239

Teledermatologie

H. Kerl, J. Smolle

Einleitung

Die rasante Entwicklung der modernen Kommunikationstechnologie hat auch für die Medizin viele neue Möglichkeiten eröffnet und zwei neue Fachausdrücke werden in Zukunft immer häufiger in der Dermatologie verwendet werden: Telemedizin und Teledermatologie.

Unter *Telemedizin* versteht man im wesentlichen die elektronische Übertragung medizinischer Information über weite Entfernungen an einen Arzt für diagnostische und therapeutische Zwecke, um die Patientenversorgung und die medizinische Weiterbildung zu verbessern. Telemedizin wird auch als ‚electronic distance medicine' definiert [2, 4].

Die Idee der Telemedizin ist lange bekannt. Bereits in den 60er-Jahren begann die NASA, telemedizinische Programme auszuarbeiten, mit dem Ziel, Astronauten im Weltall medizinisch zu betreuen. Ein extremer Aufschwung der Telemedizin ist allerdings erst seit ungefähr drei Jahren zu beobachten. Die meisten Erfahrungen bestehen auf dem Gebiet der Teleradiologie und der Telepathologie. Es gibt aber bereits auch zahlreiche Einrichtungen (insbesonders in den USA) für **Teledermatologie.**

Allgemeine Aspekte

Verschiedene Formen der medizinischen Telekommunikation werden heute verwendet [2, 4, 6]:

- Systeme zur Übertragung von Standbildern ohne begleitende Interaktion (‚store and forward'-Modus).
  Von einem praktisch tätigen Arzt (Allgemeinmediziner, Dermatologe) werden diagnostisch schwierige Bilder ausgewählt und zur Klärung an einen bestimmten Empfänger (Experte, Universitätsklinik) versandt. Die Analyse der Bilder kann zu einem späteren Zeitpunkt erfolgen.
  Technisch wird ein ausgesandtes visuelles oder akustisches Signal in eine Informationsfolge als Übertragungssignal am Ort des Senders transformiert und dann wiederum am Ort des Empfängers in seine ursprüngliche ‚Gestalt' zurücktransformiert. Bei Anwendung dieser Methode mit statischen Bildern ist die Übertragung mit Standard-Telefonleitungen möglich.
- Systeme, die während der Informationsübertragung die visuelle Funktion ändern können (interaktive oder ‚Dynamic-(Robotic)'-Telemedizin).
  Von einem Sender werden Bilder zu einem Experten übertragen, beurteilt und das Ergebnis mit dem anfragenden Kollegen diskutiert (akustische und visuelle Diskussionskomponenten). Für den Empfänger, also den Kollegen, der als Experte zur Verfügung steht, besteht die Möglichkeit, durch Steuerungssignale z.B. die Bildvergrößerung und spezielle klinische und histologische Areale selbst auszuwählen bzw. einzustellen. Die ferngesteuerte Bildselektion ist vor allem in der Telepathologie im Rahmen der intraoperativen Schnellschnittdiagnostik wichtig. Für die ‚real time'-Bilder ist die Übertragungsgeschwindigkeit wesentlich und man verwendet vor allem Breitbandnetze mit Satellitenkommunikation oder digitalisierte Netzwerke.

Statische und dynamische Kommunikationstechnologien werden auch kombiniert verwendet und können als ‚Hybrid'-Systeme bezeichnet werden.

Die Einführung telemedizinischer Einrichtungen eröffnet zahlreiche Möglichkeiten für die Dermatologie. Dabei gibt es neben der primären Diagnosefindung den wichtigen Bereich der Telekonsultation mit der ständigen und überregionalen Verfügbarkeit von Fachspezialisten. Es liegen heute auch die Voraussetzungen vor, um mit international renommierten Kliniken in Verbindung zu treten und Expertenmeinungen auszutauschen (Videokonferenzen). Die Telemedizin kann zur Qualitätssicherung und zur Standardisierung diagnostischer Kriterien beitragen. Die Technik wird auch zur Ausbildung von Studenten und zur Fortbildung (‚tele- teaching') verwendet. Ein Beispiel ist der ‚Dermatology Online Atlas' der Dermatologischen Universitätsklinik Erlangen, der im World Wide Web zur Verfügung steht.

Die Hauptanwendungsgebiete der Teledermatologie umfassen in erster Linie folgende Disziplinen der Dermatologie:

- Klinische Teledermatologie
- Teledermatoskopie
- Teledermatopathologie

Klinische Teledermatologie

Es gibt nur wenige Studien über die Bedeutung und den Nutzen der Teledermatologie in der klinischen Diagnostik von Hautkrankheiten. Man verwendet vor allem statische, ‚store and forward'-Systeme. Die Qualität der übermittelten Bilder bzw. Bildsequenzen ist für die diagnostische Tätigkeit ausreichend und ca. 85% der Fälle werden richtig erkannt. Es hat sich gezeigt, daß an digitalen Bildern die Diagnose von Tumoren leichter ist als im Vergleich zu entzündlichen Hautkrankheiten.

Die klinische Teledermatologie ist vor allem im Zusammenhang mit ‚Tele-Health-Care' und Ferndiagnosen bedeutsam. So können z. B. aus medizinisch unterversorgten Gebieten (Inseln im Pazifik, Indianer-Reservate), Altersheimen (pflegebedürftige Personen) oder Gefängnissen Bilder zur primären Diagnose und Therapie von Hautkrankheiten über Telekommunikation an dislozierte Dermatologen übermittelt werden. Außerdem ist durch die fachliche Beratung im Rahmen von Telekonsultationen eine verbesserte Kommunikation zwischen Dermatologen und praktischen Ärzten möglich [4].

Teledermatoskopie

Die Dermatoskopie (Auflichtmikroskopie) stellt eine, moderne, nichtinvasive Untersuchungstechnik zur Diagnose pigmentierter Hauttumoren dar. Mit der Einführung computerisierter Imaging-Verfahren hat die Dermatoskopie eine neue Bewertung erfahren. Dabei wird die pigmentierte Läsion mit Hilfe eines elektronischen Videomikroskops in ein computerisiertes Archivierungs- und Analysesystem übertragen. Verlaufskontrollen atypischer Pigmenttumoren zu verschiedenen Zeitpunkten können somit relativ einfach durchgeführt werden. Im Rahmen der Telekommunikation können die digitalisierten Bilder zur weiteren Beurteilung verschickt werden (International teledermoscopy network for pigmented cutaneous lesions) [3].

Teledermatopathologie

Ein besonders bedeutsames Betätigungsfeld der Teledermatologie repräsentiert die Teledermatopathologie [6]. Es werden sowohl dynamische, interaktive Systeme verwendet, als auch die Übertragung von Standbildern durchgeführt. Beim Verfahren der ferngesteuerten Bildselektion (‚remote control microscope') werden die Funktionen des motorisierten ‚Roboter-Mikroskops' zur Auswahl der zu übertragenden visuellen Bild-Informationen nicht vom Sender sondern vom Experten, der Tausende von Kilometern entfernt sein kann, kontrolliert.

Probleme ergeben sich vor allem bei der statischen Methode mit der Übertragung von Standbildern durch die totale Abhängigkeit des Experten vom Einsendepathologen bei der Auswahl der für die Diagnose entscheidenden histologischen Areale. Richtlinien zur ‚field selection' sind daher wichtig. Die Qualität der Bilder ist im wesentlichen durch die räumliche Auflösung und die Qualität der Farbwiedergabe geprägt. Manchmal ist es schwierig, feinere Details der Kernstrukturen zu erkennen.

Erfahrungen liegen bisher insbesonders auf dem schwierigen Gebiet melanozytärer Hauttumoren vor und es ergab sich eine gute Übereinstimmung zwischen der telepathologischen und lichtmikroskopischen Diagnose [1].

Wohin führt die Teledermatologie?

Es ist mit einer Revolution der Telekommunikation zu rechnen und elektronische Medien werden künftig die Gesellschaft, die Wirtschaft und auch die Medizin definieren [2, 5].

Die Teledermatologie, deren weite Verbreitung sich nicht vermeiden lassen wird, eignet sich besonders für die Teledermatoskopie und die Teledermatopathologie. Der endgültige Effekt auf die konventionelle praktisch-klinische Dermatologie kann nicht vorausgesagt werden. Die unangenehme Zukunftsvision, daß ein Roboter vor dem Patienten sitzt, während der Dermatologe auf den Golfplatz hetzt, wird nicht eintreten. Man muß allerdings befürchten, daß die Anwendung der Teledermatologie die Gründung von Großpraxen (sog. Kompetenzzentren), welche mit Hilfe der Teledermatologie ihr Einzugsgebiet interregional und auch international ausdehnen, herausfordern wird. Dies könnte kleinere Institutionen beeinflussen und zu einer Reduktion der Anzahl dermatologischer Fachärzte führen.

Zu bedenken ist allerdings, daß es neben dem elektronischen Informationsaustausch noch andere Dinge gibt: die persönliche Kunst des Arztes, seine Erfahrung und die spezielle Arzt-Patient-Beziehung: Auf diese außergewöhnlich wichtigen Aspekte kann nicht verzichtet werden.

Wir müssen aber erkennen, daß im Jahr 2000 wahrscheinlich nahezu jeder Dermatologe direkt oder indirekt mit der Teledermatologie konfrontiert sein wird. Es ist daher notwendig, sich mit den Möglichkeiten der Teledermatologie rechtzeitig zu beschäftigen.

Literatur

1. Hancock F (1996) A pilot study of the utility of telepathology: Problematic melanocytic neoplasms as model. Dermatopathol: Pract & Concept 2: 91–95
2. Kayser K (1996) Telemedizin. Wien Klin Wochenschr 108: 532–540
3. Kopf AW, Elbaum M, Provost N (1997) The use of dermoscopy and digital imaging in the diagnosis of cutaneous malignant melanoma. Skin Res Technol 3: 1–7
4. Perednia DA, Allen A (1995) Telemedicine technology and clinical applications. JAMA 273: 483–488
5. Perednia DA (1997) Fear, loathing, dermatology, and telemedicine. Arch Dermatol 133: 151–155
6. Weinstein RS, Bhattacharyya AK, Graham AR, Davis JR (1997) Telepathology: A ten- year progress report. Human Pathol 28: 1–7

Pharmakoökonomische Methoden in der Dermatologie: Sinnvoll oder überflüssig?

R. Schiffner, J. Schiffner-Rohe, M. Landthaler, W. Stolz

Einleitung

Die Pharmakoökonomie ist ein Forschungsbereich zur Entwicklung von Methoden zur Ermittlung und Beurteilung von Kosten und Konsequenzen (sog. pharmakoökonomischer Outcome) medizinischer Technologien und Therapieverfahren, um Behandlungsalternativen für ausgesuchte Krankheitsbilder vergleichen zu können [1, 4, 7, 8]. Gesetzliche Vorgaben und begrenzte finanzielle Ressourcen im Gesundheitswesen zwingen zum effizienten Einsatz der Mittel, um die Relation zwischen Kostenaufwand und Outcome zu optimieren. Ein Vergleich zwischen bestehenden Therapieverfahren oder zwischen bestehenden und neu zu entwickelnden Behandlungsmethoden ohne Berücksichtigung pharmakoökonomischer Parameter vernachlässigt entscheidende Einfluß- und Beurteilungsgrößen, wie z.B. die Verbesserung der Lebensqualität des Patienten, den Einfluß auf die Arbeitsfähigkeit sowie langfristige Folgekosten wie z.B. wiederholt notwendige stationäre Aufenthalte oder Kuren. Die Beurteilung von Therapieverfahren oder präventiver Maßnahmen nur anhand kurzfristig anfallender Kosten birgt aufgrund mangelnder Berücksichtigung oben genannter Einflußfaktoren die große Gefahr in sich, daß im Gesundheitswesen rein wirtschaftlich motivierte „Notbremsen" gezogen werden. Diese führen jedoch dazu, daß die Frage nach kurzfristigen Kosten mehr und mehr in den Vordergrund rückt, während längerfristige Kostenbetrachtungen und die Lebensqualität der Patienten vernachlässigt werden. Ziel einer sinnvollen Therapie muß es sein, die Symbiose von klinischer Wirksamkeit, Lebensqualität und Ökonomie zu optimieren. Ist dies gelungen, kann man von einer effizienten Therapie sprechen. Pharmakoökonomische Studien basieren auf allen 3 Analysesäulen und liefern somit umfassende Argumente für die Wahl eines Therapieverfahrens für Patient, Arzt und Kostenträger.

Pharmakoökonomische Methoden

Die Symbiose von klinischer Wirksamkeit, Lebensqualität und Ökonomie (Outcome) wird durch das *„magische Dreieck der Pharmaka-Ökonomie"* beschrieben (Abb. 1).

Die Beurteilung der Kosten erfolgt dabei durch Betrachtung der Kosten in Relation zur klinischen Wirksamkeit in Form sogenannter Kosten-Effektivitäts-Analysen, zur Lebensqualität mithilfe von Kosten-Nutzwert-Analysen und zur Ökonomie unter Verwendung sogenannter Kosten-Nutzen-Analysen [3]. Die Beurteilung dieser Analysen wird dann zu einer globalen Abschätzung der Wirtschaftlichkeit in Form des pharmakoökonomischen Outcome genutzt.

Kosten-Effektivitäts-Analysen beurteilen den Erfolg eines Therapieverfahrens anhand klinischer Parameter wie der Verbesserung des PASI (Psoriasis Area and Severity Index), der Dauer der erscheinungsfreien Zeit, der Rückfallquote oder der Vermeidung stationärer Behandlungen.

Kosten-Nutzwert-Analysen betrachten den Einfluß einer Therapieform auf die Lebensqualität des Patienten. Möglichkeiten zur Erhebung der Lebensqualität in der Pharmakoökonomie sind standard gamble, time-trade-off und willingness-to-pay [2, 3, 5]. Beim *standard gamble* wird die Risikobereitschaft eines Patienten erhoben. Der Patient wird mit einer fiktiven Therapie konfrontiert, die ihn entweder heilen kann oder zum Tode führt. Die Sterbewahrscheinlichkeit der fiktiven Therapie wird in einem Interview-Verfahren so lange variiert, bis sich der Patient nicht

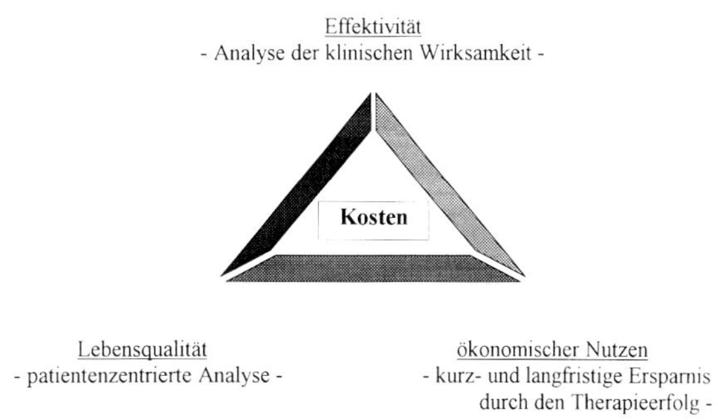

Abb. 1. Das „magische Dreieck der Pharmakoökonomie"

mehr entscheiden kann, ob er nun die Therpaie bevorzugt oder lieber weiterhin an seiner Krankheit leidet – aber sicher lebt. Je höher das Sterberisiko ist, das der Patient bereit ist, einzugehen, desto geringer ist die Lebensqualität seiner momentanen Situation. Eine ähnliche Methode stellt das *time-trade-off-Verfahren* dar. Ein Patient beurteilt seine Lebensqualität, indem er angibt, wieviel er anteilig bereit wäre von seiner künftigen Lebenserwartung abzugeben, wenn er das verbleibende Leben ohne seine Krankheit verbringen könnte. Je mehr er bereit ist abzugeben, desto höher ist sein Leidensdruck. Ein ökonomisch orientiertes Erhebungsverfahren der Lebensqualität ist die Methode der *willingness-to-pay*. Patienten werden dabei befragt, wieviel sie bereit wären für eine Therapie zu investieren. Vor allem durch den Vergleich der Zahlungsbereitschaft bei anderen Erkrankungen, liefert dieses Verfahren eine gute Einschätzung des Ausmaßes der Einschränkung der Lebensqualität durch die Erkrankung. Daneben können im Rahmen von Kosten-Nutzwert-Analysen auch die Therapiezufriedenheit, die Patienten-Compliance oder der Wiederholungswillen des Patienten bezüglich einer Therapieform abgefragt werden.

Kosten-Nutzen-Analysen überprüfen die untersuchten Behandlungsverfahren im Hinblick auf ihr wirtschaftliches Einsparungspotential, also ob durch ein neues Therapieverfahren eine Einsparung z. B. beim Pflegecreme- oder Medikamentenverbrauch und eine Verringerung der Kuraufenthalte erreicht werden kann, Arbeitstage gewonnen oder Krankheitsfälle vermieden werden können. Der ökonomische Nutzen einer Therapie wird somit definiert durch Kosten, die durch die Behandlung verhindert wurden, z. B. durch eine beschleunigte Wiederherstellung der Arbeitsfähigkeit.

Abgeleitet von der Ökonomie unterscheidet man in der Pharmakoökonomie verschiedene Formen der Kosten, die sich in der Ursache unterscheiden. Unter *direkten Kosten* faßt man alle Kosten zusammen, die direkt im Bezug mit der Therapie anfallen, z. B. Medikationskosten, Krankenhauskosten oder Arztrechnungen. Durch Krankheit und Therapie bedingte Kosten werden als *indirekte Kosten* bezeichnet, z. B. Aufwendungen durch Frühberentung, Arbeitsunfähigkeit oder Arbeitsausfall durch Erkrankung oder Therapie.

Das Grundprinzip der pharmakoökonomischen Analyse ist der *Entscheidungsbaum* [6]. Der Entscheidungsbaum beschreibt alle möglichen Outcomes einer medizinischen Technologie oder Therapie mit den Wahrscheinlichkeiten, diesen Zustand zu erreichen (Übergangswahrscheinlichkeit) und den Bewertungen des Zustandes (z.B. Kosten). Dies soll am folgenden Beispiel einer Kosten-Effektivitäts-Analyse verdeutlicht werden (Abb. 2).

Zu Beginn des Entscheidungsbaumes steht ein Entscheidungsknoten, an dem die Therapie, hier stationäre oder ambulante Behandlung, festgelegt wird. Der weitere Therapieverlauf ist dann nicht mehr beeinflußbar, also „zufällig". Am „Zufallsknoten" kann die Krankheit in unserem Fall zwei (es sind auch mehr als zwei Wege denkbar) Wege, nämlich die 100%ige oder keine 100%ige Erscheinungsfreiheit als Behandlungsergebnis nehmen. Die Häufigkeit pro Weg wird mit einer „Übergangswahrscheinlichkeit" beschrieben. Am Ende jedes Therapieverlaufs steht ein Therapieausgang, der im klassischen Ansatz mit Kosten bewertet wird. Die Summe der Kosten pro Therapieentscheidung, gewichtet nach der Häufigkeit des Auftretens, wird dann zu einer Berechnung der Gesamtkosten der Therapieentscheidung und läßt einen direkten Vergleich verschiedener Therapiemöglichkeiten zu. In diesem Beispiel ließe sich somit feststellen, wie hoch der gesamt-ökonomische Einsatz der ambulanten bzw. stationären Behandlungsmaßnahmen ist. Diese Kosten könnte man dann direkt miteinander vergleichen.

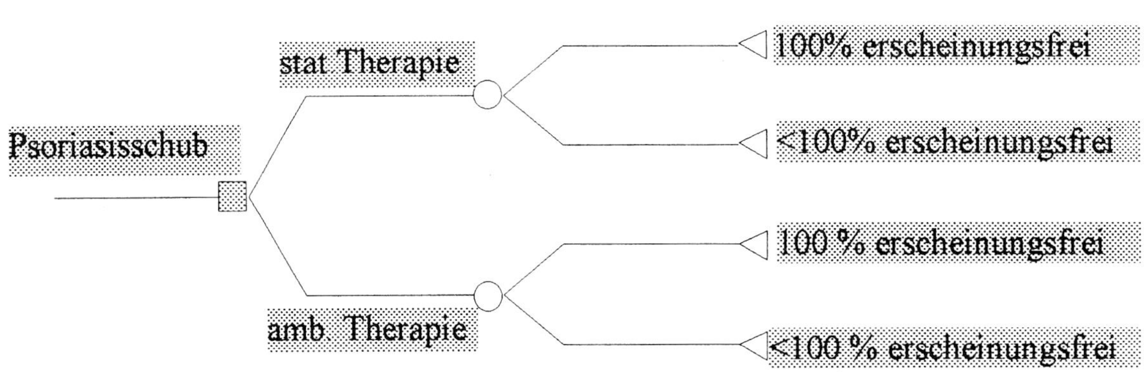

Abb. 2. Das Grundprinzip der pharmakoökonomischen Analyse ist der Entscheidungsbaum

Pharmakoökonomie in der Dermatologie

Je größer die Prävalenz einer Erkrankung ist und je höher die Therapiekosten sind, desto größer ist das gesamtwirtschaftliche Einsparpotential und desto wichtiger wird eine pharmakoökonomische Betrachtung. Der größte Vorteil der Pharmakoökonomie ist dabei die Möglichkeit, mehrere Dimensionen der Therapie gleichzeitig zu betrachten. Gerade bei der Therapie von Krankheiten, die die Lebensqualität stark beeinträchtigen oder bei Therapieansätzen mit einem großen Potential an ökonomischen Nutzen (Vermeidung von stationären Aufenthalten oder Kuren), gewinnen pharmakoökonomische Analysen an Bedeutung. Pharmakoökonomische Analysen sind allerdings grundsätzlich nur dann sinnvoll, wenn mehrere Therapieformen zur Auswahl stehen.

Die Psoriasis vulgaris und das atopische Ekzem stellen zwei dermatologische Krankheitsbilder dar, die eine hohe Prävalenz und in der überwiegenden Mehrzahl einen chronischen Verlauf aufweisen. Sie bedürfen deshalb sehr langwieriger, ja oft lebenslanger therapeutischer Maßnahmen. Die Therapie wird nicht zuletzt dadurch sehr kostenintensiv. Nicht selten sind die Patienten aufgrund der Erkrankungen oder auch der Therapiemaßnahmen zeitweise nicht oder nur bedingt arbeitsfähig und verursachen dadurch neben den direkten Behandlungskosten hohe indirekte Kosten. Ein wesentliches Handicap bei beiden Entitäten ist die Einschränkung der Lebensqualität und somit der Leistungsfähigkeit für die Patienten. Eine reine Kostenbetrachtung wäre insbesondere in diesem Bereich ethisch nicht vertretbar. Daher ist es vor allem bei diesen Krankheitsbildern unumgänglich, neben klinischen und ökonomischen Parametern auch die Lebensqualität in die Betrachtung von Therapieverfahren miteinzubeziehen. Daneben existieren zahlreiche Behandlungsverfahren (ambulante oder stationäre Maßnahmen, Kuraufenthalte), die auf ihren pharmakoökonomischen Outcome überprüft werden können. Nicht zuletzt könnte man aufgrund gewonnener Outcomes einerseits zum effizienten Ressourceneinsatz beitragen, andererseits aber auch Therapieverfahren gegenüber den Kostenträgern besser rechtfertigen. Stehen klinische Erfolgsparameter bei beiden Krankheitsbildern bereits zur Verfügung (z. B. PASI bei der Psoriais vulgaris, oder SCORAD für das atopische Ekzem), so muß die Entwicklung geeigneter Lebensqualitätsparameter oder die Überprüfung vorhandener (z. B. willingness-to-pay) zur Durchführung von Kosten-Nutzwert-Analysen bei der Beurteilung von neuen Therapieverfahren bei diesen dermatologischen Krankheitsbildern noch forciert werden.

Fazit

Der Einsatz pharmakoökonomischer Analysen (Outcomebeurteilung) beim Vergleich bestehender oder neu zu entwickelnder Therapieverfahren ist auch in der Dermatologie vor allem bei Erkrankungen, die eine hohe Prävalenz aufweisen, hohe direkte und indirekte Kosten verursachen und große subjektive Einschränkungen der Lebensqualität für die Patienten bedeuten sinnvoll. Die Psoriasis vulgaris und das atopische Ekzem stellen derartige dermatologische Krankheitsbilder dar. Zahlreiche vergleichbare Therapieverfahren (z.B. ambulante Balneo-Photo-Therapie versus stationäre Behandlung) stehen für eine pharmakoökonomische Beurteilung zu Verfügung. Pharmakoökonomische Analysen spiegeln die Therapieziele des Arztes wieder: klinischer Erfolg, Patientenzufriedenheit und finanzielle Mittel. Alle drei Ebenen sind auch in der Dermatologie von großer Bedeutung.

Literatur

1. Breyer F, Zwiefel P (1992) Gesundheitsökonomie. Springer, Berlin Heidelberg New York Tokyo
2. Capewell G (1988) Techniques of Health Status Measurement using Health Index. In: Smith GT: Measuring health – a practical approach. John Willy Sons, Chichester
3. Drummond MF, Stoddart GL, Torrance GW (1980) Methods for Evaluation of Health Care Programmes. Oxford University Press
4. Kaplan RM, Bush JW (1982) Health-Related Quality of Life Measurement for Evaluation Research and Policy Analysis. Health Psychology 1: 61–80
5. O`Leary JF, Fairclough DL, Jankowski MK et al (1995) Comparison of time-trade-off utilities and rating scale value of cancer patients and their relatives. Med Deci Making 15: 132–137
6. Pauker SG, Kassirer JP (1987) Decision Analysis. N Engl J Med 316 (5): 250–258
7. Szucs TD (1993) Integrated Health Economics: Gesundheitsökonomie als ganzheitliche Geschäftsstrategie im Zeitalter der Kostendämpfung. Pharm Ind 55: 423–428
8. Torrance GW (1986) Measurement of Health State Utilities for Economic Apraisal: A Review. Health Economics 5: 1–30

Atopie-Syndrom

Pathophysiologie des Juckreizes

H. O. Handwerker

Die neurophysiologischen Mechanismen des Juckens sind immer noch weitgehend ungeklärt. Welche Typen von Nervenfasern vermitteln das Jucken? Sind die zentralnervösen Neuronen und Bahnen für die Vermittlung des Juckreizes identisch mit denen des Schmerzes?

Um solche Fragen zu beantworten muß man zunächst nach den Reizen suchen, die reproduzierbar Jucken auslösen. Die Suche nach experimentellen Juckreizen führt unweigerlich zur Applikation von Histamin oder zur Freisetzung von Histamin aus Mastzellen. Fast alle Reize, die in gesunder oder entzündeter Haut zu Jucken führen, scheinen über das Histamin zu wirken.

Welche Typen von Nervenfasern werden durch Histamin erregt? Blockiert man in einem Hautnerven differenziell die markhaltigen Nervenfasern, dann wird die durch Histaminapplikation induzierte Juckempfindung kaum beeinflußt. Daraus läßt sich schließen, daß die Nervenfasern, welche den Juckreiz vermitteln, zu den marklosen Afferenzen gehören (Handwerker et al. 1987). Eine weitere Charakterisierung läßt sich durch die Applikation des Toxins Capsaicin vornehmen: Diese Substanz, welche den scharfen Geschmack von Paprikasorten hervorruft, hat eine selektive Wirkung auf chemosensitive marklose und dünne markhaltige Nervenfasern. In niedrigen Konzentrationen erregt Capsaicin diese Afferenzen, in hohen Konzentrationen und bei länger dauernder Einwirkung kommt es zu einer Degeneration der Axonterminale (LaMotte et al. 1992; Green and Shaffer, 1993; Simone et al. 1996). Es konnte gezeigt werden, daß sich in Capsaicin vorbehandelter Haut ein Juckreiz durch Histamin nicht mehr auslösen läßt (Green and Shaffer, 1993; Handwerker et al. 1987). Somit wird Jucken durch capsaicinempfindliche marklose Nervenfasern ausgelöst. Es scheint aber eine sehr viel größere Gruppe von capsaicinempfindlichen marklosen Nervenfasern zu geben, welche Schmerz vermitteln. Kann man daraus schließen, daß der Juckreiz durch eine „schwache" Erregung von Nozizeptoren vermittelt wird, welche auch Schmerz hervorrufen können, wie M. von Frey in einer klassischen Arbeit vermutete (von Frey 1922)? Mit Hilfe der Mikroneurographie, der elektrophysiologischen Ableitung der Nervenimpulse einzelner markloser Axone in menschlichen Hautnerven (Schmidt et al. 1995; Torebjörk et al. 1996; Forster u. Schmelz, 1996), gelang in den letzten Jahren die Charakterisierung einer Gruppe von Axonen, die sehr empfindlich auf Histaminapplikation reagieren. Im Gegensatz dazu sind die meisten capsaicinempfindlichen marklosen Nervenfasern für Histamin fast oder ganz unempfindlich. Daraus läßt sich schließen, daß der Juckreiz durch eine eigene Gruppe von histaminempfindlichen Nervenfasern vermittelt wird. Die Axonterminale dieser Fasern weisen offenbar H1 Rezeptoren auf. Diese Afferenzen sind dadurch gekennzeichnet, daß sie eine sehr ausgedehnte terminale Verzweigung haben, wodurch große Innervationsterritorien entstehen. Im übrigen unterscheiden sich diese Afferenzen durch eine extrem langsame Leitungsgeschwindigkeit, um 0,5 m/sec von den schmerzvermittelnden marklosen Nervenfasern, die etwa doppelt so schnell leiten und folglich dicker sein müssen (Schmelz et al. 1996).

Die histaminsensitiven Chemonozizeptoren, welche den Juckreiz vermitteln, haben noch eine andere wichtige Eigenschaft: Sie produzieren Neuropeptide in ihren Zellkörpern, die mit dem axoplasmatischen Fluß in die Terminale transportiert werden. In den Axonterminalen werden sie in Vesikeln gespeichert, und bei Reizung ausgeschüttet. Das wichtigste Neuropeptid ist offenbar CGRP (calcitonin gene related peptide), welches eine langdauernde Vasodilatation hervorruft. Histaminfreisetzung in der Haut führt somit direkt und indirekt über die CGRP-Freisetzung zur ersten Phase der „triple response" (Lewis et al. 1927), einer lokalen Rötung. Die zweite Phase, die Bildung eines lokalen Ödems, ist der direkten Wirkung von Histamin auf die terminalen Arteriolen zuzuschreiben. Die dritte Phase hingegen, die Ausbreitung des Erythems in die Umgebung der Histaminfreisetzung wird ausschließlich durch die histaminempfindlichen Nervenfasern vermittelt. Diese Reaktion wird als „Axonreflex" bezeichnet: Nervenimpulse bilden sich durch die Erregung der histaminempfindlichen Nerventerminale aus und wandern zunächst zentripetal, um sich dann über Axonverzweigungen zentrifugal in die Umgebung auszubreiten. Die Freisetzung von vasoaktiven Neuropeptiden von diesen kollteralen Terminalen in der Umgebung führt dann zum „Axonreflex flare". Die neurogene Natur dieses Umgebungserythems ist dadurch belegt, daß eine Vorbehandlung der Haut mit einem Lokalanästhetikum die Ausbreitung des Erythems verhindert (Forster et al. 1995).

Mit Methoden der Mikrodialyse konnte gezeigt werden, daß tatsächlich im Umgebungserythem CGRP freigesetzt wird. Die Freisetzung des anderen wichtigen „sensorischen" Neuropeptids, Substanz P, konnte hingegen nicht nachgewiesen werden, vielleicht weil die freigesetzten Mengen unter der Entdeckungsschwelle lagen.

Histamin ist vermutlich nicht der einzige peripher wirkende Mediator des Juckreizes. Es ließ sich zeigen, daß eine Reihe von endogenen Mediatoren, die bei entzündlichen Dermatosen freigesetzt werden, eine juckverstärkende Wirkung haben können.

Paradox ist das Verhalten der Haut von Atopikern, die für externe Histaminapplikation deutlich weniger empfindlich ist, als die Haut gesunder Probanden. Das gilt auch für die anscheinend erscheinungsfreie Haut im Intervall (Heyer et al. 1989). Noch überraschender ist, daß Atopiker auch weniger empfindlich für die Freisetzung von Histamin aus Mastzellen, z. B. durch Substanz P Applikation, sind (Heyer et al. 1991). Es ist also anzunehmen, daß bei der spontanen Juckempfindung von Atopikern Histamin nicht die Hauptrolle spielt, wozu paßt, daß sich der Juckreiz bei Atopikern mit H1 Blockern kaum beeinflussen läßt. Andererseits konnte nachgewiesen werden, daß Atopiker eher als gesunde Probanden auf Acetylcholinapplikation mit Juckempfindungen reagieren (Vogelgsang et al. 1995). Damit könnte die erhöhte Juckbereitschaft von Atopikern beim Schwitzen zusammenhängen, da die Schweißdrüsen bekanntlich cholinerg innerviert sind. Wodurch die erhöhte Erregungsbereitschaft der peripheren Nervenfasern von Atopikern bedingt ist, ist derzeit noch nicht bekannt.

Abgesehen von den peripheren Mechanismen des Juckens darf die Bedeutung der zentralnervösen Verarbeitung nicht unterschätzt werden. Zweifellos gibt es ein rein zentralnervös vermitteltes Jucken, „pruritus sine materia". Bei der Betrachtung der zentralnervösen Verarbeitung von Juckreizen stellt sich wiederum die Frage, ob die Bahnen in Rückenmark und Hirn, welche das Jucken vermitteln, mit den schmerzvermittelnden Bahnen identisch sind. Marklose Afferenzen, welche Schmerz oder Jucken vermitteln, werden im Hinterhorn des Rückenmarkes und im nucleus caudalis des Trigeminus umgeschaltet. Die sekundären Neurone projezieren im Rückenmark in die Vorderseitenstrangbahn. Nach Cordotomie, einem chirurgischen Eingriff zur Durchtrennung der Vorderseitenstrangbahn, fällt in der contralateralen Körperhälfte neben der Schmerz- auch die Juckempfindung aus. Die grobe Anatomie der schmerz- und juckvermittelnden Bahnen scheint also zumindest auf der Ebene des Rückenmarks identisch. Mit modernen Methoden des „functional imaging" wurden die Hirnregionen untersucht, welche mit der Verarbeitung von Schmerz- und Juckreizen zutun haben können. Bei Untersuchungen mit der Positron Emission Tomography (PET) zeigte sich, daß Juckreize neben der Aktivierung sensorischer Zentren, vor allem zur Aktivierung von motorischen Arealen führen, z. B. im Cerebellum und in der prämotorischen Area des Cortex (Hsieh et al. 1994). Das dürfte ein Hinweis auf die enge Kopplung von Juckreiz und dem Drang zu motorischer Reflexaktion darstellen, dem Drang zu Kratzen.

Weiteres gewichtiges Argument gegen die Identität von zentralen Neuronen des zentralnervösen „Juck-" und „Schmerz-" Systems ist die unterschiedliche Wirkung von Opiaten. Abgesehen von der histaminfreisetzenden Wirkung von Morphin haben Opiate auch zentralnervös eine juckfördernde neben der schmerzhemmenden Wirkung. Eine Studie wird vorgestellt, die zeigen konnte, daß die Gabe von Naloxon, einem potenten µ-Rezeptorantagonisten, den Juckreiz nach Histamingabe vermindert und, was wichtiger ist, das Jucken in der Umgebung der Histaminapplikation, das durch Streichen über die Haut ausgelöst werden kann [Alloknesis (Simone et al. 1991)] vollständig unterdrückt (Heyer et al. 1997). Das endogene Opiatsystem (endophinerge und enkiphelaginerge Neurone) scheinen also in der Juckvermittlung eine fördernde Rolle zu spielen. Hemmung dieses Systems mit Opiatantagonisten könnte daher bei manchen Juckzuständen therapeutisch wirksam sein.

Evident ist auch die Hemmung des Jucksystems durch Reizung schmerzvermittelnder nozizeptiver Afferenzen, vermittelt vor allem durch mechanosensitive, dünne markhaltige Nervenfasern. Diese Hemmung ist wahrscheinlich auf Rückenmarksebene – möglicherweise auch zusätzlich in höheren Zentren organisiert. Die Hemmung der Juckvermittlung durch Mechano-Nozizeptoren ist wahrscheinlich die Ursache der schmerzhemmenden Wirkung des Kratzens. Da beim Kratzen andererseits aber lokale Entzündungsprozesse initiiert werden, die zur Ausschüttung von Histamin und anderen Entzündungsmediatoren führen, kann durch Kratzen bei chronisch juckenden Dermatosen ein „vicious circle" initiiert werden, der zu Hautläsionen und einer Chronifizierung des Juckreizes führt.

Die Pathophysiologie des Juckens bei verschiedenen Arten von Dermatosen muß noch weiter aufgeklärt werden, insbesondere ist das Zusammenwirken von peripheren und zentralnervösen Faktoren bei chronisch juckenden Dermatosen noch recht unklar.

Literatur

Forster C, Greiner T, Nischik M, Schmelz M, and Handwerker HO (1995) Neurogenic Flare Responses Are Heterogeneous in Superficial and Deep Layers of Human Skin. Neurosci Lett 185: 33–36

Forster C, Schmelz M (1996) New developments in microneurography of human C fibers. NEWS PHYSIOL SCI 11: 170–175

Green BG, and Shaffer GS (1993) The sensory response to capsaicin during repeated topical exposures-Differential-effects on sensations of itching and pungency. Pain 53: 323–334

Handwerker HO, Magerl W, Klemm F, Lang E, Westerman RA (1987) Quantitative evaluation of itch sensation. In: Schmidt RF, Vahle-Hinz C (eds) Fine afferent nerve fibres and pain. VCH, Weinheim, pp 463–473

Heyer G, Hornstein OP, Handwerker HO (1989) Skin reactions and itch sensation induced by epicutaneous histamine application in atopic dermatitis and controls. J Invest Dermatol 93: 492–496

Heyer G, Hornstein OP, Handwerker HO (1991) Reactions to intradermally injected substance P and topically applied mustard oil in atopic dermatitis patients. Acta Dermato-Venerol (Stockholm) 71: 291–295

Heyer G, Dotzer M, Diepgen TL, Handwerker HO (1997) Opiate- and antagonist effects on histamine induced pruritus and alloknesis. Pain (submitted)

Hsieh JC, Hagermark O, Stahle-Bäckdahl M, Ericson K, Eriksson L, Stone-Elander S, and Ingvar M (1994) Urge to scratch represented in the human cerebral cortex during itch. J Neurophysiol 72: 3004–3008

LaMotte RH, Lundberg LER, Torebjörk HE (1992) Pain, Hyperalgesia and Activity in Nociceptive-C Units in Humans After Intradermal Injection of Capsaicin. J Physiol Lond 448: 749–764

Lewis T, Grant RT, and Marvin HM (1927) Vascular reactions of the skin to injury. Part X.-The intervention of a chemical stimulus illustrated especially by the flare. The response to faradism. Heart 14: 139–160

Schmelz M, Schmidt R, Forster C, Handwerker HO, Torebjörk HE (1996) Mechanoheat-insensitive chemonociceptors in human skin. Abstr, 8th World Congress on Pain 12 (Abstract)

Schmidt R, Schmelz M, Forster C, Ringkamp M, Torebjörk HE, and Handwerker HO (1995) Novel classes of responsive and unresponsive C nociceptors in human skin. J Neurosci 15: 333–341

Simone DA, Alreja M, LaMotte RH (1991) Psychophysical Studies of the Itch Sensation and Itchy Skin (Alloknesis) Produced by Intracutaneous Injection of Histamine. Somatosens Mot Res 8: 271–279

Simone DA, Nolano G, Wendelschafer-Crabb G, Kennedy WR (1996) Intradermal injection of capsaicin in humans: diminished pain sensation with rapid degeneration of intracutaneous nerve fibers. Soc Neurosci Abstr 22: 1802

Torebjörk HE, Schmelz M, Handwerker HO (1996) Functional properties of human cutaneous nociceptors and their role in pain and hyperalgesia. In: Belmonte C, Cervero F (eds) Neurobiology of nociceptors. Oxford Univ Press, Oxford, pp 349–369

Vogelgsang M, Heyer G, Hornstein OP (1995) Acetylcholine induces different cutaneous sensations in atopic and non-atopic subjects. Acta Dermato-Venerol (Stockholm) 75: 434–436

von Frey M (1922) Zur Physiologie der Juckempfindung. Arch Neerland Physiol 7: 142–145

Neuropeptide beim atopischen Ekzem und anderen Dermatosen

U. Wollina, M. Gebhardt, D. Lange

Neurohumorale Kommunikation

Neuropeptide sind spezifische Produkte des neurohumoralen Systems, welches ebenso wie das Immunsystem eine allgemeine regulative Funktion ausübt und eine Plastizität der Ausreifung zeigt. Neuropeptide wirken über eine Rezeptorbindung, wobei der Rezeptor die Wirkungen an der Zielzelle definiert. Zwischen Immunsystem und neurohumoralem System existieren nicht allein Parallelen, sondern auch Querverbindungen ([1,3,12] vgl. Abb. 1).

Im Hautorgan sind Neuropeptide in den peripheren Nervenendigungen, in Mast- und Merkelzellen zu finden [13]. Ihre Bedeutung für die Hautphysiologie und im Rahmen dermatologischer Erkrankungen wird bisher nur in Ansätzen verstanden. Neuropeptide sind an der Nozizeption, der lokalen Durchblutungskontrolle und der Steuerung der Drüsensekretion beteiligt (Tabelle 1).

Experimentelle Untersuchungen deuten jedoch daraufhin, daß diese Funktionen nicht die alleinigen sind. Besonderes Interesse findet die wachstumsbeeinflussende Wirkung bestimmter Neuropeptide. Es sind dosisabhängig sowohl proliferationshemmende als auch -fördernde Effekte auf Fibroblasten, Melanozyten, Keratinozyten und die Epithelien des Haarfollikels nachgewiesen worden. Die Wachstumskontrolle erfolgt wahrscheinlich vorwiegend auf parakrinem Wege. Opioide Neuropeptide wie Melanotropine greifen sowohl in den Pigmentstoffwechsel als auch in Immunvorgänge ein. Ihr gemeinsamer Präkursor ist das Propiomelanocortin (POMC), welches auch durch Keratinozyten, Langerhans-Zellen und Melanozyten transkribiert werden kann. Nach UV-Bestrahlung wird ein POMC-Peptid, das a-MSH vermehrt freigesetzt, welches sich sogar in der Zirkulation meßbar erhöht findet. Experimentelle Hinweise sprechen für eine UVB-Induktion dieses Peptides in Keratinozyten [2]. a-MSH wirkt immunsupprimierend, was von potentieller Bedeutung für die Melanomgenese scheint.

Die auffälligste Wirkung der Neuropeptide ist jedoch die vasoaktive Komponente. Bereits sehr

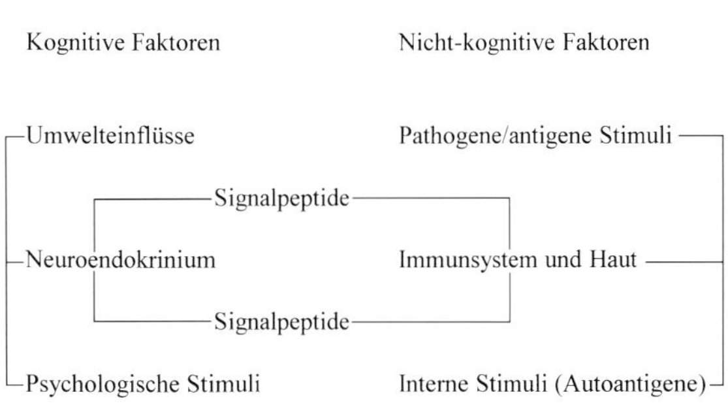

Abb. 1. Wechselwirkung von kognitivem und nicht-kognitiven System. Als Signalpeptide können sowohl Zytokine als auch Neuropeptide vorkommen.

Tabelle 1. Vorkommen und Wirkungen einiger Neuropeptide im Hautorgan

Peptide	Vorkommen in der Haut	Physiologische Wirkungen
Substanz P	Nervenendigungen (A-∂-, und C-Fasern) Mastzellen	Vasodilatation, Gefäßpermeabilität $\Uparrow$, Drüsensekretion $\Uparrow$, TNFα $\Uparrow$ (Mastzellen), Monozytenchemotaxis $\Uparrow$, Proliferation $\Uparrow$ (Keratinozyten, Endothelien, Fibroblasten)
VIP	Nervenfasern (Gefäße, Drüsen, Haarfollikel)	Nozizeption, Gefäßpermeabilität $\Uparrow$, Schwitzen $\Uparrow$, Proliferation $\Uparrow$ (Keratinozyten, Fibroblasten), Migration $\Uparrow$ (Keratinozyten)
POMC	Melanozyten, Keratinozyten, Langerhans-Zellen	Proliferation $\Uparrow$ Keratinozyten, Melanozyten), Sebumproduktion $\Uparrow$, Interleukinsynthese $\Uparrow$
CGRP	kutane Nervenendigungen	Vasodilatation, Endothelproliferation $\Uparrow$, Immunmodulation
Somatostatin	perivaskuläre Nervenfasern, papilläre Dermis	Mastzell-Degranulation, Immunmodulation, endokrine Sekretion $\Downarrow$
NPY	perivaskuläre Nervenfasern	Vasokonstriktion

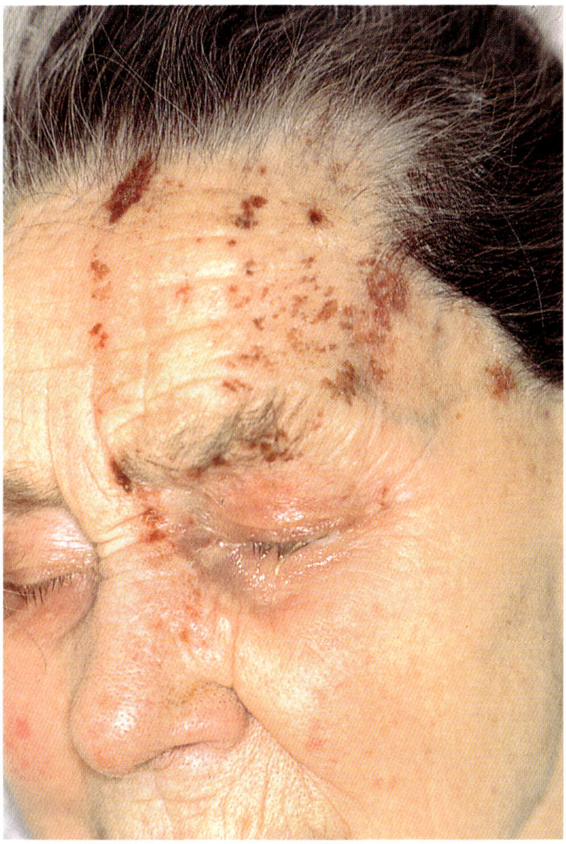

Abb. 2. Die klassische neuro-kutane Entzündung – segmentaler Herpes zoster.

frühzeitig führten Untersuchungen mit Injektion von VIP, CGRP oder SP in die Haut zur Erkenntnis, daß die genannten Substanzen *potente Vasodilatoren* sind, VIP erwies sich als das am stärksten wirksame Agens. Die Vasodilatation trägt wesentlich zur Rekrutierung von Entzündungszellen aus dem Blutkreislauf in das Reaktionsorgan und damit zur Perpetuierung der Entzündung bei. Man spricht von einer neurogenen Entzündung, wenn das periphere Nervensystem an der Ausprägung der Entzündung beteiligt ist (Abb. 2). Neuropeptide, die in dorsalen Wurzelganglien und peripheren C-Fasern vorkommen gelten als Mediatoren einer neurogenen Inflammation. Von besonderer Bedeutung ist dabei ihre Beziehung zu wichtigen Schaltstellen der akuten Entzündungsreaktion, den Mikrogefäßen und Mastzellen. Sie werden vornehmlich antidrom transportiert (>90%), was für eine primäre Wirkung in der Peripherie statt im Rückenmark spricht. Schließlich finden sich im Hautorgan spezifische Rezeptoren für Neuropeptide [8,9,14].

Neuropeptide und atopisches Ekzem

Die oben genannten Befunde legen nahe, daß Neuropeptide bei verschiedenen Dermatosen Relevanz besitzen (Tabelle 2). Das atopische Ekzem ist eine der häufigsten entzündlichen Dermatosen. Juckreiz verkörpert das Leitsymptom der Erkrankung. Beim Ekzempatienten wird die landläufig verwendete Metapher „Haut als Spiegel der Seele" offensichtlich. Der experimentell induzierte Pruritus ist relativ unabhängig von der Hautrötung, ist aber in hohem Maße von der kognitiven Bewertung der Streßsituation [5].

Für das atopische Ekzem sind die Neuropeptide in mehrerlei Hinsicht von potentieller Bedeutung:

1. Bei der Wahrnehmung des Pruritus spielen peptiderge Nervenfasern und kutane Mastzellen eine wesentliche Rolle.
2. Bei der gestörten Schweißsekretion dürften Neuropeptide Anteil haben.
3. Die paradoxen vasomotorischen Reaktionen (weißer Dermographismus) sind Ausdruck einer veränderten peptidergen Blutflußregulation.

Eine interessante Beobachtung stellt die Abheilung vorbestehender Ekzemherde nach Auftreten einer Paraplegie dar. Die Rolle neuraler Mechanismen ist hierbei offensichtlich.

Bereits in den 70er Jahren wurde auf die paradoxe Temperaturregulation bei Atopikern hingewiesen, die für eine diencephale Dysbalance spricht. Psychischer Streß ist ein potenter Trigger für Ekzemschübe. Zwischen Haut und ZNS/Psyche bestehen offenbar enge Beziehungen. In der Tat wurde eine vermehrte Immunreaktivität kutaner Nervenendigungen bei läsionaler atopischer Haut für das „Calcitonin-gene related peptide" (CGRP), Substanz P und vasoaktives intestinales Peptid (VIP) nachgewiesen. Dieser Befund schlägt sich auch in einer statistisch signifikanten Zunahme peri-

Tabelle 2. Dermatosen mit Hinweisen auf eine neuropeptiderge Beteiligung

atopisches Ekzem (Neurodermitis)
allergisches und irritatives Kontaktekzem
akrale Dysaesthesie
chronische Urtikaria
diabetisches Fußsyndrom
diabetische Lipodystrophie
HIV-Infektion
Kälteurtikaria
Lepra
Notalgia paraesthetica
Prurigo nodularis Hyde
Psoriasis vulgaris
psoriatische Osteoarthropathie
Raynaud-Syndrom
sensorische Reflexdystrophie
Urticaria pigmentosa
vulväre Vestibulitis

pherer PGP 9,5-positiver Nervenfasern im Stratum papillare nieder. Mittels Radioimmunoassay wurden erhöhte Gewebespiegel von VIP in der läsionalen Haut festgestellt. Die intradermale Injektion von Substanz P, Neurokinin A, Neurotensin und Histamin reduzieren eine Wheal and flare-Antwort auf CGRP-Injektion [7, 13]. Das Gesamtbild entspricht dem einer neurogenen Entzündung. Im zirkadianen Rhythmus der Melatoninsekretion weisen Atopiker mit einem aktiven Ekzem sowohl insgesamt reduzierte Spiegel als auch geringere Tag-Nacht-Unterschiede als Kontrollen auf [10].

Die Prurigo nodularis wird als eine Maximalvariante des atopischen Ekzems angesehen. Hier steht der besonders quälende Juckreiz mit tiefen Kratzeffekten in der Folge im Vordergrund. Eine Schwannzell-Hyperplasie ist charakteristisch. Histochemische Untersuchungen brachten eine vermehrte Innervation der Dermis bei gleichzeitiger Reduktion intraepidermaler Fasern zutage. Je länger die Erkrankungsdauer, desto ausgeprägter die genannten Veränderungen. Eine Zunahme von CGRP, Substanz P und VIP, nicht jedoch von Neuropeptid Y wurde bemerkt. CGRP-und Substanz P-positive Nervenfasern werden für die Pruritusempfindung verantwortlich gemacht [13].

Bei Analyse des Einflusses der Neuropeptide auf die Entzündungsreaktion konnten in vitro einzelne Befunde erhoben werden, die ebenfalls für eine Beteiligung neuropeptiderger Mechanismen sprechen. So wird die Leukozyten-Chemotaxis durch VIP gesteigert. Substanz P steigerte die Expression von IL-2-Rezeptoren verschiedener T-Zell-Linien und war als kostimulatorisches Signal in der Lage, die IL-2-Produktion auf transkriptioneller und sekretorischer Ebene zu verstärken. Damit ist Substanz P prinzipiell in der Lage, zur T-Zell-Proliferation beim atopischen Ekzem beizutragen. Die Häufigkeit der Substanz P-Bindung an CD8+ und NK-Zellen aus dem peripheren Blut war bei atopischem Ekzem gegenüber normalen Vergleichskontrollen und Psoriasis vermindert, was sowohl mit geringerer Zahl der SP-Rezeptoren als auch mit der verminderten Zahl der Zellen erklärt werden kann. Bei einer vermutbaren stark erhöhten Gesamtmenge an Neuropeptiden ist allerdings auch eine Rezeptor-Down-Regulation vorstellbar, da nicht nur SP sondern auch verwandte Neuropeptide an den Rezeptoren binden.

Kontaktekzem und Neuropeptide

Das allergische Kontaktekzem wurde bezüglich der Effekte von Neuropeptiden in der Sensibilisierungs- und Auslösungsphase untersucht. Bei Mäusen wurde ein boosternder Effekt von perkutan resorbiertem CGRP, Somatostatin und SP auf die Entzündungsreaktion des allergischen und irritativen Kontaktekzems beobachtet. Nur CGRP war in der Lage, in der Sensibilisierungsphase verstärkend wirksam zu werden. Im Gegensatz dazu übt Substanz P auch eine potenzierende Wirkung auf die chemische Hautirritation bei BALB/c Mäusen aus, währenddessen ein SP-Antagonist, Capsaicin und ein NK-Rezeptorantagonist diese zumindest partiell unterdrückten.

An humaner Haut wurde ein enger Kontakt CGRP-haltiger Nervenfasern zu epidermalen Langerhans-Zellen beschrieben. Im Gegensatz zu den Beobachtungen am Maussystem was CGRP hier in der Lage, die Antigenpräsentation durch Langerhans-Zellen zu hemmen. Es kann zum gegenwärtigen Zeitpunkt daher nicht mit Sicherheit konstatiert werden, ob die Hemmung der Antigenpräsentation durch Neuropeptide oder der proinflammtorische Effekt in vivo bestimmend ist.

Neuropeptide und Psoriasis

Farber et al. [6] machte auf die Symmetrie der Psoriasismanifestation und die Induzierbarkeit durch Streß aufmerksam und stellte die Hypothese auf, daß die antidrome Liberation von Neuropeptiden wie der Substanz P hierfür verantwortlich sein könnten. Im Rahmen von Saugblasen-Untersuchungen bei Patienten mit einer psoriatischen Erythrodermie sind erhöhte Konzentrationen von Substanz P, verminderte für VIP gemessen worden. In läsionaler Haut konnten von mehreren Untersuchern erhöhte VIP-Spiegel mittels RIA festgestellt werden [9,14].

Bei der chronisch-stationären Psoriasis ist eine verstärkte Expression bestimmter Neuropeptide auch für epidermale Merkelzellen beobachtet worden. Hier fanden wir insbesondere Synaptophysin, Somatostatin sowie das Pancreatic polypeptide. Auffällig war die vermehrte Koexpression von Neuropeptiden in den Merkelzellen (Übersicht bei [14]).

In vitro konnten wir zeigen, daß VIP unter serumfreien Kulturbedingungen bei Konzentrationen um 10^{-9}M zu einer keratinozytären Proliferationssteigerung um ca. 160% führen kann. Unter VIP-Einfluß treten Verschiebungen im Interphase-Anteil der Zellen auf [14, 9].

Für die Pathogenese der psoriatischen Osteoarthropathie liegen ebenfalls Hinweise auf einen neuropeptidergen Einfluß vor. Eine Beteiligung am Entzündungsprozeß des Gelenks wie auch der Verarbeitung des chronischen Schmerzes ist anzunehmen. Der Arthritis-Schmerz löst eine Produktion der mRNA von Propiomelanocortin aus. Im Hypothalamus kommt es zu einem paradoxen Abfall der mRNA für den „Corticotropin releasing factor“ und die Dorsalganglien produzieren vermehrt Neuropeptide wie Substanz P [14].

Neuropeptide bei anderen Dermatosen

Bei anderen Dermatosen ist der Einfluß von Neuropeptiden weniger gut untersucht. Deutliche Hinweise auf eine Beteiligung dieser Stoffgruppe existieren bei der Rosacea, die frühzeitig mit einer gestörten zentrofacialen Vasomotorik einhergeht. Es wurden bei diesen Patienten erhöhte Blutspiegel von Substanz P gemessen und eine dichtere Innervation der erkrankten Haut mit Substanz-P-haltigen Nervenfasern festgestellt. Wir konnten eine vermehrte Expression des VIP-Rezeptors am Endothel sowie das gehäufte Auftreten großer rezeptor-tragender perivasculärer Zellen bei der Maximalvariante der Rosacea- dem Rhinophym – beobachten [15].

Wundheilungsvorgänge laufen unter neuronaler Kontrolle. Gestörte Innervation birgt ein erhöhtes Risiko von Wundheilungsstörungen. Bekannte Beispiele hierfür sind der sog. diabetische Fuß, die sympathische Reflexdystrophie oder die Akroosteopathia ulceromutilans [11,13]. Neben der lokalen Durchblutungskontrolle spielen auch Fragen der direkten Stimulation von Wundzellen durch Neuropeptide eine Rolle. VIP vermag unter modifizierten Kulturbedingungen einen Migrationsschub auszulösen [14]. Dieser Aspekt ist ganz besonders für die Reepithelialisierung von Bedeutung.

Ausblick

Offen bleibt derzeit noch die therapeutische Dimension der vorgestellten Befunde. Capsaicin, ein Depletor peripherer Neuropeptide, ist antipsoriatisch und antipruriginös wirksam. Seine therapeutische Breite ist jedoch gering. Nach kurzer Zeit stellt sich außerdem eine Tachyphylaxie ein. Hilfreich ist die Substanz bei der Behandlung der Notalgia paraesthetica sowie der akralen Dysaesthesie. Bei Kälteurtikaria und diabetischer Neuropathie ist ein Einsatz des Capsaicins versucht worden. Versagt hat die Substanz beim Pruritus sine materiae [8,13].

Können Neuropeptide als Medikamente Verwendung finden? Ein gewisse Problematik des Einsatzes von Neuropeptiden stellt ihre kurze Halbwertszeit dar. Es ist daher anzunehmen, daß sich Peptidanaloga oder Peptidbruchstücke eher für einen therapeutischen Einsatz eignen. Erste Erfahrungen liegen bei entzündlichen Dermatosen (Psoriasis), HIV-Infektion und Wundheilungsstörungen vor. Peptid T – ein Strukturanalogon von VIP – und Somatostatin sind bei systemischer Gabe antipsoriatisch wirksam. Nach experimenteller Wundsetzung führt Substanz P zu einer beschleunigten Heilung [1]. CGRP ist ein aussichtsreicher Kandidat für die Therapie des Raynaud-Syndroms [8].

Literatur

1. Ansel JC, Kaynard AH, Armstrong CA, Olerud J, Bunnett N, Payan D (1996) Skin-nervous system interactions. J Invest Dermatol 106:198–204
2. Bhardwaj RS, Luger TA (1994) Propiomelanocortin production by epidermal cells: evidence for an immune neuroendocrine network in the epidermis. Arch Dermatol Res 287:85–90
3. Blalock JE (1994) The synthax of immune-neuroendocrine communication. Immunol Today 15:504–511
4. Bolognia J, Murray M, Pawelek J (1989) UVB-induced melanogenesis may be mediated through the MSH-receptor system. J Invest Dermatol 92:651–656
5. Buhk H, Muthny FA (1997) Psychophysiologische und psychoneuroimmunologische Ergebnisse zur Neurodermitis. Hautarzt 48:5–11
6. Farber EM, Nickoloff BJ, Recht B, Fraki JE (1986) Streß, symmetry and psoriasis: Possible role of neuropeptides. J Am Acad Dermatol 14:305–311
7. Geppetti P (1993) Sensory neuropeptide release by bradykinin: mechanisms and pathophysiological implications. Reg Peptides 47:1–23
8. Lotti T, Hautmann G, Panconesi E (1995) Neuropeptides and the skin. J Am Acad Dermatol 33:482–496
9. Pincelli C, Fantini F, Giannetti A (1993) Neuropeptides and skin inflammtion. Dermatology 187:153–158
10. Rupprecht M, Berg P, Koch HU, Hornstein OP (1995) Twenty-four hour melanotonin concentrations in patients with active atopic eczema and after recovery. Eur J Dermatol 5:80–83
11. Schwartz JP, Taniwaki T, Messing A, Brenner M (1996) Somatostatin as a trophic factor. Ann NY Acad Sci 780:29–35
12. Tschemacher H, Koch G, Scheffler H, Hildebrand A, Brantl V (1990) Opioid peptides – immunological significance? Ann NY Acad Sci 594:66–77
13. Wallengren J, Ekman R, Sundler F (1987) Occurence and distribution of neuropeptides in the human skin. Acta Derm Venereol (Stockh) 67:185–192
14. Wollina U (1996) Bedeutung von Neuropeptiden für die Osteoarthropathia psoriatica. In: Wollina U, Hein G, Knopf B (eds) Psoriasis und Gelenkerkrankungen – Pathogenese, Klinik, Diagnostik, Therapie. G Fischer, Jena Stuttgart, S 101–112
15. Wollina U (1996) Rhinophyma – unusual expression of simple-type keratins and S100A in sebocytes and abundance of VIP receptor positive dermal cells. Histol Histopathol 11:111–115

Immungenetische Aspekte der IgE-Regulation

J. Kleine-Tebbe

Einleitung und Problemstellung

Seit langem ist bekannt, daß die als *Atopie* bezeichnete Disposition für ein erhöhtes Gesamt-IgE (∑IgE) im Serum bzw. allergenspezifisches IgE (sIgE) gegen Inhalationsallergene (*atopische* Allergene) genetisch determiniert ist. Dabei wird zwischen der MHC-restringierten sIgE-Produktion und einer globalen, MHC-unabhängigen Synthese des ∑IgE unterschieden. Bei der Aufklärung der genetischen Grundlagen sind verschiedene Probleme zu berücksichtigen: Einige atopische Individuen mit prädisponierenden Allelen erkranken trotz ihres genetischen Risikos nicht (*unvollständige Penetranz*), während andere Personen, obwohl ohne ein prädisponierendes Allel, eine atopische Disposition oder allergische Erkrankung durch Umwelt- oder andere Einflüsse entwickeln (*Phänokopie*). Generell ist die Identifizierung ursächlicher Gene durch die Tatsache erschwert, daß prädisponierende Allele in gesunden Probanden vorkommen können und umgekehrt in betroffenen Individuen nicht immer anwesend sind. Ein definierter Genotyp beeinflußt offenbar die Wahrscheinlichkeit zur Atopieentwicklung, wird aber niemals vollständig den endgültigen Phänotyp (z.B. die allergische Erkrankung) bestimmen. Erschwerend bei der Identifizierung verantwortlicher Gene ist eine *genetische Heterogenität*, die die Zuordnung bestimmter chromosomaler Regionen zu einem Phänotyp (z.B. der Atopiebereitschaft) in einigen Familien zuläßt, aber nicht in anderen. Bei der Vererbung der Atopiedisposition ist eine *polygene Kontrolle* anzunehmen, womit der simultane Einfluß von zahlreichen Genen für die vollständige Ausprägung des Phänotyps bezeichnet wird. Im Falle polygener Vererbung ist bei der Suche nach verantwortlichen Genen die Häufigkeit, mit der ein Atopie-disponierendes Allel in der Bevölkerung vorhanden ist, zu berücksichtigen und daß ein einzelner Genlocus für die Expression eines atopischen oder allergischen Phänotyps nicht hinreichend sein muß. Hinzu kommt, daß für die Atopie nicht nur *ein* Phänotyp definiert werden kann, sondern häufig heterogene phänotypische Merkmale mit individuell unterschiedlicher Verteilung und Ausprägung vorliegen. Daneben spielen nicht-genetische Faktoren, die Interaktion des kindlichen und mütterlichen Immunsystems während der Schwangerschaft, die individuelle Reifung des Immunsystems, das Alter, das Geschlecht, die Rasse, zahlreiche Umwelteinflüsse und vor allem die Allergenexposition im späteren Leben, eine wichtige Rolle für die Ausprägung der klinischen Manifestation IgE-vermittelter, allergischer Sensibilisierungen. Wahrscheinlich liegt eine genetische Heterogenität zugrunde, die auf der Interaktion verschiedener Major- und Minorgene beruht. Neben der Vermutung eines dominanten, kodominanten oder rezessiven Gens für die basale IgE-Produktion wird heute das Modell einer polygenen Kontrolle favorisiert.

Im Gegensatz zum Screening des gesamten Genoms auf verantwortliche Gene mit dem Ziel der positionellen Klonierung bleibt bei der Identifizierung von sogenannten Kandidatengenen (Abbildung) die Suche auf Genabschnitte beschränkt, die Moleküle mit potentieller oder nachgewiesener Funktion für den vorliegenden Phänotyp kodieren. Dabei ist häufig die Analyse *polymorpher Marker* (repetitiv gereihte Di-, Tri- oder Tetranukleotide), die seit einigen Jahren in zunehmender Anzahl im gesamten humanen Genom identifiziert worden sind und die Lokalisation verdächtiger Chromosomenabschnitte und Gene erleichtern, in Verbindung mit verschiedenen Methoden zur Aufklärung komplexer Vererbungsmuster angewandt worden[1]:

Bei der *Kopplungs-Analyse* wird ein Vererbungsmodell entworfen und mit Hilfe von phänotypisierten Familien überprüft. Im Gegensatz zu einfachen Mendelschen Vererbungsmustern ist bei polygener Vererbung die Aussagekraft dieser Methode eingeschränkt. Untersuchungen, die auf der Identifizierung gemeinsam verwendeter Allele beruhen (*Allel-Sharing-Methoden*), beschränken sich auf die Analyse von betroffenen Individuen, z.B. Geschwisterpaare. Dabei wird weniger von einem hypothetischen Modell ausgegangen, als vielmehr die beobachtete Häufigkeit einer genetischen Assoziation mit der unter Mendelschen Regeln zu erwartenden *zufälligen* Häufigkeit verglichen (z.B. in [2]). Bei *Assoziationsstudien* spielt die familiäre Disposition keine Rolle, da Gruppen von betroffenen und nicht-betroffenen Individuen auf das Vorliegen eines bestimmten Gens oder einer Variante überprüft werden (z.B. in [3]). Im *Transmissionsdisäquilibriumtest* werden ein verdächtiges und ein nicht-assoziiertes Allel und ihr Vorkommen bei betroffenen Nachkommen verglichen; diese Methode kann allerdings nicht im primär untersuchten Kollektiv, sondern nur in einer bestätigenden Untersuchung mit einer anderen Gruppe von Individuen verwendet werden (z.B. in [4, 5]).

Der Zytokin-Genkluster auf Chromosom 5q: Immungenetische Determinanten der IgE-Regulation

Untersuchungen mit 170 Personen aus 11 Familien einer homogenen Population im nordamerikanischen Pennsylvania (Amish-Volksgruppe) hatten gezeigt, daß erhöhte ∑IgE-Spiegel in diesem Kollektiv mit polymorphen Markern innerhalb der Region 5q31.1 des Chromosoms 5 assoziiert sind [2]. Zwischen den sIgE-Werten und diesen Markern bestand allerdings keine Verknüpfung. Bei einer Analyse unter Berücksichtigung des ∑IgE von 128 Individuen mit *negativen* sIgE-Spiegeln konnte die Assoziation mit dem Chromosomenabschnitt 5q31.1 und insbesondere für das Interleukin-4-Gen bestätigt werden. Auf dem Abschnitt 5q31–33 befinden sich verschiedene Gene, welche die immunmodulatorischen Zytokine Interleukin (IL)-4, IL-13, IL-5, IL-3, GM-CSF und IL-9 kodieren. IL-4 und IL-13 gelten neben der kontaktabhängigen Interaktion des B-Zellantigens CD40 mit seinem T-Zell-Liganden als obligatorische Signale für die Umschaltung von Immunglobulin-produzierenden B-Lymphozyten zur IgE-Synthese (Abb. 1). Sie sind daher potentielle Kandidaten bei der Identifizierung von Genloci mit möglichem Einfluß auf die IgE-Regulation, sodaß den Resultaten mit Markern in der Nähe des IL-4-Gens große Bedeutung beigemessen worden ist, zumal ähnliche Ergebnisse in einer anderen Population demonstriert werden konnten [6].

Erhöhtes Gesamt-IgE und Asthmaprädisposition durch Kandidatengene auf Chromosom 12q

Das 12. Chromosom scheint ebenfalls über potentielle Kandidatengene für die Vererbung hoher ∑IgE-Spiegel und die Entwicklung eines allergischen Asthmas zu verfügen [4]. Der Abschnitt 12q15–q24.1 enthält die Gene von Interferon-γ (IFNγ): bekannt als negativer Regulator der IL-4- und IgE-Produktion, Stammzellfaktor (SCF): notwendig für die Proliferation von hämatopoetischen Stamm- und Mastzellen, Insulinähnlicher Wachstumsfakor-1 (IGF1): beteiligt an der T- und B-Zelldifferenzierung und die β-Untereinheit des

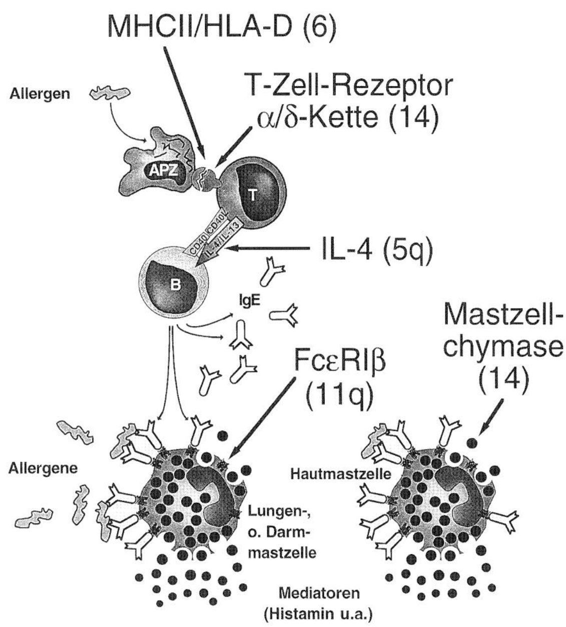

Abb. 1. Genkandidaten für die Entwicklung von Atopie und IgE-vermittelter Allergie. Die IgE-vermittelte Immunantwort beruht auf einer Interaktion von verschiedenen Zellen des Immunsystems und ihren Molekülen mit Umweltallergenen. Antigenpräsentierende Zellen (*APZ*) präsentieren nach Allergenaufnahme fragmentierte Peptide spezifischen T-Lymphozyten (*T*), die dadurch aktiviert werden und mit Hilfe eines kontaktabhängigen Signals (*CD40-CD40Ligand*) und der Freisetzung essentieller Zytokine (*IL-4, IL-13*) B-Lymphozyten (B) zur Produktion von allergenspezifischen IgE veranlassen. Bei erneutem Allergenkontakt werden durch Kreuzvernetzung der auf Mastzellen gebundenen IgE-Antikörper präfomierte und neugebildete Entzündungsmediatoren freigesetzt. Die dargestellte allergische Immunantwort wird wahrscheinlich durch Gene unterschiedlicher Bedeutung reguliert (Kandidatengene mit Pfeil, Chromosom in Klammern): Assoziationen sind zwischen der allergenspezifischen IgE-Antwort auf gereinigte Allergene und bestimmten Allelen der HLA-Moleküle [11] bzw. Regionen der α/δ-Kette des T-Zell-Rezeptors [12] beschrieben worden. Genetische Marker in der Nähe des IL-4-Gens bei hohem Gesamt-IgE sprechen für eine Rolle eines oder mehrerer Gene in dem Zytokingencluster der chromosomalen Region 5q für die IgE-Regulation [2, 6]. Eine Variante der β-Kette des hochaffinenen IgE-Rezeptors (Fc$_{\varepsilon}$RIβ), kodiert auf Chromosom 11q, soll nicht nur für die Entwicklung einer erhöhten Atopiebereitschaft [7, 8], sondern auch für das Risiko, Asthma bronchiale zu entwickeln [9], maßgeblich sein. Eine Variante der Mastzell-Chymase, die vorwiegend von Hautmastzellen freigesetzt wird, war mit der Diagnose eines atopischen Ekzems assoziiert, aber nicht mit anderen allergischen Erkrankungen verknüpft [3]. Mittlerweile sind weitere chromosomale Regionen mit möglicher Relevanz für die IgE-Regulation und die Allergiebereitschaft beschrieben worden [4, 9]; die Lokalisation bzw. Funktion der verantwortlichen Gene ist noch nicht geklärt.

nukleären Faktor-Y (NFYβ) – identifiziert als Transkriptionsaktivator für die Expression von IL-4 und HLA-D-Molekülen. Zur Identifizierung relevanter Gene wurden Marker und ihre Verteilung im Bereich 12q15–q24.1 bei der Diagnose Asthma und bzw. erhöhten ∑IgE-Konzentrationen überprüft. Geschwisterpaaranalysen mithilfe von 10 Markern bei 345 Vollgeschwister- und 219 Halbgeschwisterpaaren aus 29 gemischten afro-karibischen Familien zeigten tatsächlich eine Verknüpfung der chromosomalen Region mit den definierten Phänotypen. Bestimmte Allele innerhalb dieser Region waren im Transmissionsdisäquilibriumtest (TDT) signifikant mit den Phänotypen Asthma und erhöhtem $\sum$IgE assoziiert. Bei einer Untersuchung mit 473 weiteren Geschwisterpaaren und deren Familienmitglieder aus der kaukasischen Amishpopulation ergab mit 6 der bereits verwendeten und 11 weiteren Markern ebenfalls eine Verknüpfung zwischen den $\sum$IgE-Werten und der Region 12q, wobei als Methoden die Geschwisterpaaranalyse und der TDT angewandt worden waren. Die Autoren nehmen daher an, daß die untersuchte Region ein oder mehrere Gene enthält, die für die Vererbung von allergischem Asthma und den möglicherweise assoziierten hohen $\sum$IgE-Werten verantwortlich sind. Da die Ergebnisse bei komplexen Phänotypen wie dem Asthma bronchiale häufig nicht schlüssig genug sind, um Kopplungen mit einzelnen Genloci zu beweisen, haben die Autoren unabhängige Tests zur Absicherung einer genetischen Assoziation und zwei unterschiedliche Populationen, die afro-karibischen Einwohner der Insel Barbados und die kaukasische Amishvolksgruppe in Pensylvennia, in ihre Untersuchung mit einbezogen. Vorläufige Ergebnisse mit Hilfe des TDT bei deutschen Kindern und ihren Eltern zeigten ebenfalls Assoziationen zwischen hohem $\sum$IgE und polymorphen Markern auf Chromosom 12q15–q24.1 in der Nähe des B-Zell-Translokationsgens 1 (BTG1), das die Zellproliferation herunterreguliert [5]. Allerdings sollten weitere Marker aus dieser Region in anderen Populationen untersucht werden, um die Gültigkeit und die Relevanz der genetischen Befunde zu bestätigen, die wahrscheinliche Lokalisation näher einzuengen und schließlich die verantwortlichen Gene und ihre Funktion zu identifizieren.

Atopische Allergiebereitschaft durch Mutation des IgE-Rezeptors?

Zahlreiche Kontroversen lösten Resultate aus, die eine Assoziation zwischen der Variante des Gens für die β-Kette des hochaffinen IgE-Rezeptors ($Fc_{\varepsilon}RI\beta$) auf Chromosom 11 und einer IgE-vermittelten Immunantwort demonstrierten [7, 8]. Die durch eine Aminosäure abweichende Sequenzvariante könnte eine echte Mutation mit direktem Einfluß auf den Atopiestatus oder eine Abweichung in Verbindung mit einer anderen Variante eines regulatorisch wichtigen Teils des $Fc_{\varepsilon}RI\beta$ bzw. eines Gens in seiner Nähe darstellen. Beteiligt an der Signaltransduktion in Mastzellen, wäre durch die genetische Variante eine veränderte Rezeptor-Ligandenkopplung oder eine direkte Modifikation des Aktivierungssignals denkbar. Die Ergebnisse konnten teilweise bestätigt werden [9], waren allerdings in anderen Studien nicht reproduzierbar; eine Assoziation zwischen dem $Fc_{\varepsilon}RI\beta$-Locus und der bronchialen Hyperreaktivität, unabhängig vom Atopiestatus [10], wirft weitere Fragen zur Gültigkeit der vorgestellten Resultate auf.

HLA-Allele und die spezifische Immunantwort auf definierte Allergene

Unter der Vorstellung, daß die antigenspezifische IgE-Synthese von bestimmten Immunantwortgenen abhängig ist, sind in der Vergangenheit zahlreiche HLA-Allele im Chromosomenabschnitt 6p21.3 demonstriert worden, die mit einer IgE-Antwort auf definierte Allergene assoziiert sind. Aufgrund ihrer geringen Konzentration in unserer Umwelt, der überschaubaren Anzahl ihrer Epitope und der daraus resultierenden schwächeren Immunantwort, dienten zunächst kleine bis mittelgroße Minorallergene mit einem Molekulargewicht von 5–12 kDa als Modellmoleküle. Dabei ergaben sich bei kaukasischen Probanden signifikante Assoziationen von bestimmten HLA-Subtypen und einer spezifischen Antikörperproduktion auf hochgereinigte Inhalationsallergene: HLA-DR3/Dw3 mit *Lol p* I, II und III (Lolchgras), HLA-DR2/Dw2 mit *Amb a* V, *t* V, *p* V (Ragweed), [11]. In einigen Fällen lassen sich auch für *Majorallergene* (biologische Spezies in Klammern) mit ubiquitärem Vorkommen, hohem Molekulargewicht und zahlreichen Epitopen ähnliche Zusammenhänge zeigen: *Fel d* I (Katze) mit HLA-DR5, *Bet v* I (Birke) mit HLA-DR3 und *Alt a* I (niederer Pilz Alternaria alternata) mit HLA-DRB1*0400/*1400. Bestimmten HLA-Allelen begünstigen offenbar die spezifische Immunantwort gegenüber definierten Allergenepitopen, sind aber allein nicht ausschlaggebend für die Entwicklung einer atopischen Diathese.

Spezifische Sensibilisierungen durch Vererbung definierter T-Zell-Rezeptoranteile

Die Möglichkeit einer genetischen Assoziation zwischen den kodierenden Genen der α/δ- oder β-Kette des T-Zell-Rezeptors und spezifischen Sensibilisierungen gegen gereinigte Majorkomponenten der wichtigsten Inhalationsallergene wurde in einer Studie mit kaukasischen Populationen aus England und Australien untersucht [12]. Spezifische IgE-Spiegel gegen folgende *Majorallergene* (biologische Spezies in Klammern) dienten der Phänotypisierung: *Der p* I und II (Hausstaubmilbe), *Fel d* I (Katze), *Phl p* V (Lieschgras), *Alt a* I (niederer Pilz Alternaria alternata) und

Can f I (Hund). Außerdem wurde das IgE gegen einen Hausstaubmilben- und Lieschgrasgesamtextrakt getestet und das $\sum$IgE bestimmt. Insgesamt wurden über 400 britische und australische Personen mit 312 Geschwisterpaaren mit Mikrosatellitenmarkern in enger Umgebung der kodierenden Regionen für den T-Zell-Rezeptor (α und δ-Kettengene auf Chromosom 14, β-Kettengen auf Chromosom 7) untersucht. Die durch PCR verstärkten Allele wurden mit Hilfe von Geschwisterpaaranalysen mit den allergenspezifischen IgE-Spiegeln in Beziehung gesetzt. Bei der Analyse wurde keine Assoziation des Mikrosatelliten in Umgebung des T-Zell-Rezeptor-β-Gens mit den sIgE-Spiegeln der beiden Gruppen gefunden. Dagegen wurden in der englischen Population Assoziationen der Allele des T-Zell-Rezeptor-α-Ketten-Mikrosatelliten mit einer Sensibilisierung gegen Hausstaubmilbenallergene gezeigt, und in Australien mit einer Sensibilisierung gegen Graspollen bzw. einem erhöhten $\sum$IgE. Auch bei der Untersuchung der Majoallergene *Der p* I, *Der p* II und *Fel d* I waren Assoziationen mit gemeinsamen Allelen der T-Zell-Rezeptor-α-Kettenmikrosatelliten in der britischen Population vorhanden. Dabei waren die Signifikanzniveaus offenbar höher als bei Betrachtung der IgE-Antwort auf die Gesamtallergenextrakte. Das Muster der gemeinsamen Allele bei *Der p* I- und *Fel d* I-Sensibilisierung könnte nach Ansicht der Autoren einem rezessiven Vererbungstyp entsprechen. Da die untersuchte Region die α/δ-Kette des T-Zell-Rezeptors kodiert, und die entsprechenden Allele eher mit den sIgE-Spiegeln gegen Majoallergene als mit dem $\sum$IgE assoziiert waren, wird durch diese Region wahrscheinlich in erster Linie die allergenspezifische IgE-Antwort beeinflußt. Allerdings wurden keine spezifischen Mikrosatellitenallele gefunden, die mit einer bestimmten, allergenspezifischen Sensibilisierung verknüpft waren, so daß wahrscheinlich die Lokalisation der Mikrosatelliten sich nicht in der Nähe der IgE-modulierenden Elemente befindet.

Identifizierung von Atopie- und Asthmagenen durch Screening des gesamten Genoms: Suche nach der Nadel im Heuhaufen

In einem Screening des gesamten humanen Genoms (Genom-weites Scan) wurde nach Assoziationen zwischen definierten Genmarkern und dem Phänotyp eines allergischen Asthma bronchiale gefahndet [9]. Zu diesem Zweck wurden insgesamt 364 Personen aus 80 Kernfamilien untersucht und ihr Phänotyp unter Verwendung heterogener Kriterien charakterisiert. Die genetischen Assoziationen wurden zu folgenden quantitativen Parametern hergestellt: Gesamtserum-IgE, Hauttestindex auf Graspollen und Hausstaubmilben, Eosinophilenzahlen im peripheren Blut und die Steigung der Metacholin-Dosiswirkungskurve bei Bestimmung der bronchialen Hyperreaktivität. Mit dem Argument der vielfältigen Phänotypen bei atopischer Disposition, wurden Hauttestindex, sIgE-Index und $\sum$IgE zur Definition des Atopiestatus kombiniert. Dadurch ergibt sich eine relativ breite Atopiedefinition, deren Anwendung für genetische Studien von anderen Untersuchern kritisiert worden ist. Insgesamt wurden 6 Regionen auf Chromosom 4, 6, 7, 11, 13 und 16 mit einer potentiellen Verknüpfung von autosomalen Markern bei Anwendung eines oder mehrerer Phänotypen beschrieben. Daraufhin wurden weitere genetische Marker auf den 6 Chromosomen in die Untersuchung einbezogen. Chromosom 11 und 16 zeigten eine potentielle Verknüpfung mit den $\sum$IgE-Spiegeln. Ein bereits beschriebener Marker auf Chromosom 11, lokalisiert im Gen der β-Kette des Hochaffinitätsrezeptors für IgE, zeigte eine Verknüpfung mit dem Hauttestindex. Die Regionen auf Chromosom 4 und 7 zeigten eine Verbindung zum Maß der bronchialen Hyperreaktivität, während die Region auf Chromosom 6 (nahe dem Gen des Majorhistokompatibilitätskomplex Klasse I-Moleküls, MHCI) mit der Höhe der eosinophilen Leukozyten assoziiert war. Bei Anwendung der breiten Atopiedefinition zeigten Marker auf Chromosom 13 signifikante Ergebnisse. In einer 2. Population wurden die beschriebenen Assoziationen teilweise bestätigt. Außerdem waren überwiegend die mütterlichen Allele an der genetischen Verknüpfung beteiligt, die allerdings eher einer immunologischen Interaktion zwischen Mutter und Kind als einem genetischen Effekt entsprechen. Zukünftige Studien werden die beschriebenen Regionen näher charakterisieren und einengen müssen, bevor die endgültige Indentifizierung der beteiligten Gene durch positionelles Klonieren möglich ist. Darüber hinaus existieren möglicherweise weitere Chromosomen und Genorte, die an der Vererbung atopischer Merkmale beteiligt sind.

Abweichende Mastzellenzyme, kodiert auf Chromosom 14q, bei der atopischen Dermatitis

Die einzige Studie, in der eine Assoziation zwischen einem genetischen Polymorphismus und dem Vorliegen eines atopischen Ekzems, aber nicht einer allergischen Rhinitis oder einem allergischen Asthma beschrieben werden konnte, bezieht sich auf einen Gencluster des Chromosoms 14q11.2, das verschiedene zelluläre Proteasen kodiert. Insgesamt wurden je 100 Patienten mit atopischem Ekzem, allergischer Rhinitis und allergischem Asthma, nicht-allergischem Asthma und nicht-allergische Kontrollpersonen ohne Erkrankung der Haut oder Atemwege rekrutiert. Zur Unter-

Tabelle 1. Lokalisation von potentiellen Chromosomenregionen und ihren Kandidatengenen mit Einfluß auf die Entwicklung einer gesteigerten, IgE-vermittelten Immunantwort. *?* Kandidatengen nicht bekannt, *ΣIgE* Gesamt-IgE, *sIgE* spezifisches IgE

Chromosomen-- Region	Kandidatengen	kodiertes Protein	phänotypisches Merkmal	Lit.
4	?	?	bronchiale Hyperreaktivität	[9]
5q31.1—q33	*IL4*	Interleukin 4	ΣIgE	[2, 6]
	IL4-Promoter		Atopie[a], Asthma	[13, 14]
	ADRB2	β_2-Rezeptor	Asthma	[15, 16]
7	?	?	bronchiale Hyperreaktivität	[9]
11q13	*FCER1B*	β-Kette des IgE-Rezeptors ($Fc_\varepsilon RI\beta$)	Atopie[a]	[7–9]
			Asthma	[9–10]
12q15—q24.1	*IFNG?*	Interferon-γ (INFγ)	Atopie[a], Asthma	[4, 5]
	IGF1	Insulin-ähnlicher Wachstumsfaktor (IGF1)		
	SCF	Stammzellfaktor (SCF)		
	NFYB	Nukleärer Faktor Yβ (NF-Yβ)		
14q11.2	*TCRA/D*	T-Zell-Rezeptor (TCR-α/δ)	sIgE	[9]
	MCC	Mastzell-Chymase	atopisches Ekzem	[3]
16	?	?	ΣIgE	[9]

[a] Definition: ΣIgE und/oder sIgE auf Inhalationsallergene erhöht

suchung genetischer Varianten der Mastzellchymase (MCC), einer Serinprotease, die vorwiegend von Hautmastzellen sezerniert wird, wurde ein Assay angewandt, der auf der Spezifität verschiedener Restriktionsenzyme beruht. Schließlich wurde eine signifikant abweichende Verteilung von 3 MCC-Genotypen zwischen den Kontrollprobanden und den Patienten mit atopischen Ekzem gefunden; aber nicht bei den Patienten mit allergischem Asthma, Rhinitis oder nicht-allergischem Asthma. Die Odds Ratio betrug allerdings nur 2,17, und die analysierten Allele waren nicht mit dem Phänotyp einer breiteren Atopiedefinition verknüpft. Die Befunde weisen darauf hin, daß genetische Varianten der MCC möglicherweise ein Risiko für die Entwicklung eines atopischen Ekzems darstellen können; die Ergebnisse sollten allerdings mit weiteren Ekzempatienten aus anderen Populationen wiederholt werden.

Zukünftige Aufgaben bestehen darin, die dargestellten chromosomalen Regionen einzuengen und die verantwortlichen Gene zu identifizieren. An den z.T. widersprüchlichen Ergebnissen der konkurrierenden Arbeitsgruppen läßt sich ablesen, daß es großer Anstrengungen bedarf, um die bereits demonstrierten Assoziationen zwischen definierten Genloci (Tabelle 1) und dem Phänotyp einer pathologisch veränderten, IgE-vermittelten Immunantwort (Abb.) abzusichern. Zu diesem Zweck sind bestätigende Studien mit zahlreichen, phänotypisch klar definierten Probanden aus atopischen Familien unter Einbeziehung unterschiedlicher Populationen erforderlich, bevor der Einfluß bestimmter Gene auf die humane IgE-Regulation endgültig nachgewiesen werden kann.

Zusammenfassung

An der Entstehung von IgE-vermittelten, atopischen Erkrankungen sind genetische Ursachen und Umwelteinflüsse maßgeblich beteiligt. Die familiäre Prädisposition unterliegt wahrscheinlich einer polygenen Kontrolle durch mehrere Major- und Minorgene. Mit Hilfe polymorpher genetischer Marker konnten in den letzten Jahre verschiedene chromosomale Regionen und potentielle Gene identifiziert werden (im IL-4 Genkluster auf Chromosom 5q, verschiedene HLA-Allele, die β-Kette des hochaffinen IgE-Rezeptors auf 11q, die T-Zell-Rezeptorketten α bzw. δ und die Mastzellchymase auf 14q u. a., s. Tabelle 1). Allerdings wird durch die heterogenen allergischen Phänotypen und zahlreiche Einflußgrößen die endgültige Identifizierung erheblich erschwert. Bevor definitive Aussagen zum Einfluß spezifischer Gene auf die IgE-Regulation und die Entwicklung allergischer Erkrankungen getroffen werden können, sind bestätigende Studien mit ausgedehnten Kollektiven aus unterschiedlichen Populationen erforderlich.

Literatur

1. Lander ES, Schork NJ (1994) Genetic dissection of complex traits. Science 265:2037-48.
2. Marsh DG, Neely JD, Breazeale DR, Ghosh B, Freidhoff LR, Ehrlich-Kautzky E, Schou C, Krishnaswamy G, Beaty TH (1994) Linkage analysis of IL4 and other chromosome 5q31.1 markers and total serum immunoglobulin E concentrations. Science 264:1152-6.
3. Mao XQ, Shirakawa T, Yoshikawa T, Yoshikawa K, Kawai M, Sasaki S, Enomoto T, Hashimoto T, Furuyama J, Hopkin JM, Morimoto K (1996) Association between genetic variants of mast-cell chymase and eczema. Lancet 348:581-3.

4. Barnes KC, Neely JD, Duffy DL, Freidhoff LR, Breazeale DR, Schou C, Naidu RP, Levett PN, Renault B, Kucherlapati R, Iozzino S, Ehrlich E, Beaty TH, Marsh DG (1996) Linkage of asthma and total serum IgE concentration to markers on chromosome 12q: Evidence from afro-caribbean and caucasian populations. Genomics 37:41-50.
5. Nickel R, Wahn U, Barnes K, Beyer K, Forster J, Bergmann R, Zepp F, Wahn V, Hizawa N, Maestri N, Marsh D (1997) Evidence for linkage of chromosome 12q15-q24.1 markers and high total serum IgE concentrations in children of the German Multicenter Allergy Study (MAS´90). J Allergy Clin Immunol 99:S476 (Abstract 1934).
6. Meyers DA, Postma DS, Panhuysen CIM, Xu J, Amelung PJ, Levitt RC, Bleeker ER (1994) Evidence for a locus regulating total serum IgE levels mapping to chromosome 5. Genomics 23:464-70.
7. Sandford AJ, Shirakawa T, Moffatt MF, Daniels SE, Ra C, Faux JA, Young RP, Nakamura Y, Lathrop GM, Cookson WOCM, Hopkin JM (1993) Localisation of atopy and β subunit of high-affinity IgE receptor ($Fc_{\varepsilon}RI$) on chromosome 11q. Lancet 341:332-4.
8. Shirakawa T, Li A, Dubowitz M, Dekker JW, Shaw AE, Faux JA, Ra C, Cookson WOCM, Hopkin JM (1994) Association between atopy and variant of the β subunit of the high-affinity immunoglobulin E receptor. Nature Genetics 7:125-30.
9. Daniels SE, Bhattacharrya S, James A, Leaves NI, Young A, Hill MR, Faux JA, Ryan GF, le Souef PN, Lathrop GM, Musk AW, Cookson WOCM (1996) A genome-wide search for quantitative trait loci underlying asthma. Nature 383:247-50.
10. van Herwenden L, Harrap SB, Wong ZYH, Abramson MJ, Kutin JJ, Forbes AB, Raven J, Lanigan A, Walters EH (1995) Linkage of high-affinity IgE receptor gene with bronchial hyperreactivity, even in absence of atopy. Lancet 346:1262-5.
11. Huang S-K, Marsh DG (1993) Genetics of allergy. Ann Allergy 70:347-59.
12. Moffat MP, Hill MR, Cornélis F, Schou C, Faux JA, Young RP, James AL, Ryan G, le Souef P, Musk AW, Hoopkin JM, Cookson WOCM (1994) Genetic linkage of T-cell receptor α/δ complex to specific IgE responses. Lancet 343:1597-600.
13. Rosenwasser LJ, Klemm DJ, Dresback JK, Inamura JJ, Mascali JJ, Klinnert M, Borish L (1995) Promoter polymorphisms in the chromosome 5 gene cluster in asthma and atopy. Clin Exp Allergy 25 (Suppl. 2):74-8.
14. Song Z, Casolaro V, Chen R, Georas SN, Monos D, Ono SJ (1996) Polymorphic nucleotides within the human IL-4 promoter that mediate overexpression of the gene. J Immunol 156:424-9.
15. Ohe M, Munakata M, Hizawa N, Itoh A, Doi L, Yamaguchi E, Homma Y, Kawakumi Y (1995) Beta2-adrenergic receptor gene polymorphism and bronchial asthma. Thorax 50:358-9.
16. Postma DS, Bleeker ER, Amelung PJ, Holroyd KJ, Xu J, Panhuysen CIM, Meyers DA, Levitt RC (1995) Genetic susceptibility to asthma–Bronchial hyperresponsiveness coinherited with a major gene for atopy. N Engl J Med 333:894-900.

IgE-Rezeptor-positive dendritische Zellen beim atopischen Ekzem

A. Wollenberg, T. Bieber

Einleitung

Die Pathogenese des atopischen Ekzems (AE) ist auch heute noch größtenteils unbekannt. Anlagebedingte Faktoren scheinen ebenso wie Umwelteinflüsse eine Rolle in der Entstehung der mit quälendem Juckreiz einhergehenden Hautveränderungen zu spielen. Bekannt hingegen ist, daß es beim AE zu einer auf prinzipiell ungefährliche Antigene hin fehlgeleiteten Immunantwort kommt. Aeroallergene wie Gräser- und Blütenpollen, Hausstaubmilbenallergene und Tierepithelien werden ebenso wie die Nahrungsmittelallergene Hühnereiweiß, Erdnuß oder Milcheiweiß als klinisch relevante Allergene identifiziert. Den epidermalen dendritischen Zellen wird dabei – aufgrund ihrer antigenpräsentierenden Eigenschaften – eine zentrale pathogenetische Rolle in der Präsentation dieser Allergene zugewiesen.

Familie der dendritischen Zellen

Die Familie der dendritischen Zellen ist, obwohl die Namensgebung auf eine morphologische Definition hindeutet, eine hauptsächlich funktionell definierte Gruppe von Zellen [8]. Dendritische Zellen können als dendritisch geformte, zur Eigenbewegung fähige Zellen definiert werden, die zur Antigenpräsentation im Rahmen sowohl einer primäreren als auch sekundären Immunantwort befähigt sind. Unter einer primären Immunantwort versteht man eine Immunantwort auf solche Antigene, mit denen ein Individuum bislang noch nicht in Kontakt gekommen ist. Bisher sind dendritische Zellen die einzigen Zellen, von denen bekannt ist, daß sie zu einer solchen primären Immunantwort fähig sind. Zu einer sekundären Immunantwort, d.h. einer solchen gegen bereits bekannte Antigene, sind hingegen zahlreiche Zellarten befähigt.

Dendritische Zellen sind in fast allen Organen des menschlichen Körpers nachweisbar und tragen teilweise in Abhängigkeit von ihrer Lokalisation eigene Namen. In der Dermis sind inbesondere perivaskulär die sogenannten *dermalen dendritischen Zellen* nachweisbar [7]. In normaler, d.h. nicht entzündlich veränderter menschlicher Epidermis ist nur ein einziger Typ dendritischer Zellen nachweisbar: Diese *Langerhans Zellen* (LC) können morphologisch über ihre dendritische Form, funktionell über ihre Antigen-präsentierenden Eigenschaften, ultrastrukturell über ihre nur im Elektronenmikroskop sichtbaren Tennisschläger-förmigen *Birbeck-Granula* und immunphänotypisch über die Expression ihrer Membranrezeptoren HLA-DR und CD1a identifiziert werden. Dem CD1a-Molekül wurde dabei zugeschrieben, innerhalb der Epidermis ein spezifischer Marker für LC zu sein ([4], Tabelle 1).

Tabelle 1. Gegenüberstellung von Phänotyp, Ultrastruktur und Funktion von epidermalen Langerhans-Zellen (LC) und inflammatorischen dendritischen epidermalne Zellen (IDEC)

	Langerhans-Zellen	Inflammatorische dendritische epidermale Zelle
CD1a	+++	+
CD1b	-	+
FcεRI	+	+ / +++
FcγRII/CD32	++	++/+++
FcεRII/CD23	- / (+)	- / ++
CD11b	-	++
CD11c	+	+++
CD36	- / +	++ / +++
LAG	++	-
Birbeck Granula	positiv	negativ
Funktion	Antigen-Präsentation	unklar

IgE-Rezeptoren auf Langerhans Zellen

Epidermale dendritische Zellen tragen beim AE IgE-Moleküle auf ihrer Zelloberfläche. Dies wurde im Jahre 1986 erstmals von Bruynzeel-Koomen et al. durch immunhistochemische Untersuchungen nachgewiesen [3]. In den folgenden Jahren konzentrierte sich die biomedizinische Forschung zunächst darauf, die für die IgE-Bindung ursächliche Struktur zu identifizieren.

Zunächst konnte 1989 – wiederum immunhistochemisch – nachgewiesen werden, daß der niedrigaffine IgE-Rezeptor FcεRII auf normalen Langerhans Zellen durch Zytokine induzierbar ist [2]. Einige Jahre später demonstrierten gleich mehrere Arbeitsgruppen unabhängig voneinander eine weitere IgE-bindende Struktur auf normalen Langerhans Zellen, den hochaffinen IgE-Rezeptor Fc$_\varepsilon$RI [1, 5, 9]. Im Jahre 1993 wurde mit Galectin-3 noch eine dritte IgE-bindende Struktur auf humanen Langerhans Zellen nachgewiesen [13].

Bei den zitierten Arbeiten wurde jedoch entweder nur eine semiquantitative Methode eingesetzt oder nur normale Haut untersucht. Über die Rezeptorregulation und Ultrastruktur der epidermalen Fc$_\varepsilon$RI-positiven Zellen bei entzündlichen Hauterkrankungen und insbesondere beim AE war nur wenig bekannt.

Epidermale dendritische Zellen: LC und IDEC

Mittels Durchflußzytometrie wurde 1994 eine quantitative Analyse der Oberflächenmoleküle epidermaler dendritischer Zellen aus läsionaler Haut möglich [10]. Hierbei ergaben sich Hinweise auf 2 unterschiedliche Subtypen epidermaler dendritischer Zellen bei AE. Während normale Haut nur einen Fc$_\varepsilon$RI-positiven Zelltyp, die Langerhans Zellen, enthält, konnten neuere Untersuchungen zeigen, daß sich beim AE 2 ultrastrukturell und immunophänotypisch verschiedene Fc$_\varepsilon$RI-positive Zelltypen aus läsionaler Epidermis isolieren lassen [11] (s. Abb. 1).

Die schwach Fc$_\varepsilon$RI-positiven LC sind bereits durchflußzytometrisch gut von einer zweiten, nur in entzündlicher Epidermis nachgewiesenen Zellpopulation abgrenzbar. Diese stark Fc$_\varepsilon$RI-positiven *Inflammatorischen Dendritischen Epidermalen Zellen (IDEC)* exprimieren zudem große Mengen der Adhäsionsmoleküle CD11b und CD11c. Über zytoplasmatische Anfärbung des Birbeck-Granula spezifischen LAG Proteins konnte eine eindeutige Zuordnung des CD1a^{+++}/Fc$_\varepsilon$RI^{+}/CD11b^{-}/LAG^{++} Phänotyps zu den Birbeck-Granula haltigen LC erfolgen. Der CD1a^{+}/Fc$_\varepsilon$RI^{+++}/CD11b^{++}/LAG^{-} Phänotyp war damit ebenfalls eindeutig den IDEC zuzuordnen (Tabelle 1).

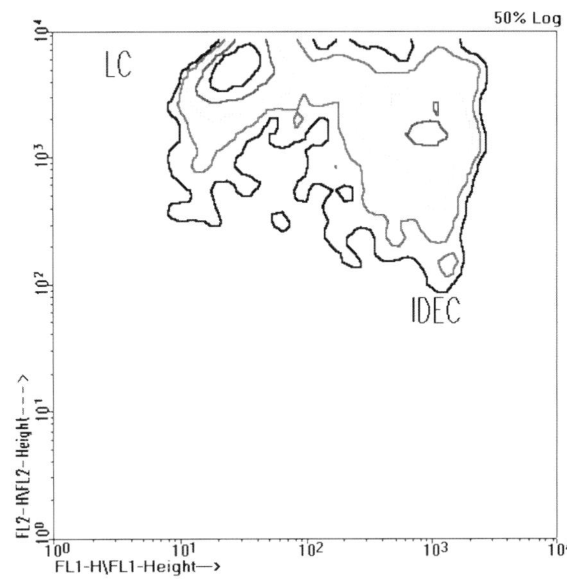

Abb. 1. Immunphänotypisierung epidermaler dendritischer Zellen bei atopischem Ekzem: In der Anfärbung Fc$_\varepsilon$RI/Fl1 vs. CD1a/Fl2 sind Langerhans-Zellen (LC) und stark Fc$_\varepsilon$RI-positive inflammatorische dendritische epidermale Zellen (IDEC) gut voneinander abgrenzbar.

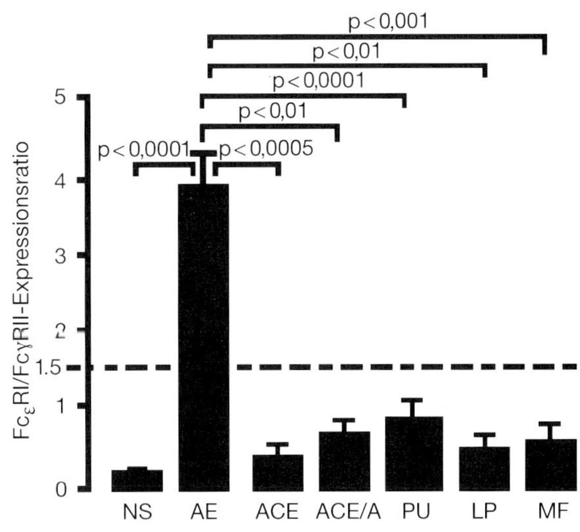

Abb. 2. Der Immunphänotyp epidermaler dendritischer Zellen erlaubt hochsignifikant die Abgrenzung von atopischem Ekzem (*AE*) zu anderen entzündlichen Hauterkrankungen wie allergischem Kontaktekzem (*ACE*), allergischem Kontaktekzem bei Atopie (*ACE/A*), Psoriasis vulgaris (*PV*), Lichen ruber planus (LP) und Mycosis fungoides (*MF*) sowie normaler Haut (*NH*).

Oberflächenrezeptoren auf LC und IDEC

IDEC wurden inzwischen bei zahlreichen entzündlichen Hauterkrankungen nachgewiesen. Da in chronischen AE-Läsionen bislang keine Übergangsformen von LC zu IDEC nachgewiesen wurden, scheinen die IDEC *de novo* in die entzündete Epidermis einzuwandern. IDEC können dann den Großteil der epidermalen dendritischen Zellen ausmachen. Die Analyse der Oberflächenmarker läßt vermuten, daß Monozyten die Vorläufer der IDEC darstellen.

Viele der Rezeptoren auf IDEC zeigen eine krankheitsspezifische Regulation, so ist Fc$_\varepsilon$RI beispielsweise im AE signifikant aufreguliert [11]. Die Psoriasis vulgaris hingegen ist durch eine erhöhte Expression von FcγRII- und CD23 charakterisiert [6]. Der Phänotyp der LC und IDEC wurde daher bereits zur Differentialdiagnose entzündlicher Hauterkrankungen hinzugezogen. Durch Berechnung einer Expressions-Ratio aus Fc$_\varepsilon$RI und FcγRII auf den epidermalen dendritischen Zellen läßt sich das AE hochsensitiv und -spezifisch von anderen entzündlichen Hauterkrankungen abgrenzen ([14], s. Abb. 2)

Die Funktion der IDEC ist derzeit noch unklar, sie sind wohl zur Antigenpräsentation befähigt, scheinen jedoch eine eher regulative Funktion auszuüben.

LC und IDEC unter Therapie

Eine erfolgreiche Behandlung des AE beeinflußt auch die epidermalen dendritischen Zellen auf verschiedene Weise. So konnte gezeigt werden, daß unter topischer Ekzemtherapie mit dem immunsuppressiv wirkenden Makrolid Tacrolimus (FK-506) der Anteil von IDEC am epidermalen dendritischen Zellpool innerhalb weniger Tage signifikant zugunsten von LC zurückgeht. Zusätzlich wird der $Fc_{\varepsilon}RI$ sowohl auf LC als auch auf IDEC herunterreguliert. Schließlich wird auch die antigenpräsentierende Funktion der dendritischen Zellen abgeschwächt [12]. Entsprechende Effekte sind auch im Rahmen einer Therapie mit Steroidexterna nachzuweisen.

Die IgE-Rezeptor positiven dendritischen Zellen der Epidermis, d.h. LC und IDEC, spiegeln das krankheitsspezifische epidermodermale Mikromilieu in ihrem Phänotyp wider und stellen eine Zielstruktur dermatologischer Therapie dar.

Literatur

1. Bieber T, de la Salle H, Wollenberg A, Hakimi J, Chizzonite R, Ring J, Hanau D, de la Salle C (1992) Human epidermal Langerhans cells express the high affinity receptor for immunoglobulin E (Fc epsilon RI). J Exp Med 175: 1285–90
2. Bieber T, Rieger A, Neuchrist C, Prinz J, Rieber E, Boltz-Nitulescu G, Scheiner O, Kraft D, Ring J, Stingl G (1989) Induction of $Fc_{\varepsilon}R2$/CD23 on human epidermal Langerhans cells by human recombinant Interleukin-4 and gamma interferon. J Exp Med 170: 309–314
3. Bruynzeel-Koomen C, van Wichen D, Toonstra J, Berrens L, Bruynzeel P (1986) The presence of IgE molecules on epidermal Langerhans cells in patients with atopic dermatitis. Arch Dermatol Res 278: 199–205
4. Fithian E, Kung P, Goldstein G, Rubenfeld M, Fenoglio C, Edelson R (1981) Reactivity of Langerhans cells with hybridoma antibody. Proc Natl Acad Sci (USA) 78: 2541–2544
5. Grabbe J, Haas N, Hamann K, Kolde G, Hakimi J, Czarnetzki B (1993) Demonstration of the high-affinity IgE receptor on human Langerhans cells in normal and diseased skin. Br J Dermatol 129: 120–123
6. Haberstok J, Wen S, Kraft S, Degitz K, Bieber T, Wollenberg A (1996) The disease specific phenotype of human Langerhans cells and Inflammatory Dendritic Epidermal Cells is of diagnostic value in cutaneous inflammation. J Invest Dermatol 107: 485
7. Nestle FO, Nickoloff BJ (1995) A fresh morphological and functional look at dermal dendritic cells. J Cutan Pathol 22: 385–93
8. Steinman RM (1991) The dendritic cell system and its role in immunogenicity. Annu Rev Immunol 9: 271-296
9. Wang B, Rieger A, Kilgus O, Ochiai K, Maurer D, Födinger D, Kinet J, Stingl G (1992) Epidermal Langerhans cells from normal human skin bind monomeric IgE via FceRI. J Exp Med 175: 1353–1365
10. Wollenberg A, Bieber T (1994) Further Characterization of FceRI/CD1a bearing Dendritic cells in atopic dermatitis. Arch Dermatol Res 286: 194
11. Wollenberg A, Kraft S, Hanau D, Bieber T (1996) Immunomorphological and ultrastructural characterization of Langerhans cells and a novel, inflammatory dendritic epidermal cell (IDEC) population in lesional skin of atopic eczema. J Invest Dermatol 106: 446–453
12. Wollenberg A, Regele D, Sharma S, Haberstok J, Panhans A, Bieber T (1996) Topical Tacrolimus (FK-506) treatment leads to profound alterations of the antigen presenting cells in lesional atopic dermatitis skin. J Invest Dermatol 107: 468
13. Wollenberg A, de la Salle H, Hanau D, Liu F, Bieber T (1993) Human Keratinocytes release the endogenous β-galactoside-binding soluble lectin $_{\varepsilon}$BP which binds to Langerhans cells where it modulates their binding capacity for IgE glycoformes. J Exp Med 178: 777–785
14. Wollenberg A, Wen S, Bieber T (1995) Langerhans cell phenotyping: A new tool for differential diagnosis of inflammatory skin diseases. Lancet 346: 1626–1627

Charakterisierung infiltrierender T-Zellen beim atopischem Ekzem

T. Jung

Einleitung

Das histologische Bild der akuten atopischen Dermatitis ist geprägt von einer Parakeratose, einer epithelialen lymphozytären Spongiose und einer corialen Hyperämie mit perivaskulär angeordnetem, vorwiegend mononukleärem, aber auch eosinophilem Infiltrat. Diesbezüglich unterscheidet sich das Bild nicht von dem des akuten Kontaktekzems und doch handelt es sich um zwei verschiedene Erkrankungen.

Entzündungsmechanismus

In den letzten Jahren ist es gelungen Moleküle auf T-Zellen und Endothelien zu identifizieren, die spezifisch für den Einstrom von T-Zellen in die Haut, nicht aber in andere Gewebe, verantwortlich gemacht werden können. Hier ist insbesondere das Cutaneous Lymphocyte Antigen (CLA) auf T-Zellen zu nennen, das nur auf einem kleinen Teil zirkulierender Zellen zu finden ist, aber ganz überwiegend auf infiltrierenden T-Zellen exprimiert ist. Dieses Molekül bindet spezifisch an E-Selektin auf Endothelien, welches in der Dermis unter dem Einfluß pro-inflammatorischer Cytokine exprimiert wird. Die Einwanderung in die Dermis unterliegt dem Einfluß chemotaktischer Mediatoren, die von epidermalen und dermalen Zellen produziert werden. Derzeit bleibt aber noch unklar, welcher chemotaktische Reiz in vivo für den massiven Einstrom von T-Zellen relevant ist und welche Zellen zu Beginn der Entzündungsreaktion diese chemotaktischen Substanzen sezernieren.

T-Zell-Funktion

Grundsätzlich üben T-Zellen über zwei Mechanismen Funktionen aus. Erstens, über den physikalischen Kontakt zu anderen, benachbarten Zellen mittels variabel exprimierter Oberflächenmoleküle. Zweitens, durch die Produktion und Sekretion von löslichen, parakrin wirkenden Mediatoren, den Cytokinen. Eine T-Zelle kann aber nur Funktionen ausführen, wenn diese in einem aktivierten Zustand vorliegt. Die Aktivierung erfolgt in der Regel über den spezifischen T-Zellrezeptor via MHC/Peptid-Komplex der antigen-präsentierenden Zelle. Es hat sich in vergangenen Studien jedoch gezeigt, daß dieses Signal (1. Signal) alleine nicht ausreicht, um eine T-Zelle voll kompetent zu machen. Vielmehr liegt ein Zustand der Anergie vor, d. h. die T-Zelle proliferiert nicht und produziert keine Cytokine, obwohl der T-Zellrezeptor getriggert wurde. Erst ein zweites Signal macht die Zelle aktiv. Hierfür ist die Interaktion zwischen konstitutiv exprimierten CD 28-Molekülen auf T-Zellen und variabel exprimierten Molekülen, wie CD 80 und CD 86, auf antigenpräsentierenden Zellen wichtig. Erst dann kann eine so aktivierte T-Zelle klonal expandieren und Cytokine produzieren und sezernieren. Eigene Arbeiten zeigen, daß in gesunder Haut praktisch keine CD 80 bzw. CD 86 positiven Zellen vorhanden sind, so daß eine ortsständige T-Zelle kein zweites Signal erhalten kann. Selbst wenn eine solche T-Zelle über das erste Signal getriggert werden würde, so ist mit keiner Expansion und Cytokinproduktion dieser T-Zelle zu rechnen. Hingegen ist in läsionaler Haut von Patienten mit atopischer Dermatitis CD 80 und CD 86 sowohl auf histiozytären, als auch auf lymphozytären Zellen nachweisbar. Dieser Befund deutet darauf hin, daß in dieser Situation eine eingewanderte T-Zelle aktiviert und zu klonaler Expansion angeregt werden kann. Somit stellt die entzündete Haut eine Umgebung dar, in der kompetente T-Zellen heranwachsen können.

Ein Teil der gegen Hausstaubmilbenantigen sensibilisierten Patienten reagiert mit einer lokalen Ekzemreaktion, wenn das Allergen in hoher Konzentration auf scheinbar gesunde Haut epikutan appliziert wird (Hausstaub-Patch-Test). Diese Reaktion wird häufig als Modellreaktion eines atopischen Ekzems angesehen. Bereits 2 Stunden nach Applikation des Allergens sind perivaskulär erste infiltrierende T-Zellen nachweisbar, ein Maximum wird etwa zwischen 12 und 18 Stunden erreicht. Diese allergenspezifischen T-Zellen tragen Moleküle, die auf eine geringe Voraktivierung deuten. Sie stellen Gedächtniszellen dar (CD45Ro+) und tragen das Cutaneous Lymphocyte Antigen (CLA). Interessanterweise sind allergenspezifische T-

Zellen bei Patienten mit allergischem Asthma CLA negativ, was ein Grund darstellt, warum diese Zellen nicht in die Haut einwandern. Ferner sind hautinfiltrierende T-Zellen durch Neuexpression von Cytokinrezeptoren bereits in der Lage auf Cytokine von ortsständigen Zellen zu reagieren. In der Haut selbst werden diese T-Zellen via erstem und zweitem Signal wie oben beschrieben aktiviert und produzieren nun Cytokine.

Frühphase der Ekzemreaktion

In der Frühphase der Ekzemreaktion, d.h. innerhalb der ersten 24 Stunden, können allergenspezifische T-Zellen aus der Haut isoliert werden, die relativ viele Cytokine des Typs „T-Helfer 2" produzieren, insbesondere ist hier das Interleukin (IL)-4, aber auch IL-5, IL-10 und IL-13 zu erwähnen. In der Spätphase hingegen sind diese Cytokine nicht mehr dominant, jetzt überwiegen vor allem die Mediatoren des Typs „T-Helfer 1", insbesondere Interferon-gamma (IFN-γ). Diese Mediatoren wirken parakrin, also in der unmittelbaren Umgebung auf benachbarte Zellen und üben hier vielfätige Effekte aus. IL-4 kann in Keratinozyten Proliferation und Expression von CD 80, sowie Rezeptoren für IgE (CD 23) induzieren. Neugebildetes CD 80 kann wiederum mit T-Zellen in Interaktion treten und diese via Bereitstellung des zweiten Signals aktivieren. IgE-Komplexe können an Rezeptoren für IgE auf Keratinozyten binden und diese zur Produktion von pro-inflammatorischen Cytokinen anregen. Somit hat die aktivierte T-Zelle Keratinozyten der Umgebung verändert und kann selbst erneut Signale dieser Keratinozyten empfangen. Ferner kann IL-4 eosinophile Granulozyten aktivieren und Apoptose, d.h. programmierter Zelltod, in Eosinophilen induzieren. Dieses Phänomen kann dafür verantwortlich sein, warum in läsionaler Haut nur wenig intakte Eosinophile, aber sehr viele Mediatoren, die von untergegangenen Eosinophilen herrühren, nachweisbar sind. Schließlich kann IL-4 in histiozytären Zellen MHC Klasse 2 Moleküle hochregulieren, was die Fähigkeit dieser Zellen Antigen an T-Zellen zu präsentieren wesentlich verbessert. Insgesamt zeigt sich also eine Situation, in der aktivierte T-Zellen mit ortständigen dermalen und epidermalen Zellen wechselseitig interagieren.

Spätphase der Ekzemreaktion

In der Spätphase der Entzündungsreaktion dominiert IFN-g. Derzeit ist nicht klar, ob die Mengen an IFN-g denen entsprechen, die etwa beim allergischen Kontaktekzem meßbar sind. Eigene Studien an T-Zellen des Blutes legen den Schluß nahe, daß diese Zellen defizient sind auch auf maximale Stimuli entsprechende Mengen IFN-γ zu produzieren. Eine defiziente IFN-γ Immunantwort hätte eine verminderte unspezifische zelluläre Immunantwort durch Makrophagen und Monozyten zur Folge. Dies könnte ein Grund sein, warum Patienten mit atopischer Dermatitis, nicht aber Patienten mit anderen Ekzemformen, zu Komplikationen wie Herpes Simplex Superinfektionen neigen.

Eine andere Komplikation des atopischen Ekzems stellt die Dauerbesiedlung mit Staphylococcus aureus dar. Diese Bakterien produzieren potente Enterotoxine, die als Superantigene zu klassifizieren sind. Hierunter sind Antigene zu verstehen, die unspezifisch einige T-Zellsubpopulationen aktivieren können, wenn Zellen vorhanden sind, die MHC Klasse 2 Moleküle tragen. In der Haut sind dies Langerhans-Zellen, Monozyten, aktivierte T-Zellen selbst und möglicherweise auch Keratinozyten. In vivo konnte die Hypothese, daß Superantigene Ekzemreaktionen induzieren können, auch bestätigt werden. Epikutan appliziertes Superantigen erzeugte in einem Mausmodell eine ekzemartige Reaktion, jedoch nur, wenn infiltrierende T-Zellen vorhanden waren. Beim Menschen fand sich ebenfalls eine Entzündungsreaktion, auch in der Haut von Gesunden, während bei Patienten mit atopischem Ekzem die Exazerbation des Ekzems an der Applikationsstelle beobachtet wurde.

Ausblick

Während die Fragen der Einwanderung und Aktivierung von T-Zellen in den letzten Jahren zunehmend untersucht wurden, sind die Mechanismen der limitierenden Entzündungsreaktion noch weitgehend unbekannt. Grundsätzlich scheinen derzeit 2 Mechanismen vorstellbar. Zum einen ist denkbar, daß aktivierte T-Zellen durch programmierten Zelltod (Apoptose) absterben. Hierfür spricht, daß wirksame Medikamente wie Glukokortikoide in vitro Apoptose in aktivierten, nicht aber ruhenden, T-Zellen induzieren. Ähnliches gilt für die Lichttherapie. Zum Zweiten wäre vorstellbar, daß T-Zellen anerg werden. Unter Anergie versteht man den Zustand, in dem eine T-Zelle ruht, weil der T-Zellrezeptor zwar das spezifische Antigen erkennt (1. Signal), aber ein zweites Signal der antigenpräsentierenden Zelle fehlt. In vitro konnte gezeigt werden, daß allergenspezifische T-Zellen auf diese Art und Weise anerg gemacht werden können. Ob dies ein Mechanismus darstellt, der in vivo Relevanz hat, ist derzeit jedoch vollkommen unklar.

Nimmt das atopische Ekzem zu – Wechselwirkung zwischen Genetik und Umwelt?

T. L. Diepgen

Zunahme der Inzidenz des atopischen Ekzems in den letzten Jahrzehnten?

In einer Querschnittstudie zur kumulativen Prävalenz des atopischen Ekzems in Nordeuropa konnten wir in einer neueren Untersuchung eine Rate von 15.4 % bei 7-jährigen Schulkindern in Deutschland, Dänemark und Schweden feststellen [12]. Diese Rate ist sehr viel höher im Vergleich zu früheren Untersuchungen aus Europa und legt die Vermutung nahe, daß das atopische Ekzem in den letzten Jahrzehnten zugenommen hat.

In Tabelle 1 sind Studien dargestellt, die mit jeweils einheitlichem Untersuchungsinstrumentarium in verschiedenen Geburtskohorten die Lebenszeitprävalenz des AE untersucht haben. Taylor und Mitarbeiter [14] untersuchten drei Kohorten von Kindern, die 1946, 1958 und 1970 geboren waren, und stellten dabei einen Anstieg der kumulativen Prävalenz eines sog. „childhood eczema" fest: 5.1% für 1946, 7,3% für 1958 und 12.2% für die 1970 geborene Kinder. In zwei dänischen Untersuchung [10, 11] wurden nahezu alle ein- und zweieiigen Zwillinge, die zwischen 1960 und 1979 in dem Landkreis Fyn (Dänemark) geboren wurden, befragt und teilweise nachuntersucht. Dabei wurde bei den zwischen 1960 und 1964 geborenen Zwillingen eine kumulative Inzidenz (0 bis 7 Jahre) von 3% (95%-Konfidenzintervall 1%–5%), bei den zwischen 1965 und 1969 geborenen von 5% (95%-Konfidenzintervall 3%–7%), bei den zwischen 1970 und 1974 geborenen von 10% (95%-Konfidenzintervall 7%–14%) und für die zwischen 1975 und 1979 geborenen Kinder ein weiterer Anstieg der kumulativen Inzidenz des atopischen Ekzems auf 12% (95%-Konfidenzintervall 8,6%–14,4%) festgestellt. Obwohl die dabei beobachtete Konkordanzrate von 86% bei eineiigen gegenüber nur 21% bei zweieiigen Zwillingen die Rolle der genetischen Disposition belegt, so ist jedoch der deutliche Anstieg in diesem relativ kurzen Zeitraum vermutlich durch zusätzliche Umweltfaktoren zu erklären.

In Aberdeen, Schottland, wurde bei Schulkindern im Alter zwischen 8 und 13 Jahren zwischen 1964 und 1989 ein Anstieg der Prävalenzrate für Ekzem von 5,3% auf 12% festgestellt [8]. Ebenso stiegen während dieser 25 Jahre die Prävalenzraten für Heuschnupfen (von 3,2% auf 11,9%) und Asthma (von 4,1% auf 10,2%). Diese Daten wurden jedoch jeweils mittels von den Eltern auszufüllender Fragebogen erhoben, so daß eine Verzerrung durch Änderung der diagnostischen Fähigkeiten bei den Eltern im Sinne eines „information bias" zu bedenken ist.

Im Gegensatz dazu wurde in einer bei Genfer Kindergarten- (4–6jährige) und Schulkindern (15jährige) 1968 und 1981 durchgeführten Studie (individuel-

Tabelle 1. Untersuchungen zur Zunahme des atopischen Ekzems

Autor/Jahr	Geburts-kohorten	Stichproben-umfang	kumulative Inzidenz	Bemerkung
Taylor et al. 1984	1946	4624	5,1	Befragung der Mütter von 5–7 Jahre alten
	1958	14498	7,2	Kindern in England nach Ekzemen in der
	1970	12982	12,2	Kindheit
Schultz-Larsen et al. 1986	1960–64	348	3,2 (1,3–4,9)	Zwillingsstudie I:
	1965–69	416	4,6 (2,8–6,6)	Befragung und Untersuchung von Zwillingspaaren
	1970–74	362	10,2 (6,8–13,6)	in Dänemark
Schultz-Larsen 1993	1965–69	460	5,9 (3,6–8,1)	Zwillingsstudie II:
	1970–74	496	10,0 (7,4–12,6)	gleiche Methodik wie in Zwillingsstudie I
	1975–79	472	11,5 (8,6–14,4)	
Ninan & Russell 1992	1951–56	2510	5,3	Befragung der Eltern von 8–13 Jahre alten
	1976–81	3403	12,0	Schulkindern in Aberdeen 1964 und 1989

le Befragung und klinische Untersuchung durch Fachärzte und Krankenschwestern) kleinere Prävalenzraten für atopische Erkrankungen festgestellt: Für Kindergartenkinder 1968 bzw. 1981: atopisches Ekzem 2,2% bzw. 2,8%, Heuschnupfen 0,5% bzw. 1,1%, Asthma 1,7% bzw. 2,0%; für Jugendliche 1968 bzw. 1981: atopisches Ekzem 2,3% bzw. 1,5%, Heuschnupfen 4,4% bzw. 6,1%, Asthma 1,95 bzw. 2,8% [15].

Bei diesen Angaben handelt es sich jedoch nicht um kumulative Inzidenzraten, sondern Zeitpunktprävalenzraten. Die Autoren interpretieren diese Ergebnisse als Häufigkeitszunahme besonders bei den respiratorischen Manifestationen einer Atopie.

Dennoch sprechen viele Punkte für einen tatsächlichen Anstieg des atopischen Ekzems in den letzten Jahren. Dies stimmt auch gut mit dem für andere atopische Erkrankungen (allergische Rhinitis, allergisches Asthma) festgestellten Inzidenzanstieg überein [9]. Aus methodischer Sicht müssen jedoch die wiederholten Querschnittsstudien, die eine Zunahme atopischer Erkrankungen belegen, aufgrund methodischer Mängel sehr vorsichtig interpretiert werden [3].

Warum sollte das atopische Ekzem zunehmen?

In der dänischen Zwillingsuntersuchung [10, 11] ist ein deutlicher Anstieg des atopischen Ekzems belegt, der sich nicht durch genetische Faktoren allein erklären läßt. Das atopische Ekzem ist vermutlich eine multifaktorielle Erkrankung, bei der neben einer genetisch determinierten Disposition weitere Faktoren für die Auslösung und den Verlauf von Krankheitsschüben verantwortlich gemacht werden müssen. Bisher ist trotz der in den letzten Jahren gemachten Fortschritte die Genetik atopischer Erkrankungen auf chromosomaler Ebene nicht geklärt. Je nach phänotypischer Definition der Atopie konnten auf den Chromosomen 4, 6, 7, 11, 13 und 16 Kandidatengene gefunden werden [2]. Dabei zeigte sich für verschiedene Marker eine stärkere „linkage" mit mütterlichen als mit väterlichen Allelen. Dies spricht dafür, daß immunologische Interaktionen zwischen der Mutter und dem Kind bei der Atopiemanifestation beteiligt sind. In einer genetisch epidemiologischen Studie zur familiären Aggregation atopischer Erkrankungen an über 5000 Familienangehörigen von Patienten mit atopischem Ekzem und ekzemfreien Kontrollpersonen fanden wir eine stärkere Korrelation atopischer Erkrankungen zwischen den Geschwistern der Patienten mit AE als zwischen den Eltern und Kindern [5]. Dabei war auch die Korrelation zwischen den Müttern und Kindern stärker als zwischen den Vätern und Kindern. Dies spricht dafür, daß bereits intrauterine Faktoren (Ernährung, Umwelt), die ja von Mutter und Kind geteilt werden, bei der Atopierealisation von Bedeutung sind. Auch Faktoren in der frühen Kindheit könnten dieses Phänomen erklären, das interessanterweise nur für atopisches Ekzem, nicht aber für andere atopische Erkrankungen beobachtet wurde.

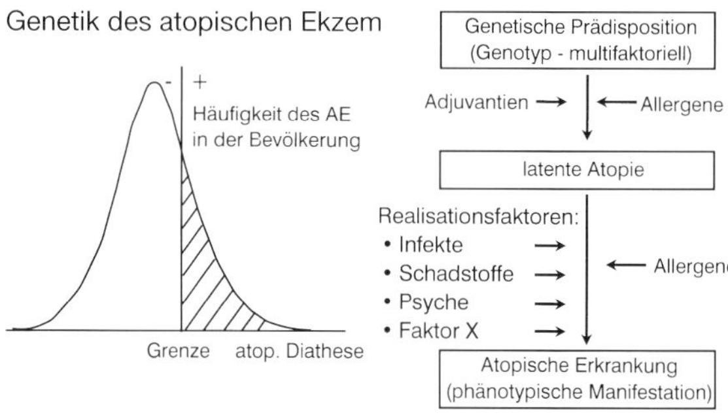

Abb. 1. Multifaktorielle Vererbung mit Schwellenwerteffekt bei atopischem Ekzem

Die Vorstellungen einer multifaktoriellen Vererbung mit Schwellenwert für atopische Erkrankungen (Abb. 1) geht davon aus, daß zahlreiche Gene zu einer allergischen Disposition führen können und dann der Anteil der Gene, die in einer bestimmten Person zusammenkommen, und Umwelteinflüsse darüber entscheiden, ob und wann eine Disposition in eine Krankheit umschlägt [3, 4]. Dies könnte den bereits von Schultz Larsen [10, 11] beobachtete Anstieg der kumulativen Inzidenz des AE bei 7-jährigen Kindern innerhalb eines relativ kurzen Zeitraumes bei gleichzeitig festgestellter sehr hoher Konkordanzrate bei eineiigen Zwillingen erklären.

Welche Umweltfaktoren könnten wichtig sein?

Klinische und epidemiologische Studien deuten darauf hin, daß die Zunahme der Luftschadstoffe (outdoor und indoor pollution) und die vermehrte Allergenexposition (Haustiere, Hausstaubmilben) wichtige Kofaktoren für die Zunahme atopischer Erkrankungen sind [4]. Desweiteren werden Faktoren wie Ernährungsgewohnheiten, Umweltschadstoffe wie SO_2, NO_x im Rahmen der Luftverschmutzung, Aeroallergene, Rauchgewohnheiten, Sozialstatus u.a. diskutiert.

Besteht aufgrund der genetischen Disposition ein hohes Risiko für ein atopisches Ekzem, so scheint eine möglichst geringe Exposition gegenüber potentiellen Allergenen (Nahrungsmittel, Aeroallergene) einen protektiven Effekt zu haben.

Der wichtigste Innenraumschadstoff ist vermutlich das Rauchen. Hierzu wird berichtet, daß das Rauchen der Mutter während der Schwangerschaft das Risiko für eine atopische Erkrankung beim Kind erhöht. Rauchen hingegen Personen mit AE selber, so scheint dies nicht unbedingt mit einem erhöhten Ekzemrisiko verbunden zu sein. Diese Effekte sind durch Querschnittsstudien nicht zu belegen, da ja bei Vorliegen eines atopischen Ekzems gewisse Gewohnheiten, wie z.B. das Rauchen aufgegeben worden sein könnten.

Kontrovers wird die Rolle von Luftschadstoffen, insbesondere den weitverbreiteten Abgasen aus Verbrennungsprozessen, wie SO_2, NO_X, O_3, Dieselabgase beim atopischen Ekzem diskutiert. In einigen Untersuchungen korrelierte der Grad der Luftverschmutzung durch Autoabgase oder Industrie mit der Häufigkeit von Atemwegsallergien und Sensibilisierungen gegenüber Hausstaubmilben oder Pollen [1]. Zusätzlich fördern verschiedene Schadstoffe die IgE-Bildung (z.B. Zigarettenrauchen) und es können die in Abgasen enthaltenen Partikel die Allergenfreisetzung bei Pollen verändern [1]. Epidemiologische Untersuchungen aus Japan [6] zeigten, daß die Exposition gegenüber Automobilabgasen einen besonders starken Einfluß auf die Häufigkeit von Allergien vom Soforttyp hat.

Das wiedervereinigte Deutschland bietet die idealen Möglichkeiten durch den Ost-West-Vergleich zweier genetisch ähnlicher Populationen, die jedoch über 40 Jahre unterschiedlichen Umweltbelastungen ausgesetzt waren und in einem anderen Gesellschaftssytem lebten, Studien über die Rolle von Umweltschadstoffen und Lebensgewohnheiten bei der Entstehung atopischer Erkrankungen durchzuführen. Überraschenderweise sind in der Bevölkerung der alten Bundesländer Erkrankungen des allergischen bzw. atopischen Formenkreises (wie allergische Rhinitis, Asthma, atopisches Ekzem) teilweise weiter verbreitet als in den neuen Bundesländern [4]. Bei differenzierter Auswertung der Daten unter Berücksichtigung weiterer Lebensumstände (Geschlecht, Alter, Größe des Wohnortes, Bildungsgrad, Rauchverhalten) zeigt sich, daß bei Probanden, die älter als 40 Jahre sind, praktisch keine Ost-West-Unterschiede bestehen und die Differenzen um so deutlicher werden, je jünger die Probanden sind. Offensichtlich sind es Realisationsfaktoren in der frühen Kindheit, durch die eine latente Atopie bzw. atopische Krankheitsmanifestationen entstehen können. Ähnliche Unterschiede fanden sich im Vergleich zu ehemaligen sozialistischen Staaten. Folgende Realisationsfaktoren werden zur Zeit diskutiert:

- Infekte in der Kindheit: Aufgrund des höheren Anteil berufstätiger Frauen besuchten im Osten bis zu 90% aller Kinder eine Kinderkrippe. Daraus resultierte eine häufigere Konfrontation mit Infekten im Vergleich zu westdeutschen Kindern. Stellt die häufigere Auseinandersetzung des Immunsystems mit Infektionserregern einen Schutzfaktor gegen allergische Erkrankungen dar? Hierfür sprechen auch neuere Untersuchungen aus Japan [13].
- Rauchverhalten der Eltern: Im Westen nahm die Zahl der Raucher schneller zu als im Osten. Es ist zu vermuten, daß der Anteil der Haushalte mit Säuglingen und Kleinkindern, in denen geraucht wurde, im Osten ebenso geringer war wie der Anteil der Frauen, die während der Schwangerschaft rauchten.
- Autoabgase: Da im Osten der Bestand an Kraftfahrzeugen weit langsamer wuchs als im Westen, ist auch die Exposition gegen Autoabgase (insbesondere NOx) in der Kindheit bei den heute jungen Erwachsenen unterschiedlich gewesen. Welche Rolle Autoabgase bei der Entstehung atopischer Erkrankungen haben, muß in weiteren Studien geklärt werden.
- Sozialstatus: Mit dem Sozialstatus der Eltern sind auch Unterschiede im Lifestyle bzw. in den Lebensgewohnheiten verbunden. Williams et al. [16] stellten bei 7-, 11- und 16-jährigen Kindern eine 1,5- bis 2-fach höhere Prävalenzrate für atopisches Ekzem in höheren sozialen Klassen fest. Daher sollten analytisch-epidemiologische Untersuchungen zu Risikofaktoren bei atopischen Erkrankungen den Sozialstatus als möglichen „confounder" berücksichtigen.

Insgesamt sprechen die Ergebnisse neuerer epidemiologischer Untersuchungen dafür, daß genetisch disponierte Personen aufgrund geänderter Lebensgewohnheiten, die mit dem wenig spezifischen Begriff „Western Lifestyle" bezeichnet werde können, vermehrt zur phänotypischen Manifestation atopischer Erkrankungen neigen. Weitere Untersuchungen müssen die aufgestellten Hypothese überprüfen.

Literatur

1. Behrendt H, Krämer U, Dolgner R, Hinrichs J, Willer H, Hagenbeck H, Schlipköter HW (1993) Elevated levels of total serum IgE in East German children: atopy, parasites, or pollutants? Allergo J 2:31–40
2. Daniels SE, Bhattacharrya S, James A (1996) A genome-wide search for quantitative trait loci underlying asthma. Nature 383: 247–50
3. Diepgen TL, Fartasch M (1992) Recent epidemiological and genetic studies in atopic dermatitis. Acta Derm Venereol (Stockh) Suppl. 176: 13–18
4. Diepgen TL (1994) Epidemiologie des atopischen Ekzems. In: E. Fuchs, K.-H. Schulz (Hrsg.) Manuale Allergologicum. Dustri Verlag, München-Deisenhofen V.14.2 S. 1–32
5. Diepgen TL, Blettner M (1996) Analysis of familial aggregation of atopic eczema and other atopic diseases by using odds ratio regression models. J Invest Dermatol 106: 977–981
6. Ishizaki I, Koizumi K, Ikemori R, Ishiyama Y, Kushibiki E (1987) Studies of prevalence of Japanese cedar pollinosis among the residents in a densely cultivated area. Ann Allergy 58:265–270
7. Magnus P, Jaakkola JJK (1997) Secular trend in the occurrence of asthma among children and young adults: critical appraisal of repeated cross sectional surveys. BMJ 314: 1795–1799

8. Ninan TK, Russell G (1992) Respiratory symptoms and atopy in Aberdeen schoolchildren: evidence from two surveys 25 years apart. Br Med J 304:873–875
9. Nishima S (1993) A study in the prevalence of bronchial asthma in school children in western districts of Japan. Jpn J Allergol 42:192–204
10. Schultz Larsen F, Holm NV, Henningsen K (1986) Atopic dermatitis. A genetic-epidemiologic study in a population-based twin sample. J Am Acad Dermatol 15:487–494
11. Schultz Larsen F (1993) Atopic dermatitis. A genetic -epidemiologic study in a population-based twin sample. J Am Acad Dermatol 28:719–723
12. Schultz Larsen F, Diepgen TL, Svensson A (1996) The occurrence of atopic dermatitis in North Europe. An international questionnaire study. J Am Acad Dermatol 34: 760–764
13. Shirakawa T, Enomoto T, Shimazu S, Hopkin JM (1997) The inverse association between tuberculin responses and atopic disorder. Science 275: 77–79
14. Taylor B, Wadsworth J, Wadsworth M, Peckham C (1984) Changes in the reported prevalence of childhood eczema since the 1939–45 war. Lancet 1:1255–1257
15. Varonier HS, de Haller J, Schopfer C (1984) Prévalence de l'allergie chez les enfants et les adolescents. Helv paediat Acta 39:129–136
16. Williams HC, Strachan DP, Hay RJ (1994) Childhood eczema: disease of the advantaged? Br Med J 308:1132–1135

Aeroallergene als Provokationsfaktoren des atopischen Ekzems

U. Darsow, D. Vieluf, J. Ring

Einleitung

Das atopische Ekzem (AE, Neurodermitis), eine chronisch-entzündliche, juckende Hauterkrankung, ist durch eine typische altersabhängige Verteilung, Morphologie sowie den Nachweis von IgE-Antikörpern charakterisiert. Die Rolle allergischer Reaktionen in der Pathophysiologie des atopischen Ekzems ist immer noch umstritten [1]. In der klinischen Routine fallen jedoch immer wieder Patienten mit dieser Erkrankung auf, die unter einer Exazerbation entzündlicher Hautläsionen nach Kontakt mit Aeroallergenen (Hausstaub, Tierepithelien, Pollen) leiden. Das Konzept, daß Allergie zumindest in einer Untergruppe von Patienten mit AE eine Rolle spielt, wurde darüber hinaus durch den Nachweis von IgE und IgE-Rezeptoren auf der Oberfläche humaner epidermaler Langerhans-Zellen aus läsionaler Haut unterstützt [2, 3]. Seit den 80er Jahren wurden verschiedene Versuche unternommen, den Einfluß von Aeroallergenen mittels Epikutan-Testung zu verifizieren. Aufgrund erheblicher Variationen in der Testmethodik, Allergendosis sowie der Anwendung potentiell irritierender adjuvanter Maßnahmen wie Klebefilmabriß der Haut waren die Ergebnisse dieser Studien jedoch nicht vergleichbar [4–14]. Erste Epikutan-Testungen mit Aeroallergenen wurden bereits 1937 berichtet [15]. Für diese Testprozedur, den Epikutan-Test mit Allergenen, die häufig eine IgE-vermittelte Sensibilisierung induzieren, zur Beurteilung von dadurch ausgelösten Ekzemreaktionen, haben wir die Bezeichnung Atopie-Patch-Test (APT) vorgeschlagen [16]. Nach Verbesserung der Methodik des APT konnten mit diesem Instrument neue Erkenntnisse über die Relevanz von Aeroallergenen für das atopische Ekzem gewonnen werden.

Patienten und Methoden

Die Untersuchungen wurden an verschiedenen, prospektiv eingeteilten Gruppen von Patienten mit mittelschwerem bis schwerem atopischem Ekzem (n = 104), gesunden Kontrollpersonen (n = 14) sowie Patienten mit allergischer Rhinokonjunktivitis ohne AE (n = 6) durchgeführt, dabei wurde die Epikutan-Testung stets auf unbehandelter, ekzemfreier Haut am Rücken während einer stabilen Remissionsphase der Erkrankung vorgenommen. Topische Steroide und Antihistaminika wurden eine Woche vor der Testung abgesetzt. Lyophilisierte Extrakte von Hausstaubmilbe (Dermatophagoides pteronyssinus), Katzenepithelien und Gräserpollen (Allergopharma, Reinbek) wurden in verschiedenen Konzentrationen und Vehikeln (Hermal, Reinbek) in großen Finn Chambers für 48 h eingesetzt. Die Ablesung erfolgte nach IVDK/DKG-Richtlinien nach 48 und 72 h.

Ergebnisse

Vehikel und Allergendosis

Bei 36 Patienten mit AE wurde ein vergleichender APT mit 1000 und 10 000 PNU/g Allergenlyophilisat in Hydrogel und Vaselinvehikel durchgeführt [5]. Dabei zeigten sich bei 27 Patienten insgesamt 57 eindeutig positive Reaktionen. Kontrollpersonen und Patienten mit respiratorischer Atopie zeigten keine positiven APT-Reaktionen. Bei den Patienten mit atopischem Ekzem wurden 2/3 der positiven Reaktionen mit dem Vaselinvehikel beobachtet und auch die höhere Allergenkonzentration von 10 000 PNU/g verbesserte signifikant die APT-Reaktivität (nur 28 % der positiven Reaktionen waren mit 1000 PNU/g bereits auslösbar). 13 Patienten reagierten auf D. pter., 8 Patienten zeigten positive APT-Reaktionen auf Katzenepithelien und 6 Patienten auf Gräserpollen. Rund 80 % der Patienten mit positiven APT-Reaktionen reagierten nur auf 1–2 Allergene positiv.

APT, Prick-Test und RAST

Es besteht eine hohe Konkordanz des APT mit dem Prick-Test und dem Nachweis von spezifischem IgE, jedoch ist ein positiver klassischer Test für die Typ I-Allergie keine Voraussetzung für einen positiven APT.

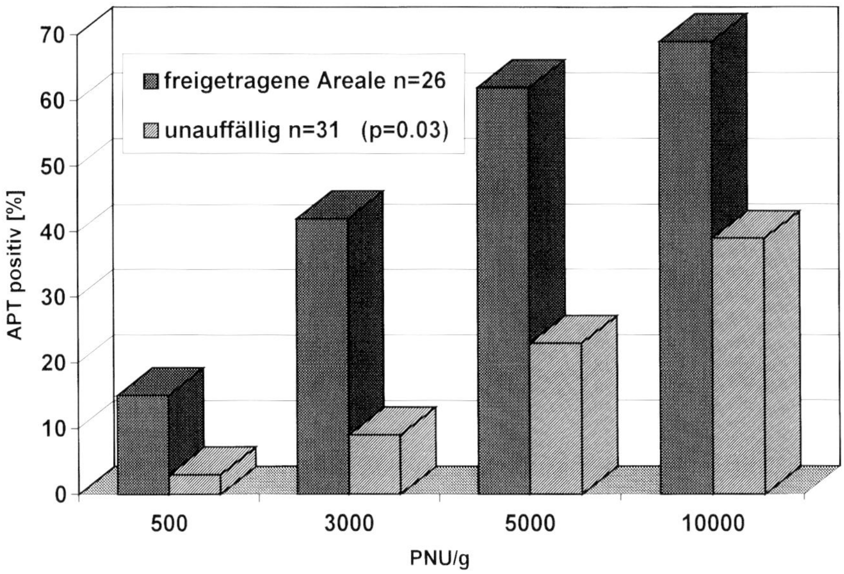

Abb. 1. Dosis/Wirkungsbeziehung des APT bei Patienten mit verschiedenen Verteilungsmustern des atopischen Ekzems [17]

So zeigten sich von 13 Patienten mit positivem APT auf D.pter. 5 Patienten mit negativem Prick-Test und 3 Patienten ohne spezifisches Serum-IgE (5).

Prädiktive Ekzemverteilung

57 Patientem mit atopischem Ekzem wurden entsprechend der Verteilung ihrer ekzematösen Hautareale prospektiv in 2 Gruppen eingeteilt und im APT mit 4 Allergenkonzentrationen (500, 3000, 5000 und 10 000 PNU/g) getestet [17]. Patienten mit unauffälliger Ekzemverteilung (n = 31) zeigten dabei in 39% positive APT-Reaktionen. Demgegenüber zeigten von 26 Patienten mit einem freigetragenen Ekzemmuster (d.h. mit Hautläsionen, die im wesentlichen auf freigetragene Hautareale beschränkt waren: Kopf/Hals, Unterarme und Hände) 69% eindeutig positive APT-Reaktionen (p = 0,02). Der letzte Konzentrationsschritt von 5000 auf 10 000 PNU/g verursachte einen Anstieg der APT-Reaktivität von 11% bei den Patienten mit freigetragenem Ekzemmuster vs. 42% bei Patienten mit unauffälliger Ekzemverteilung (Abb. 1).

APT mit nativen Gräserpollen: Beziehung zur Anamnese

Da sich bei einem saisonalen Aeroallergen die Beziehung zu Ekzemexazerbationen anamnestisch leichter aufdecken läßt, wurde bei 79 Patienten ein APT mit 10 000 PNU/g Gräserpollen-Allergenmischung in Vaselin durchgeführt. Darüber hinaus wurden diese Patienten mit 10 mg unbehandelten Pollen von Dactylis glomerata (Sigma, Deisenhofen) simultan epikutan getestet. Die Ergebnisse des APT wurden mit der Anamnese bezüglich Sommerexazerbation des AE bzw. Exazerbation während der Gräserpollensaison verglichen. Außerdem wurden die Beziehungen zu Prick-Test und spezifischem IgE sowie Ekzemmuster untersucht (Abb. 2). Die Patienten mit einer passenden Anamnese saisonaler Exazerbation wiesen eine signifikant höhere Frequenz positiver APT auf ($p < 0{,}01$). Dieser Zusammenhang zeigte sich ebenfalls für die Testung mit unstandardisierten D. glomerata-Pollen. Darüber hinaus korrelierten die Ergebnisse mit der standardisierten Gräserpollen-Allergenmixtur in Vaselin signifikant mit allen anderen getesteten Parametern. Auch in dieser Studie zeigten die Kontrollen keine positive Reaktion im APT. Aufgrund des signifikanten Zusammenhangs mit der individuellen Anamnese konnte diese als Grundlage für vergleichende Sensitivitäts- und Spezifitätsberechnungen zwischen den verschiedenen klassischen und neuen Tests mit Gräserpollen-Allergenen eingesetzt werden (Tabelle 1, [18]). Der APT zeigte dabei gegenüber Prick

Tabelle 1. Sensitivität und Spezifität der Diagnostik bei 79 Patienten mit atopischem Ekzem bezogen auf die Anamnese: saisonale Exazerbation [18]

Test	Sensitivität	Spezifität
Prick-Test Gräserpollen	1,0	0,33
CAP-FEIA Gräserpollen	0,92	0,33
APT Gräserpollenmischung 10000 PNU/g in Vaselin	0,75	0,84
APT 10 mg unbehandelte *Dactylis glomerata* Pollen	0,67	0,90

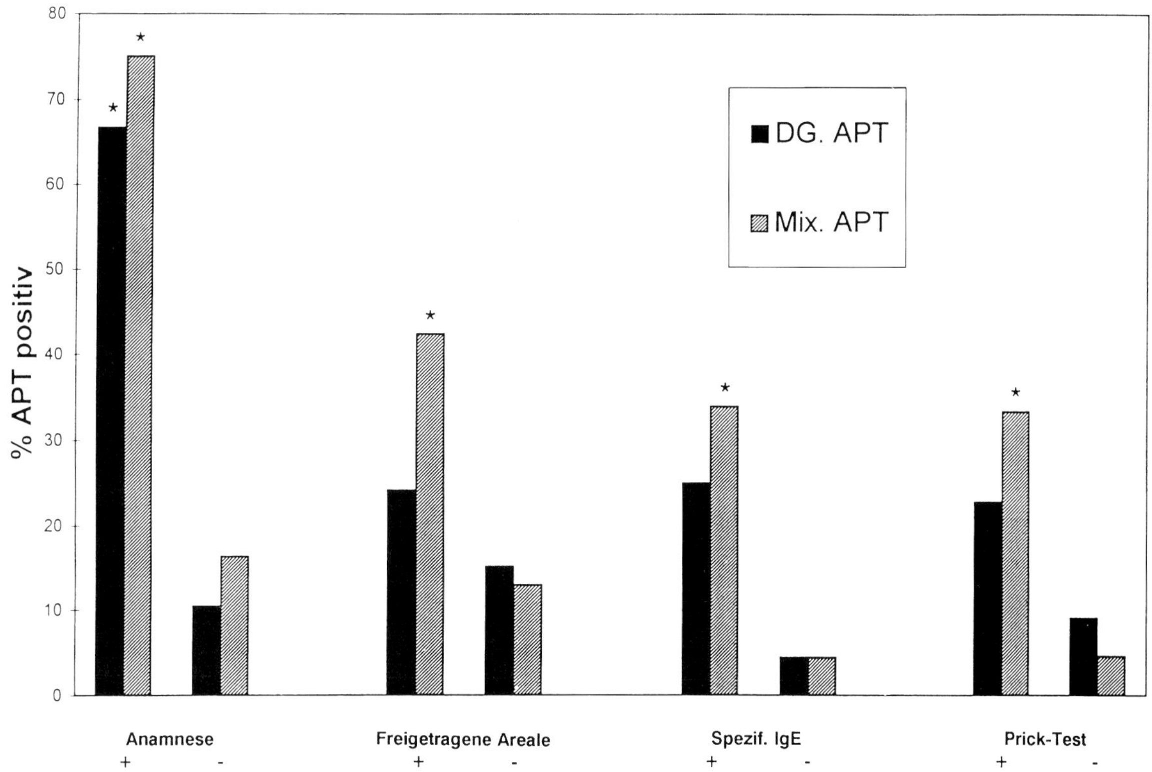

Abb. 2. APT mit unbehandelten Gräserpollen von Dactylis glomerata *(DG-APT)* und Gräserpollen-Allergen-Mischung 10 000 PNU/g in Vaselin *(Mix-APT)* bei 79 Patienten mit atopischem Ekzem (* = $p < 0{,}01$)

und RAST eine erhöhte Spezifität für Patienten, bei denen die Anamnese eine klinische Relevanz des Gräserpollenallergens annehmen läßt. Diese Daten werden unterstützt durch erste Ergebnisse einer noch in Auswertung befindlichen Multicenterstudie an 7 deutschen Universitäts-Hautkliniken (Manuskript in Vorbereitung). In dieser mehr als 250 Patienten umfassenden Studie zeigten sich ebenfalls signifikante Assoziationen von APT-Resultat, Anamnese, Prick-Test und spezifischem Serum-IgE.

Diskussion

Die Ergebnisse der APT-Studien an verschiedenen klinischen Untergruppen von Patienten mit atopischem Ekzem zeigen eindeutig, daß Aeroallergene bei einem Teil dieser Patienten bei Kontakt mit der Haut ekzematöse Läsionen auslösen können. Dabei kann bis auf die Okklusion auf alle weiteren potentiell irritierenden Maßnahmen zur Penetrationsförderung verzichtet werden. Positive Reaktionen im APT sind dosisabhängig. Ein Vaselinvehikel verbessert darüber hinaus die Ergebnisse. Im Vergleich von APT, Prick-Test und RAST wurde keine 100%ige Übereinstimmung beobachtet. Dies ist ein Hinweis darauf, daß der APT eine unterschiedliche Dimension der atopischen Hautentzündung registriert, die nicht mit der IgE-vermittelten Sensibilisierung, die mit den klassischen Testen nachweisbar ist, übereinstimmt. Möglicherweise stellen IgE-tragende humane epidermale Langerhans-Zellen die Voraussetzung für positive APT-Reaktionen dar. Wenn auch Prick und RAST nicht in jedem Fall einer positiven APT-Reaktion übereinstimmen, konnte dennoch die allergenspezifische Natur der APT-Reaktionen durch Transferexperimente mittels des Prausnitz-Küstner-Tests [11] und durch den Nachweis allergenspezifischer T-Zell-Klone in APT-Reaktionsarealen nachgewiesen werden [19–21]. Da kein Goldstandard für die Provokation ekzematöser Läsionen beim atopischem Ekzem besteht, ist die Frage nach der klinischen Relevanz positiver APT-Resultate noch nicht eindeutig zu beantworten. Die höhere Frequenz positiver APT-Reaktionen bei Patienten mit einem typischen freigetragenen Ekzemmuster und die oftmals beobachtete Konkordanz mit der Anamnese sind jedoch deutliche Hinweise auf die Relevanz der beobachteten Reaktionen. Der beste Beweis für die Relevanz der Aeroallergene ist jedoch die Tatsache, daß bei vielen Patienten eine deutliche Besserung nach der konsequenten Beachtung von Hausstaub-

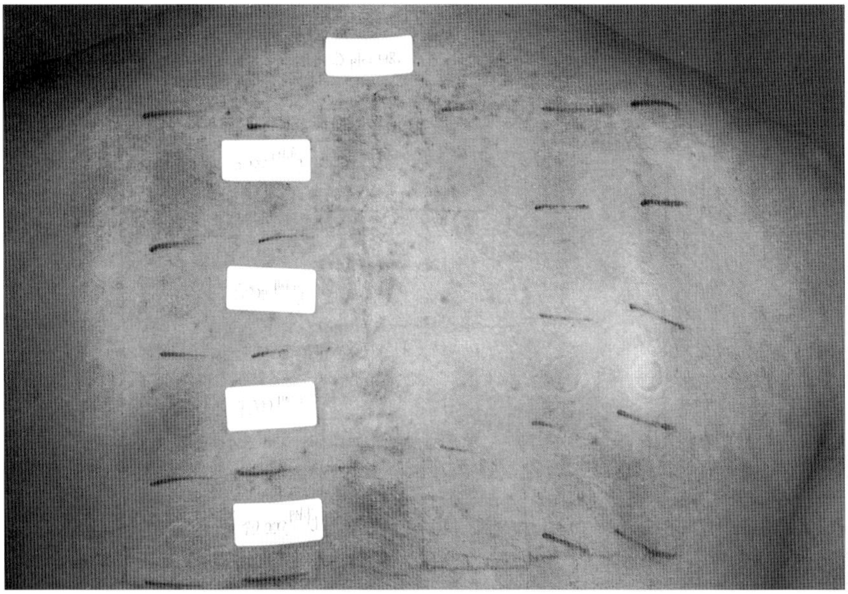

Abb. 3. Positive APT-Reaktion auf Hausstaubmilbe D. pter.

milbenkarenzmaßnahmen beobachtet werden kann [22, 23].

Möglicherweise stellt der APT (Abb. 3) den „Provokationstest für atopisches Ekzem" dar, so wie die bronchiale Provokation oder nasale Provokation bei atopischen Atemwegserkrankungen. Der Einsatz des APT in der Diagnostik des AE muß jedoch durch weitere Studien mit größeren Patientenzahlen weiter evaluiert werden.

Zusammenfassung

Ein Teil der Patienten mit atopischem Ekzem berichtet über Exazerbationen der Erkrankung nach Kontakt mit Aeroallergenen. Durch die Entdeckungen von IgE und IgE-Rezeptoren mit hoher Affinität auf Langerhans-Zellen in der atopisch entzündeten Haut, den Nachweis des Hauptallergens der Hausstaubmilbe D. pter. I auf epidermalen Langerhans-Zellen sowie den Nachweis von allergenspezifischen TH2-Zellen aus atopischen Hautläsionen hat sich das pathophysiologische Konzept des atopischen Ekzems gewandelt. Der Epikutan-Test mit IgE-induzierenden Allergenen (Atopie-Patch-Test, APT) kann dabei Beweise für eine pathogenetisch bedeutsame Rolle von Aeroallergenen erbringen. In den letzten Jahren ist gelungen, dieses Verfahren unter methodologischen Gesichtspunkten besser zu standardisieren. Eine Zielgruppe des APT sind Patienten mit bevorzugter Lokalisation von Ekzemherden in freigetragenen, exponierten Arealen und prädiktiver Anamnese sowie erhöhtem spezifischem IgE. Mit Hilfe des Atopie-Patch-Testes soll bald ein Verfahren für die klinische Routine zur Verfügung stehen, mit dem die aktuelle klinische Relevanz IgE-vermittelter Sensibilisierungen für ekzematöse Hautveränderungen bei Patienten mit atopischem Ekzem beurteilt werden kann.

Literatur

1. Ruzicka T, Ring J, Przybilla B (eds) (1991) Handbook of Atopic Eczema. Springer, Berlin Heidelberg New York Tokyo
2. Bieber T, Rieger A, Neuchrist C, Prinz JC, Rieber EP, Boltz-Nitulescu G, Scheiner O, Kraft D, Ring J, Stingl G (1989) Induction of FCeR2/CD23 on human epidermal Langerhans-cells by human recombinant IL-4 and IFN. J Exp Med 170: 309–314
3. Ring J, Bieber T, Vieluf D, Kunz B, Przybilla B (1991) Atopic eczema, Langerhans cells and allergy. Int Arch Allergy Appl Immunol 94: 194–201
4. Mitchell E, Chapman M, Pope F, Crow J, Jouhal S, Platts-Mills T (1982) Basophils in allergen-induced patch test sites in atopic dermatitis. Lancet i: 127–130
5. Darsow U, Vieluf D, Ring J (1995) Atopy patch test with different vehicles and allergen concentrations – an approach to standardization. J Allergy Clin Immunol 95: 677–684
6. Adinoff A, Tellez P, Clark R (1988) Atopic dermatitis and aeroallergen contact sensitivity. J Allergy Clin Immunol 81: 736–742
7. Bruijnzeel-Koomen C, van Wichen D, Spry C, Venge P, Bruynzeel P (1988) Active participation of eosinophils in patch test reactions to inhalant allergens in patients with atopic dermatitis. Br J Dermatol 118: 229–238
8. Clark R, Adinoff A (1989) Aeroallergen contact can exacerbate atopic dermatitis: Patch test as a diagnostic tool. J Am Acad Dermatol 21: 863–869
9. Gondo A, Saeki N, Tokuda Y (1986) Challenge reactions in atopic dermatitis after percutaneous entry of mite antigen. Br J Dermatol 115: 485–493
10. Imayama S, Hashizuma T, Miyahara H, Tanahashi T, Takeishi M, Kubota Y, Koga T, Hori Y, Fukuda H (1992) Combination of patch test and IgE for dust mite antigens differentiates 130 patients with atopic dermatitis into four groups. J Am Acad Dermatol 27: 531–538

11. Langeland T, Braathen L, Borch M (1989) Studies of atopic patch tests. Acta Derm Venereol Suppl (Stockh) 144: 105–109
12. Platts-Mills T, Mitchell E, Rowntree S, Chapman M, Wilkins S (1983) The role of dust mite allergens in atopic dermatitis. Clin Exp Dermatol 8: 233–247
13. Reitamo S, Visa K, Kaehoenen K, Käykhö A, Lauerna I, Stubb S, Salo OP (1989) Patch test reactions to inhalant allergens in atopic dermatitis. Acta Derm Venereol Suppl (Stockh) 144: 119–121
14. Vieluf D, Kunz B, Bieber T, Przybilla B, Ring J (1993) „Atopy Patch Test" with aeroallergens in patients with atopic eczema. Allergo J 2: 9–12
15. Rostenberg A, Sulzberger MB (1937) Some results of patch tests. Arch Dermatol 35: 433–454
16. Ring J, Kunz B, Bieber T, Vieluf D, Przybilla B (1989) The „atopy patch test" with aeroallergens in atopic eczema (abstract). J Allergy Clin Immunol 82: 195
17. Darsow U, Vieluf D, Ring J (1996) The atopy patch test: An increased rate of reactivity in patients who have an air-exposed pattern of atopic eczema. Br J Dermatol 135: 182–186
18. Darsow U, Behrendt H, Ring J (1997) Gramineae pollen as trigger factors of atopic eczema: evaluation of diagnostic measures using the atopy patch test. Br J Dermatol 137: 201–207
19. Reijsen FC van, Bruijnzeel-Koomen CAFM, Kalthoff FS (1992) Skin-derived aeroallergen-specific T-cell clones of Th2 phenotype in patients with atopic dermatitis. J Allergy Clin Immunol 90: 184–192
20. Sager N, Neumann C, Marghescu S (1992) Der Epikutantest auf Inhalationsallergene ist eine immunspezifische Spättypreaktion. Z Hautkr 67: 600–604
21. Sager N, Feldmann A, Schilling G, Kreitsch P, Neumann C (1992) House dust mite-specific T cells in the skin of subjects with atopic dermatitis: Frequency and lymphokine profile in the allergen patch test. J Allergy Clin Immunol 89: 801–810
22. Tan B, Weald D, Strickland I, Friedman P (1996) Double-blind controlled trial of effect of housedust-mite allergen avoidance on atopic dermatitis. Lancet 347: 15–18
23. Lau S, Ehnert B, Cremer B, Nasert S, Büttner P, Czarnetzki BM, Wahn U (1995) Häusliche Milbenallergenreduktion bei spezifisch sensibilisierten Patienten mit atopischem Ekzem. Allergo J 4: 432–435

Provokationsfaktoren der Neurodermitis/atopischen Dermatitis*

T. Werfel, A. Kapp

Einleitung

In den letzten Jahren fand eine anhaltende Diskussion über die Rolle exogener und endogener Faktoren in der Pathophysiologie der Neurodermitis bzw. der atopischen Dermatitis statt. Mit vergleichbaren immunologischen Befunden zum Asthma bronchiale besteht eine intrinsische (= Neurodermitis) und eine durch exogene Faktoren getriggerte Spielart der Erkrankung (= atopische Dermatitis). Bei der intrinsischen Form der Erkrankung findet man eine Eosinophilenaktivierung ohne Nachweis spezifischer IgE-Antikörper gegen Umweltallergene [1]. In der folgenden Übersicht werden zunächst einige Provokationsfaktoren, die bei beiden Varianten eine Rolle spielen können, besprochen. Es folgt eine Darstellung zur Rolle von Allergenen bei der atopischen Dermatitis. Die wichtigsten Provokationsfaktoren sind in Tabelle 1 zusammengefaßt.

Tabelle 1. Wichtige Schub- bzw. Provokationsfaktoren bei Neurodermitis/atopischer Dermatitis

Schub-/Provokationsfaktor	Charakteristika
emotionale + hormonelle Faktoren	positiver und negativer Streß, Menstruation, Schwangerschaft
Irritantien	Wolle, Detergenzien, Berufsstoffe
Klima + Jahreszeit	Kontinentales Klima, häufig Herbst und Winter
Mikrobielle Faktoren	Systemische Infektionen, Hautinfektionen
Umwelt/Allergene	Hausstaubmilben, Tierepithelien, Pollen
Nahrungsmittel	bei Kindern vor allem Kuhmilch, Hühnerei, Nüsse

Emotionale und hormonelle Faktoren

Viele Patienten berichten über einen deutlichen Zusammenhang zwischen Stress bzw. psychischer Belastung und klinischer Exazerbation. Dieser Zusammenhang ist eventuell bei der intrinsischen Form der Erkrankung noch stärker ausgeprägt. Die psychophysiologischen Mechanismen bei der stressbedingten Hautverschlechterung sind allerdings noch nicht hinreichend geklärt: Mögliche Störungen könnten im Adenylcyclase-zyklischen Adenosin-Monophosphatsystem oder in der Regulation von Neuropeptiden liegen [2, 3]. Stress induziert eine Senkung der Juckreizschwelle, was zu vermehrten Exkoriationen und somit zur Verschlechterung des klinischen Bildes führen kann.

Auch hormonelle Faktoren können einen Einfluß auf die atopische Dermatitis haben: Es existiert eine Reihe von Berichten über Verschlechterungen des Hautzustandes bei Frauen während der Menstruation, Schwangerschaft, kurz nach Geburt und während der Menopause [3].

Irritantien als Triggerfaktoren von Ekzemen

Irritantien führen häufig zur Triggerung der Ekzemantwort, wobei Berufstoffe, die zu chronischen Handekzemen führen, von besonderer sozialmedizinischer Bedeutung sind. Auch die seit langem bekannte Unverträglichkeit von Wolle beruht auf einer irritierenden Wirkung des Stoffes auf die Haut. Der Grund der erhöhten Irritierbarkeit bei atopischer Dermatitis/Neurodermitis ist nicht geklärt. Eine gestörte Lipidzusammensetzung und Hydratation der Epidermis, eine erhöhte Histaminausschüttung auf irritative Reize und eine latente, leicht steigerbare chronische Entzündungsreaktion in der Haut sind möglicherweise hierbei beteiligt [2, 3].

Systemische und lokale Infekte – Provokationsfaktoren der Ekzemreaktion ?

Eine Reihe von Untersuchungen weist auf Dysregulationen der zellulären Immunantwort bei Patienten mit

* Die Arbeit wurde teilweise gefördert mit Mitteln der DFG (Sonderforschungsbereich 244 „Chronische Entzündung", Teilprojekt C13).

atopischer Dermatitis hin. So wurden im Blut von Patienten mit atopischer Dermatitis numerische und funktionelle Störungen für zytotoxische Lymphozyten und für T-Suppressorzellen beschrieben. Weiterhin wurden auch Defekte der Monozyten- und Neutrophilen-Chemotaxis beobachtet, denen eine mögliche Rolle bei der gesteigerten Empfänglichkeit der Patienten gegenüber Infektionen zugeschrieben wurde. Da sich diese Auffälligkeiten während der Remission des Krankheitsbildes meist zurückbilden, ist es möglich, daß sie eher Begleiterscheinungen der Entzündung als Zeichen eines Immundefektes sind [2].

Schon seit langem ist bekannt, daß die Neurodermitis/atopische Dermatitis sich im Rahmen von Infekten verschlechtern kann. In letzter Zeit wurde insbesondere die Rolle von Erregern auf der Haut bei der Ekzementstehung bzw. -unterhaltung untersucht. Staphylococcus aureus ist extrem häufig, d.h. bei mehr als 90% der Patienten mit Neurodermitis/atopischer Dermatitis auf der Haut nachweisbar. Etwa in zwei Dritteln der Kulturen von Staphylococcus aureus, die aus Hautabstrichen bei atopischer Dermatitis angelegt wurden, sind Exotoxine nachweisbar, die als Allergene und als Superantigene fungieren können. Als Superantigene können sie an MHC Klasse II Moleküle von Langerhanszellen oder Monozyten binden und eine Reihe von proinflammatorischen Mediatoren wie IL-1 oder TNF-α freisetzen. Auch werden T-Zellen, die für die Superantigene jeweils „passende" variable β-Ketten des T-Zellrezeptors exprimieren, zur Proliferation und Zytokinsekretion stimuliert und können dadurch möglicherweise zur Unterhaltung der Ekzemreaktionen beitragen. In einer neueren Studie konnte eine kutane Entzündung durch bloße Applikation von Superantigenen auf die Haut induziert werden, was auf die pathogenetische Rolle von diesen Molokülen für die Ekzemreaktion hinweist [9]. Eine etablierte klinische Erfahrung besteht darin, daß sich ekzematöse Hautveränderungen unter Therapie mit Antibiotika bessern können, was mit einer Reduktion von Superantigen-produzierenden Staphylococcen assoziiert sein kann. Neben Staphylococcus aureus wird auch für Pityrosporum ovale eine Rolle bei der Ekzementstehung und -unterhaltung (insbesondere im Gesichts-, Hals- und Nackenbereich) diskutiert. Kürzlich war es möglich, im Blut von Patienten eine erhöhte Lymphozytenproliferation auf Antigene dieses Hefepilzes zu messen und aus läsionaler Haut Pityrosporum ovale spezifische T-Zellen zu klonieren [11]. Candida albicans wird derzeit ebenfalls als möglicher Triggerfaktor von Ekzemverschlechterungen vermutet. Es liegen jedoch keine Daten vor, die eine pathogenetische Bedeutung einer Besiedelung des Gastrointestinaltraktes oder der Haut mit diesem Hefepilz bei Ekzemkrankheiten belegen.

Reduktion von Infekten – ein Risikofaktor für die Entstehung von Neurodermitis/atopischer Dermatitis ?

In verschiedenen Untersuchungen konnte gezeigt werden, daß die atopische Dermatitis in Familien mit höherem elterlichen Einkommen (und entsprechender priviligierter Wohnraumsituation) häufiger auftritt [16]. Eine höhere Zahl von Geschwistern, verbunden mit einer eher „beengten" Wohnraumsituation, ist mit einer niedrigeren Neurodermitis-Prävalenz bei Kindern assoziiert. Eine aktuelle Hypothese besagt, daß die Reduktion von Infekten in der frühen Kindheit bzw. von Immunantworten gegen Erreger, die „TH1-ähnliche" Immunantworten auslösen, in einem „Switch" der zellulären Immunantwort zu „TH2-ähnlichen" allergischen Reaktionen und damit evtl. auch in der Manifestation der atopischen Dermatitis resultieren kann. Neuere Daten, die eine inverse Korrelation zwischen „TH1-ähnlichen" zellulären Impfantworten gegen Mycobakterium tuberculosis und dem Auftreten der atopischen Dermatitis belegen [8], unterstützen diese These.

Epidemiologische Befunde, die auf exogene Provokationsfaktoren hinweisen

Die atopische Dermatitis ist eine chronisch rezidivierende Erkrankung, die vorwiegend im frühen Kindesalter beginnt. Sie ist die häufigste chronische Hautkrankheit mit einer Prävalenz von über 10% bei Schulanfängern [7, 16]. Während der letzten Jahrzehnte stieg die Häufigkeit der atopischen Dermatitis in vielen Ländern deutlich an [7]. Dänische Zwillingsstudien weisen auf einen signifikanten Anstieg der kumulativen Inzidenz von 3% im Zeitraum von 1960 bis 1964 auf 12% im Zeitraum von 1975 bis 1979 hin. Derzeit gibt es keine befriedigende Erklärung für den Anstieg der Krankheitshäufigkeit. Der Anstieg spricht für „äußere" Realisations- bzw. Provokationsfaktoren bei dieser Erkrankung, und die Reduktion von Infekten in der frühen Kindheit könnte eine Rolle spielen.

Einige Studien weisen auf eine erhöhte Prävalenz der Erkrankung bei Kindern hin, die in ökologisch besonders belasteten Regionen (wie etwa in Nord-Norwegen nahe der russischen Grenze) leben. Da in diesen Studien aus methodischen Gründen in der Regel keine Kontrollkollektive untersucht werden, sind sie allerdings nicht eindeutig interpretierbar. Der Vergleich von Kindern aus der ehemaligen DDR mit Kindern aus Westdeutschland kurz nach der deutschen Wiedervereinigung brachte für Ekzemkrankheiten – im Gegensatz zu respiratorischen Erkrankungen – keine eindeutigen Ost-/West-Unterschiede in den Prävalenzen [12]. Ein Einfluß der unterschiedlichen

Typen der Luftverschmutzung (d.h. Luftverschmutzung vom Typ I mit Schwefeldioxid und partikulären Stoffen als Leitsubstanzen im Osten und Luftverschmutzung vom Typ II mit Stickoxiden als Leitsubstanz im Westen) auf die Manifestation der Neurodermitis/atopischen Dermatitis konnte somit durch die Untersuchung dieser genetisch sehr ähnlichen Kollektive nicht gesichert werden.

Die Rolle von Inhalationsallergenen bei der atopischen Dermatitis

Die allergische Kontaktdermatitis wird definitionsgemäß durch Allergene, die auf der Haut oder Schleimhaut appliziert werden, ausgelöst. Allergene können aber auch bei der Auslösung von Schüben der atopischen Dermatitis eine wichtige Rolle spielen. Die Identifizierung von individuell relevanten Sensibilisierungen mit anschließender persönlicher Beratung zur Allergenkarenz stellt einen wichtigen Bestandteil im klinischen Umgang mit der Erkrankung dar.

Das Gesamt-IgE ist bei ca. 80% der Patienten mit Neurodermitis/atopischer Dermatitis erhöht. Während Sensibilisierungen gegen Nahrungsmittelantigene eine pathogenetische Rolle bei der (früh)kindlichen atopischen Dermatitis spielen, kommt Inhalationsallergenen eine zunehmende Bedeutung bei der Erkrankung im Jugendlichen- bzw. Erwachsenenalter zu. So sind Pricktestreaktionen vom Soforttyp gegenüber dieser Allergengruppe (z. B. Proteine aus Milben, Pollen oder Tierepithelien) bzw. entsprechende spezifische Antikörper der Klasse IgE im Serum bei praktisch allen Jugendlichen und Erwachsenen mit erhöhtem Gesamt-IgE im Serum und atopischer Dermatitis nachweisbar. Obwohl IgE eine Halbwertszeit von 5–7 Tagen hat, fluktuiert das Serum-IgE intraindividuell kaum während Remissionen und Schüben.

Schon 1918 publizierte Walker einen möglichen negativen Einfluß von Pollen oder Pferdeepithelien auf den Verlauf der atopischen Dermatitis. 1950 beobachteten Tuft und Mitarbeiter ekzemartige Läsionen nach Inhalation mit Alternaria oder Pollen, nicht jedoch nach Plazebo-Provokationen bei Patienten mit AD. Ein pathogenetischer Einfluß von Hausstaubmilben auf den Verlauf der atopischen Dermatitis wurde bereits 1949 vermutet. Sensibilisierungen gegen Hausstaubmilben bzw. deren Kotproteine sind bei Patienten mit atopischen Erkrankungen besonders häufig nachweisbar. Während die Sensibilisierungsrate gegen Milbenantigene auf 5% bei Menschen in Industrienationen geschätzt wird, liegt sie bei Patienten mit atopischer Dermatitis oder allergischem Asthma bronchiale bei bis zu 90%. Eine Konzentration von 100 Hausstaubmilben pro Gramm Staub (entsprechend 2µg des Majorallergens Der.p.I) gilt als Schwellenwert für ein erhöhtes Sensibilisierungsrisiko. Das relative Risiko, an einer atopischen Dermatitis zu erkranken, scheint mit der Hausstaubmilbenexposition zuzunehmen. Im Vergleich zur Milbenbelastung in öffentlichen Einrichtungen liegt die Konzentration im häuslichen Bereich wesentlich höher. Insbesondere im Staub aus Bettmatratzen wurden sehr hohe Konzentrationen des Majorallergens der Hausstaubmilbe Dermatophagoides pteronyssinus gemessen. Durch Umschließen der Matratze mit proteinundurchlässigem Material läßt sich die Allergenkonzentration wirksam reduzieren. In einer aktuellen Plazebo-kontrollierten Studie konnte in der „Verum"-Gruppe eine deutliche positive Wirkung von Milben-reduzierenden Maßnahmen auf den Verlauf der atopischen Dermatitis gezeigt werden. Die Maßnahmen bestanden in dieser Studie in Umschließen der Matratze, in regelmäßigem Saugen mit einem mit Filtern ausgerüstetem Gerät und in der Applikation von einem Akarizid im Wohnbereich [10].

Haut-infiltrierende Allergen-spezifische T-Lymphozyten bei atopischer Dermatitis

In den verschiedenen Studien zeigt ein unterschiedlich großer Teil der Patienten neben positiven Pricktestreaktionen und spezifischen IgE auch positive Spättypreaktionen auf Milbenallergene und andere Inhalationsantigene. Das zelluläre Infiltrat besteht bei diesen Reaktionen aus mononukleären Zellen und eosinophilen Granulozyten. Insgesamt ähnelt die Reaktion einer akuten Ekzemreaktion mit epidermaler Spongiose. In Epikutantestreaktionen auf Inhalationsallergene finden sich auch Langerhanszellen, die spezifische Antigene und IgE auf ihren Membranen tragen. Spezifisches IgE und T-Zellen können wahrscheinlich gemeinsam an einer Hautreaktion beteiligt sein, bei der über IgE an Fc-Rezeptoren auf Langerhanszellen Allergen gebunden und T-Zellen präsentiert wird.

Aus positiven Epikutantestreaktionen wurden Hausstaubmilben-spezifische T-Zellklone etabliert [6]. Dieses wurde als direkter Hinweis für die Beteiligung von Allergen-spezifischen T-Zellen bei der Ekzemreaktion gewertet. Die aus diesen provozierten Ekzemläsionen gewonnenen T-Zellklone produzierten zum Großteil höhere Mengen an Interleukin (IL)-4 oder IL-5. Die Ergebnisse mit T-Zellen aus Epikutantestreaktionen wurden zunächst dahingehend interpretiert, daß die atopische Dermatitis durch Infiltration von „TH2"-ähnlichen Zellen geprägt ist [2]. Eigene Untersuchungen weisen jedoch darauf hin, daß die zelluläre Immunantwort in der Haut bei Patienten mit atopischer Dermatitis eventuell gar nicht anders reguliert ist als bei Nichtatopikern, die unter einer allergischen Kontaktdermatitis leiden: So produzierte die Mehrheit der von uns untersuchten Nickel-spezifischen T-Zellklone aus Epikutantestreaktionen von Atopikern und Nichtatopikern IL-4, und zwar entweder ausschließlich oder in Kombination mit IFN-γ [14]. Im Gegensatz zu Zellen aus Epikutantestreaktionen sezernierten Nickel-spezifische T-Zellen aus chronischen „Spontanläsionen" in der Mehrzahl IFN-γ in Abwesenheit von IL-4.

Auch bei der atopischen Dermatitis fanden sich in Untersuchungen der letzten drei Jahre auf mRNA-Ebene und mit immunhistologischen Methoden Hinweise auf eine erhöhte Expression von IFN-γ in chronischen Läsionen der atopischen Dermatitis. Somit hat die überwiegende Sekretion des „TH2" Zytokins IL-4 möglicherweise nur in der Initialphase einer atopischen Dermatitis eine essentielle Bedeutung, wogegen während der Chronifizierung der Entzündung das „TH1" Zytokin IFN-γ maßgeblich für die Unterhaltung der Entzündungsantwort sein könnte. Unklar war bisher allerdings, ob der Wechsel im Zytokinmuster bei akuten Ekzemen im Vergleich zu chronischen Ekzemen auch bei den für atopische Entzündungen wichtigen Allergen-spezifischen T-Lymphozyten oder lediglich bei Haut-infiltrierenden, unspezifischen (sog. Bystander) Zellen zu beobachten ist. In einer eigenen Arbeit wurden daher 59 Hausstaubmilben-spezifische T-Zellklone aus läsionaler Haut bei atopischer Dermatitis generiert. Derartige Allergen-spezifische T-Lymphozyten repräsentieren nur eine Minderheit der infiltrierenden Zellen in läsionaler Haut, wie anhand von Frequenzanalysen aus „Limiting Dilution" Kulturansätzen gezeigt werden konnte. Die Mehrzahl der Allergen-spezifischen Klone aus chronischen Läsionen exprimierte und sezernierte IFN-γ in Kombination mit IL-4 oder allein. In dieser Beziehung unterschieden sich T-Lymphozyten aus der Haut nicht wesentlich von Allergen-spezifischen T-Zellen aus dem Blut bei denselben Patienten [15].

Zur Rolle von Nahrungsmitteln für den Verlauf der atopischen Dermatitis

Möglicherweise müssen die Allergene einer derartigen „Kontaktdermatitis" gar nicht unbedingt von außen in die Haut eindringen, sondern können nach Inhalation oder wie im Falle von Nahrungsmitteln nach oraler Aufnahme auch auf hämatogenem Weg in die Haut gelangen.

Dabei ist von einer Resorption immunologisch aktiver Moleküle auszugehen, denn in Untersuchungen mit gesunden, passiv sensibilisierten Personen wurde bereits vor über 60 Jahren gezeigt, daß Nahrungsmittelallergene in die Zirkulation und von dort auch in die Haut gelangen können. Bei atopischen Patienten ist die Dünndarmpermeabilität möglicherweise erhöht.

Derartig resorbierte Nahrungsmittelantigene könnten theoretisch direkt mit spezifischem IgE reagieren, welches über Fc-Rezeptoren auf basophilen Granulozyten, Mastzellen, Monozyten oder Langerhanszellen gebunden ist. Ob die Aktivierung von eosinophilen Granulozyten, die nach oraler Provokation mit erhöhten ECP-Spiegeln im Serum, einem Abfall der Zellzahl im Blut und dem Nachweis der Zellen in der Haut verbunden ist, auf eine direkte Interaktion mit den Allergenen oder auf indirekte Mediatoreffekte zurückgeführt werden kann, ist nicht geklärt.

Im klinischen Kontext wird die Rolle von Nahrungsmitteln als mögliche Auslöser von Schüben dieser Erkrankung seit vielen Jahren diskutiert. Grulee und Sanford spekulierten bereits 1936, daß konsequentes Stillen – und somit die Meidung von Kuhmilch – einen protektiven Effekt auf die Manifestation der atopischen Dermatitis haben könnte. Eine geringere Prävalenz der atopischen Dermatitis während der frühen Kindheit war tatsächlich in einigen Studien bei Kindern aus Atopikerfamilien nachweisbar, die mindestens sechs Monate gestillt oder mit einem hypoallergenen Hydrolysat ernährt worden waren. Allerdings ließen sich diese Ergebnisse nicht in allen Untersuchungen bestätigen. Auch eine zusätzliche mütterliche Diät während des letzten Trimenon der Schwangerschaft und während der Stillzeit hatte einen protektiven Effekt in Bezug auf die Prävalenz atopischer Erkrankungen während des ersten Lebensjahres des Kindes. Bereits am Ende des zweiten Lebensjahres gab es allerdings keine signifikanten Unterschiede mehr in der Prävalenz atopischer Erkrankungen zwischen Diät- und Kontrollgruppen. Aus diesen Ergebnissen läßt sich ableiten, daß Eliminationsdiäten in der frühen Kindheit wahrscheinlich nicht geeignet sind, um den Ausbruch einer atopischen Dermatitis zu verhindern.

Eliminationsdiäten und orale Provokationstests bei der atopischen Dermatitis

Viele Patienten mit manifester atopischer Dermatitis vermuten dennoch, daß allergische Reaktionen auf Nahrungsmittel bei ihnen Ekzeme auslösen oder unterhalten können. Die Mehrzahl der Patienten probiert im Verlauf der Erkrankung Diäten aus, wobei es bei zweifelhaften Nutzen zu Fehlernährungen und emotionalen Belastungen kommen kann. Nahrungsmittelallergien vom Soforttyp treten im Kindesalter bei Atopikern gehäuft auf. Bei mindestens einem Drittel klinisch relevanter Sensibilisierungen tritt nach ein bis zwei Jahren eine Toleranzentwicklung ein. Die meisten Untersucher gehen deshalb davon aus, daß Nahrungsmittelallergene auch als Schubfaktoren bei atopischer Dermatitis vor allem im Kindesalter bedeutsam sind. Die Frequenz klinisch relevanter Nahrungsmittelallergene bei Kindern mit atopischer Dermatitis liegt je nach Studie zwischen 17% und 56%. Die klinischen Symptome reichen hierbei von leichter Urtikaria bis zu schweren Schüben einer atopischen Dermatitis und seltener zur Ausbildung anaphylaktischer Reaktionen. Eventuell ist der Nachweis einer Nahrungsmittelallergie bei einem Kind mit atopischer Dermatitis gekoppelt mit einem schwereren Verlauf der Erkrankung.

Seit 1918 wurden zahlreiche Studien publiziert, die Erfolge in der Behandlung der atopischen Dermatitis durch unterschiedliche Eliminationsdiäten angeben. Am häufigsten wurden als Nahrungsmittel Kuhmilch und/oder Hühnereiweiß eliminiert. Insgesamt weisen die Ergebnisse der zahlreichen Diätstudien darauf hin, daß definierte Nahrungsmittel bei einem Teil der Betroffenen zur Verschlechterung der atopischen Dermatitis beitragen können. Bedingt durch praktische Schwierigkeiten sind die meisten Studien, die mit Eliminationsdiäten durchgeführt wurden, allerdings nicht Plazebo-kontrolliert.

Als „goldener Standard" in der Diagnostik Nahrungsmittel-abhängiger Reaktionen gilt die Plazebokontrollierte, doppelblinde orale Provokation, die bei Patienten mit atopischer Dermatitis sowohl zu IgE vermittelten Soforttypreaktionen als auch zu intensivem Pruritus mit Exkoriationen und nachfolgender Exazerbation von ekzematösen Läsionen oder zur Auslösung eines Schubes nach 6–24 Stunden im Sinne einer Spätreaktion führen kann. Darüberhinaus können bei Kindern mit atopischer Dermatitis juckende, flächenhafte, erythematöse Hautveränderungen innerhalb von wenigen Stunden nach oraler Provokation von Nahrungsmitteln auftreten. Diese Reaktionen sind mit dem Nachweis von spezifischem IgE, einem positiven Pricktest und dem Anstieg von Histamin im Serum assoziiert. Verzögert auftretende Ekzemreaktionen nach oraler Provokation wurden insbesondere in Studien beobachtet, in denen das Nahrungsmittel täglich über mehrere Tage verabreicht wurde, wobei hier auch IgE-unabhängige Reaktionen beobachtet wurden.

In vitro Tests auf Nahrungsmittelantigene bei der atopischen Dermatitis

Spezifische IgE oder positive Pricktestreaktionen gegenüber Nahrungsmitteln, die bei 51–85% der Patienten mit atopischer Dermatitis nachgewiesen werden, haben keinen hohen prädiktiven Wert in der Diagnostik klinisch relevanter Reaktionen. So haben nur 25–30% der Patienten, bei denen Nahrungsmittelspezifisches IgE nachweisbar ist, eine klinische Reaktion in oralen Provokationstests. Auch bleiben Pricktests nach Toleranzentwicklung auf Nahrungsmittel häufig positiv. Die Charakterisierung zellulärer Immunparameter von Nahrungsmittelantigen-spezifischen Reaktionen könnte die Grundlage für diagnostische Tests zur Abklärung von Spätreaktionen auf Nahrungsmittel darstellen.

In eigenen Untersuchungen wurden im wesentlichen folgende Befunde erhoben, die auf eine spezifische Lymphozytenaktivierung bei oral provozierbaren Patienten mit atopischer Dermatitis hinweisen [4,5,13]:

- deutlich erhöhte Unterschiede in der Proliferation von peripheren Blutlymphozyten von Kindern, jugendlichen und erwachsenen Patienten mit oral provozierbarer atopischer Dermatitis auf Kuhmilch-Casein, insbesondere der κ-Fraktion im Vergleich zu Kontrollgruppen,
- hohe Frequenzen proliferierender T-Lymphozyten aus Blut und läsionaler Haut bei oral provozierbaren Patienten mit atopischer Dermatitis in Anwesenheit von Casein,
- unterschiedliche Zytokinmuster von Nahrungsmittel-spezifischen T-Zellklonen bei Kindern und Erwachsenen
- Hinweise auf eine Allergen-spezifische T-Zellantwort im Blut und in läsionaler Haut auch gegen Nahrungsmittel, die mit Birkenpollen kreuzreagieren, bei Pollen-sensibilisierten Patienten mit atopischer Dermatitis

In diesen Untersuchungen fand sich keine Korrelation zwischen Casein-spezifischen IgG und Casein-induzierter Lymphozytenproliferation. Die Aktivierbarkeit zirkulierender Antigen-spezifischer T-Lymphozyten steht somit nicht im direkten Zusammenhang mit der (T-zellabhängigen) Antikörperproduktion, die in den lymphatischen Organen stattfindet.

Bei allen Kindern, die klinisch auf die orale Provokation mit Kuhmilch mit Ekzemverschlechterungen und zum Teil auch mit Soforttyp-Reaktionen reagierten, jedoch nur bei 41% der jugendlichen und erwachsenen, durch Kuhmilch oral provozierbare Patienten fanden sich Casein-spezifische IgE, wobei keiner der jugendlichen oder erwachsenen Patienten klinisch mit Soforttyp-Reaktionen reagiert hatte.

Zusammengefaßt sprechen die Ergebnisse dafür, daß es sowohl Patienten (vor allem Kinder) mit oral provozierbarer atopischer Dermatitis gibt, bei denen in der Zirkulation sowohl Nahrungsmittelprotein-spezifische Lymphozyten als auch spezifisches IgE nachzuweisen sind, als auch Patienten (Jugendliche und Erwachsene), bei denen IgE-unabhängige zelluläre Mechanismen bei der Ekzemreaktion relevant sein können.

Literatur

1. Bruijnzeel-Koomen CAFM, Mudde GC, Kapp A (1997) Atopic Dermatitis (Chapter 101). In: Kay AB (ed) Allergy and Allergic Diseases, Blackwell, Oxford, pp (in press)
2. Kapp A (1995) Atopic dermatitis – the skin manifestation of atopy. Clin Exp Allergy 25:210–219
3. Morren MA, Przybilla B, Bamelis M, Heykants B, Reynaers A, Degreef H (1994) Atopic dermatitis: Triggering factors. J Am Acad Dermatol 31:467–73
4. Reekers R, Schmidt P, Kapp A, Werfel T (im Druck) Evidence of a lymphoyte response to birch pollen related antigens in atopic dermatits. Allergy
5. Reekers R, Beyer K, Niggemann N, Wahn U, Freihorst J, Kapp A, Werfel T (1996) The role of circulating food antigen specific lymphocytes in food allergic children with atopic dermatitis. Br J Dermatol 135:935–941
6. Sager N, Feldmann A, Schilling G, Kreitsch P, Neumann C (1992) House dust mite-specific T cells in the skin of subjects with atopic dermatitis: Frequency and lymphokine profile in the allergen patch test. J Allergy Clin Immunol 89:801–810
7. Schultz-Larsen F, Diepgen T, Svensson A (1996) The occurence of atopic dermatitis in North Europe: An intercontional questionnaire study. J Am Acad Dermatol 34: 760–764
8. Shirakawa T, Enomota T, Shimazu S, Hopkin J (1997) The inverse association between tuberculin responses and atopic disorder. Science 275:77–79
9. Strange P, Skov L, Lisby S, Nielsen PL, Baadsgaard O (1996) Staphylococcal enterotoxin B applied on intact normal and intact atopic skin induces dermatitis. Arch Dermatol 132: 27–33
10. Tan BB, Weald D, Strickland I, Friedmann PS (1996) Double blind controlled trial effect of housedust-mite allergen avoidance on atopic dermatitis. Lancet 347:15
11. Tengvall Linder M, Johansson C, Zargari A, Bengtsson A, van der Ploeg I, Harfast B, Scheynius A (1996) Detection of Pityrosporum orbiculare reactive T cells from skin and blood in atopic dermatitis and characterization of their cystokine profiles. Clin exp Allergy 26: 1286–1297
12. von Mutius E, Fritzsch C, Weiland SK, Roell G, Magnussen H (1992) Prevalence of asthma and allergic disorders among children in united Germany: a discriptive comparison. Br Med Journal 305: 1395–1399
13. Werfel T, Ahlers G, Schmidt P, Boeker M, Kapp A, Neumann C (1997) Milk-responsive atopic dermatitis is associated with a casein-specific lymphocyte response in adolescent and adult patients. J Allergy Clin Immunol 99:124–133
14. Werfel T, Hentschel M, Kapp A, Renz H (1997) Dichotomy of blood and skin-derived interleukin-4 producing allergen specific T-cells and restricted Vβ repertoire in nickel mediated contact dermatitis. J Immunol 158:2500–2505
15. Werfel T, Morita A, Grewe M, Renz H, Wahn U, Krutmann J, Kapp A (1996) Allergen-specificity of skin-infiltrating T-cells is not restricted to a type 2 cytokine pattern in chronic skin lesions of atopic dermatitis. J Invest Dermatol 107:871–876
16. Williams HC, Strachan DP, Roderick JH (1994) Childhood eczema: disease of the advantaged? Br Med J 308: 1132–1135

Die Hemmung der Eosinophilen-Apoptose ist ein bedeutender pathogenetischer Mechanismus für die Entstehung von Eosinophilie*

H.-U. Simon

Ein multizellulärer Organismus muß zur Aufrechterhaltung der zellulären Homöostase die Produktion von Zellen und deren Tod aufeinander abstimmen. Der Zelltod ist somit für die Erneuerung von Geweben aber auch für die Embryogenese, Metamorphose sowie für die Entwicklung und Funktion des Immunsystems von enormer Bedeutung. Deshalb benötigt das Leben den permanent vorkommenden Zelltod. Dieser physiologisch vorkommende Zelltod ist programmiert und erfolgt oft durch Apoptose. Apoptose ist durch bestimmte morphologische Kriterien charakterisiert. Die Regulation der Apoptose kann gestört sein und dann Krankheiten verursachen. Zum Beispiel wurde eine dysregulierte Apoptose in der Pathogenese von Tumoren, Aids und autoimmunen sowie neurodegenerativen Erkrankungen beschrieben.

Die Eosinophilen-Apoptose ist bei chronisch-allergischen Erkrankungen gehemmt

Der Tod durch Apoptose in normalen Zellen tritt häufig automatisch ein, wenn er nicht aktiv durch autokrine und/oder parakrine Überlebensfaktoren blockiert wird. Es ist deshalb denkbar, daß es bei einer Überproduktion von Überlebensfaktoren zu einer ungewünschten Hemmung der Apoptose von denjenigen Zellen kommt, die einen entsprechenden funktionellen Überlebensfaktor-Rezeptor tragen. Da es gegen eine solche Sicht gegenwärtig keine stichhaltigen Gegenargumente gibt, schlugen wir kürzlich eine neue Hypothese vor, die die Entstehung der bei Allergien und Asthma vorkommende Eosinophilie erklärt [4]. Studien der letzten Jahre haben gezeigt, daß chronisch-allergische Erkrankungen mit einer erhöhten Aktivierung von T-Lymphozyten assoziiert sind [5, 6]. Diese aktivierten T-Lymphozyten produzieren T-Helfer-2-Zytokine. Einige der T-Helfer-2-Zytokine hemmen den Zelltod eosinophiler Granulozyten *in vitro*. Auf Grundlage dieser Erkenntnisse vermuteten wir, daß die Hemmung der Eosinophilen-Apoptose ein Schlüsselereignis bei der Entstehung von Blut- und Gewebseosinophilie darstellt [4].

In einer kürzlichen Studie gelang uns der direkte Nachweis, daß die Hemmung von Eosinophilen-Apoptose auch *in vivo* erfolgt [7]. Dabei verwendeten wir Nasenpolypen als Modell für eine Gewebseosinophilie. Bei der Kultivierung von Nasenpolypen wird die *in vivo* Situation nachgeahmt, da die im Polypen vorhandenen Eosinophilen unter diesen Bedingungen weiterhin Signale durch autokrine und parakrine Zytokine erhalten. Ein Vorteil bei dieser Versuchsanordnung ist, daß eine Neu-Einwanderung von Eosinophilen nicht mehr stattfinden kann, da das Entzündungsgewebe zuvor von der Blutzirkulation abgeschnitten wurde. Dieses *Ex vivo*-System erlaubte es uns also, die Regulation von Eosinophilen-Apoptose unter Bedingungen zu studieren, wie sie auch *in vivo* sehr wahrscheinlich anzutreffen sind.

Eosinophile repräsentieren die größte Population von Entzündungszellen in Nasenpolypen (50–80%). Das Ausmaß der Gewebseosinophilie variierte von Patient zu Patient, war aber in der Gewebskultur innerhalb eines Zeitraumes von ca. einer Woche konstant. Die Anzahl der Eosinophilen in Kontroll-Nasengewebe war im Vergleich zum Nasenpolypen viel geringer, und in der Gewebskultur verschwanden sie in der Regel bereits nach 3 Tagen vollständig. In diesem Zeitraum sterben auch gereinigte Blut-Eosinophile in der Zellkultur ab, falls keine Eosinophilen-Überlebensfaktoren zugegeben werden [6, 8, 10].

Wir untersuchten dann, ob das längere Vorhandensein von Eosinophilen in Kulturen mit Nasenpolypen Folge einer Hemmung von Eosinophilen-Apoptose war. Mit Hilfe eines Enzyms (TdT: „terminal deoxynucleotidyl transferase"), welches markierte Nukleotide an das 3′-Ende von DNA „anschweißen" kann, ist es möglich, DNA-Fragmente in apoptotischen Zellen nachzuweisen. Mit Hilfe dieser Technik beobachteten wir keinerlei Apoptose in Nasenpolypen, die eine

* Danksagung: Die in diesem Artikel vorgestellten Arbeiten aus dem Laboratorium des Autors wurden durch den Schweizerischen Nationalfonds (Gesuch-Nr. 32-49210.96), die Saurer-Stiftung (Zürich), die OPO-Stiftung (Zürich) und die Stiftung für wissenschaftliche Forschung an der Universität Zürich (Zürich) unterstützt.

Woche oder kürzer kultiviert worden sind. Eosinophilen-Apoptose wurde jedoch regelmäßig nach 12 Tagen Kultur der Nasenpolypen beobachtet. Von diesen Beobachtungen schlußfolgerten wir, daß die Eosinophilen-Apoptose in Nasenpolypen im Vergleich zu Kontroll-Nasengewebe oder gereinigten Blut-Eosinophilen gehemmt ist. Außerdem wurde in dieser Studie IL-5 als wesentlicher Eosinophilen-Überlebensfaktor identifiziert. Deshalb erscheinen Arzneimittelstrategien, die eine Neutralisierung von IL-5 bei chronisch-allergischen Erkrankungen anstreben, als vielversprechend.

Die IL-5-vermittelte Signalübermittlung und Genexpression in Eosinophilen

Wir haben bereits vor einigen Jahren beobachtet, daß die Eosinophilen-Apoptose durch die Tyrosin-Phosphorylierung von intrazellulären Proteinen reguliert wird [8]. Die Tyrosin-Phosphorylierung wird durch Tyrosin-Kinasen und -Phosphatasen gesteuert. Mit Hilfe der Tyrosin-Phosphorylierung werden Signale, die an der Zellmembran initiiert werden (zum Beispiel durch Bindung eines Zytokin an seinen spezifischen Rezeptor), in die Zelle weitergeleitet. Da eine Zelle Signale zum Überleben oder Sterben aus der unmittelbaren Umgebung, also von außen, erhält, war die damalige Beobachtung keine Überraschung. Zu dieser Zeit hatten wir jedoch noch kein Molekül, das bei der Übertragung von Signalen, die Apoptose regulieren, eine Rolle spielt, definiert. Da IL-5 und GM-CSF bei allergischen Erkrankungen vermehrt auftreten und die Eosinophilen-Apoptose hemmen, waren wir am intrazellulären Signalübertragungsweg, der durch diese Zytokine ausgelöst wird, interessiert. Die Rezeptoren für IL-3, IL-5 und GM-CSF besitzen eine gemeinsame β-Kette, deren intrazellulärer Anteil keine Tyrosin-Kinasen-Aktivität besitzt, aber trotzdem für die Signalübertragung von entscheidender Bedeutung ist. Es ist deshalb wichtig, die Signalübertragungswege, die über die β-Kette des IL-3/IL-5/GM-CSF-Rezeptors aktiviert werden, zu charakterisieren.

Viele früheren Studien zur Regulation von Apoptose wurden mit Hilfe von Zellinien durchgeführt, die möglicherweise nicht immer die *in vivo* Situation korrekt widerspiegeln. Unsere Untersuchungen an Eosinophilen tragen deshalb nicht nur zum Verständnis der Pathogenese chronisch-allergischer Erkrankungen bei, sondern sie helfen auch, die Regulationsprinzipien der Apoptose allgemein besser zu verstehen. In einer kürzlichen Studie untersuchten wir die frühen Signalübermittlungsereignisse, die nach Stimulation mit IL-5 und GM-CSF in Eosinophilen ausgelöst werden [10]. Wir beobachteten, daß die Tyrosin-Kinasen Lyn und Syk für die durch Zytokine induzierte Tyrosin-Phosphorylierung verantwortlich sind. Beide Tyrosin-Kinasen sind mit der β-Kette des IL-3/IL-5/GM-CSF-Rezeptors physisch verbunden und bilden somit einen sogenannten „Signalübertragungs-Komplex".

Mit Hilfe einer molekulargenetischen Methode (Antisense-Technologie) schalteten wir in weiteren Experimenten die Gene für Lyn und Syk aus. An solchen, artifiziell veränderten Eosinophilen konnten wir nachweisen, daß Lyn für die Aktivierung von Syk notwendig ist. Dies gilt aber nicht *vice versa*. Gleichzeitig wurde mit dieser Technologie gezeigt, daß beide Tyrosin-Kinasen essentielle Bestandteile des anti-apoptotischen Signalübertragungsweges sind, der durch die Zytokine IL-5 und GM-CSF ausgelöst wird.

Die Ergebnisse dieser Experimente lassen vermuten, daß eine intakte IL-5 – bzw. GM-CSF – induzierte Signalübertragung für die Pathophysiologie der Eosinophilie von Bedeutung ist. Die weitere Charakterisierung der intrazellulären Signalübertragungswege in Eosinophilen könnte dazu beitragen, spezifische Hemmer des Zytokin-induzierten anti-apoptotischen Signalübertragungsweges für therapeutische Zwecke zu entwickeln.

Es liegen gegenwärtig im Unterschied zu anderen Systemen (z. B. Tumorzellen) keine Informationen zur genetischen Kontrolle der Eosinophilen-Apoptose vor. Wir untersuchten kürzlich die Expression von Proteinen der Bcl-2-Familie in Blut- und Gewebs-Eosinophilen [1]. Wir beobachteten, daß Eosinophile die anti-apoptotischen Proteine Bcl-x_L und A1 exprimieren. Bcl-2 war mit normalen Färbemethoden (Durchflußzytometrie, Immunzytochemie) nicht nachweisbar. Während die Bcl-x_L Expression von den Eosinophilen-Überlebensfaktoren IL-5 und GM-CSF reguliert wurde, traf das für die Expression von A1 nicht zu. Außerdem fanden wir sehr viel Bax, ein Apoptose-induzierendes Protein, in Eosinophilen. Dies erscheint logisch, da eosinophile Granulozyten terminal-differenzierte Zellen darstellen. Zusammenfassend lassen unsere Ergebnisse vermuten, daß Bcl-x_L aber nicht Bcl-2 als anti-apoptotisches Gen in Eosinophilen bei allergischer Reaktionen wirksam wird.

Interessanterweise fanden wir bei einigen Patienten mit idiopathischen hypereosinophilen Syndrom (HES) Eosinophile, die Bcl-2 exprimieren. Zusätzlich klonierten wir das menschliche Gen für Bcl-2 aus einer Eosinophilen-Gen-Bibliothek, die wir zuvor aus Eosinophilen von einem HES-Patienten herstellten. Eosinophile, die Bcl-2 produzieren, sterben, auch wenn sie ohne Zytokine kultiviert werden, *in vitro* langsamer ab. Von diesen Untersuchungen schlußfolgerten wir, daß auch Bcl-2 unter bestimmten pathophysiologischen Voraussetzungen eine Rolle als anti-apoptotisches Gen in menschlichen Eosinophilen spielen kann.

Eosinophile exprimieren einen funktionellen Rezeptor für Fas (APO-1, CD95), dessen Signalübermittlung jedoch häufig innerhalb chronischer Entzündungsreaktionen nicht funktioniert

Wie bereits weiter oben erwähnt wurde, erfolgt die Eosinophilen-Apoptose automatisch, falls sie nicht durch bestimmte Zytokine blockiert wird. Wir haben gezeigt, daß daneben auch Mechanismen zur aktiven Induktion von Apoptose in diesen Zellen existieren [2]. Eosinophile tragen ein Oberflächenmolekül, welches Fas-Rezeptor genannt wird. Die Aktivierung des Fas-Rezeptors erfolgt durch „cross linking" und führt zur Induktion von Zelltod. Der Fas-Rezeptor gehört zur TNF-Rezeptor-Superfamilie, daß heißt es existieren Homologien zwischen den RNA- und Protein-Sequenzen der Mitglieder dieser Familien.

In weiteren Experimenten beobachteten wir, daß sowohl Blut- als auch Gewebseosinophile von eosinophilen Spendern häufig keinen funktionellen Fas-Rezeptor besitzen, obwohl vergleichbare Mengen von Fas-Protein auf der Oberfläche dieser Zellen nachweisbar waren. Dies läßt vermuten, daß Mechanismen existieren, die den Fas-Rezeptor „resistent" machen. Da wir keine Hinweise dafür erhielten, daß die Zytokine IL-5 oder GM-CSF für eine solche Resistenz des Fas-Rezeptors verantwortlich sind, suchten wir nach weiteren potentiellen Entzündungsmediatoren. Dabei identifizierten wir NO als ein Molekül, welches den Fas-Rezeptor-vermittelten Signalübertragungsweg unterbrechen kann. Die Unterbrechung des Signalweges erfolgt zwischen den Aktivierungen der Sphingomyelinase und der Jun-Kinase [3].

Insgesamt lassen diese Resultate vermuten, daß molekulare Interaktionen zwischen dem Fas-Rezeptor und seinem Liganden bei der Regulation der Eosinophilen-Apoptose beteiligt sind und daß Abnormalitäten in diesem System für die Entstehung von Eosinophilie von Bedeutung sein können.

Mechanismen der chronischen Aktivierung von T-Lymphozyten bei eosinophilen Erkrankungen

Allergene aktivieren die T-Lymphozyten, die den entsprechenden Allergen-Rezeptor tragen. Die Aktivierung der Zellen durch ein Allergen ist mit deren Vermehrung und mit der Aktivierung von Zytokin-Genen verbunden. Zur Aufrechterhaltung einer hohen Zytokin-Produktion wird in vielen Fällen ein permanent agierender, allergener Trigger angenommen.

Man kann sich aber den Mechanismus der chronischen Aktivierung von T-Lymphozyten auch noch anders vorstellen. Der programmierte Zelltod von aktivierten T-Lymphozyten ist notwendig, um nach erfolgter Immunantwort die Zahl antigenspezifischer T-Lymphozyten auf diejenige vor der Immunantwort zu reduzieren (zelluläre Homöostase). Auch für die Apoptose dieser Zellen scheint es, daß molekulare Fas-Ligand-Fas-Rezeptor-Interaktionen von entscheidender Bedeutung sind. Es ist deshalb denkbar, daß Fehler in diesem System zu Störungen der Apoptose aktivierter T-Lymphozyten führen können. Wir konnten kürzlich zeigen, daß das Fas-Gen bei verschiedenen Patienten mit unterschiedlichen eosinophilen Grundkrankheiten tatsächlich nicht normal reguliert war [6]. Die Konsequenz ist, daß die T-Lymphozyten nach einer erfolgten, zunächst normalen Immunantwort nicht durch Apoptose sterben können und damit *in vivo* akkumulieren. Wenn solche aktivierten, nichtsterbenden T-Zellen dann noch Eosinophilen-Überlebensfaktoren produzieren, kommt es sekundär zu einer Hemmung von Eosinophilen-Apoptose und zur Entwicklung einer Eosinophilie. Ob ein solcher Pathomechanismus bei Allergien und Asthma existiert, wird gegenwärtig von unserer Forschungsgruppe untersucht.

Schlußfolgerungen

Die Hemmung der Eosinophilen-Apoptose ist ein bedeutendes Ereignis, welches zur Entstehung der Eosinophilie beiträgt. Zwei mögliche Pathomechanismen können dabei eine Rolle spielen:

1. Die Überproduktion an Eosinophilen-Überlebensfaktoren, und
2. die NO-bedingte defekte Fas-Rezeptor-Signalübertragung in Eosinophilen.

Eosinophile sind proinflammatorische Zellen, die als Effektorzellen viele Entzündungsmediatoren und kationische Proteine nach Aktivierung freisetzen [9]. Es ist deshalb bei eosinophilen Erkrankungen von Bedeutung, die Zahl dieser Zellen, die eine potentielle Gefahr darstellen, zu normalisieren. Die Aktivierung der Eosinophilen-Apoptose stellt eine gefahrlose, und damit sehr attraktive Möglichkeit dar, um dieses Ziel zu erreichen.

Literatur

1. Dibbert B, Daigle I, Braun D, Schranz C, Weber M, Blaser K, Zangemeister-Wittke U, Akbar AN, Simon HU (in Vorbereitung). Role for Bcl-x_L in delayed eosinophil apoptosis mediated by cytokines.
2. Hebestreit H, Yousefi S, Balatti I, Weber M, Crameri R, Simon D, Hartung K, Schapowal A, Blaser K, Simon HU (1996). Expression and function of the Fas receptor on human blood and tissue eosinophils. Eur J Immunol 26:1775–1780
3. Hebestreit H, Dibbert B, Balatti I, Braun D, Schapowal A, Blaser K, Simon HU (1998). Disruption of Fas receptor signaling by nitric oxide in eosinophils. J Exp Med (in Druck)

4. Simon HU, Blaser K (1995). Inhibition of programmed eosinophil death: a key pathogenic event for eosinophilia? Immunol Today 16:53–55
5. Simon HU, Tsao PW, Siminovitch KA, Mills GB, Blaser K. 1994.Functional platelet-activating factor receptors are expressed by monocytes and granulocytes but not by resting or activated T and B lymphocytes from normal individuals or patients with asthma. J Immunol 153:364–377
6. Simon HU, Yousefi S, Dommann-Scherrer CC, Zimmermann DR, Bauer S, Barandun J, Blaser K (1996). Expansion of cytokine producing CD4⁻CD8⁻ T cells associated with abnormal Fas expression and hypereosinophilia. J Exp Med 183:1071–1082
7. Simon HU, Yousefi S, Schranz C, Schapowal A, Bachert C, Blaser K (1997). Direct demonstration of delayed eosinophil apoptosis as a mechanism causing tissue eosinophilia. J Immunol 158:3902–3908
8. Yousefi S, Green DR, Blaser K, Simon HU (1994). Protein-tyrosine phosphorylation regulates apoptosis in human eosinophils and neutrophils. Proc Natl Acad Sci USA 91:10868–10872
9. Yousefi S, Hemmann S, Weber M, Hölzer C, Hartung K, Blaser K, Simon HU (1995). IL-8 is expressed by human peripheral blood eosinophils. Evidence for increased secretion in asthma. J Immunol 154:5481–5490
10. Yousefi S, Hoessli DC, Blaser K, Mills GB, Simon HU (1996). Requirement of Lyn and Syk tyrosine kinases for the prevention of apoptosis by cytokines in human eosinophils. J Exp Med 183:1407–1414

Berufsberatung beim atopischen Ekzem

T.L. Diepgen

Einleitung

Ein atopisches Ekzem in der Eigenanamnese muß als ein wichtiger Risikofaktor für die Entwicklung von Handekzemen und/oder Typ-I Allergien in Berufen mit hoher Hautbelastung angesehen werden [12]. Daher kommt der Berufsberatung bei solchen Personen eine besonders wichtige Bedeutung zu [11]. Bisher fehlen jedoch klare Empfehlungen für die Berufsberatung und vorgeschriebene Vorsorgeuntersuchungen, wie z.B. das Jugendarbeitsschutzgesetz sind diesbezüglich bei weitem nicht ausreichend und werden darüber hinaus zu selten angewandt [7]. Erschwerend kommt hinzu, daß die Diagnose „Atopie" häufig viel zu pauschal gestellt wird und unterschiedliche, berufsdermatologisch relevante Subgruppen des Atopiesyndroms nicht ausreichend genug unterschieden werden. Dies führt dazu, daß für „Atopiker" einerseits die Gefahr besteht, auf Berufe verwiesen zu werden, die mit hohen spezifischen Hautbelastungen verknüpft sind und allergische/atopische Erkrankungen verschlimmern oder auslösen können, andererseits aber auch, daß aufgrund unzureichender diagnostischer und nicht aktualisierter Belastungskriterien ein irrtümlicher Ausschluß von Berufen oder Tätigkeiten stattfindet, bei denen die Gefahr der Erkrankungsauslösung oder Verschlimmerung minimal ist.

Die berufsdermatologische Bedeutung der atopischen Hautdiathese

Heutzutage nimmt man an, daß bei über 20% der jungen Erwachsenen eine, wenn auch unterschiedlich ausgeprägte, atopische Disposition besteht [5]. Berufsdermatologisch muß dabei zwischen atopischer Hautdiathese und respiratorischer Atopie unterschieden werden [1, 2, 9]. Personen mit atopischer Hautdiathese haben ein erhöhtes Risiko für berufsbedingte Hauterkrankungen. So konnten wir im Bäckerhandwerk zeigen, daß eine atopische Hautdiathese der wichtigste endogene Risikofaktor ist [15]. In Abhängigkeit der Prävalenz einer atopischen Hautdiathese in der Bevölkerung ist das relative Risiko zwischen 4,6fach und 18,8fach erhöht. Das attributive Risiko oder die „etiologic fraction" (d.h. der Anteil von Berufsekzemen, der hätte verhindert werden können, wenn der Risikofaktor nicht vorgelegen hätte) lag in dieser Untersuchung zwischen 42% und 51% (Tabelle 1).

Tabelle 1. Relatives Risiko (RR) und attributives Risiko (etiologic fraction) für Personen mit atopischer Hautdiathese (ASD) im Bäckerhandwerk (gemeldete Berufserkrankungen der Haut nach BK 5101 in Nordbayern, n = 107). Die Häufigkeit einer atopischen Hautdiathese betrug 61% (modifiziert nach Tacke et al 1995)

Angenommene Häufigkeit einer ASD in der Bevölkerung	Relatives Risko (95%-CI)	Etiologic Fraction
5%	18,8 (13,0; 27,0)	51%
10%	9,7 (6,7; 14,1)	49%
15%	6,3 (4,4; 9,2)	46%
20%	4,6 (3,1; 6,6)	42%

Um die Bedeutung der unterschiedlichen Ausprägung einer Atopie genauer zu untersuchen, wurden in den letzten Jahren prospektive epidemiologische Kohortenstudien in besonders gefährdeten Berufsgruppen (Metallarbeiter, Friseure, Krankenpflege) durchgeführt [3, 10, 14]. Es zeigte sich, daß die atopische Hautdiathese im Gegensatz zur respiratorischen Atopie ein wesentlicher Riskofaktor ist. Im Friseurhandwerk zeigte sich bereits im ersten Ausbildungsjahr, daß verschiedene atopische Merkmale mit einem signifikant erhöhten Handekzemrisiko assoziiert sind: Dyshidrose (Odds Ratio 3,0, 95% Konfidenzintervall 1,7–5,7) sowie andere Atopiemerkmale wie Milchschorf, trockene Haut, Wollunverträglichkeit, Perlèche, Doppelte Lidfalte, Pityriasis alba. Bei univariater Analyse ist eine atopische Hautdiathese (definiert als 10 und mehr Atopiepunkte nach [2]) mit einem 2,6-fach erhöhten Handekzemrisiko verbunden (95% Konfidenzintervall 1,7–3,9), während eine reine respiratorische Atopie verbunden mit einem Atopiescore unter 10 Punkten nicht mit einem erhöhten Risiko einherging.

In einer multivariaten logistischen Regressionsanalyse berechneten wir daher den Einfluß verschiedener Atopieausprägungen (atopische Hautdiathese, respiratorische Atopie) und exogener berufstypischer Belastungen (Feuchtarbeit mindestens 4 Std./Tag, Umgang mit saurer Dauerwelle mindestens 1 Std./Tag) auf das Handekzemrisiko im ersten Berufsjahr. Dabei stellte sich heraus, daß eine atopische Hautdiathese (Odds Ratio 2,4), die Feuchtarbeit (Odds Ratio 2,1), der Umgang mit der sauren Dauerwelle (Odds Ratio 1,6) mit einem voneinander unabhängigen Risiko für ein berufsbedingtes Handekzem verbunden sind, während eine respiratorische Atopie (allergische Rhinitis oder Asthma) nicht zu einer Risikoerhöhung für ein Handekzem im ersten Ausbildungsjahr führt (Odds Ratio 0,8). Da das logistische Regressionsmodel ein multiplikativen Zusammenhang der Risikofaktoren unterstellt, wäre das Risiko für ein Handekzem im ersten Ausbildungsjahr bei Vorliegen einer atopischen Hautdiathese, ausgedehnter Feuchtarbeit und Umgang mit saurer Dauerwelle 8,1-fach erhöht. Dieses Ergebnis zeigt aber auch, daß bestimmte Atopiker kein besonders erhöhtes Handekzemrisiko haben und bei Reduktion der beruflichen Hautbelastung und unter gleichzeitiger Beachtung von Hautschutzmaßnahmen vermutlich hauterscheinungsfrei arbeiten können. Dies ist aus sozialmedizinischer Sicht sehr wichtig, da es belegt, daß Präventionskonzepte auf Früherkennung und Frühtherapie zielen sollten und nicht so sehr auf den Ausschluß potentiell gefährdeter Personengruppen.

Ziel berufsberatender Maßnahmen

Das Ziel jeder Art von berufsberatenden Maßnahmen und Vorsorgeuntersuchungen muß es sein, die in das Erwerbsleben eintretende Person in hohem Maße wettbewerbsfähig zu machen bzw. zu halten. Es kommt deshalb darauf an, Personen zu erkennen, für die in bestimmten Berufen eine besondere Gefahr besteht, daß sie sich eine Hautkrankheit zuziehen bzw. sich bei ihnen eine vorbestehende Hautkrankheit verschlimmert. Es handelt sich dabei stets um Risikoabschätzungen, d.h. es kann nicht mit Bestimmtheit vorausgesagt werden, welche individuelle Person mit einer bestimmten Befundkonstellation erkranken wird. Will man zu einer rationalen Beurteilung kommen, die alle Fälle nachvollziehbar gleich behandelt, muß man die Erkrankungswahrscheinlichkeit zu Grunde legen.

Wichtige sozialmedizinische Aspekte von Vorsorgeuntersuchungen sind die Vermeidung von berufsbezogenen Erkrankungen, der damit verbundenen Qualifikations-, Einkommens- und Arbeitsplatzverlusten sowie der daraus resultierenden Krankheits-, Rehabilitations-, Umschulungskosten und Fehlinvestitionen in teure Ausbildungsberufe. Andererseits besteht die Gefahr in einer Beschränkung der freien Berufswahl und des Arbeitskräfteangebotes auf bestimmte Tätigkeiten. Auch darf notwendige Arbeitsplatzgestaltung nicht durch Selektion kompensiert werden.

Jugendarbeitsschutzgesetz nicht ausreichend

Bisher wird das Jugendarbeitsschutzgesetz seiner präventivmedizinischen Rolle aus dermatologischer und allergologischer Sicht nicht gerecht [7]. Es sind die inhaltliche Überarbeitung hinsichtlich dermatologischer Untersuchungsanforderungen, die bessere Qualifikation der untersuchenden Ärzte sowie eine generelle, frühzeitige berufsdermatologische Beratung bzw. Untersuchung für alle Berufe mit erhöhtem Hauterkrankungsrisiko zu fordern.

Es ist bedenklich, daß fachärztliche Ergänzungsuntersuchungen im Rahmen durchgeführter Jugendarbeitsschutzuntersuchungen insgesamt nur in etwa 1 bis 4% [16] und dermatologische noch sehr viel seltener vollzogen werden. Aus dermatologischer und allergologischer Sicht könnten aber Untersuchungen nach dem Jugendarbeitsschutzgesetz mit dazu beitragen, dringend notwendige Präventionskonzepte zu verwirklichen.

Warum muß das Jugendarbeitsschutzgesetz in seiner bisherigen Form aus dermatologischer Sicht versagen? Zum einen fallen heutzutage ohnehin nur noch etwa die Hälfte der Berufsanfänger unter das Jugendarbeitsschutzgesetz, zum anderen sind die allgemeine Untersuchungssituation und die fachliche Qualifikation der mit den Untersuchungen betrauten Ärzten ungünstig: Meist werden die Untersuchungen durchgeführt, wenn bereits die Berufswahl gefallen ist. Die Untersuchungssituation ist dann zusätzlich nicht unabhängig, da der Arzt im allgemeinen den zu Untersuchenden und seine Familie seit vielen Jahren gut kennt, es in strukturschwachen Regionen ohnehin schwierig sein kann eine gewerbliche Lehrstelle zu finden, und er darum unter einem gewissen Entscheidungsdruck steht. Gleichzeitig liegen häufig nicht genügend arbeitsmedizinische und dermatologische Kenntnisse bei dem mit der Untersuchung betrauten Arzt vor. Im folgenden werden insbesondere berufsdermatologische Aspekte angesprochen.

Aus berufsdermatologischer Sicht wäre daher zu fordern, daß

- das Jugendarbeitschutzgesetz inhaltlich überarbeitet wird und dabei berufsdermatologische Kriterien Berücksichtigung finden,

- eine berufsdermatologische Beratung bzw. Untersuchung für alle hautgefährdenden Berufen erfolgt,
- die mit den Untersuchungen betrauten Ärzte über eine ausreichende berufsdermatologische Qualifikation verfügen.

Was kann der Berufsgenossenschaftliche Grundsatz G 24 „Hauterkrankung (mit Ausnahme von Hautkrebs)" leisten?

Im Gegensatz zum Jugendarbeitsschutzgesetz kann der inzwischen vollständig überarbeitete berufsgenossenschaftliche Grundsatz G 24 „Hauterkrankungen (mit Ausnahme Hautkrebs)" einen wichtigen Beitrag zur Prävention von berufsbedingten Hauterkrankungen leisten, da er neueren berufsdermatologischen Forschungsergebnissen Rechnung trägt [13]. Er soll Anhaltspunkte für Vorsorgeuntersuchungen von Versicherten geben, die beruflich einem erhöhten Hauterkrankungsrisiko ausgesetzt sind. Bisher ist er leider nicht rechtsverbindlich für die besonders gefährdeten Berufsgruppen vorgeschrieben.

Der neue G 24 versucht dem Gedanken der Prävention und nicht der Selektion Rechnung zu tragen. Daher werden irritative Verursachungsmechanismen, die gerade in der Frühphase von entscheidender Bedeutung sind, stärker als bisher berücksichtigt, konstitutionelle Parameter, wie die atopische Disposition differenzierter untersucht und adäquat der jeweiligen Belastungssituationen gewertet. Das Prinzip der Prävention kommt insbesondere dadurch zum Ausdruck, daß je nach Hautgefährdung unterschiedliche Nachuntersuchungsfristen gewählt werden, um rechtzeitig geeignete Präventionskonzepte ergreifen bzw. deren Wirksamkeit überprüfen zu können. Die Beratung zum Hautschutz ist entsprechend der Arbeitsplatzsituation und der individuellen Hautkonstitution verbindlich vorgeschrieben.

Im Gegensatz zu der weit verbreiteten Meinung, ist eine vorbestehende Sensibilisierung (Typ-IV) generell nicht mit einem erhöhten Risiko für ein Berufsekzem verbunden. Natürlich sollte jemand mit einer bestimmten Typ-IV Sensibilisierung nicht einen Beruf ergreifen oder in einen solchen umgeschult werden, in dem Kontakt mit dem betreffenden Allergen besteht. Gerade bei Bestehen einer Nickelallergie hat man früher angenommen, daß damit auch ein erhöhtes Handekzemrisiko in vielen Berufen (z.B. Friseurhandwerk, Krankenpflege) verbunden sei. Dies trifft jedoch im allgemeinen nicht zu. Es ist daher grundsätzlich von einer Allergietestung vor Berufsantritt abzuraten, auch wenn dies leider immer wieder gefordert und auch durchgeführt wird. Eine sogenannte prophetische Testung gibt es nicht, d.h, es läßt sich nicht vorhersagen, ob eine Person gegenüber einer Berufssubstanz mit der er oder sie erst im späteren Berufsleben Kontakt haben wird, eine erhöhte Sensibilisierungsbereitschaft hat. Ebenso läßt sich nicht unbedingt bei Vorliegen einer bestimmten Typ-IV Sensibilisierung darauf schließen, daß auch für andere Substanzen eine erhöhte Sensibilisierungsbereitschaft besteht. Daher sollten Epikutantestungen nur dann durchgeführt werden, wenn der Verdacht auf ein allergisches Kontaktekzem besteht.

Merkmalsgruppen für die berufsdermatologische Vorsorge und Beratung

Als Hilfe zur Beurteilung arbeitsmedizinischer Vorsorgeuntersuchungen für Tätigkeiten in einem hautbelastenden Beruf wird analog zu dem Grundsatz G 24

Tabelle 2. Einteilung der bei Patienten mit atopischem Ekzem erhobenen Befunden in Merkmale 1. bis 3. Ordnung für die Berufsberatung. (Die Merkmalseinteilung erfolgt analog zu den berufsdermatologischen Kriterien für arbeitsmedizinische Vorsorgeuntersuchungen nach G 24)

Einteilung	Merkmale
Merkmale erster Ordnung	- schweres atopisches Ekzem mit längerer oder wiederholter Beteiligung der Hände - ausgeprägtes, chronisches oder chronisch-rezidivierendes subtoxisch-kumulatives oder allergisches Handekzem - klinisch relevante Sensibilisierung gegenüber Allergenen, deren Kontakt bei der geplanten Tätigkeit nicht zu meiden ist - berufsbedingte Hauterkrankung, die auf Grund einer anlagebedingten Minderbelastbarkeit der Haut zur Tätigkeitsaufgabe gezwungen hat.
Kriterien zweiter Ordnung	- atopisches Ekzem ohne Beteiligung der Hände (besonders Beugenekzem) - leichtere Ekzemmanifestationen der Hände (z.B. Dyshidrose) - Metallsalzreaktionen in Kombination mit atopischer Hautdiathese - allergische Rhinitis oder allergisches Asthma bei Berufen, bei denen erhöhte Gefahr besteht, sich Typ I-Allergien zuziehen (z.B. Bäcker)
Kriterien dritter Ordnung	- Hinweise für eine verstärkte Irritationsbereitschaft der Haut: Wollunverträglichkeit, Juckreiz beim Schwitzen, Sebostase (besonders in Verbindung mit anderen Minorkriterien des atopischen Ekzems).

vorgeschlagen, die bei Patienten mit atopischem Ekzem erhobenen Befunde in Merkmale erster, zweiter und dritter Ordnung einzuteilen (Tabelle 2). Dauernde gesundheitliche Bedenken werden für Personen mit Merkmalen 1. Ordnung und bei besonderen Hauterkrankungen für bestimmte Tätigkeiten ausgesprochen. Vermutlich werden deutlich weniger als 2% der zu untersuchenden Personen in diese Kategorie fallen. Zahlenmäßig sehr viel wichtiger sind diejenigen Personen, bei denen Merkmale 2. und/oder 3. Ordnung vorliegen. Sie fallen nach dem neuen G 24 in die Kategorie *„keine gesundheitlichen Bedenken unter bestimmten Voraussetzungen"*. Dies bedeutet, daß zwar kein Ausschluß von bestimmten Tätigkeiten erfolgt, aber eine gezieltere und intensivere berufsdermatologische Betreuung durchgeführt werden soll. Diese besteht aus der Ausschöpfung von Schutzmaßnahmen (siehe Übersicht) und der nach der tatsächlichen Hautbelastung zu gestaltenden Nachuntersuchungsfristen. Dies bedeutet, daß eine Person mit atopischer Hautdiathese in einem Beruf mit Hautbelastung engmaschiger und intensiver nachzuuntersuchen ist als eine Person ohne atopische Hautdiathese im gleichen Beruf. Nur so ist es möglich, die Umsetzung von Hautschutzmaßnahmen zu kontrollieren und frühzeitig bei der Entwicklung von Handekzemen intervenieren zu können. Dem Hautschutz kommt eine große Bedeutung bei der Prävention von Berufsekzemen zu. Dennoch existieren bislang keine epidemiologischen Untersuchungen über den Einsatz und die Wirksamkeit von Hautschutzmaßnahmen. Auch die eingesetzten experimentellen Methoden zum Wirksamkeitsnachweis von Hautschutzpräparaten werden kontrovers diskutiert, ein allgemein anerkanntes, standardisiertes Verfahren existiert zur Zeit nicht. Daher sehen wir hier einen wichtigen Forschungsbedarf, zumal es nur ca. 50,– bis 60,– DM kostet, um einen Arbeitnehmer für ein Jahr mit Hautschutz zu versorgen.

Grundsätze der Prävention: Rangfolge der Schutzmaßnahmen

1. Ersatz hautgefährdender Arbeitsstoffe: Irritantien, z.B. weniger irritierende Kühlschmierstoffe
   Allergene, z.B. saure Dauerwelle.
2. Technische Maßnahmen: z.B. gekapselte Maschinen, Verwendung von Putzautomaten.
3. Organisatorische Maßnahmen: z.B. Aufteilung von Feuchtarbeit, längere Pufferzeiten zum Abtrocknen von Werkstücken.
4. Persönliche Schutzausrüstung (Handschuhe) und spezieller Hautschutz
5. Geeigneter Personenkreis

Für Personen mit atopischem Ekzem kann so ein individuell angepaßtes Präventionskonzept aufgebaut werden, ohne diese von bestimmten Tätigkeiten auszuschließen. Selbstverständlich dürfen die o.g. Kriterien dabei nicht starr-schematisch angewandt werden, sondern stellen Anhaltspunkte dar. Maßgeblich sind stets die individuellen Verhältnisse des Einzelfalls [8, 13].

Dieser Maßstab ist für eine Umschulung bewußt strenger zu fassen als bei der ersten Aufnahme einer hautbelastenden Tätigkeit, da der Proband in aller Regel schon in einer Berufslaufbahn gescheitert ist und ihm ein zweites Scheitern auf jeden Fall erspart werden sollte (Diepgen et al. 1996a). Außerdem entstehen bei einer Umschulung hohe Kosten, die von der jeweiligen Solidargemeinschaft zu tragen sind. Bei Vorliegen von Merkmalen erster und zweiter Ordnung und/oder der Diagnose „Atopische Hautdiathese" (d.h. mehr als 10 Punkte nach dem Atopiescore [2] kann eine Umschulung in einen hautbelastenden Beruf nicht empfohlen werden. Beim Vorliegen von Merkmalen dritter Ordnung ist in hautbelastenden Berufen erhöhte Vorsicht geboten.

Hautgefährdende Berufe und Tätigkeiten

Sollten Jugendliche mit atopischem Ekzem einen hautgefährdenden Beruf ergreifen wollen und o.g. Kriterien erfüllt sein, ist eine berufsdermatologische Beratung dringend erforderlich.

Welche Tätigkeiten und Berufe sind dabei als hautgefährdend anzusehen?

Als allgemein hautbelastend und damit sehr problematisch für Beschäftigte mit Minderbelastbarkeit der Haut gelten Feuchtarbeiten. Erfahrungsgemäß sind Tätigkeiten als hautgefährdend anzusehen, bei denen die Beschäftigten einen nicht unerheblichen Teil ihrer Arbeitszeit, d.h. regelmäßig mehr als zwei Stunden täglich mit ihren Händen Arbeiten im feuchten Milieu (Hautkontakt mit flüssigen wäßrigen und nicht-wäßrigen Medien) ausführen oder einen entsprechenden Zeitraum feuchtigkeitsdichte Handschuhe tragen oder häufig, bzw. intensiv ihre Hände reinigen müssen. Nach unserer Erfahrung kann „häufig" mit 20 x pro Tag angesetzt werden, entsprechend weniger, wenn aggressive Reinigungsmaßnahmen zur Anwendung kommen. Inzwischen ist auch die Feuchtarbeit im staatlichen Regelwerk als Technische Regel für Gefahrstoffe (TRGS) verankert [6, 13].

Welche Berufsgruppen durch Tätigkeiten mit Feuchtbelastung und Irritantienkontakt am meisten gefährdet sind, läßt sich am besten aus Inzidenzberechnungen ableiten. Es werden hierzu Ergebnisse einer epidemiologischen Studie vorgestellt, die in Zusammenarbeit von staatlichem Gewerbearzt (Bay. Landesinstitut für Arbeitsmedizin, Zweigstelle Nürnberg), Dermatologischer Universitätsklinik Erlangen und der Bundesanstalt für Arbeit gewonnen wurden [4, 8]. Bei der Interpretation ist zu bedenken, daß möglicherweise ein uneinheitliches Meldeverhalten besteht und somit eine Unterschätzung der tatsächlichen Zahl berufsbedingter Hauterkrankungen gegeben ist. Eine Überschätzung ist nicht anzunehmen, da Anzeigen, bei denen eine Berufsbedingtheit nicht wahrscheinlich gemacht werden konnte, nicht enthalten sind.

Auf diesen Zahlen basierend wird eine Einteilung in **besonders hautbelastende** Berufe und in **hautbelastende** Berufe vorgeschlagen. Als **besonders hautbelastend** und **sehr problematisch** sind demnach die folgenden Berufsgruppen anzusehen: Friseure, Bäcker, Floristen, Konditoren, Masseure, Fliesenleger, Metallschleifer, Fräser, Zahntechniker, Photolaboranten, Köche, Maler, Lackierer, Gerber, Kranken- und Altenpfleger. Als **hautbelastend** und damit **problematisch** sind die folgenden Berufsgruppen anzusehen: Keram- und Glasmaler, Bohrer, Stukkateure, Ernährungsberufe mit Feuchtbelastung (Fleischer, Gemüsezubereiter u.ä.), Maurer und Betonbauer, Laboranten, Drucker, Beschäftigte in der Hauswirtschaft, in Reinigungsdiensten und im Gaststättengewerbe. Es handelt sich bei einigen dieser Berufsgruppen um Zusammenfassungen mehrerer Einzelberufe, die entsprechend ihrer tatsächlichen beruflichen Belastung evtl. auch anders zu beurteilen sind. Es gibt auch Einzelberufe in einigen Gruppen, die hier nicht extra erwähnt sind und bei denen doch von einer Hautbelastung auszugehen ist, z.B. Maschinisten je nach Art der zu bedienenden Maschinen, Holzverarbeiter je nach Umgang mit Imprägnierungen, Lacken und Lösemitteln, Schlosser je nach Arbeitsprofil, Mechaniker und Montierer je nach zu verarbeitenden Materialien. Aus solchen Berufsgruppen können Einzelberufe auch unter die problematischen Berufe einzuordnen sein. Einer besonderen Erwähnung bedürfen Galvaniker und Löter. Beschäftigte in diesen Berufsgruppen erkranken nicht so sehr wegen der irritativen Hautbelastung, sondern weil sie gegenüber potenten Allergenen exponiert sind. Hier kommt es auch ohne erkennbare Prädisposition zu Kontaktekzemen.

Im Falle einer Umschulung ist bei der Berufsberatung strenger zu verfahren als bei der ersten Berufsaufnahme: Personen mit Minderbelastbarkeit der Haut sollten nicht in Berufe umgeschult werden, in denen sie Feuchtarbeit entsprechend der obigen Definition ausüben müssen, und ebenso nicht in die Gruppe **besonders hautbelastender** Berufe. Bei **hautbelastenden** Berufen ist besondere Vorsicht geboten, bzw. sie sollten nur bei besonderen Voraussetzungen oder Bedingungen in Betracht gezogen werden [8].

Zusätzlich ist bei der Berufsberatung darauf zu achten, daß alle Bereiche des angestrebten Berufes ausgeübt werden können. Begründet wird dies damit, daß der Ausbildungs- oder Umschulungsberuf volle Wettbewerbsfähigkeit gewährleisten und nicht gewisse Einschränkungen beinhalten soll.

Literatur

1. Coenraads PJ, Diepgen TL (in press) Risk of hand eczema in employees with past or present atopic dermatitis. Int Arch Occup Environ Health
2. Diepgen TL, Fartasch M, Hornstein OP (1991) Kriterien zur Beurteilung der atopischen Hautdiathese. Dermatosen 39: 79–83
3. Diepgen TL, Tepe A, Pilz B et al. (1993) Berufsbedingte Hauterkrankungen bei Auszubildenden im Friseur- und Krankenpflegeberuf – Konzept einer prospektiven Längsschnittstudie. Allergologie 16: 396–403
4. Diepgen TL, Schmidt A, Schmidt M, Fartasch M (1994) Berufsekzeme und Berufskrankheitsverfahren – epidemiologische Aspekte. Allergologie 17: 84–89
5. Diepgen TL (1994) Epidemiologie des atopischen Ekzems. In: Fuchs E, Schulz K-H (Hrsg) Manuale Allergologicum. Dustri Verlag, München-Deisenhofen V.14.2, S 1–32
6. Diepgen TL, Schmidt A (1994) Rechtliche Rahmenbedingungen des Hautschutzes in Deutschland. Dermatosen 42: 5–9
7. Diepgen TL, Bork K (1995) Jugendarbeitsschutzuntersuchungen: berufsdermatologische und allergologische Aspekte. Arbeitsmedizin, Sozialmedizin, Umweltmedizin 30: 461–463
8. Diepgen TL, Schmidt A, Berg A, Plinske W (1996a) Medizinische Hinweise für die berufliche Rehabilitation von hautkranken Beschäftigten. Dt Ärztebl 92: A-31–40
9. Diepgen TL, Sauerbrei W, Fartasch M (1996b) Development and validation of diagnostic scores for atopic dermatitis incorporating criteria of data quality and practical usefulness. J Clin Epidemiology 49: 1031–1038
10. Diepgen TL, Schmidt A, Pilz B, Frosch PJ, Fartasch M (1996c) Prospektive Längsschnittstudie bei Auszubildenden des Friseurhandwerks. In: Bundesanstalt für Arbeitsmedizin (Hrsg) Gesundheitsgefährdung im Friseurhandwerk. Wirtschaftsverlag NW Bremerhaven, S 19–38
11. Diepgen TL (1996) Epidemiological studies on the prevention of occupational contact dermatitis. Curr Probl Dermatol 25: 1–9
12. Diepgen TL, Coenraads PJ (1997) Inflammatory skin disease II: Contact Dermatitis. In: Williams H, Strachan D (eds) The Challange of Dermato-Epidemiology. CRC Press, Boca Raton Ann Harbor London Tokyo, pp 141–157
13. Diepgen TL (1997) Bedeutung des neuen Grundsatzes G 24 „Hauterkrankungen" und der TRGS „Feuchtarbeit" In: Florian H-J, Harwerth A (Hrsg) Tagungsbericht 1996 Verband Deutscher Betriebs- und Werksärzte e.V. Gentner, Stuttgart, pp 87–93
14. Funke U, Diepgen TL, Fartasch M (1995) Identification of high-risk groups for irritant contact dermatitis by occupational physicians. Curr Probl Dermatol 23: 64–72
15. Tacke J, Schmidt A, Fartasch M, Diepgen TL (1995) Occupational contact dermatitis in bakers, confectioners and cooks – a population-based study. Contact Dermatitis 33: 112–117
16. Wribitzky R (1992) Jugendarbeitsschutz, Entwicklung und Perspektiven. ASP 27: 500–504

Das atopische Kind

R. L. Bergmann, G. Edenharter, K. E. Bergmann, U. Wahn

Einleitung

Die Ätiopathogenese der atopischen Erkrankung, der Wechsel in den Erscheinungsformen und in der Ausprägung kann am einzelnen Kind beobachtet oder in prospektiven Untersuchungen von Geburtskohorten studiert werden. Die sichtbaren und meßbaren Erscheinungen sind Epiphänomene der eigentlichen immunologischen Ereignisse, die einen durch Umwelteinflüsse modulierten Reifungsprozeß genetisch vorgegebener Reaktionsweisen widerspiegeln. Spezifische IgE-Antikörper und klinische Manifestationen treten meistens in einer bestimmten Reihenfolge auf und laufen nach einem Muster ab, das als „atopischer Marsch" oder „natürlicher Verlauf der atopischen Erkrankung" bezeichnet wird. Diese Gesetzmäßigkeit kann dazu genützt werden, die nachfolgenden atopischen Erkrankungen vorauszusagen, um das kalkulierbare Erkrankungsrisiko durch geeignete Präventionsmaßnahmen zu vermindern. An den Ergebnissen der prospektiven multizentrischen Kohortenstudie MAS-90 soll der atopische Marsch dargestellt, besonders aber der Stellenwert der atopischen Dermatitis als Schrittmacher der atopischen Krankeit im Kindesalter herausgestellt werden.

Probanden und Methoden

Die multizentrische Allergiestudie MAS-90 begann 1990 in 5 Universitätskinderkliniken, nämlich Berlin, Düsseldorf, Mainz, Freiburg und München. Aus 7609 Neugeborenen, die in diesem Jahr in 6 Entbindungsabteilungen zur Welt kamen, war eine Kohorte von 1314 Kindern rekrutiert worden, von denen etwa 40 % eine doppelte familiäre Atopiebelastung oder ein erhöhtes Nabelschnur-IgE aufwiesen. Im Alter von 3, 6, 12, 18, 24, 36, 48 und 60 Monaten wurden eine standardisierte mündliche bzw. eine postalische Befragung der Eltern und eine sorgfältige körperliche Untersuchung dieser Kinder vorgenommen. Zu bestimmten Zeitpunkten wurden Serumproben abgenommen und objektive Umgebungsuntersuchungen zur Allergen- und externen Tabakrauchexposition durchgeführt. Die Kohorte bestand zum 5. Geburtstag noch aus 1004 Kindern, bzw. 76 % der Anfangsstichprobe, die Daten bis zu diesem Zeitpunkt wurden ausgewertet. Bei der atopischen Dermatitis (A.D.) wurde ein eigens dafür entwickeltes Verfahren zur elementaren Erhebung der Hautsymptome bei der Anamnese und der physischen Untersuchung, sowie der Erfassung und diagnostischen Zuordnung verwandt. Als Sensibilisierung (1 von 9 Allergenen) galt ein spezifischer Serum-IgE-Wert von über 0.35 kU/l im CAP-Test (Pharmacia Freiburg). Die Diagnose einer A.D. wurde nach dem klinischen Bild, unabhängig von der Familien- und Eigenanamnese und auch von der Sensibilisierung gestellt.

Ergebnisse

Die atopische Dermatitis und die Nahrungsmittelintoleranz waren die frühesten Manifestationsformen. Rezidivierende obstruktive Bronchitiden bzw. atopisches Asthma konnten vom ersten Lebensjahr an beobachtet werden, nach dem dritten Lebensjahr nahm die Prävalenz kontinuierlich zu. Das Vorkommen von allergischer Rhinitis und Konjunktivitis wurde erst jenseits des dritten Lebensjahres bedeutsam. Das Gesamt-IgE nahm mit dem Alter stetig zu. Die Sensibilisierungsraten gegen Nahrungsmittel waren von Anfang an höher als die gegen inhalative Allergene. Unter diesen wurden Antikörper gegen Innenraumallergen im ersten Jahr öfter nachgewiesen als solche gegen Außenraumallergene, die Prävalenz der letzteren erreichte aber mit 5 Jahren die der Nahrungsmittelantikörper.

Die kumulative Inzidenz der A.D. in den ersten 5 Lebensjahren betrug in dieser Kohorte 31,5 %, d.h. etwa ein Drittel der Kinder hatte während der ersten 5 Lebensjahre Hautsymptome entwickelt, die an einem der Untersuchungstermine zu dieser Diagnose führten. Während die Häufigkeit der A.D. (Prävalenz) bis zum 3. Lebensjahr zunahm, war die Neuerkrankungsrate im ersten und zweiten Trimenon am höchsten (Abb. 1). Nur bei 0,5 % aller Kinder wurde die A.D. kontinuierlich während der ersten 5 Lebensjahre beobachtet. Je 1–2 % der Kinder erhielten diese Diagnose zu 6, 5 bzw. 4 Terminen, 3 % dreimal, 6 % zweimal und 16 % nur bei einer Vorstellung. Auch bei klinisch sicheren Zeichen

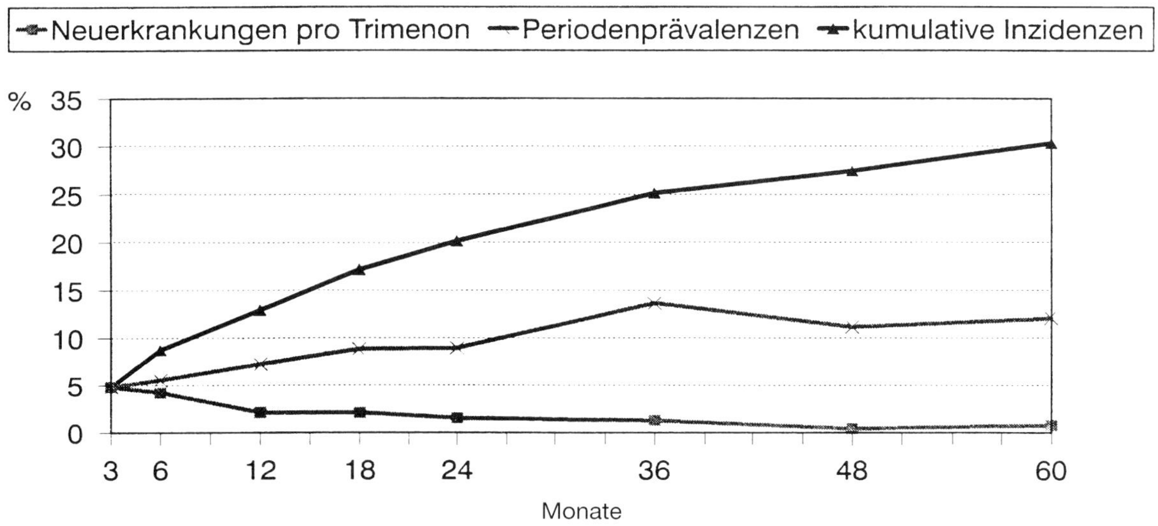

Abb. 1. Verlauf der Erkrankungshäufigkeiten an Atopischer Dermatitis in den ersten 5 Jahren

einer A.D. hatte die Hälfte der Kinder diese kürzer als 6 Monate, allerdings oft mit Rückfällen.

Wie der natürliche Verlauf der atopischen Erkrankungen erwarten läßt, war die A.D. in den ersten 5 Jahren signifikant mit einer Nahrungsmittelintoleranz assoziiert (z.B. litten 10,5% der 18 Monate alten Kinder mit A.D. an einer Nahrungsmittelintoleranz) und erst nach 18 Monaten mit Asthma und Rhinokonjunktivitis. 20% Kinder mit einer A.D. im vorangehenden Jahr hatten IgE-Werte über der 90. Alterspercentile, 40 bis 55% nachweisbare spezifische Serum-IgE-Antikörper, die in den ersten 3 Jahren häufiger gegen Nahrungsmittel, besonders Ei und Milch, danach aber häufiger gegen inhalative Allergene gerichtet waren.

Die A.D. zu jedem Untersuchungszeitpunkt war signifikant mit der Anamnese einer atopischen Erkrankung in der Familie assoziiert. Dabei stieg der Anteil von Kindern mit A.D. an, je mehr Familienmitglieder an einer Atopie litten und je mehr speziell an einer A.D. litten (Abb. 2). Daß die A.D. der Mutter bei der Erstbefragung einen engeren Zusammenhang mit der A.D. des Kindes zeigte als die des Vaters, ist vermutlich Folge des unterschiedlichen Erinnerungsvermögens an diese Hauterkrankung, was eine Wiederbefragung der Eltern bestätigte. Bei der Anamnese der Großeltern war der Zusammenhang mit der A.D. der Enkel nicht mehr signifikant (Erinnerungsvermögen?), aber es war der gleiche Trend zu erkennen.

Exogene Faktoren zeigten in dieser Beobachtungsstudie keinen oder nur einen sehr schwachen Zusammenhang mit der A.D. des Kindes. Es fand sich kein

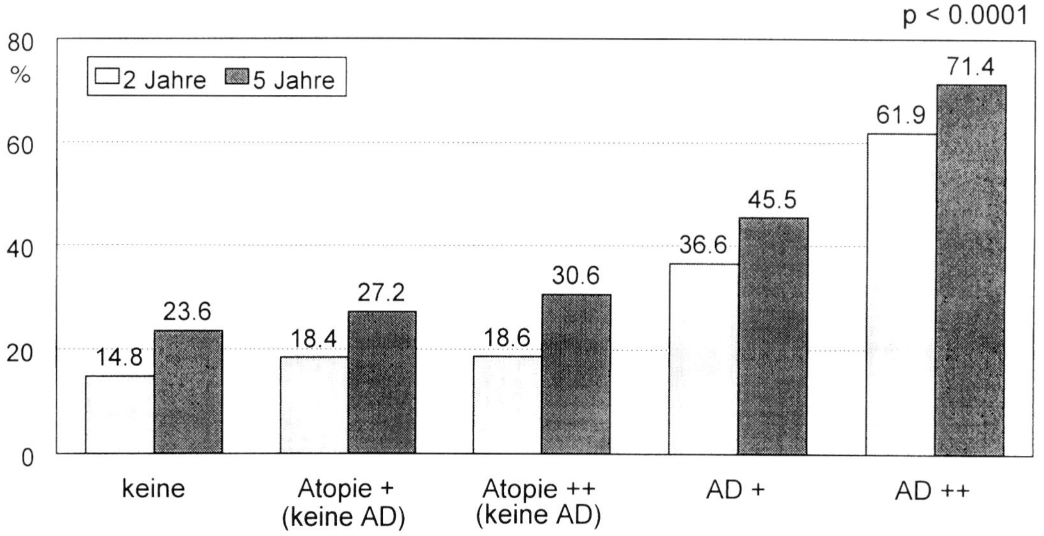

Abb. 2. Vorkommen der atopischen Dermatitis in den ersten 2 und 5 Jahren in Abhängigkeit von der Familienanamnese

Zusammenhang mit den Hauptpflegegewohnheiten im ersten Lebensjahr, der Luftqualität des Wohnortes, Infekten der oberen Luftwege, Durchfallerkrankungen im ersten Lebensjahr, dem Bildungsstand der Eltern, der Haustierhaltung und der prä- und postnatalen Tabakrauchexposition. Die Stilldauer, der Zeitpunkt der ersten Flaschen- oder Löffelmahlzeit war, entgegen den Erwartungen, nicht mit dem Vorkommen einer A.D. assoziiert. In den ersten 3 Monaten ausschließlich gestillte Kinder hatten während dieser Zeit sogar signifikant häufiger ein Ekzem. Es zeigte sich aber, daß atopisch belastete Probandeneltern von sich aus eine zur Atopieprävention geeignete Ernährungsweise für ihr Kind wählten, z.B. wurde häufiger gestillt, länger ausschließlich gestillt und weitergestillt, wenn schon eine A.D. aufgetreten war. Es fand sich ein z.T. signifikant häufigeres Vorkommen von A.D. bei höherem Familieneinkommen. Vor allem aber war eine hohe Milben- und Katzenallergenexposition (Teppichstaub) im ersten Lebensjahr häufiger mit einer atopischen Dermatitis in den ersten 5 Lebensjahren assoziiert. Eine Familie mit zwei Mitgliedern, die an einer A.D. litten, erniedrigte den Expositionswert, der zur gleichen Prävalenz von A.D. führte wie bei fehlen der familiärer Atopieanamnese. Ob die Familienanamnese einer A.D. nur genetische Komponenten wiederspiegelt oder eine familiäre Transmission von bestimmten Lebensbedingungen, kann aus den Befunden nicht abgeleitet werden.

Besonders die chronische A.D. hatte nachteilige Folgen hinsichtlich des Verhaltens der Kinder und der familiären Interaktion. Mütter hielten mit 12 Monaten Kinder mit atopischem Ekzem für schwieriger als gesunde Kinder, besonders wenn das Ekzem länger angehalten hatte. Dagegen fand sich kein Unterschied bei der Einschätzung noch vor Ausbruch des Ekzems. Kinder mit A.D. mußten sich tags und nachts häufiger kratzen als andere Kinder. Durchschlafstörungen traten signifikant häufiger bei Kindern mit A.D. auf, vor allem, wenn sie mit den Eltern in einem Zimmer schliefen. Verhaltensstörungen fanden sich bei Jungen häufiger, wenn sie an einer A.D. in den ersten beiden Lebensjahren gelitten hatten.

Mit zunehmendem Alter war nicht nur ein größerer Anteil von Kindern der Gesamtkohorte sensibilisiert, sondern die Sensibisierungsraten von Kindern, die an einer A.D. im ersten Lebenshalbjahr gelitten hatten, stieg ebenfalls an, allerdings auf einem höheren Niveau, und zwar waren mit 5 Jahren mehr Kinder gegen Aeroallergene sensibilisiert, die sehr früh schon Zeichen einer A.D. gezeigt hatten, als solche, bei denen mit 2 oder 5 Jahren eine A.D. diagnostiziert worden war, so daß das frühe Auftreten einer A.D. als prädiktiv für eine spätere inhalative Sensibilisierung gelten kann, damit vermutlich auch für eine Erkrankung an Asthma und atopischer Rhinokonjunktivitis. Der prädiktive Wert nahm noch zu , wenn auch die Familienanamnese berücksichtigt wurde (Abb. 3). Damit wird deutlich, daß nicht nur die A.D. sondern besonders die frühe A.D. als Schrittmacher der atopischen Erkrankung bezeichnet werden kann.

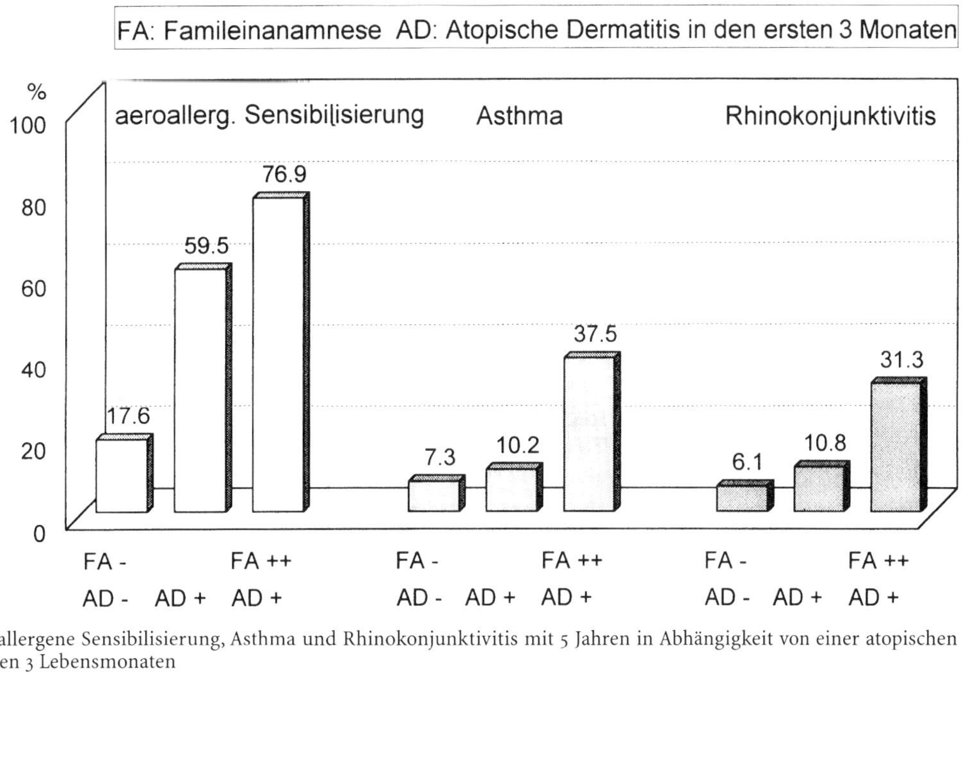

Abb. 3. Risiko für aeroallergene Sensibilisierung, Asthma und Rhinokonjunktivitis mit 5 Jahren in Abhängigkeit von einer atopischen Dermatitis in den ersten 3 Lebensmonaten

Ganzheitliche Therapie des atopischen Ekzems im Kindesalter

M. Hellermann

Krankheits- und Therapieverständnis

Unter der grundsätzlichen Annahme einer genetischen Prädisposition für atopische Erkrankungen und möglicherweise auch noch speziell für das endogene Ekzem, sehen wir multifaktorielle Bedingungen als auslösende, verstärkende und/oder aufrechterhaltende Einflußgrößen im Ablauf der Krankheit (Abb. 1). Für jeden Fachbereich gilt es, Belastungen zu erkennen, sie zu reduzieren und dadurch Entlastung und Entspannung -auch Entkrampfung- herbeizuführen. So gelingt die Stabilisierung von Psyche, Persönlichkeit, Haut und Immunsystem. Aus diesem Verständnis heraus ergibt sich die Möglichkeit, ja die Chance der multi- und interdisziplinären Einflußnahme. Diese Chance zu erkennen und sich zunutze zu machen ist das Ziel unserer Therapie mit Eltern und Kindern aller Altersstufen. So wie dermatologische, allergologische, ökotrophologische, psychologische und pädagogische Faktoren auch in kausalem Zusammenhang zum Krankheitsgrad und -verlauf gesehen werden, so suchen wir gemeinsam mit Eltern und Kindern in gezielten und individuell abgestimmten Allergieberatungen, ernährungstherapeutischen, psychologischen und pädagogischen Hilfestellungen nach den angemessenen Lösungswegen und Hilfsmaßnahmen. Wissensvermittlung und Experiment finden auf der Basis anerkannter wissenschaftlicher Methoden und mit hohem Zugeständnis von Eigenverantwortung des Patienten in allen Fachbereichen statt. Die Auswertung und Übertragung geschieht in gegenseitigem Austausch, um so die Bewußtmachung zu stabilisieren und das Erlernte auch zukünftig verfügbar zu machen. Die Arbeit mit den Kindern hat dabei die situations- und altersentsprechenden Lern- und Erfahrungsbedingungen der Kinder zu berücksichtigen. Allgemein stellen wir fest, daß bereits mit Kindern ab zwei Jahren die eigenständige Arbeit höchst effektiv ist. Das führt einerseits zu größerem Selbstvertrauen und Selbständigkeit bei den Kindern und andererseits zu Entlastung und Abbau von Schuldgefühlen bei den Eltern. Das Thema „Haut" reduziert sich allmählich in den Familien und Erziehung findet wieder einen nicht nur von der Krankheit bestimmten Rahmen und Ablauf. Störungen in der Regulation ganz unterschiedlicher, aber oftmals ganz alltäglicher Prozesse haben die Krankheit der Haut zur Folge oder werden durch das Symptom signalisiert.

Ernährungs- und Allergietherapie

Für die Ernährungstherapie geht es uns einerseits um die Beibehaltung möglichst großer Vielfalt, ge-

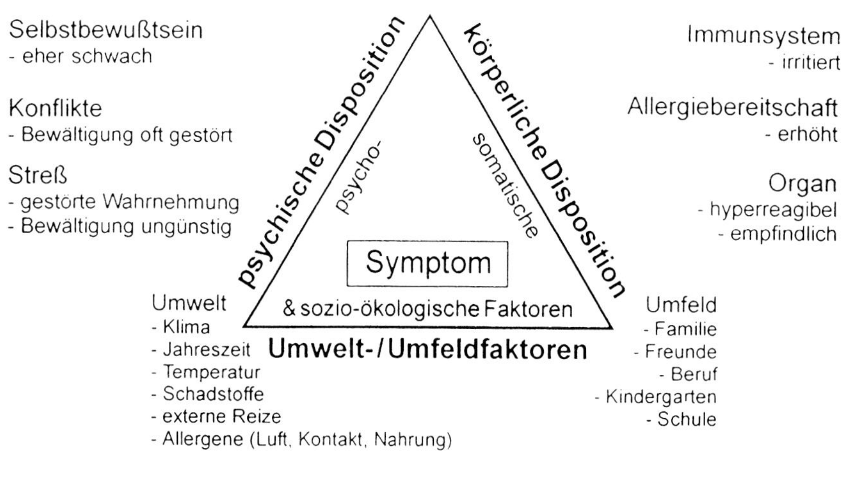

Abb. 1. Multifaktorielle Bedingungen des atopischen Ekzems

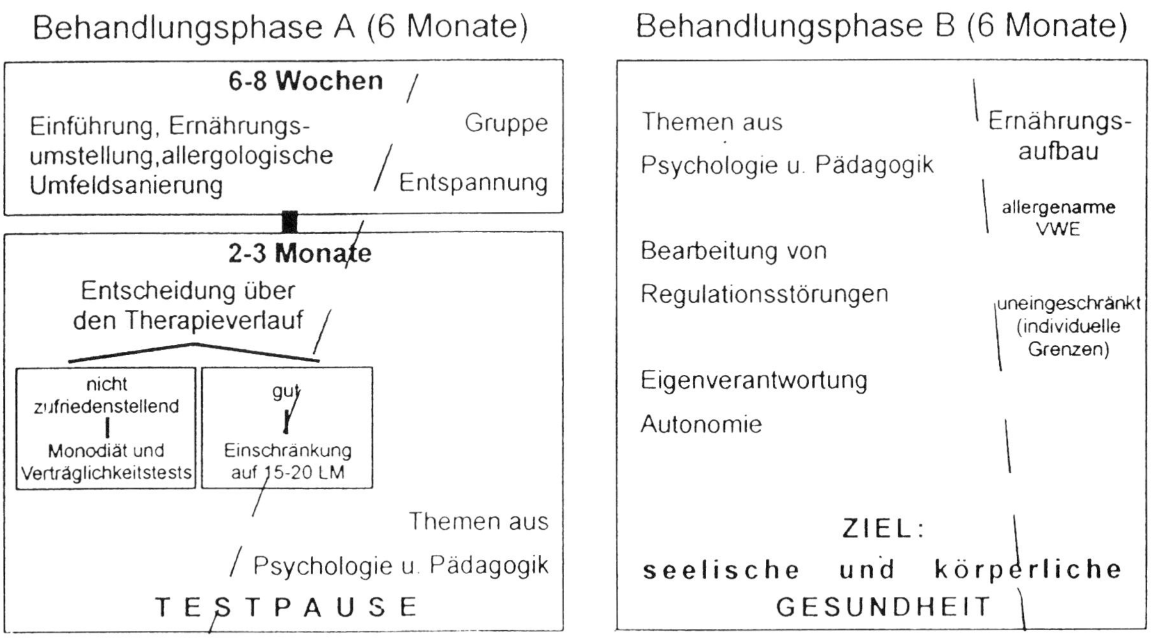

Abb. 2. Therapieverlauf im Schwelmer Modell

schmacklicher Vorlieben und der Altersangemessenheit und andererseits um die größtmögliche Sicherheit (Abb. 2). Die anfängliche Ernährungsumstellung auf eine allgemein anerkannte allergen- und reizstoffarme möglichst naturbelassene Ernährung zeigt in der Regel bereits recht schnell Erfolge. Durch die zeitweise Einschränkung bzw. durch kurzzeitige Monodiät mit anschließender gezielter Überprüfung durch orale Verträglichkeitstests von geeigneten Lebensmitteln mit der höchstmöglichen Wahrscheinlichkeit der Verträglichkeit, gelangt der Patient zu seiner individuell allergenfreien Ernährung. Ist dieses Ziel in einem ausreichenden Umfang erreicht, wird in einer sogenannten Testpause für einen Zeitraum von 2 bis 3 Monaten jede Veränderung im Ernährungsbereich vermieden. In dieser Zeit soll die Aufmerksamkeit von Patienten, Eltern und Therapeuten sich auf Auslöser aus anderen Bereichen lenken können. In der Regel gelingt dies so zuverlässig, daß nach der Testpause das Ernährungsprogramm weiter aufgebaut werden kann, ohne daß die anderen Fachbereiche zu sehr in den Hintergrund treten. Das Ziel der Ernährungstherapie ist eine möglichst uneingeschränkte, gesunde Ernährung, die jedoch die individuellen Grenzen von Unverträglichkeit bzw. Allergie berücksichtigt. Patient und Eltern sollen den weiteren sinnvollen Aufbau der Ernährung nach der Therapie kennen und sich dabei sicher fühlen. Für Säuglinge und Kleinkinder unter 2 Jahren gilt ein ihrem Alter in besonderer Weise angemessener Aufbau der individuell allergenfreien Ernährung, auf den eigens einzugehen wäre. Bezüglich der nicht nutritiven Allergien und Unverträglichkeiten verfolgen wir das Ziel der eindeutigen Diagnose, der konsequenten Reduzierung von Reizfaktoren bis hin zur gänzlichen Vermeidung, wo dies möglich ist.

Pädagogisch-psychologische Therapie

Die Kinder werden in altershomogene Gruppen integriert, denen die Elterngruppen zugeordnet werden. Für Kinder ab zwei Jahren finden die Gruppensitzungen von Kindern und Eltern zeitgleich mit je zwei Therapeuten statt. Jede Gruppensitzung dauert 3 Therapiestunden und wird von einem Psychologen bzw. Pädagogen und einem Ernährungstherapeuten mit Zusatzqualifikation als Allergieberater geleitet. Die Struktur der Gruppensitzungen sieht für Kinder und auch für ihre Eltern eine Dreiteilung vor. Neben der regelmäßigen Durchführung angemessener Entspannungsübungen gibt es in der sogenannten „aktuellen Runde" Gelegenheit, Fragen zu klären, neue Erkenntnisse mitzuteilen, Vermutungen zu äußern und mit den Therapeuten und Mitpatienten zu diskutieren. Darüber hinaus wird eine thematische Arbeit erfolgen, deren Schwerpunkt möglichst dem aktuellen Bedarf der Patienten entsprechen soll. Dabei geht es sowohl um das Analysieren von Belastungen als auch um das Erkennen von Stärken und möglichen Unterstützungen auf dem Weg der Entlastung und Veränderung.

Bestehende Teufelskreise in den Interaktionen und Beziehungen oder etwa der Juckreiz-Kratz-Zirkel werden erkannt und zu möglichen Unterbrechungen wird ermutigt. Selbstverständlich wird dabei methodisch und inhaltlich dem Alter der Kinder angemessen vorgegangen. Kinder und Eltern lernen in den Gruppensitzungen auch die an den Hautzustand angepaßte Hautpflege und -behandlungsmöglichkeiten. Dabei wird den Kindern zugestanden, Erfahrungen mit verschiedenen Hilfsmitteln wie Cremes, feuchte kalte oder warme Umschläge, trockene kühle Auflagen, Teil- oder Ganzbäder in Tee oder mit Ölzusatz machen zu dürfen. Auf jeden Fall wird das Kind in der Entscheidung selbständiger und auch in seiner eigenen Beurteilung ernst genommen. Auch Verhaltensalternativen zum Kratzen – etwa Klopfen oder Streicheln – werden vermittelt, erprobt und vom Patienten und seinen Eltern beurteilt. Die Aufgabe der Eltern kann sich dann allmählich auf das Verfügbarmachen und Anbieten von alternativen Verhaltensweisen und Linderungsmöglichkeiten reduzieren.

Studienergebnisse

In einer wissenschaftlichen Erfolgskontrolle und einer anschließenden Langzeitkontrolle wurden insbesondere die klinischen Ergebnisse unseres Konzeptes überprüft. Die Untersuchung einer umfangreichen Blutkontrolle der 70 Studienteilnehmer zeigte zu Therapiebeginn und -ende keinerlei negative Auffälligkeiten, wies jedoch auch nicht den zum klinischen Befund korrelierenden Faktor aus. Hier sollen die klinischen Parameter Juckreiz (Abb. 3) und affi-

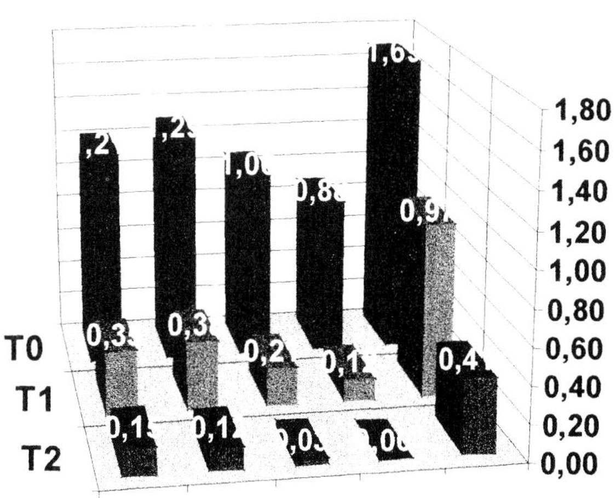

T0 = Therapiebeginn
T1 = nach 12 Monaten
T2 = 2–3 Jahre nach Entlassung

Abb. 3. Studienergebnisse bezüglich der Entwicklung des Pruritus (n = 34 Kinder, Scores 0–3)

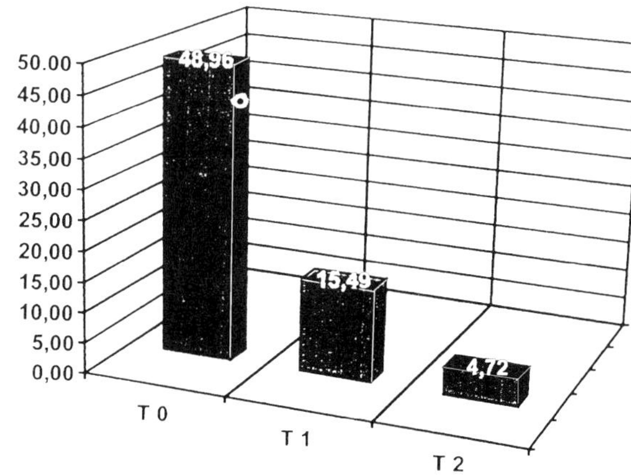

Abb. 4. Studienergebnisse bezüglich der Entwicklung der affizierten Areale (n = 34 Kinder; gemessen nach Wallace in [%])

zierte Areale (Abb. 4) in ihrem Verlauf über den Beobachtungszeitraum der beiden Studien (d.h. über ein Jahr Therapie und die sich anschließende weitestgehend therapie- und medikamentenfreie Zeit von 2 bis 3 Jahren) dargestellt werden. Die 34 Kinder, die auch an der Follow-up-Studie teilnahmen, waren bei Therapiebeginn im Mittel 4;5 Jahre alt und seit 3 Jahren neurodermitiskrank. Allein dieses Verhältnis weist darauf hin, daß nahezu alle Kinder dermatologisch vorbehandelt waren. Die affizierten Areale gemessen nach der Wallace-Regel zeigten zu Therapiebeginn einen Ausgangswert von 49%, der sich bis zum Therapieende auf 15,5% reduzierte und zum Zeitpunkt der Nachuntersuchung auf 4,7% abgefallen war. Die Qualitäten der Erkrankung wurden nach den Scores 0 für „nicht vorhanden“ bis 3 für „stark, dauerhaft vorhanden“ bewertet. Dabei ergab sich für den Juckreiz bezogen auf die Beugen ein Mittelwert von 1,7 zum Aufnahmezeitpunkt, von 0,97 zum Zeitpunkt der Beendigung der Behandlung im Schwelmer Modell nach 12 Monaten und ein Mittelwert von 0,41 in der Nachuntersuchung. Mehr als 90% der Eltern bzw. der größeren Kinder beurteilten das Schwelmer Modell für sich als erfolgreich bzw. sehr erfolgreich.

Zusammenfassung

Um die beschriebenen Ziele zu erreichen und die notwendigen Veränderungen im Verhalten, in den Kommunikations- und Interaktionsmustern, in den Beziehungsstrukturen, in der Lebens- und Ernährungsweise, im sozialen Umfeld und der Umwelt einzuleiten und bis zur Stabilisierung als neue Gewohnheiten zu begleiten, ist neben dem regelmäßigen, interdisziplinären Austausch mit Vereinbarung des weiteren therapeutischen Vorgehens durch alle beteiligten Therapeuten unter Einbindung des behandelnden

Arztes eine Langzeitbetreuung für Eltern und Kinder nötig (Abb. 2). Die wöchentliche Gruppentherapie ist das geeignete methodische Mittel der Wahl. Im Therapieverlauf verlagern sich die stofflich-sachlichen Schwerpunkte des Anfangs mehr und mehr auf den psychotherapeutischen und pädagogischen Schwerpunkt der Phase B. Die Gruppentherapie ermöglicht es in besonderer Weise, aus dem Gefühl von Isolation herauszufinden, an den Erfahrungen anderer teilzuhaben und durch Weitergabe eigener Erfahrungen eigene Einsichten zu gewinnen und zu festigen.

Die Therapie nach dem Schwelmer Modell wird zur Zeit in einem Therapiezentrum in Schwelm und einem in Köln angeboten. Insgesamt sind 17 therapeutische Mitarbeiter der verschiedenen Fachrichtungen damit beauftragt, die derzeit 190 Patienten ambulant zu betreuen. Mehr als 100 Ärzte sind zur Zeit über die medizinische Betreuung der Patienten in ihren Praxen in die Therapie eingebunden. Die ärztlich verordnete Behandlung erstreckt sich in der Regel über ein Jahr und wird von allen gesetzlichen Krankenkassen voll getragen.

Therapie des atopischen Ekzems

B. Przybilla, F. Ruëff

Einleitung

Das atopische Ekzem gehört zu den häufigsten Hauterkrankungen, bei siebenjährigen Schulkindern ist die Prävalenz derzeit etwa 15% [17]. Zwar konnte die Ätiopathogenese dieser so häufigen Krankheit bisher nicht endgültig geklärt werden, jedoch wurden in letzter Zeit zahlreiche Erkenntnisse gewonnen, die unsere Vorstellungen über den Pathomechanismus des atopischen Ekzems erweitert und befruchtet haben [2, 5, 7, 10, 14]. Typische und offensichtlich für die Pathogenese bedeutsame Befunde bei Patienten sind

- immunologische Auffälligkeiten, so die gesteigerte IgE-Immunantwort, eine zumindest temporäre Dominanz von Th2-ähnlichen Zellen und eine Aktivierung von Eosinophilen,
- eine veränderte pharmakologische Reaktivität mit β-adrenerger Blockade bei α-adrenerger und cholinerger Überreaktivität und
- gestörte epidermale Funktionen mit veränderten Hautlipiden und gestörter Barrierefunktion („trockene Haut").

Für das Verständnis der Entwicklung und insbesondere der Chronizität und Rückfallneigung des atopischen Ekzems erscheint folgende pathogenetische Vorstellung hilfreich: Mehr oder weniger alltägliche Umwelteinflüsse [9] können bevorzugt bei atopischer Veranlagung zu allergisch oder irritativ ausgelösten Hautkrankheitserscheinungen führen, wodurch die konstitutionell bereits erhöhte Empfindlichkeit gegen solche Einwirkungen weiter gesteigert wird. Es ergibt sich ein Circulus vitiosus, dessen Unterbrechung durch Beseitigung der Krankheitserscheinungen und Reduktion der Hautempfindlichkeit mittels therapeutischer Maßnahmen möglich sein sollte. Folge ist dann eine verbesserte Barrierefunktion der Haut und damit eine Korrektur eines wesentlichen Elementes der „atopischen" Veranlagung selbst.

Aufgrund seines unvorhersehbaren Verlaufes, des häufig unerträglichen Juckreizes und der kosmetischen Beeinträchtigung ist das atopische Ekzem eine nicht nur somatisch beeinträchtigende, sondern auch psychosozial in ihrer Relevanz für den Betroffenen kaum zu unterschätzende Erkrankung. Das atopische Ekzem hat bekanntlich inzwischen auch das intensive Interesse insbesondere einer Laienöffentlichkeit gefunden, welche der wissenschaftlichen Medizin gerne Versagen unterstellt und sogenannte alternative „Heil"-Verfahren propagiert. Diese bereits belastete Ausgangssituation wird für den Therapeuten noch schwieriger, als ihn trotz intensiver Bemühung nicht zufriedenstellend behandelbare Verläufe deprimieren und sich nicht selten ein Gefühl der Hilflosigkeit einstellt. Auch eine gute Kenntnis der Angebote der wissenschaftlichen Medizin hilft nicht unbedingt weiter, da auch hier eine unübersichtliche Vielzahl an Diagnostik- und Behandlungsmethoden berichtet wurde. Zur Überwindung dieser Schwierigkeiten haben wir eine gestufte Therapie des atopischen Ekzems vorgeschlagen: Die therapeutischen und diagnostischen Maßnahmen werden dabei vom Zustand des individuellen Patienten abhängig gemacht [11]. So kann das gesamte verfügbare Wissen zur Anwendung kommen – gleichzeitig werden unnötige und damit sinnlos kostentreibende Maßnahmen vermieden.

Ärztliche Führung

Voraussetzungen jeglichen therapeutischen Erfolges sind eine gute Arzt-Patienten-Beziehung und das Vermögen der Patienten (bei jüngeren Kindern der Eltern) mit der Erkrankung eigenverantwortlich umgehen zu können – sie müssen „Co-Therapeuten" sein oder werden. Pathophysiologie, klinisches Bild, Verlauf und therapeutische Möglichkeiten müssen den Patienten verständlich gemacht werden, praktische Maßnahmen wie beispielsweise das Aufbringen von Externa oder das Anlegen von Verbänden müssen demonstriert und geübt werden.

Basistherapie

Grundlegend ist die Anwendung von Externa; profunde Kenntnisse der topischen Dermatotherapie sind Voraussetzung des Erfolges.

Behandlung von Krankheitserscheinungen

Hier erfolgt zunächst eine äußerliche antientzündliche Therapie, heute im allgemeinen mit glukokortikoidhaltigen Zubereitungen. Unter Berücksichtigung der Regeln der externen Glukokortikoidtherapie wird initial eine möglichst stark wirksame Zubereitung eingesetzt. Unter konsequenter Behandlung kommt es meist innerhalb von längstens sieben bis zehn Tagen zu wesentlicher Besserung, daraufhin wird durch Verminderung der Glukokortikoid-Wirkstärke oder Ausdehnung der Behandlungsintervalle die antientzündliche Therapie „ausgeschlichen“. Gleichzeitig setzt überlappend die präventive Therapie mit wirkstofffreien Öl-in-Wasser- oder Wasser-in-Öl-Emulsionen ein (siehe unten). Persistierende Veränderungen wie chronisch lichenifizierte Areale benötigen besondere therapeutische Maßnahmen, so beispielsweise Glukokortikoidbehandlung unter Okklusion oder Teeranwendungen. Wirksame antientzündliche Therapie lindert rasch den Pruritus. H1-Rezeptor-blockierende Antihistaminika zur Juckreizstillung bei atopischem Ekzem wurden in Frage gestellt, die Sedierung durch manche Antihistaminika könnte der eigentliche therapeutische Mechanismus sein. Da über die Blockade des H1-Rezeptors hinausgehende antiinflammatorische Effekte nicht sedierender Antihistaminika bekannt sind, könnte dies aber für ihre Anwendung beim atopischen Ekzem sprechen. Sekundärinfektionen wie Impetiginisation durch Staphylococcus aureus oder Eczema herpeticatum sind unverzüglich geeignet antimikrobiell zu behandeln.

Präventive Therapie

Die überlappend mit der vorgenannten Behandlung einsetzende und weiter fortzusetzende präventive Therapie umfaßt im wesentlichen die Anwendung von „pflegenden“ Wasser-in-Öl- oder Öl-in-Wasser-Zubereitungen sowie Ölbäder. Diese Haut-“Pflege“ ist keineswegs Kosmetik, sondern Substitutionstherapie bei anlagebedingt gestörter Hautbarriere. Präventive Therapie beeinflußt meßbar den Lipid- und Wassergehalt der Haut, sie kann die Entwicklung von Irritationsreaktionen verhindern [6]. Akzeptanz, Verträglichkeit und Wirksamkeit der zahlreichen Handelspräparate und Rezepturen sind individuell unterschiedlich; die Auswahl muß patientenbezogen erfolgen. Zur Behandlung der „trockenen“ Haut haben sich auch Harnstoff- oder Laktat-haltige Zubereitungen bewährt.

Grundlegend ist weiter die Meidung jeglicher Hautirritation. Die bedeutsamsten Irritantien sind Wasser und Detergentien. Dies betrifft nicht zuletzt die Hautreinigung, die nicht zu häufig, nicht zu lange, bei milder Temperatur und mit hautverträglichen Zubereitungen vorzunehmen ist. Weitere wesentliche Hautirritantien sind: Wolle, synthetische Fasern, rauhe, dicht anliegende oder schlecht sitzende Kleidung, Mineralöl, Lösungsmittel, Staub, Sand. Auch ausgeprägtes Schwitzen, Hitzeeinwirkung oder ultraviolette Strahlung können zu Verschlechterung führen. Der Umgang mit potenten Kontaktallergenen oder Aeroallergenen (Beispiele: Nickel, Tierallergene, Naturlatex) ist wegen des erhöhten Risikos einer Sensibilisierung zu vermeiden. Aus all diesem ergeben sich Einschränkungen nicht nur für das private, sondern auch für das berufliche Leben.

Wirksamkeit der Basistherapie

Mit der Basistherapie kann im allgemeinen in zehn bis 14 Tagen weitgehende oder vollständige Abheilung erreicht werden, umschriebene Restveränderungen sind länger antientzündlich zu behandeln. Ein rascher Therapieerfolg kürzt die Leidenszeit des Patienten ab, stiftet Zuversicht und verbessert die Compliance. Darüber hinaus scheint er auch einen günstigen Einfluß auf die Gesamtprognose zu haben [18].

Mißerfolg der Basistherapie

Führt die Basistherapie nicht zum gewünschten Erfolg, so ist zunächst zu überprüfen, ob die Behandlung korrekt durchgeführt wurde und tatsächlich dem aktuellen Hautzustand angepaßt war. Auch können unbemerkte Sekundärinfektionen der Haut oder andere Erkrankungen (z. B. grippale Infekte) die Abheilung behindern.

Die häufigste Ursache eines Therapieversagens ist allerdings eine gestörte Compliance. Insbesondere neigen die Patienten dazu, wesentlich geringere Externa-Mengen anzuwenden als zur Erzielung eines Erfolges erforderlich wäre. Dies gilt nicht nur für Glukokortikoid-haltige Zubereitungen, sondern auch für „pflegende“ Präparate.

Weiter können kontaktallergische Reaktionen vom Spättyp zu Ekzemen führen und so ein Versagen der Basistherapie vortäuschen. Bedeutsam sind hier besonders, aber nicht ausschließlich, Inhaltsstoffe von Externa, ausdrücklich hingewiesen sei hier auf die nicht seltene Kontaktsensibilisierung gegenüber Bufexamac und auf kontaktallergische Reaktionen auch gegenüber Glukokortikoiden. Vor allem bei Handekzemen ist an die bei Atopie offensichtlich häufiger auftretende Proteinkontaktdermatitis zu denken. Aerogene Kontaktekzeme (z. B. durch Sesquiterpenlaktone, Epoxidharze, Duftstoffe) oder hämatogene Kontaktekzeme (durch systemische Zufuhr von Kontaktallergenen) können sich als irreführende Phänokopien des atopischen Ekzems manifestieren.

Individuelle Provokationsfaktoren

Mit Basistherapie sind die meisten Patienten dauerhaft erfolgreich zu versorgen. Kommt es zu einzelnen Rezidiven mit längeren zeitlichen Abständen, so sollten diese mit antiinflammatorischer Therapie rasch abheilen. Ist der Verlauf allerdings nicht so günstig, dann muß nach individuellen Provokationsfaktoren gesucht werden. Die Basistherapie ist selbstverständlich fortzuführen.

Nahrungsmittel

Bei mindestens der Hälfte der Patienten mit schwerem atopischem Ekzem spielen Nahrungsmittel als Provokationsfaktoren eine Rolle. Eine Reaktion durch ein Nahrungsmittel entwickelt sich meist innerhalb von zwei Stunden nach Zufuhr, ein verzögertes Auftreten nach zwölf Stunden bis zu drei Tagen ist möglich; die Mehrzahl der Patienten reagiert auf ein oder zwei Nahrungsmittel [15]. Häufig, aber keineswegs immer finden sich Soforttypreaktionen im Hauttest oder spezifische IgE-Antikörper im Serum gegen das auslösende Nahrungsmittel; in diesen Testsystemen führen bei atopischem Ekzem allerdings häufig viele Nahrungsmittel zu Reaktionen, die Mehrzahl wird aber im oralen Provokationstest vertragen. Auch Konservierungs-, Farb- und Aromastoffe sowie biogene Amine müssen als Provokationsfaktoren in Betracht gezogen werden [3]. Der Pathomechanismus durch Nahrungsmittel ausgelöster Reaktionen bei atopischem Ekzem ist meist nicht eindeutig. Offensichtlich handelt es sich zum Teil um IgE-vermittelte Reaktionen, daneben sind andere allergische oder nicht allergische Mechanismen bedeutsam.

Zur Identifizierung von Nahrungsmitteln als Provokationsfaktoren ist eine korrekte allergologische Diagnostik einschließlich oraler Expositionstests erforderlich. Solche Provokationstests werden mit anamnestisch und/oder aufgrund von Testergebnissen verdächtigen Substanzen und darüberhinaus auch mit standardisierten Testreihen vorgenommen, da die Anamnese oft wenig ergiebig oder gar irreführend ist und „falsch" positive oder negative Haut- oder In-vitro-Testreaktionen häufig vorkommen [12]. Provokationstests sollten in der Klinik erfolgen: Ihr Ausgang ist sonst kaum sicher bewertbar, weiterreichende Reaktionen mit gastrointestinalen, respiratorischen oder kardiovaskulären Symptomen treten nicht selten auf und bedürfen sofortiger Therapie. Eine ungerichtete „therapeutische" Elimination von Nahrungsmitteln aus dem Speiseplan („Neurodermitisdiät") ist abzulehnen. Solche Maßnahmen belasten den Patienten meist unnütz und können ihn gefährden, vor allem durch Mangelernährung, soziale Isolation oder bis zum anaphylaktoiden Schock reichende Überempfindlichkeitsreaktionen bei unkontrollierter Zufuhr von längerfristig gemiedenen und tatsächlich nicht vertragenen Nahrungsmitteln. Auch die Meidung bislang klinisch vertragener Nahrungsmittel, gegen die Hauttestreaktionen oder spezifische IgE-Antikörper im Serum nachweisbar sind, darf dem Patienten nicht empfohlen werden: Eine derartige Elimination kann offensichtlich zu klinischer Überempfindlichkeit mit manchmal schweren systemischen Reaktionen bei Wiederzufuhr eines solchen Nahrungsmittels nach längerem Weglassen führen [8].

Aeroallergene

Es ist weitestgehend gesichert, daß Aeroallergene ein atopisches Ekzem provozieren können. Gezeigt wurde dies vor allem für Hausstaubmilbenallergene, deren Applikation an der Haut ekzematöse Testreaktionen auslösen kann und deren Meidung zu einer länger anhaltenden Besserung des Hautzustandes führte [16]. Eine Methode des sicheren Nachweises der Bedeutung von Aeroallergenen für das Krankheitsbild eines individuellen Patienten gibt es jedoch bisher nicht. Gezielte therapeutische Maßnahmen sind bei hinweisender Anamnese (z.B. Ekzemverschlechterung in hausstaubmilbenreichem Milieu, bei Tierkontakten oder während Pollenflugzeit) und hiermit übereinstimmenden Testergebnissen (Hauttests, Nachweis spezifischer IgE-Antikörper) angezeigt; werden Hausstaubmilben als Auslöser in Betracht gezogen, so sollte die Allergenbelastung im Lebensbereich des Patienten durch geeignete Tests (z.B. Guaninbestimmung im Hausstaub) erfaßt werden. Der Epikutantest mit Aeroallergenen ist bislang nicht standardisiert und als wissenschaftliches Instrument, nicht als Methode der klinischen Diagnostik anzusehen. Bei schlüssigen Hinweisen auf Ekzemprovokation durch Aeroallergene ist Karenz die wichtigste Maßnahme, beispielsweise durch Reduktion der Hausstaubmilbenallergenbelastung oder durch das Abschaffen von Haustieren.

Verminderung der Hausstaubmilben-Allergenbelastung im häuslichen Bereich (vor allem in Schlafräumen)

- Gründliche Reinigung
- Entfernung von „Staubfängern" (z.B. Teppiche, schwere Vorhänge, textile Möbel oder Spielsachen) soweit möglich
- Gegebenenfalls Anwendung von Akariziden
- Milbenallergen-undurchlässige Matratzen- und Bettbezüge („Encasing")
- Mindestens alle 10 Tage Waschen der Bettwäsche und textiler Spielsachen bei > 58 °C
- Absenken der relativen Luftfeuchtigkeit auf 40–50 % (bei 20 °C)

Günstige Effekte einer spezifischen Hyposensibilisierung wurden berichtet, diese Behandlung ist bei atopischem Ekzem jedoch bisher als experimentell anzusehen und kann nicht zur routinemäßigen Anwendung empfohlen werden.

Mikroben

Staphylococcus aureus und Pityrosporum ovale auf der Haut [13] sowie möglicherweise auch andere Mikroben (z.B. Candida albicans, Dermatophyten) sind ebenfalls als Provokationsfaktoren in Betracht zu ziehen. Legen klinisches Bild und/oder mikrobiologische Befunde einen solchen Zusammenhang nahe, dann erscheint eine geeignete antimikrobielle Therapie zweckmäßig, die bei unsicherer Wirksamkeit topischer Maßnahmen systemisch geführt werden sollte. Möglich erscheint dabei auch ein Zusammenhang zwischen sogenannten „Fokalinfekten" und einer Provokation des atopischen Ekzems, so daß bei schweren Krankheitsverläufen eine entsprechende Diagnostik und gegebenenfalls Therapie versucht werden kann. Die bisherige Unsicherheit über die Bedeutung von Mikroben als Provokationsfaktoren des atopischen Ekzems macht eine sorgfältige Indikationsstellung zur gezielten Behandlung und eine äußerst kritische Bewertung des Ergebnisses erforderlich.

Psychische Faktoren

Das atopische Ekzem ist eine somatische Erkrankung, die durch psychische Faktoren wesentlich beeinflußt werden kann. Als provozierend beschrieben wurden Streß, psychische Spannung, Erschöpfung der psychischen Toleranz, emotional belastende Themen und Objektverluste [4]. Erscheinen psychische Einflüsse als wesentliche Provokationsfaktoren, dann sind psychosomatische Intervention oder gegebenenfalls auch Änderungen des sozialen Umfeldes angezeigt.

Andere Provokationsfaktoren

Auch hormonelle Einflüsse (vor allem Sexual-, Schilddrüsenhormone), Sonneneinstrahlung (photoprovoziertes atopisches Ekzem) oder maligne Neoplasien (vor allem auf hämatologischem Gebiet) sind unter Umständen als Provokationsfaktoren in Betracht zu ziehen.

Adjuvante Therapie

Ist die Basistherapie nicht ausreichend und sind individuelle Provokationsfaktoren nicht zu identifizieren oder nicht ausreichend zu eliminieren, kommen adjuvante Therapiemodalitäten zum Einsatz. Im Vergleich zur Basistherapie ist bei adjuvanter Therapie

- der Eintritt einer günstigen Wirkung weniger zuverlässig,
- der Effekt nur morbostatisch,
- das Vorgehen aufwendiger und/oder
- das Nebenwirkungsrisiko beträchtlicher oder unklar.

Maßnahmen der Basistherapie (insbesondere präventive Therapie) und die Meidung gegebenenfalls identifizierter individueller Provokationsfaktoren sind selbstverständlich fortzuführen.

Phototherapie

Vor allem als „Stabilisierungsbehandlung" können Ultraviolett (UV)-B oder, offensichtlich noch wirksamer, die Kombination von UV-B und -A günstig wirken. Photochemotherapie (PUVA) führte zu eindrucksvollen und langfristigen Besserungen [1]. Der Nutzen der Phototherapie ist sorgsam gegen die Langzeitrisiken abzuwägen, wobei vor allem das meist jugendliche Alter der Patienten in Betracht zu ziehen ist.

Klimatherapie

Dies ist eine oft sehr wirksame Maßnahme bei schweren, ansonsten therapieresistenten Erkrankungen. Selbst wenn es nach Rückkehr des Patienten nicht selten recht rasch wieder zu einem Rezidiv kommt, ist auch eine kurze Zeit der Besserung oder Abheilung für den Betroffenen von großer Bedeutung. Extreme klimatische Bedingungen sind allerdings wegen des Risikos von Exazerbationen zu vermeiden.

Weitere Verfahren

Weitere adjuvante Verfahren, deren Effekt im individuellen Fall sorgfältig zu bewerten ist, sind

- unterstützende *Psychotherapie* oder *Verhaltenstherapie,*
- *Mastzellblocker* (wie Ketotifen oder Cromoglicinsäure oral) sowie
- *Nachtkerzensamenöl*-haltige Zubereitungen.
- *Glukokortikoide* oder *Ciclosporin* systemisch kommen sehr selten und nur dann in Betracht, wenn die bisher genannten therapeutischen Modalitäten trotz korrekter Durchführung nicht erfolgreich waren und weiterhin ausgeprägte Hautkrankheits-

erscheinungen bestehen. Immunsuppressiva sind keine therapeutische Alternative bei fehlender Compliance oder fehlender Bereitschaft zur Elimination von Provokationsfaktoren.

Experimentelle Therapie

Aufgrund neuerer Ergebnisse der Grundlagenforschung beziehungsweise klinischer Beobachtungen wurden in den letzten Jahren verschiedene Studien mit experimentellen Therapieverfahren durchgeführt und publiziert, so beispielsweise mit Interferon-γ, Thymopentin, Eicosapentaensäure, Photopherese, hochdosierter UVA-1-Bestrahlung oder Kräutertees der traditionellen chinesischen Medizin. Der Wert dieser Methoden für den klinischen Alltag bleibt abzuwarten. Auch ist das mittel- und langfristige Nebenwirkungsprofil dieser teilweise eingreifenden Modalitäten ungeklärt.

Schlußbemerkung

Der hier dargestellte strukturierte Behandlungsansatz macht es möglich, einerseits alle diagnostischen und therapeutischen Möglichkeiten zu nutzen und andererseits nur das Notwendige zu tun. Da bei den meisten Patienten das atopische Ekzem einen milden Verlauf nimmt, ist eine Behandlung mit ausschließlicher Basistherapie sehr oft erfolgreich und ausreichend. Das atopische Ekzem ist eine gutartige, zumeist spontan ausheilende Erkrankung, von der überwiegend junge Menschen mit normaler Lebenserwartung betroffen sind. Dies bedeutet, daß die Wirkung einer Behandlungsform stets sehr sorgfältig gegen potentielle Nebenwirkungen, und hier insbesondere Langzeitnebenwirkungen, abgewogen werden muß.

Literatur

1. Atherton DJ, Carabott F, Glover MT, Hawk JML (1988) The role of psoralen photochemotherapy (PUVA) in the treatment of severe atopic eczema in adolescents. Br J Dermatol 118: 791–795
2. Bos JD, Kapsenberg ML, Sillevis Smitt JH (1994) Pathogenesis of atopic eczema. Lancet 343: 1338–1341
3. Fuglsang G, Madsen C, Halken S, Jørgensen M, Østergaard PA, Østerballe O (1994) Adverse reactions to food additives in children with atopic symptoms. Allergy 49: 31–37
4. Gieler U, Ehlers A, Höhler T, Burkard G (1990) Die psychosoziale Situation der Patienten mit endogenem Ekzem. Eine clusteranalytische Studie zur Korrelation psychischer Faktoren mit somatischen Befunden. Hautarzt 41: 416–423
5. Hanifin JM (1996) Assembling the puzzle pieces in atopic inflammation. Arch Dermatol 132: 1230–1232
6. Hannuksela A, Kinnunen T (1992) Moisturizers prevent irritant dermatitis. Acta Derm Venereol (Stockh) 72: 42–44
7. Kapp A (1993) Die Rolle eosinophiler Granulozyten für die Pathogenese der atopischen Dermatitis/Neurodermitis. Eosinophilen-Produkte als Marker der Krankheitsaktivität. Hautarzt 44: 432–436
8. Larramendi CH, Martin Esteban M, Pascual Marcos C, Fiandor A, Pena Diaz JM (1992) Possible consequences of elimination diets in asymptomatic immediate hypersensitivity to fish. Allergy 47: 490–494
9. Morren MA, Przybilla B, Bamelis M, Heykants B, Reynaers A, Degreef H (1994) Atopic dermatitis: triggering factors. J Am Acad Dermatol 31: 467–473
10. Ogawa H, Yoshiike T (1993) A speculative view of atopic dermatitis: barrier dysfunction in pathogenesis. J Dermatol Sci 5: 197–204
11. Przybilla B, Eberlein-König B, Ruëff F (1994) Practical management of atopic eczema. Lancet 343: 1342–1346
12. Przybilla B, Ruëff F (1997) Oraler Provokationstest. In: Korting HC, Sterrry W (Hrsg) Diagnostische Verfahren in der Dermatologie. Blackwell, Berlin Wien, S 123–131
13. Ring J, Abeck D, Neuber K (1992) Atopic eczema: role of microorganisms on the skin surface. Allergy 47: 265–269
14. Ring J, Bieber T, Vieluf D, Kunz B, Przybilla B (1991) Atopic eczema, Langerhans cells and allergy. Int Arch Allergy Appl Immunol 94: 194–201
15. Sampson HA, McCaskill CC (1985) Food hypersensitivity and atopic dermatitis: evaluation of 113 patients. J Pediatr 107:669–675
16. Sanda T, Yasue T, Oohashi M, Yasue M (1992) Effectiveness of house dust mite allergen avoidance through clean room therapy in patients with atopic dermatitis. J Allergy Clin Immunol 89: 653–657
17. Schultz Larsen F, Diepgen T, Svensson Å (1996) The occurrence of atopic dermatitis in North Europe: an international questionnaire study. J Am Acad Dermatol 34: 760–764
18. Vickers CFH (1991) Natural history of atopic eczema. In: Ruzicka T, Ring J, Przybilla B (Hrsg) Handbook of atopic eczema. Springer, Berlin Heidelberg New York Tokyo, pp 80–83

Ambulante Therapie des atopischen Ekzems in der Praxis – ein bundesweites Modell

U. Gieler

Das atopische Ekzem ist nach wie vor eines der elementaren Diagnosen des Hautarztes, wobei durch die multifaktorielle Auslösung das große Problem der Umsetzung vieler Informationen in der täglichen Praxis entsteht. In einer Pilotstudie wurde deshalb die Umsetzung der bekannten Faktoren durch ein Schulungsprogramm unter Einbeziehung dermatologischer wie psychosomatischer Faktoren unter ambulanten Bedingungen erprobt und zu einem Modell für die hautärztliche Praxis entwickelt. Psychische Faktoren werden als Auslösefaktoren des genetisch disponierten atopischen Ekzems allgemein anerkannt (Alexander et al. 1968; Borelli 1950, Griesemer u. Nadelson 1979; Bosse 1986). Insbesondere in der Therapie spielen sie als adjuvante therapeutische Maßnahme eine wichtige Rolle. Nach Umfragen werden ca. 44% der Patienten bei Dermatologen behandelt, während 17% bei Pädiatern, 26% bei Allgemeinmedizinern und ca. 10% bei Heilpraktikern behandelt werden.

Patienten selbst geben bei Studien häufig Stress oder psychische Belastung als Auslösefaktoren an (Köhler u. Niepoth 1988, Sternberg u. Zimmermann 1952). Bekannte psychologische Probleme bei atopischem Ekzem sind

- die Auslösung oder Aufrechterhaltung der Erkrankung durch psychische Belastungen,
- die sekundäre Krankheitsbewältigung und
- das Kratzen (häufig auch ohne Juckreiz, Bosse u. Hünecke 1981).

Bisherige experimentalpsychologische Untersuchungen konnten keine Veränderungen bei normalen Stressoren (Kopfrechnen oder Kalt-Wasser-Test) im Vergleich zu Kontrollpersonen zeigen (Kirn 1989). Bei testpsychologischen Untersuchungen zur Persönlichkeitsstruktur zeigen sich in der Regel keine spezifischen Befunde oder sehr uneinheitliche Ergebnisse, die dafür sprechen, daß keine spezifische Persönlichkeitsstruktur des atopischen Ekzematikers angenommen werden kann (Thomä 1980). In clusteranalytischen Untersuchungen (Gieler et al 1990) können jedoch psychisch auffällige Untergruppen von eher unauffälligen, auch im Hinblick auf somatische Befunde, aufgezeigt werden. Man kann daraus schließen, daß sich ca. 20% der Patienten als psychisch besonders auffällig darstellen oder selbst so empfinden und diese Gruppe einer psychotherapeutischen Intervention zugeführt werden sollte.

Die Entwicklung eines spezifischen Haut-Fragebogens für Patienten mit atopischem Ekzem (Stangier et al. 1992a), der insbesondere die Krankheitsverarbeitung erfaßt, konnte als objektivierbares Meßinstrument subjektiver Befunde standardisiert werden. Vergleiche mit anderen Hautdiagnosen wie zum Beispiel Psoriasis zeigen spezifische Unterschiede in der Skala „Soziale Stigmatisierung" – in der sich Psoriasis-Patienten auffälliger darstellen. Der Hautfragebogen ist insbesondere zur Verlaufskontrolle in psychologischen oder psychotherapeutischen Interventionen günstig als wissenschaftlich objektivierbares Meßinstrument einzusetzen (Stangier et al. 1992b).

Untersuchungen zur Kommunikation von Patienten mit atopischem Ekzem an der Marburger Hautklinik zeigten deutliche Defizite der Interaktion mit Bezugspersonen in einem problemorientierten Gespräch im Vergleich zu Kontrollpersonen (Wenniger et al. 1991).

Insgesamt kann festgestellt werden, das die vorliegenden Studien zu psychosomatischen Aspekten bei atopischem Ekzem immer wieder einzelne Aspekte verifizieren konnten, wobei insbesondere die gestörte Krankheitsverarbeitung als zu therapierender Aspekt verändert erscheint. Der Nutzen psychotherapeutischer Interventionen wurde an zahlreichen Stichproben (Koblenzer u. Koblenzer 1988; Walton 1960) sowohl für analytisch orientierte Therapieverfahren als auch für verhaltensmedizinisch orientierte Verfahren beschrieben. Meist fehlte bei diesen Untersuchungen jedoch eine Kontrollgruppe.

Zusammenfassend läßt sich anhand der vorliegenden Studien zur Psychosomatik der atopischen Dermatitis jedoch folgendes sagen:

- Die Ätiopathogenese der atopischen Dermatitis ist trotz aller Erkenntnisse der immunologischen Mechanismen immer noch unbekannt.
- Der Krankheitsverlauf scheint durch subjektive Streßfaktoren beeinflußt zu werden.

- Einflüsse der frühkindlichen Entwicklung spielen offenbar eine Rolle in den späteren Beziehungen zu sich selbst und zu Mitmenschen.
- Insbesondere sozialer Streß und Interaktionsprobleme scheinen eine besondere Bedeutung als Krankheitsauslöser zu haben.
- Vor allem die Bewältigung der Krankheit und der Umgang mit Juckreiz ist ein für die Patienten überaus wichtiges Problem.
- Psychotherapeutische Behandlungsverfahren haben offenbar eine Wirksamkeit in der Linderung der Juckreizattacken und der Häufigkeit der Exacerbationen.

An der Marburger Hautklinik wurde deshalb eine prospektive, randomisierte Studie zum Vergleich verschiedener psychologischer Interventionen an 120 Patienten durchgeführt und nach einem Jahr katamnestisch ausgewertet.

Hierbei wurde gleichzeitig eine „Neurodermitis-Schulung" entwickelt, die im Rahmen dieser Studie erprobt wurde. Die unterschiedlichen Therapieprogramme, die die Patienten im Rahmen einer ambulanten Gruppenbehandlung im Verlaufe von 12 Sitzungen einmal wöchentlich erhielten, bestanden aus einem reinen Entspannungstraining, einer dermatologischen Schulung, einem psychologischen Training und einer Kombination aus den vorgenannten Bausteinen.

Die Kombinationsgruppe erwies sich in der Jahreskatamnese als die effektivste Gruppe, die rein dermatologische Schulung schnitt am schlechtesten ab. Insbesondere die Reduktion des Cortisonverbrauchs und der Anwendung von Antihistaminika konnte in allen Gruppen eindrucksvoll bewiesen werden.

Eine Besserung des Schweregrades wurde durch einen „blinden" ärztlichen Begutachter in der Entspannungsgruppe und in der Kombinationsgruppe eingeschätzt. Endgültige Ergebnisse der Studie wurden bereits publiziert (Ehlers et al. 1995) und sind in den Ergebnissen von anderen Untersuchern bestätigt worden.

Ermutigt aus den Erfahrungen der Neurodermitis-Schulung bei Erwachsenen und aus Schulungsprogrammen einer skandinavischen Arbeitsgruppe (Broberg et al. 1990) wurde dieses Programm im Rahmen einer Eltern-Beratung von Kindern mit atopischem Ekzem ebenfalls erprobt. Auch konnte festgestellt werden (Gieler et al. 1992), daß eine Beratung im Vergleich mit der Kontrollgruppe bessere Ergebnisse im Verlauf des Schweregrades 3 Monate und 1 Jahr nach dem Beratungsprogramm über 3 Sitzungen zeigt.

Psychische Probleme bei den Eltern von Neurodermitis-Kindern (Gieler et al. 1992) sind vor allem die Überforderung durch die Krankheit, mangelnde ärztliche Hilfestellung, die Angst vor Kontrollverlust über die Krankheit, mangelnde Information und familiäre Konflikte, die sich durch die Krankheit des Kindes verschlechtern oder erstmalig manifestieren können. Hier sind familientherapeutische Behandlungen bei ca. 1/3 der Eltern indiziert.

Durch die ermutigenden Erfahrungen dieser evaluierten Schulungsprogramme wurde im Rahmen der Arbeitsgruppe „chronisch entzündlichen Dermatosen" der Arbeitsgemeinschaft dermatologische Prävention der DDG dieses Programm ausgearbeitet und in einem Konsensus für die bundesweite Anwendung überarbeitet. Der Vorteil des Modells besteht darin, daß verschiedene Module je nach Bedarf und Möglichkeit der hautärztlichen Praxis anwendbar sind. Über die Möglichkeiten der kassentechnischen Umsetzung wird zur Zeit mit den Verbänden der Krankenkassen verhandelt, um ähnliche Regelungen wie beispielsweise in der Diabetes-Schulung zu schaffen.

Literatur

Alexander F, French T, Pollock G (1968) Psychosomatic specificity. Experimental study and results. Chigaco Univ Press, Chicago London

Borelli S (1950) Untersuchungen zur Psychosomatik des Neurodermitikers. Hautarzt 1: 250–255

Bosse K, Hünecke P (1981) Der Juckreiz des endogenen Ekzematikers. Münchner Medizinische Wochenschrift 123: 1013–1016

Bosse K (1986) Psychosomatische Gesichtspunkte in der Dermatologie. In: Uexküll T von (Hrsg) Psychosomatische Medizin. 3. Aufl. Urban & Schwarzenberg, München Wien Baltimore, S 1016–1037

Broberg A, Kalimo K, Lindblad B, Swanbeck G (1990) Parental education in the treatment of childhood atopic eczema. Acta Dermato Venereologica 70: 495–499

Ehlers A, Stangier U, Gieler U (1995) Treatment of atopic dermatitis: A comparison of psychological and dermatological approaches to relapse prevention. J Cons Clin Psychol 63: 624–635

Gieler U, Ehlers A, Höhler T, Burkard G (1990) Die psychosoziale Situation der Patienten mit endogenem Ekzem. Der Hautarzt 41: 416–423

Gieler U, Köhnlein B, Schauer U, Freiling G, Stangier U (1992) Eltern-Beratung bei Kindern mit atopischer Dermatitis. Der Hautarzt [Suppl XI] 43: 37–42

Griesemer R, Nadelson T (1979) Emotional Aspects of Cutaneous Disease. In: Fitzpatrick T et al (eds) Dermatology in General Medicine; Chap. 135. Mc. Graw-Hill Book Company, New York, S. 1353–1363

Kirn U, Morciszek M, Ehlers A (1989) Atopische Dermatitis: Erhöhte Reaktionsbereitschaft auf Stressoren? Vortrag anläßlich des 2. Kongresses der Deutschen Gesellschaft für Verhaltensmedizin und Verhaltensmodifikation München, März 1989

Koblenzer C, Koblenzer P (1988) Chronic intractable atopic eczema. Its occurence as a physical sign of impaired parent-child relationships and psychologic developmental arrest: improvement through parent insight and education. Archiv of Dermatology 124: 1673–1677

Stangier U, Gieler U, Ehlers A (1992) Autogenes Training bei Neurodermitis. Zeitschrift für Allgemeinmedizin 68: 158–161

Stangier U, Gieler U, Ehlers A (1993) Der Marburger Neurodermitis-Fragebogen (MNF) – Entwicklung eines Fragebogens zur Krankheitsverarbeitung bei Neurodermitis. Jahrbuch für Medizinische Psychologie 1993 Band 9. Hogrefe-Verlag, Göttingen

Sternberg T, M Zimmermann (1952) Stress studies in the eczema-asthma-hay-fever Diathesis. Archiv of Dermatology 65: 392–400
Thomä H (1980) Über die Unspezifität psychosomatischer Erkrankungen am Beispiel einer Neurodermitis mit zwanzigjähriger Katamnese. Psyche 24: 589–624
Walton D (1960) The application of learning theory to the treatment of a case of neuro-dermatitis. In: Eysenck H (ed) Behavior therapy and the neuroses. Pergamon, Oxford
Wenninger K, Ehlers A, Gieler U (1991) Kommunikation von Neurodermitis-Patienten mit ihren Bezugspersonen: Eine empirische Analyse. Z klin Psychol 20: 251–264

Allergologie

Aktuelle Trends aus Allergologie und Berufsdermatologie

K.-P. Peters, J. Brasch, J. Geier, T.L. Diepgen, A. Schnuch

Die beiden DDG-Arbeitsgemeinschaften Deutsche Kontaktallergiegruppe (DKG) und Arbeitsgemeinschaft Berufs- und Umweltdermatologie (ABD) stellten in ihrer gemeinsamen Sitzung mit dem Informationsverbund dermatologischer Kliniken (IVDK) aktuelle Ergebnisse der Arbeit aus den vergangenen Jahren vor.

Eingeleitet wurde die Veranstaltung von J. Geier, Göttingen, der die *Trends und Veränderungen der Epikutantestergebnisse* aus den beteiligten Kliniken des IVDK analysiert hatte. Der Duftstoff-Mix als wichtiges Allergen der Standardreihe hatte eine reduzierte Rate positiver Testreaktionen ausgelöst, nachdem im Vorjahr eine deutlich Steigerung aufgefallen war. Dabei hatte sich die Zahl der klinisch relevanten Testergebnisse allerdings nicht deutlich verändert; die Gründe für die Zunahme dieser Reaktionen waren retrospektiv nicht zu klären.

Die Zusammenstellung der *„Kontaktallergien gegen Kosmetika"* von D. Kleinhans, Stuttgart, erfolgte unter besonderer Berücksichtigung der Konservierungsmittel. Dibromdicyanobutan (INCI-Bezeichnung: Methyldibromoglutaronitril), das als Hauptallergen der seit knapp 10 Jahren eingesetzten Mischung mit dem Phenoxyethanol gilt, wurde nach jüngeren Untersuchungen mit 0,1 % in einer zu niedrigen Konzentration getestet, wodurch ein Teil der klinisch relevanten Kontaktallergien nicht erfaßt wurden. Der Anteil der nicht diagnostizierten Typ IV-Allergien gegen Dibromdicyanobutan muß in künftigen Untersuchungen mit höher konzentrierten Testsubstanzen ermittelt werden. Eine weitere wichtige Gruppe der Konservierungsstoffe in Kosmetika betrifft die sogenannten Formaldehydfreisetzer und unter diesen besonders Imidazolidinylharnstoff und Diazolidinylharnstoff (Germall 115 und II), die in den vergangenen Jahren als Bestandteile von Kosmetika vermehrt zu Typ IV-Allergien geführt hatten. Hierbei ist in erster Linie das Gesamtmolekül als Allergen anzusehen und nur bei einem Teil der Fälle auch das Formaldehyd als dessen wirksamer Bestandteil. Weitere Konservierungsmittel, wie z. B. (Chlor)-Methylisothiazolinon, die Parabene und andere Bestandteile von Kosmetika lösten bei einem Teil der Untersuchten ebenfalls allergische Reaktionen aus.

Die folgenden drei Vorträge befaßten sich mit *methodischen Fragen der Epikutantestung*, die vor gut 100 Jahren von Jadassohn initiert wurde. Die Arbeitsgruppe von J. Brasch, J. Grabbe und C. Szliska (Kiel, Lübeck, Osnabrück) untersuchte den Einfluß der Testkammergröße auf das Epikutantestergebnis. Dabei löste die Applikation von Allergenen in großen Testkammern (Finn Chamber, 12 mm) häufiger positive Reaktionen aus als die gleichzeitige Testung der Allergene mit den normalen, 8 mm großen Finn Chambers. Die Autoren forderten auf Grund ihrer Ergebnisse und auf Grund von Berichten über ähnliche Differenzen zwischen unterschiedlichen Testsystemen, daß auf Ergebnisprotokollen von Epikutantestungen künftig das jeweils verwendete Testkammersystem benannt werden müsse.

Die Frage der *klinischen Relevanz von Testergebnissen* untersuchte G. Richter, Dresden, mit seinem Thema „Bewertungsprobleme bei positiven Epikutantesten". Dabei wies er auf das besondere Problem von kreuzreagierenden Testsubstanzen hin, die aufgrund von chemisch verwandten, allergologisch ähnlich Strukturen in unterschiedlichen Substanzen auftreten. Als Beispiel verwies er auf das N-Isopropyl-N'-phenyl-p-phenylendiamin (IPPD) und die anderen, chemisch verwandten Antioxidantien in Industriegummi (CPPD, DPPD), deren klinische Relevanz im Einzelfall eindeutig nur nach aufwendigen Recherchen abzuklären ist; dabei dürften auch die kreuzreagierenden, gleichzeitig positiven Substanzen bei späteren Kontakten allergische Reaktionen an der Haut auslösen. Hier ist eine befriedigende Festlegung mit den bisher in IVDK und DKG üblichen Einstufungen („jetzige Relevanz", „frühere Relevanz" und „keine Relevanz") nicht möglich. Unter Zusammenfassung verschiedener Literaturvorschläge zur Einteilung der klinischen Relevanz empfahl G. Richter eine Neuordnung der Relevanzbeurteilung mit den Kategorien „sichere Relevanz", „annehmbare Relevanz" und „keine Relevanz", ergänzt durch die Möglichkeit „keine Angabe".

A. Schnuch (Göttingen) stellte die teils unerwarteten Ergebnisse seiner umfangreichen Literaturrecherche zur *Beeinflussung der Epikutantestergebnisse durch Medikamente* vor. Diese betrafen

Laboruntersuchungen zur Beeinflußung einerseits von Lymphozyten und der Cytokinfreisetzung z. B. durch Retinoide und Calcipotriol und andererseits zur Modifikation der Immunreaktion vom verzögerten Typ (delayed type hypersensitivity) durch die H2-Blocker Cimetidin und Ranitidin, durch Chlorpromazin, Trifluorperazin, Verapamil und Nifedipin. Für andere Substanzen wurden inzwischen direkte, meist hemmende Einflüsse auf die Epikutantestreaktionen selber beschrieben; die wichtigsten Substanzen hierunter sind die drei Antihistaminika Cetirizin, Loratadin und Azelastin sowie Diltiazem, Pentoxyphyllin und Heparin.

D. Becker, Mainz, verglich die *Wertigkeit der möglichen In vitro-Untersuchungen von Typ IV-Allergien mit dem Epikutantest als diagnostischer Standardmethode.* Dabei zeigte er, daß die verfügbaren Methoden, wie z. B. der allergenspezifische Lymphozytentransformationstest (LTT) eine deutlich geringere Ansprechrate als der Epikutantest bei gleichzeitig sehr hohen Kosten haben. Der Epikutantest wird auch in den nächsten Jahren die Methode der Wahl für den Nachweis von Typ IV-Allergien sein.

Die beiden folgenden Vorträge befaßten sich mit *Kontakturtikaria-Erkrankungen* und ihrer Diagnostik; die Empfehlungen zur „Allergietestung der Kontakturtikaria" sind bis heute für eine große Zahl von Allergenen uneinheitlich und produzieren oft unbefriedigende Ergebnisse, wie R. Brehler, Münster, in seinem Referat feststellte. Betroffen von Kontakturtikaria-Erkrankungen sind insbesondere Beschäftige der Bereiche Landwirtschaft, Tierhaltung und Lebensmittelverarbeitung sowie Gesundheitswesen. Auslöser sind Lebensmittelbestandteile, Tierhaare, Antibiotika, Chemikalien und z. B. Latex. In Ermangelung geeigneter standardisierter und auch zuverlässiger Testsubstanzen empfahl Brehler Testungen z. B. von nativen Nahrungsmitteln (offen epikutan, in Reib-, Scratch-, Prick- und Anwendungstesten), da die Resultate oft besser als bei Testen mit kommerziellen Extrakten sind. Als Ergänzung zur Bestimmung des allergen-spezifischen IgE stellte er den zellulären Antigen-Stimulationstest (CAST) vor.

Die große allergologische und arbeitsmedizinische Bedeutung der *Typ-I-Allergie gegen Latex* ist in den vergangenen Jahren insbesondere für Angehörige medzinischer Berufe mit Sensibilisierungsfrequenzen von teils 10–15% deutlich geworden. A. Heese, Erlangen, stellte mit ihren Coautoren aktuelle Aspekte zur Prävention von Latexallergien und den dadurch ausgelösten Krankheiten vor. Grundsätzlich sollten heute nur noch ungepuderte Latexeinmalhandschuhe verwendet werden, da sie im Vergleich zu den gepuderten Handschuhen auf Grund von Herstellungsbesonderheiten nur etwa 10% der allergieauslösenden Latexproteine enthalten und da hierdurch die inhalative Belastung mit Latexproteinen an aufgewirbelten Handschuhpuderpatikeln vermieden wird. Bereiche, in denen konsequent puderfreie Latexhandschuhe getragen werden, enthielten keine Latexproteine in der Luft. Bei bestehender Latexallergie dürfen Betroffene selbst nur noch latexfreie Handschuhe verwenden, während in der Umgebung puderfreie Handschuhe getragen werden müssen. Gleichzeitig sollten die Betroffenen prophylaktisch zumindest die vier am häufigsten mit Latex kreuzreagierenden Früchte (Avokado, Kiwi, Banane, Eßkastanie) meiden.

Die folgenden zwei Referate betrafen die *Durchführung und den Umfang von Epikutantestungen* in der Diagnostik beruflich ausgelöster Ekzeme. K.-P. Peters und A. Heese forderten die Testung von allen Allergenen und Allergengruppen, mit denen die Betroffenen anamnestisch und nach den Vorermittlungen Kontakt hatten, um die Abgrenzung allergischer Kontaktekzeme von subtoxisch-kumulativen (chronisch-irritativen) Ekzemen zu ermöglichen. Eine falsche Zuordnung dürfte die Möglichkeiten für eine erfolgreiche Therapie und Rehabilitation in nicht wenigen Fällen einschränken. So sollten z. B. Metallarbeiter mit Kühlschmierstoffkontakt mit der Standardreihe, den eigenen Berufssubstanzen und den Testreihen für Metallarbeiter und industrielle Konservierungsstoffe getestet werden. Ergänzungen sind bei Kontakt zu anderen potentiellen Allergenen z. B. bei der Anwendung von Schutzhandschuhen erforderlich.

H.-J. Schwanitz, Osnabrück, stellte die *„Anforderungen an Epikutantestungen beim Hautarztverfahren und bei Gutachten"* vor, die in der von ihm geleiteten ABD-Arbeitsgruppe zur Gutachtenqualität formuliert worden sind. Diese betreffen zuerst den Umfang der Untersuchungen, welche jeweils auf den Kenntnissen der Arbeitsplatzbesonderheiten und der Kontaktstoffe beruhen sollte. Ein wesentlicher Faktor ist neben der ordnungsgemäßen Durchführung der Epikutantestung die sachkundige, kritische Beurteilung der klinischen Relevanz positiver Ergebnisse unter Einbeziehung aller verfügbaren Informationsquellen, wie den Sicherheitsdatenblättern und den Auskünften der Arbeitsstoffhersteller, der Sicherheitsingenieure, Betriebsärzte und des Technischen Aufsichtsdienstes der Unfallversicherungen.

Die abschließenden Vorträge befaßten sich mit *Maßnahmen zur Prävention von beruflich ausgelösten Hauterkrankungen.* So stellte T. L. Diepgen, Erlangen, „Ansatzpunkte zur Primärprävention beruflich bedingter Hauterkrankungen" vor. Diese betreffen u. a. den Ersatz von hautgefährdenden Substanzen durch Stoffe mit geringerem oder fehlendem Potential zur Hautschädigung. Sofern dieses nicht möglich ist, müssen technische und organisatorische Maßnahmen, wie die Automatisierung, die Kapselung von Maschinen oder andere Schutzmaßnahmen zur Minimierung des

Hautkontaktes mit gefährdenden Stoffen ergriffen werden. Unter diese Maßnahmen fallen z.B. die geplante Reduzierung des Chromatgehalts im Zement und die unter Mitarbeit der ABD erstellte Technische Regel Gefahrstoffe (TRGS) Feuchtarbeit der Unfallversicherungsträger. Zusätzlich gehört der Hautschutz für alle Arbeitnehmer zur primären Prävention. Eine weitere präventive Maßnahme sollte die frühzeitige Erkennung von Personen mit erhöhtem Risiko für die Entwicklung von Ekzemen sein, um diese frühzeitig auf die potentielle „gesundheitliche" Gefahr hinzuweisen und auf die erforderlichen präventiven Maßnahmen bei bereits aufgenommener Tätigkeit.

W. Wigger-Alberti und P. Elsner, Zürich, stellten ihre interessanten Untersuchungsergebnisse zur *Applikation von Hautschutzsalben und -cremes* bei 150 Beschäftigten vor. Dabei wurde die Applikation des Externums mit Hilfe der Fluoreszenz von beigemischtem Vitamin A-Säure-Acetat im Wood-Licht überprüft. Dabei wurde gezeigt, daß insbesondere Hand- und Fingerrücken sowie Fingerseiten und Schwimmhäute häufig nicht oder nicht ausreichend mit der Salbe behandelt worden waren. Eine vollständige Schutzsalbenanwendung war initial bei 44% der untersuchten Metallarbeiter gegeben, während nur 36% des Reinigungspersonals und 18% der Bauarbeiter eine ausreichende Hautpflege durchführten. Die Schulung der Betroffenen mit Hilfe dieser Kontrollmethode war effektiver als die vergleichend durchgeführte Unterweisung der Arbeitnehmer mit einem Video-Film zur richtigen Anwendung von Hautschutzsalben.

C. Szliska, B. Wulfhorst und H.-J. Schwanitz, Osnabrück, stellten die Ergebnisse ihres Projektes „*Sekundäre Individualprävention im Friseurberuf*" vor, in dem 215 Friseurinnen und Friseure nach Feststellung einer beruflich ausgelösten Erkrankung aufgenommen wurden. In den 194 zwischenzeitlich abgeschlossenen Verfahren beendeten 75% der Teilnehmer ihre Behandlung ohne oder mit nur geringen Hauterscheinungen, so daß diese eine gute Prognose für den Verbleib im Friseurberuf haben dürften. 12% der Teilnehmer hatten auch nach Abschluß des Verfahrens deutliche, teils chronische Hauterscheinungen, wobei das gemeinsame Vorkommen von schweren subtoxisch-kumulativen Hautschäden bei atopischer Disposition (oder Manifestation) und mindestens einer klinisch relevanten Kontaktallergie prognostisch am ungünstigsten für die Chancen zur langfristigen Abheilung war.

Inhalationsallergien

B. Wüthrich

Differentialdiagnose

Bei einer perennialen Rhinopathie geht es primär darum, die Differentialdiagnose zwischen einer allergischen Rhinitis, einem sogenannten NARES-Syndrom (= nicht-allergische Rhinitis mit Eosinophilie) und einer Rhinopathia vasomotoria (Synonyma: dysregulative oder hyperreaktive Rhinopathie) zu stellen (Abb. 1, [18]), bei einem Asthma zwischen einem IgE-vermittelten, exogen-allergischen Asthma und einem nicht-allergischen, sogenannten Intrinsic-Asthma [17]. Die Eosinophilen-Zählung im peripheren Blut oder in den verschiedenen Sekreten (Nasensekret, Sputum) erlaubt nicht die Differentialdiagnose einer atopischen oder nicht-atopischen Respirationskrankheit, da gerade beim NARES und beim Intrinsic-Asthma, außerhalb eines Infektschubes, massenhaft Eosinophile vorhanden sind, welche – wie bei der atopischen Erkrankung – verantwortlich für die chronische Entzündung sind. Nur bei der Rhinopathia vasomotoria sind keine eosinophilen Zellen im Nasensekret nachweisbar. Beim NARES ist die Assoziation mit einer Analgetika-Intoleranz und einer Polyposis nasi überzufällig [10].

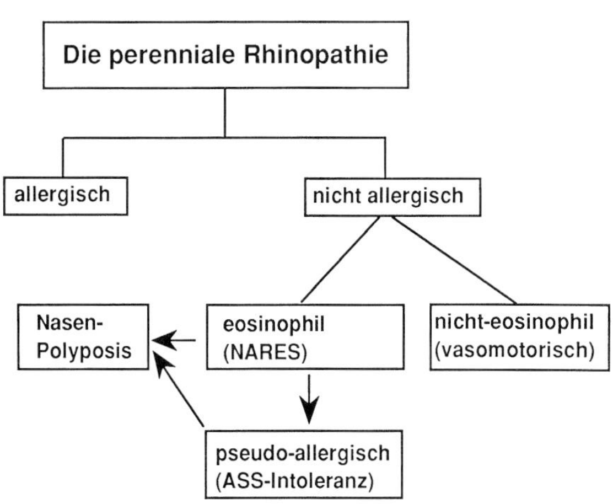

Abb. 1. Einteilung der perennialen Rhinopathie (Mod. nach [18])

Serum-IgE-Spiegel

Bei der Bestimmung der Serum-IgE-Spiegel muß vorerst die Altersabhängigkeit beachtet werden sowie die vom Laboratorium angegebenen Meßeinheiten. Ein kU/L entspricht 2.42 ng/ml, sodaß für die Beurteilung der Werte Angaben in ng/ml in kU umgerechnet werden müssen. Zwischen den Gesunden und den Atopikern gibt es eine starke Überlappung der Werte, sodaß eine Gesamt-IgE-Bestimmung nur einen sehr beschränkten Aussagewert für die Atopie-Diagnose hat [17]. Grundsätzlich kann für die Praxis davon ausgegangen werden, daß ein Wert unter 5 kU/L ein atopisches Geschehen praktisch ausschließt, außer wenn eine leichte monovalente Sensibilisierung vorliegt, z.B. bei Heuschnupfen auf Graspollen. Auch bei Werten unter 20 kU/L ist eine Atopie eher unwahrscheinlich wie auch eine Validierung der IgE-Werte in einer epidemiologischen Studie aufzeigt [22, 23]. Bei Werten zwischen 20 und 100 kU/L ist eine Atopie möglich, bei Werten über 100 kU/L ist bei entsprechender Klinik und anamnestischen Hinweisen eine Atopie wahrscheinlich, eine Parasitose muß allerdings ausgeschlossen werden.

Screening-Tests für die Allergie-Diagnose

Als Atopie-Screening-Test mit Nachweis von spezifischen Serum-IgE haben sich die Bestimmung des Phadiatops, ein In-vitro-Screen-Test für das Vorhandensein von IgE-Antikörpern gegen eine Anzahl von wichtigen Inhalationsallergenen, bzw. der Multi-RAST Sx1 bewährt [8]. Während beim Phadiatop die Zusammensetzung der Allergene unbekannt ist und das Labor nur ein positiv-negatives Resultat angibt, ist diejenige des Sx1 Multi-Discs bekannt (g6 Lieschgras, g12 Roggen, t13 Birke, w6 Beifuß-Pollen, d2 Hausstaubmilbe *Dermatophagoides farinae*, e1 Katzen-, e5 Hundeepithelien, m2 *Cladosporium*). Auch werden beim Sx1 die Resultate in Klassen (z.B. 0–4 beim RAST = Radio-Allergo-Sorbent-Test, Kabi Pharmacia, Uppsala, oder Klasse 0–6 beim CAP) angegeben, wobei zur besseren Interpretation der Werte die Resultate

Tabelle 1. Einheiten und Klassen spezifischer IgE bei verschiedenen Bestimmungsmethoden. Aufgrund der verschiedenen Techniken können die Klassen verschiedener Bestimmungsmethoden nicht ohne weiteres gleichgesetzt werden!

Methode Einheiten	RAST® [PRU/ml]	ImmunoCAP® [kU/l]	Magic Lite® [SU/ml]	Matrix® [slgE/ml]
Klassen				
0	< 0,35	< 0,35	< 1,43	< 0,25
1	0,35–0,70	0,35–0,70	1,43–4	0,25–0,49
2	0,71–3,50	0,71–3,50	4–20	0,50–2,49
3	3,51–17,5	3,51–17,5	20–100	2,50–12,49
4	> 17,5	17,51–50,0	100–300	>12,49
5	–	50,01–100,0	> 300	–
6	–	> 100	–	–

auch in den absoluten kU/L vorliegen sollten. Andere Systeme zur spezifischen IgE-Bestimmung, wie Magic Lite und Matrix, werden ferner angeboten (Tabelle 1). Eine Überprüfung der Resultate mittels Phadiatop und Sx1 eines Stichkollektivs hat ergeben, daß bis auf zwei diskrepante Ergebnisse die Resultate dieser beiden Methoden übereinstimmen (Abb. 2, [21]). Bei den erwähnten diskrepanten Ergebnissen handelt es sich um Sensibilisierungen auf den mediterranen Pollen Glaskraut *(parietaria officinalis)*, welcher jedoch in den Nordregionen nicht vorkommt. Da der Phadiatop ein Screen-Test für Europa ist, muß er auch Glaskraut-Pollen enthalten, welche nicht im Sx1 vorhanden sind.

Neuerdings sind auf dem Markt sogenannte Streifenteste, wie der Top-Screen, eingeführt worden, welche in einem Ansatz kolorimetrisch die Anwesenheit von IgE-Antikörpern gegen fünf Allergengruppen nachweist (Outdoor, Indoor, Nahrungsmittel B, Nahrungsmittel C, Schimmelpilze, [4]). Dieser Test ist vor allem als ein Atopie-Screening-Test in-vitro für den praktischen Arzt konzipiert bzw. für Nichtallergologen. Bei positivem Ausfall des Tests soll dann eine genaue allergologische Abklärung in die Wege geleitet werden.

Bei Vorliegen einer typischen saisonalen Symptomatik im Sinne einer Rhinoconjunctivitis mit oder

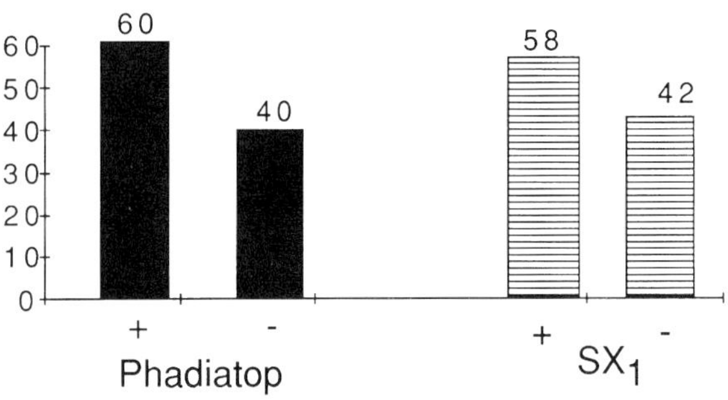

Abb. 2. Ausfall der In-vitro-Screening-tests für die Atopie-Diagnose Phadiatop und Sx1-Multi-RAST nach der CAP-Methode in einer epidemiologischen Studie (Stichprobe n = 100) (Mod. nach [22])

ohne Asthma bronchiale und bei klarer Wetterabhängigkeit, starken Beschwerden an sonnigen windigen Tagen, Besserung bzw. Beschwerdefreiheit bei Regenperioden, ist bereits anamnestisch das Vorliegen einer Pollenallergie praktisch gesichert [21], so daß sich ein Atopie-Screening-Test wie IgE oder Phadiatop/Sx1-Bestimmung erübrigen. Hier kann sofort eine spezifische IgE-Diagnostik erfolgen.

Spezifische Allergie-Diagnostik

Nebst einer subtilen und ausführlichen Allergie-Anamnese stellen in der allergologischen Praxis die Hautteste den ersten Schritt in der spezifischen Allergie-Diagnostik dar. Bei der Testung der Inhalationsallergene sind in der Regel die Prick-Tests mit biologisch standardisierten Extrakten genügend, um eine entsprechende Sensibilisierung nachzuweisen. Allerdings kommt es immer wieder vor, daß trotz eindeutiger Anamnese z. B. auf Frühblüher die Prick-Tests negativ ausfallen und erst bei der Intrakutantestung und bei der IgE-Bestimmung die entsprechende klinisch relevante Sensibilisierung nachgewiesen werden kann. Scratch-Teste werden heute in der Regel nur bei der Testung mit Eigenstäuben, Mehlen, usw. durchgeführt.

Bei perennialer Symptomatik sollen die beiden Hausstaubmilben *Dermatophagoides pteronyssinus* und *Dermatophagoides farinae* getestet werden, evtl. bei negativem Ausfall der Hausstaubmilben und Indoor-gebundener Symptomatik die Vorratsmilben *Euroglyphus, Acarus siro, Lepidoglyphus, Tyrophagus, Glycyphagus.*. Wegen dem ubiquitären Nachweis von Katzenallergen [7] soll ein Screening Test die Testung mit Katzen-, Hunde- und Pferdeepithelien beinhalten, ergänzt durch gezielte Testung mit den Tierepithelien, bei welchen anamnestisch Kontakt besteht. Als intramurale Schimmelpilze gelten insbesonders *Aspergillus* und *Penicillium.* Je nach Anamnese sollten andere indoor Allergene, wie grüne Pflanzen (Ficus) [21], Tradescantia [24], andere blühende Grünpflanzen (Spathiphyllum) [3], Wildseide [6], Fischfutter [5] und Latex [25] getestet werden. Als Bestätigungstest können dann gezielt mittels RAST-CAP-Technologie die spezifischen Allergene bestimmt werden. Der sogenannte Streifentest oder der CLA-Test, bei welchem in einem einzigen Ansatz monospezifische IgE-Antikörper auf mehrere getrennte Allergene bestimmt werden können, soll vor allem bei Situationen reserviert werden, in welchen der Patient nicht testfähig ist (Patienten mit Urtikaria factitia, mit Erythrodermie oder unter dauernder antiallergischer Therapie). Bei perennialer Symptomatik sind jedoch nebst den Hauttests und IgE-Bestimmungen häufig Provokationsteste am Schockorgan, wie der nasale oder

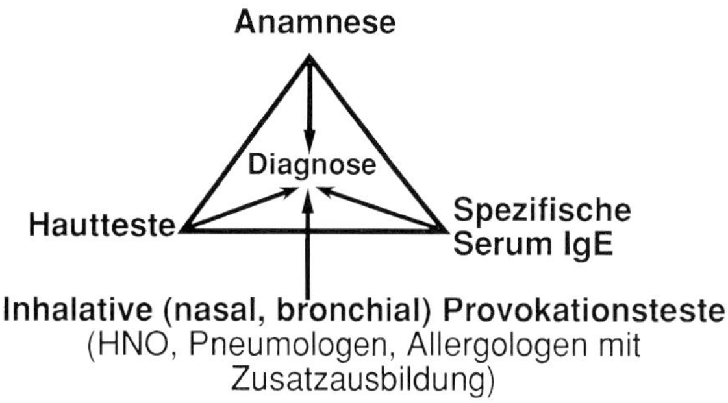

Abb. 3. Spezifische Allergiediagnostik der Inhalationsallergien

inhalative Provokationstest, erforderlich, insbesonders auch bei der Indikationsstellung einer Hyposensibilisierung mit Hausstaubmilben oder anderen perennialen Allergenen. Die Durchführung solcher Teste sollte jedoch dem Fachspezialisten bzw. dem Allergologen mit entsprechender Zusatzausbildung reserviert werden (Abb. 3).

Bei typischer saisonaler Symptomatik im Sinne einer Pollinose sollen die sogenannten Leitpollen getestet werden und zwar Hasel, Erle, Birke und Esche beim Vorliegen einer Frühjahrspollinose (Februar bis März/April), Gräsermischung bzw. Roggen oder drei einzelnen Gräser, wie Lieschgras, Knäuelgras und Ruchgras für die Beschwerdeperiode Mitte Mai bis Juli/August, ferner für die Spätsommerpollinose Beifußpollen [12, 19]. Die Testung gegen mehrere Gräserarten, sowie hauttestmäßig oder im Einzel-RAST, ist wegen der gemeinsamen Kreuzreaktivität innerhalb der *Poaceae*-Familie [19] überflüssig und unökonomisch. Bei den Baumpollen der Familie der *Fagales* stellt Bet v1 das Major Allergen dar, doch gibt es gelegentlich Monosensibilisierungen nur auf Hasel- und nicht auf Birkenpollen und umgekehrt. Bei der Familie der Esche (Familie der *Oleaceae*) gibt es hingegen keine Kreuzsensibilisierung mit den *Fagales,* doch innerhalb der Oleaceae mit Oliven und Liguster [15].

Zur Erfassung von latenten Sensibilisierungen auch im Hinblick auf eine sekundäre Allergie-Prävention ist ein beschränkter Screening-Test auf Indoor-Allergene wie Hausstaubmilben und Tierepithelien, evtl. bei Beschwerdeperiode besonders im Spätsommer und auch zu Beginn eines Gewitters Testungen mit den extramuralen Pilzsporen *Alternaria, Cladosporium (= Hormodendrum)* und *Stemphylium* angezeigt [1].

Bei klinischem Korrelat soll eine Testung mit den Pollen-assoziierten Nahrungsmittelallergenen wie Obst, Gemüse und Gewürze erfolgen [21].

Gerade bei der zunehmenden Pollinose-Häufigkeit in zivilisierten Ländern [22, 23] sollte rechtzeitig, bereits im Kindesalter, eine spezifische Allergie-Diagnostik angestrebt werden. Dieselbe dient

1. der Erfassung des individuellen Pollenspektrums im Hinblick auf persönliche Verhaltensmaßnahmen, z. B. Beachtung des Pollenbulletins in den Medien, Ferienplanung, rechtzeitige Einnahme von prophylaktisch wirksamen Pharmaka, usw.,
2. der Erfassung von latenten Sensibilisierungen wie Hausstaubmilben (Hausstaubmilben-Sanierungsmaßnahmen), Tierepithelien (Warnung vor Tierhaltung, Berufswahl, usw.), Latex, im Hinblick auf eine sekundäre Atopie-Prophylaxe
3. der Erfassung von Sensibilisierungen oder Bestätigung von Allergien auf Nahrungsmittel (Pollen-assoziierte Nahrungsmittelallergien) und
4. Indikationsstellung einer spezifischen Hyposensibilisierung.

Expositionsprophylaxe

Falls irgend möglich, soll eine Expositionsprophylaxe angestrebt, bzw. Sanierungsmaßnahmen eingeleitet werden. Wichtigste Maßnahmen bei Hausstaubmilbenallergie sind, die Luftfeuchtigkeit in den Innenräumen zwischen 45–50% zu halten, die Innenraumtemperatur von 18–20% (18% im Schlafzimmer und 20% in den Wohnräumen) nicht zu überschreiten, die Anschaffung von milbendichten Überzügen für Matratze, Kissen und Duvets, welche bei 60° waschbar sind, glatte Bodenbeläge, waschbare Bettvorlagen und Verzicht auf Tierhaltung jeglicher gefiederter oder behaarter Haustiere. Untersuchung von Wood et al. [16] zeigten, daß das regelmäßige Waschen einer Katze den Allergengehalt an den Major-Allergen *Fel dI* drastisch senken kann, z. B. von 59 ng/m^3 Fel dI , wenn eine Katze im Raum ist, auf ca. 3 ng/m^3 wenn die Katze gewaschen wird.

Die Expositionsprophylaxe bei Pollinose beinhaltet das Tragen einer seitlich auch abgeschirmten Sonnenbrille, Waschen und Auskämmen der Haare abends, damit Pollen nicht auf das Kopfkissen fallen und somit inhaliert werden, Schließen der Fenster nachts und Reduzieren von Outdoor-Aktivitäten.

Symptomatische Therapie

Bei der symptomatischen Behandlung der Rhinitis allergica stehen Antihistaminika, systemisch oder per os, im Vordergrund. Entsprechend der Pathophysiologie der Typ I-Reaktion (Abb. 4) und des pharmakologischen Profils der Antihistaminika als H_1-Rezeptor-Antagonisten ist bei einer Behandlung mit Antihistaminika allein kaum eine Kontrolle sämtlicher nasaler Symptome zu erwarten, insbesonders nicht der nasalen Obstruktion und der Anosmie, ebenso wenig der allergischen eosinophilen Entzündung in der Schleim-

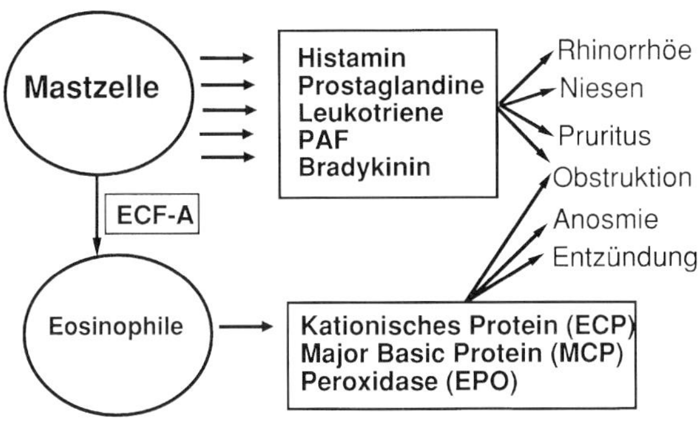

Abb. 4. Mastzellmediatoren und Effekte in der Nase. Daraus geht hervor, daß mit H_1-Antihistaminika alleine nicht sämtliche Symptome der nasalen Entzündung beherrscht werden können. Topische Kortikosteroide sind besonders für die Bekämpfung der nasalen Obstruktion und die nasale Hyperreaktivität unentbehrlich

haut. Wegen der kardiotoxischen Effekte von Astemizol und Terfenadine und der Abhängigkeit dieser Antihistaminika am Funktionieren des Cytochroms P 470 in der Leber sollten heute praktisch nur noch Antihistaminika verschrieben werden, welche nicht durch die Leber metabolisiert werden, wie das Cetirizin und das Loratadin. Auch der Terfenadin-Metabolit Fexofenadine, bereits in den USA, in Großbritannien und Dänemark unter dem Namen Allegra bzw. Telfast registriert , ist diesbezüglich eine willkommene neue Perspektive.

Kinder und jugendliche Patienten bevorzugen häufig die lokale Applikation von topischen Antihistaminika wie Levocarbastine [20]. Häufig ist jedoch die zusätzliche Gabe eines Steroid-haltigen Nasensprays wie Budesonide oder Fluticasone notwendig, welche die eosinophile Entzündungsreaktion der Schleimhäute hemmen können. Leichte Asthmafälle können anhand von selektiven Bronchodilatatoren, z. B. Terbutalin, Salbutamol oder die long-acting Präparate Salmeterol und Formoterol, behandelt werden, zusätzlich mit der Gabe von topischen Kortikosteroiden mittels eines entsprechenden Applikators (Nebuhaler, Volumatic für Sprays, Turbuhaler bzw. Diskus für die Pulver-Applikation).

Prophylaktische Pharmaka auf der Basis von Dinatrium cromoglicinsäure sind vor allem bei leichten Fällen und bei Jugendlichen indiziert, doch eine 4mal tägliche Applikation an Augebindehäuten, Nase, evtl. inhalativ, ist erforderlich, was für den Patienten etwas umständlich und mit der Zeit auch unökonomisch wird.

Spezifische Hyposensibilisierung

Gerade bei der jährlich wiederkehrenden Pollenallergie verdient die Durchführung einer Hyposensibilisierung (Synonyma: Immuntherapie, Desensibilisierung) den Vorzug vor einer jahrelangen symptomatischen Behandlung. Die Pollinose ist die häufigste allergische Erkrankung, an welcher heute 10–15% der Bevölkerung leiden, die Quality of life ist eingeschränkt, die Pollinose-Therapie beinhaltet hohe Behandlungskosten, häufige Absenzen in Schule und Beruf, ferner bedeutet die Pollenallergie für den Betroffenen das Risiko des Erwerbes neuer Allergien und vor allem eines sogenannten „Etagewechsels", d.h. Übergang in ein Pollenasthma. Eine Studie in Deutschland hat gezeigt, daß die Pollinosepatienten pro Jahr durchschnittlich 500 Millionen DM kosten, wobei die Summe sowohl die direkten Behandlungskosten, wie Medikamente, Arzt- und Laborhonorare und Spitalkosten sowie die indirekten Kosten wie Arbeitsausfall, Leistungsverminderung, usw. beinhaltet. In einer Modelrechnung stellt Infratest-Suisse die Kosten eines ausschließlich symptomatisch behandelten Patienten den eines mit spezifischer Immuntherapie kausal behandelten Patienten gegenüber. Nach dieser Modellrechnung lassen sich jährlich 500 DM bei Heuschnupfen bzw. 1000 DM pro Patient mit allergischem Asthma durch den Einsatz der spezifischen Immuntherapie einsparen [11]. Tatsächlich zeigen mehrere Studien, daß die Hyposensibilisierung bei der Pollenallergie nicht nur die einzig wirksame Maßnahme darstellt, sondern daß die Wirkung über die 3–4jährige Behandlungsdauer anhält, daß die Quality of life bei der Hyposensibilisierung und allfälliger Einnahme von symptomatisch wirksamen Medikamenten bei Bedarf am höchsten ist, und daß dieselbe zu einer Abschwächung bzw. Verhinderung eines Etagenwechsels beiträgt [9, 14].

Von den verschiedenen Verabreichungsarten der Hyposensibilisierung sind gemäß dem Position Paper der Europäischen Akademie für Allergologie und klinische Immunologie [9] nur die subkutanen Methoden in ihrem Wirkungsmechanismus und klinischer Effikazität etabliert, wobei die Hyposensibilisierung präsaisonal und anschließend perennial durchgeführt werden sollte, da die Erfolge bzw. die immunologischen Veränderungen („switch" von einem TH_2- zu einem TH_1-Helperzellen-Phenotyp) nur durch hohe kumulativ verabreichte Allergendosen zu erreichen sind [13]. Alternative Verabreichungsarten wie sublinguale, perorale, pernasale oder inhalative (bronchiale) Behandlungen können noch nicht generell empfohlen werden und sollen vorläufig noch der klinischen Forschung überlassen werden [9].

Bei der Indikationsstellung der Hyposensibilisierung muß die Bereitschaft des Patienten, eine mindestens 3jährige Kur zu absolvieren, berücksichtigt werden, wobei Auslandsaufenthalte, Reisegewohnheiten, Schwangerschaften, usw. ebenfalls einzubeziehen sind. Zwischen der Wahl einer Kurzzeittherapie mit Allergoiden und perennialer Immuntherapie soll der letzteren den Vorzug gegeben werden. Bei der Zusammensetzung des Desensibilisierungsextraktes sollen vor allem keine Mischungen zwischen Pollen und Non-Pollen erfolgen, wobei gerade die Indikationsstellung einer Immuntherapie gegen Hausstaubmilben dem Allergie-Spezialisten überlassen werden sollte [14]. Auch bei der Pollen-Immuntherapie soll keine Mischung von Frühblühern und Spätblühern gemacht werden. Die Pollen verschiedener Blühperioden sollen getrennt in zwei Extrakten verabreicht werden, welche in der gleichen Sitzung am rechten und linken Oberarm simultan appliziert werden können. Pro Hyposensibilisierungsextrakt sollen nicht mehr als 3–4 Pollenarten berücksichtigt werden, wobei Hasel, Erle und Birke als eine Pollenart (Bet vi), Esche als eine zweite, Gräser/Roggen als eine dritte und Beifuß als eine vierte anzusehen sind. Hyposensibilisierungen mit anderen Nicht-Leitpollen, wie z.B. Platane, Spitzwegerich oder Gänsefuß sind nur in ausgewählten Fällen notwendig. Bei Angehörigen von Südländern, die während ihres Urlaubes immer unter Pollenbeschwerden leiden, soll an die wichtige Rolle von Glaskraut *(Parietaria officinalis)* erinnert werden.

Schlußfolgerungen

Die tägliche Praxis zeigt, daß es nicht immer einfach ist, die Ursachen eines vermuteten allergischen Schnupfens oder eines allergischen Asthmas nachzuweisen. In vielen Fällen ist die Prägung der klinischen Symptomatik multifaktoriell (Allergene, Reizstoffe, Infekte, Psyche). Die Allergiediagnostik und die daraus abzuleitende spezifische Therapie ist häufig eine Kunst. Sie muß aber immer gezielt und ökonomisch sein. Neben gesunden Menschenverstand ist sicher auch eine besondere Ausbildung in Allergologie erforderlich, sodaß von eminenter Bedeutung ist, in den Universitäts-Hautkliniken durch Dermato-Allergologen mit Zusatzbezeichnung geführte allergologische Abteilungen zu etablieren bzw die bereits bestehenden zu erhalten.

Literatur

1. D'Amato G., Chatzigeorgiou G, Corsico R, Gioulekas D, Jäger L u. Mit. (1997) Evaluation of the prevalence of skin prick test positivity to alternaria and cladosporium in patients with suspected respiratory allergy. An European multicentre study (promoted by the Subcommittee on „Aerobiology and Environmental Aspects of inhalant Allergens" of the European Academy of Allergology and Clinical Immunology. Allergy 52: 711–716
2. Bircher AJ, Wüthrich B, Langauer S, Schmid P (1993) Ficus benjamina, ein perenniales Inhalationsallergen von zunehmender Bedeutung. Schweiz med Wochenschr 123:1153–1159
3. Cahen Y, Lundberg M, Wüthrich B (1997) Indoor allergy to spathe flower (spathiphyllum floribundum). Allergy 52: 114–115
4. De Weck AL, Derer M, Morrison-Smith G (1995) Top Screen. Ein neues Verfahren für die primäre Allergieabklärung. Allergologie 18: 234–238
5. Dietschi R, Wüthrich B (1987) „Aquarium"-Allergie: Asthma bronchiale durch polyvalente Sensibilisierung auf verschiedene Fischfutter-Bestandteile. Hautarzt 38: 160–161
6. Eng PA, Wüthrich B (1994) „Wildseide" – ein weiteres Allergen im Schlafzimmer. Schweiz Rundschau Med (PRAXIS) 83: 402–406
7. Endberg RN, Shamie SM, McCullough J, Ownby DR (1993) Ubiquitous presence of cat allergen in cat-free buildings: probeble dispersal from human clothing. Ann Allergy 70: 471–474
8. Huwyler T, Wüthrich B (1989) Vergleichende Untersuchungen von zwei In-vitro-Screeningtests zur Atopiediagnose. Schweiz Med Wochenschr 119: 1544–154
9. Malling HJ, Weeke B (1993) Position Paper: Immunotherapy. Allergy Suppl 14, 48: 9–35
10. Moneret-Vautrin DA, Hsieb V, Wayoff M et al (1990) Nonallergic rhinitis with eosinophilia syndrome – a precursor of the triad nasal polyposis, intrinsic asthma and intolerance to aspirin. Ann Allergy 64: 513–518
11. Reker U (1995) Allergie Aktuell. Laryngo-Rhino-Otologie 74: IX
12. Schmid-Grendelmeier P, Peeters AG, Wahl R, Wüthrich B (1994) Zur Bedeutung der Eschenpollenallergie. Allergologie 17: 535–542
13. Varney VA, Hamid QA, Gaga M et al (1993) Influence of grass pollen immunotherapy on cellular infiltration and cytokine mRNA expression during allergen-induced late-phase cutaneous responses. J Clin Invest 87: 623
14. Wagner G, Polla BS, Pichler WJ, Bircher A, Frei PC u. Mit (1996) Spezifische Immuntherapie des Asthma bronchiale. Schweiz Aerztezeitung Band 77, Heft 44:1790–1795
15. Wahl R, Schmid-Grendelmeier P, Cromwell O, Wüthrich B (1996) In vitro investigation of cross-reactivity between birch and ash pollen allergen extracts. J Allergy Clin Immunol 98: 99–106
16. Wood RA, Eggleston PA (1992) Management of allergy to animal danders. Immunology and allergology clinics of North America 12: 69–84
17. Wüthrich B (1982) IgE bei allergischem Asthma bronchiale. Dtsch Med Wochenschr 107: 1982–1984
18. Wüthrich B (1991) Die perenniale Rhinopathie. Eine kurze Synopsis. Schweiz Rundschau Med (PRAXIS) 80: 353–356
19. Wüthrich B, Peeters AG (1992) Aufschlüsselung eines positiven Pricktests auf „Gräsermischung". Hautarzt 43: 102–103
20. Wüthrich B, Gerber M (1995) Levocarbastine eye drops are effective and well tolerated for the treatment of allergic conjunctivitis in children. Mediators of Inflammation 4:16–20
21. Wüthrich B, Schmid-Grendelmeier P (1995) Nahrungsmittelallergien. Internist 36: 1052–1062
22. Wüthrich B, Schindler C, Leuenberger P, Ackermann-Liebrich U, SAPALDIA-Team (1995) Prevalence of atopy and pollinosis in the adult population of Switzerland (SAPALDIA Study). Int Arch Allergy Immunol 106: 149–156
23. Wüthrich B, Schindler C, Medici TC, Zellweger JP, Leuenberger Ph, SAPALDIA-Team (1996) IgE levels, atopy markers and hay fever in relation to age, sex and smoking status in a normal adult Swiss population. Int Arch Allergy Immunol 111: 396–402
24. Wüthrich B, Johansson SGO (1997) Allergy to the ornamental indoor green plant Tradescantia (Albifloxia). Allergy 52: 556–559
25. Wyss M, Wüthrich B, Huwyler T, Elsner P (1993) Latexallergie – ein zunehmendes Problem in der Praxis. Schweiz Med Wochenschr 123: 113–119

INSTAND – Ringversuche zur Allergiediagnostik

H.-D. Göring, I. Schellenberg

Einleitung

Der Nachweis spezifischer IgE-Antikörper in Seren von Allergikern hat in der Allergiediagnostik nach wie vor große Bedeutung für den Nachweis einer Sensibilisierung des Immunsystems gegen die entsprechenden Allergene. Aus der zur Verfügung stehenden Vielzahl von Tests unterschiedlicher Hersteller mit unterschiedlichen Allergenqualitäten resultiert, daß die Ergebnisse der Laboratorien nur bedingt untereinander vergleichbar sind.

Um die Sicherung der Diagnose auch an Hand der Laborwerte zu garantieren, kommt der Qualitätskontrolle der Allergie-in-vitro-Diagnostik eine wachsende Bedeutung zu.

Interne Qualitätssicherungsmaßnahmen müssen deshalb von jedem Labor durchgeführt werden [1]. Sie werden ergänzt durch externe Maßnahmen in Form von Ringversuchen. Bislang durchgeführte Ringversuche zur Allergie-in-vitro-Diagnostik sind firmenspezifisch organisiert (z.B. Pharmacia). Da aber der Allergologe bei der ohnehin schon nicht immer leichten Diagnosefindung Laborwerte nicht auch noch firmenabhängig diskutieren kann, ist die Vergleichbarkeit von Werten aus unterschiedlichen Laboratorien eine wichtige Voraussetzung in der Diagnosefindung.

Auch die fortschreitende Internationalisierung und die damit verbundene Forderung nach weltweit vergleichbaren Ergebnissen unterstreicht die zunehmende Wertigkeit o.g. Qualitätssicherungsmaßnahmen [2].

Teilnehmer und Methoden

Insgesamt beteiligten sich 142 Laboratorien aus universitären Einrichtungen, Krankenhäusern, Trägerschaften, Verbänden sowie Laboratorien niedergelassener Laborärzte.

Damit ist die Beteiligung in den bisherigen ersten Ringversuchen als rege zu bewerten.

Die Teilnehmer erhielten für jeden Ringversuch zwei Proben und eine entsprechend gekennzeichnete Negativkontrolle für die zu bestimmenden IgE-Antikörper. Die jeweils zu untersuchenden spezifischen IgE-Antikörper wurden vorgegeben.

Aufgabe im Ringversuch war die Bestimmung des spezifischen IgE durch

- die Angabe der RAST-Klasse und
- die Angabe der Konzentration für spezifisches IgE (kU/l).

Die Auswertung erfolgte bislang firmenbezogen, d.h. die Ergebnisse wurden jeweils im Vergleich zu den Laboratorien beurteilt, die die gleichen Reagenzien und Analysengeräte einsetzten.

Entsprechend dieser Angaben wurden die Laboratorien dem entsprechenden Teilnehmerkollektiv (Firmenkollektiv) zugeordnet.

Folgende Informationen erhielten die Laboratorien nach Ringversuchsauswertung:

- die Auswertung der laboreigenen Ergebnisse für die einzelnen IgE-spezifischen Antikörper (Ergebnisausdruck),
- eine Gesamtübersicht in Form einer Tabelle, in der die Ergebnisse aller Teilnehmer dargestellt sind,
- ein Zertifikat.

Auf dem Zertifikat sind die Untersuchungen aufgeführt, bei denen das Laboratorium mit seinen Ergebnissen innerhalb des akzeptablen Bereiches liegt. Im Ergebnisausdruck sind alle Ergebnisse aufgeführt.

In Abb. 1 ist das auszufüllende Ringversuchsprotokoll abgebildet.

Für die quantitative Bestimmung (kU/l) wurde vom jeweiligen Teilnehmerkollektiv der Median berechnet, als Bewertungsbereich wurden 25% vorgegeben.

Für die Auswertung nach RAST-Klassen wurden im wesentlichen die Ergebnisse aller Teilnehmer zugrunde gelegt. Berücksichtigt wurden jedoch in einigen wenigen Fällen Abweichungen, bei denen sich das gesamte Firmenkollektiv in einem anderen Wertebereich befand.

Neben der richtigen Bestimmung der RAST-Klasse (Das Einhalten der jeweiligen RAST-Klasse in einem Firmenkollektiv ist als" % akzeptable Werte" angegeben.) ist auch die Präzision (in Form des Variations-

Einrichtung (vollständige Adresse, Leiter des Labors)

Ergebnisse

Allergene	Birke (t03)	Milbe (t01)	Katzenepithel (e01)
Meßergebnis (spez. IgE)			
Einheit			
RAST Klasse			
Testverfahren (z.B. FEIA, RIA, o.a.)			
Hersteller des verwendeten Testkits			
Hersteller des verwendeten Gerätesystems			
zusätzliche Kommentare			

Abb. 1. Ringversuchsprotokoll

koeffizienten – Vk) eine gute Kenngröße zur Beurteilung der Streuung innerhalb eines Kollektivs.

Ringversuchsaufbau

Studie Allergie-in vitro Diagnostik 1995

- Bestimmung von spezifischen IgE-Antikörpern gegen Birke (t03); Milbe (d01); Katzenepithel (e01);
- Bestimmung von Nahrungsmittelallergenen Hühnereiweiß (f01), Kuhmilcheiweiß (f02);Erdnuß (f13);
- Probe 0: Negativkontrolle.

1. **Ringversuch Allergie in vitro Diagnostik 1995**

- Bestimmung von spezifischen IgE-Antikörpern gegen (Probe 1)
  Biene (i01), Wespe (i03). Sellerie (f85), Beifuß (w06), Karotte (f31);
- Bestimmung von spezifischen IgE-Antikörpern gegen (Probe 2)
  Roggenmehl (f05), Lactalbumin (f76).,Birke (t03), Apfel (f49);
- Probe 0: Negativkontrolle.

1. **Ringversuch Allergie in vitro Diagnostik 1996**

- Bestimmung von spezifischen IgE-Antikörpern gegen (Probe 1)
  Biene (i01), Milbe (d01), Hausstaub (h02), Katzenepithel (e01), Hundeepithel (e02);
- Bestimmung von spezifischen IgE-Antikörpern gegen (Probe 2)
  Roggenmehl (f05), Hühnereiweiß (f01), Apfel (f49), Sellerie (f85), Latex (k82);
- Probe 0: Negativkontrolle.

2. **Ringversuch Allergie in vitro Diagnostik 1996**

- Bestimmung von spezifischen IgE-Antikörpern gegen (Probe 1)
  Biene (i01), Wespe (i03), Sellerie (f85), Beifuß (w06), Karotte (f31);
- Bestimmung von spezifischen IgE-Antikörpern gegen (Probe 2)
  Roggenmehl (f05), Lactalbumin (f76), Birke (t03), Apfel (f49);
- Probe 0: Negativkontrolle.

Als Kontrollmaterialien wurden lyophilisierte Seren von der Fa. Allergopharma speziell für den jeweiligen Ringversuch hergestellt. Die Testung erfolgte mit dem Allergopharma RV-Kurzversionstest. Parallel wurden die Kontrollmaterialien mit dem Uni-CAP-System vermessen. Die Molekulargewichte der IgE-Spezifitäten wurden mittels Western-Blott bestimmt.

Tabelle 1. Ergebnisse des 1. Ringversuchs Allergie-in-vitro-Diagnostik 1995 für die Bestimmung des spezifischen IgE gegen Biene (i01). *% akz. Werte* prozentual akzeptable Werte

Ergebnisse: 1. Ringversuch Allergie-in-vitro-Diagnostik 1995
Biene (i01) (Die von den Teilnehmern ermittelten Werte sind fett gekennzeichnet.)

Gesamt:	quantitativ (kU/l) 0–6,2	RAST 0–4
Pharmacia-CAP	**2,68–6,2**	**0–3**
akz. Bereich	3,9–6,52	2–3
% akz. Werte	81,3	94,3
Sanofi	**0,4–6,2**	**1–3**
akz. Bereich	1,19–2,01	2–3
% akz. Werte	30	81,9
Ciba-Corning	**0–4,1**	**0–3**
akz. Bereich	2,31–3,87	2–3
% akz. Werte	42,9	28,6
Allergopharma	**0,11–2,5**	**0–2,8**
akz. Bereich	0,61–1,03	2–3
% akz. Werte	40	60
Fooke	**0,26–1,22**	**0–2**
akz. Bereich	0,89–1,22	2–3
% akz. Werte	50	40
Hycor	**2**	**1,9–2**
akz. Bereich	1,49–2,51	2–3
% akz. Werte	–	–
Mast	**2,7**	**2–3**
akz. Bereich	2,02–3,38	2–3
% akz. Werte	–	–
Restgruppe	**1,2–4,99**	**0–2**
akz. Bereich	1,2–5,02	2–3
% akz. Werte	–	–

Nach der Herstellung wurden die fertig etikettierten Kontrollmaterialien noch einmal stichprobenartig vermessen.

Ergebnisse

In den Tabellen 1, 2, 3 sowie Abbildung 2 sind beispielhaft einige Ergebnisse dargestellt.

Kommentar

- Aus den Tabellen 1, 2 und 3 ist anhand der Beispiele für Biene (i01), Wespe (i03) und Birke (t03) ersichtlich, daß von den Laboratorien firmenunabhängig RAST-Klassen zwischen 0 und 4 bzw. 0 und 6 gefunden werden. Somit finden einige Laboratorien überhaupt kein spezifisches IgE gegen die genannten Allergene. Eine solche Situation ist bei IgE spezifischen Antikörpern gegen Biene und Wespe natürlich besonders dramatisch.
- Die „% akzeptablen Werte" in den Tabellen 1, 2 und 3 zeigen bzgl. der RAST-Klassen eine bessere Vergleichbarkeit zwischen den verschiedenen Firmen.
- Eine sehr deutliche Differenzierung zeigt sich jedoch beim Vergleich „% akzeptablen Werte" bzgl. der quantitativen Ergebnisse in „kU/l". Hier weichen die Ergebnisse sowohl in den Firmenkollektiven als erst recht zwischen den Kollektiven teilweise erheblich voneinander ab.
  So wurden z.B. bei der Bestimmung IgE-spezifischer Antikörper gegen Birke zwischen den Laboratorien Differenzen bis zum Zwanzigfachen angegeben. Die Unterschiede bei den anderen IgE-spezifischen Antikörpern sind nicht so drastisch, aber immer noch z.T. beachtlich und aus ärztlicher Sicht nicht zu tolerieren.
- Abbildung 2 zeigt die Entwicklung der Qualität über 4 Ringversuche vom Allergie-Pilot-Ringversuch 1995 bis zum 2.-Allergie-Ringversuch 1996 für spez. IgE in „kU/l" in Form der „% akzeptablen Werte". Als Beispiel wurde das Firmenkollektiv Pharmacia ausgewählt.

Tabelle 2. Ergebnisse des 1. Ringversuchs Allergie-in-vitro-Diagnostik 1995 für die Bestimmung des spezifische IgE gegen Wespe (i03). *% akz. Werte* prozentual akzeptable Werte

Ergebnisse: 1. Ringversuch Allergie-in-vitro-Diagnostik 1995
Wespe (i03) (Die von den Teilnehmern ermittelten Werte sind fett gekennzeichnet.)

Gesamt:	**quantitativ (kU/l)** **0–6,4**	**RAST** **0–4**
Pharmacia-CAP	**1,17– 3,99**	**0–3**
akz. Bereich	1,94–3,24	2–3
% akz. Werte	65,7	91,5
Sanofi	**0,18–6,19**	**0–3**
akz. Bereich	1,26–2,12	2–3
% akz. Werte	9,1	66,7
Ciba-Corning	**2,3–6,4**	**1–3**
akz. Bereich	3,07–5,13	2–3
% akz. Werte	71,5	71,5
Allergopharma	**0,09–1,45**	**0–2,57**
akz. Bereich	0,26–0,44	2–3
% akz. Werte	20	20
Fooke	**0–1,6**	**0–2**
akz. Bereich	0,68–1,16	2–3
% akz. Werte	–	–
Hycor	**0,94**	**1,6–2**
akz. Bereich	0,7–1,18	2–3
% akz. Werte	–	–
Mast	**1,4**	**2**
akz. Bereich	1,04–1,76	2–3
% akz. Werte	–	–
Restgruppe	**0–4,2**	**0–2**
akz. Bereich	2,47–4,13	2–3
% akz. Werte	–	–

Tabelle 3. Ergebnisse des 1. Ringversuchs Allergie-in-vitro-Diagnostik 1995 für die Bestimmung des spezifischen IgE gegen Birke (t03). *% akz. Werte* prozentual akzeptable Werte

Ergebnisse: 1. Ringversuch Allergie-in-vitro-Diagnostik 1995
Birke (t03) (Die von den Teilnehmern ermittelten Werte sind fett gekennzeichnet.)

Gesamt:	**quantitativ (kU/l)** **0,11–268**	**RAST** **0–6**
Pharmacia-CAP	**10,31–173**	**2–6**
akz. Bereich	74,9–126	4–5
% akz. Werte	81,9	83,8
Sanofi	**2,61–17,5**	**2–4**
akz. Bereich	7,19–12,1	2–3
% akz. Werte	18,2	91,7
Ciba-Corning	**0,5–268,6**	**1–5,9**
akz. Bereich	153–256	2–3
% akz. Werte	71,5	85,8
Allergopharma	**0,11–19**	**0–4**
akz. Bereich	13,1–21,9	2–3
% akz. Werte	80	80
Fooke	**4–32,7**	**4**
akz. Bereich	17,5–29,2	2–3
% akz. Werte	–	–
Hycor	**56,37**	**4–5**
akz. Bereich	42,2–70,6	2–3
% akz. Werte	–	–
Mast	**17,3**	**3**
akz. Bereich	12,9–21,7	2–3
% akz. Werte	–	–
Restgruppe	**1–224,93**	**1–6**
akz. Bereich	62–104	2–3
% akz. Werte	–	–

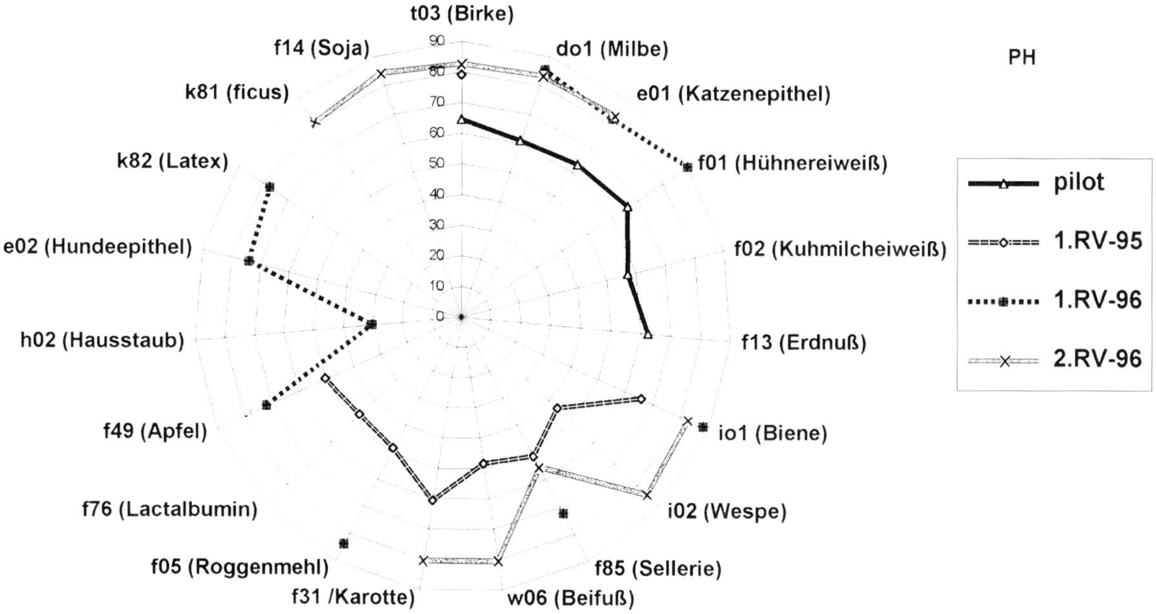

Abb. 2. Entwicklung der Qualität vom Pilot-Allergie-RV 1995 bis zum 2. Allergie-RV 1996 am Beispiel des Firmenkollektivs Pharmacia

Deutlich ist hier eine Verbesserung beim spezifischen IgE gegen Birke (t03) vom Pilot-RV über den 1.RV-95 zum 2.RV-96 zu sehen. Milbe (d01) und Katzenepithel (e01) zeigen eine Verbesserung vom Pilot-Rv zum 1.RV-96 und 2.RV-96. Auch für das spez. IgE gegen Biene (i01), Wespe (i03), Beifuß (w06) und Karotte (f31) ist eine klare Verbesserung der Qualität vom 1.RV-95 zum 2.RV-96 eingetreten.

- Der Vergleich der Ergebnisse zwischen den Firmen erlaubt jedoch zunächst keine Aussagen über die Qualität der Reagenzien und Geräte der einzelnen Firmen.

Die z. T. deutlichen Ergebnisdifferenzen zwischen den Laboratorien resultieren in allen Ringversuchen vor allem aus nicht ausreichend qualifizierter Analysendurchführung in den Laboratorien und Arztpraxen.

Die Einzelergebnisse zeigen, daß in allen Ringversuchen meist immer wieder bei den gleichen Laboratorien ganz offensichtlich grundsätzliche methodische Fehler gemacht werden.

Schlußfolgerungen

- Die Notwendigkeit der Weiterführung von Ringversuchen als Basis für die Verbesserung der Qualität der Allergie in vitro Diagnostik ist deutlich.
- Eine Verbesserung der Qualität in den Laboratorien kann aber nur durch eine gemeinsame Diskussion der Ringversuchsergebnisse und durch die Einbindung der Hersteller in die Verantwortung erreicht werden.
- Deshalb wurden zur Auswertung der ersten Ringversuche wurden im Herbst 1996 gemeinsam mit dem ÄDA und den Diagnostikaherstellern Gespräche geführt.
  Dabei wurde die Verbesserung der Vergleichbarkeit zwischen den Laboratorien und somit die Verbesserung der Zuverlässigkeit bei der Bestimmung IgE-spezifischer Antikörper als gemeinsame Aufgabe formuliert.

Zusammenfassung

Seit 1995 führen die Autoren als Ringversuchsleiter des Institutes für Standardisierung und Qualitätskontrolle im medizinischen Laboratorium (INSTAND) im Auftrag der Bundesärztekammer Ringversuche zur Allergiediagnostik in vitro durch. Ziel ist die Untersuchung der Vergleichbarkeit von Ergebnissen spezifischer IgE-Bestimmungen gegen Inhalations- und Nahrungsmittelallergene in unterschiedlichen Laboratorien. In bisher 4 Ringversuchen, an denen 143 Laboratorien teilnahmen, wurden spezifische IgE-Antikörper gegen folgende Allergene bestimmt und die Ergebnisse miteinander verglichen: Birkenpollen, Hausstaubmilbe, Katzenepithel, Hundeepithel, Hühnereiweiß, Kuhmilcheiweiß, Bienen- und Wespengift, Soja, Sellerie, Beifuß, Apfel und Karotte. Den Ringversuch-Teilnehmern war bekannt, gegen welche Allergene die spezifischen IgE-Antikörper gerichtet waren, ihre Aufgabe bestand in der Bestimmung der RAST-Klassen und der IgE-Konzentrationen (kU/l). Während alle RAST-Ergebnisse miteinander verglichen wurden, erfolgte ein Vergleich der Konzentrationen innerhalb eines 25 %-Bereiches akzeptabler IgE-Werte um den jeweils errechneten Medianwert. Die Ergebnisse wurden außerdem in Beziehung zu den verwendeten Testsystemen und Geräten gesetzt. Die RAST-Klassen zeigten im Mittel eine Vergleichbarkeit zwischen den einzelnen firmenspezifischen Teilnehmerkollektiven. Negativ ist die Tatsache zu werten, daß bei eindeutig in den zu untersuchenden Proben vorhandenen spezifischen IgE-Antikörpern firmenunabhängig in jedem Teilnehmerkollektiv RAST-Klassen zwischen 0 und 4 bestimmt wurden, einschließlich gegen Bienen- und Wespengift. Deutliche Unterschiede wurden beim Vergleich der Angaben in kU/l sichtbar. Die voneinander abweichenden Untersuchungsergebnisse des spezifischen IgE sind in erster Linie auf die unterschiedliche Erfahrung der einzelnen Laboratorien zurückzuführen. Unsere Ergebnisse machen deutlich, daß Ringversuche zur Qualitätskontrolle der in vitro-Allergiediagnostik unerläßlich sind. Eine Verbesserung der Qualität der Laboratorien kann nur durch eine gemeinsame Diskussion der Ringversuchsergebnisse unter Einbeziehung der durchführenden Laboratorien und der Test- und Gerätehersteller erreicht werden. Eine Teilnahme an Ringversuchen wird als Konsequenz unserer Untersuchungen dringend empfohlen.

Literatur

1. Schlenvogt G, Jäger L (1996) Erfahrungen und Ergebnisse in der laborinternen Qualitätskontrolle für spezifische IgE-Antikörper-Bestimmungen. Allergo J 5
2. Fitfield R, Libeer JC, Schellekens APM (1994) Inter-Laboratory External Quality Assessment Schemes for Specific IgE Antibodies – The results of a European Scheme for 1992. Eur J Clin Chem Clin Biochem 32

Gesteigerte Aktivität von Protein-Tyrosinkinasen in dendritischen Zellen unter Stimulation mit Kontaktallergenen

D. Becker, U. Kühn, J. Willemsen, R. van Brandwijk-Petershans, J. Knop

Einleitung

Kontaktallergene sind in der Lage, antigenpräsentierende Zellen, wie z.B. epidermale Langerhans-Zellen (LZ), zu aktivieren. Als wesentliche Bestandteile der Aktivierung wurden die frühe Induktion der Synthese und Ausschüttung von IL-1β [1], eine vermehrte Endozytose von MHC-Klasse II-Molekülen [2, 3], phänotypische Veränderungen wie die Abnahme von Adhäsionsmolekülen [4] und die Heraufregulation von MHC Molekülen und kostimulatorischen Rezeptoren [5] beschrieben.

Allen Aktivierungsprozessen liegen erwartungsgemäß Signaltransduktionsmechanismen zugrunde, die für die Weiterleitung der an der Zellmembran ankommenden Signale zu genregulatorischen Elementen und Strukturen des Zytoskeletts verantwortlich sind. Während speziell in Lymphozyten einige fundamentale Prinzipien der Signaltransduktion entschlüsselt wurden [6, 7] ist über die Signalübertragung in antigenpräsentierenden dendritschen Zellen wenig bekannt [8, 9]. Gänzlich im Dunklen liegen die Abläufe während der Aktivierung durch Kontaktallergene; es war daher unser Ziel, erste Daten zu Signaltransduktionswegen während dieses Vorgangs zu erarbeiten. Die Arbeit konzentriert sich auf die Induktion der Tyrosinphosphorylierung als Ausdruck der Aktivierung von Protein-Tyrosinkinasen (PTKs), die zentrale Positionen in vielen Signaltransduktionswegen einnehmen [10, 11]. Als Modellzellen wurden humane dendritische Zellen (DZ) aus dem Blut gewählt, die ohne vorhergehende Aktivierung beim Menschen stimuliert und analysiert werden können. Aus Vorarbeiten waren die Bedingungen der Stimulation und das gute Ansprechen dieser Zellpopulation bekannt [12].

Methodik

Durchflußzytometrische Darstellung der Tyrosinphosphorylierung in dendritischen Zellen

Das Prinzip der Technik wurde einer Publikation entnommen [13] und für die speziellen Anwendungen modifiziert. Mononukleäre Zellen aus buffy coats gesunder Blutspender wurden mit einem Antikörpergemisch aus je 4 μg/ml von CD3-, CD14-, CD16-, CD19-spezifischen monoklonalen Antikörpern auf Eis für 15 min inkubiert. Nach einem Waschschritt mit Phosphatpuffer/2% AB Serum schloß sich die Markierung mit einem Phycoerythrin-konjugierten polyklonalen Ziege-anti-Maus IgG-spezifischen Antikörper (5 μg/ml) an. Die Zellen wurden anschließend für 10 min bei 37 °C vorgewärmt, um optimale Bedingungen für die nachfolgende Stimulation mit Haptenen zu schaffen. Diese wurden in Iscoves Kulturmedium vorverdünnt und ebenfalls für 10 min bei 37 °C vorinkubiert. Die eigentliche Stimulation der Zellen erfolgte über 15 min bei 37 °C. Veränderungen der Inkubationsbedingungen werden im Ergebnisteil genannt, die PTK Inhibitoren Tyrhostin A9, AG1288 und B56 wurden in einer Konzentration von 200 μM verwendet. Die Reaktion wurde durch Auffüllen mit eiskaltem Waschpuffer und sofortiger Zentrifugation gestoppt. Anschließend erfolgte für 15 min die Inkubation mit 30 μl eines Antikörpergemisches aus dem p-Tyr-spezifischen Antikörper PY20-FITC (10 μg/ml) und einem HLA-DR-spezifischen monoklonalen Antikörper (34 μg/ml) aus der Ratte in Phosphatpuffer mit 0,25% Saponin/1% foetalem Kälberserum auf Eis. Um die Permeabilisierung der Zellmembranen zu erhalten, die ohne Saponin mehr oder weniger reversibel ist, erfolgten alle weiteren Waschschritte in diesem Saponin-haltigen Puffer. Nach einem Waschschritt wurde zunächst mit einem Biotin-konjugierten Ratten-IgG spezifischen Sekundärantikörper und nach nochmaligem Waschen mit Streptavidin-QR inkubiert. In der folgenden FACS-Analyse wurde durch Anwendung von Software-Techniken eine selektive Erfassung der HLA-DR^{+} aber CD3/CD14/CD16/CD19^{neg} DZ erreicht.

Darstellung der in vitro Tyrosinphosphorylierung auf Einzelzellniveau

Die Markierung und Stimulation der Zellen erfolgte wie oben beschrieben. Hieran schloß sich die Permeabilisierung in Saponinpuffer (15 min, 4 °C) und eine Inkubation in 37 °C warmem TPK Puffer (20 mM MOPS,

5 mM $MgCl_2$, pH 7,0) in Gegenwart von 5 µM ATP für 8 min an. Die Versuchsbedingungen, Konzentration des ATP sowie die Inkubationsdauer wurden aus der Literatur entnommen und in Vorversuchen optimiert. Die Reaktion wurde durch Zugabe eines Überschusses an eiskaltem TPK Puffer gestoppt. Die anschließende Darstellung des Phosphotyrosins (p-Tyr) und der HLA-DR Expression mit selektiver durchflußzytometrischer Erfassung der DZ erfolgte wie bereits beschrieben.

Die Wirkungsweise von Inhibitoren wurde durch 15minütige Inkubation bei 4 °C mit 100 µg/ml Genistein bzw. 100 µM Tyrphostin B46 und anschließender Durchführung der Phosphorylierungsreaktion in Gegenwart der Inhibitoren untersucht.

Zum Ausschluß einer relevanten Inhibition von Protein-Tyrosinphosphatasen (PTPs) wurden unstimulierte Zellen nach Permeabilisierung mit Saponin mit 0,4µg/ml (Chlor)Methylisothiazolinon (MCI/MI) stimuliert und dessen Effekt mit dem Tyrosin-Phosphataseinhibitor Natriumorthovanadat (8 mM) verglichen.

Ergebnisse

Die Stimulation von MHC-Klasse II-positiven Zellen mit starken Kontaktallergenen löste eine gesteigerte Phosphorylierung von Tyrosinresten membranständiger Proteine aus. Dies konnte sowohl für B-Zellen als auch $CD14^+$ Monozyten und insbesondere DZ gezeigt werden, die nach 15 minütiger Stimulation mit dem Modellhapten MCI/MI den höchsten p-Tyr Gehalt aufwiesen (Daten nicht gezeigt). An diesen Zellen, die am ehesten mit den epidermalen LZ verwandt sind, konnte belegt werden, daß neben intakten Zellstrukturen insbesondere physiologische Kulturbedingungen wichtige Voraussetzungen für diese Phosphorylierung waren (Abb. 1). Die Gegenwart von potenten PTK Inhibitoren wie Tyrphostin A9 und B56 inhibierte die Induktion von p-Tyr, während Tyrphostin AG1288 kaum blockierend wirkte (Abb. 1).

Um die Frage nach einer persistierenden Aktivierung von PTKs zu beantworten, wurden Zellen vorab mit MCI/MI inkubiert, dann permeabilisiert und in Gegenwart von ATP unter den Bedingungen einer *In-vitro*-Phosphorylierungsreaktion inkubiert. Es zeigte sich eine deutlich gesteigerte Phosphorylierungsrate der vorstimulierten Zellen (Abb. 2), die wiederum mit PTK Inhibitoren wie Genistein und Tyrphostin B46 effektiv blockiert werden konnte. Die Gegenwart des Haptens löste in nicht-vorstimulierten Zellen unter diesen Bedingungen keine Phosphorylierung aus (Abb. 2), was erneut den Charakter einer aktiven Reaktion der lebenden Zelle auf die Kontaktallergene unterstreicht und eine passive Aktivierung von PTKs bzw. passive Blockade von PTPs ausschließt. Als Positivkontrolle für die Sensitivität der Methode in bezug auf die Hemmung von PTPs wurde die Wirkung des potenten PTP Inhibitors Natriumorthovanadat demonstriert (Abb. 2).

Nur starke experimentelle oder klinisch relevante Allergene wie MCI/MI, TNCB, Formaldehyd und Thiomersal waren in der Lage eine vermehrte Phosphorylierung auszulösen, schwache oder zweifelhafte Kontaktallergene (Methylparaben, Phenoxyethanol) waren ebensowenig wie Irritanzien (Benzoesäure, Benzalkoniumchlorid, SDS) reaktiv (Abb. 3). Alle Verbindungen wurden in den höchsten subtoxischen Konzentrationen geprüft, auch toxische Konzentrationen, insbesondere der Irritanzien, lösten keine Veränderung der Tyrosinphosphorylierung aus (Daten nicht gezeigt).

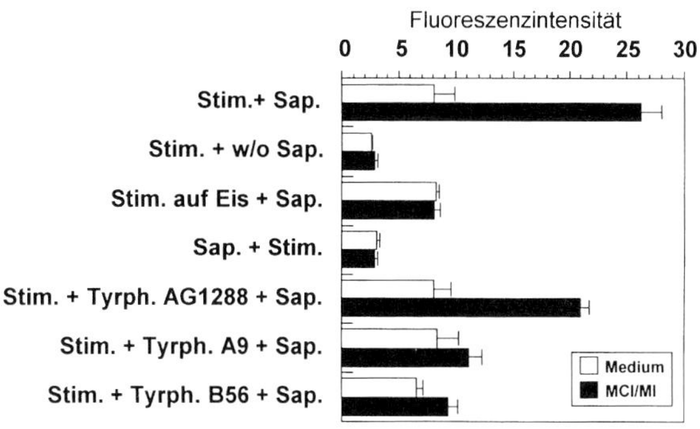

Abb. 1. Bedingungen für den Ablauf der Tyrosinphosphorylierung in DZ als Folge der Stimulation mit MCI/MI. Die Hapten-vermittelte Tyrosinphosphorylierung ist nur nach vorhergehender Permeabilisierung detektierbar, jedoch nicht in der Kälte und nur in intakten Zellen ohne vorhergehende Permeabilisierung auslösbar. Die PTK Inhibitoren Tryphostin A9 und B56 blockieren diesen Vorgang fast vollständig, während Tyrphostin AG 1288 kaum inhibitorisch wirkt. Mittelwerte und Standardabweichungen aus 3 unabhängigen Experimenten

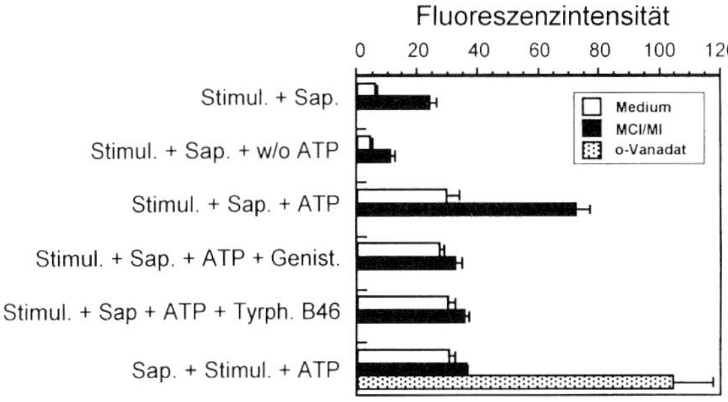

Abb. 2. Tyrosinphosphorylierung in einer *In-vitro*-Reaktion auf Einzelzellebene. PBMC wurden, wie im Methodenteil beschrieben, stimuliert und einer *In-vitro*-Phosphorylierungsreaktion unterzogen. Die Zunahme der Phosphorylierung in Abhängigkeit von der Präsenz von ATP sowie die Hemmung mit Genistein und Tyrphostin B46 ist für die Population der DZ dargestellt. Die Phosphorylierung von nicht-vorstimulierten Zellen wird durch die Gegenwart von MCI/MI nicht beeinflußt, hingegen durch die Hemmung der PTPs mit Natriumorthovanadat drastisch gesteigert. Mittelwerte und Standardabweichungen aus 4 unabhängigen Experimenten

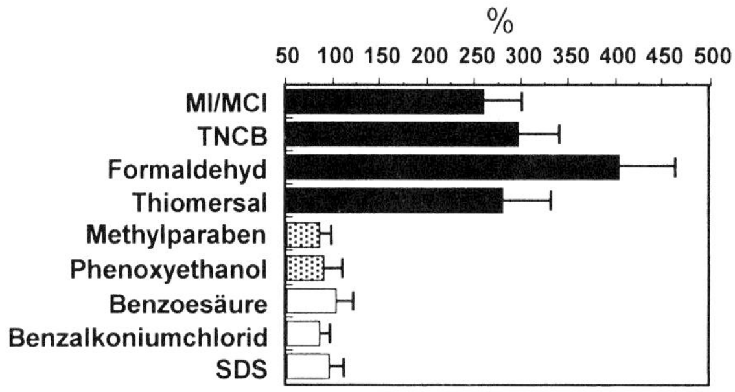

Abb. 3. Induktion von membranständigem p-Tyr in DZ durch verschiedene starke (0,4 µg/ml MCI/MI, 0,4 µg TNCB, 50 µg/ml Formaldehyd, 1 µg/ml Thiomersal) und sehr schwache (1 mg/ml Methylparabene, 2 mg/ml Phenoxyethanol) Kontaktallergene sowie Irritanzien (2 mg/ml Benzoesäure, 1 µg/ml Benzalkoniumchlorid, 50 µg/ml SDS). Für alle Verbindungen ist die Wirkung der höchsten noch subtoxischen Konzentration dargestellt. Mittelwerte und Standardabweichungen in Prozent der zugehörigen Lösungsmittelkontrolle (definiert als 100 %) aus wenigstens 5 unabhängigen Experimenten

Diskussion

Kontaktallergene können im Rahmen der Aktivierung antigenpräsentierender Zellen eine verstärkte Phosphorylierung von Tyrosinresten auslösen. Dieser Vorgang erwies sich als spezifisch für die untersuchten starken Haptene und fehlte völlig für sehr schwache oder zweifelhafte Allergen und insbesondere auch für Irritanzien. Diese Spezifität für Haptene bietet einen interessanten Ansatzpunkt für die Entwicklung prädiktiver *In-vitro*-Testsysteme für neue Kontaktallergene, wie sie von unserer Arbeitsgruppe bereits auf der Basis der Modulation der Rezeptor-vermittelten Endozytose für epidermale Langerhanszellen und DZ beschrieben wurden [12, 14]. Die Tyrosinphosphorylierung konnte auf die Aktivierung von Protein-Tyrosinkinasen zurückgeführt werden, die von verschiedenen Tyrphostinen in differenzierter Weise gehemmt wurde. Die ausführliche Dikussion der Selektivität der verschiedenen Tyrphostine würde den Rahmen dieser Arbeit sprengen, es darf jedoch festgehalten werden, daß nicht eine generelle Aktivierung der PTKs stattfindet, sondern nur spezieller Gruppen. Unser weiteres Interesse konzentriert sich insbesondere auf die Src-Familie, welche eine herausragende Rolle für die Rezeptor-assoziierte Signalübertragung in Lymphozyten spielt [15]. In weiteren Untersuchungen unserer Arbeitsgruppe konnte die Expression der wichtigsten Src-Kinasen in DZ durchflußzytometrisch belegt und biochemisch eine Beteiligung von Src-Kinasen an der Hapten-vermittelten Aktivierung antigenpräsentierender Zellen demonstriert werden (D. Becker, Manuskript in Vorbereitung). Zahlreiche weitere Experimenten sind erforderlich, um die molekularen Details der Aktivierung durch Kontaktallergene näher aufzuklären und insbesondere die Verknüpfungen zu den bekannten Signaltransduktionswegen zu definieren. Die Hemmbarkeit der Tyrosinphosphorylierung durch verschiedene Tyrphostine könnte weiterhin für die Entwicklung neuer Therapieprinzipien des allergischen Kontaktekzems genutzt werden. Hierzu ist zunächst die Wirksamkeit dieser Substanzen in Bezug auf die Restimulation der T-Effektorzellen während der Auslösephase des allergischen Kontaktekzems zu belegen, auch fehlen bisher Basisdaten zur pharmakologischen Eignung der verschiedenen Substanzklassen bei topischer Applikation.

Literatur

1. Enk AH, Angeloni VL, Udey MC, Katz SI (1993) An essential role for Langerhans cell-derived IL-1 beta in the initiation of primary immune responses in skin. J Immunol 150: 3698–3704
2. Becker D, Neiss U, Neis S, Reske K, Knop J (1992) Contact allergens modulate the expression of MHC class II molecules on murine epidermal Langerhans cells by endocytotic mechanisms. J Invest Dermatol 98: 700–705
3. Becker D, Mohamadzadeh M, Reske K, Knop J (1992) Increased level of intracellular MHC class II molecules in murine Langerhans cells following *in vivo* and *in vitro* administration of contact allergens. J Invest Dermatol 99: 545–549
4. Schwarzenberger K, Udey MC (1996) Contact allergens and epidermal proinflammatory cytokines modulate Langerhans cell E-cadherin expression in situ. J Invest Dermatol 106: 553–558
5. Aiba S, Katz SI (1990) Phenotypic and functional characteristics of in vivo-activated Langerhans cells. J Immunol 145: 2791–2796
6. Isakov N, Wange RL, Samelson LE (1994) The role of tyrosine kinases and phosphotyrosine-containing recognition motifs in regulation of the T cell-antigen receptor-mediated signal transduction pathway. J Leukoc Biol 55: 265–271
7. Cambier JC, Pleiman CM, Clark MR (1994) Signal transduction by the B cell antigen receptor and its coreceptors. Ann Rev Immunol 12: 457–486
8. Bieber T, Jürgens M, Wollenberg A, Sander E, Hanau D, de la Salle H (1995) Characterization of the protein tyrosine phosphatase CD45 on human epidermal Langerhans cells. Eur J Immunol 25: 317–321
9. Jürgens M, Wollenberg A, Hanau D, de la Salle H, Bieber T (1995) Activation of human epidermal Langerhans cells by engagement of the high affinity receptor for IgE, Fc epsilon RI. J Immunol 155: 5184–5189
10. June CH, Fletcher MC, Ledbetter JA, Schieven GL, Siegel JN, Phillips AF, Samelson LE (1990) Inhibition of tyrosine phosphorylation prevents T-cell receptor-mediated signal transduction. Proc Natl Acad Sci USA 87: 7722–7726
11. Sarmay G, Pecht I, Gergely J (1994) Protein-tyrosine kinase activity tightly associated with human type II Fc gamma receptors. Proc Natl Acad Sci USA 91: 4140–4144
12. Becker D, Kühn U, Lempertz U, Enk A, Saloga J, Knop J (1997) Flow-cytometric screening for the modulation of receptor-mediated endocytosis in human dendritic cells: Implications for the development on an *in vitro* technique for predictive testing of contact sensitizers. J Immunol Method 203: 171–180
13. Ghazizadeh S, Fleit HB (1994) Tyrosine phosphorylation provides an obligatory early signal for Fc gamma RII-mediated endocytosis in the monocytic cell line THP-1. J Immunol 152: 30–41
14. Lempertz U, Kühn U, Knop J, Becker D (1996) An approach to predictive testing of contact sensitizers *in vitro* by monitoring their influence on endocytotic mechanisms. Int Arch Allergy Immunol 111: 64–70
15. Mustelin T, Burn P (1993) Regulation of src family tyrosine kinases in lymphocytes. Trends Biochem Sci 18: 215–220

Neue Aspekte in der Diagnostik der chronischen Urtikaria

B. Wedi, A. Kapp

Einleitung

Die chronische Urtikaria ist charakterisiert durch das schubweise Auftreten juckender Quaddeln über einen Zeitraum von mindestens 6 Wochen. Die Patienten leiden häufig unter begleitenden manchmal lebensbedrohlichen Angioödemen. Bei etwa der Hälfte der Patienten persistiert die Urtikaria länger als sechs Monate und immerhin bei etwa einem Fünftel länger als zehn Jahre. Die urtikariellen Läsionen verschwinden in der Regel innerhalb von 24 Stunden. Trotz einer intensiven und kostenaufwendigen Diagnostik bleibt die Suche nach der Ursache oft erfolglos. Daher ist die Therapie der chronischen Urtikaria symptomatisch und zudem oft suboptimal. Die Patienten erfahren eine wesentliche Einschränkung ihrer Lebensqualität trotz täglichem Konsum von Antihistaminika und/oder Kortikosteroiden und konsultierten verschiedene Ärzte in der Hoffnung, daß die Ursache der Beschwerdesymptomatik gefunden wird [1].

Eine Triggerung der chronischen Urtikaria durch verschiedene Fokalgeschehen von infektiösen Erkrankungen bis hin zu Malignomen wurde beschrieben [2]. Darüber hinaus weisen Patienten mit chronischer Urtikaria eine besondere Suszeptibilität zur Entwicklung pseudoallergischer Reaktionen gegenüber nichtsteroidalen Antiphlogistika (vor allem Acetylsalicylsäure) und Nahrungsmitteladditiva auf [3–5]. Bei etwa einem Drittel der Fälle ist jedoch kein Kausalzusammenhang ersichtlich und diese Fälle werden als idiopathisch klassifiziert. Kürzliche Publikationen zeigten die Produktion von Autoantikörpern gegen Schilddrüsengewebe und IgE bei einem Teil der Urtikariapatienten [6–8].

Um zukünftig die zeit- und kostenaufwendige Ursachensuche bei der Urtikaria einschränken zu können, untersuchten wir alle Patienten mit chronischer Urtikaria, die innerhalb von einem Jahr die Urtikariasprechstunde unserer Klinik aufsuchten. Besondere Aufmerksamkeit wurde der Diagnostik potentieller Infektionen mit Helicobacter pylori geschenkt, da kürzliche Berichte Zusammenhänge zu Hauterkrankungen wie Rosacea, Purpura Schönlein-Henoch und Urtikaria herstellten [9–14].

Methoden

Patienten

Insgesamt wurden 100 Patienten (47 Männer und 53 Frauen; mittleres Alter 44,4 ± 15,4 Jahre) mit der Diagnose chronische Urtikaria (> 6 Wochen Dauer) untersucht. 23 Patienten (25%) hatten begleitende Angioödeme. Bei allen Patienten wurde eine physikalische Urtikaria durch Anamnese und/oder physikalische Hauttestungen ausgeschlossen.

Routineuntersuchungen

Wenigstens die folgenden Parameter wurden bestimmt: Blutsenkungsgeschwindigkeit, Blutbild, Differentialblutbild, basales TSH, mikrosomale und Thyreoglobulin-Schilddrüsen-Autoantikörper. Bakterielle und/oder virale Foci wurden durch Serologien für Staphylokokken, Streptokokken, Epstein-Barr-Virus, Cytomegalievirus und Yersinien analysiert. Darüber hinaus wurden Stuhluntersuchungen auf Würmer, Parasiten, Pilze und eine Urinuntersuchung durchgeführt. Ambulant wurde zum Ausschluß eines fokalen Geschehens ein HNO-, ein Zahn- und ggf. ein gynäkologischer Status erhoben. Bei anamnestischen Angioödemen wurde die funktionelle Aktivität des C1-Esterase-Inhibitors bestimmt.

Die allergologische Basisdiagnostik bestand aus einem Atopie-Screening (Pricktestung mit sieben häufigen Allergenen) sowie der Bestimmung von Gesamt-IgE und spezifischen IgE-Antikörpern im Sx1 (Phadiatop, 7 häufige Allergene). Bei entsprechender Anamnese wurden zusätzlich Prick-/Intrakutantestungen mit saisonalen, perennialen und/oder Nahrungsmittelallergenen durchgeführt.

Untersuchung auf Helicobacter pylori-Infektion

IgA und IgG-Antikörper gegen Helicobacter pylori wurden mithilfe des Pyloriset-EIA (Orion Diagnostica, Finnland) nach den Angaben des Herstellers bestimmt. Die Titer werden als Reziproke dargestellt. Der untere Grenzwert wurde für beide Titer als 500 definiert. Seropositiven Patienten und seronegativen Patienten mit epigastrischen Beschwerden wurde eine Gastroskopie angeboten. 27 Patienten gaben ihr Einverständnis. Schleimhautproben von Antrum und Corpus wurden entnommen und histopathologisch wie beschrieben untersucht [15]. Die Gastritis wurden nach dem Sydney System in der Haematoxylin-Eosin-Färbung klassifiziert. Grad und Aktivität wurden abhängig vom Infiltrat mit Lymphozyten und Plasmazellen oder Neutrophilen bestimmt. Die Gegenwart von H. pylori wurde histologisch in der Giemsa-Färbung und mit einem Urease-Schnelltest analysiert.

Behandlung und Nachuntersuchung

Patienten, die histologisch eine Infektion mit H. pylori aufwiesen, wurden mit einer antimikrobiellen Triple-Therapie bestehend aus Omeprazol (2 x 20 mg), Amoxicillin (2 x 1 g) und Clarithromycin (2 x 250 mg) für 7 Tage (= OAC) behandelt. Zwei Patienten wurden mit Metronidazol (3 x 400 mg) statt Amoxicillin behandelt aufgrund einer Penicillin-Allergie. Vier bis maximal sechs Wochen nach der Eradikationstherapie wurden in einer Regastroskopie erneut Schleimhautproben entnommen und die zirkulierenden H. pylori Antikörper im Blut bestimmt. Wenn die Eradikation mit OAC nicht erreicht wurde, erfolgte eine zweite Behandlung mit Metronidazol, Wismut und Tetrazyklin und der Erfolg wurde in einer erneuten Gastroskopie kontrolliert. Sechs Monate nach der ersten Behandlung wurden die H. pylori-Antikörper – wenn möglich – erneut bestimmt.

Eine Besserung der Urtikaria wurde nach den Angaben des Patienten (Juckreiz, Zahl und Häufigkeit von Urtikae und/oder Angioödemen) bewertet. Eine Heilung wurde angenommen, wenn urtikarielle Hautveränderungen und/oder Angioödeme für einen Zeitraum von mindestens sechs Wochen verschwanden.

Untersuchung auf Pseudoallergische Reaktionen

Patienten, bei denen kein potentieller infektiöser Trigger gefunden wurde, erhielten eine Diät unter Meidung von Nahrungsmitteladditiva für wenigstens sechs Wochen, wie beschrieben [16]. Wenn es unter der Diät zu einer partiellen oder kompletten Remission der urtikariellen Beschwerdesymptomatik kam, wurden die Patienten unter stationären Bedingungen einfach-blind und placebokontrolliert mit Nahrungsmitteladditiva und Acetylsalicylsäure (maximal 1000 mg) wie beschrieben oral provoziert [16]. Die Provokation wurde als positiv bewertet, wenn objektivierbare Symptome wie Urtikae, Angioödem, Asthma bronchiale oder anaphylaktoide Reaktion auftraten. Positive Reaktionen wurde durch wiederholte Testung zu einem späteren Zeitpunkt reproduziert (außer für Acetylsalicylsäure).

Ergebnisse

Triggerfaktoren der Urtikaria

Tabelle 1 faßt die Triggerfaktoren der chronischen Urtikaria zusammen. Bei 65% der Patienten konnte ein Triggerfaktor gefunden werden. Bei den meisten Patienten handelte es sich um einen potentiellen infektiösen Triggerfaktor (43%). Tabelle 2 zeigt die Aufschlüsselung der infektiösen Foci im Detail. Andere Fokalgeschehen traten im Vergleich zur H. pylori-Gastritis (60%, siehe unten) zahlenmäßig in den Hintergrund: Hals-Nasen-Ohren-Fokus 21%, Infektion mit EBV oder CMV 9%, Dental-Fokus 5%, Yersiniose 5%. Bei 15% lagen pseudoallergische Reaktionen i. d. R. gegenüber Acetylsalicylsäure, in Einzelfällen auch gegenüber Additiva, vor. Bei 5% fanden sich mäßig erhöhte Schilddrüsen-Autoantikörper, ohne daß in weiterführenden Untersuchungen eine Auto-Immunthyreoiditis gesichert werden konnte. Die zwei Patienten, die unter Sonstiges zusammengefaßt wurden hatten ein Fibromyalgie-Syndrom bzw. eine initiale akute myeloische Leukämie. Lediglich in 35% mußte die chronische Urtikaria als idiopathisch klassi-

Tabelle 1. Häufigkeiten potentieller Triggerfaktoren bei Patienten mit chronischer Urtikaria (n = 100)

	[%]
Infektiöser Fokus	43
Pseudoallergie	15
Schilddrüsen-Autoantikörper	5
Sonstiges	2
Idiopathisch	35
Gesamt	100

Tabelle 2. Aufschlüsselung der potentiellen infektiösen Foci (n=43)

	[%]
Helicobacter pylori-Gastritis	60
HNO-Fokus	21
EBV-/CMV-Infektion	9
Dentaler Fokus	5
Yersiniose	5
Gesamt	100

fiziert werden. Allergische Reaktionen gegenüber Nahrungsmitteln fanden sich nicht. Ein hereditärer oder erworbener C1-Esterase-Mangel lag in keinem Fall vor.

Häufige Prävalenz der H. pylori Infektion

47/100 Patienten (47 %) hatten erhöhte IgA und/oder IgG-Antikörper gegenüber H. pylori (Tabelle 3). 27 von diesen 47 (57 %) hatten erhöhte IgA-Titer und 39/47 (83 %) erhöhte IgG-Titer. Die mittleren reziproken Titer waren 2117,1 für IgG (550–8000, Median 1515) und 1731,0 für IgA (520–15 000, Median 1050). Titer kleiner 500 wurden als negativ bezeichnet. Es zeigte sich eine auffällige höhere Prävalenz der H. pylori-Seropositivität für jüngere Patienten mit chronischer Urtikaria verglichen mit Ergebnissen einer epidemiologischen Studie schwedischer Erwachsener (Abb. 1a) wohingegen die Altersverteilung der eingeschlossenen Individuen sich nicht von der hier vorliegenden unterschied (Abb. 1b, [17]). Von den 47 Patienten ließen sich 25 gastroskopieren. Eine Gastritis des Antrums (100 %) und/oder Corpus (47 %) konnte histologisch bei allen bestätigt werden. Bis auf ein Patient wiesen zudem alle (96 %) eine Infektion mit H. pylori auf. Darüber hinaus ließen sich 2 Patienten mit negativer Serologie aber epigastrischen Beschwerden gastroskopieren und beide hatten eine H. pylori-Gastritis. Somit konnte eine H. pylori-assoziierte Gastritis in 26/100 Patienten mit chronischer Urtikaria diagnostiziert werden, obwohl sich lediglich 27 Patienten gastroskopieren ließen. 9/26 H. pylori-Infektionen (35 %) waren leichten Grades, 13/26 (50 %) mittleren und 4/26 (15 %) schweren Grades. Nicht nur die Seropositivität sondern auch die manifeste H. pylori-Infektion fiel vor allem bei jüngeren Individuen mit chronischer Urtikaria auf (nicht gezeigt).

Interesannterweise gaben nur 7/26 Patienten (27 %) epigastrische Beschwerden an, und das Auftreten von Beschwerden korrelierte nicht mit dem Schweregrad der Gastritis. Außerdem gab es keinen

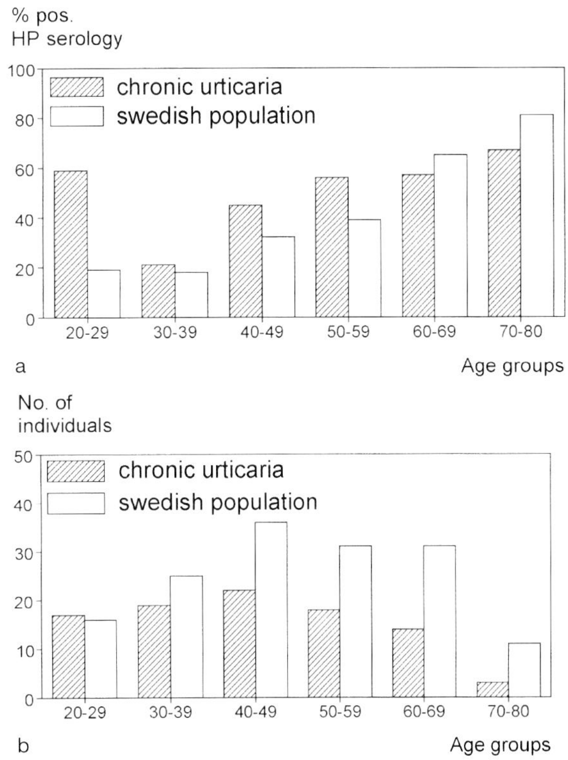

Abb. 1a, b. Vergleich der Daten einer repräsentativen Stichprobe einer schwedischen Stadt (n = 150 Erwachsene: 50 asymptomatische Kontrollen, 50 mit Dyspepsie und 50 mit irritablem Kolon) publiziert von Agreus et al. [17] mit den hier erhobenen Daten der Patienten mit chronischer Urtikaria (n = 100). **a** Anteil positiver H. pylori-Serologien bezogen auf verschiedene Altersgruppen. **b** Altersverteilung aller untersuchten Patienten. Die H. pylori-Serologie in der schwedischen Population wurde mit HM-CAP Immunoassay (Enteric Products Inc., Westbury, N.Y., USA.; Sensitivität > 98 %, Spezifizität 100 %) und bei den Urtikariapatienten mit dem Pyloriset-EIA (Orion Diagnostica, Finnland; Sensitivität 95,8 %; Spezifizität 95,5 %) bestimmt.

Zusammenhang zwischen Seropositivität oder H. pylori-Infektion und der Dauer der Urtikaria (Tabelle 3). Auch das Auftreten von Angioödemen korrelierte nicht mit Seropositivität, manifester Infektion oder einem der untersuchten Laborparameter.

Tabelle 3. Charakterisierung der Patienten mit chronischer Urtikaria bezogen auf H. pylori. Daten sind dargestellt als Mittelwert ± Standardabweichung. H. p. = Helicobacter pylori. cUr = chronische Urtikaria. SX1 = Atopie-Screening Test (siehe Methoden). Statistisch gab es keine signifikanten Unterschiede oder Korrelationen zwischen den einzelnen Gruppen (χ^2-Test, Mann-Whitney-Rank-Sum-Test).

	(n)	männlich [%]	Alter (Jahre)	Dauer der cUr (Monate)	Gesamt-IgE [kU/l]	Sx1 positiv [%]	Leukozyten [x 10³/mm³]
H. p.-seronegativ	53	69	42,7 ± 14,8	35,3 ± 57,1	244.4 ± 338.6	18 (34)	7.4 ± 1.6
H. p.-seropositiv	47	45	46,4 ± 16,1	31,3 ± 38,0	188,3 ± 245,5	16 (34)	8,0 ± 2,6
H. p.-Gastritis[a]	26	46	47,1 ± 15,3	30,2 ± 38,1	195,9 ± 249,1	7 (27)	8,6 ± 3,8
Gesamt	100	47	44,4 ± 15,4	33,3 ± 48,2	219,7 ± 300,4	33 (33)	8,5 ± 3,3

[a] Patienten mit histologisch gesicherter H. pylori Gastritis, 24 von ihnen waren seropositiv und 2 seronegativ.

Wegen Verlust (Umzug etc.) erhielten nur 24/26 Patienten mit manifester H. pylori-Infektion eine Keimeradikationstherapie. Vier Patienten benötigten zur Eradikation zwei Behandlungszyklen bis die Keime verschwanden. Ein Patient kam nicht zur Nachuntersuchung und zwei verweigerten die Regastroskopie, so daß die erfolgte Keimeradikation nur bei 21 Patienten histologisch bestätigt werden konnte. Bei 14 von ihnen (67%) verschwand die Urtikaria innerhalb von 3–12 Wochen nach der Behandlung und es kam zu einer kompletten Remission (Nachbeobachtung 2–6 Monate). Die mittlere Urtikariadauer vor Behandlung betrug 29 Monate (5–190 Monate). Darüber hinaus zeigten 5 Patienten (24%) mit einer mittleren Urtikariadauer von 28 Monaten (9–68 Monate) eine signifikante Verminderung der urtikariellen Schübe. Die Eradikation blieb bei 2 Patienten (9%) erfolglos (beide mit leichter Gastritis und einer mittleren Urtikariadauer von 5 bzw. 8 Monaten). Im Gegensatz dazu ist die Urtikaria bei den unbehandelten seropositiven Patienten, die sich nicht gastroskopieren ließen (n = 18) bei 50% unverändert. Innerhalb von 12 Wochen kam es hier nur bei 28% zu einer Verbesserung und nur 22% zeigten eine spontane Remission.

Pseudoallergische Reaktionen

Die Urtikaria besserte sich bei 29/50 Patienten (58%), bei denen kein infektiöser Trigger gefunden wurde und die daher eine 6wöchige additiva-arme Diät unter Meidung von Pseudoallergenen erhielten. Bei 15% von diesen Patienten konnten in der Expositionstestung pseudoallergische Reaktionen gegenüber Acetylsalicylsäure und/oder Nahrungsmitteladditiva gefunden werden. Aber nur drei Patienten (3% aller Patienten mit chronischer Urtikaria) reagierten auf die Provokation mit Nahrungsmitteladditiva (zwei auf Kalium-Metabisulfit 300 mg und eine auf Natrium-Nitrit 50 mg). Bei 12 Patienten (12%) wurden die Symptome durch Acetylsalicylsäure provoziert (positive Expositionstestung). Die meisten hatten niedrigdosiertes ASS täglich (100 mg) oder 500–1000 mg wöchentlich konsumiert.

Diskussion

Die vorliegende Untersuchung weist auf eine hohe Prävalenz der H. pylori Infektion der Magenschleimhaut bei chronischer Urtikaria hin. Die H. pylori-assoziierte Gastritis konnte in 96% der endoskopierten Patienten histologisch gesichert werden und könnte möglicherweise zumindest bei allen seropositiven Patienten (47%) vorliegen. Die Urtikaria verschwand oder besserte sich in 91% der keimeradizierten Patienten im Gegensatz zu 50% der unbehandelten seropositiven Patienten. Im Gegensatz zu einer schwedischen Populationsstudie [17] fiel in unserer Studie die hohe Seropositivität und die manifeste H. pylori-Infektion bei 20–30jährige Patienten mit chronischer Urtikaria auf (Abb. 1). Im Vergleich war in einer Studie mit Psoriasis-Patienten unter 50 Jahren nur bei 4% eine positive Serologie auffällig [18]. Wir untersuchten zusätzlich die Seropositivität unter unseren Labormitarbeitern und fanden nur 3/28 (11%) Seropositive mit einem mittleren Alter von 30 ± 5,7 Jahren (nicht gezeigt) im Gegensatz zu 60% Seropositiven unter den gleichaltrigen Patienten mit chronischer Urtikaria. Diese Assoziation der chronischen Urtikaria mit H. pylori-Infektionen ist nicht beweisend für einen pathogenetischen Zusammenhang, trotzdem deutet die hohe Rate partieller bzw. kompletter Remissionen nach der Keimeradikation auf einen pathogenetischen Zusammenhang hin. Rein spekulativ könnte die Triple-Therapie auch einen anderen potentiellen Fokus therapiert haben. Vier der hier untersuchten Patienten, die zur Eradikation einen zweiten Behandlungszyklus benötigten, zeigten aber erst ein Ansprechen der Urtikaria bei gesicherter Eradikation von H. pylori. Es wurde gezeigt, daß die Heilung der chronischen durch H. pylori verursachten Entzündungsreaktion mehrere Monate benötigt, was zu der Tatsache paßt, daß es zu einer partiellen/kompletten Remission innerhalb von 3 bis 12 Wochen nach Behandlung kam. Bis heute zeigte keiner der Patienten mit kompletter Remission ein Rezidiv (Beobachtungszeit 3–9 Monate).

Andere Fokalgeschehen traten im Vergleich zur H. pylori-Gastritis zahlenmäßig in den Hintergrund: Hals-Nasen-Ohren-Fokus 21%, Infektion mit EBV oder CMV 9%, Dental-Fokus 5%, Yersiniose 5%. Die viralen Infektionen mit EBV und CMV fanden sich nur bei jungen Erwachsenen, so daß diese Serologie zukünftig auf Kinder und junge Erwachsene beschränkt werden könnte. Patienten mit Yersiniose hatten zusätzlich Durchfall und/oder Arthralgien. Angesichts der Tatsache, daß dentale Foci nur bei 5% vorlagen, könnte auch dieser Aspekt vernachlässigt werden. Gynäkologische Foci fanden sich nicht. Schilddrüsen-Autoantikörper zeigten sich bei 5% der Patienten. In keinem Fall konnte die weiterführende Diagnostik jedoch eine Autoimmunthyreoiditis sichern. Etwas mehr als die Hälfte der Patienten ohne potentiellen infektiösen Triggerfaktor profitierte von einer additiva-freien Diät. Nur in 3% konnten jedoch individuelle Additiva als Auslöser identifiziert werden. Im Gegensatz dazu fanden Zuberbier et al. eine Ansprechrate von 73% unter Diät und in 19% positive Provokationstestungen [5]. Angesichts der Tatsache, daß in unseren Lebensmitteln 2000–20000 Zusatzstoffe verarbeitet werden, ist zu spekulieren, daß

Patienten, die von der Diät profitieren, möglicherweise auf andere nicht getestete Additiva reagiert hätten. Immerhin fanden sich 12 Patienten mit chronischer Urtikaria, die in der Expositionstestung auf Acetylsalicylsäure reagierten. Dies bestätigt die besondere Suszeptibilität dieser Patienten für pseudoallergische Reaktionen. Die meisten dieser Patienten konsumierten ASS täglich oder wöchentlich und triggerten somit ihre Urtikaria.

Zusammenfassung

Die wichtigsten Schritte bei der Diagnostik des Symptomenkomplexes chronische Urtikaria sind die sorgfältige Anamnese und die Suche nach infektiösen Fokalgeschehen, insbesondere der H. pylori-assoziierten Gastritis, die eine pathogenetische Hauptrolle bei der chronischen Urtikaria spielen könnte. Die Bestimmung der H. pylori-spezifischen Serologie, der ^{13}Urease-Atemtest und/oder die Gastroskopie inkl. Histologie sollte daher in die Diagnostik der chronischen Urtikaria einbezogen werden, um die Patienten zu identifizieren, die von einer Eradikationstherapie mit einer partiellen oder kompletten Remission ihrer oft langjährigen urtikariellen Beschwerdesymptomatik profitieren. Zukünftige Studien unter Einschluß entsprechender Kontrollgruppen, z.B. Patienten mit physikalischer Urtikaria, sind erforderlich, um die zunehmenden Hinweise für eine kutane pathogenetische Bedeutung von H. pylori zu klären. Weitere Patienten mit chronischer Urtikaria ohne identifizierbaren infektiösen Trigger profitieren möglicherweise von einer additiva-armen Diät und dem ausdrücklichen Meiden von Acetylsalicylsäure. Für die restlichen sogenannten idiopathischen Fälle (hier 35%) verbleibt lediglich die symptomatische Behandlung mit nicht-sedierenden Antihistaminika der neuesten Generation.

Literatur

1. O'Donnell BF, Lawlor F, Simpson J, Morgan M, Greaves MW (1997) The impact of chronic urticaria on the quality of life. Br J Dermatol 136: 197–201
2. Charlesworth EN (1996) Urticaria and angioedema: a clinical spectrum. Ann Allergy Asthma Immunol 76: 484–496
3. Gibson A, Clancy R (1980) Management of chronic idiopathic urticaria with food additives intolerance and exclusion of dietary factors. Clin Allergy 10: 699–704
4. Wedi B, Elsner J, Kapp A (1996) In vitro diagnostic of pseudo-allergic reactions – New aspects. ACI International 8: 113–115
5. Zuberbier T, Chantraine-Hess S, Hartmann K, Czarnetzki BM (1995) Pseudoallergen-free diet in the treatment of chronic urticaria. Acta Derm Venereol (Stockh) 75: 484–487
6. Leznoff A, Sussman GL (1989) Syndrome of idiopathic chronic urticaria with thyroid autoimmunity: a study of 90 patients. J Allergy 84: 66–71
7. Gruber BL, Baeza ML, Marchese MJ et al. (1988) Prevalence and functional role of anti-IgE autoantibodies in urticarial syndromes. J Invest Dermatol 90: 213–217
8. Hide M, Francis DM, Grattan CE et al. (1993) Autoantibodies against the high-affinity IgE receptor as a cause of histamine release in chronic urticaria. N Engl J Med 328: 1599–1604
9. Kolibásova K, Cervenkova D, Hegyi E, Lengyelova J et al. (1994) Helicobacter pylori – ein möglicher ätiologischer Faktor der chronischen Urtikaria. Dermatosen 42: 235–236
10. Rebora A, Drago F, Parodi A (1995) May Helicobacter pylori be important for dermatologists? Dermatology 191: 6–8
11. Jansen T, Plewig G (1995) Rosazea und Helicobacter pylori. Hautarzt 46: 675
12. Machet L, Vaillant L, Machet MC, Büchler M, Lorette G (1997) Schönlein-Henoch purpura associated with gastric Helicobacter pylori infection. Dermatology 194: 85–91
13. Bohmeyer J, Heller A, Hartig C, Westenberger-Treumann M et al. (1996) Assoziation der chronischen Urtikaria mit Helicobacter pylori-induzierter Antrum-Gastritis. Hautarzt 47: 106–108
14. Tebbe B, Geilen CC, Schulzke J-D, Bojarski C et al. (1996) Helicobacter pylori infection and chronic urticaria. J Am Acad Dermatol 34: 685–686
15. Wagner S, Gebel M, Haruma K, Bär W et al. (1992) Bismuth subsalicylate in the treatment of H2 blocker resistant duodenal ulcers: role of Helicobacter pylori. Gut 33: 179–183
16. Wedi B, Kapp A (1996) Erarbeitung von Verfahren zur In vitro Diagnostik bei pseudoallergischen Reaktionen auf Nahrungsmittel-Additiva: Teil B. Jahresbericht 5. Statuskolloquium PUG, Kernforschungszentrum Karlsruhe
17. Agréus L, Engstrand L, Svarsdsudd K, Nyrén O et al. (1995) Helicobacter pylori seropositivity among swedish adults with and without abdominal symptoms. Scand J Gastroenterol 30: 752–757
18. Halasz CLG (1996) Helicobacter pylori antibodies in patients with psoriasis. Arch Dermatol 132: 95–96

Aromastoffe – Bisher unbekannte Auslöser von Nahrungsmittelpseudoallergien bei chronischer Urtikaria*

T. Zuberbier, I. Ehlers, C. Pfrommer, R. Bastl, S. Vieths, B. M. Henz

Einleitung

Pseudoallergische Reaktionen auf Nahrungsmittel sind bisher kaum systematisch untersucht worden. Aufgrund von Einzelfallberichten und Studien aus den siebziger Jahren wurden diese Reaktionen bisher vor allem auf künstliche Nahrungsmittelzusatzstoffe und auf natürlich vorkommende Salizylate und Benzoate zurückgeführt [1–4]. Die bisher bekannten chemisch charakterisierten Pseudoallergene sind im folgenden dargestellt.

Bekannte Pseudoallergene in der verabreichten Provokationsdosis und -reihenfolge

- Farbstoffmix: Chinolingelb, Gelborange S, Azorubin, Amaranth, Erythrosin, Ponceau 4 R, Patentblau, Indigocarmin, Brillant-schwarz, Eisen-III-oxid rot, echtes Cochenille je 5 mg;
- Sorbinsäure 500 mg;
- Natriumbenzoat, p-Hydroxybenzoesäure, je 500 mg;
- Natriummetabisulfit 50 mg;
- Natriumnitrat 100 mg, Natriumglutamat 200 mg;
- *Placebo: Lactose;*
- Tartrazin 50 mg;
- Salizylsäure 50 mg;
- Salizylsäure 100 mg;
- BHA (Butylhydroxyanisol), Propygallate, BHT (Butylhydroxytoluol), Tocopherol je 10 mg;
- BHA (Butylhydroxyanisol), Propygallate, BHT (Butylhydroxytoluol), Tocopherol je 50 mg.

In einer zweijährigen, prospektiven Studie an unserer Klinik [5] zeigte sich, daß Patienten mit chronischer Urtikaria, die unter täglich spontan auftretenden Urticae leiden, in einem hohen Prozentsatz (mehr als 70 %) auf eine eigens entwickelte, pseudoallergenarme Eliminationsdiät (Tabelle 1, [6]) ansprechen. Diese Diät vermeidet einerseits artifizielle Nahrungsmitteladditiva aber auch natürlich vorkommendes Salizylat und Benzoat. Als Ansprechen auf Diät wurde ein Sistieren bzw. eine starke Besserung der Symptomatik gewertet, wenn bei anschließender Reexposition mit pseudoallergenreicher Vollkost (püriert, geblindet) eine Reexazerbation auftrat. Zusätzlich wurden doppel-blinde Expositionstestungen mit den oben genannten, chemisch definierten Pseudoallergenen in Gelatinekapseln durchgeführt, die jedoch nur bei ca. 18 % der auf Diät ansprechenden Personen positiv verliefen. Eine ähnlich schlechte Korrelation ist auch aus der Literatur bekannt [7]. Ziel der jetzigen Studie war die Aufklärung dieser beobachteten Diskrepanz.

Methoden und Ergebnisse

Für die schlechte Korrelation zwischen den doppelblinden Expositionstestungen mit Zusatzstoffen und dem positiven Ergebnis der pseudoallergenarmen Eliminationsdiät sind verschiedene Gründe denkbar: neben der Form der Zufuhr in Kapseln, die möglicherweise notwendige chemische Reaktionen mit Nahrungsmittelbestandteilen unterbindet, ist vor allem das Bestehen weiterer bisher unbekannter Pseudoallergene eine mögliche Erklärung.

Der Einfluß der Nahrungsmittelzubereitung auf die pseudoallergische Reaktivität von Additiva konnte durch Beimengen von Zusatzstoffen zu den verabreichten Speisen ausgeschlossen werden. Es zeigte sich keine Änderung der Ansprechrate bei oraler Exposition unabhängig davon, ob das Gemisch von Zusatzstoffen vor oder nach dem Kochen von Lebensmitteln zugesetzt wurde.

Die Möglichkeit weiterer, bisher unbekannter Pseudoallergene in natürlichen Lebensmitteln wurde durch Provokation mit Tomaten (anamnestisch häufiger Auslöser) untersucht. Patienten, die positiv auf die pseudoallergenarme Diät reagiert hatten, zeigten – im Gegensatz zu den chemisch definierten Nahrungsmittelzusatzstoffen – in einem hohen Prozentsatz positive Reaktionen (> 70 %, n = 31) auf native Tomate (Freiland, 200 g, püriert). Die Reaktionen traten mit der für

* Die Studie zur chronischen Urtikaria wurde durch das Land Baden-Württemberg im Rahmen des Projektes Umwelt und Gesundheit des Forschungszentrums Karlsruhe gefördert (P95002).

Tabelle 1. Pseudoallergenarme Diät. Generell verboten: Alle Nahrungsmittel, die Konservierungsstoffe, Farbstoffe und Antioxidanzien enthalten. Verdacht besteht bei allen industriell verarbeiteten Lebensmitteln. (Mod. Nach [6])

	Erlaubt	Verboten
Grundnahrungsmittel	Brot, Brötchen ohne Konservierungsmittel, Gries, Hirse, Kartoffeln, Reis, Hartweizennudeln (ohne Ei), Reiswaffeln (nur aus Reis und Salz!)	alle übrigen Nahrungsmittel (z. B. Nudelprodukte, Eiernudeln, Kuchen, Pommes frites)
Fette	Butter, Pflanzenöle (Kaltpressung)	alle übrigen Fette (Margarine, Mayonaise etc.)
Milchprodukte	Frischmilch, frische Sahne, Quark, Naturjoghurt, Frischkäse (ungewürzt), wenig junger Gouda	alle übrigen Milchprodukte
tierische Nahrungsmittel	frisches Fleisch, frisches Gehacktes (ungewürzt)	alle verarbeiteten tierischen. Nahrungsmittel, Eier, Fisch, Schalentiere
Gemüse	alle Gemüsesorten, außer den verbotenen, z. B. Salat (gut waschen!), Möhren, Zucchini, Rosenkohl, Weißkohl, Chinakohl, Broccoli, Spargel	Artischocken, Erbsen, Pilze, Rhabarber, Spinat, Tomaten und Tomatenprodukte, Oliven, Paprika
Obst	keins	alle Obstsorten und Obstprodukte (auch getrocknetes Obst wie Rosinen)
Gewürze	Salz, Schnittlauch, Zucker, Zwiebeln	alle übrigen Gewürze Knoblauch, Kräuter
Süßigkeiten	keine	alle Süßigkeiten, auch Kaugummi und Süßstoff
Getränke	Milch, Mineralwasser, Kaffee, schwarzer Tee	alle übrigen Getränke, auch Kräutertees und Alkoholika
Brotbeläge	Honig und die in den vorhergehenden Spalten genannten Produkte	alle nicht genannten Brotbeläge

pseudoallergische Reaktionen typischen mehrstündigen Latenz auf, in der Pricktestung mit nativen Tomaten zeigte sich in keinem Fall ein Hinweis auf Typ I Sensibilisierung. Eine Auftrennung der Inhaltsstoffe mittels Wasserdampfdestillation in eine flüchtige, aromastoffhaltige Fraktion und einen protein-, histamin- und salizylathaltigen Rückstand zeigte, daß in der Mehrzahl Patienten im oralen Expositionstest auf den aromastoffhaltigen Extrakt flüchtiger Verbindungen reagierten (ca. 50 %), während auf den Rückstand der Destillation weniger als 10 % positive Reaktionen auftraten (Abb. 1). Die Provokationen mit reinem Salicylat lösten bei keinem der Patienten Urticae aus.

Diskussion

Die Studie zeigt erstmals, daß natürlich vorkommende Aromastoffe im Gegensatz zu den bisher verdächtigten chemischen Nahrungsmitteladditiva eine maßgebliche Bedeutung als Auslöser der Nahrungsmittelpseudoallergie haben.

Die alleinige Exposition mit Nahrungsmittelzusatzstoffen bei Verdacht auf Pseudoallergie ist als Suchtest daher nicht geeignet. Bei bisher fehlenden Möglichkeiten, die Diagnose im Hauttest oder in vitro zu sichern, ist eine Eliminationsdiät mit anschließender Provokation der ausgelassenen Lebens-

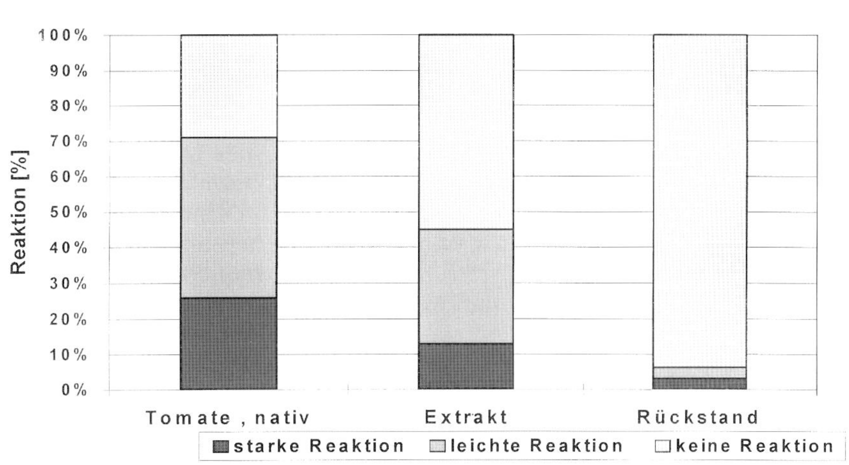

Abb. 1. Expositionstestungen mit nativer Tomate, einem Aromastoffextrakt (Wasserdampfdestillat, protein-, histamin-, salicylatfrei) und dem Destillationsrückstand bei 31 Patienten mit chronischer Urtikaria und nachgewiesener Nahrungsmittelpseudoallergie

mittel die einzige Möglichkeit zur sicheren Diagnose.

Insbesondere bei Patienten mit täglich spontan auftretenden Urticae ist ein Versuch mit einer Eliminationsdiät aufgrund der hohen Ansprechrate lohnenswert. Die Diät muß mindestens drei Wochen strikt durchgeführt werden, da es bei pseudoallergischen Reaktionen, anders als bei Typ I-Allergien, erst langsam nach Meiden der Auslöser zur Besserung kommt und vor allem ambulant Diätfehler zu Beginn häufig auftreten. Im Rahmen der oben genannten Studie zeigte sich der Erfolg der Diät bei etwa 30 % der Patienten erst nach 10 bis 14 Tagen strikter Diät.

Bei Erfolg sollte im Anschluß langsamer Kostaufbau unter Protokollführung erfolgen.

Zusammenfassung

Bei Patienten mit chronischer Urtikaria mit täglich spontan auftretenden Urticae haben eigene Studien zeigen können, daß pseudoallergische Reaktionen auf Nahrungsmittel eine wesentliche pathogenetische Bedeutung haben, unklar ist jedoch, welche Nahrungsmittelinhaltsstoffe für die pseudoallergischen Reaktionen verantwortlich sind. Da Provokationen mit den bisher zumeist angeschuldigten Zusatzstoffen sowie natürlich vorkommenden Benzoat und Salicylat nur bei ca. 20% der Patienten positiv ausfallen, wurde in dieser Studie nach bisher unbekannten Pseudoallergenen gesucht.

Da auf Tomaten oft pseudoallergische Reaktionen beschrieben werden, wurde aus kanarischen Freiland Tomaten, ein aromastoffreiches, proteinfreies Wasserdampfdestillat hergestellt. Mit dem Extrakt, dem Rückstand, sowie der Frucht wurden Patienten mit chronischer Urtikaria, die auf pseudoallergenarme Diät angesprochen hatten, oral provoziert.

Bei Provokation von 31 Patienten deren Urtikaria unter pseudoallergenarmer Diät sistierte, traten bei 70 % mit mehrstündiger Latenz Urticae nach Gabe von 200 g Tomate auf. Von diesen reagierten 60 % auf den Aromastoffextrakt, während auf den protein- und salizylathaltigen Rückstand weniger als 10 % reagierten und auf das bisher als Auslöser in Tomaten verdächtigte Salicylat in Reinform in keinem Fall Reaktionen auftraten.

Die Untersuchungen zeigen, daß natürlich vorkommende Aromastoffe ein bisher nicht bekanntes pseudoallergenes Potential besitzen. Hierdurch erklärt sich eine oft negativ ausfallende Provokation mit den bisher bekannten Pseudoallergenen in Kapselform, die daher als Suchtest nicht geeignet sind. Bis alle möglichen Auslöser charakterisiert sind, bleibt für den Ausschluß einer Nahrungsmittelintoleranz bei fehlenden Haut- und in vitro- Testmöglichkeiten der Einsatz einer pseudoallergenarmen Diät unersetzbar.

Literatur

1. Rudzki E, Czubalski K, Grzywa Z (1980) Detection of urticaria with food additives intolerance by means of diet. Dermatologica 161: 57–62
2. Gibson A, Clancy R (1980) Management of chronic idiopathic urticaria by the identification and exclusion of dietary factors. Clin Allergy 10: 699–704
3. Weber R (1993) Food additives and allergy. Ann Allergy 70: 183–190
4. Juhlin, L (1980) Incidence of intolerance to food additives, Int J Dermatol 19:548–551
5. Zuberbier T, Chantraine-Hess S, Hartmann K, Czarnetzki BM. Pseudoallergen-free diet in the treatment of chronic urticaria – a prospective study. Acta Derm Venereol (Stockh) 18: 547–551
6. Zuberbier T, Czarnetzki BM (1993) Nahrungsmittelunverträglichkeit (II). Hautarzt 44: 57–62
7. Bosso JV, Simon RA (1991) Urticaria, angioedema and anaphylaxis provoked by food additives. In: Metcalfe DD, Sampson HA, Simon RA (eds) Food allergy, adverse reactions to foods and food additives. Blackwell, Boston, pp 288–300

Acetylsalicylsäure – Augmentationsfaktor von Nahrungsmittel-Allergien

R. Möller, E. Paul

Eine bisher kaum bekannte Wirkung von ASS ist die Fähigkeit, allergologische Reaktionen auf Nahrungsmittel zu verstärken, die ohne ASS weniger intensiv aufgetreten wären. Wir berichten über zwei derartige Fälle.

Fallbeispiele

Kasuistik 1

39jährige Frau, die wegen Migräne-Anfällen wiederholt ASS eingenommen hatte. Seit 1990 erkrankte sie 4mal an einer akuten Urticaria mit Quincke-Ödem und Schockfragmenten nach ASS und Rohkostsalat mit Sonnenblumenkernen.

Im Prick-Test: ++-Reaktionen auf Sonnenblumenkerne. Das spezifische-IgE gegenüber Sonnenblumenkernen war mit 10,7 kU/l erhöht (Klasse 3; spezifisches IgE gegen ASS war nicht nachweisbar).

Nach oraler Provokation mit Sonnenblumenkernen (ca. 30 g): Nur ein diskretes Kribbeln an der Zunge und Mundschleimhaut. Eine orale Provokation mit ASS wurde bis zur kumulativen Gesamtdosis von ca. 2000 mg reaktionslos toleriert. Erst die kombinierte Gabe von ASS (500 mg), ca. 30 min vor Genuß der Sonnenblumenkerne, führte innerhalb einer halben Stunde zu massivem Gesichtsödem und generalisierter Urticaria. Außerdem traten Konjunktivitis, Dysphagie und akrale Parästhesien auf.

Die Reaktion war sowohl durch die Menge des Allergens als auch durch die ASS-Dosis in ihrer Intensität zu beeinflussen.

Während der Provokation zeigte sich ein deutlicher Anstieg des Eosinophil-Cationic-Protein-Spiegels (CAP-System). Die alleinige Expositionen mit ASS sowie Sonnenblumenkernen (100 g) zeigte hingegen keinen Anstieg des ECP.

Kasuistik 2

27jährige Frau, die über 4 Episoden von Schockfragmenten berichtete. Nach Biergenuß kam es gelegentlich nach 3 bis 30 min zu Augentränen, Niesreiz sowie zu Husten und leichter Dyspnoe. Diese Symptome hielten bis zu 6 Stunden an. Patientin gibt an, gelegentlich Aspirin einzunehmen. In der Hauttestung +++-Reaktion auf Gerstenkorn im Prick- und Scratch-Test.

In der Provokationstestung mit Bier (ca. 150 ml) nach ca. 3 min nur ein Kratzen im Hals. Diese Symptomatik verstärkte sich nach einem weiteren halben Glas Bier. In einer kombinierten Expositionstestung mit 500 mg ASS und 150 ml Bier kam es jedoch zusätzlich nach ca. 15 min zu starker Rhinitis und Konjunktivitis.

In beiden Fällen führte die Einnahme von ASS zur Verstärkung einer Typ-I-Allergie gegenüber Sonnenblumenkernen bzw. Gerstenkorn.

Besprechung der Befunde

Unseres Wissens nach wurde bisher lediglich über einen ähnlichen Fall berichtet. Dieser Patient entwickelte nach dem Essen von Erdnüssen nur milde Symptome wie Kribbeln und Trockenheit im Hals, die spontan wieder nach 5 min abklangen. Nach Einnahme von ASS und dem nachfolgenden Genuß von Erdnüssen trat jedoch eine lebensbedrohliche Schockreaktion auf [1].

Die Verstärkung einer leichten oder gar unterschwelligen allergischen Reaktion durch ASS ließe sich über eine selektive Erhöhung der gastralen Absorption von Allergendeterminanten (unter 70000 Dalton) erklären. Aber auch eine Senkung der allgemeinen Empfindlichkeitsschwelle der Mastzellen wäre denkbar [2, 3].

Kombinierte Ursachen von Nahrungsmittel-Allergien sind diagnostisch schwer aufzudecken, sollten aber künftig öfters berücksichtigt werden. Möglicherweise ist eine noch nicht abschätzbare Zahl unaufgeklärter Nahrungsmittel-Allergien auf dieses Phänomen zurückzuführen.

Literatur

1. Cant AJ, Gibson P, Dancy M (1984) Food hypersensitivity made life threatening anaphylaxis by ingestion of aspirin. Brit Med J 288: 755–756
2. Möller R, Paul E (1996) Acetylsalicylsäure als Augmentationsfaktor einer Nahrungsmittel-Allergie. Hautarzt 47: 281–283
3. Schliz M, Rauterberg A, Jung EG (1995) Nahrungsmittelabhängige anstrengungsinduzierte Anaphylaxie. Akt Dermatologie 21: 264

In-vitro Diagnostik der Acetylsalicylsäure-Pseudoallergie

B. Wedi, A. Kapp

Einleitung

Pseudoallergische Reaktionen sind klinisch nicht von „echten" IgE-vermittelten allergischen Reaktionen zu unterscheiden. Sie äußern sich beispielsweise in Urtikaria oder Angioödem, Rhinokonjunktivitis, Asthma bronchiale bis hin zu anaphylaktoiden Reaktionen, können jedoch auch bereits bei Erstkontakt auftreten. Häufige Auslöser pseudoallergischer Reaktionen sind nicht-steroidale Antiphlogistika und hier insbesondere die Acetylsalicylsäure (ASS). Insbesondere Patienten mit chronischer Urtikaria oder Asthma bronchiale neigen zu pseudoallergischen Reaktionen [1, 2]. Im eigenen Patientenkollektiv der Urtikariasprechstunde fanden sich bei 99 Patienten 15% PSAR auf Acetylsalicylsäure (ASS), in Einzelfällen auch auf Nahrungsmitteladditiva [3]. Bisher werden zur Diagnostik pseudoallergischer Reaktionen zeit- und kostenaufwendige risikoreiche orale/inhalative Provokationstestungen im Rahmen stationärer Aufenthalte durchgeführt. Diese Provokationstestungen gelten als diagnostischer Standard, obwohl sie aufgrund der Beeinflussung durch zahlreiche exogene Faktoren wie körperlicher und psychischer Gesundheitszustand, zeitlicher Abstand zur letzten Exposition, Einnahme weiterer Medikamente, in ihrer Aussagekraft schwer zu beurteilen sind. Ein zuverlässiges in-vitro Testverfahren zur Selektion sensibler Individuen existiert nicht, da die Entstehungsmechanismen pseudoallergischer Reaktionen weitgehend ungeklärt sind.

In gesunden Individuen beeinflußt Acetylsalicylsäure (ASS) die Synthese und die Freisetzung von Entzündungsmediatoren und greift in den Arachidonsäuremetabolismus ein. Bei ASS-intoleranten Individuen wurden erhöhte Leukotrienspiegel nach Exposition mit dem jeweiligen nicht-steroidalen Antiphlogistikum (NSA) demonstriert [4]. Anti-Leukotriene, die derzeit in klinischen Studien überprüft werden, hemmen die Aspirin-induzierte bronchiale Obstruktion in entsprechend sensitiven Individuen [5]. Ein Shift im Arachidonsäuremetabolismus vom Cyclooxygenase- in den Lipoxygenaseweg wird daher bei pseudoallergischen Reaktionen diskutiert [6].

Wir konnten zeigen, daß mithilfe eines modifizierten „Cellular-antigen-stimulation-Test" (Cast)-Protokolls bei Patienten mit durch orale Provokationstestung gesicherter ASS-Pseudoallergie tatsächlich in Leukozytensuspensionen signifikant erhöhte Sulfidoleukotrienspiegel im Vergleich zu ASS-toleranten Individuen nachweisbar sind [7–12].

Methoden

Probanden

Untersucht wurden Patienten, die mit dem anamnestischen Verdacht auf eine Pseudoallergie gegenüber ASS die Dermatologische Klinik und Poliklinik der Medizinischen Hochschule aufsuchten. Vor der Expositionstestung erfolgte eine Atopiediagnostik (Atopie-Prick-Screening, Gesamt-IgE/Sx1) sowie eine Scratchtestung mit ASS und anderen Analgetika. Die stationäre orale Provokation erfolgte als einfach blinde Placebo-kontrollierte orale Expositionstestung mit ASS in den aufsteigenden Dosierungen 50 mg, 100 mg, 250 mg, 500 mg, 1000 mg. Die Patienten waren zum Zeitpunkt der In-vitro-Untersuchungen symptomfrei und zur Provokationstestung wurde ein mindestens 4wöchiger Abstand eingehalten. Als positiv wurde eine Provokation gewertet, wenn objektivierbare Symptome wie Urtikaria, Angioödem, Asthma bronchiale, anaphylaktoide Reaktion, auftraten.

Freisetzung von Sulfidoleukotrienen im modifizierten CAST-ELISA

Leukozytensuspensionen wurden über Dextran-Sedimentation aus EDTA-Blut isoliert und in einem standardisierten Assay (Bühlmann Laboratories AG, Allschwil, Schweiz) über 15 min bei 37 °C mit IL-3 präinkubiert [13]. Anschließend wurden die Leukozytensuspensionen mit Acetylsalicylsäure (10 µg/ml und 100 µg/ml) für weitere 15 min präinkubiert. Danach erfolgte die Stimulation für 30 min bei 37 ° mit C5a (10^{-7} M), in weiteren Assays auch mit PAF

(10^{-5}–10^{-7} M) und fMLP (10^{-6}–10^{-8} M). Nachdem sich in unseren Untersuchungen herausstellte, daß die Präinkubation mit ASS auf das Testergebnis keinen Einfluß hatte, wurde dieser Inkubationsschritt ausgelassen [7–9]. Als Positivkontrolle diente die Stimulation mit einem anti-IgE-Rezeptor-Antikörper. In den zellfreien Überständen wurden die Sulfidoleukotriene LTC 4, LTD 4 und LTE 4 mittels ELISA-Technik quantitativ im Vergleich zu einer Standard-Titrationskurve bestimmt.

Vergleich von Histamin- und SLT-Freisetzung bei fünf ASS-Pseudoallergikern

Bei fünf Patienten mit durch orale Provokation gesicherter ASS-Pseudoallergie wurde mit dem Histamin-EIA (Immunotech, Hamburg) entsprechend den Empfehlungen des Herstellers parallel zur SLT-Freisetzung im CAST die Freisetzung von Histamin nach Stimulation mit den inkompletten Basophilen-Agonisten C5a (10^{-7} M), PAF (10^{-5} M) oder fMLP (10^{-6} M) für 30 min bei 37 °C analysiert. Die Histaminfreisetzung auf den IL-3-haltigen Stimulationspuffer des CAST unterschied sich nicht wesentlich von der Spontanfreisetzung. Als Positivkontrolle wurde die Stimulation mit dem anti-IgE-Rezeptor-Antikörper aus dem CAST eingesetzt. Die Leukozytensuspension für den Histamin-EIA wurde aus Heparinblut gewonnen. Die spezifische Histaminfreisetzung wurde als prozentualer Anteil der totalen Histaminfreisetzung nach Zellyse und Abzug der Histaminfreisetzung mit dem IL-3-haltigen Stimulationspuffer des CAST berechnet.

Ergebnisse

Freisetzung von Sulfidoleukotrienen (SLT) im modifizierten CAST

Patienten mit positiver oraler Provokation von ASS zeigten eine statistisch signifikant erhöhte Freisetzung von SLT aus Leukozytensuspensionen nach Vorinkubation mit IL-3 und Stimulation mit C5a (10^{-7} M) im Vergleich zu Normalpersonen ($P < 0{,}0001$, Abb. 1).

Die SLT-Freisetzung nach Vorinkubation mit ASS und nachfolgender C5a-Stimulation unterschied sich weder bei den Normalpersonen noch bei den Pseudoallergikern von der SLT-Freisetzung ohne ASS-Vorinkubation. Im weiteren Verlauf wurde daher auf die Vorinkubation der Leukozytensuspension mit ASS verzichtet. PAF und fMLP führten gegenüber Medium ebenfalls zu einer erhöhten SLT-Freisetzung, die jedoch nicht so ausgeprägt war wie nach Stimulation mit C5a (nicht gezeigt). Somit konnte die Stimulation

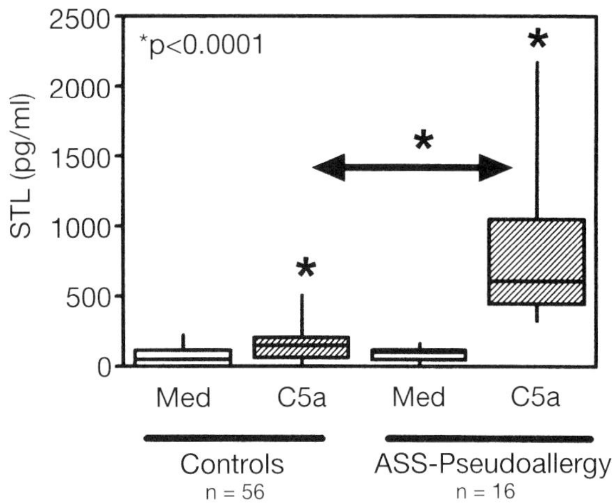

Abb. 1. Vergleich der Freisetzung von Sulfidoleukotrienen (SLT) bei ASS-toleranten Kontrollen (Controls) und ASS-intoleranten Pseudoallergikern (ASS-Pseudoallergy) nach Stimulation der IL-3-präinkubierten Leukozytensuspension mit Mediumkontrolle *(Med)* bzw. dem Komplementspaltprodukt *C5a* (10^{-7} M)

mit sog. inkompletten Basophilen-Agonisten nach einer Präinkubation mit IL-3 in ASS-Pseudoallergikern eine signifikant erhöhte SLT-Freisetzung induzieren. Die Freisetzung von SLT im CAST korrelierte nicht mit der Höhe des Gesamt-IgE und/oder dem Nachweis spezifischer IgE im Phadiatop/Sx1. Die Höhe des Gesamt-IgEs unterschied sich nicht signifikant zwischen Pseudoallergikern und Normalpersonen.

Zuverlässigkeit des modifizierten CAST-ELISA bei der ASS Pseudoallergie

Tabelle 1 zeigt am Beispiel der 1996 durchgeführten Expositionstestungen mit ASS, daß der CAST nicht in 100 % der Fälle sensitiv und spezifisch ist. Zwei Patienten mit anamnestischen pseudoallergischen Reaktionen auf ASS reagierten trotz signifikanter Freisetzung von Sulfidoleukotrienen im CAST nicht in der oralen Provokationstestung mit 500 bzw. 1000 mg ASS. Ihre Reaktionen lagen 1–2 bzw. 3 Jahre zurück. Drei Patienten reagierten in der Expositionstestung, hatten jedoch ein negatives CAST-Ergebnis. Bei 2 dieser Patienten waren die Reaktionen auffälligerweise länger her (6–8 bzw. 13 Jahre). Mit einer Ausnahme hatten alle Patienten mit positivem CAST-Ergebnis entweder eine chronisch rezidivierende Urtikaria, ein Asthma bronchiale oder eine Polyposis nasi, was eine besondere Suszeptibilität andeutet. Interessanterweise zeigten 2 Patienten mit durch orale Provokation gesicherter Diclofenac-Pseudoallergie eine signifikante Freisetzung von Sulfidoleukotrienen im CAST nach Stimulation mit C5a (nicht gezeigt).

Tabelle 1. Expositionstestungen mit Acetylsalicylsäure 1996. *AÖ,* Angioödem(e); *UR,* Urtikae; *RH,* Rhinitis; *LN,* Luftnot; *AB,* Asthma bronchiale; *crUR,* chronisch rezidivierende Urtikaria; *nd,* nicht durchgeführt; *OAS,* orales Allergiesyndrom; *CAST,* „cellular antigen stimulation test"; *SLT,* Sulfidleukotriene; *AN* = *LN* (Atemnot); *KJ* = Konjunktivitis.

Alter (Jahre)/ Geschlecht (m/w)	Datum der Reaktion (Anzahl)	Art der Reaktion (Latenz)	Atopie pos/neg	OAS ja/nein	Sonstiges	Scratch pos/neg	CAST [pg/ml SLT]	Reaktion in Exposition (Dosis/Latenz)
46 w	1983	AÖ, UR, RH, LN (30 min)	pos	ja	–	neg	56	AÖ (250 mg/1 h)
54 m	1993	RH, Erytheme (30 min)	pos	nein	–	neg	609	negativ (1000 mg)
52 w	1992 (2), 6/1996	UR, AÖ, (LN) (3 h)	pos	nein	–	neg	87	UR (50 mg/6 h)
48 m	1990 (2)	RH, LN, AB, AÖ	pos	nein	–	neg	nd	KJ, AÖ (250 mg/45 min)
24 w	1995, 1996	AÖ, UR (mehrere h)	neg	nein	crUR	pos	699	UR, AÖ (250 mg/30 min)
43 w	1988, 1990	AÖ (2 h)	pos	nein	–	neg	152	1988 AÖ (250 mg/1 h), jetzt nd
36 w	1985	RH, LN, AB (30 min)	neg	nein	Polyposis nasi	neg	2170	AB (250 mg/1 h)
29 m	1994, 1995	AÖ, UR (60 min)	pos	nein	crUR	neg	327	UR (500 mg/2 h)
57 w	1976, 1977, 1981	AÖ, LN (2 h)	pos	ja	AB	neg	nd	AÖ, Sehstörung (250 mg/1 h)
34 w	1994, 1995	AÖ, LN (20 min)	pos	ja	AB	neg	698	neg (500 mg)
52 m	1995	UR (mehrere h)	neg	nein	crUR	neg	766	UR (250 mg/3 h)
30 w	1994, 1995, 1996	AÖ, UR (4 h)	neg	nein	crUR	neg	1037	AÖ, UR (500 mg/5 h)

Vergleich von Histamin- und Sulfidoleukotrien-Release

Abbildung 2 zeigt, daß es nach Stimulation mit C5a zwar zu einer signifikanten SLT-Freisetzung, aber nicht zu einer signifikanten Histaminfreisetzung kommt. Im Gegensatz dazu fand sich nach Stimulation mit FMLP ein signifikant erhöhter Histamin-Release. Der SLT-Release auf FMLP war zwar auch erhöht, bei n = 5 aber statistisch nicht signifikant.

Zusammenfassung

Aus unserer Sicht kann mithilfe des modifizierten CAST bei ASS-Pseudoallergikern eine vermehrte Reagibilität von basophilen Leukozyten auf bestimmte inkomplette Basophilen-Agonisten (C5a, aber auch FMLP und PAF) nachgewiesen werden, die in einer vermehrten Freisetzung von Sulfidoleukotrienen resultiert. Ob diese vermehrte Reagibilität ASS-spezifisch ist, oder ob sie möglicherweise auch bei Pseudoallergien gegenüber anderen Analgetika und Additiva vorliegt, ist derzeit Gegenstand weiterer Untersuchungen. Unsere Ergebnisse zeigen darüberhinaus, daß das CAST-Ergebnis von dem Zeitpunkt der letzten Exposition, der Krankheitsaktivität sowie der Einnahme von Antihistaminika und Steroiden beeinflußt wird (nicht gezeigt). Untersuchungen an einem größeren Kollektiv sind daher erforderlich. Unter Berücksichtigung bisheriger Erkenntnisse kann das modifizierte

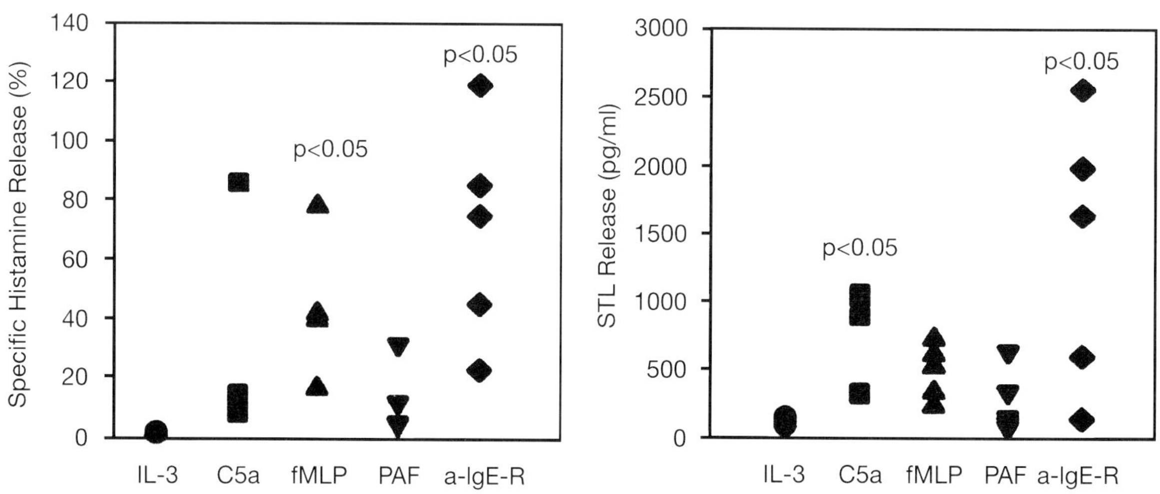

Abb. 2. Vergleich der Freisetzung von Histamin und Sulfidoleukotrienen aus Leukozytensuspensionen von ASS-Pseudoallergikern (n = 5) nach Stimulation mit IL-3 allein (K 1-Kontrolle des CAST), bzw. zusätzlicher Stimulation mit C5a (10^{-7} M), FMLP (10^{-6} M), PAF (10^{-5} M) oder anti-IgE-Rezeptor-Antikörper (K 2-Kontrolle des CAST). Details siehe Methoden. $P < 0{,}05$, angezeigter Stimulus vs. IL-3 allein

CAST-Protokoll (Priming der Leukozytensuspension mit IL-3 und nachfolgender Stimulation mit C5a, eventuell auch PAF, fMLP) die bisherige Diagnostik pseudoallergischer Reaktionen ergänzen aber nicht ersetzen. Erwähnenswert ist, daß insgesamt bei den Arzneimittelreaktionen, z.B. auch bei der Diagnostik der Spättypreaktionen (Lymphozytentransformationstest), kein 100 %ig zuverlässiges in-vitro-Testverfahren zur Verfügung steht. Für die Pseudoallergien könnten weiterführende Untersuchungen bezüglich des Pathomechanismus der vermehrten Reagibilität basophiler Granulozyten langfristig zur Entwicklung eines zuverlässigeren in-vitro-Testverfahrens führen. Dies ist insbesondere erforderlich, da der bisherige diagnostische Goldstandard, die stationär durchgeführte orale Provokationstestung, risikoreich und aufwendig ist und das Ergebnis ebenfalls stark von der aktuellen Krankheitsaktivität, der Psyche des Patienten und der Einnahme weiterer Medikamente abhängt.

Literatur

1. Juhlin L, Michaelsson G, Zetterstöm O (1972) Urticaria and asthma induced by food-and-drug additives in patients with aspirin hypersensitivity. J Allergy Clin Immunol 50: 92–98
2. Champion RR, Roberts SOB, Carpenter RG et al. (1969) Urticaria and angio-edema. a review of 554 patients. Br J Dermatol 81: 588
3. Wedi B, Wagner S, Werfel T, Manns M, Kapp A (1996) Häufige Prävalenz Helicobacter pylori assoziierter Gastritiden bei der chronischen Urtikaria. Allergo J 5 (SA1): 12 (Abstr)
4. Goetzl EJ, An S, Smith W (1995) Specifity of expression and effects of eicosanoid mediators in normal physiology and human diseases. FASEB J 9: 1051–1058
5. Pauwels RA, Joos GF, Kips JC (1995) Leukotrienes as therapeutic target in asthma. Allergy 50: 615–622
6. VanArsdel PP (1984) Aspirin idiosyncracy and tolerance [Editorial]. J Allergy Clin Immunol 73: 889–891
7. Czech W, Kapp A (1994) Erarbeitung von Verfahren zur in vitro Diagnostik bei pseudoallergischen Reaktionen auf Nahrungsmittel-Additiva. Jahresbericht 3. Statuskolloquium PUG, Kernforschungszentrum Karlsruhe
8. Czech W, Schöpf E, Kapp A (1995) Release of sulfidoleukotrienes in vitro: Its relevance in the diagnosis of pseudoallergy to acetylsalicylic acid. Inflamm Res 44: 291–295
9. Wedi B, Kapp A (1996) Erarbeitung von Verfahren zur in vitro Diagnostik bei pseudoallergischen Reaktionen auf Nahrungsmittel-Additiva – Teil B. Jahresbericht 5. Statuskolloquium PUG, Kernforschungszentrum Karlsruhe
10. Wedi B, Elsner J, Kapp A (1996) In vitro diagnostic of pseudo-allergic reactions – New aspects. ACI International 8: 113–115
11. Wedi B, Kapp A (1997) Wertigkeit des zellulären Antigenstimulationstests (CAST). Hautarzt 48: 347–348
12. Wedi B, Kapp A (1997) Erarbeitung von Verfahren zur in vitro Diagnostik bei pseudoallergischen Reaktionen auf Nahrungsmittel-Additiva – Teil A. Jahresbericht 6. Statuskolloquium PUG, Kernforschungszentrum Karlsruhe
13. De Weck AL (1993) Cellular allergen stimulation test (CAST) – a new dimension in allergy diagnostics. ACI News 5/1: 9–14

Allergische Reaktionen während der Allgemeinnarkose – Vorschlag zur allergologischen Diagnostik

C. Gutgesell, Th. Fuchs

Einleitung

Die Häufigkeit anaphylaktischer bzw. anaphylaktoider Reaktionen während einer Allgemeinnarkose variiert nach Literaturangaben von 1:1250 bis 1:20000 [1, 2]. Sie wird heute in Frankreich mit 1:4500 angegeben. In Australien beträgt die Inzidenz zwischen 1:10000 und 1:20000, in Neuseeland liegt sie bei 1:1250. Für Deutschland liegen keine Daten vor.

Die Bedeutung allergischer Reaktionen während der Narkose liegt u.a. darin, daß eine Mortalität von 4–6% besteht. Die Morbidität wird 10fach höher eingeschätzt.

Tritt während einer Narkose eine allergische Reaktion auf, ist diese naturgemäß vom allergologisch nicht ausgebildeten Anästhesisten zu erkennen und entsprechend zu behandeln. Die anschließende allergologische Diagnostik ist jedoch vom Allergologen durchzuführen. In Deutschland besteht bisher an dieser Thematik offenbar kein ausgeprägtes Interesse, erkennbar an einer geringen Anzahl von Publikationen auf diesem Gebiet. Überwiegend erfolgen Veröffentlichungen in anästhesiologischen Zeitschriften [3], oft ohne allergologische Beteiligung. Dadurch entstehen Fehlinformationen. Beispielsweise wird empfohlen, eine Naturgummilatexallergie mittels „Epikutanaustestungen" zu diagnostizieren. Außerdem soll jeder Anästhesist (!) prädiktive Hauttests vor Operationen durchführen [4]. Diesen Empfehlungen ist nicht zuzustimmen.

Wir halten es deshalb für notwendig, sich verstärkt mit dieser wichtigen Problematik auseinanderzusetzen. Im folgenden geben wir einen Überblick und machen einen Vorschlag für eine standardisierte allergologische Diagnostik.

Mechanismen

Viele Patienten, die während einer Narkose „allergisch" reagieren, hatten das erste Mal mit der auslösenden Substanz Kontakt. Im allgemeinen ist dann von einer anaphylaktoiden Reaktion auszugehen, d.h. von einer direkten Mediatorenliberation ohne zwischengeschaltete allergische Reaktion. Eine Sensibilisierung ist hierbei nicht erforderlich.

Anaphylaktische, also IgE-vermittelte Reaktionen, setzen eine Sensibilisierung voraus. Bei Muskelrelaxantien sollen quarternäre Ammoniumionen die antigene Determinante darstellen [5]. Quarternäre Ammoniumverbindungen können auch als Konservierungsmittel u.a. in Kosmetika oder Ophthalmologika vorkommen [6], beispielsweise Benzalkoniumchlorid [7].

30–80% der Patienten, die auf Muskelrelaxanzien reagieren, hatten vorher keinen Kontakt zu Anästhetika. Es ist daher eine Sensibilisierung über den Kontakt z.B. mit Kosmetika oder Augenpräparaten denkbar. Hiermit läßt sich möglicherweise erklären, warum vor allem Frauen betroffen sind [8].

Risikofaktoren

Da bis zu 6% der Patienten mit anaphylaktischen bzw. anaphylaktoiden Reaktionen während der Narkose sterben, ist die Identifizierung von Risikofaktoren wichtig. Diese wurden im wesentlichen bisher nur für Muskelrelaxanzien und Naturgummilatex angegeben.

Risikofaktoren für Muskelrelaxantien

Weibliches Geschlecht. Bei Frauen sollen Reaktionen etwa 3mal häufiger sein als bei Männern [9].
Alter: Die meisten Reaktionen treten in der 4. und 5. Lebensdekade auf.

Keinen Risikofaktor stellen offenbar vorangegangene Intubationsnarkosen dar, da vielen Patienten mit Unverträglichkeitsreaktionen das angeschuldigte Medikament niemals zuvor verabfolgt worden war. Die atopische Disposition stellt wahrscheinlich ebenfalls keinen Risikofaktor dar, zumindest wenn man Atopie anhand biologischer Kriterien definiert (Pricktest und Phadiatop (S × 1 [8]).

Risikofaktoren für Naturgummilatex

Weibliches Geschlecht: Frauen sind überdurchschnittlich häufig betroffen [10].

Alter: Eine Naturgummilatexallergie als Ursache für eine anaphylaktische/anaphylaktoide Reaktion während einer Narkose wird häufiger im jugendlichen Alter, vor allem bei Kindern beobachtet [10].

Atopie: Bei Atopikern ist das Risiko einer Latexsensibilisierung bis zu 25fach erhöht [10].

Berufliche Naturgummilatexexposition: Personen mit beruflichem Kontakt (Medizinisches Personal, Mitarbeiter in entsprechenden Industriebetrieben) sind überproportional gefährdet, in Einzelfällen bis zu 17% der untersuchten Personen [10, 16].

Spina bifida bzw Urogenitalanomalien: Die Prävalenz einer Naturgummilatexsensibilisierung bei Kindern mit Spina bifida liegt bei etwa 50% [17].

Nahrungsmittelallergie: Aufgrund von Kreuzreaktionen können u.a. Allergien gegen folgende Nahrungsmittel ein Risikofaktor sein: Banane, Avocado, Walnuß, Kiwi [12, 18].

Auslösende Substanzen

Prinzipiell kann jede Substanz, mit der ein Patient perioperativ Kontakt hat, Ursache einer Unverträglichkeitsreaktion sein.

Muskelrelaxanzien

In Frankreich werden 43% der Unverträglichkeitsreaktionen auf Muskelrelaxanzien Suxamethonium zugeschrieben, gefolgt von Vecuronium (37%), Pancuronium (13%), Alcuronium (7,6%), Atracurium (6,8%), Gallamin (5,6%) [8]. Die Zahlen differieren von Land zu Land [1, 2], je nach Verbreitung der eingesetzten Substanzen.

Allgemein gilt: die Benzylisochinolin-Muskelrelaxanzien Alcuronium und Atracurium besitzen im Vergleich zu den steroidalen Muskelrelaxanzien (Vecuronium, Pancuronium, Pipecuronium) eine relativ ausgeprägte histamin-liberierende Wirkung. Für die neueren Substanzen Mivacurium und Cisatracurium [11] liegen noch keine Angaben über die Häufigkeit von Unverträglichkeitsreaktionen vor. Sie sollen weniger histamin-liberierende Eigenschaften haben.

Naturgummilatex

Soforttypallergien durch Naturgummilatex werden zunehmend auch für Narkosezwischenfälle verantwortlich gemacht, nach einzelnen Untersuchungen bis zu 12,6% aller intraoperativen anaphylaktischen Reaktionen [8].

Weitere Substanzen

Weitere Substanzen, für die Unverträglichkeitsreaktionen beschrieben wurden, sind unter anderem: Hypnotika (Barbiturate, Etomidat, Propofol, Benzodiazepine, Droperidol, Ketamin, volatile Anästhetika), Analgetika, Lokalanästhetika, kolloidale Volumenersatzmittel (Dextrane, HAES, Gelatinepräparate); Konservenblut, Röntgenkontrastmittel, Heparin, Antibiotika, Protamin, Kortikoide, Arzneihilfsstoffe (z.B. Konservierungsstoffe), Desinfektionsmittel wie PVP-Jod, Ethylenoxid zur Sterilisation.

Diagnostik

Unterschieden wird zwischen Primär- und Sekundärdiagnostik bzw. Primär- und Sekundärprävention. Im Rahmen der Primärdiagnostik sind Risikofaktoren für eine allergische Reaktionsbereitschaft *vor* einer Narkose zu erfassen. Die Sekundärdiagnostik dient dazu, nach einer Unverträglichkeitsreaktion das auslösende Agens zu ermitteln.

Primärdiagnostik

Die Primärdiagnostik erfaßt die häufigsten Risikofaktoren vor der Narkose. Sie wird im allgemeinen vom Anästhesisten als Prämedikationsgespräch durchgeführt. Hier ist im Einzelfall eine enge Zusammenarbeit zwischen Anästhesisten und Allergologen zu fordern. Auf folgende Punkte ist einzugehen:

1. Ist es bei einer vorangegangenen Narkose zu Unverträglichkeiterscheinungen gekommen?
2. Wurden urogenitale Operationen vorgenommen? Wenn ja, wieviele?
3. Besteht eine Unverträglichkeit von Kosmetika oder Ophthalmologika?
4. Besteht eine Unverträglichkeit (Juckreiz, Kontakturticaria, Rhinitis, Asthma) bei Kontakt mit Gummi (z.B. Gummihandschuhe und -stiefel, Luftballons, Kondome)?
5. Besteht eine Nahrungsmittelunverträglichkeit (insbesondere Banane, Avocado, Kiwi, Walnuß)?
6. Gibt es beruflichen Kontakt mit Gummi?

Wird Frage 1 oder 3 bejaht, sollte eine weitergehende allergologische Diagnostik vor der Narkose erfolgen (Frage 1: s. Sekundärdiagnostik, Frage 3: allergologische Nachanamnese und ggf. Hauttest mit Muskelrelaxanzien).

Werden Frage 4 bis 6 bejaht, aber auch bei Risikopatienten mit Spina bifida oder Urogenitalanomalien (Frage 2), sollte vor einem operativen Eingriff in jedem Fall ein RAST auf Naturgummilatex und möglichst auch ein Hauttest erfolgen.

Ein präoperativ routinemäßig durchgeführtes Hauttest-Screening mit Muskelrelaxanzien und Naturgummilatex durch Allergologen oder gar Anästhesisten halten wir nicht für praktikabel. Ein solches Verfahren ist sehr aufwendig und im Fall der Muskelrelaxantien mit einer hohen Fehlerquote behaftet. In Deutschland wird kein Verfahren angeboten, mit dem sich spezifische IgE-Antikörper gegen Muskelrelaxanzien oder andere Medikamente nachweisen ließen (Ausnahme: Penicillinpräparate, Insulin).

Sekundärdiagnostik

Ist es bei einer Narkose zu einer anaphylaktischen oder anaphylaktoiden Reaktion gekommen, sollte der Patient innerhalb von 3 Monaten allergologisch untersucht werden. Bei der klinischen Untersuchung ist eine Mastozytose auszuschließen, die Ursache für eine unspezifische Histaminliberation sein kann.

Das Narkoseprotokoll sollte vorliegen. Die beiden häufigsten Auslöser (Muskelrelaxanzien und Naturgummilatex) sind serologisch (Naturgummilatex) und mittels Hauttest zu überprüfen. Dieser kann in Ermangelung standardisierter Extrakte mit selbst gefertigten Naturgummilatex-Extrakten erfolgen ([12], Details: s. Tabelle 1, 2).

Sämtliche im Narkoseprotokoll erwähnten Substanzen sind mit Hauttests zu überprüfen. Dies gilt auch für die nicht immer erwähnten Desinfektionsmittel. Sollten die Hauttests negativ ausfallen, ist auch an eine anaphylaktoide, nicht durch Antikörper vermittelte Reaktion zu denken. Provokationen sollten sich ggf. anschließen.

Expositionstests mit Muskelrelaxanzien haben im Rahmen der allergologischen Diagnostik keine Bedeutung. Dies gilt sowohl für Expositionen mit dem angeschuldigten als auch mit Alternativpräparaten. Zur Sicherung der Diagnose einer Naturgummilatexallergie bedarf es gelegentlich eines nasalen oder konjunktivalen Expositionstests. Zusätzlich kann der Expositiontest die Verträglichkeit von beispielsweise alternativen Handschuhen demonstrieren [12].

Tabelle 1. Testkonzentrationen für den Pricktest [14]. Auswahl wichtiger Substanzen.

Substanz	Handelsname (Beispiel)	Testkonzentration
Alcuronium	Alloferin	5 mg/ml
Atracurium	Tracrium	10 mg/ml
Pancuronium	Pancuronium Curamed	2 mg/ml
Suxamethonium	Lysthenon	50 mg/ml
Vecuronium	Norcuron	2 mg/ml
Rocuronium	Esmeron	10 mg/ml
Mivacurium	Mivacron	2 mg/ml
Cisartracurium	Nimbex	2 mg/ml
Benzalkonium	Baktonium	100 mg/ml
Thiopental	Trapanal	50 mg/ml
Droperidol	Dehydrobenzperidol	5 mg/ml
Fentanyl	Fentanyl	0,05 mg/ml
Alfentanil	Rapifen	0,5 mg/ml
Propofol	Disoprivan	10 mg/ml
Dextran	Hyskon	50 mg/ml
Naturgummilatex	selbstgefertigter Extrakt	

Generell sollte vor dem Prick- ein Reibtest erfolgen. Getestet wird an der Volarseite des Unterarms. Ist der Pricktest negativ, folgt der Intrakutantest

Tabelle 2. Testkonzentrationen für den Intrakutantest [15]. Muskelrelaxantien (Auswahl).

Substanz	Maximale Testkonzentration (Intrakutantest) [µg/ml]
Suxamethonium	100
Pancuronium	200
Vecuronium	400
Alcuronium	50
Atracurium	10

Der Intrakutantest wird mit 0,02 ml aufsteigender Konzentrationen der Testsubstanz an der Volarseite des Unterarms durchgeführt. Begonnen wird vorsichtshalber mit der 10000fach, dann 1000fach verdünnten Pricktestlösung. Die maximale Konzentration, die eine spezifisch positive Reaktion hervorruft, ist i. allg. die 100fach verdünnte Pricktestlösung (Ausnahme: Pancuronium und Vecuronium: 10fach verdünnte Pricktestlösung). Werden neue, hier nicht genannte Muskelrelaxanzien getestet, ist es für den Fall positiver Testreaktionen erforderlich, die Spezifität an gesunden Kontrollpersonen zu überprüfen

Prophylaxe

Bei weiteren Narkosen ist das Ergebnis der allergologischen Diagnostik zu berücksichtigen, d. h. mögliche bzw. vermutete Allergene sind zu meiden. Besteht eine Naturgummilatexallergie, muß die Narkose in einem latexfreien OP durchgeführt werden. Für sämtliche Gummiprodukte gibt es synthetische Alternativen, beispielsweise aus Neopren oder Nitril-, Silikonkautschuk sowie Polyurethan [12, 18].

Nicht immer kann das auslösende Agens gemieden werden. Dies gilt vor allem für Muskelrelaxantien. Bei erneuten Operationen wird man auf Substanzen zurückgreifen, die bislang nicht verwendet wurden und die im Hauttest negativ reagierten. Jedoch ist dies selbstverständlich keine Garantie für das Ausbleiben einer Reaktion. Kreuzreaktionen zwischen zwei Muskelrelaxantien bestehen bei 85 % der Sensibilisierten, zwischen mehreren Muskelrelaxantien bei 10 % [13]. Möglicherweise stellen die neuen Muskelrelaxantien Cisartracurium und Mivacurium [11] eine Alternative dar.

Generell sollte wegen der Häufigkeit von Unverträglichkeitsreaktionen auf Suxamethonium verzichtet werden, falls möglich. Bei erneuten Narkosen sind Präparate einzusetzen, die aus allergologischer Sicht weniger bedenklich sind, z.B. Pancuronium. Dies gilt natürlich nur, wenn der entsprechende Hauttest negativ ist. Um das Risiko einer unspezifischen Histaminliberation zu minimieren, sind folgende Grundsätze zu beachten: langsam injizieren, verdünnte Lösungen benutzen.

Die Vorabinjektion monovalenter Haptene (wie Promit bei Dextraninfusion) ist für MR nicht etabliert. Inwieweit die prophylaktische Gabe von Steroiden und H1/H2-Antagonisten sinnvoll ist, muß zunächst offen bleiben. Kontrollierte Untersuchungen hierzu liegen nicht vor.

Kasuistik

- *Anamnese:* 52jährige Patientin mit V.a. Hashimoto-Thyreoiditis. Keine bekannten Allergien oder atopische Erkrankungen. Geplante Operation: Hemithyreoidektomie. Im Rahmen der Intubationsnarkose wurden folgende Medikamente gegeben: 1. Brevimytal (Methohexital) 2. Tracrium (Atracuriumbesilat) 3. Rapifen (Alfentanil) 4. Hypnomidate (Etomidat).
  5 Minuten nach der Narkoseeinleitung Auftreten eines generalisierten kleinfleckigen Exanthems, Tachyarrhythmie, Herzstillstand. Erfolgreiche Reanimation mit Restitutio ad integrum.
- *Hauttest:* Reib-/Prick-/Intrakutantest folgender Substanzen
  Muskelrelaxantien: im Pricktest deutlich positive Reaktion auf Tracrium (Atracuriumbesilat), übrige Muskelrelaxantien unauffällig.
  Naturgummilatexzubereitungen: negativ
  Andere Medikamente: negativ
- *Expostionstest* eines Ausweichpräparates: nicht durchgeführt.
  Expostionstest zur Beweisführung: nicht durchgeführt.
- *Allergologische Empfehlung:* Meiden von Atracurium.
  Bei künftigen Operationen Verwendung von z.B. Pancuronium; präoperative Verabreichung von H1/H2-Blockern sowie Kortikosteroiden und Notfallbereitschaft.

Schlußfolgerung

In Deutschland fehlen epidemiologische Daten zur Häufigkeit anaphylaktischer bzw. anaphylaktoider Reaktionen bei der Allgemeinnarkose. Wir schlagen vor, daß solche Reaktionen zentral erfaßt und ausgewertet werden. Dies ist aus zwei Gründen wichtig:

1. Die Risikofaktoren einer potentiell tödlichen Unverträglichkeitsreaktion müssen noch besser charakterisiert werden.
2. Medikamente, die am häufigsten anaphylaktische/anaphylaktoide Reaktionen auslösen, müssen identifiziert werden.

Literatur

1. Laxenaire M, Mata-Bermeja E, Moneret-Vautrin DA, Gueant JL (1990) Substances anesthésiques responsables de chocs anaphylactiques. Enquête multicentrique francaise. Ann Fr Anesth Reanim 9: 501–506
2. Fisher MM, Baldo BA (1993) The incidence and clinical features of anaphylactic reactions during anaesthesia in Australia. Ann Fr Anesth Reanim 12: 97–104
3. Theissen JL, Zahn P, Theissen U, Brehler R (1995) Allergische und pseudoallergische Reaktionen in der Anästhesie. Teil I: Parhogenese, Risikofaktoren, Substanzen. Anästhesiol Intensivmed Notfallmed Schmerzther 30: 3–12
4. Vervloet D, Charpin D, Pradal M et al. (1990) Fait-il faire des tests de dépistage aux myorelaxants? Réponse des auteurs. Rev Fr Allergol 30: 1-5
5. Baldo BA, Fisher MM (1983) Substituted ammonium ions as allergenic determinants in drug allergy. Nature 306: 262–264
6. Moneret-Vautrin DA, Laxenaire MC (1993) The risk of allergy related to general anaesthesia. Clin Exp Allergy 23: 629–633
7. Fuchs Th, Meinert A, Aberer W et al. (1993) Benzalkoniumchlorid-relevantes Kontaktallergen oder Irritans? Hautarzt 44: 699–702
8. Birnbaum J, Porri F, Pradal M et al. (1994) Allergy during anaesthesia. Clin Exp Allergy 24: 915–921
9. Laxenaire MC (1993) Drugs and other agents involved in anaphylactic shock occurring during anaesthesia. A French multicenter epidemiological inquiry. Ann Fr Anesth Reanim 12: 91–96
10. Fuchs Th (1995) Gummi und Allergie. Dustri, München-Deisenhofen, S 119–144
11. Diefenbach C (1997) Mivacurium und Cisatracurium. Neue Muskelrelaxantien für die Anästhesie. Arzneimitteltherapie 15: 65–68
12. Fuchs Th, Günzl HJ (1995) Klinik und Diagnostik der Naturlatexallergie. Allergologie 18: 350–357
13. Harle DG, Baldo BA, Fisher MM (1985) Cross reactivity of metocurine, atracurium, vecuronium and fazadinum with IgE antibodies from patients unexposed to these drugs but allergic to other myoneuronal blocking drugs. Br J Anaesth 57: 1073–1076
14. Pepys J, Pepys EO, Baldo BA, Whitwam JG (1994) Anaphylactic/anaphylactoid reactions to anaesthetic and associated agents. Skin prick test in aetiological diagnosis. Anaesthesia 49: 470–475
15. Birnbaum J, Vervloet D (1991) Allergy to muscle relaxants. Clin Rec Allergy: 281–293
16. Yassin M, Lierl M, Fischer T et al. (1994) Latex allergy in hospital employees. Ann Allergy 72: 245–249
17. Kelly K, Kurup V, Zacharisen M et al. (1993) Skin and serologic testing in the diagnosis of latex allergy. J Allergy Clin I mmunol 91: 1140–1145
18. Heese A, Lacher U, Koch HU et al. (1996) Aktuelles zum Thema Latex-Allergie. Hautarzt: 817–824

Kinesiologie in der Allergiediagnostik

B. Kunz, N. Seeber, R. Lüdtke, J. Ring

Einführung

Die Health-Kinesiology gehört zu den sogenannten unkonventionellen medizinischen Verfahren und wird zunehmend zur Diagnostik (und Therapie) von Allergien und Nahrungsmittelunverträglichkeiten eingesetzt. Als diagnostisches Instrument verwendet sie einen nicht-invasiven Muskeltest [1]. Kinesiologische Tests werden deshalb häufig bei Kindern angewendet.Trotz der Verbreitung der Methode liegen bislang keine wissenschaftlichen Untersuchungen zur Health Kinesiology vor. Unsere Studie wurde am Modell der Insektengiftallergie durchgeführt.

Untersuchungen zu Validität und Inter-Rater-Reliabilität

Methoden

Studiendesign

Untersucht wurden Testpersonen mit einer anamnestisch bekannten und allergologisch gesicherten Wespen- oder Bienengiftallergie (Prick und Rast positiv). Vor Beginn einer Hyposensibilisierung wurden kinesiologische Austestungen folgender Substanzen durchgeführt: Azetylsalizylsäure, Hausstaubmilbe, Katzenhaare, Graspollen, Candida albicans, Laktose, Wespengift, Bienengift, Kochsalz und Histamin. Die Testungen wurden stets von denselben, mit der Methode vertrauten Untersuchern vorgenommen. Die Reihenfolge, in der die verschiedenen Allergene getestet wurden, war zufällig und doppelt verblindet.

Patienten und Untersucher

Die Testpersonen waren 42 freiwillige Probanden (23 Frauen und 19 Männer im Alter von 11 bis 74 Jahren) der ambulanten Allergiesprechstunde der Hautklinik des Universitätskrankenhauses Eppendorf (UKE). Es handelte sich um 5 Bienengiftallergiker, 36 Wespengiftallergiker und eine Person mit beiden Allergien.

Beide Untersucher waren Assistenzärzte der Hautklinik des UKE; einer durchlief vor Beginn der Studie eine kinesiologische Ausbildung. Der zweite Untersucher wurde im Vorlauf der Studie in die Methodik eingewiesen. Zur Qualitätskontrolle der Untersuchungen wurden außerdem zwei externe, seit Jahren kinesiologisch tätige Ärzte hinzugezogen.

Kinesiologische Diagnostik

Die kinesiologischen Tests wurden nach dem Verfahren von Jimmy Scott (Health Kinesiology) durchgeführt [1, 2]. Die Testung erfolgte am Musculus deltoideus anterior (Indikatormuskel). Der Tester versucht, den abgespreizten Arm der Testperson herabzudrücken, während diese versucht, den Arm in der Ausgangsposition zu halten. Die Testsubstanzen waren jeweils in kleinen Glasfläschchen verwahrt. Sie wurden dem Tester in einer Pappschachtel angereicht und unterhalb des Bauchnabels der Testperson auf die sog. Substanztestzone aufgelegt. Daraufhin wurde (bei gleichzeitiger Berührung des „Allergietestpunktes", einer kleinen Knochengrube vor dem Ohr) der Indikatormuskel geprüft. Eine Unsicherheit im Halten des Armes oder das widerstandslose Nachgeben des Armes unter Druck wurden als schwache Reaktion , das stabile Halten des Armes in der Ausgangsposition als starke Reaktion registriert. Die schwache Reaktion wird im kinesiologischen Testsystem als Allergie gegenüber der Testsubstanz gewertet.

Statistik

Die statistische Auswertung erfolgte durch das Biometrisches Zentrum Erfahrungsmedizin, Institut für Med. Informationsverarbeitung, Universität Tübingen. Maß für die Güte der Übereinstimmung der Inter-Rater-Reliabilität war Cohen's Kappa [3].

Ergebnisse

Inter-Rater-Reliabilität

In Tabelle 1 sind die Schätzer zur Inter-Rater-Reliabilität dargestellt. Bei der Mehrzahl der Substanzen besteht keine überzufällige Übereinstimmung zwischen den beiden Untersuchern. Übereinstimmende

Tabelle 1. Inter-Rater-Reliabilität bei verschiedenen Allergenen

Allergen	N	Kappa	95 %-Konfidenzintervall
Laktose	23	0,16	−0,21–0,52
Hausstaubmilbe	23	0,11	−0,31–0,52
Katzenhaare	22	0,31	−0,09–0,70
Graspollen	23	−0,02	−0,42–0,38
Azetylsalizylsäure	23	−0,16	−0,50–0,19
Wespengift	23	−0,14	−0,54–0,27
Bienengift	23	0,47	0,13–0,81
Candida albicans	22	0,25	−0,15–0,66
Kochsalz	23	0,42	0,01–0,82
Histamin	23	0,21	−0,18–0,59
Gesamt	228	0,17	0,04–0,30

Tabelle 2. Inter-Rater-Reliabilität, Einzelergebnisse bei ausgewählten Substanzen

Allergen	Untersucher		S	
			–	+
Candida albicans	K	–	9	3
		+	5	5
			–	+
NaCl 0,9 %	K	–	15	1
		+	4	3
			–	+
Wespengift	K	–	6	6
		+	7	4

+ – positive Diagnose („Allergie")
– – negative Diagnose

Urteile für das *Vorliegen* einer Allergie finden sich lediglich für Bienengift. Die Daten ergaben eine Schätzung der Inter-Rater-Reliabilität von 0.17.

Tabelle 2 zeigt exemplarisch die Originaldaten von ausgewählten Substanzen.

Sensitivität und Spezifizität

Als Schätzer für die Sensitivität und Spezifität ergeben sich bei beiden Untersuchern sehr ähnliche Werte. Die Sensitivität der Health-Kinesiology bei der Diagnose von Bienen- und Wespengiftallergien liegt demnach bei ca. 44 % (43,9 % bzw. 44,0 %) ihre Spezifität bei ca. 70 % (71,8 % bzw. 69,6 %).

Untersuchungen zur Reproduzierbarkeit

Methoden

Patienten und Untersucher

Es wurden 5 Testpersonen von 4 Untersuchern kinesiologisch auf Wespengiftallergie untersucht. Alle Testpersonen waren nachgewiesene Wespenallergiker, (Kriterien s. Abschn. „Methoden").

Bei den Untersuchern handelte es sich um einen erfahrenen Kinesiologen und Kinderarzt (Untersucher G), zwei Ärztinnen, die kinesiologisch ausgebildet waren (K und V) und einen Arzt (S), der die kinesiologische Methode von einer dieser vorher genannten Untersucherinnen gelernt hatte.

Studiendesign

An jeder Testperson wurden von jedem Tester 20 kinesiologische Testungen vorgenommen. 10 dieser Untersuchungen wurden mit Wespengift, die anderen 10 mit Kochsalz durchgeführt. Die Reihenfolge, in der die Substanzen geprüft wurden, war randomisiert, die Randomisierung doppelt verblindet.

Kinesiologische Diagnostik

Die kinesiologischen Tests wurden mit der bereits im Abschn. „Methoden" beschriebenen Methode durchgeführt.

Statistik

Als Globalmaß für die Reproduzierbarkeit der Gesamtmethode wurde der Intraclass-Kappa-Koeffizient verwendet [4]. Als globales Reliabilitätsmaß galt ein analoger Koeffizient. Werte nahe 0 sprechen für eine geringe Reproduzierbarkeit bzw. Reliabilität.

Ergebnisse

Die Reproduzierbarkeit liegt bei allen Untersuchern in der gleichen Größenordnung (Tabelle 3). Unterschiede in der Reproduzierbarkeit zwischen den Untersuchungen mit Wespengift und Kochsalz sind nicht erkennbar. Eine Aufschlüsselung nach Testpersonen zeigt, daß sich die mittleren Reproduzierbarkeiten ebenfalls nicht wesentlich unterscheiden.

Abbildung 1 zeigt die Verteilung der Reproduzierbarkeitsmaße im Vergleich zur Verteilung dieser Maße bei einem fairen Münzwurf. Optimale Reproduzierbarkeit ist bei 0,000 gegeben, schlechtestenfalls kann das Maß den Wert 0,500 annehmen. Die erwartete

Tabelle 3. Reproduzierbarkeit nach Untersuchern

	Untersucher				
	G.	K.	S.	V.	Mittel
Wespengift	0,24	0,375	0,357	0,38	0,338
NaCl 0,9 %	0,28	0,375	0,357	0,46	0,368

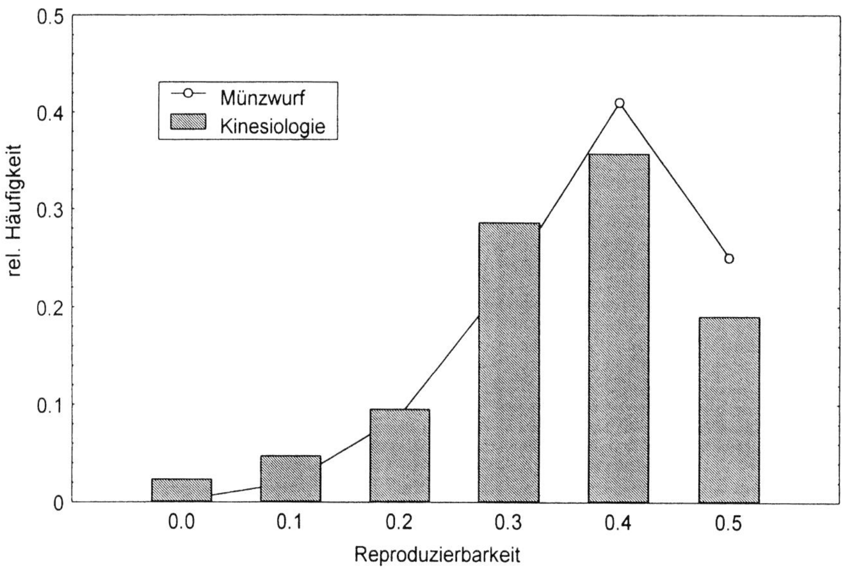

Abb. 1. Verteilung der Reproduzierbarkeitsmaße

Tabelle 4. Richtigkeit nach Untersuchern

	G	K	S	V
Wespengift	24%	45%	61%	38%
Kochsalz	68%	55%	61%	50%

Reproduzierbarkeit eines Münzwurfexperiments liegt bei 0,377, die über die Untersucher gemittelten Reproduzierbarkeiten sind für Wespengift und Kochsalz 0.338 bzw. 0.368. Der Intraclass-Kappa-Reproduzierbarkeitskoeffizient von 0,03 (Konfidenzintervall -0,02–0,07) ist nicht vom Zufallswert zu unterscheiden. Der Reliabilitätskoeffizient entspricht mit 0,00 exakt dem Wert, den ein Münzwurfexperiment erreicht (Konfidenzintervall: -0,02–0,02).

Die über alle Testpersonen und Untersucher gemittelte Richtigkeit liegt bei etwa 42% für Wespengift und 59% für Kochsalz (Tabelle 4).

Diskussion

Die hier vorgestellten Untersuchungen belegen, daß es sich bei der Health-Kinesiologie um eine nicht reproduzierbare, unreliable und invalide Methode handelt. Geht man davon aus, daß die Wespengiftallergie ein adäquates Modell für die Evaluierung der Kinesiology ist, so sind die obigen Aussagen auf die gesamte Methode verallgemeinerbar.

Unser Fazit bleibt auch vor dem Hintergrund bestehen, daß die Inter-Rater-Reliabilität formal statistisch signifikant überzufällig ist. Ein Wert von 0,17 mag nicht durch Zufallsergebnisse zu erreichen sein; die Diagnoseunsicherheit ist dennoch bei weitem zu groß, als daß man die Methode für die Praxis empfehlen könnte.

Als goldener Standard wurde dieser Untersuchung die Diagnose „Soforttyp-Allergie" anhand des klassischen allergologischen Instrumentariums zugrunde gelegt. Aus kinesiologischer Sicht ist Allergie jedoch eine mit Labormethoden nicht faßbare Energieblockade. Selbst wenn man dies berücksichtigt, könnten in unseren Untersuchungen lediglich die Ergebnisse zur Validität und Richtigkeit davon betroffen sein, während die Zuverlässigkeitsmaße vom Außenkriterium unabhängig sind.

Aufgrund der hier vorgestellten Untersuchung kommen wir zu der Auffassung, daß die Kinesiologie zur Allergiediagnostik nicht geeignet ist.

Zusammenfassung

In der vorgestellten Arbeit wurde die Wertigkeit der sogenannten Health Kinesiology (Gesundheits-Kinesiologie) für die Diagnostik von Soforttypallergien am Modell der Wespengiftallergie untersucht. Inter-Rater-Reliabilität, Sensivität und Spezifität wurden an 42 Patienten von zwei Untersuchern anhand von 10 Allergenen überprüft. Zur Bewertung der Zuverlässigkeit der Methode wurden 5 Wespengiftallergiker von 4 Untersuchern jeweils zehnmal mit Wespengift und zehnmal mit Kochsalzlösung getestet. In beiden Studien wurden die kinesiologisch gewonnenen Ergebnisse mit den allergologischen Testergebnissen (Prick, i.c., RAST) und der Anamnese verglichen. Alle Untersuchungen erfolgten doppelblind in randomisierter Reihenfolge. Die Ergebnisse zeigen eine unzureichende Inter-Rater-Reliabilität, niedrige Sensitivität (44%) und Spezifität (70%). Äußerst gering sind auch Reproduzierbarkeit (Intraclass-Kappa = 0,02) und Reliabilität der Methode (Intraclass-Kappa = 0,00). Die mittlere Richtigkeit liegt bei ca. 42% für Wespengift und 59% für Kochsalz.

Literatur

1. Scott J, Goss K (1990) Allergie und der Weg, sich in wenigen Minuten davon zu befreien. Verlag für Angewandte Kinesiologie Freiburg im Breisgau
2. Scott J., Health Kinesiology (1992) Kursunterlagen. Verlag für Angewandte Kinesiologie Freiburg im Breisgau
3. Fleiss JL (1981) Statistical methods for rates and proportions. 2nd ed. Wiley & Sons, New York
4. Kraemer HC (1992) Measurement of reliability for categorical data in medical research. Stat Meth Med Res 1: 183–199

Bioresonanz in der Allergiediagnostik

H. Kofler

In den letzten Jahren hat die Bioresonanzbehandlung, vorwiegend im deutschsprachigen Raum eine Verbreitung bei Diagnostik und Therapie allergischer Erkrankungen erfahren, die bemerkenswert ist. Zunehmend ist daher das eigene Informationsbedürfnis und das vieler Patienten Anlaß, sich mit diesem (und anderen) alternativ-medizinischen Verfahren kritisch auseinander zu setzen, und der Frage nach zu gehen, inwieweit die Wirkprinzipien einer Überprüfung standhalten. Die Arbeiten von Endler [1], durchgeführt an Kaulquappen werden gern als der ultimative Beweis der Bioresonanz – weil experimentell erhoben – angeführt. Die beobachteten Effekte zwischen den beiden Gruppen sind marginal und können wohl auch durch die hohe Empfindlichkeit des gewählten Systems gegenüber kleinen zeitlichen Unterschieden im Entwicklungszyklus bedingt sein. Für Ärzte relevante, klinische Studien werden auch bei intensivem Literaturstudium nicht gefunden Lediglich die oftmals zitierte Publikation von P. Schumacher über den günstigen Einfluß der Bioresonanz auf die atopische Dermatitis bei über 200 Kindern findet sich im Schriftgut [2]. Es zeigt sich, daß die Aneinanderreihung einer Anzahl von Kasuistiken noch keine Studie ergibt(noch eine ersetzt). Diese Arbeit stellt daher, obwohl sicher anders bezweckt, aufgrund einer Vielzahl gravierender Mängel der Bioresonanz kein gutes Zeugnis aus. Bereits publiziert ist eine von uns durchgeführte Untersuchung zur diagnostischen(und in zweiter Linie) therapeutischen Wirksamkeit der Bioresonanz bei Patienten mit Pollinose [3]. Die diagnostische Präzision der Bioresonanz mit knapp 22% richtigen Diagnosen in dieser Untersuchung liegt im Bereich einer Zufallsdiagnostik. Die therapeutische Wirksamkeit ließ sich in der nasalen Provokation mit den jeweiligen, Allergenen nach einer Serie von „Allergenlöschungen" nicht nachweisen. Auch war der Beschwerdescore zwischen Behandlungs- und Placebogruppe während der nächsten Pollensaison nicht verschieden. Der laut gewordene Ruf nach einer Doppelblindstudie wurde zwischenzeitlich erfüllt: M. H. Schöni et al. aus Davos stellten kürzlich eine Placebo kontrollierte Doppelblindstudie vor die den therapeutischen Einfluß einer Bioresonanzbehandlung auf den Verlauf der atopischen Dermatitis bei 32 Kindern untersuchte [4]. Die Autoren fanden weder in der klinischen Bewertung, noch in den untersuchten immunologischen Parametern irgendwelche Unterschiede zwischen Verum und Placebogruppe.

Die Bioresonanzmethode hat in den Jahren seit ihrer Einführung durch keine einzige klinische, kontrollierte Studie einen Wirksamkeitsnachweis erfahren. Wenn in Fallberichten über positive Wirkungen immer berichtet wurde, so spricht das nicht für irgendeine Wirksamkeit der Bioresonanz. Der Umstand, daß Geräte mit „High-tech-Appeal" wie sie für Bioresonanz eingesetzt werden, einen ausgeprägten Placeboeffekt haben, ist zu beachten. Risiko gibt es so gut wie keines: hat es nicht funktioniert, dann sind eben neue Allergene, neue Faktoren die Schuldigen, die zu löschen sind oder der Patient, oder die Angehörigen haben einen Fehler gemacht. Interessant ist in diesem Zusammenhang auch die häufig zu treffende Beobachtung, daß die Akkzeptanz für wissenschaftlich aufgemachte Methoden ohne Reproduzierbarkeit bei Ärzten genauso zugenommen hat wie bei ihren Patienten. Der größer werdende „Gesundheitsmarkt" verspricht profitable Geschäfte für die Hersteller solcher Geräte. Daß die Leichtgläubigkeit von Ärzten indirekt proportional zu ihrem Wissen in einer Sache ist, wissen längst nicht nur Versicherungs-, Bank- und Investmentinstitute (vgl. auch „Des Kaisers neue Kleider" von Hans Christian Andersen). Das Angebot an unkonventionellen medizinischen Therapien und diagnostischen Techniken wird immer unüberschaubarer [6]. Das Gesundheitssystem kann immer weniger in den traditionellen Strukturen finanziert werden; der Anreiz „alternativ" auszuweichen, um diversen Sparpaketen auszuweichen mag eine Erklärung sein. Unbequem, aber notwendig ist von Zeit zu Zeit die Gewissenserforschung innerhalb der eigenen Grenzen: die technischen Möglichkeiten der konventionellen Diagnostik haben in den letzten Jahren ebenfalls zugenommen. In der Freude über immer mehr Befunde, die sich mit immer besseren Methoden immer leichter präzise bestimmen lassen, verliert sich leicht das Maß dafür, was nicht sinnvoll ist, obwohl es doch leicht machbar wäre. Hier gibt es auch in der

„Schulmedizin“ zu korrigieren und zu verbessern; es nimmt auch dem Menetekel, das sicher zu Recht über die allzu dünne Suppe der Bioresonanz zu sprechen ist den Anstrich falscher Überlegenheit. Ein grundlegendes Mißverständnis sollte, weil es in der Diskussion um nicht erprobte Methoden in der Medizin (die Bioresonanz ist in diesem Zusammenhang lediglich ein Beispiel) immer wieder eingebracht wird, aber klargestellt werden: wenn jemand etwas Neues, grundlegend anderes postuliert, ist es seine Sache, dafür den Beweis anzutreten – nicht Sache der Kliniken und der Universitäten. Der Hinweis auf die Überbeanspruchung in der Praxis, die (ja immer) fehlenden Ressourcen ist angesichts der Umsätze der diversen Bioresonanzfirmen in den letzten Jahren nicht mehr als eine schlechte Ausrede. „When the facts change, I change my mind“ – in diesem Sinne an die Bioresonanzverfechter: es hat sich in den letzten 10 Jahren von Ihrer Seite nichts ergeben, was zeigt, daß wir irren. Es gibt also keinen Grund, das Urteil über die Bioresonanz zu revidieren.

Literatur

1. Brügemann Institut (1995) Naturwissenschaftliche Studien zur Objektivierung der Bicom Bioresonanztherapie. Eigenverlag, Gräfelfing
2. Schumacher P (1994) Biophysikalische Grundlagen der Allergien. Sonntag, Stuttgart
3. Kofler H, Ulmer H, Mechtler E, Falk M, Fritsch PO (1996) Bioresonanz bei Pollinose. Allergologie 19: 114–122
4. Schöni MH, Schöni F (in press) Affolter. Efficacy trial of Bioresonance in children. Int Arch All Immunol
6. Dorsch W (1996) Alternative Heilmethoden in der Allergologie? Allergo J 5: 388–393

Psoriasis

Genetik der Psoriasis

T. Henseler

1801 beschrieb R. Willan [26], daß Psoriasis familiär vorkommt und daher eine erbliche Komponente vorliegen sollte. Heute, nahezu 200 Jahre später, sind weder die genaue Art der Vererbung noch verantwortliche Gene bekannt. In einer grundlegenden Studie zeigte G. Lomholt 1963 [11], daß 91% der Patienten mit Psoriasis zumindest einen erkrankten Verwandten 1. oder 2. Grades aufweisen. Mehrere folgende Studien lieferten ähnliche Ergebnisse. Weitere Untersuchungen an ein- oder zweieiigen Zwillingen ergaben, daß die Konkordanzrate, daß beide Geschwister an Psoriasis erkranken, bei monozygoten Zwillingen (70%) erheblich erhöht ist im Vergleich zu dizygoten Zwillingen (23%, [11]). Daraus läßt sich ableiten, daß genetische Faktoren für die Entstehung der Psoriasis von Bedeutung sind. Aus der nicht 100-prozentigen Konkordanzrate bei monozygoten Zwillingen folgert man, daß außerdem exogene Einflüsse bei der Auslösung oder beim Wiederauftreten dieser Hautkrankheit eine Rolle spielen. Einige solcher Einflüsse sind bekannt, wenn auch der Mechanismus, wie sie zur Entstehung der Psoriasis beitragen, ungeklärt ist. Infektionen durch Streptokokken insbesondere der oberen Atemwege, Stress, aber auch Hautverletzungen tragen zur Exazerbation dieser Hautkrankheit bei. Hautverletzungen als auslösender Faktor für die Psoriasis hat Köbner genau vor 125 Jahren eindrucksvoll beschrieben [10].

Tabelle 1 zeigt einige frühere Beiträge zur Genetik der Psoriasis sowie einige jüngere Studien im Zusammenhang mit dem MHC (Major Histocompatibility Complex). Die dort genannten Ergebnisse stammen zum Teil aus Studien, welche durch Fragebogenaktionen zustande gekommen sind [5] oder aus Untersuchungen abgeschlossener Bevölkerungsgruppen [11]. Hoede [8] vermutete bereits 1931, daß die Psoriasis einem autosomalen dominanten Erbgang folgt, später wurden rezessive Erbgänge angenommen [20]. Burch u. Rowell [3] begründeten über ein mathematisch aufwendiges und interessantes Modell eine genetisch heterogene Vererbung, bei welcher 2 Subpopulationen verschiedene Mutationen – eine X-chromosomal dominant, die andere autosomal vererbt – aufweisen (wobei ihre Analysen allerdings von falschen Voraussetzungen über das von ihnen analysierte, von J. T. Ingram, Leeds, Großbritannien, erbrachte Material ausgingen). Allgemein wird heute eine multifaktorielle Vererbung für die Psoriasis favorisiert, bei der nicht nur ein Gen, sondern mehrere Gene an der Entstehung der Psoriasis beteiligt sind. Außerdem sind die zum Teil oben genannten anderen Faktoren für das Auftreten oder den Verlauf der Psoriasis von Bedeutung.

Tabelle 1. Bedeutsame Annahmen/Ergebnisse zur Genetik der Psoriasis

Erstautor	Jahr	Beitrag
Willan [26]	1801	erblich
Hoede [8]	1931	autosomal dominanter Erbgang
Steinberg [20]	1951	bifaktoriell rezessiver Erbgang
Lomholt [11]	1963	dominant mit unvollständiger Penetranz
Burch [3]	1965	Heterogenität, u. a. X-Chrom. dominant
Farber [5]	1968	Multifaktorielle Vererbung
Russell [18]	1972	HLA B13, B17
Gazit [6]	1978	HLA Cw6
Tiilikainen [21]	1980	DR7
Henseler [7]	1985	Typ I/Typ II
Schmitt-Egenolf [19]	1993	HLA Klasse I und II „Extended Haplotype“

Seit mehr als zwei Jahrzehnten wird eine Assoziation der Psoriasis mit bestimmten HLA-Antigenen beschrieben. Die ersten Untersuchungen dazu erfolgten an den sogenannten klassischen Transplantationsantigenen (HLA-Klasse I: HLA-A, -B, -C).

In letzter Zeit sind auch sogenannte Extended Haplotypes (EH) beschrieben worden, bei denen die HLA-A, -B und -C Antigene durch Merkmale der HLA-Klasse II und III erweitert wurden.

1985 wurde von uns gezeigt, daß es zwei verschiedene Typen der Psoriasis gibt: Typ I, welcher sich durch das Vorhandensein von HLA Cw6 bei Patienten mit frühem Beginnalter auszeichnet, im Gegensatz zu Typ II mit spätem Beginnalter und einer schwach ausgeprägten Assoziation zu HLA Cw2, nicht jedoch zu Cw6 [7]. Typ I Psoriasis weist, verglichen mit Typ II, eine sehr starke erbliche Komponente auf. In den letzten 10 Jahren wurden mehrere Studien zur Assoziation mit weiteren HLA-Antigenen durchgeführt. Nach wie vor ist jedoch bei Kaukasiern die Assoziation mit HLA Cw6 die stärkste. Diese Beziehung zum HLA-System betont den immunologischen Charakter der Psoriasis, regeln doch die HLA-Moleküle die Immunitätsüberwachung gegen infizierte Zellen. Daraus und aus weiteren Untersuchungen wird heute der Psoriasis ein gewisses TH1-Cytokinmuster (IFN-gamma, IL2) zugeschrieben, welches sich anders präsentiert als bei Patienten mit atopischer Dermatitis, bei denen ein TH2 Cytokinmuster (IL4, IL10) gefunden wird [25].

In den letzten Jahren wurden vermehrt Anstrengungen unternommen, durch Kopplungsanalysen nicht nur Assoziationen zum HLA-Komplex nachzuweisen, sondern auch genetische Kopplung. Darunter versteht man, daß ein vermutetes Gen der Psoriasis in nächster Nähe eines bestimmten Genortes oder eines Markers liegt, beziehungsweise, daß sich beide auf einem Chromosom eng nebeneinander befinden und damit die Kombination aus Phänotyp Psoriasis und Marker bei der Vererbung häufiger als statistisch erwartet weitergereicht wird. Solche Marker identifizieren bestimmte DNA-Abschnitte und weisen möglichst eine große Polymorphie auf, so daß genetische Berechnungen zu signifikanten Ergebnissen führen können.

Von den heute vorhandenen Möglichkeiten, Gene einer Erkrankung nachzuweisen, hatte man vor wenigen Jahrzehnten keine Vorstellung. Es ist faszinierend, wie sich in jüngster Zeit mit verschiedenen technischen Methoden, insbesondere Labormethoden (PCR) und Computersimulationen bei Berechnungen von Erbgängen, neue Möglichkeiten eröffnet haben, die Jagd nach krankheitsverursachenden Genen erfolgreich zu gestalten. Ebenso scheint es heute durch wesentlich bessere Informationsverbreitung als vor einigen Jahrzehnten möglich zu sein, relativ große Familien mit Psoriatikern zu rekrutieren, die einzelnen Familienmitglieder zu untersuchen und ihnen Blut abzunehmen, um dann mit den entsprechenden Analysen Gene der Psoriasis aufzuspüren.

Es existieren heute weit mehr als 1000 Marker, mit denen man bestimmte Stellen auf den verschiedenen Chromosomen identifiziert und feststellt, ob der Phänotyp „Psoriasis" mit einem dieser Marker mehr als zufällig gemeinsam vererbt wird. Ist dies der Fall, so kann man davon ausgehen, daß dieses Gen mit der Erkrankung zumindest gekoppelt ist, wenn nicht sogar für die Entstehung der Psoriasis verantwortlich ist. Solche genetischen Studien sind inzwischen für die Psoriasis mehrfach durchgeführt worden.

Erste signifikante Ergebnisse wurden von Tomfohrde et al. [22] 1994 präsentiert: auf dem kurzen Arm des Chromosom 17 sollte ein Gen liegen, welches für die Psoriasis verantwortlich ist. Mehrere Studien (Tabelle 2) versuchten diese Ergebnisse zu bestätigen, jedoch ohne Erfolg. Die unterschiedlichen Ergebnisse dieser verschiedenen Studien kann man eventuell durch die kleine Anzahl von untersuchten Familien begründen. Andere Gründe für die Diskrepanzen können in einer möglicherweise vorhandenen Heterogenität (in verschiedenen Familien sind verschiedene Gene für die Psoriasis von Bedeutung) oder in einer diagnostischen oder statistischen Unschärfe liegen. Schließlich muß auch in Betracht gezogen werden, daß auf Chromosom 17q tatsächlich kein Gen der Psoriasis liegt.

In einer weiteren Untersuchung von Matthews et al. [13] wurde 1996 mit einer ebenso kleinen Gruppe

Tabelle 2. Jüngste Untersuchungen zur Lokalisation von Psoriasis Genen

Autor	Jahr	Land	Zahl der untersuchten Familien	Marker[a]	Maximaler Lod score (p <)
Tomfohrde et al. [22]	1994	USA	8	D17S784	5,33
Nair et al. [15]	1995	USA/Deutschland	24	D17S784	n.s.
Matthews et al. [13]	1995	Großbritannien	1	D17S784	n.s.
Matthews et al. [12]	1996	Irland/Großbritannien	7	D4S1535	3,03
				D17S784	n.s.
Trembath et al. [23]	1996	Großbritannien	61	D17S784	n.s.
				Chromosom 6p	n.s.
Barker et al. [1]	1996	Großbritannien	102	HLA-C	4,0
Botta et al. [2]	1996	Italien	10	D17S784	n.s.
Burden et al. [4]	1996	Großbritannien	103	D17S784	n.s.
				D6S291	4,2
Jenisch et al. [9]	1997	Deutschland	39	HLA-C	9,3
				HLA-B	6,9
Nair et al. [16]	1997	USA/Deutschland	115	TNFB	2,6
				D16S3110	2,5
				D20S851	2,6
Trembath et al. [24]	1997	Großbritannien	68	HLA (6p21)	(10^{-7})

[a] Die Bezeichnung der Marker zeigt mit der Zahl nach dem D (steht für DNA) das jeweilige Chromosom an.

von sieben Familien gezeigt, daß enge genetische Kopplung zwischen der Psoriasis und einem Marker auf dem Chromosom 4q existiert (Tabelle 2). Die beiden genannten Orte auf den Chromosomen 17 und 4 sind inzwischen in der Gen-Datenbank MIM (Mendelian Inheritance in Man) als vorläufig mit der Bezeichnung PSORS2 und PSORS3 eingetragen (Psoriasis Susceptibility) [17]. Eine Bestätigung bleibt abzuwarten. In einer jüngsten Arbeit weisen Trembath et al. [24] nach, daß genetische Kopplung zwischen der Psoriasis und Genen im Bereich der HLA Klasse I Region sowie Marker auf den Chromosomen 2, 8 und 20 besteht.

Inzwischen sind von verschiedenen Gruppen Untersuchungen an mehr als 100 Familien mit mehreren Familienmitgliedern durchgeführt worden, beziehungsweise werden zur Zeit ausgewertet. Einheitliche publizierte Ergebnisse sind bisher nur insofern zu verzeichnen, als daß die von Tomfohrde et al. [22] gefundene Kopplung zum Chromosom 17q (PSORS2) von kaum einer Seite bestätigt werden konnte.

Im letzten Jahrzehnt sind die unterschiedlichsten Computerprogramme entwickelt worden, welche zur Berechnung von Kopplungsanalysen gut geeignet sind. Die meisten dieser Computerprogramme lassen sich über das Internet von mehreren Forschungszentren direkt abrufen. Der Benutzer solcher Programme hat aber häufig Schwierigkeiten, sie problemgerecht zu bedienen oder zu verstehen. Außerdem sind die Signifikanzgrenzen durch verschiedene Berechnungsmethoden sehr unterschiedlich definiert, so daß Divergenzen vorliegen, welche Lod scores (Maß für die Stärke der genetischen Kopplung) oder Irrtumswahrscheinlichkeiten p als signifikant zu bewerten sind. Unter Lod score versteht man den Logarithmus eines Verhältnisses (ODD), welches die Wahrscheinlichkeit angibt, daß die Psoriasis mit einem spezifischen Marker gemeinsam mehr als zufällig vererbt wird.

Besondere Stellen auf Chromosomen, auf welchen sogenannte Kandidatengene vermutet wurden, wie z. B. der EDC („epidermal differentiation complex") [14]) auf Chromosom 1q21, erwiesen sich als wenig bedeutsam für die Vererbung der Psoriasis. Es besteht bisher der Verdacht, daß auf Chromosom 4 oder auf Chromosom 17 Gene der Psoriasis liegen, welche für die Vererbung verantwortlich sein könnten. Deutliche Kopplung, welche nachgewiesen ist, wenn Untersuchungen an einer großen Gruppe von Familien durch andere Forschergruppen bestätigt werden, ist bis heute nicht gezeigt worden. Da sich mehrere Gruppen weltweit mit diesen Untersuchungsmethoden beschäftigen und auch viele Forschergruppen genügend „großes Material" haben (mindestens 4 Gruppen untersuchen zur Zeit weltweit je mehr als 100 Familien mit erblicher Psoriasis, wobei die Zahl der Familienmitglieder meist 1000 überschreitet), ist zu erwarten, daß in allernächster Zeit zumindest ein Gen der Psoriasis gefunden wird. Das Auffinden weiterer Gene ist nach Identifizierung erst eines Genes erheblich einfacher.

Unsere Gruppe an der Universitäts-Hautklinik Kiel geht seit mehr als 5 Jahren dieser Frage nach. Im Rahmen einer Kooperation mit dem Department of Dermatology in Ann Arbor, Michigan, USA (Leiter Prof. Voorhees) sind inzwischen mehr als 1400 Familienmitglieder von mehr als 250 Familien mit erblicher Psoriasis rekrutiert worden. Wir konnten deutliche Kopplung zum HLA- Komplex (HLA-B und -C) nachweisen [9]. Ferner besteht eine genetische Kopplung zwischen der Psoriasis und verschiedenen Markern auf den Chromosomen 16 und 20 [16].

Wieweit sich die bisher vorliegenden Untersuchungsergebnisse aus verschiedenen Populationen decken oder unterscheiden wird sich in naher Zukunft zeigen. Diejenigen Gruppen, welche sich mit genetischen Kopplungsanalysen beschäftigen, werden mit nachfolgenden Untersuchungen nachweisen, ob sich die Ergebnisse anderer Gruppen mit den von ihnen untersuchten Familien bestätigen lassen. So werden statistisch signifikante Ergebnisse in genetisch signifikante Resultate verwandelt und erhalten Allgemeingültigkeit.

Literatur

1. Barker JNWN, Barber R, Clough RL, Rosbotham J, Jones A, Terwilliger J, Lathrop M, Trembath RC (1996) Linkage disequilibrium disease gene mapping in psoriasis using a haplotype relative risk approach. Br J Dermatol 135: 825
2. Botta A, Semprini S, Nudo M, Gennarelli M, Vultaggio P, Novelli G, Fabrizi G, Dallapiccola B (1996) Lack of evidence for a psoriasis susceptibility gene on chromosome 17 in ten three-generations Italian families. Br J Dermatol 135: 838
3. Burch PRJ, Rowell NR (1965) Psoriasis: Aetiological aspects. Acta Derm Venereol 45: 366–380
4. Burden AD, Javed S, Hodgins M, Arngrimsson R, Connor M, Tillman DM (1996) Linkage to chromosome 6p and exclusion of chromosome 17q in familial psoriasis in Scotland. Br J Dermatol 135: 827
5. Farber EM, Bright RD, Nall ML (1968) Psoriasis. A questionnaire survey of 2144 patients. Arch Dermatol 98: 248–259
6. Gazit E, Brenner S, Efter T, Orgad S, Mizrachi Y, Krakowski A (1978) HLA antigens in patients with psoriasis. Tissue Antigens 12: 195–199
7. Henseler T, Christophers E (1985) Psoriasis of early and late onset: characterization of two types of psoriasis vulgaris. J Am Acad Dermatol 13: 450–456
8. Hoede K (1931) Umwelt und Erblichkeit bei der Entstehung der Schuppenflechte. Würzburger Abhandlungen 27: 212–254
9. Jenisch S, Nair RP, Westphal E, Henseler T, Guo SW, Stuart P, Bichakjian C, Lenk W, Malvitz E, Kim H, Christophers E, Voorhees JJ, Elder JT (1997) Familial Psoriasis is linked to HLA-B and -C. J Invest Dermatol 108: 561
10. Köbner H (1872) Über die Äthiologie der Psoriasis. Jahresbericht Schlesische Gesellschaft Vaterl Kultur 50: 210–211
11. Lomholt G (1963) Psoriasis. Prevalence, spontaneous course and genetics: A census study on the prevalence of skin diseases on the Faroe Islands. Gad, Copenhagen
12. Matthews D, Fry L, Powles A, Weber J, McCarthy M, Fisher E, Davies K, Williamson R (1996) Evidence that a locus for fami-

lial psoriasis maps to chromosome 4q. Nature Genetics 14: 231–233
13. Matthews D, Fry L, Powles A, Weissenbach J, Williamson R (1995) Confirmation of genetic heterogeneity in familial psoriasis. J Med Gen 32: 546 -548
14. Mischke D, Korge BP, Marenholz I, Volz A, Ziegler A (1996) Genes encoding structural proteins of epidermal cornification and S100 calcium-binding proteins form a gene complex („epidermal differentiation complex") on human chromosome 1q21. J Invest Dermatol 106: 989–992
15. Nair RP, Guo S-W, Jenisch S, Henseler T, Lange EM, Terhune M, Westphal E, Christophers E, Voorhees JJ, Elder JT (1995) Scanning chromosome 17 for psoriasis susceptibility: Lack of evidence for a distal 17q locus. Human Heredity 45: 219–230
16. Nair RP, Henseler T, Jenisch S, Stuart P, Bichakjian CK, Lenk W, Westphal E, Guo SW, Christophers E, Voorhees JJ, Elder JT Evidence for Two Psoriasis Susceptibility Loci (HLA and 17q) and Two Novel Candidate Regions (16q and 20p) by Genome-wide Scan. Human Molecular Gen 6: 1349–1356
17. OMIM (1996) Online Mendelian Inheritance in Man, OMIM (TM). Center for Medical Genetics, Johns Hopkins University (Baltimore MD) and National Library of Medicine (Bethesda MD) World Wide Web URL.htp://www3.ncbi.nlm.nih.gov/omim/
18. Russel TJ, Schultes LM, Kuban DJ (1972) Histocompatibility (HL-A) antigens associated with psoriasis. N Engl J Med 287: 738–743
19. Schmitt Egenolf M, Boehncke WH, Ständer M, Eiermann TH, Sterry W (1993) Oligonucleotide typing reveals association of type I psoriasis with the HLA-DRB1*0701/2, -DQA1*0201, -DQB1*0303 extended haplotype. J Invest Dermatol 100: 749–752
20. Steinberg AG, Becker SW, Fitzpatrick TB, Kierland RR (1951) A genetic and statistical study of psoriasis. J Am Human Gen: 267–281
21. Tiilikainen A, Lassus A, Karvonen J, Vartiainen P, Julin M (1980) Psoriasis and HLA-Cw6. Br J Dermatol 102: 179–184
22. Tomfohrde J, Silverman A, Barnes R, Fernandez Vina MA, Young M, Lory D, Morris L, Wuepper KD, Stastny P, Menter A, Bowcock A (1994) Gene for familial psoriasis susceptibility mapped to the distal end of human chromosome 17q. Science 264: 1141–1145
23. Trembath R, Clough L, Frodsham A, Terwilliger J, Rosbotham J, Barker J (1996) A complete Genomic Search for Susceptibility Loci in Psoriasis. J Invest Dermatol 106: 901
24. Trembath RC, Clough RL, Rosbotham JL, Jones AB, Camp RDR, Frodsham A, Browne J, Barber R, Terwilliger J, Lathrop GM, Barker JNWN (1997) Identification of a major susceptibility locus on chromosome 6p and evidence for further disease loci revealed by a two stage genome-wide search in psoriasis. Human Molecular Gen 6: 813–820
25. Vollmer S, Menssen A, Trommler P, Schendel D, Prinz JC (1994) T lymphocytes derived from skin lesions of patients with psoriasis vulgaris express a novel cytokine pattern that is distinct from that of T helper type 1 and T helper type 2 cells. Eur J Immunol 24: 2377–2382
26. Willan R (1801) The description and treatment of cutaneous diseases. London

Immunpathogenese der Psoriasis vulgaris

F. O. Nestle

Einleitung

Die Psoriasis vulgaris ist eine meist chronisch verlaufende Erkrankung mit erblicher Komponente, deren Pathomechanismus noch weitgehend unbekannt ist, bei der aber aktivierte T-Zellen und deren Mediatoren eine Rolle zu spielen scheinen. Um die Immunpathogenese der Psoriasis in die richtigen Perspektive zu stellen, sollte nicht vergessen werden, daß von verschiedensten Forschungsgebieten, die nicht direkt mit der Immunologie zu tun haben, wichtige Beiträge zur Pathogenese der Psoriasis geliefert werden. Dazu gehört z.B. die Erforschung der Rolle von Keratinozyten. Der Streit, welche Zelle die typische Psoriasispathologie induziert, die T-Zelle oder der Keratinozyt wird nun schon mehrere Jahre geführt und ein endgültiger Sieger ist noch nicht abzusehen [4]. Wichtige Erkenntnisse der letzten Jahre stammen ebenfalls aus dem Gebiet der Gefäßforschung, die wahrscheinlich Konsequenzen für zukünftige Therapien haben werden [6]. Schließlich wird die Genetik mit ihren atemberaubenden Fortschritten in den nächsten Jahren verschiedene Kandidatengene zur Verfügung stellen, die dann unter anderem der Dermatoimmunologe bezüglich seiner Relevanz testen kann und muß [7]. Aber auch eine immunologische Betrachtungsweise der Psoriasis muß sich beschränken. Es darf nicht vergessen werden, daß neben dem evolutionär jungen spezifisch adaptiven Immunsystem mit seinen Effektorzellen (T- und B-Zellen) ein viel älteres natürliches Immunsystem mit eigenen Effektorzellen (neutrophile Granulozyten, NK Zellen, Makrophagen) existiert. Insbesondere neutrophile Granulozyten als Mitglieder des natürlichen Immunsystems spielen eine wichtige Rolle in der Psoriasis. Im folgenden soll schwerpunktmäßig auf rezente Ergebnisse bezüglich der spezifisch adaptiven Immunpathogenese der Psoriasis eingegangen werden (Abb. 1). Als erstes muß dabei gefragt werden, welche Mechanismen zur Aktivierung einer psoriatischen T-Zelle führen.

T-Zelle und APC

In einer normalen Immunantwort übernimmt die Aufgabe der T-Zellaktivierung die Antigen-präsentierende Zelle (APC). Sie präsentiert auf ihrer Zelloberfläche die entsprechenden T-Zellrezeptor spezifischen Peptide in Form von Peptid-MHC Komplexen und gleichzeitig die notwendigen kostimulatorischen Moleküle und Adhäsionsmoleküle. Wie 2 Seiten eine Medaille spielen in der Psoriasispathogenese sowohl die T-Zelle als auch ihr Aktivator die APC eine Rolle. Kürzlich konnte die zentrale Rolle von dendritischen APC in der lokalen T-Zellaktivierung nachgewiesen werden [9]. Diese APC befinden sich zum Großteil in der oberen Dermis (dermale dendritische Zellen: DDC), sind in der psoriatischen Haut stark erhöht und kommen in ihrer perivaskulären Lokalisation in engen Kontakt mit hautsuchenden T-Zellen („skin homing lymphocytes"). Ungefähr 10- bis 20mal mehr DDC können aus läsionaler Haut verglichen mit nicht-läsionaler oder normaler Haut isoliert werden. Erste funktionelle Untersuchungen ergaben einen Hinweis auf eine möglich Bedeutung dieser Zellen in der Pathogenese der Psoriasis. Es zeigte sich, daß schon kleine Mengen von DDC aus läsionaler Haut, in Abwesenheit weiterer Stimuli, zu einer deutlichen Proliferation von ruhenden, nicht-aktivierten CD4-T-Helferzellen des selben psoriatischen Patienten führten. Diese Effekte ließen sich aber nicht mit normalen DDC oder mit dendritischen Zellen aus dem Blut des Patienten, die mit einem Überstand von DDC aus läsionaler Haut inkubiert waren, erzielen. Weiterhin konnte die Reaktion durch einen monoklonalen Antikörper gegen das MHC-Klasse-II-Oberflächenantigen fast vollständig zum Erliegen gebracht werden. Alle diese Daten sprechen dafür, daß es sich bei dem autostimulatorischen Agens um ein (Super)antigen in Assoziation mit dem MHC Klasse II Molekül auf den frisch aus der psoriatischen Läsion isolierten DDC handeln könnte und nicht etwa um einen löslichen Faktor. Interessanterweise kam es durch DDC in CD4-T-Zellen ebenfalls zur spezifischen Induktion von TH-1-Zytokinen, die in-vivo in der Psoriasis gefunden werden und denen eine pathophysiologische Bedeutung in der Psoriasis zugesprochen wird.

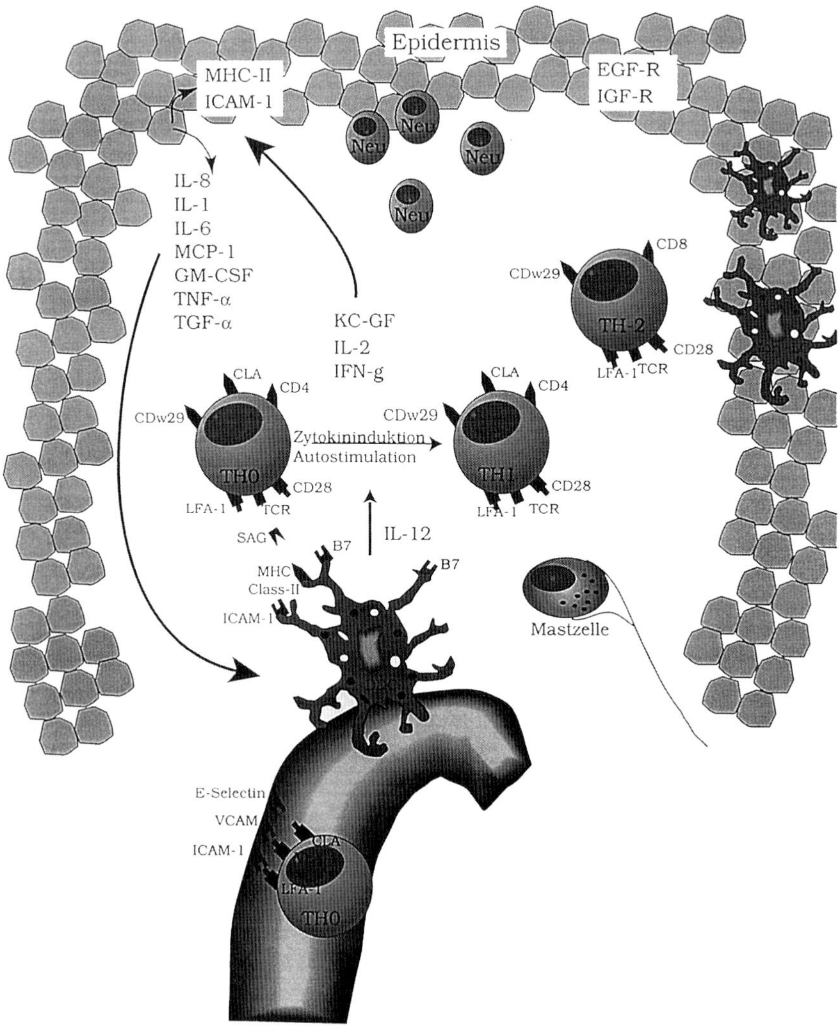

Abb. 1. Schema zur Immunpathogenese der Psoriasis. Eine erhöhte Anzahl von dendritischen Zellen in der Dermis präsentiert das enigmatische Psoriasisantigen. Hautsuchende T-Zellen werden durch läsionale DDC aktiviert, autoproliferieren und produzieren TH-1-Zytokine, sowie noch nicht näher charakterisierte KC-Mitogene (KC-GF: „KC growth factors"), welche dann KC zur Proliferation anregen (epidermale Akanthose). Aktivierte KC produzieren u. a. ein DDC Chemokin (MCP-1). MCP-1 führt zur Akkumulation von DDCs, welche dann wieder TH-0 Zellen in TH-1-Zellen überführen können usw. Der Kreislauf kann nun an verschiedenen Stellen „gestartet" werden. Z. B. durch Köbnern (Induktion von u.a. MCP-1 in KCs) oder z. B. im Rahmen eines Streptokokkeninfektes (Bindung zirkulierender Superantigene an DDCs). Gegenregulatorisch könnten läsionale CD8 T-Zellen vom TH-2-Typ wirken.

Bedeutung von immunregulierenden CD8-T-Zellen vom TH-2-Typ

Wir stellten uns dann die Frage nach gegenregulatorischen Mechanismen in der psoriatischen Plaque, deren Verständnis eine Beitrag zu zukünftigen Therapien liefern könnte. Verschiedene Ergebnisse aus molekularbiologischen Untersuchungen sprechen für eine Rolle von epidermalen CD8-T-Zellen bei der Psoriasis . Da sich aber keine Anzeichen für Zytotoxizität oder Zellzerstörung in der Histopathologie der Psoriasis findet, bleibt noch die mögliche Rolle von CD8 „Suppressor"-T-Zellen. Tatsächlich mehren sich in der Literatur Hinweise auf solche CD8 positiven „Suppressor"-T-Zellen vom TH-2-Typ (Sekretion von IL-4, IL-5 und IL-10). Wenn autologe CD8-T-Zellen von Psoriasispatienten durch läsionale APC aktiviert werden zeigt sich tatsächlich, daß in Gegenwart von läsionalen APC aus der Epidermis selektiv TH-2 Zytokine ausgeschüttet werden. Diese Daten deuten auf die Möglichkeit einer delikaten Balance zwischen TH-1-Zytokin-produzierenden „krankmachenden" CD4-T-Zellen in der Dermis und TH-2-Zytokin-produzierenden gegenregulatorischen CD8-T-Zellen in der Epidermis hin. Diese Ergebnisse stimmen auch mit älteren Befunden in der Psoriasis überein, wonach Neuentstehung von psoriatischen Plaques mit dem Influx von CD4-T-Zellen, Rückbildung der Plaques hingegen mit dem Influx von CD8-T-Zellen korreliert ist [1].

Mausmodelle in der Psoriasisforschung

Insbesondere auf der Ebene von Mausmodellen konnten in letzter Zeit Fragen zur Psoriasispathogenese gestellt und teilweise beantwortet werden. Für die Beteiligung der Keratinozyten in der Krankheitsentstehung spricht eine Publikation bei der die suprabasale transgene Expression eines Adhäsionsmoleküls auf Keratinozyten zur Entstehung eines Psoriasisphänotyps führte [4]. Die Entwicklung Psoriasis ähnlicher Hautläsionen in Kreuzungsexperimenten mit Mäusen, die eine Mutation in einem Leukozytenintegrin (CD18) besitzen, spricht für eine mögliche Rolle von genetischen Polymorphismen (z.B. CD18) in der Psoriasis [3]. Insbesondere durch Verwendung von SCID („severe combined immunodeficency") Mäusen konnte die Rolle von T-Zellen und APC in der Psoriasis erhellt werden. Dabei wird nicht-läsionale Psoriasishaut auf SCID Mäuse gepflanzt. Injektion von Superantigen aktivierten Leukozyten intradermal [11] oder intraperitoneal [2] führte zur Induktion eines Psoriasisphänotyps. Schließlich konnte kürzlich in einem allogenen Transplantationsmodell unter Verwendung von SCID Mäusen die Rolle von T-Zellen in der Psoriasispathogenese erhärtet werden [10].

Therapeutische Intervention

Haben die oben aufgeführten Erkenntnisse eine klinische Relevanz und Einfluß auf zukünftige Therapien? Insbesondere die Blockierung der Interaktion von APC und T-Zelle durch CTLA-4-Fusionsmoleküle hat zu neuen therapeutischen Ansätzen in ersten Pilotstudien geführt. Durch dieses Molekül wird die Interaktion von B7 auf APC Seite und CD28 auf der T-Zelle unterbunden und damit die Aktivierung der T-Zelle verhindert. CTLA-4-Immunglobulin wurde 37 Patienten mit Psoriasis intravenös an den Tagen 1, 3, 16 und 29 verabreicht. Die Substanz wurde sehr gut vertragen und erste Ergebnisse scheinen erfolgversprechend zu sein [8].

Andere Pilotstudien versuchen gegen die krankheitsverursachenden T-Zellen direkt zu impfen. Dabei werden Peptide intradermal appliziert, die dem hochvariablen Anteil des T-Zellrezeptors entsprechen. Man erhofft sich durch diese Impfung mit Selbstantigenen die Induktion gegenregulatorischer TH-2-Zellen.

Die Anwendung von Fumaraten besitzt nun ebenfalls eine solide immunologische Grundlage [5]. Wie erwähnt besitzen TH-1-Zytokine (insbesondere IFN-γ) einen Krankheitswert in der Psoriasis. Für Fumarate konnte gezeigt werden, daß sie in der Lage sind gegenregulatorische TH-2-Zytokine zu induzieren und damit wahrscheinlich das krankheitsverursachende TH-1-Zytokinmilieu neutralisieren.

Literatur

1. Baker BS, Swain AF, Fry L, Valdimarsson H (1984) Epidermal T lymphocytes and HLA-DR expression in psoriasis. Br J Dermatol 110:555–564
2. Boehncke WH, Dressel D, Zollner TM, Kaufmann R (1996) Pulling the trigger on psoriasis [letter]. Nature 379:777
3. Bullard DC, Scharffetter Kochanek K, McArthur MJ, Chosay JG, McBride ME, Montgomery CA, Beaudet AL (1996) A polygenic mouse model of psoriasiform skin disease in CD18-deficient mice. Proc Natl Acad Sci U S A 93:2116–2121
4. Carroll JM, Romero MR, Watt FM (1995) Suprabasal integrin expression in the epidermis of transgenic mice results in developmental defects and a phenotype resembling psoriasis. Cell 83:957-968
5. Dejong P, Bezemer AC, Zomerdijk TPL, Vandepouwkraan T, Ottenhoff THM, Nibbering PH (1996) Selective Stimulation Of T Helper 2 Cytokine Responses By the Anti-Psoriasis Agent Monomethylfumarate. Eur J Immunol 26:2067–2074
6. Detmar M (1996) Molecular regulation of angiogenesis in the skin [editorial]. J Invest Dermatol 106:207–208
7. Elder JT, Henseler T, Christophers E, Voorhees JJ, Nair RP (1994) Of genes and antigens: the inheritance of psoriasis. J Invest Dermatol 103:150S–153S
8. Lebwohl M, Kang S, Guzzo C, Jagasothy B, Goldfarb M, Mann R, Goffe B, Menter A, Lowe N, Krueger G, Brown M, Weiner R, Birkhofer M, Warner G, Berry K, Linsely P, Krueger J, Ochs H, Kelley S, Abrahams J (1997) CTLA4Ig (BMS-188667)-mediated blockade of costimulation in patients with psoriasis (abstract). J Invest Dermatol 108:570
9. Nestle FO, Turka LA, Nickoloff BJ (1994) Characterization of dermal dendritic cells in psoriasis. Autostimulation of T lymphocytes and induction of Th1 type cytokines. J Clin Invest 94:202–209
10. Schon MP, Detmar M, Parker CM (1997) Murine psoriasis-like disorder induced by naive CD4+ T cells. Nat Med 3:183–188
11. Wrone Smith T, Nickoloff BJ (1996) Dermal injection of immunocytes induces psoriasis. J Clin Invest 98:1878–1887

T-Zelle und Psoriasis: als Kriminalfall gesehen

J. C. Prinz

Einleitung

T-Zelle und Psoriasis – diese thematische Kombination war noch vor wenigen Jahren ein Unding: aus dem Kenntnisstand der Zeit heraus war ein Zusammenhang zwischen entzündlicher epidermaler Hyperplasie und Immunsystem nicht nachvollziehbar. Diese Einstellung hat sich in der letzten Zeit geändert, und eine Reihe von Erkenntnissen belegt heute, daß T-Zellen möglicherweise sogar von entscheidender Bedeutung für die Entstehung der Psoriasis sind.

Für eine verständliche Darstellung dieses neuen Erkenntnissstandes kommt mir ein besonderer Umstand zuhilfe: Karlsruhe ist nicht nur Ort der 39. Tagung der Deutschen Dermatologischen Gesellschaft, sondern auch Sitz des Bundesgerichtshofs. Und um diesen beiden Tatsachen Rechnung zu tragen, möchte ich Psoriasis einmal als Kriminalfall darstellen.

Der Tatbestand

Für ein Vergehen, und als solches kann man Psoriasis aus Sicht des Patienten durchaus betrachten, braucht man zunächst einen Tatbestand. Dieser Tatbestand ist eine akut-exanthematische oder chronisch rezidivierende Hautentzündung. Sie ist charakterisiert durch typische erythemato-squamöse Plaques, und diesen Plaques liegt eine charakteristische Kombination von Einzelphänomenen zugrunde: zu ihnen gehören im Besonderen eine exzessive Steigerung der Keratinozytenproliferation, eine Ansammlung von neutrophilen Granulozyten, entzündliche Gefäßveränderungen und ein mononukleäres Infiltrat, welches zahlreiche aktivierte T-Lymphozyten enthält.

Die Verdächtigen

Bei der Suche nach den Verursachern dieser Veränderungen wurden während der letzten Jahrzehnte eine Reihe von Verdächtigen beschuldigt: wegen der Vordergründigkeit der epidermalen Hyperproliferation war es zunächst die gestörte Regulation der Keratinozytenproliferation, welche als zentrale Ursache der psoriatischen Hautveränderungen angesehen wurde. Dieser Verdacht ließ sich jedoch nicht erhärten, die Regulation der Keratinozytenproliferation bei Psoriasispatient ist normal, und Keratinozyten erscheinen somit als nicht schuldig.

Die Ansammlung von Granulozyten gehört ebenfalls zu den zentralen Merkmalen psoriatischer Läsionen: es ließen sich aber weder Störungen in der Granulozytenfunktion noch in der Leukotaxis nachweisen: somit müssen auch Granulozyten als nicht schuldig gelten. Das gleiche gilt für das ehemals angeschuldigte Adenylatzyklasesystem und den Arachidonsäurestoffwechsel: die Verdachtsmomente einer ursächlichen Tatbeteiligung ließen sich nicht erhärten.

Unter Verdacht geraten sind in letzterer Zeit hingegen T-Lymphozyten, und für ihre Rolle bei der Psoriasis sprechen eine Reihe von Verdachtsmomenten. Zu ihnen gehört die HLA-Assoziation der Psoriasis, die deutlicher ausfällt als für manche Autoimmunerkrankung. Psoriasis kann durch die systemische Gabe immunologischer Mediatoren wie den T-Zell-Wachstumsfaktor IL-2 oder von IFN-α und IFN-γ ausgelöst werden, und sie kann übertragen werden durch bzw. abheilen nach Knochenmarktransplantation [zusammengefaßt in Ref. 3].

Ein weiteres, wirklich eindeutiges Indiz für die Tatbeteiligung der T-Zellen ist auch die therapeutische Wirksamkeit von T-Zell-selektiven Immunsuppressiva, also von immunsuppressiven Medikamenten, die ganz spezifisch auf T-Lymphozyten wirken: hierher gehören vor allem Ciclosporin, FK 506, monoklonale CD4-Antikörper oder ein rekombinantes Konjugat aus IL-2 und Diphtherie-Toxin [3, 5].

Dies wird besonders deutlich, wenn man sich den Befund eines Patienten mit Psoriasis pustulosa generalisata von Zumbusch vor und 11 Tage nach Beginn einer Behandlung mit CD4-Antikörpern betrachtet, welche ganz selektiv nur die Funktion aktivierter Helfer-T-Lymphozyten hemmen: die Pustulationen sind abgeheilt und Schuppung und entzündliche Erytheme weitgehend verschwunden [6, 8]. All diese Veränderungen also, die gesteigerte Keratinozytenproliferation, die psoriatische Entzündung und die Granulozytenansammlungen, sind somit offensichtlich eine Folge der T-Zell-Aktivierung.

Die Tätermerkmale

Um nachzuweisen, wie diese T-Lymphozyten die psoriatischen Hautveränderungen verursachen, müssen wir ihre besonderen Eigenschaften darstellen, also ihre Tätermerkmale herausarbeiten. Die verdächtigen T-Lymphozyten sitzen vor allem in der Dermis, aus der sie in geringerer Zahl in die Epidermis auswandern. Um diese T-Zellen genauer unter die Lupe nehmen, wurden sie von verschiedenen Arbeitsgruppen, so auch von uns, aus psoriatischen Hautproben isoliert. Hierfür gibt es etablierte Verfahren, durch welche die T-Lymphozyten sowohl aus der Dermis als auch der Epidermis gewonnen werden können. Die so gewonnenen T-Lymphozyten wurden dann durch geeignete Stimulationsverfahren zur Vermehrung gebracht und kloniert. Hierdurch werden T-Zell-Populationen gewonnen, die aus einer einzigen Ausgangszelle hervorgegangen und somit funktionell identisch sind. Derartige T-Zell-Klone erlauben *de facto* die Analyse der T-Zell-Funktionen auf Einzelzellebene.

Bei diesen Untersuchungen der T-Zell-Klone zeigte sich recht deutlich, daß psoriatische T-Lymphozyten durch die Sekretion von Mediatoren in der Lage sind, die Keratinozytenproliferation zu steigern: überträgt man nämlich das Kulturmedium, in dem diese T-Zellen wachsen und das somit auch die von den T-Lymphozyten produzierten Botenstoffe, die Zytokine enthält, auf Keratinozytenkulturen, dann bewirken die Botenstoffe eine deutliche Anregung der Keratinozytenvermehrung. Psoriatische T-Lymphozyten können also durch die Sekretion von Mediatoren die Proliferation von Keratinozyten anregen [1, 7]. Daß dieser Einfluß eine besondere Eigenschaft gerade der psoriatischen T-Lymphozyten ist, erkennt man durch den Vergleich mit T-Zell-Klonen aus dem Blut: deren Kulturüberstände bewirken in den meisten Fällen sogar eine Hemmung der Keratinozytenvermehrung. Aus diesen Versuchen kann man somit ableiten, daß T-Lymphozyten aus Psoriasisläsionen einen funktionell besonders differenzierten T-Zell-Typ darstellen, der durch die Sekretion von Botenstoffen die Keratinozytenproliferation steigern und somit entsprechend seinem Täterprofil eines der Hauptmerkmale der Psoriasis – die epidermale Hyperplasie – erklären kann.

Die Tatwerkzeuge

Eine Tat braucht nun aber auch Tatwerkzeuge, mit der sie ausgeführt wird, und der Nachweis von Tatwerkzeugen bei einem Verdächtigen kann einen drängenden Tatverdacht weiter erhärten.

Psoriatischen T-Lymphozyten produzieren verschiedene Mediatoren, durch welche sie durchaus in der Lage sein sollten, auch die anderen typischen psoriatischer Hautveränderungen zu vermitteln. Zu ihnen gehören eine Reihe von Faktoren, welche die Keratinozytenproliferation direkt steigern, wie etwa IL-3, IL-6, GM-CSF und auch IFN-γ. Zytokine wie die Tumornekrosefaktoren oder IFN-γ können die für Psoriasisläsionen typische Expression von Adäsionsmolekülen induzieren, und TNF-α bewirkt zusätzlich die Bildung von IL-6 und IL-8 in Keratinozyten, die dann die Keratinozytenproliferation weiter steigern oder zu der Ansammlung von neutrophile Granulozyten beitragen. Psoriatische T-Zellen produzieren aber auch selbst IL-8, und es ist der Verdienst von Oliver Wiedow aus Kiel, daß wir heute wissen, daß die von den Granulozyten produzierte Leukozytenelastase die Keratinozytenproliferation weiter anregt. Die Interleukine 3 und 5 vermitteln speziell in dieser Kombination die Vermehrung und Aktivierung von Mastzellen, die nicht nur in erhöhter Zahl in Psoriasisläsionen vorkommen, sondern auch selbst die Keratinozytenproliferation durch die Produktion von Mastzelltryptase anregen können. Die psoriatischen T-Lymphozyten verfügen somit über ein Spektrum von Tatwerkzeugen, mit dem sie das Szenarium psoriatischer Veränderungen direkt oder indirekt vermitteln können [11].

Der Fingerabdruck

Ein vernünftiger Kriminalfall braucht weiterhin einen Fingerabdruck, der eine Täteridentität vermittelt. Einen solchen Fingerabdruck findet man in entzündlichen Prozessen in Form des T-Zell-Rezeptors. Der T-Zell-Rezeptor ist der Rezeptor, mit dem die T-Zelle ihr spezielles Antigen erkennt. Er ist für die einzelne T-Zelle ein unverwechselbares individuelles Merkmal. Das liegt daran, daß in der T-Zell-Reifung durch zufällige somatische Rekombination verschiedener genetischer Bausteine soviele unterschiedliche T-Zell-Rezeptoren gebildet werden können, daß es ausgesprochen unwahrscheinlich ist, daß mehrere T-Zellen in der Fetalzeit gleichartig gebaute T-Zell-Rezeptoren erhalten. Findet man nun T-Zellen in einem entzündlichen Infiltrat, welche die gleichen T-Zell-Rezeptoren und damit denselben Fingerabbdruck besitzen, dann kann man mit an Sicherheit grenzender Wahrscheinlichkeit davon ausgehen, daß diese T-Zellen durch

Zellteilung aus derselben Ursprungszellen hervorgegangen sind.

Welche Aussage macht nun die Analyse der T-Zell-Rezeptoren in einem Infiltrat: sie läßt eindeutigen Aufschluß darüber zu, wie die Entzündung zustande gekommen ist. So werden z.B. in einem unspezifischen Infiltrat oder bei einer durch Superantigene vermittelten Entzündung, wie sie ja gerade für Psoriasis diskutiert wurde, die unterschiedlichsten T-Zellen angelockt und aktiviert, und dies spiegelt sich dann in einer Vielzahl unterschiedlicher T-Zell-Rezeptoren wieder.

Im Gegensatz hierzu werden bei Stimulation durch reguläre Antigene nur einzelne, für das jeweilige Antigen spezifische T-Lymphozyten aktiviert. Als Folge der Aktivierung vermehren sich diese T-Lymphozyten und stellen dann die Mehrzahl der T-Zellen des entzündlichen Infiltrates. Aufgrund ihrer gemeinsamen Herkunft tragen alle diese T-Lymphozyten dann den gleichen T-Zell-Rezeptor.

Um zwischen diesen beiden Fällen unterscheiden zu können, haben wir das T-Zell-Rezeptor-Repertoire in Psoriasisläsionen durch Klonierung und Sequenzanalyse der cDNA einer Großzahl von T-Zell-Rezeptoren charakterisiert. Diese Untersuchungen zeigen deutlich, daß Psoriasisläsionen klonal expandierte T-Zell-Rezeptormotive enthalten. Nach heutigem Wissensstand entspricht eine klonale T-Zell-Rezeptorexpansion in entzündlichen Gewebeläsionen auch einer klonalen T-Zell-Expansion, wie sie als Folge einer antigenspezifischen T-Zell-Stimulation entsteht. Wir können somit heute anhand der T-Zell-Rezeptoranalyse bzw. der Fingerabdrücke der T-Lymphozyten eindeutig festhalten, daß die Immunantwort in den Psoriasisläsionen als Reaktion gegen ein bestimmtes Antigen aufzufassen ist [2, 4].

Die Wiederholungstat

Psoriasis vulgaris ist für die meisten Patienten kein einmaliges Ereignis, sondern sie rezidiviert häufig. Rezidive entsprechen einer Wiederholungstat, und die Analyse der Fingerabdrücke bei Wiederholungstaten gibt weiteren Aufschluß über die Identität des Täters. Um weitere Informationen über die Psoriasis-vermittelnden T-Zellen zu erhalten, haben wir Hautproben aus psoriatischen Plaques des gleichen Patienten in Abständen von 18 Monaten über einen Zeitraum von insgesamt drei Jahren entnommen, die Erkrankung war zwischenzeitlich therapiebedingt abgeheilt und wieder reexazerbiert. Der Fingerabdruck der in der ersten Biopsie klonal expandierten T-Zell-Rezeptoren besaß in der hypervariablen, für die Antigenspezifität verantwortlichen Region der T-Zell-Rezeptor-β-Kette die spezifische Aminosäuresequenz GTAP. Und genau dieser genetische Fingerabdruck GTAP ließ sich auch in den Folgebiopsien nachweisen, nicht aber in klinisch nicht befallener Haut des Patienten. Dieser Versuch zeigt somit eindeutig, daß der Täter in allen Fällen identisch war und die psoriatische Entzündung über längere Zeiträume von denselben T-Zellen und damit auch von denselben Antigenen vermittelt wurde.

Die Anstiftung zur Tat

Wir haben also zwischenzeitlich eine ganze Reihe von Indizien gesammelt, daß T-Zellen als Täter wesentlich an der Entstehung der Psoriasis beteiligt sind. Dennoch sind wir mit diesem Kriminalfall noch nicht am Ende, denn wir müssen uns natürlich noch fragen, warum T-Lymphozyten diese Erkrankung vermitteln, wie also die Anstiftung zur Tat erfolgt.

Hierbei hilft uns möglicherweise die Provozierbarkeit der Psoriasis durch Streptokokkeninfektionen weiter: Streptokokken werden für die Auslösung einer Reihe von Autoimmunerkrankungen verantwortlich gemacht, die als Streptokokkennachkrankheiten bezeichnet werden. Pathogenetische Grundlage hierfür ist, daß Streptokokken Proteine besitzen, die in bestimmten Bereichen gleiche Aminosäuresequenzen besitzen wie Proteine von Keratinozyten. Derartige Strukturhomologien zwischen Streptokokken und Geweben wie Herzmuskel, Gehirn oder Nieren werden dafür angeschuldigt, daß eine Immunantwort, die ursprünglich gegen Streptokokken gerichtet war, sich aufgrund dieser strukturellen Gemeinsamkeiten gegen körpereigene Proteine richtet und so eine Autoimmunreaktion auslöst. Diese Strukturgemeinschaften, die als antigenes Mimikry bezeichnet werden, könnten auch für die Auslösung der Psoriasis vulgaris eine Rolle spielen [10].

Um für die Psoriasis relevante Antigene zu identifizieren, haben wir Kaninchen mit Streptokokken geimpft, welche von Patienten mit Psoriasis vulgaris isoliert worden waren. Die vor und nach der Immunisierung gewonnenen Prä- und Hyperimmunseren wurden dann im Western Blot bezüglich ihrer Reaktivität mit Keratinozytenproteinlysaten getestet. Hierzu werden Keratinozyten lysiert und die Keratinozytenproteine dann in der Gelektrophorese nach Größe aufgetrennt. Anschließend werden dann die Seren zu den aufgetrennten Proteinen gegeben, und die gebundenen Antikörper werden durch eine Farbreaktion sichtbar gemacht.

Kaninchenseren, welche vor der Immunisierung mit Streptokokken gewonnen wurden, zeigten lediglich schwache unspezifische Reaktivitäten mit Keratinozytenproteinen. Die streptokokkenspezifischen Kaninchen-Hyperimmunseren hingegen beinhalteten

Antikörper, welche mit verschiedenen Keratinozytenproteinen reagierten. Diese Antikörper erwiesen sich als spezifisch für Keratinozyten, sie ließen sich nicht für andere Zelltypen, wie etwa eine menschliche B-Zell-Linie, nachweisen. Dieser Versuch zeigt also recht deutlich, daß die immunologische Auseinandersetzung mit Streptokokken eine Immunantwort ganz speziell gegen Keratinozytenproteine hervorrufen kann. Streptokokkeninfektionen können als eine Immunreaktion gegen Keratinozytenproteine anstiften [9].

Damit stellt sich nun natürlich die Frage, ob diese Reaktivitäten auch bei Psoriasispatienten nachweisbar sind. Dies läßt sich besser in der zweidimensionalen Gelelektrophorese darstellen. Hierbei werden Proteine nicht nur nach Größe, sondern auch nach ihrem isoelektrischen Punkt im pH-Gradienten aufgetrennt und sind so als einzelne Proteine identifizierbar. Mit diesen Versuchen konnten wir nachweisen, daß Seren von Psoriasispatienten mit den gleichen Proteinen reagieren, wie die streptokokkenspezifischen Kaninchenseren. Die Anstiftung des Immunsystems zur Reaktion gegen Keratinozytenproteine gilt also möglicherweise auch für menschliche Streptokokkeninfektionen.

Ich muß in diesem Zusammenhang aber auch gleich hinzufügen, daß die Antikörper selbst wahrscheinlich keine direkte pathogenetische Rolle spielen. Die von ihnen erkannten Proteine werden aber nach heutigem Verständnis auch von T-Lymphozyten erkannt. Somit lassen sich die Antikörper zur Identifikation der Keratinozytenstrukturen nutzen, welche für die T-Zell-Aktivierung von Bedeutung sind. Aus diesem Grund haben wir die Proteine durch Peptidsequenzierung identifiziert, ihre cDNA aus Keratinozyten-mRNA gewonnen und für die Produktion von rekombianten Proteinen kloniert. Diese Proteine werden derzeit gereinigt, um dann ihre Rolle als Psoriasisantigene genauer darstellen zu können.

Der Tathergang

Aus all diesen Ergebnissen ist es nun möglich, einen Tathergang zu rekonstruieren, der möglicherweise einen Zugang zum besseren Verständnis der Psoriasispathogenese erlaubt. Hiernach führt ein Racheninfekt mit Streptokokken zu einer Immunisierung von T-Lymphozyten gegen Streptokokkenproteine, welche im Rahmen eines Antigen-Mimikry Strukturgemeinschaften mit Keratinozytenproteinen besitzen. Diese streptokokkenspezifischen T-Lymphozyten wandern nun durch den Körper und gelangen irgendwann auch in die Haut, wo sie bei genetisch prädisponierten Individuen unter bestimmten Umständen die körpereigenen Keratinozytenproteine erkennen. Hierdurch werden sie aktiviert und induzieren dann eine Entzündungsreaktion. Entsprechend ihren urpsrünglichen antibakteriellen Aufgaben lösen diese T-Lymphozyten nun auch in der Haut eine antibakterielle Immunantwort aus, und das führt dann zu dem charakteristischen Bild psoriatischer Hautveränderungen: diese sind nämlich mit der Ansammlung der Granulozyten zur Bakterienphagozytose und der epidermalen Hyperproliferation als Expulsionsmechanismus nichts anderes als das sterile Abbild einer antibakteriellen Abwehrreaktion.

Unter dieser Vorstellung wäre Psoriasis vulgaris also eine Autoimmunerkrankung, welche durch Streptokokkenproteine ausgelöst werden kann und bei der sich die hierdurch hervorgerufene T-Zell-vermittelte Immunantwort dann gegen Keratinozytenproteine richtet. Aufgrund der besonderen funktionellen Eigenschaften dieser T-Lymphozyten kommt es aber nicht zu einer Gewebezerstörung, wie wir sie von anderen Autoimmunerkrankungen her kennen, sondern zur Bildung von Zytokinen, die direkt oder indirekt die Proliferationssteigerung der Keratinzyten und eine Granulozytenansammlung vermitteln.

Wir können heute also mit Fug und Recht behaupten, daß Psoriasis vulgaris eine immunologisch vermittelte Erkrankung ist. Zur Autoimmunerkrankung fehlt der Psoriasis derzeit nur noch die Identifikation der Antigene, welche die psoriatische Entzündungsreaktion auslösen. Daher hoffe ich sehr, daß wir mit unserem Weg der Antigensuche die richtigen, für die Auslösung der Psoriasis relevanten Keratinozytenproteine identifiziert haben und mit der Lösung des eben dargestellten Kriminalfalls letztendlich auch die Pathogenese der Psoriasis vulgaris klären können.

Literatur

1. Bata-Csorgo Z, Hammerberg C, Voorhees JJ, Cooper KD (1995) Kinetics and regulation of human keratinocyte stem cell growth in short-term primary ex vivo culture. Cooperative growth factors from psoriatic lesional T lymphocytes stimulate proliferation among psoriatic uninvolved, but not normal, stem keratinocytes. J Clin Invest 95: 317–327
2. Chang JCC, Smith LR, Froning KJ, Schwabe BJ, Laxer JA, Caralli LL, Kurland HH, Karasek MA, Wilkinson DI, Carlo DJ, Brostoff SW (1994) $CD8^+$ T cells in psoriatic lesions preferentially use T-cell receptor Vb3 and/orVb13.1 genes. Proc Natl Acad Sci USA 91: 9282–9286.
3. Christophers E (1996) The immunopathology of psoriasis. Int Arch Allergy Immunol 110: 199–206
4. Menssen A, Trommler P, Vollmer S, Schendel D, Albert E, Gürtler L, Riethmüller G, Prinz JC (1995) Evidence for an antigen-specific cellular immune response in skin lesions of patients with psoriasis vulgaris. J Immunol 155: 4078–4083
5. Prinz JC (in press) Psoriasis vulgaris, streptococci and the immune system: a riddle to be solved soon? Scand J Immunol
6. Prinz JC, Braun-Falco O, Meurer M, Daddona P, Reiter C, Rieber EP, Riethmüller G (1991) Chimeric CD4 monoclonal

antibody in the treatment of generalized pustular psoriasis. Lancet 338: 320–321
7. Prinz JC, Gross B, Vollmer S, Trommler P, Strobel I, Meurer M, Plewig G (1994) T cell clones from psoriasis skin lesions can promote keratinocyte proliferation in vitro. Eur J Immunol 24: 593–598
8. Riethmüller G, Rieber EP, Kiefersauer S, Prinz JC, Van der Lubbe P, Meiser B, Breedveld F, Eisenburg J, Krüger K, Deusch K, Sanders M, Reiter C (1992) From antilymphocyte serum to therapeutic monoclonal antibodies: first experiences with a chimeric CD4 antibody in the treatment of autoimmune disease. Immunol Rev 129: 81–104
9. Trommler P, Efstratiou A, Prinz JC (1994) Enhanced serological reactivity of psoriatic patients with keratinocyte proteins is partly due to crossreactivities with streptococcal antigens. Acta Derm Venereol 186: 130 (A)
10. Valdimarsson H, Baker BS, Jonsdottir I, Powles AV, Fry L (1995) Psoriasis: a T-cell-mediated autoimmune disease induced by streptococcal superantigens? Immunol Today 16: 145–149
11. Vollmer S, Menssen A, Trommler P, Schendel D, Prinz JC (1994) T lymphocytes derived from skin lesions of patients with psoriasis vulgaris express a novel cytokine pattern that is distinct from that of T helper type 1 and T helper type 2 cells. Eur J Immunol 24: 2377–2382

Autoimmundermatosen

Das zirkulierende carboxyterminale Telopeptid von Typ-I-Kollagen (ICTP): Ein neuer Serummarker für die Bestimmung des klinischen Schweregrades der systemischen Sklerodermie

N. Hunzelmann, J. Risteli, L. Risteli, C. Black, Th. Krieg

Einführung

Die systemische Sklerodermie ist eine chronisch entzündliche Erkrankung, die in fortgeschrittenem Stadium gekennzeichnet ist durch fibrotische Veränderungen der Haut und der befallenen inneren Organe. Die Pathophysiologie dieser Krankheit, die in der vermehrten Ablagerung von Kollagen und anderen Proteinen der extrazellulären Matrix resultiert, ist bisher noch nicht eindeutig geklärt. Eine vermehrte Expression von Typ-I-Kollagen mRNA konnte sowohl mittels In-situ-Hybridisierung als auch an Fibroblastenkulturen, die aus befallener Haut gewonnen wurden, nachgewiesen werden [1, 2]. Die durch den Krankheitsprozeß vermehrt synthetisierte extrazelluläre Matrix wird hauptsächlich in der Umgebung von Hautanhangsgebilden und in der Übergangszone zwischen Dermis und Subcutis abgelagert.

Typ-I-Kollagen das mengenmäßig wichtigste Kollagen der Haut stellt 80–85% des Hautkollagens, wobei sich die restlichen Anteile auf Typ-III-Kollagen (10–15%) und die sogenannten „Minor Kollagene“ (ca. 5%) verteilen. Die Kollagenfasern bilden sich extrazellulär aus den Prokollagenmolekülen, nachdem an den aminoterminalen und carboxyterminalen Enden durch spezifische Enzyme die Propeptide abgespalten wurden [3]. Bisher wurden vor allem die zirkulierenden Serumkonzentrationen dieser Propeptide benutzt, um die Kollagensynthese bei verschiedenen fibrosierenden Erkrankungen zu messen [4]. Die Messung dieser Propeptide konnte sich jedoch nicht als zuverläßiger Serumparameter für die Bestimmung der Krankheitsaktivität etablieren. So gut wie keine Daten gibt es bei fibrosierenden Erkrankungen über im Serum nachweisbare Abbauprodukte des Typ-I-Kollagens. Die bisher publizierten Studien untersuchten vor allem in der systemischen Sklerodermie die mRNA Expression der interstitiellen Kollagenase in vivo und in vitro, wobei sowohl verminderte als auch unveränderte Werte der mRNA-Expression und zum Teil auch der Enzymaktivitäten der interstitiellen Kollagenase gefunden wurden [5, 6].

Vor kurzem konnte nun ein Radioimmunoassay entwickelt werden, mit dem es möglich ist ein spezifisches Abbauprodukt des Typ-I-Kollagens im Serum zu messen [7, 8]. Der verwendete Antikörper erkennt hierbei das carboxyterminale Telopeptid des Typ-I-Kollagens (ICTP) das eine trivalente Kreuzvernetzung enthält und wahrscheinlich als Pyridinolin vorliegt. Wir haben daher im Vergleich zu den Serumkonzentrationen des aminoterminalen Propeptides des Typ-I-Prokollagens (PINP) als Synthesemarker, die Serumkonzentrationen des ICTP als Indikator des die Krankheit begleitenden Kollagenumbaus bestimmt.

Material und Methoden

Seren von 25 Patienten mit systemischer Sklerodermie wurden mittels Radioimmunoassay zum Nachweis des kreuzvernetzten carboxyterminalen Telopeptides von Typ-I-Kollagen (ICTP), als Parameter des Typ-I-Kollagen Abbaus untersucht. Die demographischen Daten dieser Patienten sind in Tabelle 1 dargestellt. Alle Patienten wurden auf eine viszerale Beteiligung untersucht, wobei nur die Patienten ohne Nierenbeteiligung in die Studie aufgenommen wurden. Die klinische Untersuchung einschließlich der Erhebung des „skin score“ erfolgte nach den Kriterien von Kahaleh et al. [9]. Zusätzlich wurde in den gleichen Seren die Konzentration des aminoterminalen Propeptid des Typ-I-Kollagens (PINP) als Maß der Kollagensynthese bestimmt [10]. Bei 10 Patienten, die über ein Jahr an einer klinischen Studie mit Interferon-γ teilnahmen (50 μg Interferon-γ s.c. 3mal pro Woche) wurden

Tabelle 1. Demographische Daten der Patienten mit systemischer Sklerodermie

Patienten	n = 25
Durchschnittsalter	45,6 Jahre
weibliche Patienten [%]	80
Krankheitsdauer	5,1 Jahre
(Bereich)	0,5–25 Jahre
Antinukläre Antikörper [%]	84
Scl-70 [%]	36
Zentromer [%]	24

zusätzlich Seren im Verlauf in dreimonatigem Abstand gewonnen. Darüber hinaus wurden 6 Patienten mit histologisch und klinisch gesicherter zirkumskripter Sklerodermie vom lokalisierten (4 Patienten, Hautbefall weniger als 15% der Hautoberfläche) und generalisierten Typ (2 Patienten, mehr als 60% der Hautoberfläche befallen) untersucht.

Das Typ-I-Kollagenabbauprodukt ICTP und das Prokollagenpeptid wurden in Duplikaten mittels eines Radioimmunoassays (Orion Diagnostica, Oulunsalo, Finland) bestimmt. Die Intra- und Interassayvariationskoeffizienten betrugen jeweils um 5% für beide verwendete Radioimmunoassays.

Ergebnisse und Diskussion

Bei 20 der 25 Patienten waren die Serumkonzentrationen des Kollagenabbauproduktes ICTP oberhalb der Normgrenze von 4,6 µg/l (Abb. 1). Der Mittelwert war mit 7,14 µg/l signifikant ($p < 0{,}01$) erhöht. Interessanterweise zeigte sich eine statistisch signifikante Korrelation ($p < 0{,}01$, $r = 0{,}65$) zwischen der Serumkonzentration des bei der Degradation von Typ-I-Kollagen entstehenden carboxyterminalen Telopeptides (ICTP) und dem Hautscore als Ausdruck des von der Erkrankung befallenen Areals. Eine vergleichbare Korrelation fand sich bei Patienten mit verschiedenen Formen der zirkumskripten Sklerodermie. Während 4 Patienten mit der lokalisierten Form der zirkumskripten Sklerodermie ICTP Konzentrationen innerhalb des Referenzbereichs aufwiesen, zeigten 2 Patienten mit der generalisierten Form der zirkumskripten Sklerodermie deutlich erhöhte Serumwerte (9,7 bzw. 7,0 µg/l). Hingegen zeigte sich keine solche Korrelation für PINP, das bei keinem der untersuchten Patienten die obere Grenze des Referenzbereichs (80 µg/l) überschritt.

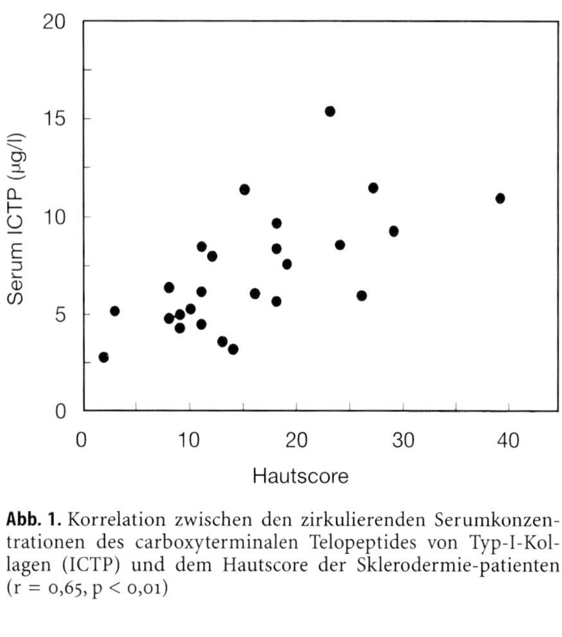

Abb. 1. Korrelation zwischen den zirkulierenden Serumkonzentrationen des carboxyterminalen Telopeptides von Typ-I-Kollagen (ICTP) und dem Hautscore der Sklerodermie-patienten ($r = 0{,}65$, $p < 0{,}01$)

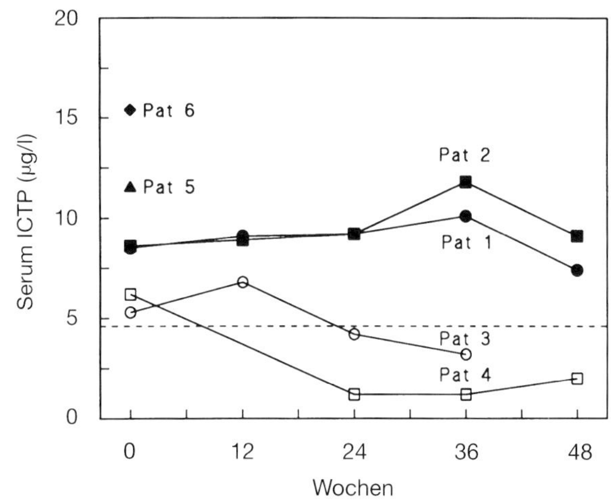

Abb. 2. Veränderungen der ICTP Serumkonzentrationen im Krankheitsverlauf. Die Veränderungen der Serumspiegel werden beispielhaft an 4 Patienten dargestellt. Patienten 1 und 2 zeigten einen unveränderten Hautscore über den Beobachtungszeitraum eines Jahres, während Patienten 3 und 4 eine deutliche Verbesserung bzw. Normalisierung des Hautscores zeigten. Zum Vergleich sind die ICTP Serumkonzentrationen von 2 Patienten mit einer schnell fortschreitenden Form der systemischen Sklerodermie eingezeichnet (Patienten [5, 6]).

Die ICTP Serumkonzentrationen gaben in der Regel den klinischen Verlauf der Hautbeteiligung wieder, d.h. sie normalisierten sich bei Patienten mit einer Rückbildung der Hautbeteiligung und blieben erhöht bei Patienten mit unverändertem Hautscore. Die höchsten Werte konnten bei Patienten mit sehr ausgeprägter Erkrankung und einer hohen Krankheitsaktivität nachgewiesen werden. Die Veränderungen der Serumkonzentrationen bei Patienten mit systemischer Sklerodermie und einer Rückbildung der Hautfibrose oder einem stabilen beziehungsweise fortschreitendem Krankheitsverlauf werden in Abbildung 2 dargestellt. In all diesen Patienten bestand eine normale Nierenfunktion, so daß der Einfluß einer verminderten Ausscheidung des Telopeptides durch die Niere ausgeschlossen werden kann. Bei Patienten mit einer Normalisierung des Hautscores im Beobachtungszeitraum fiel der Serumspiegel des Telopeptides wieder in den Normbereich. Eine weitere Erhöhung des Serumspiegels, der mit dem vermehrten Abbau von Kollagen während der Rückbildung der sklerodermieartigen Hautveränderungen einher gehen müßte, konnte nicht nachgewiesen werden. Dies ist möglicherweise auf die großen Zeitabstände zwischen den entnommenen Serumproben (12 Wochen) zurückzuführen. Es könnte aber auch darauf zurückzuführen sein, daß Abbauprodukte entstehen, die in diesem

Assay nicht erkannt werden. Im Gegensatz zu den Werten für das Typ-I-Kollagen Telopeptid blieben die Werte des bestimmten aminoterminalen Prokollagen Typ-I-Peptides im Normbereich und zeigten keine Korrelation mit dem Hautscore. Dieses Ergebnis ist wahrscheinlich darauf zurückzuführen, daß der größte Anteil des im Serum nachweisbaren Peptides nicht in der Haut sondern im Knochen gebildet wird.

Die Abfolge enzymatischer Reaktionen, die im Verlauf des Abbaus von Kollagenfasern in vivo stattfinden ist bisher nicht bekannt, ebensowenig wie die Strukturen der entstehenden Abbauprodukte. In normaler Haut läßt sich mit immunhistochemischen Mitteln eine Färbung vor allem der korialen Faserbündel durch den anti-ICTP Antikörper in der Dermis darstellen (Hunzelmann N., unveröffentlichte Beobachtung). Um von dem verwendeten Antikörper erkannt zu werden, muß das Peptid Material von 3 verschiedenen Polypeptidketten enthalten, i.e. die carboxyterminalen Telopeptide von zwei $\alpha1(I)$ Ketten und ein drittes Peptid von der tripelhelikalen Region entweder einer $\alpha1(I)$ oder $\alpha2(I)$ Kette eines anderen Typ-I-Kollagenmoleküls. Weitergehende Untersuchungen konnten die Bindungsstelle auf ein Kluster von drei Phenylalaninen lokalisiert zwischen der Kollagenhelix und der trivalenten Kreuzvernetzungsregion einengen (Risteli J., persönliche Mitteilung). Das mittels SDS-PAGE Gelelektrophorese und Immunoblot nachweisbare zirkulierende Serumantigen, das sich auch wie andere Kollagenpeptide in Hautsaugblasenflüßigkeit nachweisen läßt, ist ungefähr doppelt so groß, wie der durch Trypsinverdau aus Knochen Typ-I-Kollagen gewonnene Standard. Der Grund für diesen Größenunterschied ist bisher noch nicht bekannt, aber es wurde bereits von anderen Autoren die Isolation nicht-helikaler Bestandteile des carboxyterminalen Endes von Typ-I-Kollagen berichtet [11]. Für die weitere Charakterisierung dieses Antigens wird es notwendig sein die genaue Spaltstelle im Kollagenmolekül zu lokalisieren, um anschließend auch das oder die Enzyme identifizieren zu können, das die Spaltung katalysiert. Der Befund eines vermehrten Abbaus des Typ-I-Kollagens in der systemischen Sklerodermie wird auch durch den von mehreren Autoren [4, 12] berichteten Nachweis erhöhter Serumspiegel des aminoterminalen Typ-III-Kollagen Propeptides bei dieser Erkrankung unterstützt. Neue Untersuchungen konnten nämlich zeigen, daß ein Teil der verwendeten Assays auch Degradationsprodukte des Typ-III-Kollagens nachweisen [13].

Zusammenfassung

Diese Untersuchungen zeigen, daß die Serumkonzentrationen des carboxyterminalen Telopeptids des Typ-I-Kollagens (ICTP) mit dem Ausmaß der Hautbeteiligung bei systemischer Sklerodermie korrelieren und somit ein erster sinnvoller Verlaufsparameter bei dieser Erkrankung sein könnten. Darüber hinaus weisen die neuen Ergebnisse darauf hin, daß bei der systemischen Sklerodermie möglicherweise nicht nur die Kollagensynthese erhöht ist, sondern wahrscheinlich im Rahmen eines insgesamt erhöhten Kollagenumsatzes das Gleichgewicht zwischen Neosynthese und Kollagenabbau verschoben ist.

Literatur

1. LeRoy EC (1974) Increased collagen synthesis by scleroderma fibroblasts in vitro. J Clin Invest 54:880–889
2. Scharffetter K, Lankat-Buttgereit B, Krieg T (1988) Localization of collagen mRNA in normal and scleroderma skin by in situ hybridization. Eur J Clin Invest 18:9–17
3. Prockop DJ, Kivirikko KI, Tuderman L, Guzman NA (1979) The biosynthesis of collagen and its disorders. N Engl J Med 301:12–23
4. Krieg T, Langer I, Gerstmeier H, Keller J, Mensing H, Goerz G, Timpl R (1986) Type III collagen aminopropeptide levels in serum of patients with progressive systemic scleroderma. J Invest Dermatol 87:788–791
5. Takeda K, Hatamochi A, Ueki H, Nakata M, Oishi Y (1994) Decreased collagenase expression in cultured systemic sclerosis fibroblasts. J Invest Dermatol 103:359–363
6. Uitto J, Bauer EA, Eisen AZ (1979) Scleroderma. Increased biosynthesis of triple helical type I and type III procollagen associated with unaltered expression of collagenase by skin fibroblasts in culture. J Clin Invest 64:921–930
7. Risteli J, Elomaa I, Niemi S, Novamo A, Risteli L (1993) Radioimmunoassay for the pyridinoline cross-linked carboxyterminal telopeptide of type I collagen: A new serum marker for bone collagen degradation. Clin Chem 39: 635–640, 1003
8. Paimela L, Leirisalo-Repo M, Risteli L, Hakala M, Helve T, Risteli J (1994) Type I collagen degradation product in serum of patients with early rheumatoid arthritis: relationship to disease activity and radiological progression in a 3-year follow-up. Br J Rheumatol 33:1012–1016
9. Kahaleh MB, Sultany GL, Smith EA, Huffstetter JE, Loadholt CB, LeRoy EC (1986) A modified scleroderma skin scoring method. Clin Exp Rheumatol 4:367–369
10. Melkko J, Kauppila S, Niemi S, Risteli L, Haukipuro K, Jukkola A, Risteli J (1996) Immunoassay for the intact aminoterminal propeptide of human type I procollagen (PINP). Clin Chem 42:947–954
11. Light ND, Bailey AJ (1980) The chemistry of collagen cross-links. Purification and characterization of cross-linked polymeric peptide material from mature collagen containing unknown amino acids. Biochem J 185:373–381
12. Majewski S, Skiendwielewska A, Makiella B, Jablonska A, Blascyk M (1987) Serum levels of type III collagen aminopropeptide in patients with systemic scleroderma. Arch Dermatol Res 279:484–486
13. Risteli J, Risteli L(1995) Analysing connective tissue metabolites in human serum. Biochemical, physiological and methodological aspects. J Hepatol 22 [Suppl. 2}:77–81

Frühnachweis der systemischen Sklerodermie (SSc) mit der Intravitalmikroskopie

M. Jünger, M. Hahn, Th. Klyscz, A. Steins, D. Zuder

Die systemische Sklerodermie führt bei über 90 % der Betroffenen zu Kälte- und Nässe-ausgelösten anfallsartigen Durchblutungsstörungen von Fingern und Zehen, den Raynaud-Attacken. Das Endothel von Arteriolen und Kapillaren, das wesentlich an der Regulation der Hautdurchblutung beteiligt ist, wird frühzeitig bei fast allen Patienten funktionell und morphologisch gestört. Da potente vasoaktive Hormone vom Endothel sezerniert oder modifiziert werden, weisen die Gefäßspasmen daraufhin, daß bei Patienten mit systemischer Sklerodermie das Gleichgewicht zu den vasopressorisch wirksamen Substanzen hin verschoben ist.

Raynaud-Attacken finden sich auch bei anderen Kollagenosen, wie dem Lupus erythematodes oder der Dermatomyositis. Jedoch dominiert zahlenmäßig das primäre Raynaud-Syndrom als Funktionsstörung ohne organische Ursache. Daher sind die Raynaud-Attacken, ein Leitsymptom für die systemische Sklerodermie, zu unspezifisch, um die Diagnose zu untermauern. Aus der großen Zahl von Patienten mit Raynaud-Syndrom lassen sich jedoch mit Hilfe der Kapillarmikroskopie und der Fluoreszenz-Videomikroskopie diejenigen Patienten herausfinden, deren akrale Vasospasmen durch die systemische Sklerodermie bedingt sind.

Untersuchungsmethode

Die Hautkapillaren, die als Endothelzellschläuche betrachtet werden können, sind frühzeitig morphologisch und funktionell verändert, wahrscheinlich auch ein Korrelat für die oben erwähnten Regulationsstörungen der Hautdurchblutung. Sie sind auflichtmikroskopisch sichtbar.

Da die Hautkapillaren im Nagelfalzbereich parallel zur Hautoberfläche verlaufen, können sie im Vergleich zu anderen Körperregionen hier über einen langen Verlauf beurteilt werden. Der technische Aufwand kann gering gehalten werden. Beliebige Auflichtmikroskope mit schräg oder orthograd einfallender Beleuchtung und einer Vergrößerung von mindestens 15-fach z. B. ein Dermatoskop können verwendet werden. Die Option einer Dokumentation des kapillarmikroskopischen Bildes erhöht den Aufwand um eine Videokamera mit Rekorder oder Videoprinter oder eine klassische mikroskopische Fotodokumentationseinrichtung. Sollen neben der Morphologie der erythrozytengefüllten Kapillaren auch Funktionen wie die transkapilläre Permeabilität mit Fluoreszenzfarbstoffen (z. B. Na-Fluoreszein, Indocyaningrün) untersucht werden, so sind geeignete Anregungs- und Sperrfilter und eine geeignete Lichtquelle z. B. eine Quecksilberhochdrucklampe zu wählen. Mit Hilfe von computerisierten Videobildanalysesystemen lassen sich, meist offline, die Kapillaren vermessen, Blutfließgeschwindigkeiten berechnen und der Farbstoffaustritt aus den Kapillaren in das Gewebe quantifizieren [1].

Skleroderma like pattern

Die Nagelfalzkapillaren des Gesunden entspringen dem subpapillären Gefäßplexus, verlaufen parallel zur Hautoberfläche auf den Nagel hin, der arterielle Schenkel geht dann über einen haarnadelförmigen Umkehrpunkt in den etwas weiteren venulären Kapillarschenkel über, der in den subpapillären venösen Gefäßplexsus wieder einmündet. Diese haarnadelförmigen Kapillarschlingen finden sich in den ersten zwei bis fünf Kapillarreihen, die unmittelbar an den Nagelfalz angrenzen. Die Kapillaren sind regelmäßig angeordnet und verlaufen gleichförmig. Vereinzelte Verzweigungen und Verdrehungen der Kapillarschlinge können beim Gesunden vorkommen.

Demgegenüber finden sich bei systemischer Sklerodermie eine ausgeprägte Rarifizierung der Nagelfalzkapillaren bis hin zur Ausbildung von avaskulären Feldern. Einzelne Kapillarschlingen können im arteriolären Schenkel, im Kapillarschlingenumkehrpunkt und im venulären Schenkel riesenhaft vergrößert sein (über 50 μm im Durchmesser, „Riesenkapillaren" oder „giant capillaries"). Die rarifizierten Kapillaren sind häufig chaotisch angeordnet, häufig werden zahlreiche Mikroblutungen beobachtet, die wie zerstörte Kapillarschlingenabschnitte aussehen (s. Abb. 1).

Dieses Sklerodermie-typische Muster findet sich

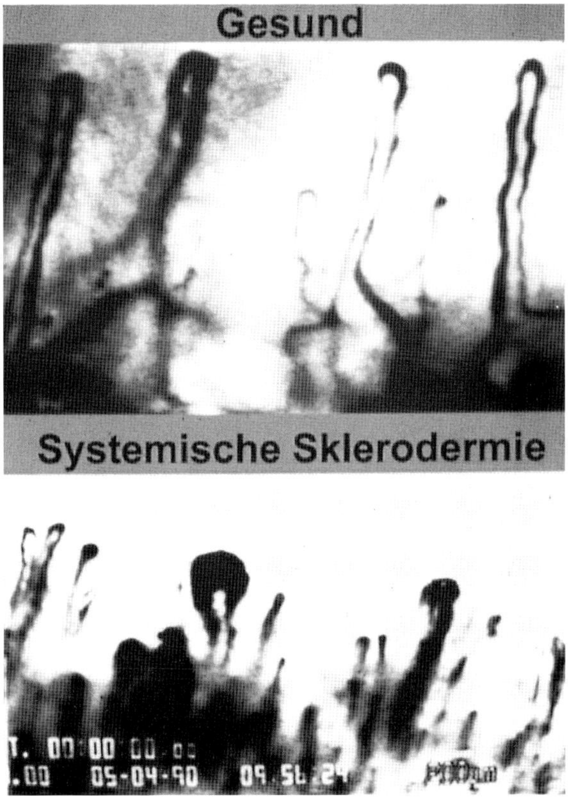

Abb. 1. Auflichtmikroskopie von Kapillaren im Bereich des Fingernagelfalzes eines Gesunden (obere Bildhälfte) und eines Patienten mit systemischer Sklerodermie (untere Bildhälfte). Während die haarnadelförmigen Kapillarschlingen beim Gesunden gleichförmig auf den Nagel zu verlaufen und regelmäßig angeordnet sind, ist die Zahl der Kapillaren bei systemischer Sklerodermie deutlich rarifiziert. Einzelne Kapillarschlingen sind riesig vergrößert („giant capillaries"), die Kapillaren sind chaotisch angeordnet.

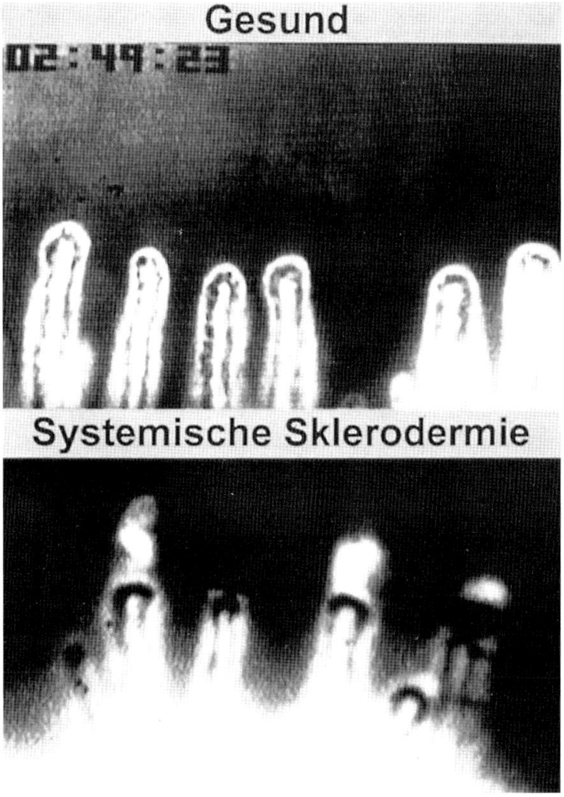

Abb. 2. Fluoreszenz-Videomikroskopie von Nagelfalzkapillaren des Fingers bei einem Gesunden (obere Bildhälfte) und bei einem Patienten mit systemischer Sklerodermie (untere Bildhälfte). Der intravenös injizierte Farbstoff Na-Fluoreszein färbt beim Gesunden perikapillär einen schmalen Saum. Demgegenüber tritt der Farbstoff aus den Kapillaren des Patienten mit systemischer Sklerodermie umschrieben vermehrt („zipfelmützenartig") aus.

bei über 90 % der Patienten mit systemischer Sklerodermie, auch bei betroffenen Kindern und Jugendlichen [4], nicht bei gesunden Probanden und bei Patienten mit rein funktionellem primärem vasospastischen Raynaud-Syndrom. Die Sensitivität und Spezivität der Methode liegt damit über 0,9 [3].

Die diagnostische Genauigkeit läßt sich noch durch die Fluoreszenz-Videomikroskopie [5] erhöhen. Dabei wird während der Kapillarmikroskopie als fluoreszierender Farbstoff Natrium-Fluoreszein injiziert. Während der Untersuchung sind in den mikroskopischen Strahlengang geeignete Anregungs- und Sperrfilter einzuschieben. Während beim Gesunden der gelbaufleuchtende Farbstoff perikapillär einen gleichförmigen etwa 3 bis 5 µm breiten schmalen Saum anfärbt, beobachtet man bei systemischer Sklerodermie umschrieben vermehrte Fluoreszenzflecke als Ausdruck einer vermehrten Durchlässigkeit der Kapillaren für den kleinmolekularen wasserlöslichen Farbstoff (s. Abb. 2). Der Nachweis dieser Farbstofflecks erhöht die diagnostische Sicherheit.

Die Sklerodermie-typische Mikroangiopathie findet sich bei den meisten Patienten mit systemischer Sklerodermie, in nur wenigen Fällen bei anderen Kollagenosen wie dem Lupus erythematodes oder der Dermatomyositis. Aus der großen Zahl von Patienten mit Raynaud-Attacken können mit Hilfe der Kapillarmikroskopie und der Fluoreszenz-Videomikroskopie mit großer diagnostischer Treffsicherheit die Patienten mit systemischer Skerodermie erkannt werden. Die Sklerodermie-typische Mikroangiopathie konnte zeitlich bereits vor dem Auftreten von Sklerodermie-typischen Autoantikörpern nachgewiesen werden (Abb. 3). Im Laufe von Monaten bis Jahren später beobachteten wir bei diesen Patienten das Auftreten dieser Autoantikörper („Serokonversion"). Diese Beobachtung stützt die bereits ältere Hypothese, daß Endothel und Gefäßveränderungen zu den initialen pathophysiologischen Ereignissen bei systemischer Sklerodermie gehören, die möglicherweise noch vor autoimmunologischen Phänomenen auftreten.

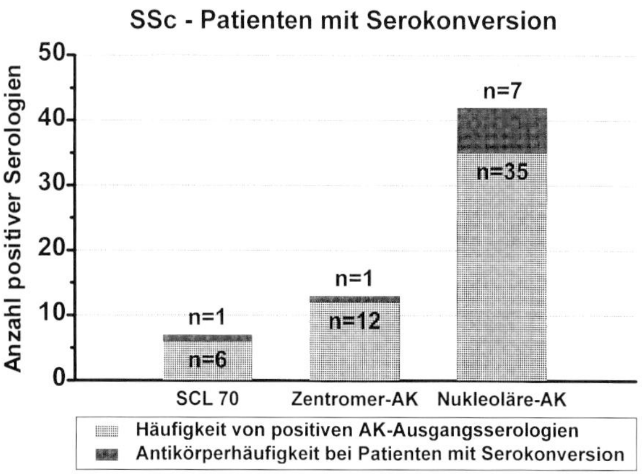

Abb. 3. Bei 62 Patienten ist die Häufigkeit von sklerodermietypischer Mikroangiopathie und die Häufigkeit von sklerodermietypischen Auto-Antikörpern dargestellt. Bei 53 Patienten (gepunktet markiert) lagen der Nachweis der Mikroangiopathie und der Auto-Antikörper zeitgleich vor. Bei 9 Patienten (grau markiert) konnten die Auto-Antikörper erst Monate bis Jahre nach dem Auftreten der Mikroangiopathie nachgewiesen werden („Serokonversion")

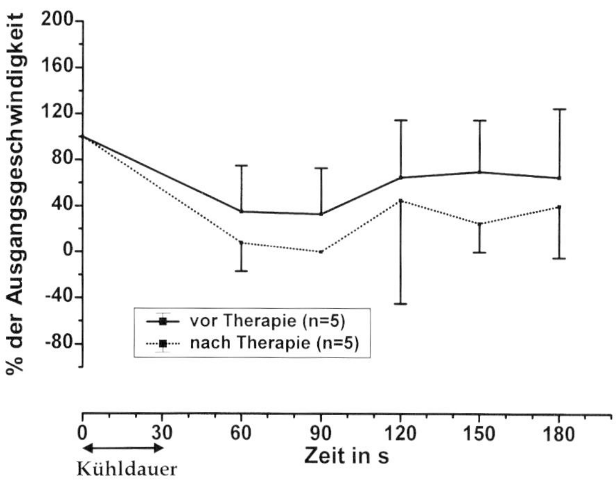

Abb. 4. Fließgeschwindigkeit der Erythrozyten vor, während und nach einem einminütigen Kälteexpositionstests in den Nagelfalzkapillaren von Patienten mit systemischer Sklerodermie vor (durchgezogene Linie) und während (gestrichelte Linie) einer vasospasmolytischen Therapie. Unter der Therapie beschleunigte sich die Fließgeschwindigkeit und Blutflußstillstände verkürzten sich oder kamen nicht mehr vor. Die Zahl und die Intensität der Raynaud-Attacken der Patienten nahmen ab, klinisch „Response" auf die medikamentöse vasospasmolytische Therapie

Nachweis von Gefäßspastik und Objektivierung vasospasmolytischer Therapie

Die präkapilläre Vasospastik der Arteriolen zeigt sich an der Fließgeschwindigkeit der Erythrozyten in den Hautkapillaren. Ein sistieren des Blutflusses länger als 5 sec. weist auf eine Neigung zur Vasospastik hin. Nach einem geeigneten Kältereiz z.B. über −200° C kaltes CO_2-Gas, das auf den Nagelfalz gerichtet wird, oder über ein Peltierelement, das auf etwa 12° C gekühlt wird, verlangsamt sich der Blutfluß beim Gesunden, es können 3 bis 5 sec. andauernder Blutflußstillstände beobachtet werden. Demgegenüber sistiert der Blutfluß bei systemischer Sklerodermie mit Raynaud-Attacken bis zu 2 min (Abb. 4). Eine erfolgreiche Vasospasmolyse z.B. mit Pentoxifyllin oder mit Prostaglandin E_1 bewirkt eine deutliche Verkürzung dieser Blutfließstillstandszeit und eine Beschleunigung der Erythrozytenfließgeschindigkeit in der Phase der reaktiven Hyperämie nach Kälteexposition. Die kapillarmikroskopisch objektivierte vasospasmolytische Wirkung der gewählten Therapie geht meist mit einer klinischen Besserung einher, die Raynaud-Attacken werden seltener und sind weniger intensiv [2].

Die Messung der Blutfließgeschwindigkeit kombiniert mit einem geeigneten Kälteexpositionstest trägt dazu bei, möglichst rasch eine individuell erfolgreiche vasospasmolytische Therapie zu finden.

Für die auflichtmikroskopische Untersuchung der Nagelfalzkapillaren wurde eine hohe diagnostische Genauigkeit zur Erkennung der systemischen Sklerodermie wiederholt von verschiedenenen internationalen Arbeitsgruppen nachgewiesen. Die Sensititivtät und Spezifität liegen jeweils über 0,9. Das Sklerodermie-typische Muster unterscheidet sich deutlich von der Morphologie der Nagelfalzkapillaren Gesunder und von Patienten mit primärem Raynaud, so daß bereits nach kurzer Einübungszeit die Erkennung des Sklerodermie-typischen Musters gelingt. Da in dermatologischen Kliniken und dermatologischen Praxen auflichtmikroskopische Methoden zur Verfügung stehen, besteht häufig kein zusätzlicher Investitionsaufwand, um die Kapillarmikroskopie in der differentialdiagnostischen Abklärung von Patienten mit vasospastischen akralen Durchblutungsstörungen einzusetzen. Auch dem dermatologisch Versierten ist sie ein wertvolles Hilfsmittel, weil sich die systemische Sklerodermie insbesondere in der akralen Form häufig ohne Hautsklerosierung klinisch zeigt. So gelingt die diagnostische Zuordnung auch bei Patienten, die sich mit akralem Ödem und minimalen, schlecht heilenden Hautläsionen vorstellen.

Literatur

1. Bollinger A, Fagrell B (1990) Clinical capillaroscopy. Hogrefe & Huber Bern
2. Hahn M, Jünger M, Patheiger U (1992) Microangiopathy detected by capillaroscopy with and without fluorescing dyes as early sign for progressive systemic sclerosis? 34 Hifu (suppl.12): 83-85
3. Kenik JG, Maricq HR, Bole GG (1981) Blind evaluation of the diagnostic specifity of nailfold capillary microscopy in the connective tissue disease. Arthritis Rheum 24: 885-891
4. Klyscz T, Breuer J, Jünger M, Rassner G (1997) Systemic scleroderma in a 16-year-old boy: the diagnostic relevance of capillaroscopy and fluorescence video microscopy. Eur J Dermatol 7:381-4
5. Moneta G, Vollenweider U, Dubler B, Bollinger A (1986) Diagnostic value of capillaroscopy with and without fluorescent dyes to detect early connective tissue disease. VASA 15:143-149

IFN-γ in der Behandlung der systemischen Sklerodermie – Ergebnisse einer kontrollierten Multicenter-Studie

A. Grassegger, G. Schuler, G. Hessenberger, P. O. Fritsch

Einleitung

Die systemische Sklerodermie ist eine bislang schwer therapierbare Multisystemerkrankung, die neben der Haut auch innere Organe wie Lunge, Gastrointestinaltrakt, Herz, Nieren und Gelenke betreffen kann. Weithin akzeptiert wird ein Konzept der Pathogenese, das vasculäre und immunologische Prozesse an den Beginn der Kaskade stellt und die Fibrose als Ergebnis komplexer Zell-, Zytokin- und Adhäsionsmolekülinteraktionen sieht.

In der Vergangenheit sind zahlreiche Therapieformen versucht worden, allerdings wurde bislang keine eindeutig wirksame Therapie gefunden [16]. Plasmapherese mit immunsuppressiver Therapie wurde als teilweise wirksam beschrieben [4], die in rasch progredienten Fällen häufig die ultima ratio darstellt. D-Penicillamin wird als mögliche Langzeittherapieform diskutiert, ist jedoch mit zahlreichen Nebenwirkungen verbunden [18]. Placebo-kontrollierte Studien sind noch nicht publiziert.

Unkontrollierte Studien mit Interferon-γ zeigten eine potentielle Wirksamkeit auf Hautsklerose [9, 10, 12] und Lungenbeteiligung [10]. Die Therapieform wurde jedoch skeptisch beurteilt, da mehrere Fälle mit renaler Krise berichtet wurden, vor allem bei der Be-

Tabelle 1. Patientencharakteristik (alle Patienten)

	Alle Patienten	IFN-γ Therapie	Kontrollgruppe
Anzahl der Patienten (n)	44	27	17
weiblich	36	20	16
männlich	8	7	1
Alter (Jahre)	53,5 (15,4–72,8)	50,7 (15,4–72,8)	58,3 (34,2–71,8)
Mittlere Raynaud-Dauer (Jahre)	15,3 (0,7–50,8)	16,0 1,2–50,8)	14,2 (0,7–33,7)
Mittlere Sklerosedauer (Jahre)	10,8 (0,3–33,7)	10,0 0,3–23,1)	12,2 (2,3–33,7)
Sklerodermie-Typ			
Typ I – nicht entzündlich, („a")	18	8	10
entzündlich („b")	1	1	0
Typ II – nicht entzündlich („a")	21	14	7
entzündlich („b")	4	4	0
Typ II – nicht entzündlich („a") mit Morpheaherden	1	1	0
ANA-Muster			
anticentromer		5	5
nicht-anticentromer			
anti-topoisomerase I (Scl70)		12	4
nucleolär		4	3
speckled		7	1
homogen		1	2
ANA-negativ		1	2
Studienabbrüche	15 (34,1%)	9 (30%)	6 (35,3%)
Zeitpunkt des Abbruchs (Monate)			
< 3		4 Patienten	2 Patienten
4–6		2 Patienten	2 Patienten
7–12		3 Patienten	2 Patienten
13–18		0 Patienten	0 Patienten

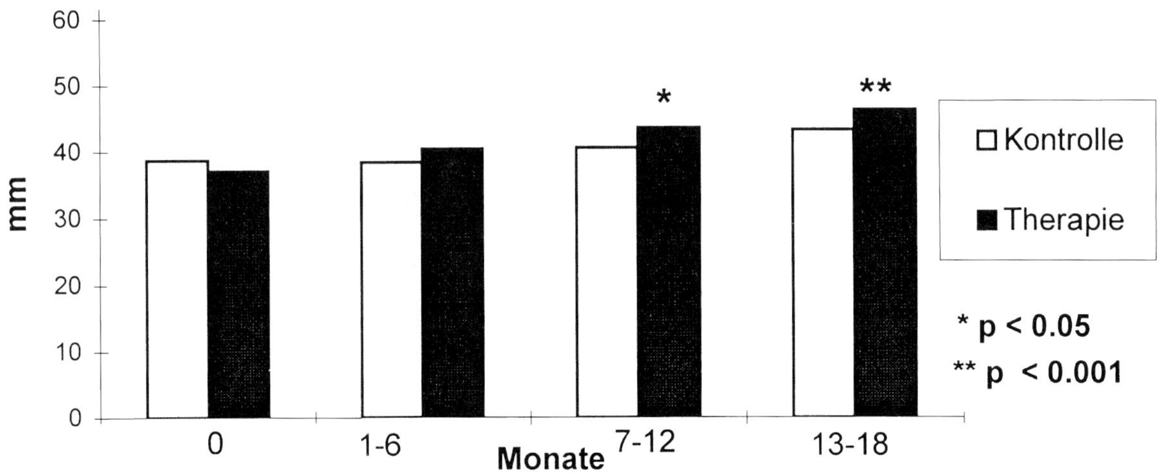

Abb. 1. Die Mundöffnung nimmt signifikant in der Therapiegruppe zu. Das Ergebnis verbessert sich noch in der Nachbeobachtungsphase

handlung von Frühformen der diffusen progressiven Sklerodermie [9, 13].

Im Jahre 1992 begannen wir eine randomisierte, kontrollierte Multicenter-Studie, um die Wirkung und Tolerabilität von Interferon-γ bei Sklerodermie Patienten zu untersuchen, die einen relativ stabilen Krankheitsverlauf aufwiesen.

Ergebnisse

Patienten

Die Charakteristik der Patienten ist in Tabelle 1 dargestellt. In einer 2jährigen Rekrutierungsphase wurden 44 Patienten mit systemischer Sklerodermie (Diagnose nach den ADF Kriterien, [1]) in die Studie aufgenommen, davon 27 in der Therapie-Gruppe und 17 in der Kontrollgruppe. Die durchschnittliche Dauer der Raynaud Symptomatik betrug 15,3 Jahre und die der Hautsklerose 10,8 Jahre.

Eine 53jährige Patientin aus der Kontrollgruppe ist im Monat 13 an respiratorischer Insuffizienz verstorben. Sie hatte eine Typ-IIa-Sklerodermie (nichtentzündliche Form) mit bekannter Hautsklerose seit 11 Jahren und Raynaud-Symptomatik seit 12 Jahren. Bei Studieneintritt waren Ösophagus-, Lungen-, und Herzbefunde pathologisch. Die Creatinin-Clearance betrug 108 ml/min bei Eintritt und 85 ml/min im Monat 12.

Hautmanifestation

Die normalisierten Hautsklerose-Scores (modifiziert nach Rodnan 1979) zu Studienbeginn waren 0,67 für die Therapiegruppe und 0,34 für die Kontrollgruppe, ($p = 0{,}017$) (0: normale Haut, 3: maximal verdickte Haut). Unter der IFN-γ Therapie kam es lediglich zu einer tendenziellen Besserung des Scores auf 0,5 ($p > 0{,}05$), jedoch verbesserte sich die Mundöffnung signifikant von 38,5 mm auf 47,7 mm nach 12 Monaten Therapie (Abb. 1).

Subjektive Symptome

Diese umfaßten subjektive Angaben über krankheitsbezogene Beschwerden wie Raynaud Symptomatik, Dysästhesien, Schluckstörung, Atemnot in Ruhe und Belastung, Arthralgien, Erbrechen, Diarrhoe, Obstipation. Der semiquantitative Score verbesserte sich in der Therapiegruppe, jedoch signifikant erst in der Nachbeobachtungsphase (Monate 13–18), $p < 0{,}05$.

Subgruppenanalyse von Patienten mit einem Hautsklerose-Score > 1

Diese 7 Patienten verbesserten sich im Sklerose-Score signifikant bereits in den ersten 6 Monaten. Parallel dazu verbesserten sich die subjektiven Symptome ebenfalls signifikant (Abb. 2).

Beurteilungen der Organmanifestationen

In den meisten Patienten wurden Lungen-, Herz-, Ösophagus- und Nierenmanifestationen zu Studienbeginn und nach 6, 12 und 18 Monaten bestimmt. Die Ergebnisse anhand der Arztbefunde aus den verschiedenen Zentren sind in Tabelle 2 zusammengefaßt. Es besteht

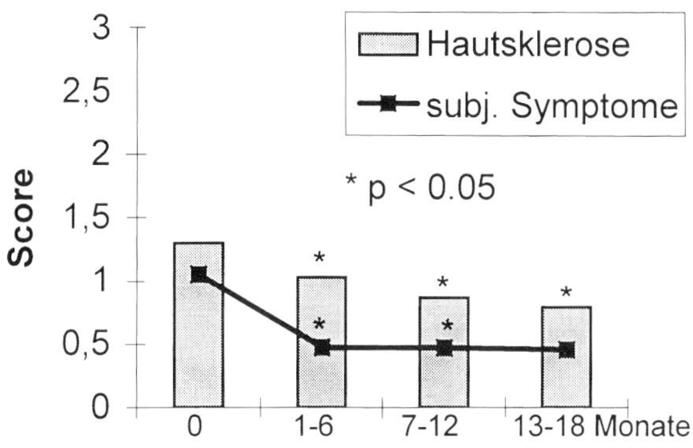

Abb. 2. Subanalyse von 7 Patienten mit Hautsklerose-Scores > 1 zu Studienbeginn

Tabelle 2. Prävalenz der Organbeteiligung zu Beginn und während der Studie. Die Beurteilung der Organbeteiligung durch entsprechende Fachärzte zeigt eine Zunahme der Herzbeteiligung in der Kontrollgruppe um das 3fache. Es besteht in beiden Gruppen eine Tendenz zu vermehrter Organbeteiligung im Verlauf der Studie.

	Therapie-gruppe (n = 17)		Kontroll gruppe (n = 10)	
	bei Beginn der Studie	im Verlauf der Studie	bei Beginn der Studie	im Verlauf der Studie
Lunge	9 (53%)	10 (59%)	6 (60%)	8 (80%)
Ösophagus	11 (65%)	10 (59%)	6 (60%)	8 (80%)
Herz	3 (18%)	5 (29,5%)	2 (20%)	6 (60%)

in beiden Gruppen eine Tendenz zu vermehrter Organbeteiligung im Verlauf der Studie.

Die Creatinin-Clearance diente als Surrogat-Marker für die Nierenfunktion. In 24 getesteten Therapiepatienten kam es zu keinem klinisch relevanten Abfall der Creatinin-Clearance während der 12-monatigen IFN-γ Behandlung (Abb.3).

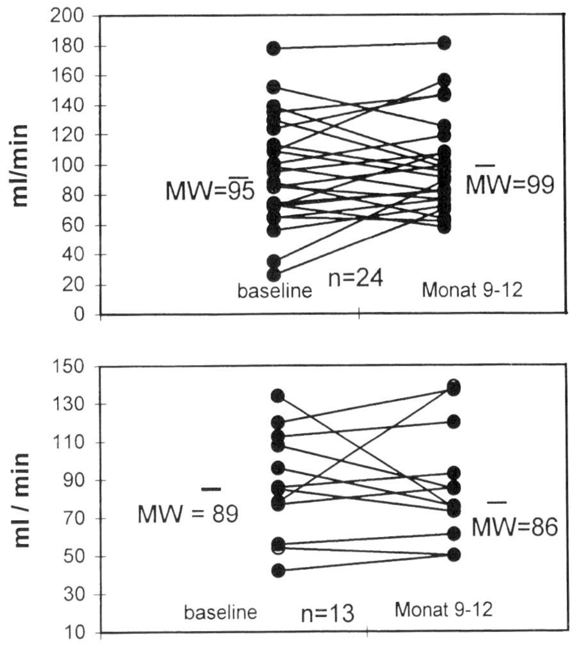

Abb. 3. Kreatinin-Clearance bei IFN-γ-Behandlung (oben) sowie bei der Kontrollgruppe (unten)

Globale Beurteilung und Lebensqualität

Die Globalbeurteilung ist in Abbildung 4 gezeigt. Die Veränderung der Lebensqualität in Abbildung 5. Eine signifikante Verbesserung der Lebensqualität fällt in den Kontrollpatienten auf, während eine Tendenz zur Qualtiätsverschlechterung in den Therapiepatienten festzustellen ist. Dies ist möglicherweise auf die häufig beobachteten grippeähnlichen Symptome wie Fieber, Kopfschmerzen und Arthralgien zurückzuführen.

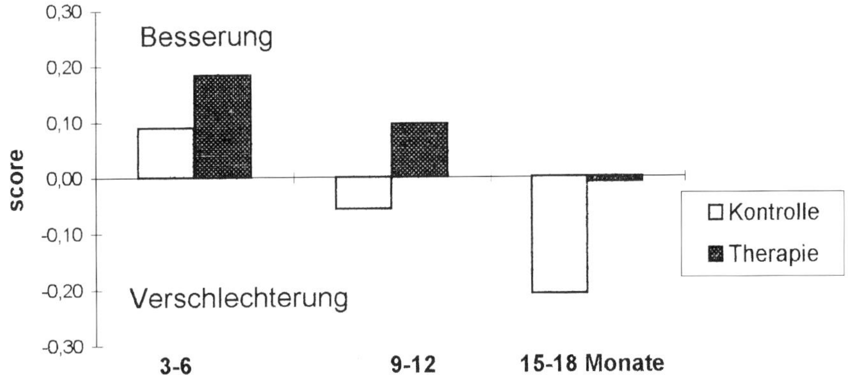

Abb. 4. Diese Beurteilung gibt die Veränderung der Morbidität gegenüber dem Monat 0 wieder. Zu beachten ist die Verbesserung in den ersten 6 Monaten auch in der Kontrollgruppe

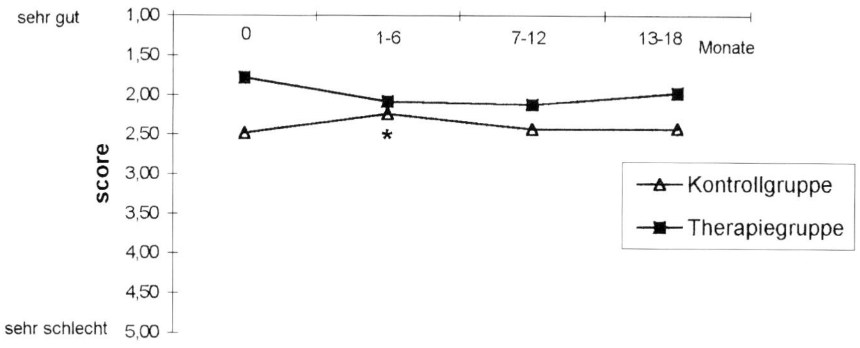

Abb. 5. Die Lebensqualität verbessert sich nur in der Kontrollgruppe gegenüber Monat 0 (* $p<0.05$).

Nebenwirkungen von IFN-γ

Nebenwirkungen in Form grippeähnlicher Symptome waren häufig und sistierten nicht regelmäßig im Therapieverlauf. Nebenwirkungen als Gründe für Studienabbrüche waren lediglich bei 4 von 27 Patienten zu beobachten (15%). Diese Symptome umfaßten Arthralgien (Patient #2), Angina pectoris Symptomatik (Patienten #21 und #29), AV Block I (Patient #29), reversiblen Hörverlust (Patient #19) und Impotenz (ebenfalls Patient #19). Das drop-out Verhältnis der Behandlungsgruppe zur Kontrollgruppe betrug 1,7:1.

Diskussion

Bis zum heutigen Zeitpunkt gibt es keine sicher wirksame oder den Krankheitsverlauf sicher beinflussende Therapie der Sklerodermie. Basierend auf *In-vitro*-Daten, die eine äußerst potente Hemmung der Kollagensynthese durch IFN-γ an normalen und an Sklerodermie-Fibroblasten zeigten [11, 15], wurden mehrere unkontrollierte Studien mit IFN-γ durchgeführt [8–10, 12]. Wenngleich wenig Patienten in diesen Studien involviert waren, konnten positive Effekte vor allem auf die Hautsklerose gefunden werden.

Wir führten eine prospektive, randomisierte, kontrollierte Multicenter-Studie an Patienten mit relativ stabilen Formen der Sklerodermie durch. Daß unser Kollektiv nur Sklerodermiefälle der Typen I und II (limitierte systemische Sklerodermie) umfaßt, ist zufällig, wenngleich rapid progressiv verlaufende Formen ein absolutes Ausschlußkriterium darstellten.

Wir definierten die Hautsklerose als „primary outcome“ Variable [6]. Sekundäre Variable waren ein subjektiver Symptome Score, die globale Beurteilung durch den Arzt, Lebensqualität und Creatinin Clearance. Die Methode der Hautsklerose-Messung mittels modifiziertem Rodnan Score [14] wurde von anderen Autoren mit tolerabler Interobserver-Variabilität angegeben [5], so daß uns diese Methode geeignet erschien, auch in einer Multicenter-Studie mit mehreren Untersuchern verläßliche Resultate zu erzielen. Weiters gilt das Ausmaß der Hautsklerose als Surrogat-Marker für Überlebenswahrscheinlichkeit und Organmorbidität [6, 7]. Die Analyse aller involvierten Patienten („intent-to-study“) und der Patienten, die die Studie beendet haben ergab keine signifikante Verbesserung des Sklerose-Scores. Eine Schwäche der Studie ist der signifikante Unterschied der Sklerose-Scores von Therapiegruppe und Kontrollgruppe zu Studienbeginn sowie die asymmetrische Randomisierung. Signifikante Verbesserungen in der Therapiegruppe wurden jedoch bei der Mundöffnung gesehen, was indirekt auf eine Verbesserung der Hautsklerose schließen läßt. Möglicherweise ist der Grad der Sklerose für die Detektion von Verbesserungen entscheidend, da eine Subgruppenanalyse signifikante Verbesserungen an sieben Patienten zeigte, deren Score über 1 gelegen sind. Wir halten diese etwa zwanzig prozentige Verbesserung des Sklerose Scores für klinisch nicht unerheblich, wenngleich in der Literatur Verbesserungen von mindestens 30% als klinisch bedeutsam angegeben werden [8]. Auch die subjektiven Symptome zeigten eine signifikante Verbesserung in dieser Patienten-Subgruppe.

Die Verbesserung in der globalen Beurteilung durch den Arzt betraf in den ersten Monaten auch die Kontrollgruppe. Dies läßt auf einen anfänglichen positiven Effekt schließen, der möglicherweise allein durch regelmäßige Arztkontrollen hervorgerufen wurde.

Bedenklich erscheint die Verschlechterung der Lebensqualität der Therapiegruppe zu sein, wenngleich diese nicht signifikant war. Möglicherweise sind die häufig beobachteten grippeähnlichen Symptome während der Therapie dafür verantwortlich zu machen. Eine höhere Dosierung von Acetaminophen vor und während der IFN-γ Therapie könnten hier möglicherweise Verbesserungen erzielen. Überraschenderweise war jedoch eine signifikante Verbesserung der Lebensqualität in der Kontrollgruppe feststellbar. Dies könnte auf eine gute Akzeptanz von klinischen Kontrollen seitens der Patienten schließen lassen.

Ein wesentlicher Nachteil einer IFN-γ Therapie der Sklerodermie ist die berichtete Gefahr des Auftretens renaler Krisen [9, 13]. So kam es in der Pilotstudie von Freundlich et al. in 3 von 18 Fällen zu einer renalen Krise. Diese Fälle betrafen allesamt Frühformen der diffusen Sklerodermie. In unserer Studie hingegen kam es zu keiner klinisch faßbaren Verschlechterung der Nierenfunktion bei immerhin 27 Patienten. Dies deutet darauf hin, daß der Zeitpunkt und wahrscheinlich auch der Sklerodermietyp entscheidend für die Indikationsstellung zur IFN-γ Therapie ist. Das Risiko für eine renale Krise ist in frühen Stadien (< 3 Jahre) wesentlich höher als in späten Stadien [18]. Zu bedenken ist, daß auch unter der Therapie mit IFN-α in einem von 19 Patienten mit frühem Stadium der Sklerodermie eine renale Krise gesehen wurde [19]. Bezüglich anderer Organmanifestationen kann aus diesen Daten kein durchgreifender Effekt von IFN-γ abgeleitet werden. Bemerkenswert erscheint, daß in der Kontrollgruppe eine Patientin nach einem Jahr Studiendauer an cardiorespiratorischer Insuffizienz verstorben ist.

Zusammenfassung

Es kann festgestellt werden, daß unsere Studie zumindest eine geringe Wirksamkeit von IFN-γ auf die Hautsklerose und subjektive Symptomatik zeigt. Eine Verbesserung der globalen Beurteilung des Gesundheitszustandes der Patienten durch den Arzt während der Therapie gehen damit parallel. Das Auftreten von renalen Krisen wurde in unserem Kollektiv nicht beobachtet. Gegenläufig dazu wurde jedoch eine Verschlechterungstendenz der Lebensqualität der Patienten unter Interferon-γ festgestellt, wenngleich die diesbezüglichen Scores keine Signifikanz erreichten. Verbesserungen der symptomatischen Begleittherapie könnten jedoch die Lebensqualität unter einer Interferontherapie günstig beeinflussen.

Die an der Studie beteiligten weiteren Zentren:
Univ. Klinik für Dermatologie, Wien: H. Hönigsmann, W. Macheiner,
Univ. Klinik für Dermatologie, Graz: H. Kerl, P. Auer-Grumbach,
Abteilung für Dermatologie, Landeskrankenhaus Salzburg: H. Hintner, E. Becher, E. Fuchs,
Abteilung für Dermatologie, Allgemeines Krankenhaus Linz: J. Auböck, B. Zahel,
Abteilung für Dermatologie, Krankenhaus der Elisabethinen, Linz: G. Klein, J. Jabokowski,
Abteilung für Dermatologie, Landeskrankenhaus Klagenfurt: D. Geißler, G. Pinter.

Literatur

1. „Arbeitsgruppe Sklerodermie" der Arbeitsgemeinschaft Dermatologische Forschung (ADF) (1086) Klinik der progressiven systemischen Sklerodermie (PSS). Multizentrische Untersuchungen an 194 Patienten. Hautarzt 6/37: 320–324
2. Clements PJ, Medsger TA Jr (1996) Organ involvement: skin. In: Clements PJ, Furst DE (eds) Systemic Sclerosis. Williams & Wilkins, Baltimore, pp 389–407
3. Clements PJ (1995) Measuring disease activity and severity in scleroderma. Curr Opinion Rheumatol 7: 517–521
4. Dau PC, Kahaleh MB, Sagabiel RW (1981) Plasmapheresis and immunosuppressive drug therapy in scleroderma. Arthritis Rheum 24: 1128–1136
5. Clements P, Lachenbruch P, Seibold J, White B, Weiner S, Martin R, Weinstein A, Weisman M, Mayes M, Collier D, Wigley F, Medsger T Jr, Steen V, Moreland L, Dixon M, Massa M, Lally E, McCloskey D, Varga J, Ingenito F, Furst D (1995) Inter- and intraobserver variability of total skin thickness score (modified Rodnan TSS) in systemic sclerosis. J Rheumatol 22: 1281–1285
6. Clements PJ, Furst DJ, Seibold JR, Lachenbruch PA (1996) Controlled trials: Trial design issues. In: Clements PJ, Furst DE (eds) Systemic Sclerosis. Williams & Wilkins, Baltimore, pp 389–407
7. Farmer RG, Gifford RW Jr, Hines EA Jr (1960) Prognostic significance of Raynaud's phenomenon and other clinical characteristics of systemic scleroderma. A study of 271 cases. Circulation 21: 1088–1095
8. Fierlbeck G, Rassner G (1988) Rekombinantes Interferon-gamma bei Psoriasis arthropathica, progressiv systemischer Sklerodermie und Morbus Behcet. Med Klinik 21: 695–699
9. Freundlich B, Jimenez SA, Steen VD, Medsger TA Jr, Szkolnicki M, Jaffe HS (1992) Treatment of systemic sclerosis with recombinant interferon-g. Arthritis and Rheumatism 35: 1134–1142
10. Hein R, Behr J, Hündgen M, Hunzelmann N, Meurer M, Braun-Falco O, Urbanski A, Krieg T (1992) Treatment of systemic sclerosis with g-interferon. Brit J Dermatol 126: 496–501
11. Jimenez SA, Sigal H (1989) A fifteen year prospective study of treatment of rapid progressive systemic sclerosis (PSS) with D-penicillamine (D-pen). Arthritis Rheum 32 (suppl): A134
12. Kahan A, Amor B, Menkes CJ, Stauch G (1989) Recombinant interferon gamma in the treatment of systemic sclerosis. Am J Med 87: 273–277
13. Pope J (1993) Treatment of systemic sclerosis. Curr Opinion Rheumatol 5: 792–801
14. Rodnan GP, Lipinski E, Luksick J (1979) Skin thickness and collagen content in progressive systemic sclerosis and localized scleroderma. Arthritis Rheum 22: 130–140
15. Rosenbloom J, Feldman G, Freundlich B, Jimenez SA (1986) Inhibition of excessive scleroderma fibroblast collagen production by recombinant g-interferon: association with a coordinate decrease in types I and III procollagen messenger RNA levels. Arthritis Rheum 29: 851–856
16. Seibold JR, Furst DE, Clements PJ (1996) Treatment of systemic sclerosis by disease modifying agents. In: Clements PJ, Furst DE (eds)Systemic Sclerosis. Williams & Wilkins, Baltimore, pp 535 –548
17. Steen VD (1996) Organ involvement: renal. In: Clements PJ, Furst DE (eds)Systemic Sclerosis. Williams & Wilkins, Baltimore, pp 389–407
18. Steen VD, Medsger TA, Rodnan GP (1982) D-Penicillamine therapy in systemic progressive sclerosis (scleroderma). A retrospective analysis. Ann Int Med 97: 652–659
19. Stevens W, Vancheeswaran R, Black CM, UK Systemic Sclerosis Study Group. Alpha interferon-2a (Roferon-A) in the treatment of diffuse cutaneous systemic sclerosis: a pilot study. British J Rheumatol 31: 683–689

Identifikation HLA-Klasse-II-gebundener Peptide auf humanen Keratinozyten

W.-H. Boehncke, T. Halder, D. Dressel, T. Flad, H. E. Meyer, R. Kaufmann, H. Kalbacher

Funktion der HLA-Moleküle

HLA ist ein Akronym für **h**umanes **L**eukozyten **A**ntigen. Diese Proteine werden im Bereich des Haupt-Histokompatibilitäts-Komplexes auf Chromosom 6 kodiert und bilden ein hochpolymorphes System: Sie werden grob in Klasse-I- und -II-Moleküle eingeteilt; bei letzteren unterscheidet man zwischen DR-, DQ- und DP-Molekülen, von denen jeweils eine Vielzahl von Allelen existiert. Die physiologische Rolle dieser Moleküle besteht darin, körperfremde Proteine nach intrazellulärem Verdau spezialisierten T-Lymphozyten zu präsentieren [4]. Wie durch Röntgenstrukturanalysen gezeigt werden konnte, werden die prozessierten Proteine in Form von Peptiden in einer Bindungsgrube des HLA-Moleküls gebunden und auf diese Weise allelspezifischen T-Zellen präsentiert. Pathogene, die ins Zytosol gelangen (z.B. Viren und manche Bakterien), werden dort prozessiert und von ubiquitär vorkommenden HLA-Klasse-I-Molekülen für die Erkennung durch zytotoxische CD8+ T-Zellen präsentiert. HLA-Klasse-I-Moleküle binden Peptide mit einer Kettenlänge von 8–10 Aminosäuren. Im Gegensatz dazu werden HLA-Klasse-II-Antigene nur auf bestimmten Zellen, sog. Antigen-präsentierenden Zellen (APZ) exprimiert und binden hauptsächlich Peptide, die von exogenen, internalisierten Antigenen stammen und diese dann CD4+-Helfer-T-Zellen präsentieren. Interessanterweise können auch Fragmente körpereigener Proteine auf HLA-Klasse-II-Molekülen präsentiert werden und bilden einen überraschend großen Anteil der bisher identifizierten Peptide. HLA-Klasse-II-assoziierte Peptide sind mit 13 bis 25 Aminosäuren deutlich länger als HLA-Klasse-I-assoziierte Peptide [2]. Für die Beladung der HLA-Klasse-II-Moleküle spielt die invariante Kette (Ii) eine große Rolle. Ihre Funktion besteht zum einen darin, das HLA-Klasse-II-Molekül in Form eines Komplexes in ein Beladungskompartiment zu dirigieren, zum anderen verhindert die Ii eine vorzeitige Beladung des HLA-Klasse-II-Moleküls mit Klasse-I-Peptiden. Erst nach Abspaltung dieses Proteins können die HLA-Moleküle in einem spezialisierten Kompartiment mit Peptiden beladen werden. Ein kleiner Teil der Ii kann sogar an der Oberfläche experimiert werden und als akzessorisches Molekül mit T-Zellen reagieren und so die primäre, allosterische T-Zell-Antwort verstärken.

Einschränkung der HLA-Klasse-II-Expression auf bestimmte Zell-Arten und Variabilität in den HLA-Peptidinteraktionen tragen zur Ökonomisierung der Funktion des spezifischen Immunsystems bei und werden durch das Phänomen der gerichteten T-Zell-Rezirkulation („homing“) komplementiert. Sie sind die Basis für kompartimentspezifische Immunantworten sowie – als deren „Kehrseite“ – organspezifische Autoimmunkrankheiten. Zu letzteren kann auch die Psoriasis gezählt werden [3], zu deren Charakteristika der HLA-Klasse II^{+}-Phänotyp läsionaler Keratinozyten zählt [5]. Daß Keratinozyten Antigene präsentieren können, steht zwar außer Frage. Als sog. „nicht-professionelle APZ“ scheinen sie jedoch nur unter bestimmten Bedingungen tatsächlich eine Antigen-spezifische T-Zell-Antwort induzieren zu können [8]. Dies ist möglicherweise durch eine fehlende Expression der invarianten Kette bedingt, wie Nickoloff postuliert [8]. Aufgrund der vielfältigen Hinweise auf eine zentrale Rolle der Erkennung eines (Auto)Antigens durch T-Lymphozyten in der Psoriasis-Pathogenese [1, 11] initiierten wir ein Projekt mit dem Ziel, HLA-Klasse-II-gebundene Peptide auf humanen Keratinozyten zu identifizieren, die als potentielle T-Zell-Stimuli bei Psoriasis in Frage kämen. Gleichzeitig überprüften wir die Regulation der Expression von HLA-Klasse-II-Molekülen einschließlich der invarianten Kette bei diesen Zellen.

Humane Keratinozyten exprimieren HLA-Klasse-II-Moleküle analog zu professionellen Antigen-präsentierenden Zellen

Initial wurde die Expression von HLA-Klasse-II-Molekülen einschließlich der invarianten Kette sowohl an normalen humanen Keratinozyten als auch an der spontan immortalisierten humanen Keratinozyten-Linie HaCaT analysiert. Die Untersuchung erfolgte quantitativ mittels Durchfluß-Zytometrie unter Verwendung der folgenden Antikörper:

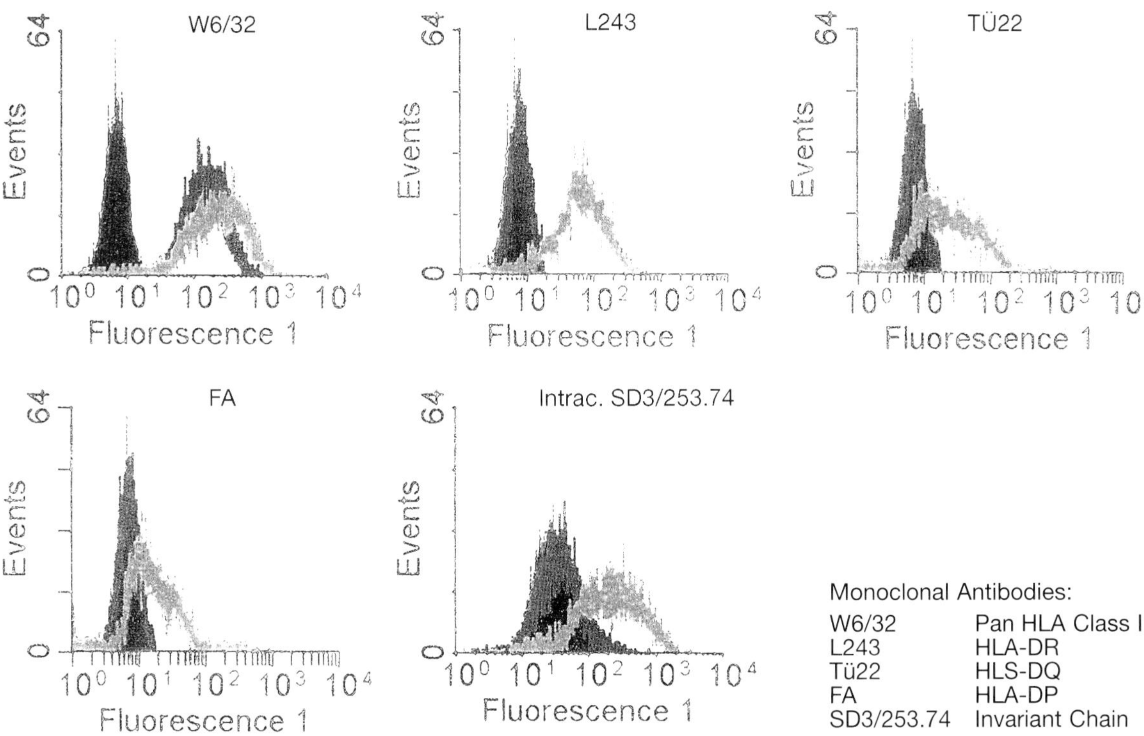

Abb. 1. Durchflußzytometrische Analyse der Expression von HLA-Molekülen sowie der invarianten Kette bei HaCaT Keratinozyten. Es zeigt sich eine Spontanexpression von HLA-Klasse I. Stimulation mit IFN-γ resultierte in verstärkter Expression von HLA-Klasse I sowie Neo-Expression von HLA-DR und -DQ sowie Ii, nicht jedoch von -DP

- W6/32 gegen HLA-Klasse I,
- L243 gegen HLA-DR,
- Tü22 gegen HLA-DQ,
- FA gegen HLA-DP,
- BU43 gegen C-Terminus von Ii, AA157–216,
- LN2 gegen C-Terminus von Ii, AA 157–216,
- $SD_3$139.12 gegen C-Terminus von Ii, AA 192–211.

Die Ergebnisse für normale Keratinozyten und HaCaT waren nahezu identisch: Lediglich HLA-Klasse I wurde spontan exprimiert. Nach Stimulation mit IFN-γ war eine verstärkte Expression von HLA-Klasse I sowie eine Neo-Expression von HLA-DR und -DQ sowie Ii, nicht jedoch von -DP detektierbar (Abb. 1). Das Verhältnis der Expression der verschiedenen Allele und der invarianten Kette entsprach den Befunden bei professionellen Antigen-präsentierenden Zellen.

HLA-Klasse-II-gebundene Peptide auf Keratinozyten präsentieren Peptide und verhalten sich analog zu professionellen APZ

Bislang hatte sich die *In-vitro*-Expansion humaner Keratinozyten als limitierender Faktor für die geplanten proteinchemischen Untersuchungen erwiesen. Um ausreichend Ausgangsmaterial zu generieren, mußte eine Methode etabliert werden, mit der sich eine Expansion über ca. 10 Passagen realisieren läßt. Diese Passagenzahl konnte nach standardisierter Vorbehandlung von 6 mm-Stanzbiopsien (Trypsinisieren über Nacht) durch Kultivieren in KGM-Medium (Promocell, Heidelberg) in Abwesenheit eines „feeder cell layers" erreicht werden: Nach einer initialen Kultivierungsperiode von 14 d erfolgte alle 5 bis 6 Tage eine Passage unter 1:3-Verdünnung. Nach der 10. Passage betrug die Ausbeute 10^9 Zellen, die nun mit 10^3 U/ml IFN-γ stimuliert wurden.

Die Aufarbeitung des Materials erfolgte wie bereits beschrieben [6]: Nach Zell-Lyse wurden die HLA-Klasse-II-Moleküle durch Affinitäts-Chromatographie isoliert. Es resultierten 300 μg HLA-DR- und 170 μg HLA-DQ-Material. Bei einem pH von 2,0 erfolgte die Elution der HLA-gebundenen Peptide. Diese wurden mittels Microbore-reverse-phase-HPLC und MALDI-MS („matrix assisted laser desorption ionization mass spectroscopy") weiter analysiert. Dabei fanden sich mehrere prominente Peaks zwischen 1,8 und 2,7 kDa. Die HLA Klasse-II gebundenen Peptide scheinen also etwas größer als die typischerweise vorliegenden 15–18mer Peptide zu sein. Interessanterweise stimmten

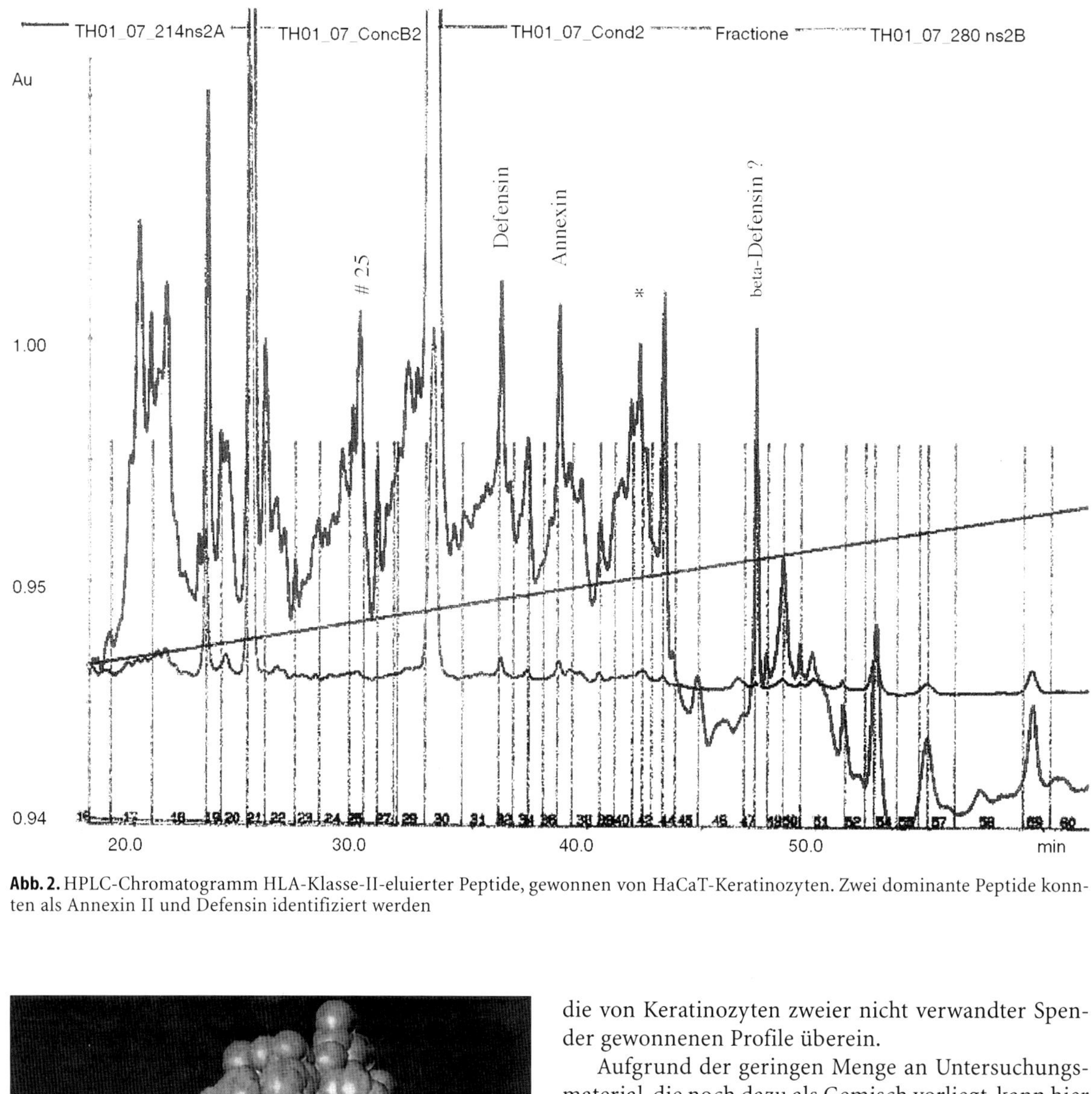

Abb. 2. HPLC-Chromatogramm HLA-Klasse-II-eluierter Peptide, gewonnen von HaCaT-Keratinozyten. Zwei dominante Peptide konnten als Annexin II und Defensin identifiziert werden

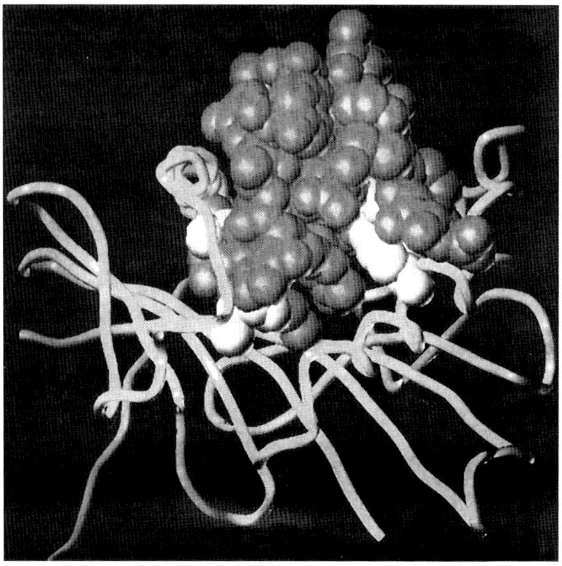

Abb. 3. „Molecular fitting" von Defensin in ein von HaCaT exprimiertes HLA-Klasse-II-Molekül

die von Keratinozyten zweier nicht verwandter Spender gewonnenen Profile überein.

Aufgrund der geringen Menge an Untersuchungsmaterial, die noch dazu als Gemisch vorliegt, kann hier keine Sequenzierung über Edman-Abbau erfolgen. Statt dessen wurde eine Identifikation über MALDI-PSD (MALDI „post source decay") versucht. Die Identifikation der hier vorliegenden Peptide steht noch aus. Im Rahmen analoger Untersuchungen an HaCaT konnten wir jedoch bereits zwei dominante Peptide als Annexin II und Defensin identifizieren (Abb. 2). Ein Computer-gestütztes „molecular fitting" dokumentierte die gute Paßform des Defensins in die von HaCaT exprimierten HLA-Klasse-II-Moleküle DR2 und DR4 (Abb. 3). In Lymphozyten-Proliferationstests konnte die T-Zell stimulierende Potenz des Annexin II nachgewiesen werden (Proliferationsindex: 4,5).

Strategien zur Identifikation potentieller Autoantigene bei Psoriasis

Präsentation von Antigenen in für T-Zellen erkennbarer Weise kann unterschiedliche funktionelle Konsequenzen haben. Dabei könnte die Art der APZ ausschlaggebend sein: Während die Antigen-Erkennung auf professionellen APZs (z. B. Langerhans-Zellen oder B-Lymphozyten) zu einer Aktivierung der T-Zellen führt, scheint derselbe Prozeß im Kontext nicht-professioneller APZs (z. B. Keratinozyten) zur Aufrechterhaltung einer peripheren T-Zell-Immuntoleranz zu führen. Neben dem Fehlen sog. kostimulatorischer Signale wurde insbesondere eine insuffiziente Expression der invarianten Kette durch nicht-professionelle APZs für diesen Effekt verantwortlich gemacht. Unsere Ergebnisse zeigen, daß dieser Erklärungsversuch nicht zutrifft: Die Expression Antigen-präsentierender Moleküle einschließlich der invarianten Kette entspricht bei IFN-γ stimulierten Keratinozyten den Verhältnissen bei professionellen APZs.

Die hier beschriebenen Arbeiten stellen einen Teil unserer Bemühungen zur Identifikation potentieller Kandidaten für das postulierte Psoriasis- (Auto)Antigen dar [1, 11]. Strategisch soll dabei so vorgegangen werden, daß die HLA-Klasse-II-gebundenen Peptide humaner Keratinozyten identifiziert und mit den von EBV-transformierten B-Zellen polierten Peptiden desselben Individuums verglichen werden. Das postulierte Autoantigen sollte sich in organspezifischer Verteilung, also nur auf Keratinozyten finden. Möglicherweise ist es auf normalen Keratinozyten nicht exprimiert; daher wollen wir diese Untersuchungen sowohl bei Psoriatikern als auch bei Kontroll-Personen durchführen, um durch Vergleich der aus den verschiedenen Ansätzen identifizierten Peptide die Zahl der potentiell relevanten Peptide so gut wie möglich zu definieren, bevor diese in aufwendigen funktionellen Untersuchungen getestet werden.

Dieses aufwendige Vorgehen rechtfertigt sich in wenigstens zweierlei Weise:

- Daten über HLA-Klasse-II-gebundene Peptide beim Menschen liegen bisher praktisch ausschließlich von der Analyse EBV-transformierter B-Zellen vor [2, 7, 9] da diese große Mengen Antigen-präsentierender Moleküle exprimieren und in genügender Zahl zu kultivieren sind. Dies ist jedoch eine sehr artifizielle Quelle und die Ergebnisse nicht unbedingt repräsentativ, da von einem starken Einfluß der Zell-Art auf die präsentierten Peptide auszugehen ist. Es verwundert daher nicht, daß in EBV-transformierten Zellen eben insbesondere virale Peptide nachgewiesen werden [2]. Die Untersuchung anderer Zellarten erscheint daher sinnvoll und notwendig.
- Die Verwendung epidermaler Homogenisate liefert einen Hinweis auf eine T-Zell stimulierende Aktivität in diesen Präparationen (R. Cemp, persönliche Mitteilung). Ob es sich bei der T-Zell-stimulierenden Komponente überhaupt um HLA-gebundene Peptide handelt, kann so nicht festgestellt werden. Auch eine Identifikation von in Psoriasis überexprimierten Genen mittels differentieller Display-Technik beinhaltet keine Informationen über HLA-präsentierte Peptide [10]. Günstigstenfalls müßte ein aufwendiges Screening der entsprechenden Genprodukte über deren gesamte Länge mittels Synthese überlappender Peptide erfolgen; und auch dann wären Schlußfolgerungen nur indirekt möglich.

Im Rahmen dieses Projektes gelang bisher eine Optimierung der Expansion humaner Keratinozyten *in vitro* in Abwesenheit von „feeder cells". Die Generation ausreichender Mengen dieser Zellen war bisher ein limitierender Faktor. Somit konnte ein wesentliches methodisches Problem für Untersuchungen dieser Art gelöst werden. Darüber hinaus gelang mittels HPLC und MALDI-MS eine Definition der Massen einiger dominanter auf humanen Keratinozyten-präsentierter Peptide. Sie liegen mit 1,8–2,7 kDa höher als vor dem Hintergrund der mit EBV-transformierten B-Zellen generierten Daten erwartet. Interessanterweise zeigte sich in zwei von verschiedenen und daher nicht HLA-identischen Spendern ein vergleichbares Massenspektrum der gebundenen Peptide. Diese beiden Beobachtungen können als Hinweis auf den wesentlichen Einfluß der Zellart auf das Repertoire potentiell präsentierter Antigene interpretiert werden. Daß mit Annexin und Defensin zwei dominante Proteine bei Keratinozyten identifiziert wurden, die bisher nicht als von B-Zellen präsentiert beschrieben wurden, belegt diese Hypothese.

Literatur

1. Boehncke W-H (1996) Psoriasis and bacterial superantigens – formal or causal correlation? Trends Microbiol 4: 485–489
2. Chicz RM, Urban RG, Gorga JC, Vignali DAA, Lane WS, Strominger JL (1993) Specificity and promiscuity among naturally processed peptides bound to HLA-DR alleles. J Exp Med 178: 27–47
3. Christophers E (1996) The immunopathology of psoriasis. Int Arch Allergy Immunol 110: 199–206
4. Germain RN (1994) MHC-dependent antigen processing and peptide presentation: providing ligands for T lymphocyte activation. Cell 76: 287–299
5. Gottlieb AB, Lifshitz B, Fu SM, Staiano-Coico L, Wang CY, Carter DM (1986) Expression of HLA-DR molecules by keratinocytes, and presence of Langerhans cells in the dermal infiltrate of active psoriatic plaques. J Exp Med 164: 1013–1028
6. Kropshofer H, Bohlinger I, Max H, Kalbacher H (1991) Self and foreign peptides interact with intact and disassembled

MHC class II antigen HLA-DR via Trp pockets. Biochemistry 30: 9177
7. Kropshofer H, Max H, Müller CA, Hesse F, Stevanovic S, Jung G, Kalbacher H (1992) Self-peptide released from class II HLA-DR1 exhibits a hydrophobic two-residue contact motif. J Exp Med 175: 1799–1803
8. Nickoloff BJ, Turka LA (1994) Immunological functions of non-professional antigen-presenting cells: new insights from studies of T-cell interactions with keratinocytes. Immunol Today 15: 464–469
9. Rammensee H-G, Friede T, Stevanovic S (1995) MHC ligands and peptide motifs: first listing. Immunogenetics 41: 178–228
10. Rivas MV, Jarvis ED, Morisaki S, Carbonaro H, Gottlieb AB, Krueger JG (1997) Identification of aberrantly regulated genes in diseased skin using the cDNA differential display technique. J Invest Dermatol 108: 188–194
11. Valdimarsson H, Sigmundsdottir H, Jonsdottir I (1997) Is psoriasis induced by streptococcal superantigens and maintained by M-protein-specific T cells that cross-react with keratin? Clin Exp Immunol 107: S21–S24

Neue granulomatöse Dermatosen bei Kollagenosen: Verschiedene Entitäten oder Krankheitsspektrum?

C. Rose, E.-B. Bröcker, B. C. Bastian

Einleitung

In den letzten Jahren wurde wiederholt über das Auftreten ungewöhnlicher granulomatöser Dermatosen bei Patienten mit Arthritis oder Kollagenosen berichtet. Da sich sowohl im klinischen Bild als auch im histologischen Befund Überschneidungen finden, ist nicht klar, inwieweit es sich um separate Entitäten oder unterschiedliche Manifestationsformen aus einem Spektrum handelt. Anhand von 2 Kasuistiken möchten wir auf diese seltenen Krankheitsbilder hinweisen. Im ersten Fall kam es im Verlauf eines systemischen Lupus erythematodes und im zweiten Fall bei langbestehender Arthritis zu einer ungewöhlichen granulomatösen Dermatose.

Fallberichte

Patient 1

Bei einer 61jährigen Frau war seit 1983 ein systemischer Lupus erythematodes mit Herz- und Lungenbeteiligung bekannt. Dieser wurde mit antiinflammatorischen Präparaten wie Prednisolon und Resorchin behandelt. Es traten wiederholt nicht schmerzhafte Knoten an Hand- und Fußrücken, Ellbogen und Rücken auf (Abb. 1). Im Raji-Test ließen sich zirkulierende Immunkomplexe (26,9 μg/ml) nachweisen. Die Antikörper gegen Doppelstrang-DNS (158,4 U/ml), Ro(SSA)- und La(SSB)-Antigen waren positiv. Der ANA-Titer lag bei 1:1280. Der Rheumafaktor war negativ.

Ein Knoten vom Ellbogen wurde exzidiert und histologisch untersucht. Es zeigte sich ein pandermales Entzündungsinfiltrat aus Histiozyten, neutrophilen und eosinophilen Granulozyten. Es fand sich eine leukozytoklastische Vaskulitis mit intra- und perivaskulären Fibrinablagerungen. Gelegentlich sah man Straßen von amorphem basophilen Material. Die Histiozyten gruppierten sich palisadenartig um degenerierte Kollagenfasern (Abb. 2).

Aufgrund des klinischen Bildes und der charakteristischen von Chu et al. [2] beschriebenen Histopathologie stellten wir die Diagnose einer *palisadenförmigen neutrophilen und granulomatösen Dermatitis.*

Patient 2

Ein 77jähriger Mann bemerkte seit 2 Monaten langsam zunehmende, nicht schmerzhafte tastbare Stränge, die sich von beiden Axillen bis zum unteren Rücken erstreckten. Zusätzlich bestanden am unteren Rücken

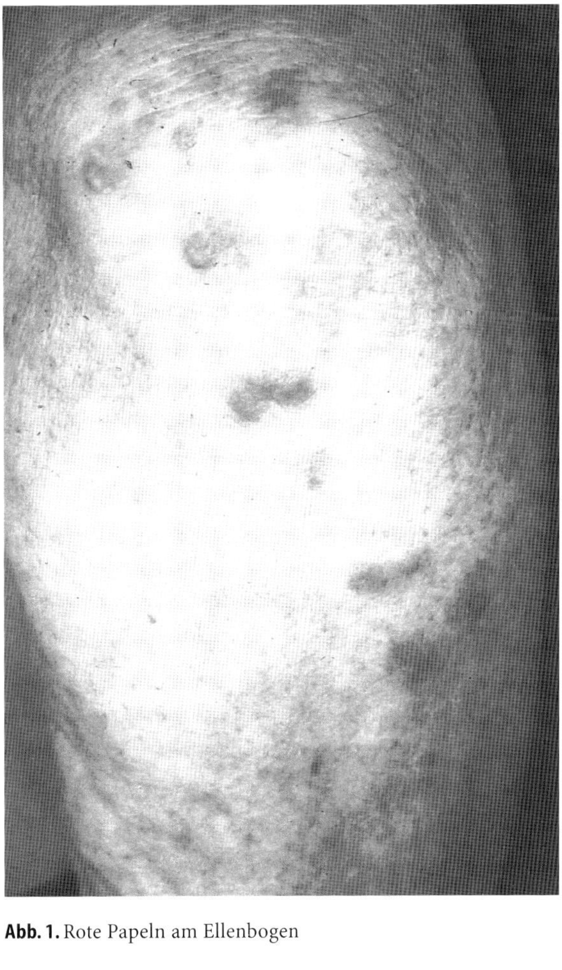

Abb. 1. Rote Papeln am Ellenbogen

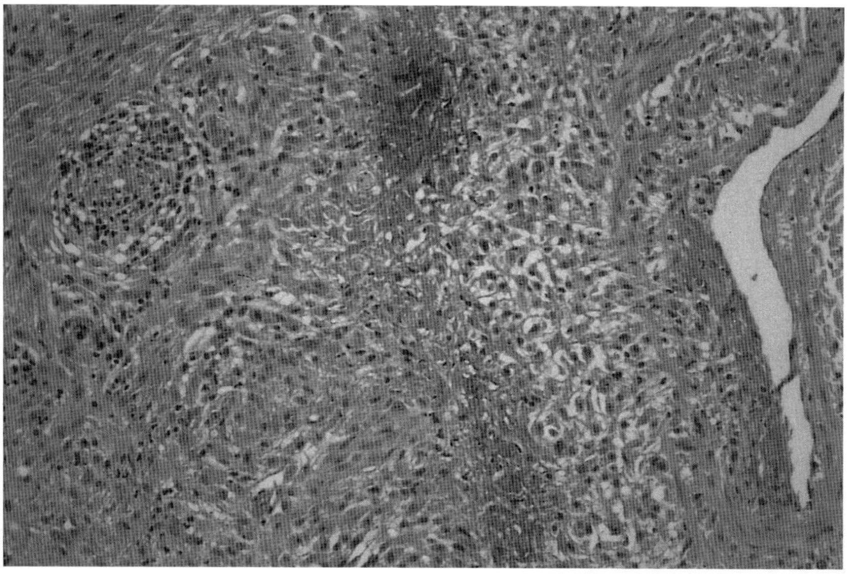

Abb. 2. Histologie der palisadenförmigen neutrophilen und granulomatösen Dermatitis

multiple anuläre Plaques mit indurierten Rändern. Seit dem 14. Lebensjahr war eine nicht deformierende, seronegative Polyarthritis bekannt.

Es fand sich ein erhöhter IgM-Wert und in der Serumimmunfixation wurden IgGκ- und IgMκ-Paraproteine gefunden. Sowohl die klinische Untersuchung als auch die bildgebenden Verfahren und die Labordiagnostik ergaben keinen Anhalt für ein Myelom oder ein Lymphom. Alle anderen laborchemisch untersuchten Parameter einschließlich des Rheumafaktors waren normwertig.

Sowohl einer der lateralen Stränge als auch ein Plaque wurden histologisch untersucht und zeigten ein weitgehend identisches Bild. Es fand sich in der mittleren bis zur unteren Dermis reichend ein dichtes diffuses histiozytäres Infiltrat, in dem man zusätzlich eosinophile Granulozyten sah. Die Histiozyten waren oft mehrkernig und zeigten pleomorphe Kerne. Mitosen waren recht häufig. Gelegentlich waren die Histiozyten manschettenartig um degenerierte Kollagenfasern angeordnet.

Das typische klinische Bild und der histologische Befund führten zur Diagnose einer *interstitiellen granulomatösen Dermatitis mit Arthritis* [1].

Diskussion

In den letzten Jahren wurde wiederholt meist in Kasuistiken oder kleinen Fallserien über seltene granulomatöse Dermatosen bei Patienten mit Kollagenosen berichtet. Chu et al. prägten 1994 den Begriff der palisadenförmigen neutrophilen und granulomatösen Dermatitis [2] und fassen unter dieser Diagnose früher beschriebene Krankheitsbilder wie die superfizielle ulzerierende rheumatoide Nekrobiose [6], das kutane extravaskuläre nekrotisierende Granulom (Churg-Strauss-Granulom) [4], die rheumatoiden Papeln [8] und die interstitielle granulomatöse Dermatitis mit Arthritis [1] zusammen. Bei den von ihnen beschriebenen Patienten traten in symmetrischer Verteilung vornehmlich an den Streckseiten der Extremitäten hautfarbene bis rote Papeln auf. Von den neun beschriebenen Patienten hatten sechs einen systemischen Lupus erythmatodes und bei zweien bestand eine rheumatoide Arthitis.

Bei diesen Patienten fand sich histopathologisch ein dichtes palisadenartiges histiozytäres Infiltrat mit neutrophilen und eosinophilen Granulozyten. In frühen Läsionen schien stets eine leukozytoklastische Vaskulitis vorzuherrschen, während im weiteren Verlauf eine zunehmende Fibrosierung beobachtet wurde. Histologische Differentialdiagnosen sind vor allem das Granuloma anulare und die Necrobiosis lipoidica, welche jedoch keine Vaskulitis zeigen. Ferner fehlt die Infiltration durch neutrophile Granulozyten und der basophile Debris. Histologisch zeigt das Erythema elevatum et diutinum in frühen Stadien eine leukozytoklastische Vaskulitis und ein gemischtzelliges entzündliches Infiltrat, in späten Stadien findet sich eine zunehmende Fibrosierung. Stets fehlt jedoch ein granulomatöses Zellinfiltrat.

Obwohl von Chu et al. [2] unter die palisadenförmige neutrophile und granulomatöse Dermatitis subsummiert, handelt es sich bei der interstitiellen granulomatösen Dermatitis mit Arthritis wahrscheinlich um ein eigenständiges Krankheitsbild [1, 5, 7]. Ursprünglich von Dykman et al. 1965 [3] anhand zweier Patienten beschrieben, geht der Begriff, wie auch die eingehende histopathologische Beschreibung auf Ackerman et al. [1] zurück. In der Regel leiden diese an einer häufig seronegativen Arthritis. Das klinische Bild ist eindrucksvoll und diagnostisch. Symmetrisch von den Axillen bis zum unteren Rücken reichend findet man Stränge, die oftmals besser zu tasten als zu sehen sind. Zusätzlich können wie bei unserem Patienten anuläre Plaques auftreten. Histologisch zeigen sowohl die Stränge als auch die Plaques ein gleichartiges Bild. In der mittleren und tiefen Dermis findet sich ein dichtes histiozytäres Infiltrat mit eosinophilen und vereinzelt neutrophilen Granulozyten. Die Histiozyten, die zum Teil recht polymorph sein können, gruppieren sich oftmals manschettenartig um degenerierte Kollagenfasern. Abschnittsweise fallen gehäuft Mitosen auf. Im Unterschied zur palisadenförmigen neutrophilen und granulomatösen Dermatitis fehlen Zeichen von Vaskulitis und Leukozytoklasie. Differentialdiagnostisch ist vor allem ein Granuloma anulare abzugrenzen. Dieses liegt gewöhnlich nicht so tief in der Dermis, es ist Muzin nachweisbar und im histiozytären Infiltrat fehlen eosinophile und neutrophile Granulozyten in größerer Zahl.

Zusammenfassung

Es handelt es sich bei der interstitiellen granulomatösen Dermatitis und der palisadenförmigen neutrophilen und granulomatösen Dermatitis um distinkte, klinisch und histologisch unterschiedliche Kranheitsbilder. Beide Entitäten sind selten und werden bei Patienten mit rheumatischen Erkrankungen gefunden.

Literatur

1. Ackerman AB, Gou Y, Vitale P, Vossaert K (1993) Clues to diagnosis in dermatopathology; vol 3. ASCP, Chicago, pp 309–312
2. Chu P, Connolly MK, LeBoit PE (1994) The histopathologic spectrum of palisaded neutrophilic and granulomatous dermatitis in patients with collagen vascular disease. Arch Dermatol 130: 1278–1283
3. Dykman CJ, Galens GJ, Good AE (1965) Linear subcutaneous bands in rheumatoid arthritis. An unusual form of rheumatoid granuloma. Ann Intern Med 63: 134–140
4. Finan MC, Winkelmann RK (1993) The cutaneous extravascular necrotizing granuloma (Churg-Strauss granuloma) and systemic disease: A review of 27 cases. Medicine 62: 142–158
5. Gottlieb GJ, Duve RS, Ackerman AB (1995) Interstitial granulomatous dermatitis with cutaneous cords and arthritis: Linear subcutaneous bands in rheumatoid arthritis revisited. Dermatopathol Prac Conc 1: 3–6
6. Jorizzo JL, Olansky AJ, Stanley RJ (1982) Superficial ulcerating necrobiosis in rheumatoid arthritis. Arch Dermatol 118: 255–259
7. Long D, Thiboutot DM, Majeski JT, Vasily DB, Helm KF (1996) Interstitial granulomatous dermatitis with arthritis. J Am Acad Dermatol 34: 957–961
8. Smith ML, Jorizzo JL, Semble E, Arrington JH, White WL (1989) Rheumatoid papules: lesions showing features of vasculitis and palisading granuloma. J Am Acad Dermatol 20: 348–352

Pyoderma gangraenosum – Studie über 44 Fälle mit Follow-up

P. von den Driesch

Einführung

Das Pyoderma gangraenosum (PG) wurde in Jahre 1930 von Brunsting et al. [1] erstmalig beschrieben. Es handelt sich um chronisch ulzerierende Läsionen unbekannter Ätiologie. In etwa 50% der Fälle sind Systemkrankheiten assoziiert [3, 6]. Es gibt derzeit nur eine Untersuchung mit mehr als 40 Fällen, die an einem Zentrum beobachtet wurden [5]. Follow-up-Studien sind bisher nicht durchgeführt worden. Ziel der vorliegenden Studie war es daher vor allem, anhand eines größeren Patientenguts Aussagen über das Langzeitverhalten der Erkrankung machen zu kön nen.

Material und Methoden

Seit 1985 konnten 44 Fälle mit PG nach standardisierten diagnostischen Kriterien (s. unten) in die Studie eingeschlossen werden. Da Therapievergleich kein primäres Ziel der Studie war, wurde jeder Patient nach den medizinischen Notwendigkeiten auf Basis des jeweiligen Wissensstandes behandelt. Nach Evaluierung der initialen Therapieantwort wurden alle Patienten in ein systematisches Follow up-Programm aufgenommen. Bei Rezidiven wurde eine erneute bioptische Sicherung durchgeführt. Alle Daten wurden für statistische Zwecke in einer SPSS Datenbank gesammelt.

Diagnostische Kriterien für Pyoderma gangraenosum in der Studie

- Majorkriterien:
  - Auftreten von primär sterilen Ulzerationen, typischerweise mit lividen unterminierten Rändern;
  - Ausschluß relevanter differentialdiagnostisch zu berücksichtigender Erkrankungen (z. B. ulzerierende Infektionen, chronische Ulzerationen auf der Basis von venösen oder arteriellen Erkrankungen oder Ulzerationen aufgrund einer klassischen Vaskulitis).
- Minorkriterien:
  - Histologische Untersuchung vom Ulkusrand: Neutrophilenreiche Infiltration mit Zeichen für eine Vaskulitis und/oder Ablagerungen von Immunglobulin oder Komplementfaktoren an läsionalen Gefäßen);
  - Assoziation zu einer relevanten Erkrankung (chronisch autoimmune Darmerkrankungen, rheumatoide Arthritis, Paraproteinämien, hämoproliferative Erkrankungen);
  - Erfolg einer immunsuppressiven Therapie, geringer oder fehlender Erfolg konventioneller Ulkustherapien.

Beide Major- und zwei der drei Minorkriterien müssen erfüllt sein.

Ergebnisse

Patientengut

44 Fälle mit PG wurden zwischen Januar 1985 und Dezember 1996 diagnostiziert. Ein Vergleich von 3-Jahres-Intervallen (1985–1987, 1988–1990, 1991–1993, 1994–1996) zeigt eine konstante Frequenz von 11 neu diagnostizierten Fällen in jedem der Zeiträume. 30 Patienten waren weiblich, 14 männlich (Ratio 2,1:1). Das mittlere Alter betrug 50,3 (11–80; männlich 51, weiblich 50) Jahre. Abbildung 1a zeigt den breiten Bereich betroffener Altersstufen mit einem Maximum zwischen dem 50. und dem 60. Lebensjahr. Die Inzidenz in Nordbayern kann anhand unserer Zahlen auf mindestens 2 Fälle/Jahr auf eine Million Bevölkerung geschätzt werden.

Klinische und histologische Daten

Ulzerierende Läsionen waren typisch bei unseren Patienten. 52% hatten eine Läsion, 37% bis zu 5 und 11% mehr als 5 Läsionen. 39 Fälle entsprachen dem klassischen Typ mit sich chronisch vergrößernden Ulzerationen mit violett-lividen unterminierten Rändern. Eine weibliche Patientin hatte die akut disseminierte Form, eine weitere die superfiziell-granulomatöse Form des PG, die erstmalig von Wilson Jones

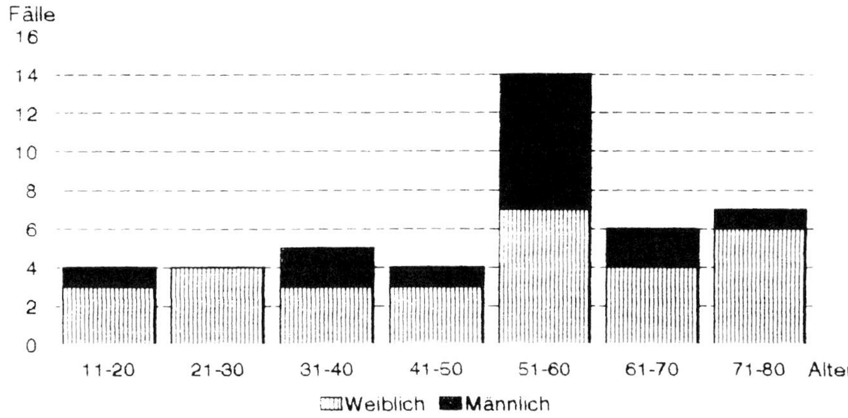

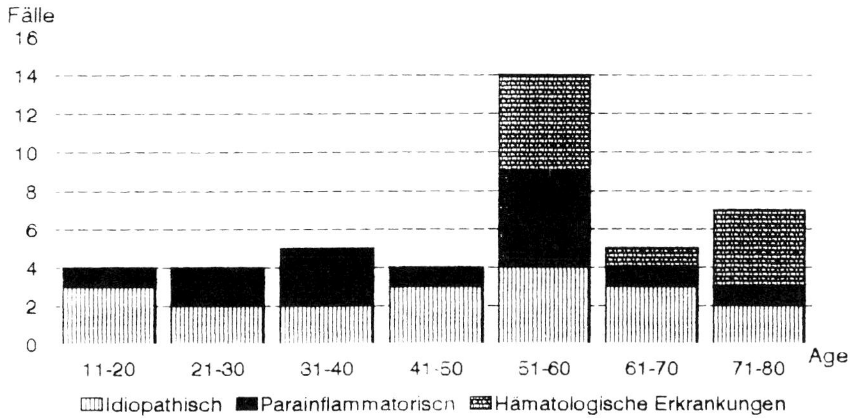

Abb. 1 a, b. Altersverteilung von 44 Patienten mit Pyoderma gangraenosum, aufgeschlüsselt nach **a** Geschlecht und **b** assoziierten Erkrankungen

und Winkelmann [9] beschrieben wurde. In einem anderen Fall fanden wir vegetierende Ulzerationen in Assoziation zu einem Haarokklusionssyndrom (Hidradenitis suppurativa). Zwei Patienten hatten die progressiv-bullöse Form des PG in Assoziation zu malignen hämoproliferativen Erkrankungen. Ein lokales Trauma als auslösend wurde von 17/44 Patienten berichtet, bei 8 Patienten wurden die Läsionen durch lokale chirurgische Wunddebridements vergrößert. Ein klassisches Pathergiephänomen nach Injektion von steriler 0,9% NaCl-Lösung fand sich nur bei 3 Patienten. 80% der Läsionen fanden sich an den Unterschenkeln und Füßen. Der Stamm war in 36%, die Oberschenkel in 16%, die Arme in 14%, und die Kopf-Hals-Region in 5% betroffen.

In Biopsien von den Rändern der Läsionen war in73% eine Vaskulitis feststellbar, in 68% leukozytoklastisch, in 32% überwiegend lymphozytär. Die direkte Immunfluoreszenz zeigte ein positives Staining der Gefäße mit Antiseren gegen Komplementfaktor C3 in 83%, gegen IgM in 78%, gegen IgA in 17%, und gegen IgG in 11% der Fälle. Abstriche waren in 50% der Fälle steril. In den anderen 22 Fällen war Staphylococcus aureus 9mal, Pseudomonas aeruginosa 8mal, Enterococcen 5mal, Streptococcen und Klebsiellen je 3mal, und Escherichia coli sowie Candida albicans je einmal nachweisbar.

Die assoziierten Erkrankungen sind in Tabelle 1 angegeben, ein Korrelation zum Alter der Patienten in Abbildung 1b. Es zeigt sich, daß ein Vorliegen hämo-

Tabelle 1. Pyoderma gangraenosum und assoziierte Erkrankungen

Auftreten	Erkrankung	N
Idiopathisch		20
Parainflammatorisch		14
Rheumatoide Arthritis	5	
Morbus Crohn	3	
Colitis ulcerosa	3	
Hidradenitis suppurativa	1	
Amöbenruhr	1	
Tonsillitis	1	
Hämotologische Erkrankungen/Neoplasien		10
Benigne Paraproteinämie	3	
Kryoglobulinämie	1	
Osteomyelosklerose	1	
Plasmozytom	1	
Chronisch lymphatische Leukämie	1	
Chronische myeloische Leukämie	1	
Mycosis fungoides	1	
Glioblastom	1	

proliferativer Erkrankungen nur bei Patienten jenseits des 50. Lebensjahres gefunden wurde. Hingegen zeigt der Vergleich der idiopathischen mit der parainflammatorischen Gruppe keinen wesentlichen Unterschied. Die Korrelation zwischen dem Auftreten des PG und der Aktivität der Grunderkrankung war bei entzündlichen Erkrankungen (rheumatoide Arthritis, M. Crohn, Colitis ulcerosa) gering, hingegen bei hämoproliferativen Erkrankungen eng.

Follow up

Die mittlere Dauer der primären Therapie betrug 4 Monate. Nach unserer Erfahrung sind Kombinationen von Cyclosporin A oder Azathioprin mit Corticosteroiden sehr effektiv. Die Nachbeobachtung (n = 42, „median follow up" 26,5 Monate) zeigte, daß in der idiopathischen Gruppe (n = 18) 10 Patienten bei Absetzversuchen Rezidive ihrer Läsionen hatten und kontinuierlich behandelt werden mußten. Ein Patient starb ohne Bezug zum PG. In keinem Fall dieser Gruppe konnte auch in diesen langjährigen Follow-up-Untersuchungen eine weitere möglicherweise ursächliche Grunderkrankung gefunden werden. In der parainflammatorischen Gruppe (n = 14), zeigte sich bei einer 78jährigen Frau ein rapid-progressives kaum therapeutisch zu beeinflussendes PG und sie starb in der Folge an einer Sepsis. Bei ihr war eine Colitis ulcerosa im Alter von 23 Jahren aufgetreten, seit dem 66 Lebensjahr aber in Vollremission ohne weitere Therapie. Dieser Fall zeigt besonders eindrücklich die unserer Erfahrung nach relativ lose Assoziation zwischen entzündlichen „Grunderkrankungen" und dem Auftreten eines PG. Von den verbleibenden 13 Fällen war bei 7 Patienten eine Dauertherapie notwendig. 3/4 Patienten mit PG assoziiert zu hämatologischen Erkrankungen starben an ihrer Grunderkrankung. In zwei Fällen bestanden zu diesem Zeitpunkt progressive, kaum auf die Therapie ansprechende Läsionen eines bullösen PG.

Diskussion

Unsere Studie zeigt eine gute Übereinstimmung zu der klassischen Arbeit von Powell et al. [5] aus dem Jahre 1985. Ein wesentlicher Unterschied ist die Geschlechtsverteilung, die bei Powell et al. etwa 1:1 war. Wir sahen ein deutliches Überwiegen der weiblichen Patienten im Verhältnis von 2:1. Dieses Ergebnis, das auch schon in anderen Studien gefunden wurde [4, 7], ist bei einer reaktiven neutrophilen Dermatose im Grunde aber wenig überraschend [8].

Erstaunlich ist in unseren Daten die Ähnlichkeit der idiopathischen und der parainflammatorischen Gruppe bezüglich des klinischen Bildes, des Patientenguts und des langfristigen klinischen Verlaufs. Es ist weiterhin von Interesse, daß in keinem Fall mit idiopathischem PG eine möglicherweise assoziierte Erkrankung im Follow up auftrat. Wir schließen daraus, daß es sich hier um eine stabile Subgruppe handelt, bei der das PG letztlich eine Primärerkrankung darstellt. Dazu paßt auch, daß bei den parainflammatorischen Fällen eine Assoziation zwischen stärkerer Krankheitsaktivität der „Grunderkrankung" und Auftreten des PG in der Regel nicht gegeben war. Wir schließen daraus, daß es sich beim PG um eine primär eigenständige Erkrankung handelt, die bei Patienten mit Neigung zu Autoimmunerkrankungen gehäuft auftritt, also wahrscheinlich selbst autoimmuner Genese ist. Dies wurde bereits auch bei Patienten mit Myelodysplasie vermutet [2]. Experimentelle Daten (z. B. Charakterisierung von autoreaktiven T-Lymphozyten) kennen wir hierzu nicht. Bei der Therapieplanung sollte berücksichtigt werden, daß in mehr als der Hälfte der Fälle eine Langzeittherapie notwendig ist. Bei uns hat sich eine Kombination aus Cyclosporin A oder Azathioprin und Corticosteroiden bewährt. Dapson und Clofazimin sind brauchbare Alternativen. Vergleichende Therapiestudien mit Randomisation sind derzeit nicht veröffentlicht, daher beruhen alle Angaben zur Therapie lediglich auf empirischen Daten.

Zusammenfassung

Eine prospektive Studie über 44 Patienten mit Pyoderma gangraenosum (PG), diagnostiziert nach standardisierten Kriterien und systematisch nach verfolgt. 30 Patienten waren weiblich, 14 männlich. Medianes Alter 53 (Durchschnitt 51, Bereich 11–80) Jahre. 20 Patienten hatten idiopathisches und 14 parainflammatorisches (z. B. Colitis ulcerosa, Morbus Crohn) Auftreten. Bei 10 Patienten bestand eine hämoproliferative Erkrankung oder eine Neoplasie. Die Langzeitbeobachtung (n = 42, median follow up 26,5 Monate) zeigte, daß 8 Patienten gestorben waren, in 6 Fälle korreliert zum PG bzw. der zugrundeliegenden Erkrankung. Von den verbleibenden 34 Patienten sind 44% in Vollremission, während bei 56% eine Dauertherapie notwendig war. In keinem Fall mit idiopathisch aufgetretenem PG zeigte das Follow up das Auftreten einer möglicherweise verursachenden Grunderkrankung. Diese Daten legen nahe, daß das PG in vielen Fällen eine primäre Erkrankung und keine sekundäre Komplikation ist.

Literatur

1. Brunsting LA, Goeckermann WH, O'Leary PA (1930) Pyoderma (Echthyma) gangrenosum – Clinical and experimental observations in five cases occuring in adults. Arch Dermatol 22: 655–680
2. Enright H, Jacob HS, Vercellotti, Howe R, Belzer M, Miller W (1995) Paraneoplastic autoimmune phenomena in patients with myelodysplastic syndromes: response to immunosuppressive therapy. Br J Haematol 91: 403–408
3. Hüner A, Hornstein OP, von den Driesch P (1995) Pyoderma gangraenosum – Klinik, assoziierte Erkrankungen und Therapiemöglichkeiten. Dtsch Ärztebl 92: A1998–A2002
4. Odeh F (1981) Pathogenesis and prognosis of pyoderma gangrenosum (dermatitis ulcerosa). Z Hautkr 56: 1572–1577
5. Powell FC, Schroeter AL, Su WP, Perry HO (1985) Pyoderma gangrenosum: a review of 86 patients. Q J Med 55: 173–186
6. Powell FC, Su WPD, Perry HO (1996) Pyoderma gangrenosum: classification and management. J Am Acad Dermatol 34: 395–409
7. Tjandra JJ, Hughes LE (1994) Parastomal pyoderma gangrenosum in inflammatory bowel disease. Dis Colon Rectum 37: 938–942
8. von den Driesch P (1994) Sweet's syndrome (acute febrile neutrophilic dermatosis). J Am Acad Dermatol 31: 535–556
9. Wilson Jones E, Winkelmann RK (1988) Superficial granulomatous pyoderma: a localized vegetative form of pyoderma gangrenosum. J Am Acad Dermatol 18: 511–521

Persistierende streifenförmige Erytheme als Symptom einer amyopathischen Dermatomyositis

B. Habermann, G. Kirtschig, I. Effendy, R. Happle

Einleitung

Zumeist geht die Dermatomyositis mit typischen Hautveränderungen einher. Fehlt die Muskelbeteiligung über mindestens zwei Jahre, so spricht man von amyopathischer Dermatomyositis [1].

Die Hautveränderungen sind bei Dermatomyositis mit und ohne Muskelbeteiligung die gleichen und können sehr vielgestaltig sein (s. unten). Typisch sind lividrote Erytheme im Gesicht und am Dekolleté und die Gottron-Papeln an den Streckseiten der Fingergelenke sowie an Ellenbogen und Knien.

Hautmanifestationen der Dermatomyositis

- Periorbitales fliederfarbenes Erythem mit Ödem der Augenlider;
- fliederfarbenes Erythem an Brust, Rücken, Gesicht, Oberarmen, Handrücken;
- periunguale Teleangiektasien mit dystrophischen Cuticulae;
- fliederfarbene Erytheme mit oder ohne Ödem an den Streckseiten der Fingergelenke (Gottron-Zeichen) sowie an Ellenbogen, Knien und medialen Malleoli;
- Übergang der fliederfarbenen Erytheme in Atrophie (Poikilodermia atrophicans vascularis);
- mitunter subepidermale Blasenbildung und oberflächliche Erosionen.

Fallbeschreibung

Ein 36jähriger Patient stellte sich mit seit sechs Monaten bestehenden lividroten Erythemen im Gesicht, an der Brust und am Rücken vor. An allen Fingerknöcheln und an beiden Knien bestanden rötliche Papeln und Plaques. Er gab an, sich müde und abgespannt zu fühlen, und klagte über Schmerzen und Schwellungen an den Hand- und Fußgelenken. Manchmal verspüre er leichten Juckreiz. Muskelschmerzen oder Muskelschwäche habe er niemals bemerkt.

Bei der Untersuchung fielen außerdem streifenförmige, urtikariell wirkende Erytheme an Brust und Rücken auf, die über mehrere Monate persistierten. Es bestand ein weißer Dermographismus.

Es konnten keine pathologischen Laborbefunde erhoben werden, insbesondere keine antinukleären Antikörper oder pathologischen EMG-Befunde.

Eine internistische Tumorsuche fiel negativ aus, so daß das Vorliegen eines paraneoplastischen Syndroms unwahrscheinlich ist.

Histologische Untersuchung (Haut)

1. Biopsie einer geröteten Papel vom linken Knie: Lymphozytäre Perivaskulitis, diskrete Vermehrung von Hale-positivem Material im mittleren Corium. Das histologische Bild entspricht einer papulösen Muzinose.
2. Biopsie aus dem streifenförmigen Erythem an der linken Brust: Lymphozytäre Perivaskulitis mit Ablagerung von Muzin im Corium.
3. Immunfluoreszenz-Untersuchung, Biopsie einer geröteten Papel vom linken Knie: Fokal feingranuläre Ablagerungen von C3 an der Basalmembran, Gefäße frei. Fokal an der Basalmembran und teilweise perivaskulär im oberen Corium Ablagerungen von Fibrinogen. Kein Nachweis von IgG, IgA oder IgM.

Therapie und Verlauf

Wir begannen eine immunsuppressive Therapie mit Azathioprin in aufsteigender Dosierung (50–150 mg) und Prednisolon in absteigender Dosierung (30–5 mg). Darunter verschwanden die Gelenkschmerzen und das Gefühl von Müdigkeit und Abgespanntheit.

Die Hautveränderungen einschließlich der streifenförmigen Erytheme waren während der 20monatigen Beobachtungszeit nur wenig rückläufig.

Diskussion

Wir stellen zum ersten Mal einen Patienten mit streifenförmigen Erythemen bei amyopathischer Dermatomyositis vor. Bemerkenswerterweise stimmt der histopathologische Befund dieser Hautveränderung mit jenem überein, den wir bei der Untersuchung einer entzündlichen Papel vom Knie desselben Patienten erhoben haben.

Bei den persistierenden streifenförmigen Erythemen handelt es sich offenbar um Hautveränderungen, die als ein weiteres spezifisches Merkmal einer Dermatomyositis mit oder ohne Muskelbeteiligung gelten können.

Literatur

1. Euwer RL, Sontheimer RD (1991) Amyopathic dermatomyositis (dermatomyositis sine myositis). JAAD 24: 959–966
2. Ferrer M, Herranz P, Manzano R, Fernandez-Diaz ML, De Lucas R, Casado M (1996) Dermatomyositis with linear lesions. Brit J Dermatol 134: 600–601

Infektiöse Dermatosen

Epidemiologie des Zoster in Deutschland – Vorstellung eines Prognoseindex für die postherpetische Neuralgie

G. Gross*

Einleitung

Der Zoster ist eine alle Altersgruppen betreffende neurokutane Erkrankung, die auf eine Reaktivierung der Varizella-Zoster-Virus (VZV)-Infektion im Nervensystem zurückzuführen ist. Etwa jeder 5. Mensch erkrankt während seines Lebens einmal an Zoster. Ein höheres Krankheitsrisiko haben immunsupprimierte Patienten, vor allem nach Organtransplantation, bei Tumorkrankheit oder AIDS.

Mit zunehmendem Alter (mehr als 50 Lebensjahre) tritt der Zoster häufiger auf, kann komplizierter verlaufen und schwere Folgeerkrankungen hervorrufen wie die schlecht zu beeinflussenden und zur Chronizität neigenden Zosterschmerzen (sog. postherpetische bzw. postzosterische Neuralgie) [5]. Das Risiko für ernste Zosterkomplikationen, vor allem von seiten der Haut und des Nervensystems, wird in Deutschland bei höherer Lebenserwartung der Allgemeinbevölkerung und der wachsenden Zahl wegen Organverpflanzung immunsupprimierter Patienten und abwehrschwacher HIV-Patienten weiter ansteigen.

Zur Epidemiologie des Zoster in der Allgemeinbevölkerung liegen vor allem ältere Daten aus US-Amerikanischen Studien und aus Großbritannien vor [4, 6, 7, 10]. Das Zahlenmaterial aus Deutschland zu VZV-Infektionen, insbesondere zum Zoster, ist bisher sehr spärlich. Die retrospektive Auswertung von Zosterfällen, die im Zeitraum von 1945 und 1959 im Raum Rochester (Minnesota, USA), auftraten, ergab eine jährliche Inzidenz von 1,3 pro 1000 Personen in der allgemeinen Bevölkerung [10]. Vor kurzem wurde in einer im Rahmen eines Gesundheitsüberwachungsprogramms in den USA durchgeführten Studie eine höhere Inzidenzrate von 64% an Zosterfällen ermittelt [3].

Mit der vorliegenden Studie sollte an ambulant behandelten Zosterpatienten aus der Bundesrepublik Deutschland überprüft werden, ob sich auch hier wesentliche epidemiologische Daten mit klinischer Relevanz verändert haben.

486 Ärzte unterschiedlicher Fachrichtungen aus dem gesamten Gebiet der Bundesrepublik Deutschland wurden aufgefordert, über einen gewissen Zeitraum entsprechende Daten ihrer ambulanten Zosterpatienten zu erheben.

Von denjenigen Patienten, die keine systemische antivirale Therapie erhielten, sollten außerdem potentielle Risikofaktoren für das Auftreten einer postherpetischen Neuralgie ermittelt werden.

Auf diesen Angaben basierend, sollte ein für die tägliche klinische Praxis brauchbares Bewertungsschema (Score) für Therapieentscheidungen entwickelt werden.

Methodik der Untersuchungen

Studienplan

Konzeptionell handelt es sich um eine prospektive Beobachtungsstudie an ambulanten Patienten mit der klinischen Diagnose Zoster. Der Studienplan wurde vom Arbeitskreis Zoster der Paul-Ehrlich-Gesellschaft Chemotherapie e.V. (PEG) und der Arbeitsgemeinschaft Dermatologische Forschung (ADF) der Deutschen Dermatologischen Gesellschaft erstellt.

Die Durchführung der Studie und die Datenanalyse erfolgte über die Gesellschaft für angewandte Mathematik und Informatik (GMI) in München. Insgesamt wurden die Patienten dreimal konsultiert. Zunächst wurden Angaben über Beschwerden in der Prodromalphase, Schmerzen, klinische Symptome und Beschaffenheit der Hautveränderungen sowie demografische und anamnestische Angaben erfaßt. Weder bezüglich der systemischen oder lokalen Therapie mit Virustatika noch bezüglich der Behandlung mit Analgetika wurden Empfehlungen ausgesprochen. Die zweite Konsultation erfolgte zum Zeitpunkt der Verkrustung der Hautveränderungen.

Hierbei wurden die Effloreszenzen des Zoster bezüglich Anzahl der Läsionen und Zeitpunkt der

---

* Aus dem Arbeitskreis Zoster in Deutschland der Paul-Ehrlich-Gesellschaft (PEG) und der Arbeitsgemeinschaft Dermatologische Forschung (ADF)
Prof. Dr. G. Gross, Rostock, Prof. Dr. H. W. Doerr, Frankfurt/Main, Prof. Dr. J.-P. Malin, Bochum, Priv.-Doz. Dr. W. Meister, München, Prof. Dr. A. Neiß, München, Dr. J. v. Essen, Hamburg, Dr. C. Wittke, München, Prof. Dr. P. Wutzler, Erfurt

Verkrustung beurteilt. Weiterhin wurden Komplikationen des Zoster wie kutane Disseminierung, Augenbefall oder Paresen und insbesondere die Einstufung der zosterassoziierten Schmerzen vorgenommen. 4–5 Wochen (3. Konsultation) nach der vollständigen Verkrustung wurden die Patienten befragt bezüglich noch vorhandener Schmerzen [Erfassung der postherpetischen Neuralgie (PHN)].

Etablierung eines Modells zur Risikovorhersage der postherpetischen Neuralgie

Prinzipiell wurden alle bei der ersten Konsultation erhobenen Daten als mögliche prognostische Faktoren für das Auftreten einer postherpetischen Neuralgie (PHN) angesehen. Die Bewertung wurde prospektiv nur auf Patienten ohne systemische antivirale Therapie begrenzt. Schrittweise wurden bei diesen Patienten multivariante Prognosefaktoren selektiert. Über Schätzung zugehöriger Koeffizienten wurde das Vorhersagemodell etabliert [8]. Das individuelle Risiko an einer PHN zu erkranken, wurde für jeden Patienten einer Validierungsgruppe (ein Viertel der Gesamtstichprobe) berechnet. Die daraus zu erwartenden Ergebnisse wurden mit den Daten der beobachteten PHN-Fälle verglichen.

Ergebnisse

Patientenkollektiv

In der Zeit von September 1994 bis März 1995 wurden 2063 Patienten in die Studie eingeschlossen, wobei 2011 in die Endauswertung kamen. 486 Ärzte der Fachrichtungen Dermatologie (48%), Allgemeinmedizin (44%) und innere Medizin (8%) aus dem gesamten Bundesgebiet haben sich beteiligt. Insgesamt wurden 64% der Patienten von Dermatologen betreut, 31% von Hausärzten und 5% von Internisten.

Altersabhängige Häufigkeiten des Zoster

Unerwartet häufig waren mit 20% Patienten unter 30 Jahren an Zoster erkrankt. Weibliche Patienten hatten einen um 10,8% höheren Anteil. Dies spiegelt bei Vergleich der geschlechtsbezogenen Altersverteilung die Situation in der Gesamtpopulation wider.

Häufigkeit von Grundleiden bei Zosterpatienten

Bei 5,1% waren maligne Erkrankungen bekannt, 5,0% hatten einen insulinabhängigen Diabetes mellitus. Bei 12,4% waren allergische Erkrankungen in der Anamnese eruierbar und 5,5% der Patienten litten zum Zeitpunkt des Zoster an einer Dermatitis atopica. Bei 2,7% war vor Auftreten des Zoster eine medikamentöse immunsuppressive Therapie durchgeführt worden und bei 1,5% Patienten erfolgte zuvor eine Radiochemotherapie.

Daten zur klinischen Manifestation

Prodromalphase

81,6% der Patienten gaben Schmerzen im betroffenen Dermatom an. 38,9% der Patienten klagten über grippeähnliche Beschwerden mit Gliederschmerzen und Kopfschmerzen. Weitere Symptome waren Parästhesien (33%), Abgeschlagenheit (44,9%), Nachtschweiß (19,2%), erhöhte Körpertemperatur (13,6%) und Übelkeit (10,6%).

Manifestation des Zoster im Akutstadium

Etwas mehr als ein Viertel der Patienten konsultierte frühestens 3 Tage nach Auftreten der ersten Bläschen den Arzt. Daraus resultierte eine Heterogenität der Entwicklungsstadien der Zostereffloreszenzen zum Zeitpunkt der Erstkonsultation.

Ein Dermatom war in 66% der Patienten betroffen. Bei 31,2% der Patienten waren in zwei benachbarten Hautdermatomen Zostereffloreszenzen nachweisbar. Eine Disseminierung der Zostereffloreszenzen wurde bei 2,8% der Patienten beobachtet.

Die Mehrzahl der Patienten (53,7%) hatte weniger als 25 Effloreszenzen. In 32,8% der Patienten wurden 25–50 Effloreszenzen gezählt. 10,8% der Patienten wiesen 51–100 Läsionen auf und 2,7% mehr als 100. Hämorrhagische Zostereffloreszenzen wurden bei 16,2% der Patienten gesehen.

Der Zoster war am häufigsten im Bereich thorakaler Dermatome und in absteigender Häufigkeit kranial, zervikal, lumbal und sakral lokalisiert. Dieses Ergebnis stimmt überein mit Ergebnissen der Studien von Hope-Simpson [7] und Ragozzino et al. [10]. Bei den Patienten der vorliegenden Studie wurden mit zunehmendem Lebensalter häufiger kraniale und seltener thorakale Dermatome befallen. Somit konnte hier eine Altersabhängigkeit für die Zosterlokalisation nachgewiesen werden.

Zoster-assoziierte Schmerzen

81,6% der Patienten hatten sowohl in der Prodromalphase als auch zum Zeitpunkt des ersten Arztbesuches

Schmerzen. Nicht durch Analgetika zu beeinflussende Schmerzen lagen bei 7,5% der Patienten vor. 4–5 Wochen nach Verkrustung wiesen noch 28,4% aller Patienten Schmerzen im Zoster assoziierten Dermatom auf. Per definitionem handelt es sich hierbei um Schmerzen, die als postzosterische oder postherpetische Neuralgie (PHN) definiert werden. Festzuhalten ist also, daß in dieser Studie fast ein Drittel aller Patienten eine PHN entwickelten.

Tabelle 1. Score-System zur Kalkulierung des individuellen Risikos bezüglich der Entstehung der postherpetischen Neuralgie (PHN) für einen Patienten mit akutem Zosterschmerz. Beispiel: Eine 74jährige Patientin mit Schmerzen in der Prodromalphase und wenigen hämorrhagischen Effloreszenzen im kranialen Bereich hat einen Score von 9 + 9 + 8 + 8 + 6 = 40

Risikofaktor	Score
Alter über 50 Jahre	9
Prodromaler Schmerz	9
Weibliches Geschlecht	8
Anzahl der Effloreszenzen mehr als 50	8
Hämorrhagische Effloreszenzen	8
Kraniale oder sakrale Lokalisation des Exanthems	6

Entwicklung eines Modells zur Risikovorhersage der postherpetischen Neuralgie

Ausgewertet wurden diesbezüglich 635 Zosterpatienten, die keinerlei virustatische Therapie erhalten hatten.

Während in der univariaten Analyse 16 Faktoren als signifikant eingestuft worden waren, verblieben nach multivariater Analyse Geschlecht, Alter, Anzahl der Läsionen, Lokalisation, hämorrhagische Läsionen und Schmerzen in der Prodromalphase als Risikofaktoren bezüglich der Entwicklung der PHN.

Welcher Patient mit akutem Zosterschmerz hat demnach das höchste Risiko eine PHN zu entwickeln? Es handelt sich um eine Frau, die älter als 50 Jahre alt ist und mehr als 50 teilweise hämorrhagische Effloreszenzen in kranialen oder sakralen Dermatomen aufweist. Bereits in der Prodromalphase bestehen Schmerzen.

Auf der Basis von Regressionskoeffizienten konnte für den praktischen Gebrauch ein Scoresystem entwickelt werden (Tabelle 1). Bei Vergleich von erwarteten und beobachteten Fällen in allen Risikokategorien ließ sich eine sehr gute Übereinstimmung bei Verwendung dieses Modells feststellen. Der Score kann, in eine Grafik übertragen, besonders einfach in der Praxis als Grundlage für eine Bewertung bezüglich des PHN-Risikos verwendet werden (Abb. 1).

Diskussion

Angesichts einer kürzlich publizierten Untersuchung aus den USA, die einen deutlichen Anstieg der Zosterinzidenz in der Allgemeinbevölkerung im Vergleich zur Situation vor 30–40 Jahren aufzeigt [3], haben die in der vorliegenden Studie erhobenen Daten zur Epidemiologie, zum klinischen Bild und Prodromalphase des Zoster aus der Sicht des behandelnden Arztes eine

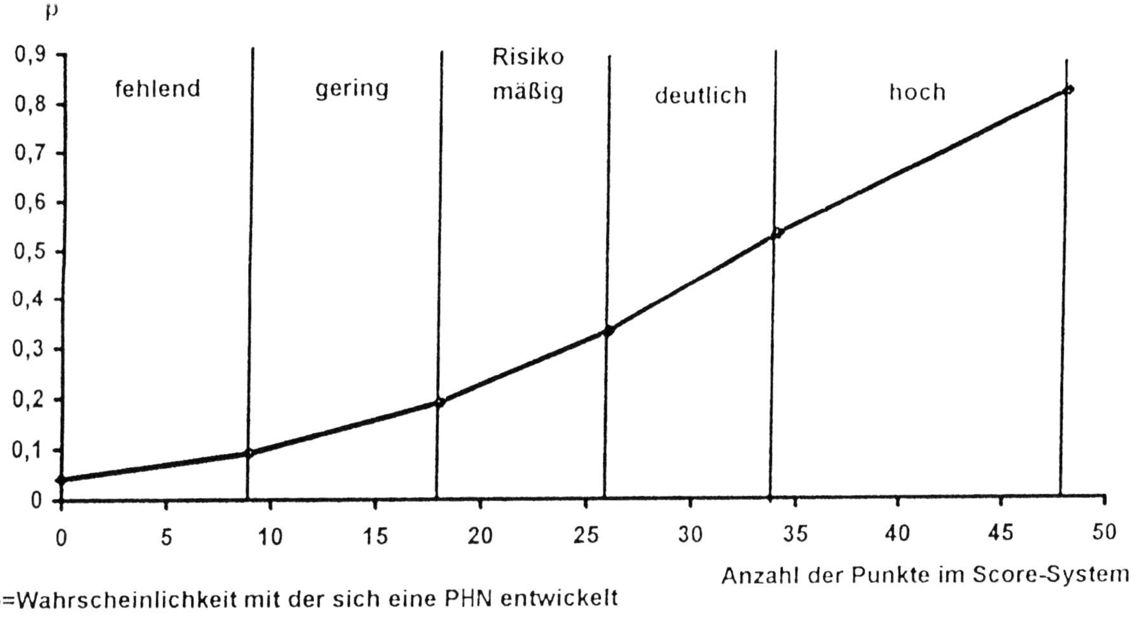

Abb. 1. Score-System zur Risikobewertung bezüglich der postherpetischen Neuralgie (PHN)

besondere Relevanz. Ein wichtiges Ergebnis besteht darin, daß 23,5 % der in dieser bundesdeutschen Studie beobachteten Patienten jünger als 40 Jahre alt sind. Der größere Anteil von Frauen mit Zoster bei höheren Altersklassen spiegelt die geschlechtsbezogene Altersverteilung in der Gesamtpopulation dieser Gruppe dar. Der Zoster ist also bei Frauen nicht häufiger.

Überaus häufig wurde über chronische Schmerzen noch 4–5 Wochen nach Verkrustung der Hauteffloreszenzen geklagt. Diese als PHN klassifizierte Symptomatik wurde bei 28,4 % der Patienten nachgewiesen. Hope-Simpson hatte in einer Studie aus dem Jahre 1975 noch eine deutlich niedrigere Rate von 14,5 % nachweisen können [7]. Mit unseren Daten sind vergleichbar Zahlen einer neulich von Tyring und Mitarbeitern publizierten Studie [11]. Zusammenfassend deuten diese Ergebnisse somit auf eine Zunahme der Patienten hin, die an chronischen Zosterschmerzen (PHN) leiden. Die Entstehung der PHN ist, wie in der vorliegenden Studie gezeigt, von einer Anzahl von Faktoren bestimmt, die sich bereits bei der ersten Konsultation feststellen und sich im Rahmen eines Scoresystems begutachten lassen. Nach diesem Scoresystem kann für jeden Patienten das für ihn geltende Risiko, eine PHN zu entwickeln, berechnet werden.

Für die Behandlung des Zoster stehen heute verschiedene Virustatika zur Verfügung, die bei frühzeitigem Therapiebeginn den akuten Krankheitsverlauf günstig beeinflussen können [5]. Vor kurzem konnte im Rahmen klinischer Studien gezeigt werden, daß auch das Auftreten der PHN bei frühzeitiger systemischer antiviraler Therapie positiv beeinflußt werden kann [1, 11].

Mit der Einführung des Scoresystems zur Kalkulierung des individuellen Risikos bezüglich der Entstehung einer PHN ist es somit möglich geworden, bei jedem individuellen Fall die Indikation zum Einsatz systemischer Virustatika im Hinblick auf die Verhinderung der PHN neu zu definieren. In diesem Zusammenhang soll auch auf die Konsensuskonferenz der Paul-Ehrlich-Gesellschaft zur Chemotherapie e.V. zur antiviralen Therapie des Herpes Zoster hingewiesen werden, die vom 17.–19. März 1997 in Erfurt stattgefunden hat [13].

Die in der vorgelegten Studie erhobenen Daten können als Grundlage für Planung und Evaluation klinischer Studien zur Behandlung des Zosters eingesetzt werden. Möglicherweise lassen sich durch eine weitere Optimierung der antiviralen Therapie des akuten Zoster auch die Gesamtkosten des Zosters wesentlich senken. Hinweise hierzu liegen aufgrund von zwei vor kurzem publizierten Studien aus Großbritannien vor [2, 9]. Davies et al. konnten zeigen, daß beim Zoster hauptsächlich Kosten durch die Behandlung der PHN entstehen [2]. In diesem Zusammenhang wäre es sehr zu begrüßen, eine prospektive Studie unter Einsatz des beschriebenen Scoresystems in der Bundesrepublik Deutschland durchzuführen. Ganz im Vordergrund steht jedoch, mit Hilfe des Scores in der täglichen Praxis die Therapieentscheidung zu erleichtern. Bei konsequenter frühzeitiger, richtig dosierter und genügend langer antiviraler Therapie kann somit die PHN als schwere Komplikation des Zoster in vielen Fällen vermieden werden und die Lebensqualität der meistens älteren Patienten bewahrt werden.

Literatur

1. Beutner FR, Friedman DJ, Forszpaniak C, Andersen PL, Wood, MJ (1995) Valaciclovir compared with acyclovir for improved therapy of herpes zoster in immunocompetent adults. Antimicrob Agents Chemother 37: 1546–1553
2. Davies L, Cossins L, Bowsher D, Drummond M (1994) The cost of treatment for post-herpetic neuralgia in the UK. Pharmacoeconomics 6/2: 142–148
3. Donahue JG, Choo PW, Manson JE, Platt R (1995) The incidence of herpes zoster. Arch Intern Med 155: 1605–1609
4. Glynn C, Crockford G, Garaghan D, Gardno P, Price D, Miller J (1990) Epidemiology of shingles. J Roy Soc Med 83: 607–610
5. Gross G (1997) Zoster. Manifestationsformen an der Haut, Komplikationen und Therapie. DMW 122: 132–139
6. Guess HA, Broughton DD, Melton, LJ, Kurland LT (1985) Epidemiology of herpes zoster in children and adolescents: a population – based study. Pediatrics 76: 512–517
7. Hope-Simpson RE (1975) Post-herpetic neuralgia. J Roy Coll Gen tract 25: 571–575
8. Meister W, Neiß N, Gross G, Doerr HW, Höbel W, Malin J-P, Essen J von, Wittke C, Wutzler P (in press) Prognostic factors of postherpetic neuralgia in ambulatory patients. Intervirology
9. Nathwani D (1995) Treatment parameters for the successful management of varicella zoster virus. Antiviral Chem Chemother 6 [Suppl 1]: 12–16
10. Ragozzino MW, Melton LJ, Kurland LT, Chu CP, Perry HO (1982) Population-based study of herpes zoster and its sequelae. Medicine 61: 310–316
11. Tyring S, Barbarash RA, Nahlik IE et al. (1995) Famciclovir for the treatment of acute herpes zoster: Effects in acute disease and postherpetic neuralgia. A randomized double-blind, placebo-controlled trial. Ann Intern Med 123: 89–96
12. Wutzler P, Meister W und Arbeitskreis Zoster der Paul-Ehrlich-Gesellschaft für Chemotherapie e.V. und der Arbeitsgemeinschaft Dermatologische Forschung (1977) Herpes zoster – Epidemiologie und prognostische Faktoren. Ergebnisse einer prospektiven Studie an ambulanten Zosterpatienten in Deutschland. Dt Ärztebl 17: A 1129–1133
13. Wutzler P, Doerr HW (in Vorbereitung) Konsensuskonferenz der Paul-Ehrlich-Gesellschaft für Chemotherapie e.V. zur antiviralen Therapie des Herpes zoster. Erfurt, 17.–19. März 1997. Empfehlungen zur antiviralen Therapie des Herpes zoster

Epidemiologie von Hautkrankheiten bei HIV-Infizierten: Die Basler Kohortenstudie

P. Itin, N. Schaub, S. Courvoisier, N. Gyr, A. Tietz, T. Rufli, M. Battegay

Einleitung

Dermatologische Veränderungen können wichtige Hinweise für das Vorliegen einer HIV-Infektion geben und Markerveränderungen wie die orale Haarleukoplakie, Mollusca contagiosa, Kaposi-Sarkom oder Soorstomatitis können eine Progression der HIV-Erkrankung ankündigen [5]. Hautveränderungen bei HIV-Patienten sind gekennzeichnet durch eine atypische Klinik und einen ungewöhnlichen Verlauf [9]. Coldiron u. Bergstresser [13] fanden, daß bei 92% ihrer HIV-infizierten Patientinnen und Patienten im Verlauf der Erkrankungen Hautveränderungen auftraten. Stern [11] zeigte, daß auf jede HIV-infizierte Person seiner Studienpopulation durchschnittlich 3,7 verschiedene dermatologische Probleme kamen. In der Studie von Garbe et al. [8] traten in mehr als einem Viertel der Fälle dermatologische Manifestationen in unmittelbarem zeitlichem Zusammenhang mit der erstmaligen HIV-Diagnose auf.

Im Rahmen einer prospektiven Kohortenuntersuchung von HIV-infizierten Patienten haben wir 482 Patienten in allen Krankheitsstadien eingeschlossen. Das Ziel unserer Studie war, die Häufigkeit von Hauterkrankungen bei HIV-Infizierten zu untersuchen. Zusätzlich analysierten wir die Prävalenz von Dermatosen in den unterschiedlichen Risikogruppen. Die aktualisierten Daten wurden mit den Ergebnissen einer früheren Studie am gleichen Kollektiv verglichen, um mögliche Trendänderungen in der Häufigkeit von Hautkrankheiten bei HIV-Infizierten aufzuzeigen.

Patientenkollektiv und Methode

Während 59 Monaten haben wir 482 HIV1-infizierte Patientinnen und Patienten aller Stadien der Erkrankung untersucht. In unsere Studie wurden Patientinnen und Patienten eingeschlossen, bei denen eine HIV-Infektion serologisch durch ELISA und Western Blot gesichert worden war, und die ihr Einverständnis für eine zusätzliche Dokumentation gaben. Für die statistische Berechnung wurden das Tabellenkalkulationsprogramm „Exell" (Version 5.0) und das Datenbankprogramm „Access" (Version 2.0) der Firma Microsoft verwendet.

Bei allen Patientinnen und Patienten wurde eine extensive Anamnese erhoben und ein genauer internistischer und dermatologischer Status durchgeführt. Die prospektiven Nachuntersuchungen waren sechsmonatlich angesetzt. Sämtliche Hautveränderungen wurden schriftlich sowie zum Teil photographisch dokumentiert, unklare Befunde histologisch aufgearbeitet und, falls nötig, mikrobiologisch weiter untersucht.

Ergebnisse

136 Frauen (28,2%) und 346 Männer (71,8%) wurden innerhalb von 59 Monaten rekrutiert. Die Kohorte setzte sich aus 145 Homosexuellen (30,1%), 31 Bisexuellen (6,5%), 97 Heterosexuellen (20,1%) und 185 i.v. Drogenkonsumenten (38,4%) zusammen. 24 (4,9%) gehörten zu anderern Risikogruppen wie beruflich exponierte, Afrikaner, und Prostituierte oder sie waren anamnestisch keiner Gruppe klar zu zuordnen (Tabelle 1). Das Alter beim ersten positiven Test variierte zwischen 15 und 68 Jahren (Mittelwert 30 Jahre). Der Mittelwert der ersten Konsultation innerhalb der Kohorte lag bei 4,2 Jahren nach dem ersten

Tabelle 1. Demographie der Basler HIV-Kohorte

Geschlechtsverteilung		
(n)		[%]
136	Frauen	28,2
346	Männer	71,8
Risikoverteilung		
185	i.v. Drogenkonsumenten	38,4
145	Homosexuelle	30,1
97	Heterosexuelle	20,1
31	Bisexuelle	6,5
24	andere Risiken	4,9
482	Gesamt	100,0

Tabelle 2. Häufigkeit von Dermatosen

	(n)	[%]
Xerodermie	232	48,1
Fadenpilzerkrankungen	210	43,6
Candida-Stomatitis	201	41,7
Seborrhoische Dermatitis	170	35,3
Verrucae vulgares	139	28,8
Follikulitis	122	25,3
Herpes simplex	72	14,9
Condylomata acuminata	60	12,4
Mollusca contagiosa	53	11

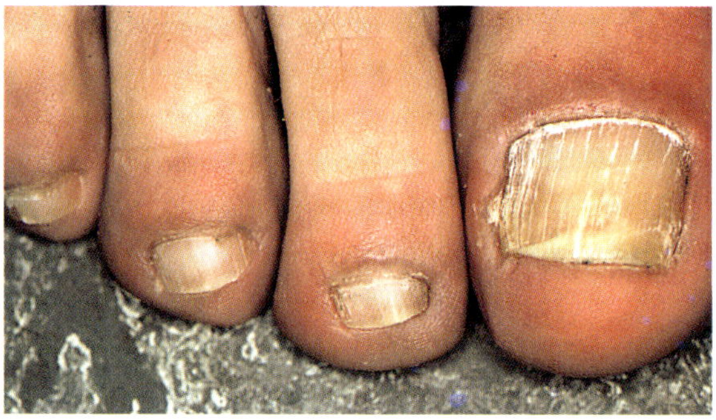

Abb. 2. Periunguale Erytheme an Zehen bei einem Patienten mit HIV-Infektion

positiven Test. Das Zeitintervall zwischen erstem positivem HIV-Test und dem Eintritt in die Kohortenstudie betrug 1994 noch 5,4 Jahre. Eine reaktive Lues-Serologie fand sich in unserem Kollektiv bei 78 Personen (16,2%). An einem Kaposi-Sarkom waren 31 Männer erkrankt (9,0% der Männer). Die häufigsten Dermatosen waren Xerodermie (232, 48,1%), Fadenpilzinfektionen (210, 43,6%), Candida-Stomatitis (201, 41,7%), Seborrhoische Dermatitis (170, 35,3%), Verrucae vulgares (139, 28,8%), Follikulitiden (122, 25,3%) und Herpes simplex-Infektionen (72, 14,9%). 60 Patienten wiesen Condylomata accuminata (12,4%), 53 Mollusca contagiosa (11%), und 23 bakterielle Hautinfektionen (4,8%) auf (Tabelle 2). An einer hartnäckigen Psoriasis, welche akral betont war, litten 12 Patienten und 22 zeigten eine diffuse Alopezie. 2,5% der Patienten entwickelten periunguale Erytheme (Abb. 1, 2) und vereinzelt beobachteten wir Patienten mit einer Erythermalgie.

Diskussion

Unsere prospektiv angelegte Kohortenstudie gibt Einblick in die Prävalenz der HIV-assoziierten Dermatose. In diesem Kollektiv von 482 HIV-Infizierten

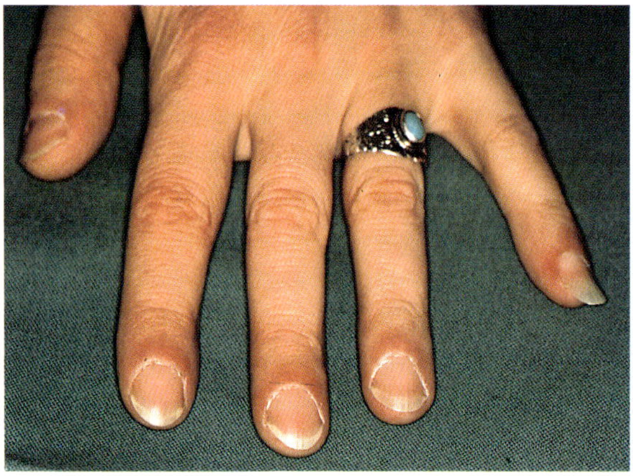

Abb. 1. Periunguale Erytheme an Fingern bei einer Patientin mit HIV-Infektion

konnten Schlüsse gezogen werden betreffend Auftreten von Hautveränderungen und Immunstatus. In Übereinstimmung mit Smith et al. [10] war in unserem Kollektiv die häufigste dermatologische Begleiterscheinung die Xerodermie. Eine extrem trockene Haut wurde bei 232 Patientinnen und Patienten festgestellt (48,1%). Einzelne Hauterkrankungen wie z. B. die seborrhoische Dermatitis manifestieren sich schon früh im Verlaufe der Erkrankung, nehmen aber in der Regel an Schweregrad mit zunehmender Immundefizienz zu. Mollusca contagiosa und Kaposi-Sarkome treten erst bei deutlich reduzierter CD4-Zahl auf. Die klinischen Erscheinungsformen der Mollusca contagiosa sind sehr variabel und benötigen zur Bestätigung der Diagnose nicht selten eine histologische Untersuchung.

Die demographischen Daten haben sich im Verlauf der letzten zwei Jahre nur unwesentlich verändert und auch die Prävalenz einzelner Hautmanifestationen ist in etwa konstant geblieben im Vergleich zur Auswertung von 1994 [6]. Das Schweizer Kollektiv zeichnet sich durch einen besonders hohen Frauenanteil (28,2%) aus im Vergleich zur Studie von Garbe (8,1%). Auch der Anteil von i.v. Drogenabhängigen ist mit 38,4% markant höher als in der Garbe-Studie.

In unserer Kohorte wiesen Homo/Bisexuelle deutlich häufiger und früher eine seborrhoische Dermatitis auf als i.v.-Drogenkonsumenten. Diese Resultate stimmen mit denjenigen von Bunikowski et al. [12] überein. In unserem Kollektiv hatte das Auftreten der seborrhoischen Dermatitis aber keinen Einfluß auf die Prognose. Eine anti-retrovirale Therapie beeinflußte weder die Prävalenz noch den Zeitpunkt des Auftretens einer seborrhoischen Dermatitis bei Homo/Bisexuellen. Bei i.v.-Drogenkonsumenten wurde die Prävalenz der seborrhoischen Dermatitis durch eine anti-retrovirale Therapie ebenfalls nicht beeinflußt, der Zeitpunkt des Auftretens konnte aber signifikant verzögert werden [7].

2,5% unserer Patienten entwickelten periunguale Erytheme, eine Markerveränderunge, welche erst kürzlich beschrieben wurde [1, 2, 4]. Im Gegensatz zur Genfer Gruppe, welche ausschließlich Patienten mit Hepatitis C Begleiterkrankungen dokumentierten, gab es in unserem Kollektiv auch Hepatitis C negative Patienten mit periungualen Erythemen. 2 Patienten mit Erythermalgie haben wir in unserer Kohorte beobachtet [3].

Literatur

1. Battegay M, Itin PH (1996) Red fingers syndrome in HIV patients. Lancet 348: 763
2. Itin PH, Gilli L, Nüesch R, Courvoisier S, Battegay M, Rufli T, Gasser P (1996) Erythema of the proximal nailfold in HIV-infected patients. J Am Acad Dermatol 35: 631–633
3. Itin PH, Courvoisier S, Stoll A, Battegay M (1996) Secondary erythermalgia in an HIV-infected patient – Is there a pathogenetic relationship? Acta Derm Venereol (Stockh) 76: 332–333
4. Pechère M, Krischer J, Rosay A, Hirschel B, Saurat JH (1996) Red fingers syndrome in patients with HIV and hepatitis C infection. Lancet 348: 196–197
5. Reynaud-Mendel B, Janier M, Gerbaka J, Hakim C, Rabian C, Chastang C, Morel P (1996) Dermatologic findings in HIV-1-infected patients: a prospective study with emphasis on CD4+ cell count. Dermatology 192: 325–328
6. Schaub N, Gilli L, Rufli T, Gyr N, Battegay M, Nüesch R, Itin P (1996) Epidemiologie von Hauterkrankungen bei HIV-infizierten Patienten: eine prospektive Kohortenstudie. Schweiz Rundschau Med (PRAXIS) 85: 1162–1166
7. Schaub NA, Drewe J, Sponagel L, Gilli L, Courvoisier S, Gyr K, Rufli T, Battegay M, Itin P (1996) Impact of risk group on the prevalence of seborrheic dermatitis in HIV-infected patients. XI International Conference on AIDS Mo.B.1277:(Abstract)
8. Garbe C, Husak R, Orfanos CE (1994) HIV-assoziierte Dermatosen und ihre Prävalenz bei 456 HIV-Infizierten. Beziehungen zum Immunstatus und ihre Bedeutung als diagnostischer Marker. Hautarzt 45: 623–629
9. Itin PH, Gilli L (1994) Molluscum contagiosum mimicking sebaceus nevus of Jadassohn, ecthyma and giant condylomata acuminata in HIV-infected patients. Dermatology 189: 396–398
10. Smith KJ, Skelton HG, Yeager J, Ledsky R, McCarthy W, Baxter D, Wagner KF (1994) Cutaneous findings in HIV-1-positive patients: a 42-month prospective study. J Am Acad Dermatol 31: 746–754
11. Stern RA (1994) Epidemiology of skin disease in HIV infection: a cohort study of health maintenance organization members. J Invest Dermatol 102: 34S–37S
12. Bunikowski R, Fitzek C, Trautmann M (1993) Epidemiologic and clinical aspects of HIV infection in homosexual patients and intravenous drug addicts in a comparative study. Gesundheitswesen 55: 28–32
13. Coldiron BM, Bergstresser PR (1989) Prevalence and clinical spectrum of skin disease in patients infected with human immunodeficiency virus. Arch Dermatol 125: 357–361

Syphilis bei HIV-Infektion: Klinik, Diagnostik und Therapie

E. Thoma-Greber, E.-M. Schlüpen, G. Stumpenhausen, L. Hoegl, M. Röcken, M. Volkenandt, M. Meurer

Einleitung

Syphilis hat im Zeitalter von AIDS an Bedeutung als klinische Erkrankung wieder zugenommen [2, 4]. Durch Public Health-Programme und die Möglichkeit der Penizillintherapie wurde dieser Prototyp einer sexuell übertragbaren Krankheit erstmals kontrollierbar, aber Syphilis ist weit davon entfernt ausgerottet zu werden. Die Weltgesundheitsorganisation (WHO) spricht von 12 Millionen Neuerkrankungen weltweit [19] bei Erwachsenen 1995 (Tabelle 1). Die höchsten Zahlen finden sich in Entwicklungsländern. Dennoch stellt die Syphilis auch in den hochentwickelten Industrienationen nach wie vor ein Problem dar. Zum Beispiel wurden in den USA 1995 mehr als 80000 Neuerkrankungen gemeldet, was immerhin einer Rate von 32 auf 100000 Einwohnern entspricht. In Deutschland wurden dem Robert-Koch-Institut 1995 1138 Fälle gemeldet, was einer Rate von ungefähr 1,4 auf 100000 entspricht. Schätzungen des Robert-Koch-Institutes [10] nach Hochrechnungen aus der ANOMO-Studie (Anonymes Monitoring in Praxen niedergelassener Ärzte zwischen 1988 und 1994) liegen um den Faktor 5 höher (Tabelle 1 am Beispiel 1994).

Tabelle 1. Geschätzte Neuerkrankungen an Syphilis 1995 bei Erwachsenen (WHO)

			(n)
Weltweit			12 000 000
Australien			10 000
Osteuropa/Zentralasien			100 000
Nordamerika			140 000
Westeuropa			200 000
Ostasien/Pazifik			300 000
Nordafrika/Mittlerer Osten			620 000
Südamerika/Karibik			1 300 000
Afrika unterhalb der Sahara			3 500 000
Süd-Südostasien			5 800 000
Deutschland	RKI	gemeldet	1 039
		geschätzt	5 200
	(ANOMO-Studie 1994)		

Tabelle 2. Syphilisseroprävalenz bei HIV-infizierten Patienten der Dermatologischen Klinik der LMU München 1985–1995

Treponema-pallidum-AK getestete HIV-infizierten Personen	(n = 903) [%]
Männer	89
Frauen	11
TPHA-Test reaktiv	42
TPHA-Test nicht reaktiv	58
„Seronarbe“ (TPHA/IgG-FTA-ABS)	35
Behandlungsbedürftige Syphilis (19S-IgM-FTA-ABS)	7

Syphilisprävalenz

An unserer Klinik haben sich in den Jahren zwischen 1985 und 1995 über 1200 HIV-infizierte Patienten vorgestellt. Von den nunmehr 1065 dokumentierten Patienten sind 903 Treponema-pallidum-Antikörper serologisch getestet worden (Tabelle 2). 42% von ihnen hatten eine reaktive Syphilisserologie. 35% hatten eine sogenannte Seronarbe, also Zeichen einer bereits behandelten ausgeheilten Syphilis, 7% hatten zum Zeitpunkt der Untersuchung eine behandlungsbedürftige Syphilis (Tabelle 2). Im Vergleich unserer HIV-infizierten Patienten mit florider Syphilis in Abhängigkeit von ihrem Immunstatus, angegeben durch die CD4-positiven T-Lymphozyten pro µl (n = 63), fand sich in allen 3 Gruppen statistisch kein Unterschied.

- CD4 > 500: 20 (32%),
- CD4 < 499–200: 19 (30%),
- CD4 < 200: 24 (38%).

Klinik

Klinische Manifestationen von Syphilis können gerade bei HIV-infizierten Patienten sehr untypisch ausfallen [11, 17]. Neben den klassischen Verläufen, die in der Regel auch bei HIV-infizierten Patienten vorkommen, kann mit fortschreitender zellulärer Immundefizienz die Inkubationszeit der Syphilis verkürzt sein. Es wird berichtet über das Auftreten von multiplen, zur Dissemination neigenden Primäraffekten. Die Abheilungsphase kann verlängert sein, es wurden persistierende und besonders schmerzhafte Ulzera beschrieben. Im Bereich der sekundären Syphilis wurde mehrfach das Auftreten einer „Lues maligna" mit stark ausgeprägter Allgemein-symptomatik wie Fieber, Schwäche, Appetitlosigkeit und Gewichtsverlust sowie ulzerierenden Haut- und Schleimhautveränderungen mit nekrotischen Belägen berichtet. Sie stellt eine Form der Syphiliserkrankung dar, wie sie als längst überwunden betrachtet wurde und früher während Kriegs- und Hungerszeiten bei tuberkulösen und kachektischen Patienten bekannt war. Die Lues maligna spricht meist gut auf eine Therapie an. Die meisten Patienten, die mit dieser Extremvariante der sekundären Syphilis beschrieben wurden, hatten einen Immunstatus mit CD4-positiven T-Lymphozyten von ≥ 200/μl. Daneben häufen sich Berichte über die rasche Progredienz der Erkrankung hin zur Tertiär- und Neurolues innerhalb von wenigen Monaten nach Ansteckung, aber auch über die Entwicklung von Neurosyphilis bei Patienten nach antibiotischer Therapie wurde berichtet. An außergewöhnlichen klinischen Manifestationen wurden in der Literatur unter anderem eine syphilitische Gastritis und als Erstmanifestation der HIV-Infektion eine syphilitische Polyarthritis beschrieben [1, 9].

Diagnostik

Serologie

Bei HIV-infizierten Patienten kann nicht nur die klinische Manifestation der Syphilis atypisch ausfallen, sondern auch die serologischen Untersuchungen können zu unklaren und unverläßlichen Ergebnissen führen [7, 13, 15]. Häufig ist es schwierig präzise zu unterscheiden, ob der sich vorstellende Patient eine behand-lungsbedürftige Syphilis hat oder bereits in ausreichendem Maße behandelt wurde. Um die Zuverlässigkeit der serologischen Diagnostik zu maximieren, stehen eine Reihe von unterschiedlichen Tests zur Verfügung. Als Suchreaktionen gelten neben dem Rapid-Plasma-Reagine-Card-Test (RPRC-Test) insbesondere der Treponema-pallidum-Hämagglutinations-Test (TPHA-Test) und der Venereal Disease Research Laboratory-Test (VDRL-Test). Als Bestätigungsreaktionen werden der Fluoreszenz-Treponema-pallidum-Antikörper-Absorptionstest (FTA-ABS-Test) eingesetzt. Hier werden verglichen der IgG-, IgM- und vor allem der 19S-IgM-FTA-ABS-Test. Der 19S-IgM-FTA-ABS-Test ist insbesondere hilfreich bei falschnegativen Resultaten im IgM-FTA-ABS-Test durch kompetitive Hemmung hoher IgG-Antikörpertiter [8]. Desweiteren erlaubt der 19S-IgM-FTA-ABS-Test auch eine sehr frühzeitige serologische Diagnostik. Als Verlaufsreaktionen dienen der VDRL-Test und erneut der 19S-IgM-FTA-ABS-Test.

Weitere diagnostische Methoden

Um die Diagnostik der Syphilis bei HIV-infizierten Patienten zu optimieren, können außer dem klinischen Bild und den serologischen Untersuchungen noch weitere Techniken miteinbezogen werden, zum Beispiel die Dunkelfeldmikroskopie. Sie gehört auch bei HIV-Infizierten zum „Goldstandard" der Syphilis-Diagnostik im Stadium I und bei nässenden Läsionen oder Schleimhautveränderungen im Stadium II. Daneben stellt die Probebiopsie aus Läsionen, beispielsweise Randregionen von Ulzera mit Warthin-Starry-Silberfärbung eine weitere morphologische Nachweis-methode dar. Ebenfalls kann die Polymerasenkettenreaktion (PCR) und die elektronenmikroskopische Untersuchung aus Probebiopsien läsionaler Haut [14, 18] von primärer, sekundärer und tertiärer Syphilis unterstützend sein.

Um Fehldiagnosen oder undiagnostizierte Fälle von früher oder später Neurosyphilis bei Patienten mit HIV-Infektion zu vermeiden, scheint aus heutiger Sicht eine routinemäßige Lumbalpunktion mit Liquoruntersuchung – unabhängig von der Dauer der Syphilis – indiziert zu sein. Dennoch kann die Diagnostik durch die hohe Quote an Liquorabnormalitäten bei HIV-Infektion (unspezifische Liquorveränderungen wie Pleozytose und erhöhte Proteinwerte) erschwert sein.

Polymerasenkettenreaktion (PCR)

Im Rahmen einer initialen Studie untersuchten wir das Vorliegen von Treponema-pallidum-spezifischer DNA in Genitalflüssigkeiten von Patienten mit Syphilis mit und ohne HIV-Infektion vor und nach Therapie mittels PCR (Tabelle 3). Für die Untersuchung wurde Ejakulat bzw. Vaginalsekret gesammelt. Seminalflüssigkeit wurde für eine Stunde bei 14000 rpm zentrifugiert. Anschließend wurde ein Proteinverdau und eine DNA-Extraktion durchgeführt. Ein Alliquot der gewonnenen DNA diente als Vorlage zur Amplifikation eines Treponema-pallidum-spezifischen Gensegments. Es erfolgte eine geschachtelte PCR mit jeweils 30 Zyklen. Größe und Spezifität des Amplifikats wurden durch Gelelektrophorese und Restriktionsenzymverdau (BSTU-1) bestimmt. Alle 10 untersuchten Patienten hatten eine behandlungsbedürftige Syphilis bei reaktiver Syphilisserologie. Fünf Patienten waren HIV-infiziert. Sieben Patienten waren männlich,

Tabelle 3. PCR aus Sperma und Vaginalsekret zur Sicherung der Diagnose und des Therapieerfolges bei sekundärer Syphilis. Alle Patienten mit reaktiver Syphilis-Serologie. *r* relevant; *n.r.* nicht relevant

Patienten/ Geschlecht (w/m)	Alter (Jahre)	HIV	Lues	Klinik	PCR vor Therapie	PCR 4 Wochen nach Therapie
1 m	60	3 C	N–L	Ø	n.r.	n.r.
2 m	31	1A	L.L.s.	Ø	n.r.	n.r.
3 m	51	2 B	L. II	+	n.r.[a]	n.r.
4 m	35	2 A	L. II	+	r.	n.r.
5 m	25	1 A	L.II	+	r.	n.r.
6 m	31	neg.	L. II	+	r.	n.r.
7 w	23	neg.	L. II	+	r.	n.r.
8 w	21	neg.	L. II	+	r.	n.r.
9 w	29	neg.	L. II	+	n.r.	n.r.
10 m	35	neg.	L. I.s.	Ø	n.r.	n.r.

[a]Patient mit Lues maligna, vorbehandelt mit Cefotaxim.

3 weiblich. Mit Ausnahme eines Patienten konnte bei allen, die unter einer sekundären Syphilis litten, Treponema-pallidum-spezifische DNA in Genitalflüssigkeiten, also Ejakulat- und Vaginalabstrich, vor der Therapie mittels PCR nachgewiesen werden. Bei einer Kontrolle 4 Wochen nach Therapie konnte in keinem Fall mehr Treponema-pallidium-spezifische DNA amplifiziert werden.

Die Ergebnisse dieser kleinen Studie legen nahe, daß die Diagnose gerade der sekundären Syphilis auch bei HIV-infizierten Patienten mit atypischen klinischen und serologischen Verläufen mittels PCR gesichert werden kann und daß die PCR eine geeignete Methode zur frühzeitigen Kontrolle des Therapieerfolges darstellen könnte; da die üblicherweise durchgeführten Verlaufsuntersuchungen, zum Beispiel der Abfall des VDRL-Titers, oft Monate auf sich warten lassen und der 19S-IgM-FTA-ABS-Tests bis zu eineinhalb Jahre persistieren kann.

Der einzige Patient mit Lues II und HIV-Infektion, bei dem im Ejakulat mittels PCR keine Treponema-pallidum-spezifische DNA nachgewiesen werden konnte, war ein Patient mit einer Lues maligna, der auswärts bereits unter der Verdachtsdiagnose einer Pyodermie 10 Tage mit Cefotaxim vorbehandelt worden war. In einer Probe läsionaler Haut hingegen konnte bei diesem Patienten Treponama-pallidum-spezifische DNA amplifiziert werden.

Therapie

Wegen wiederholt berichteter Therapieversager bei der Benzathin-Penicillin-Behandlung von Syphilis bei HIV-infizierten Patienten [6, 12] empfehlen wir eine Hochdosis-Clemizol-Penicillin-Behandlung ([3], Deutsche STD-Gesellschaft). Bei Frühsyphilis 14 Tage lang 1 Mio. Einheiten i.m., bei spätsekundärer Syphilis 21 Tage lang 1 Mio. Einheiten i.m., bei Neurosyphilis 10 Tage lang 6 x 5 Mio. Einheiten Penicillin G-Infusionen, anschließend 21 Tage lang 1 Million Einheiten Clemizol-Penicillin G i.m.

Nebenwirkungen wie Abszeßbildung bei intramuskulären Injektionen beobachteten wir bei keinem unseren Patienten. Mit dem Auftreten von massiven Herxheimer-Reaktionen muß gerechnet werden. Bei Spätsyphilis sollte auf den Ausschluß eines Aortenaneurysmas geachtet werden. Bei Penizillinallergie stehen Doxycyclin (2 x 100 mg/Tag) und Erythromycin (4 x 500 mg/Tag) für 14–30 Tage als Alternative zur Verfügung, allerdings wurde auch hier bereits über Therapieversager berichtet [4]. Aufgrund der ungenügenden Liquorgängigkeit erscheint Erythromycin zur Therapie der Neurosyphilis nicht geeignet.

Als weiterführende Versorgung dieser Patienten sollten Untersuchungen auf andere sexuell übertragbare Erkrankungen einschließlich Hepatitis B und C durchgeführt werden. Verlaufsuntersuchungen empfehlen wir klinisch wie serologisch nach 3, 6, 12, 18 und 24 Monaten. Gegebenenfalls müssen neurologische Untersuchungen wiederholt werden [16]. Im übrigen sollte unbedingt versucht werden die Partner der Patienten zu identifiziert werden, zum einen um eine möglicherweise bestehende behandlungsbedürftige Syphilis zu therapieren, zum anderen um auf das extrem hohe Risiko der Infektion mit HIV bei ungeschützten sexuellen Kontakten nochmals hinzuweisen und diesbezügliche serologische Kontrollen zu empfehlen.

Literatur

1. Burgoyne M, Agudelo C, Pisko E (1992) Chronic syphilitic polyarthritis mimicking systemic lupus erythematosus/rheumatoid arthritis as the initial presentation of human immunodeficiency virus infection. J Rheumatol 19: 313–315
2. Cates W Jr, Rothenberg RB, Blount JH (1996) Syphilis control. The historic context and epidemiologic basis for interrupting sexual transmission of Treponema pallidum. Sex Transm Dis 23: 68–74

3. Deutsche Gesellschaft zur Bekämpfung der Geschlechtskrankheiten (jetzt: Deutsche STD-Gesellschaft) (1992) Richtlinien 1992 zur Diagnostik und Therapie von sexuell übertragbaren Krankheiten der Deutschen Gesellschaft zur Bekämpfung der Geschlechtskrankheiten e.V., S 21–26
4. Duncan WC (1989) Failure of erythromycin to cure secondary syphilis in a patient infected with the human immunodeficiency virus. Arch Dermatol 125: 82–84
5. Engelkens HJH, van der Sluis JJ, Stolz E (1991) Syphilis in the AIDS era. Int J Dermatol 30: 254–256
6. Gordon SM, Eaton ME, George R, Larsen S, Lukehart SA, Kuypers J, Marra CM, Thompson S(1994) The response of symptomatic neurosyphilis to high-dose intravenous penicillin G in patients with human immunodeficiency virus infection. N Engl J Med 331: 1469–1473
7. Hartmann M, Petzoldt D (1997) STD bei HIV-Infektion. Hautarzt 48: 206–213
8. Holzmann HP, Meurer M, Braun-Falco O (1987) Aussagekraft des 19S-IgM-FTA-ABS-Tests für Diagnostik und Therapie der Syphilis. Eigene Erfahrungen und Anmerkungen zur Methodik. Hautarzt 38: 76–81
9. Kasmin R, Reddy S, Mathur-Wagh U, Sarlin J, Goldman A, Antosofsky H, Strutynsky N (1992) Syphilitic gastritis in an HIV-infected individual. Am J Gastroenterol 897: 1820–1822
10. Kirschner W, Schwartländer B (1996) Sentinel-Surveillance von HIV und anderen sexuell übertragbaren Krankheiten: Ergebnisse der ANOMO-Studie 1988 bis 1994. Epidemiol Bull 2: 11–15
11. Mahrle G, Rasokat H, Kurz K, Steigleder GK (1989) Abnormer Verlauf der Syphilis bei HIV-Infektion. Zeitschr Hautkr 64: 393–397
12. Musher DM (1991) Syphilis, neurosyphilis, penicillin, and AIDS. J Infect Dis 163: 1201–1206
13. Plettenberg A, Bahlmann W, Stoehr A, Meigel W (1991) Klinische und serologische Befunde der Lues bei HIV-infizierten Patienten. Dtsch Med Wschr 116: 968–972
14. Schlüpen EM, Meurer M, Schirren CG, Baumann L, Volkenandt M (1996) Alopecia specifica in secondary syphilis: molecular detection of treponema paööidum in lesional skin. Eur J Dermatol 6: 19–22
15. Schöfer H (1994) Syphilis: Besonderheiten bei HIV-Infektion. Allergologie 17: 309–315
16. Schöfer H, Imhof M, Thoma-Greber E, Brockmeyer NH, Hartmann M, Gerken G, Pees HW, Rasokat H, Hartmann H, Sadri I, Emminger C, Stellbrink HJ, Baumgarten R, Plettenberg A, The German AIDS Study Group (GASG) (1996) Active syphilis in HIV infection: a multicentre retrospective survey. Genitourin Med 72: 176–181
17. Schröter R, Näher H, Petzoldt D (1988) Hautmanifestationen der Syphilis maligna bei HIV-Infektion. Klinische Beobachtung an drei Fällen. Hautarzt 39: 463–466
18. Tikj¢b G, Russel M, Petersen CS, Gerstoft J, Kobayasi T (1991) Seronegative secondary syphilis in a patient with AIDS: identification of Treponema pallidum in biopsy specimen. J Am Acad Dermatol 24: 506–508
19. World Health Organization (WHO) (1995) Global prevalence and incidence of selected curable sexually transmitted diseases: overview and estimates. WHO/GPA/STD I: 1–27

Infektionen durch humane Herpesviren 6 und 7

W. Kempf, V. Adams, T. Bächi

Humanes Herpesvirus 6

HHV 6 wurde 1986 aus Lymphozyten des peripheren Blutes von Patienten mit Lymphomen und/oder einer HIV-Infektion isoliert und anfänglich als humanes B-lymphotropes Virus (HBLV) bezeichnet [14]. Zwei Subtypen, HHV 6 A und B (HHV 6A und 6B) mit unterschiedlicher Pathogenität und Epidemiologie können unterschieden werden, wobei HHV 6 B vorallem im Rahmen der Primärinfektion bei Kindern nachgewiesen wurde, während der Subtyp A häufiger bei immunkompromitierten Patienten gefunden wird [7]. Seroepidemiologische Studien zeigen, dass im Alter von 2 Jahren bereits 90% der untersuchten Kinder Antikörper gegen HHV 6 und HHV 7 im Serum aufweisen, was darauf hindeutet, dass die Primärinfektion bereits im frühen Kleinkindesalter erfolgt [11]. Da eine persisterende Infektion von HHV 6 in bis zu 80% der untersuchten Speicheldrüsen und auch in Bronchialdrüsen mittels PCR und Immunhistochemie nachweisbar ist und HHV 6 sich aus dem Speichel von über 50% gesunder Probanden isolieren lässt, wird eine vorwiegend aerogene Uebertragung über Speichel angenommen [13]. Humane Herpesviren besitzen die Fähigkeit zur latenten Infektion. Auch HHV 6 wird nach erfolgter Primärinfektion nicht aus dem Wirtsorganismus eliminiert, sondern verbleibt wie andere Herpesviren im Wirt in Form einer latenten oder chronisch-persistierend Infektion. Neben der chronisch-persistierenden Infektion in den Speichel- und Bronchialdrüsen, zeigt HHV 6 einen breiten Zell-Tropismus mit nachgewiesener Replikation in CD4+ T-Lymphozyten, aber auch in CD8-T-Lymphozyten, Makrophagen, NK-Zellen, Glia-Zellen und epithelialen Zellen wie dem Cervixepithel [6, 9]. Der zelluläre Rezeptor, an welchen HHV 6 bindet, ist jedoch noch nicht identifiziert. Die Isolierung des Virus aus Lymphozyten des peripheren Blutes, der Nachweis von Virus-DNA aus Blut mittels PCR oder der Nachweis viraler Antigene im Blut oder im Gewebe mittels geeigneter Antikörper sprechen für eine aktive Virusinfektion [6].

Zwei Jahre nach der Entdeckung von HHV 6, konnten Yamanishi et al. zeigen, daß das Exanthema subitum (Roseola infantum) die symptomatische Form der Primärinfektion durch HHV 6 darstellt [19]. Diese sog. fünfte Kinderkrankheit ist charakterisiert durch kurzdauerndes hohes Fieber, zervikale Lymphknotenschwellungen und ein nach der Entfieberung einsetzendes maculopapulöses Exanthem am Stamm, welches nur wenige Tage besteht. Da Primärinfektionen mit HHV 6 auch unter dem klinischen Bild einer Röteln- bzw. Maserninfektion und febriler Erkrankungen ohne Hautmanifestationen beschrieben wurden und HHV 6 auch bei Hepatitis B- und Epstein-Barr-Virus-negativen Fällen von Acrodermatitis papulosa eruptiva infantilis Gianotti-Crosti gefunden wurde, wird das Spektrum von Erregern viraler Exantheme im Kindes- und Erwachsenenalters durch Infektionen mit HHV 6 entsprechend erweitert (s. Tabelle 1).

Verschiedene entzündliche und neoplastische Erkrankungen sind mit HHV6-Infektionen in Zusammenhang gebracht worden (Tabelle 2). Neben Mono-

Tabelle 1. Erweitertes Erregerspektrum viraler Exantheme

Exanthema subitum	HHV 6, HHV 7
Mononukleose-artige Erkrankungen	EBV, CMV, HHV 6, HHV 7
Acrodermatitis Gianotti-Crosti	EBV (Nordamerika), Hepatitis B (Europa), HHV 6
Morbilliforme Exantheme	Masern-Virus, HHV 6, HHV 7

Tabelle 2. Krankheitsbilder mit erwiesener oder postulierter Assoziation zu Infektionen mit HHV 6 und HHV 7

Virale Exantheme	Exanthema subitum (HHV 6 & 7) Masern- bzw. Röteln-artige Infektionen (HHV 6 & 7) Infektiöse Mononukleose (HHV 6 & 7)
Vaskulitiden	Systemischer Lupus erythematodes (HHV 6) M. Kikuchi-Fujimoto (HHV 6)
Immun-suppression	Pneumonie und maculopapulöse Exantheme nach Knochenmarks-Transplantation (HHV 6) Disseminierte Infektion bei Aids-Patienten (HHV 6)
Neoplasien	M. Hodgkin (HHV 6), Zervix-Karzinome (HHV 6), Kaposi-Sarkom (HHV 6 & 7) und Lymphome (HHV 6) bei HIV-Infektion

nukleose-artigen Erkrankungen kann auch das Kikuchi-Syndrom auf eine aktive HHV6-Infektion zurückgeführt werden [3]. Über den Nachweis von HHV 6 bei Chronic-fatigue-Syndrom und Kollagenosen wurde berichtet [6] sowie in eigenen Beobachtungen auch eine disseminierte aktive HHV6-Infektion bei einer tödlich verlaufenden Vaskulitis im Rahmen eines systemischen Lupus erythematodes nachgewiesen. Interessanterweise vermag HHV 6 die Synthese von Interleukin-2 in Macrophagen zu verringern, die Produktion von IL-1β, Tumor-Nekrosis-Faktor α aber zu induzieren und damit möglicherweise den Verlauf von immunologisch bedingten Erkrankungen zu beeinflussen [7]. Bei Transplanatempfängern, im besonderen nach Knochenmarkstransplantation, wurden Pneumonien und makulopapulöse Exantheme im Zusammenhang mit HHV6-Infektionen beschrieben [1]. Zudem wurde dem Virus eine Rolle bei der Auslösung von Encephalitiden und der multiplen Sklerose zugeschrieben, wobei die Daten bisheriger Studien jedoch kontroverser Natur sind. Wiederholt wurde auf das Vorkommen von HHV 6 in lymphoproliferativen Prozessen (M. Hodgkin) und in Schleimhautkarzinomen hingewiesen [8] (Tabelle 2), wobei onkogene Eigenschaften von HHV 6 in vitro nachweisbar sind und HHV 6 die Replikation von Epstein-Barr-Virus zu transaktivieren vermag [12]. Es bedarf jedoch weiterer Studien zur Klärung, ob das Auftreten von HHV 6 auf einen kausalen Zusammenhang zur Entstehung solcher Tumoren hindeutet oder lediglich ein Epiphänomen im Sinne einer Reaktivierung bei den genannten Erkrankungen darstellt.

Von besonderem Interesse ist die Interaktion von HHV 6 mit dem humanen Immundefizienz-Virus (HIV) im Rahmen der Aids-Erkrankung. Disseminierte aktive HHV 6-Infektionen von Aids-Patienten wurden unter anderem auch in eigenen Studien beobachtet und das Vorkommen in tumor-assoziierten Makrophagen von Kaposi-Sarkomen beschrieben [5]. In-vitro-Studien konnten zudem zeigen, daß HHV 6 die Replikation von HIV transaktivieren kann und synergistisch mit HIV zur Zerstörung von CD4+ T-Lymphozyten beitragen kann [15]. Ob die unter einer Foscarnet-Therapie beobachtete längere Ueberlebenszeit von Aids-Patienten durch eine allfällige Inhibition des „Kofaktors" HHV 6 bedingt ist, bleibt zum jetzigen Zeitpunkt noch ungeklärt.

Humanes Herpesvirus 7

Vier Jahre nach der Entdeckung von HHV 6, wurde 1990 HHV 7 von Frenkel et al. aus T-Lymphozyten gesunder Probanden isoliert. Wie HHV 6, ist auch HHV 7 ein lymphotropes Virus (Abb. 1), wobei HHV 7 einen exquisiten Tropismus für CD4+-T-Lymphozyten

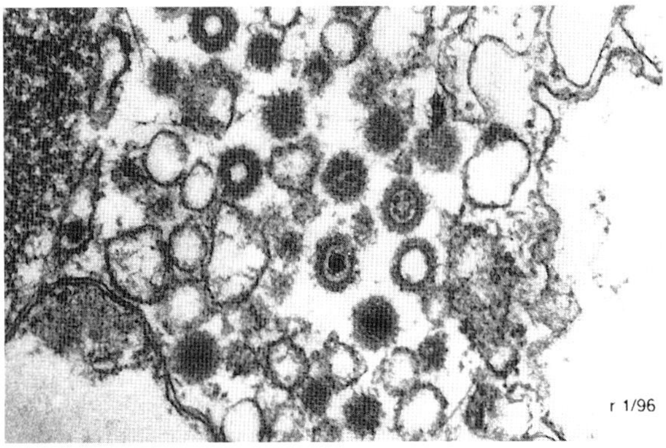

Abb. 1. Elektronenmikroskopische Darstellung von HHV7-Virionen (Gewebekultur, Vergr. 72000:1) mit deutlich erkennbarer Hülle, Tegument und zentralem Nukleocapsid (Elektronenmikroskopisches Zentrallabor, Universität Zürich)

zeigt und der CD4-Rezeptor als Bestandteil des zellulären Rezeptors für HHV 7 identifiziert werden konnte [10]. Das Genom aus doppelsträngiger DNA mit einer Länge von 145 kb kodiert für mindestens 70 Proteine, wobei das pp85 KDa Protein als immunodominantes Protein charakterisiert werden konnte [2]. Wie bei HHV 6, findet auch die Primärinfektion durch HHV 7 in den ersten zwei Lebensjahren statt und führt zu der hohen Seroprevalenz von 85–90% [18]. In etwa der Hälfte der Fälle äußert sich die Infektion unter dem Bild eines Exanthema subitum oder fieberhafte Erkrankung [16]. HHV 7 kann aus dem Speichel gesunder Erwachsener isoliert werden und mittels PCR oder Immunhistochemie in über 80% der Fälle in den Speicheldrüsen nachgewiesen werden, so daß die Übertragung von HHV 7 über Speichel als Hauptübertragungsweg betrachtet wird.

HHV 7-Infektionen bei Mononukleose-artigen Erkrankungen, dem Chronic-fatigue-Syndrom, fulminanter Hepatitis und atopischer Dermatitis wurden in Einzelfallberichten beschrieben [6, 7], bislang konnte aber kein bekanntes Krankheitsbild einer aktiven HHV 7-Infektion kausal zugeordnet werden.

Da HHV 7 den CD4-Rezeptor für die Bindung an die Wirtszelle benötigt und dieser Rezeptor auch vom HI-Virus benützt wird, ist der Einfluss von HHV 7 auf die Infektion mit HIV Gegenstand intensiver Studien. Im Gegensatz zum synergistischen Effekt von HHV 6 auf das HI-Virus, vermag HHV 7 die Expression von CD4 Rezeptoren auf Immunzellen zu vermindern und die Replikation von HIV in zu unterdrücken [10]. Diese Fähigkeit von HHV 7 die Replikation von HIV zu inhibieren, hat HHV 7 bzw. die an den CD4-Rezeptor bindenden Peptide von HHV 7 zu interessanten Kandidaten für eine potentielle therapeutisch einsetzbare Interaktion mit HIV werden lassen. In eigenen Arbeiten konnte das Auftreten von HHV 7 in epidemischen

Kaposi-Sarkomen von Aids-Patienten beobachtet werden [4], was möglicherweise einen Einfluss auf den Verlauf der Erkrankung haben könnte. Größere Studien über das Vorkommen von HHV 7 bei HIV-Infizierten liegen jedoch noch nicht vor.

Mit zunehmender Bedeutung von HHV 6 und HHV 7 für die Entstehung von entzündlichen und neoplastischen Erkrankungen wird auch die Frage nach der therapeutischen Wirkung von antiviralen Medikamenten Bedeutung erlangen. Widersprüchliche Daten wurden über den Einfluss von antiviralen Substanzen auf die Replikation von HHV 6 berichtet [17], während dieser Aspekt für HHV 7 Infektionen noch zu klären bleibt.

Zusammenfassung

Die humanen Herpesviren 6 und HHV 7 (HHV 6 und HHV 7) gehören zusammen mit dem humanen Cytomegalovirus (HCMV) zur Gruppe der humanen β-Herpesviren. Die umhüllten DNA-Viren besitzen ein Genom aus doppelsträngiger DNA mit einer Länge von 145–160 kb, wobei eine hohe Sequenzhomologie von HHV 6 zu CMV einerseits, aber auch zwischen HHV 6 und 7 besteht. HHV 6 und 7 sind T-lymphotrope Viren und zeigen eine hohe Seroprävalenz bereits im Kleinkindesalter, wobei 80–90% der zweijährigen Kinder spezifische Antikörper aufweisen. Die Primärinfektion erfolgt unter dem Bild des Exanthema subitum oder fieberhafter Erkrankungen. Nach der Erstinfektion persistieren beide Viren in Form einer latenten Infektion in den Speicheldrüsen und in Immunzellen des Wirtorganismus. Obwohl aktive HHV6-Infektionen bei vaskulitischen Erkrankungen und unter Immunsuppression bei Transplantatempfängern und Aids-Patienten beschrieben wurden, ist der Stellenwert von HHV 6 bei diesen Erkrankungen noch näher zu charakterisieren. Angesichts der transformierenden Eigenschaften von HHV 6 und dem Nachweis viraler DNA und Antigenen in lymphoproliferativen und epithelialen Neoplasien, ist HHV 6 eine Rolle in der Entstehung dieser Tumoren zugeschrieben worden. Eine kausale Zuordnung von HHV 7 zu einem Krankheitsbild steht bislang aus. Insgesamt dürften HHV 6 und HHV 7 ein niedriges pathogenes Potential bei immunkompetenten Patienten besitzen, scheinen aber als Kofaktoren in der Entstehung verschiedener Erkrankungen bei immunsupprimierten Patienten, im Verlauf der HIV-Infektion involviert und mit verschiedenen dermatologischen Erkrankungen assoziiert zu sein.

Literatur

1. Carrigan D (1992) Human herpesvirus-6 and bone marrow transplantation. In: Ablashi DV, Krueger GRF, Salahuddin SZ (eds) Human herpesvirus 6. Elsevier, Amsterdam, pp 281–301
2. Foà-Tomasi L, Fiorilli MP, Avitabile E, Campadelli-Fiume G (1996) Identification of an 85 kda phosphoprotein as an immunodominant protein specific for human herpesvirus 7-infected cells. J Gen Virol 77: 511–518
3. Hoffmann A, Kirn E, Kuerten A, Sander C, Krueger GR, Ablashi DV (1991) Active human herpesvirus-6 (HHV 6) infection associated with Kikuchi-Fujimoto disease and systemic lupus erythematosus (SLE). In Vivo 5: 265-269
4. Kempf W, Adams V (1996) Viruses in the pathogenesis of Kaposi's sarcoma – a review. Biochem Molec Med 58: 1–12
5. Kempf W, Adams V, Pfaltz M, Briner J, Schmid M, Moos R, Hassam S (1995) Human herpesvirus type 6 and cytomegalovirus in AIDS-associated Kaposi's sarcoma: no evidence for an etiological association. Hum Pathol 26: 914–919
6. Lasch JA, Klussmann JP, Krueger GR (1996) Die humanen Herpesviren 6 and 7. Grundlagen und mögliche Bedeutung für die Dermatologie. Hautarzt 47: 341–350
7. Levy JA (1997) Three new human herpesviruses (HHV6, 7, and 8). Lancet 349: 558–562
8. Luppi M, Torelli G (1996) The new lymphotropic herpesviruses (HHV-6, HHV-7, HHV-8) and Hepatitis C (HCV) in human lymphoproliferative diseases – an overview. Haematologica 81: 265–281
9. Lusso P, Markham PD, Tschachler E, Di Marzo Veronese, F, Salahuddin SZ, Ablashi DV, Pahwa S, Krohn K, Gallo RC (1988) In vitro cellular tropism of human B-lymphotropic virus (human herpesvirus-6). J Exp Med 167: 1659–1670
10. Lusso P, Secchiero P, Crowley RW, Garzino DA, Berneman ZN, Gallo RC (1994) CD4 is a critical component of the receptor for human herpesvirus 7: interference with human immunodeficiency virus. Proc Natl Acad Sci USA 91: 3872–3876
11. Okuno T, Takahashi K, Balachandra K, Shiraki K, Yamanishi K, Takahashi M, Baba K (1989) Seroepidemiology of human herpesvirus 6 infection in normal children and adults. J Clin Microbiol 27: 651–653
12. Razzaque A (1990) Oncogenic potential of human herpesvirus-6 DNA. Oncogene 5: 1365–1370
13. Sada E, Yasukawa M, Ito C, Takeda A, Shiosaka T, Tanioka H, Fujita S (1996) Detection of human herpesvirus 6 and human herpesvirus 7 in the submandibular gland, parotid gland, and lip salivary gland by PCR. J Clin Microbiol 34: 2320–2321
14. Salahuddin SZ, Ablashi DV, Markham PD, Josephs SF, Sturzenegger S, Kaplan M, Halligan G, Biberfeld P, Wong SF, Kramarsky B et al. (1986) Isolation of a new virus, HBLV, in patients with lymphoproliferative disorders. Science 234: 596–601
15. Thompson J, Choudhury S, Kashanchi F, Doniger J, Berneman Z, Frenkel N, Rosenthal LJ (1994) A transforming fragment within the direct repeat region of human herpesvirus type 6 that transactivates HIV-1. Oncogene 9: 1167–1175
16. Ueda K, Kusuhara K, Okada K, Miyazaki C, Hidaka Y, Tokugawa K, Yamanishi K (1994) Primary human herpesvirus 7 infection and exanthema subitum (letter). Pediatr Infect Dis J 13: 167–168
17. Williams MV (1992) HHV-6 response to antiviral agents. In: Ablashi DV, Krueger GRF, Salahuddin SZ (eds) Human herpesvirus 6. Elsevier, Amsterdam, pp 317–335
18. Wyatt LS, Rodriguez WJ, Balachandran N, Frenkel N (1991) Human herpesvirus 7: antigenic properties and prevalence in children and adults. J Virol 65: 6260–6265
19. Yamanishi K, Okuno T, Shiraki K, Takahashi M, Kondo T, Asano Y, Kurata T (1988) Identification of human herpesvirus-6 as a causal agent for exanthema subitum. Lancet I: 1065–1067

Epstein-Barr-Virus-Infektionen in der Dermatologie

H. Näher

Einführung

Dem britischen Chrirugen Denis Burkitt fielen während seiner Tätigkeit in Uganda Tumoren des lymphatischen Gewebes bei Kindern auf [1]. Auf der Suche nach der Ätiologie dieser Tumoren gelang Epstein und Barr 1968 die Anzüchtung eines Virus aus dem Tumorgewebe, der später nach ihnen benannt wurde [2]. In den darauffolgenden Jahren wurde das Virus als ein Herpes-Virus identifiziert. Die Durchseuchungsrate im Erwachsenenalter liegt bei 70–90%. Die EBV-Infektion verläuft in der Kindheit in aller Regel klinisch inapparent, während Infektionen in der Jugend unter dem Krankheitsbild der infektiösen Mononukleose verlaufen. Wie andere Herpes-Viren auch, persistiert das EBV zeitlebens.

Aufgrund der Isolierung des EBV aus Burkitt-Lymphomen wurde dieses Virus als lymphotropes Virus eingestuft. Die Lymphotropie wurde weiter belegt durch den Nachweis von EBV im lymphatischen Gewebe des Rachens im Verlauf der infektiösen Mononukleose sowie durch den Nachweis von EBV in B-Zell-Lymphomen bei Immunsupprimierten. Ein weiterer Beleg für die Lymphotropie war die Infektion von B-Lymphozyten in vitro. Auch gelang der Nachweis der Expression EBV-kodierter Proteine sowie der Nachweis von EBV-DNA und -RNA in infizierten Lymphozyten. Schließlich wurde der EBV-Rezeptor, später als CD21 klassifiziert, auf B-Lymphozyten nachgewiesen.

Das erste starke Indiz, daß EBV auch Epithelien infizieren kann, war der Nachweis von EBV-DNA in epithelialen Zellen des undifferenzierten Nasopharynx-Karzinoms. Weiter belegt wurde die Epitheliotropie des Virus durch den Nachweis von EBV in Epithelzellen des Rachenspülwassers während der infektiösen Mononukleose sowie in Epithelien der ursprünglich in Zusammenhang mit der HIV-Infektion beschriebenen oralen Haarleukoplakie. Auch in Epithel der Genitalregion von Frau und Mann wurde EBV entdeckt. Schließlich konnte gezeigt werden, daß sich Epithelzellen auch in vitro infizieren lassen und daß in infizierten Epithelzellen vergleichbar den B-Lymphozyten EBV-kodierte Proteine und Nukleinsäuren nachweisbar sind. Auch der EBV-Rezeptor wurde auf Epithelzellen gefunden.

Replikation und Persistenz des Virus

Der Nachweis, daß sich Epstein-Barr-Virus einerseits in zirkulierten B-Lymphozyten des Blutes und andererseits in epithelialen Zellen des Oropharynx vermehrt, warf die Frage nach dem Verhältnis der beiden Zellpopulationen im Hinblick auf die lebenslange Persistenz des Virus auf [3]. Zwei Erklärungsmodelle werden angeboten: Nach dem einen Modell stellen die B-Lymphozyten, nachdem sie über epitheliale Zellen der Mundschleimhaut infiziert wurden, und nachdem EBV-infizierte, epitheliale Zellen eliminiert wurden, das Reservoir für die Persistenz der Virusinfektion dar. Von hier aus kann es dann episodisch durch die Zirkulation von B-Lymphozyten durch epitheliales Gewebe zu einer Reinfektion epithelialer Zellen kommen (Abb. 1). Die alternative Vorstellung zur Persistenz des EBV besteht darin, daß – wie im anderen Modell – B-Zellen, nachdem sie über die epithelialen Zellen der Mundschleimhaut infiziert wurden, eliminiert werden und die Infektion in den epithelialen Zellen der Mundhöhle persistiert. Von hier aus können dann episodisch B-Lymphozyten, die durch das Epithel zirkulieren, infiziert werden (Abb. 2). Zur Zeit kann nicht eindeutig entschieden werden, welche der beiden Modellvorstellungen zutrifft.

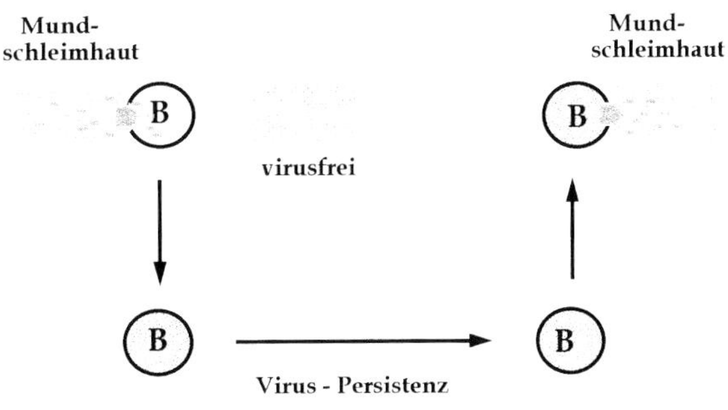

Abb. 1. Hypothetische Vorstellung zur Persistenz von EBV in Lymphozyten

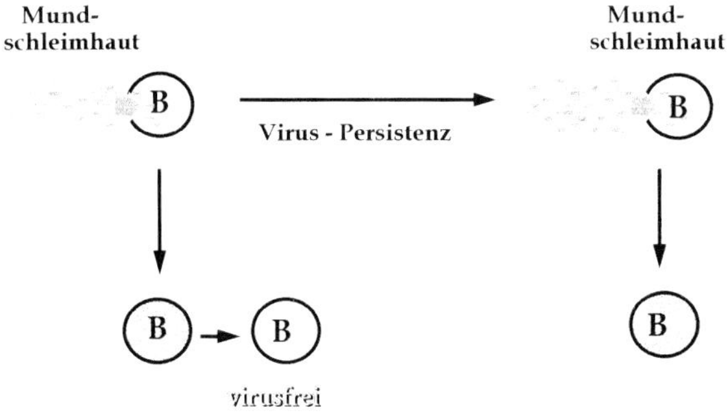

Abb. 2. Hypothetische Vorstellung zur Persistenz von EBV in Epithelzellen

Auch zur Erklärung der genitalen EBV-Infektion wurden zwei unterschiedliche Konzepte entwickelt. 1. Das infektiöse Virus stammt aus dem Pool der im Blut zirkulierenden B-Lymphozyten. EBV-infizierte B-Lymphozyten gelangen im Rahmen einer unspezifischen Rekrutierung in entzündliche Exsudate wie sie zum Beispiel bei der Gonorrhöe oder Chlamydieninfektion vorliegen. Durch die Replikation in B-Lymphozyten oder nach permissiver Infektion von Epithelzellen wird das Virus dann in die genitalen Sekrete abgegeben (Abb. 3). Das 2. Modell postuliert, daß das Genitalepithel ein unabhängiges Reservoir der Virusreplikation darstellt und EBV durch sexuelle Übertragung das Genitalepithel infiziert (Abb. 4).

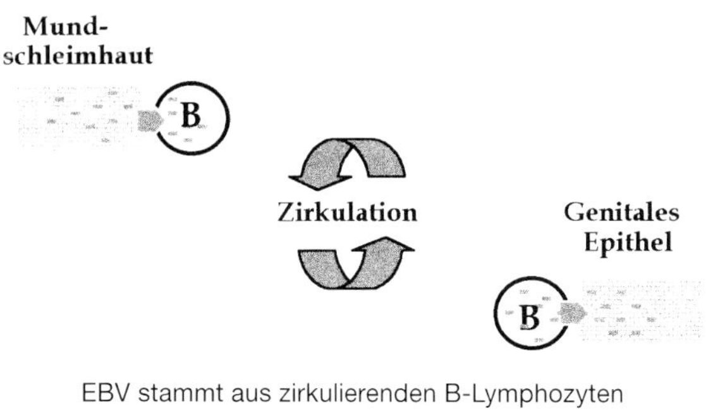

Abb. 3. Hypothetische Vorstellung zur Infektion der Genitalregion durch Rekrutierung von EBV-tragenden Lymphozyten in entzündliche Exsudate

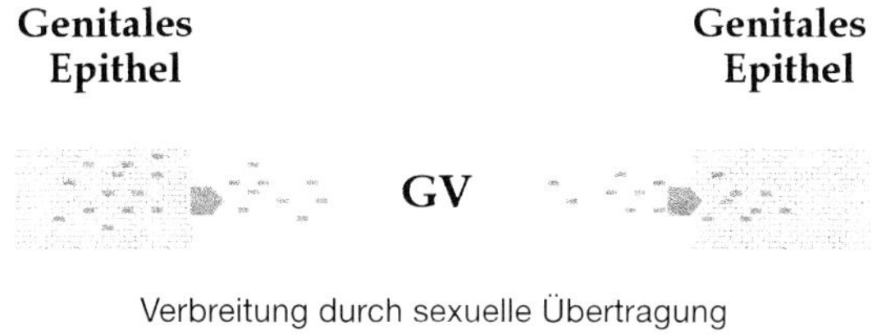

Abb. 4. Hypothetische Vorstlelung zur Infektion der Genitalregion durch sexuelle Übertragung von EBV

Diese Vorstellung wird durch Untersuchungen gestützt, bei denen wir zeigen konnten, daß EBV auch ohne daß Entzündungszustände bestehen, in Zervikalabstrichen und Abstrichen vom Sulcus coronarius nachweisbar ist. In 13 von 47 (28%) der Zervikalabstriche und 6 von 25 (13%) der Sulcus coronarius-Abstriche ließ sich EBV-Virus-DNA mit der PCR nachweisen [4]. Darüber hinaus gelang es, EBV-DNA auch im Abstrich von analem Epithel bei 25% einer Gruppe von Homosexuellen nachzuweisen [5]. Die heterosexuelle Kontrollpopulation aus der Proktologischen Sprechstunde wies nur eine EBV-DNA-Prävalenz von 7%, was der Dunkelziffer an Homosexuellen entsprechen dürfte, auf. Diese Ergebnisse stellen ein starkes Indiz für die Möglichkeit dar, daß EBV auch auf sexuellem Wege übertragen werden kann und die genitale EBV-Infektion separat von der oropharyngealen bestehen kann.

EBV-assoziierte Krankheitsbilder

Die Infektion des lymphatischen und epithelialen Gewebes durch EBV wird mit einer Reihe von Krankheitsbildern in Verbindung gebracht. Wirklich gesichert ist lediglich die ätiologische Rolle des EBV bei der infektiösen Mononukleose, relativ sicher bei der oralen Haarleukoplakie, den genitalen Ulzera sowie als ein pathogener Faktor beim Nasopharynx-Karzinom und Burkitt-Lymphom, wobei die genauen Vorgänge noch unbekannt sind. Spekuliert wird über die Rolle des EBV bei T-Zell-Lymphomen, bei den B-Zell-Lymphomen der HIV-Infizierten, beim Hodgkin-Lymphom sowie bei kutanen T-Zell-Lymphomen und den Genitalkarzinomen. Von diesen Krankheitsbildern betreffen orale Haarleukoplakie, genitale Ulzera, kutane T-Zell-Lymphome und Genitalkarzinome das Fach Dermatologie und Venerologie.

Orale Haarleukoplakie

Die orale Haarleukoplakie (OHL) wurde ursprünglich nur bei immundefizienten HIV-Infizierten beschrieben. Sie wird in seltenen Fällen jedoch auch bei iatrogen immunsupprimierten Patienten nach Herz- oder Nierentransplantation angetroffen. Im Gegensatz zu der Assoziation mit einem Zustand der Immunsuppression wurde die OHL in zwei Fällen auch bei immunkompetenten, nicht HIV-infizierten Patienten beschrieben. Die OHL stellt eine direkte Folge der EBV-Replikation dar. Die EBV-Replikation wiederum ist abhängig vom Ausmaß der Immunsuppression. Wie eigene Untersuchungen zeigen, ist im WR-Stadium I und II nur in 10% der Fälle eine Reaktivierung des EBV in der Mundschleimhaut nachweisbar, während in den Stadien III und IV in 82% und in den Stadien V und VI, dem Finalstadium, in 94% der Patienten eine EBV-Reaktivierung nachweisbar ist [6]. Die Replikation des EBV stellt zwar eine Voraussetzung für die Entstehung der OHL dar, wahrscheinlich ist die Reaktivierung des Virus jedoch nicht hinreichend. Es gibt Hinweise, daß irritierende Faktoren hinzutreten müssen, damit im Zungenepithel eine OHL entstehen kann. Die OHL stellt keine Transformation der Zelle dar. Sistiert die Replikation des EBV, bildet sich die OHL vollständig zurück. Auch ist bisher keine Entartung einer OHL beobachtet worden.

EBV-assoziierte Genitalulzera

Auch die genitale EBV-Infektion kann, wenngleich sehr selten und deshalb wenig bekannt, zu klinischen Manifestationen führen. 1977 beschrieben Brown et al. in einer Kasuistik das Auftreten genitaler Ulzerationen im Rahmen einer infektiösen Mononukleose [7]. Da andere Ursachen ausgeschlossen werden konnten, wurden die Läsionen dem EBV zugeschrieben, obwohl die Isolation des Virus nicht versucht wurde. Ein ähnlicher Fall wurde von Lawee et al. 1983 beschrieben [8]: Ein solitäres Ulkus am Penis war hier im Rahmen einer infektiösen Mononukleose aufgetreten. Der Zusammenhang mit EBV wurde auch hier nur auf klinischer Grundlage hergestellt. Der erste Nachweis von EBV in einem genitalen Ulkus, welches sich während einer Infektiösen Mononukleose entwickelt hatte, wurde von Portnoy et al. geführt, denen die Isolierung des Virus aus Wundsekreten in Leukozytenkulturen gelang [9]. Bei der Untersuchung war sichergestellt, daß sich das Virus auch als freier Partikel im Wundsekret befand. Offensichtlich kann also EBV in der Genitalregion Ulzera verursachen. Man kann darüber spekulieren, ob die als Ulcus acutum Lippschütz beschriebenen genitalen Ulzerationen zumindest zum Teil durch EBV verursacht werden.

EBV und Genitalkarzinome

Der Nachweis von EBV im Genitalepithel hat die Frage aufgeworfen, ob EBV als Virus mit onkogenem Potential auch bei der Entstehung von Genitalkarzinomen eine Rolle spielen könnte [10]. In den letzten Jahren wurde diese Frage in verschiedenen Studien untersucht. Landers et al. beschrieben eine deutliche Korrelation zwischen EBV-Nachweis mit der PCR und zervikalen intraepithelialen Neoplasien (CIN) sowie Zervix-Karzinomen [11]. Während in normalem Epithel und CIN I-Dysplasien EBV-DNA nicht nachweisbar war, fanden sich in CIN II und III Läsionen in 8% EBV-DNA und in Zervix-Karzinomen in 44% der untersuchten Biopsien. Die Autoren bewerteten dieses Ergebnis als Hinweis auf eine mögliche Rolle des EBV bei der Entstehung von Zervix-Karzinomen. Im Gegensatz dazu konnten Taylor et al. in zytologischen Abstrichen von normalem und dysplastischem Epithel keinen Unterschied beim Nachweis von EBV-DNA mit der PCR finden [12]. In normalem Epithel betrug die Nchweisrate 42%, in dysplastischem 36%. In Übereinstimmung mit der Studie von Taylor fanden Wong et al. bei der Untersuchung von Biopsien mit der PCR keinen Unterschied in der Nachweisrate von EBV-DNA [13]. Jeweils in der Hälfte der Biopsien konnte EBV-DNA nachgewiesen werden. Insgesamt lassen sich die Studienergebnisse dahingehend zusammenfassen, daß EBV wahrscheinlich keine wesentliche Rolle bei der Entstehung von zervikalen Dysplasien und dem Zervixkarzinom spielt.

EBV und kutane T-Zell-Lymphome

In den letzten Jahren wurde EBV mit einer anderen Gruppe von bösartigen Neubildungen der Haut in Verbindung gebracht, den kutanen T-Zell-Lymphomen. Die primären kutanen T-Zell-Proliferationen umfassen die lymphomatoide Papulose, Mycosis fungoides, das pleomorphe T-Zell-Lymphom und das anaplastische „Large-cell-Lymphom". Allen diesen Neubildungen liegen CD4-positive T-Lymphozyten vom Helfer-/Inducertyp zugrunde, weshalb angenommen wird, daß Antigen-Persistenz und dauernde Stimulation dieser T-Zell-Subpopulationen ein wesentlicher Faktor der Pathogenese dieser Tumoren darstellt. Als mögliches antigenes Stimulans wurde EBV neben Retroviren und anderen Herpesviren in Betracht gezogen. Jüngst konnte gezeigt werden, daß der EBV-Rezeptor während gewisser Differenzierungsphasen auch auf T-Lymphozyten vorhanden ist, und damit prinzipiell auch T-Lymphozyten durch EBV infiziert werden können. In einer Reihe von Studien konnte tatsächlich gezeigt werden, daß zumindest ein Teil der kutanen T-Zell-Lymphome EBV enthält. So wiesen Dreno et al. EBV-RNA in 32% (8 von 25) der kutanen Läsionen bei Mycosis fungoides und Sézary-Syndrom nach [14]. Eine umfangreiche Studie zu der Frage wurde von Anagnostopolus et al. vor kurzem veröffentlicht [15]. Mit unterschiedlichen Verfahren wurde in den verschiedenen Formen des kutanen T-Zell-Lymphoms nach Hinweisen auf EBV gesucht. Mit der PCR gelang der Nachweis in 2 von 22 Biopsien bei lymphomatoider Papulose, in 9 von 42 Schnitten bei Mycosis fungoides, in 4 von 7 Fällen im pleomorphen T-Zell-Lymphom. 5 untersuchte Fälle von anaplastischem „Large-cell-Lymphom" waren allesamt negativ. In-situ-Hybridisierungen von EBV-kodierter, nukleärer RNA zeigten, daß tatsächlich lymphoide Zellen EBV-infiziert waren, daß jedoch die Anzahl der positiven Zellen innerhalb eines Tumorinfiltrats nicht einheitlich war. Meistens war EBV nur in ganz wenigen Zellen nachzuweisen. Der geringe Anteil der EBV-positiven Lymphome sowie das Verteilungsmuster sind schlecht mit der Vorstellung einer monoklonalen Verteilung, wie es für ein wesentliches Agens der Tumorgenese zu postulieren wäre, zu vereinbaren. Dieses Ergebnis legt nahe, daß EBV offensichtlich nur zu einem geringen Anteil in primären kutanen T-Lymphomen anzutreffen ist und daß das EBV-Virus nicht das hypothetische Antigen bei der Entstehung dieser Veränderung zu sein scheint.

Zusammenfassung

Zusammenfassend kann festgestellt werden, daß die Infektion mit EBV sowohl eine lymphotrope als auch epitheliotrope ist. Das Virus kann im Mundschleimhaut und in Anogenitalepithelien angetroffen werden. Neben dem oropharyngealen Übertragungsweg ist auch die sexuelle Übertragung wahrscheinlich. Auf dermatologischem Gebiet spielt EBV bei der Entstehung der OHL und selten bei genitalen Ulzerationen eine Rolle. Unwahrscheinlich ist eine Beteiligung des EBV bei der Genese genitaler Karzinome und kutaner T-Zell-Lymphome.

Literatur

1. Burkitt D (1958) A sarcoma involving the jaws in African children. Br J Surg 46: 218–223
2. Epstein MA, Achong BG, Barr YM (1964) Virus particles in cultured lymphoblasts from Burkitt's lymphoma. Lancet I: 702–703
3. Näher H, Petzoldt D (1992) Die Epstein-Barr-Virus-Infektion – eine lympho- und epitheliotrope Infektion. Hautarzt 43: 114–119
4. Näher H, Gissmann L, Freese UK, Petzoldt D, Hellfrich S (1992) Subclinical Epstein-Barr virus infection of both the male and female genital tract – indication for sexual transmission. J Invest Dermatol 98: 791–793
5. Näher H, Lenhard B, Wilms J, Nickel P (1995) Detection of EBV DNA in anal scrapings from HIV positive homosexual men. Arch Dermatol Res 287: 608–611
6. Näher H, Gissmann L, Knebel Doeberitz C von, Knebel Doeberitz M von, Greenspan JS, Greenspan D, Petzoldt D, Edler, L Freese UK (1991) Detection of Epstein Barr Virus-DNA in tongue epithelium of human immundeficiency virus-infected patients. J Invest Dermatol 97: 421–424
7. Brown ZA, Stenchever MA (1977) Genital ulceration and infectious mononucleosis: Report of the case. Am J Obstet Gynecol 127: 673–674
8. Lawee D, Shafir MS (1983) Solitary penile ulcer associated with infectious mononucleosis. Can Med Assoc J 129: 146–147
9. Portnoy J, Aronheim GA, Ghibu F, Clecner B, Joncas JH (1984) Recovery of Epstein-Barr virus from genital ulcers. N E J M 311: 366–368
10. Young LS, Sixbey JW (1988) Epstein-Barr virus and epithelial cells: a possible role for the virus in the development of cervical carcinoma. Cancer Surveys 7: 507–518
11. Landers RJ, O'Leary JJ, Crowley M, Healy I, Annis P, Burke L, O'Brien D, Hogan J, Kealy WF, Lewis FA, Doyle CT (1993) Epstein-Barr virus in normal, pre-malignant, and malignant lesions of the uterine cervix. J Clin Pathol 46: 931–935
12. Taylor Y, Melvin WT, Sewell HF, Flannelly G, Walker F (1994) Epstein-Barr virus in the cervix. J Clin Pathol 47: 92–93
13. Wong KY, Collins RJ, Srivastava G, Pittaluga S, Cheung ANY, Wong LC (1993) Epstein Barr virus in carcinoma of the cervix. Int J Gyn Pathol 12: 224–227
14. Dreno B, Celerier P, Fleischmann M, Bureau B, Litoux P (1994) Presence of Epstein-Barr Virus in cutaneous lesions of Mycosis fungoides and Sézary syndrome. Acta Derm Venerol 74: 355–357
15. Anagnostopoulos I, Hummel M, Kaudewitz P, Korbjuhn P, Leoncini L, Stein H (1996) Low incidence of Epstein-Barr virus presence in primary cutaneous T-cell lymphoproliferations. Br J Dermatol 134: 276–281

Bazilläre Angiomatose

A. Plettenberg

Das Krankheitsbild der bazillären Angiomatose wurde erstmals im Jahre 1983 von Stoler et al. beschrieben (10). Es handelt sich um eine durch Bakterien ausgelöste Erkrankung, die unbehandelt zum Tode führen kann.

Bei den Erregern handelt es sich um langsam wachsende gramnegative Stäbchen [7], die den Rikettsien nahestehen und 1961 der Gattung Rochalimaea zugeordnet wurden [4]. Es sind derzeit 2 verschiedene Spezies als Erreger der bazillären Angiomatose bekannt, die 1993 von Rochalimaea henselae und Rochalimaea quintana in Bartonella henselae und Bartonella quintana umbenannt wurden [2]. Bartonella henselae verursacht neben der bazillären Angiomatose auch die Katzenkrankheit; ein Zusammenhang mit dem chronic fatigue syndrom wir diskutiert [1]. Bartonella quintana, ebenfalls ein Erreger der bazillären Angiomatose, gilt zudem als Ursache des Fünftagefiebers, von Endokarditiden und von Lymphadenopathien. Als weitere humanpathogene Bartonella-Spezies sind Bartonella bacilliformis als Erreger der Verruga peruana und Bartonella elisabethae als Auslöser einer Endokarditis zu nennen [5].

Zur Epidemiologie der bazillären Angiomatose existieren kaum zuverlässige Daten. Bei mehr als 90% der in der Literatur beschriebenen Fälle lag ein Immundefekt vor, der ganz überwiegend auf eine HIV-Infektion zurückzuführen war. Etwa 90% der Patienten waren Männer, das mittlere Alter betrug etwa 38 Jahre.

Das am häufigsten von der bazillären Angiomatose betroffene Organsystem ist die Haut, an der einzelne oder auch multiple, meist rötliche bzw. braun-livide Papeln oder Knoten zu beobachten sind, die sowohl hyperkeratotisch als auch ulzeriert sein können. Die einzelnen Läsionen können einen Durchmesser von bis zu zehn Zentimetern haben. Neben der Haut und den hautnahen Schleimhäuten können auch verschiedene innere Organsysteme wie Knochen, Lymphknoten, Lunge, Milz oder ZNS betroffen sein. In vielen Fällen geht die bazilläre Angiomatose zudem mit schweren Allgemeinsymptomen wie Fieber und Gewichtsverlust einher [3, 6, 8].

Im histologischen Präparat fällt eine meist deutliche lobuläre Proliferation von unterschiedlich geformten Blutgefäßen auf, deren Endothelzellen oft plump bzw. kubisch wirken. Die Gefäße sind meist von kleinem Kaliber. Im Extravasalraum können Erythrozyten zu finden sein. Typischerweise ist ein entzündliches Infiltrat mit zahlreichen Neutrophilen vorhanden. Im Interstitium fällt ein homogenes oder granuliertes eosinophiles bzw. amorphes Material auf, das vermutlich von den aggregiert vorliegenden Bakterien gebildet wird. Diese sind am besten mit einer Warthin-Starry-Färbung oder aber mittels Elektronenmikroskopie nachweisbar. Die Bakterien, deren Zahl sehr unterschiedlich sein kann, sind bevorzugt im Bereich der neutrophilen Infiltrate im Extrazellularraum gelegen [3, 9, 11]. Zunehmende diagnostische Bedeutung kommt den molekularbiologischen Techniken wie der PCR sowie gegebenenfalls auch Sequenzierungen, Hybridisierungen oder Gesamtzellfettsäureanalysen zu. Mittels Einsatz derartiger Techniken ist es möglich, zwischen den verschiedenen Bartonella-Spezies zu differenzieren. Serologisch können Antikörper unter Verwendung indirekter Immunfluoreszenz-, Elisa- oder Westernblot-Analysen nachgewiesen werden [7].

Auch wenn die Behandlung mit Erythromycin als Therapie der Wahl gilt, können auch verschiendene andere Antibiotika erfolgreich eingesetzt werden. Die Dauer der Behandlung ist vom Ausmaß des Organbefalls, von der Schwere des Immundefektes und vom Ansprechen auf die Therapie abhängig zu machen. Das Antibiotikum sollte zumindest bis zur kompletten Abheilung der cutanen bzw. parenchymatösen Läsionen gegeben werden. Bei zugrunde liegender HIV-Infektion wird eine Therapiedauer von mindestens 2 Monaten empfohlen [7]; in Einzelfällen ist sicher auch eine deutlich längere Behandlung erforderlich.

Im Rahmen des vom Robert-Koch-Institut geförderten Projektes „Intensivierung der klinischen Forschung" (IdkF] wurde eine multizentrische retrospektive Auswertung durchgeführt, an der 22 deutsche HIV-Zentren teilnahmen (415-4476-09/25 Aids-Zentrum/RKI BMG). Mit dieser Auswertung konnten die Verläufe von 21 bazillären Angiomatosen zusammengetragen und aufgearbeitet werden. Nach den bisher vorliegenden Daten scheint in Deutschland eine bazilläre Angiomatose auf etwa eintausend betreute HIV-Patienten zu kommen. Weitere Einzelheiten dieser Auswertung können dem für die 39. Tagung der Deutschen Dermatologischen Gesellschaft eingereichten Abstrakt entnommen werden.

Literatur

1. Bennet AL, Fagioli L, Komaroff AL, Raoult D (1994)Persistent Infection with Bartonella (Rochalimaea) henselae or Afipia felis is unlikely to be a cause of chronic fatigue syndrom. Clin Infect Dis: 804–805
2. Brenner DJ, O_Connor SP, Winkler HH, Steigerwalt A (1993) Proposals to unify the genera Bartonella and Rochalimaea, with descriptions of Bartonella quintana comb. nov., Bartonella vinsonii comb. nov., Bartonella henselae comb. nov., and Bartonella elizabethae comb. nov., and to remove the family Bartonellaceae from the order Rickettsiales. Intern J Syst Bacteriol 43: 777–786
3. Cockerell CJ, LeBoit PE (1990) Bacillary angiomatosis: A newly characterized, pseudoneoplastic, infectious, cutaneous vascular disorder. J Amer Acad Dermatol 22: 501–512
4. Krieg A (1961) Grundlagen der Insektenpathologie; Viren-Rickettsien- und Bakterien-Infektionen. Steinkopff, Darmstadt
5. Maurin M ,Raoult D (1996) Bartonella (Rochalimaea) quintana Infections. Clin Microbiol Rev 9: 273–292
6. Plettenberg A, Tronnier M, Kreusch J, Wolff HH, Meigel M (1995) Bazilläre Angiomatose. Hautarzt 46: 39–43
7. Sander A, Kaliebe T, Bredt W (1996) Bartonella (Rochalimaea)-Infektionen: Katzenkratzkrankheit und bazilläre Angiomatose. DMW 121: 65–69
8. Schwarz RA, Nychay SG, Janninger CK, Lambert WC (1997) Bacillary angiomatosis:presentation of six patients, some with unusual features. Br J Dermatol 136: 60–65
9. Steeper TA, Rosenstein H, Weiser J, Inampudi S, Snover DC (1992) Bacillary epithelioid angiomatosis involving the liver, spleen, and skin in an Aids patient with current Kaposi_s sarcoma. Anatom Pathol 97: 713–718
10. Stoler MH, Bonfiglio TA, Steigbigel RT, Peireira M (1983) An atypical subcutaneous infection associated with aquired immune defiency syndrome. Am J Clin Pathol 80: 714–718
11. Tsang WYW, Chan JKC (1992) Bacillary angiomatosis. A new disease with a broadening clinicopathologic spectrum. Histol Histopathol 7: 143–152

Erythema migrans und Acrodermatitis chronica atrophicans – Vergleich klinischer und labordiagnostischer Befunde

U. Neubert, P. Kind, M. Volkenandt, S. di Antonio, T. Weber, M. Meurer

Das Erythema migrans (EM) galt nach den Erstbeschreibungen durch Afzelius und Lipschütz lange Zeit als „unschädliche Affektion mit einer stets günstigen Prognose" (Lipschütz). Auch durch einzelne kasuistische Berichte über EM-assoziierte Erkrankungen des Nervensystems und der Gelenke geriet diese Auffassung nicht ernsthaft ins Wanken. Als Leitsymptom einer systemischen, zu chronischem Verlauf neigenden Infektionskrankheit wurde das Erythema migrans erst mit der Beschreibung der Lyme-Erkrankung durch A. C. Steere und Mitarbeiter in das allgemeine Bewußtsein gerückt. Im Gegensatz zum EM wurde die Acrodermatitis chronica atrophicans (ACA) spätestens seit den Arbeiten von Walter Hauser Mitte der fünfziger Jahre als Hautmanifestation einer den gesamten Organismus erfassenden Infektionskrankheit erkannt.

In einer retrospektiven vergleichenden Studie haben wir die an 133 EM- und 102 ACA-Patienten zwischen 1982 und 1993 erhobenen klinischen und labordiagnostischen Befunde ausgewertet. Unsere Aufmerksamkeit galt dabei gemeinsamen und trennenden Merkmalen unter besonderer Ber?cksichtigung extrakutaner, auf eine systemische Erkrankung hinweisender Manifestationen.

Material und Methoden

Folgende Parameter wurden aus den zu 133 Patienten unter der Diagnose Erythema migrans und zu 102 Patienten unter der Diagnose Acrodermatitis chronica atrophicans niedergelegten Befunden ausgewertet: Alter, Geschlecht und Wohnort. Anamnestische Angaben zu vorausgehenden Zeckenstichen, Krankheitsdauer und Symptomen. Morphe und Lokalisation der Hautveränderungen. Histologie und Immunhistologie (DIF) von Hautproben. Kulturelle Anzüchtung von *Borrelia (B.) burgdorferi* sensu lato (s.l.) in BSK-II-Medium. Nachweis für *B. burgdorferi* s.l. und die Genotypen *B. afzelii, B. garinii* und *B. burgdorferi* sensu stricto (s.s.) spezifischer Gensegmente aus nativen, tiefgefrorenen sowie formalinfixierten, in Paraffin eingebetteten Hautproben durch Polymerasekettenreaktion (PCR) [5, 6].

Borrelienserologie mit einem indirekten Immunfluoreszenztest nach Vorabsorption durch *Treponema phagedenis* sowie kommerziell verfügbaren Enzymimmunoassays und Western Blots [2]. 27 ACA-Seren wurden mit einem C 1 qu-ELISA auf pathologisch erhöhte Konzentrationen zirkulierender Immunkomplexe, 57 ACA- und 21 EM-Seren auf das Vorhandensein von Anticardiolipin-Antikörpern (ELISA) und antinukleären Antikörpern (indirekter Immunfluoreszenztest auf HEp-2-Zellen) untersucht.

Ergebnisse

Das Altersmittel der ACA-Patienten war mit 62 (29–94) Jahren deutich höher als dasjenige der EM-Patienten mit 37 (7–84) Jahren. Hinsichtlich der Geschlechtsverteilung ergab sich bei den EM-Patienten eine deutliche weibliche Dominanz (65%), während die ACA-Patienten mit einem weiblichen Anteil von 47% eine nahezu paritätische Geschlechtsverteilung zeigten. Die ACA-Patienten waren häufiger in ländlichen Regionen beheimatet als die EM-Patienten (58 vs. 37%). Rund 60% sowohl der EM- wie der ACA-Patienten erinnerten sich an vorausgehende Zeckenstiche. Diese lagen bei den EM-Patienten im Mittel 6 Wochen, bei den ACA-Patienten rund 5 Jahre zurück. Die EM-Patienten hatten die Hautveränderungen durchschnittlich 4 Wochen, die ACA-Patienten 2 2/3 Jahre vor der Vorstellung bemerkt. 22% der ACA-Patienten erinnerten sich an ein der ACA vorausgehendes EM. Gelenk- und Muskelschmerzen waren bei 36% der EM-Patienten durchschnittlich 2 Wochen zuvor, hingegen bei 62% der ACA-Patienten, hier im Mittel 2 3/4 Jahre zuvor, erstmals aufgetreten. Unter Krankheitsgefühl und Abgeschlagenheit litten gleichermaßen nahezu ein Drittel (31 vs. 30%) der EM- und ACA-Patienten. Lediglich von 13% der EM- und einzelnen ACA-Patienten wurden gewöhnlich nur mäßig erhöhte Körpertemperaturen registriert. 23% der EM-Patienten klagten über Kopfschmerzen, ein Symptom, das von den Patienten einer gemeinsam mit K. Weber durchgeführten Studie häufiger (in 39%) angegeben wurde [4]. Über ausgeprägte Mißempfindungen wie heftigen Juckreiz,

Schmerzen oder Brennen im EM-Herd klagten 24% der Patienten. Prognostisch und damit auch für therapeutische Erwägungen bedeutsam erscheint, daß nach den Ergebnissen unserer bereits erwähnten Studie EM-Patienten mit ausgeprägter Herdsymptomatik ebenso wie solche mit fünf oder mehr initialen Begleitsymptomen auch nach Therapie anhaltende oder zusätzliche Beschwerden entwickelten [4]. Analog der Herdsymptomatik bei EM berichteten nahezu doppelt so viele (46%) der ACA-Patienten über Sensibilitätsstörungen wie Hyperästhesien, Dysästhesien und Parästhesien in den betroffenen Extremitäten. Die Häufigkeit solcher Symptome einer peripheren Neuropathie bei ACA entsprach damit nahezu exakt der bereits von Hopf [1] berichteten Inzidenz. Leichte Paresen wurden bei rund 20% der Patienten festgestellt. Kardiale Funktionsstörungen wie Synkopen bei AV-Block oder Tachyarrhythmien waren bei 7% der EM- und 9% der ACA-Patienten aufgetreten.

Am häufigsten entwickelten sich sowohl EM wie ACA primär an den Beinen (57 vs. 64%), gefolgt beim EM von der Rumpfhaut (25 vs. 11%), bei der ACA von den Armen (16 vs. 49%). Auf eine bakteriämische Erregeraussaat hindeutende multiple Erythemata migrantia wurden bei nur 6% unserer Patienten registriert, eine bilaterale, mehr als eine Extremität erfassende ACA dagegen bei 34% der Patienten. Als homogene Rötung wurde das Erythema migrans bei 34%, als zentral abgeblasster Herd mit rötlichem Randsaum bei 60% unserer Patienten beschrieben. Eine ACA wurde gewöhnlich (in 84%) als unscharf begrenzte Rötung, in 28% verbunden mit einer Schwellung, in 55% mit Atrophie, in 19% mit Venektasien, in 17% begleitet von Schuppung beschrieben. Juxtaartikuläre fibroide Knoten wurden bei 17%, pseudosklerodermatische Veränderungen bei 6%, Morphaeaherde bei 9%, Ulnar- oder Tibiastreifen bei 12% bzw. 2%, Hyperpigmentierungen bei 11% der Patienten beobachtet.

Histologie

Histologisch ergaben sich beim Erythema migrans Unterschiede zwischen Proben aus der Zentralläsion und dem Randsaum. Das Zentrum zeigte gewöhnliche dichtere, alle Schichten des Coriums durchsetzende, gelegentlich einem Pseudolymphom mit Keimzentren entsprechende lymphohistiozytäre Infiltrate, in rund 30% durchsetzt von Plasmazellen und/oder Eosinophilen. Proben aus dem Randsaum enthielten bei meist unauffälliger, gelegentlich fokal spongiotischer Epidermis überwiegend (in 60%) lediglich schüttere, perivaskuläre lymphozytäre Infiltrate im oberen, ödematös aufgelockerten Corium, in 40% zusätzliche Infiltrate um die tiefgelegenen Gefäße. Eosinophile waren in 45%, Plasmazellen in nur 5% nachweisbar. In insgesamt 20% aller Proben fanden sich als *Vaskulitis* interpretierbare Gefäßveränderungen wie Endothelschwellungen, Fibrinexsudate, Erythrozytenextravasate und Leukozytoklasie. Mit der *direkten Immunfluoreszenzuntersuchung* ließen sich darüberhinaus in 52% der Proben Gefäßablagerungen von Immunglobulinen, Komplement (C3 und C4) sowie Fibrinogen nachweisen. Derartige histologische und immunhistologische Hinweise auf *Immunkomplex-Vaskulitiden* waren deutlich häufiger im Zentrum als im Randsaum der Erytheme zu finden (*Histologie:* 30% vs. 13%, *direkte Immunfluoreszenz;* 90% vs. 26%). Bei ACA ließen sich mit einer Vaskulitis vereinbare Gefäßablagerungen in 46% der Proben nachweisen. Dem infiltrativen Frühstadium der ACA entsprach gewöhnlich ein uncharakteristischer feingeweblicher Befund mit unauffälliger Epidermis, Ödem und Gefäßerweiterungen im oberen Corium sowie perivasal und periadnexiell konzentrierten lymphohistiozytären Infiltraten mit einem meist nur spärlichen Anteil von Plasmazellen. Fortgeschrittene Stadien zeigten ein pathognomonisches Bild mit einer unter Verlust der Reteleisten auf wenige Zellagen verdünnten Epidermis mit fakultativer Hyperkeratose, einer subepidermalen infiltratfreien Zone homogenisierten Kollagens und einem die verschmälerte Dermis durchsetzenden band- oder fleckförmigen Infiltrat aus Lymphozyten und Plasmazellen, darüber hinaus Homogenisierung der horizontal geschichteten Kollagenfasern und Schwund des elastischen Bindegewebes.

Die *kulturelle Anzüchtung* von Borrelien gelang uns ebenso häufig aus dem Zentrum wie aus dem Randsaum von Erythemata migrantia, nur in wenigen Fällen jedoch aus ACA-Hautproben. Mißerfolge wurden häufig durch das Überwuchern bakterieller Kontaminanten verursacht.

Für *B. burgdorferi* s.l. spezifische Gensequenzen konnten aus nativem EM-Gewebe in 90%, aus fixiertem Material durch eine geschachtelte („nested") PCR in 85% nachgewiesen werden [5]. Bei ACA war die Nachweisrate mit 85 bzw. 70% etwas geringer. An 35 EM-Proben wurde eine Subtypisierung des Erregers vorgenommen. In 28 Fällen (80%) wurde der Genotyp *B. afzelii*, in 7 Fällen (20%) der Genotyp *B. garinii* und lediglich in einem Fall zusätzlich der in Nordamerika dominierende Genotyp *B. burgdorferi* sensu stricto gefunden [6]. Sämtliche bisher in unserer Klinik untersuchten ACA-Hautproben enthielten ausschließlich den Genotyp *B. afzelii.*

Borrelienserologie

Antikörper gegen *B. burgdorferi* s.l. wurden in 87% der EM-Seren und in 100% der ACA-Seren nachgewiesen. Die EM-Seren enthielten in 23% ausschließlich IgM-Antikörper, in 42% nur IgG-Antikörper, in 22%

beide Antikörpertypen. In 28% der ACA-Seren wurden neben IgG- auch IgM-Antikörper gefunden. IgM-Immunoblots zeigten bei EM in der Frühphase gewöhnlich eine ausgeprägte breite Bande im OspC-Bereich (25 kDa), begleitet oder gefolgt von einer Bande bei 41 kDa (Flagellinantikörper) sowie fakultativ weiteren Banden bei 58, 39, 35 und 17 kDa. IgG-Blots in Fällen von bereits mehrere Wochen oder Monate bestehenden Erythemata migrantia zeigten durchwegs ebenso wie die ACA-Seren ein breites charakteristisches Bandenspektrum mit Antikörpern u.a. gegen ein hochmolekulares, für *B. burgdorferi* s.l. spezifisches Protein bei 83 kDa und weitere spezifische Antigene bei 58 kDa, 45 kDa, 39 kDa, 30 kDa, 21–25 kDa und 17 kDa [2].

Bei 63% der ACA-Patienten wurde eine beschleunigte BKS (Medianwert: 27 mm/h) gefunden, während dies bei nur 19% der EM-Patienten (Median: 19 mm/h) der Fall war. Pathologisch erhöhte Konzentrationen zirkulierender Immunkomplexe fanden sich in 8 (30%) der ACA-Seren. Erhöhte Titer antinukleärer Antikörper wurden in sieben (12%) der 57 ACA-Seren und einem (5%) der 21 EM-Seren nachgewiesen. Erhöhte Konzentrationen von IgM- und/oder IgG-Anticardiolipin-Antikörpern enthielten 10 (17,5%) der ACA-Seren, jedoch keines der EM-Seren.

Kommentar

Unsere Befunde unterstreichen die heute wohl kaum mehr strittige Auffassung, daß sowohl das Erythema migrans als Leitsymptom der Frühphase als auch die Acrodermatitis chronica atrophicans als Spätmanifestation der Lyme-Borreliose die zwar augenfälligsten, häufig aber nicht die einzigen und schwerwiegendsten Merkmale einer Allgemeininfektion mit Neigung zu chronisch rezidivierendem Verlauf sind. Für den Krankheitsverlauf bedeutsam mögen die bei einem Teil der EM- und ACA-Patienten nachweisbaren Vaskulitiden sein. Während jedoch über die Folgen cerebraler Gefäßentzündungen bei Lyme-Borreliose wiederholt berichtet wurde, haben dermale Gefäßveränderungen und ihre mögliche pathogenetische Relevanz bisher nur wenig Beachtung gefunden [3].

Auffallend ist die enge Assoziation der ACA mit *B. afzelii*, der auch beim EM in Nord- und Mitteleuropa dominierenden Borrelienspezies. Ähnlich anderen langsam wachsenden Bakterien mit niedrigen Temperaturoptima wie den Mykobakterien *M. leprae* und *M. marinum* scheint *B. afzelii* ein vorrangig dermatotroper Erreger zu sein.

Literatur

1. Hopf HC (1966) Acrodermatitis chronica atrophicans (Herxheimer) und Nervensystem. Springer, Berlin Heidelberg New York
2. Neubert U (1994) Mikrobiologische Diagnostik der Lyme-Borreliose. In: Plewig G, Korting HC (Hrsg) Fortschritte der praktischen Dermatologie und Venerologie. Springer, Berlin Heidelberg New York, S 231–238
3. Olson JC, Esterly NB (1990) Urticarial vasculitis and Lyme disease. J Am Acad Dermatol 22: 1114–1116
4. Weber K, Neubert U (1986) Clinical features of early erythema migrans disease and related disorders. Zbl Bakt Hyg A 263: 209–228
5. Wienecke R, Neubert U, Volkenandt M (1993) Molecular detection of *Borrelia burgdorferi* in formalin-fixed paraffin-embedded lesions of Lyme disease. J Cut Pathol 20: 385–388
6. Wienecke R, Zöchling N, Neubert U, Schlüpen EM, Meurer M, Volkenandt M (1994) Molecular subtyping of *Borrelia burgdorferi* in erythema migrans and acrodermatitis chronica atrophicans. J Invest Dermatol 103: 19–22

Molekularbiologische Diagnostik bei infektiösen Haut- und Genitalerkrankungen

H. Näher

Einführung

Die Fortschritte, die in den letzen Jahren auf dem Gebiet der Molekularbiologie gemacht wurden, haben zur Entwicklung von Verfahren geführt, die es erlauben, mikrobielle Krankheitserreger nachzuweisen, die bisher mit konventionellen Verfahren nicht oder nur unter großem technischen und zeitlichen Aufwand, und dann nur mit großen Einbußen im Hinblick auf die Sensitivität, nachweisbar waren. Die Verfahren, die diese Möglichkeiten im wesentlichen eröffneten, waren die Nukleinsäure-Amplifikationsverfahren, hierbei insbesondere die Polymerase-Kettenreaktion (PCR). Diesem Verfahren liegt zugrunde, daß zunächst Bedingungen geschaffen werden, unter denen ein für den Erreger spezifisches DNA-Segment nach dem Muster der DNA-Replikation in vivo millionenfach vermehrt wird, bevor dann der eigentliche Nachweis dieses DNA-Stücks auf konventionelle Weise, meistens in Form eines ELISA erfolgt [1]. Auf diese Weise gelingt es, die sprichwörtliche Stecknadel im Heuhaufen zu finden, quasi indem diese Stecknadel vermehrt wird bis vor Stecknadeln der Heuhaufen nicht mehr zu sehen ist.

Für eine Vielzahl von Erregern, die bei Haut- und Genitalinfektionen ätiologisch eine Rolle spielen, wurde der Nachweis mittels Nukleinsäure-Amplifikationsverfahren entwickelt [1, 2]. Allerdings liegen den meisten dieser PCR-Verfahren experimentelle Protokolle zugrunde, d.h. sie wurden zur Klärung wissenschaftlicher Fragestellungen entwickelt und lassen sich deshalb nicht ohne weiteres in der Routinediagnostik einsetzen bzw. es ist nicht sinnvoll, diese Verfahren in der Routinediagnostik einzusetzen, weil die konventionellen Verfahren ausreichen. Tatsächlich sind kommerzielle Tests für die Routinediagnostik nur für den Nachweis von *Chlamydia trachomatis, Neisseria gonorrhoeae* und *Mycobacterium tuberculosis* erhältlich.

Sensitiver Nachweis von C. trachomatis bei urogenitalen Infektionen

Das Paradebeispiel dafür, wie schnell sich die Amplifikationsverfahren in der Routinediagnostik durchgesetzt haben, ist der Nachweis von *C. trachomatis,* dem häufigsten Erreger von Urethritis und Zervizitis mit PCR und Ligase-Kettenreaktion (LCR). Die kommerziell verfügbaren Amplicor Roche- (PCR) und LCx Abbott (LCR)-Tests, sind im Begriff, die Zellkultur als Goldstandard des Chlamydiennachweises abzulösen [3, 4]. Während der Nachweis von Chlamydien im urethralen Sekret des Mannes und dem Zervixsekret der Frau mit der bisherigen Methode der Wahl, der Zellkultur, eine Sensitivität von 80 % erreicht, weist der Nachweis mit PCR oder LCR eine Sensitivität im Bereich von 95 % auf [3, 4, 7, 8]. Die Amplifikationsverfahren sind damit der Kultur beim Chlamydiennachweis eindeutig überlegen. Hinzu kommt, daß die Zellkultur ein sehr aufwendiges und zeitraubendes Verfahren ist und das Ergebnis bei der Untersuchung mit PCR oder LCR bereits nach Stunden vorliegt. Die in der Handhabung ebenfalls leichten Antigen-Nachweisverfahren wie direkte Immunfluoreszenz und Enzym-Immunoassay schneiden im Vergleich zur Zellkultur nochmals um 10–15 % schlechter ab [5, 6].

Einen ganz wesentlichen Fortschritt bedeutet es, daß einerseits bei Männern der Nachweis von Chlamydien aus dem Urin mit gleicher Sensitivität wie bei Abstrichmaterial aus der Urethra möglich ist [7, 8]. Außerdem läßt sich auch der Nachweis von Chlamydien im Ejakulat führen. Andererseits läßt sich bei der Frau eine Zervizitis mit gleicher Sensitivität durch die Untersuchung von Morgenurin wie von Zervixsekret nachweisen [7]. Diese Fortschritte ermöglichen das unproblematische Screening von Risikopopulationen und erhöhen die Akzeptanz solcher Untersuchungen beim Patienten. Aufgrund dieser Vorteile sind die Amplifikationsverfahren bei der Diagnostik der urogenitalen Chlamydieninfektion bereits nicht mehr wegzudenken.

Verbesserte Diagnostik bei Mykobakteriosen der Haut

Die durch *Mycobacterium tuberculosis* verursachten Hautveränderungen wie der Lupus vulgaris zeichnen sich durch eine gemessen an der Lungentuberkulose geringere Erregermenge aus [9]. Dies gilt insbesondere auch für die Tuberkulide, wie z.B. das Erythema induratum Bazin, bei dem der Nachweis von *M. tuberculosis* durch Anzüchtung des Erregers nicht möglich ist [10]. Darüber hinaus ist der Erregernachweis bei diesem sehr langsam wachsenden Bakterium sehr zeitraubend und dauert Wochen. Zum Nachweis von *Mycobacterium tuberculosis* steht eine kommerziell verfügbare PCR in Form des Amplicor-MTB-Tests zur Verfügung. Dieser Test wurde ursprünglich zum Nachweis des Erregers im Sputum entwickelt. Erste Studien an bioptischem Material zeigen, daß sich dieser Test auch zum Nachweis von *M. tuberculosis* in Hautproben eignet. Wie die Studie von D'Amato und Mitarbeiter belegt, ist das Amplicor-MTB-Verfahren der Kultur zumindest gleichwertig, wenn nicht leicht überlegen [11]. Von insgesamt 249 Biopsien waren nach kultureller Anzüchtung des Erregers 12 positiv. Mit dem Amplicor-MTB-Test ließ sich *M. tuberculosis*-DNA in 13 der Biopsien demonstrieren. Mit der Färbung auf säurefeste Stäbchen ließen sich nur 4 der auf Tuberkulose verdächtigen Biopsien verifizieren. Der Amplicor-MTB-Test kann also, was die Zeitdauer anbelangt, die Diagnostik tuberkulöser Hautveränderungen deutlich verbessern.

Der Erregernachweis beim Lupus vulgaris und den Tuberkuliden kann als fakultativ angesehen werden, da diese Krankheitsbilder klinisch und histologisch definierte Entitäten darstellen. Dies trifft für die insbesondere bei Immunsupprimierten wie den HIV-Infizierten auftretenden, durch atypische Mykobakterien verursachten Hautveränderungen nicht zu. In der Literatur sind hier eine ganze Reihe sehr uncharakteristischer Krankheitsbilder beschrieben worden [12, 13], weshalb der Nachweis der Erreger zur Klärung der Ätiologie unbedingt nötig ist. Die Anzüchtung des Erregers ist jedoch umständlich und zeitraubend, wenngleich die atypischen Mykobakterien ein rascheres Wachstum aufweisen. In Kürze wird mit einem Test aus der Roche Amplicor-Reihe ein kommerzielles Verfahren zum Nachweis von *Mycobacterium avium intracellulare* zur Verfügung stehen. Dieser Test dürfte die Diagnostik der atypischen Mykobakteriosen zumindest im Hinblick auf dieses Mycobacterium erheblich verbessern. Wenngleich es sich nur um eine sehr begrenzte, spezielle Indikationsstellung handelt, scheint es sinnvoll, daß für weitere atypische Mycobakterien kommerzielle Tests entwickelt werden, die routinemäßig eingesetzt werden können. Diese Tests sind in Speziallaboratorien in der experimentellen Konfiguration bereits im Einsatz und haben die Diagnose atypischer Mycobakteriosen deutlich verbessert. Allerdings wird auf die Anzüchtung nicht verzichtet werden können, da insbesondere bei den atypischen Mykobakterien häufig eine Multiresistenz, deren Muster nicht sicher vorhersehbar ist, vorliegt. Der Nutzen der PCR liegt hierbei in der raschen Klärung der Ätiologie und der Möglichkeit ohne Verzögerung eine Therapie einleiten zu können. Erweist sich diese angesichts der nur begrenzt vorhersehbaren Empfindlichkeit des Erregers als nicht effektiv, so kann die Behandlung aufgrund des Anzüchtungsergebnisses korrigiert werden.

Nachweis von B. burgdorferi im Urin

Auch die durch *Borrelia burgdorferi* verursachten dermatologischen Krankheitsbilder, Erythema chronicum migrans, Lymphadenosis cutis benigna und Acrodermatitis chronica atrophicans lassen sich in der Regel klinisch, u.U. mit Hilfe der Histologie, diagnostizieren. Aber es gibt Ausnahmen, bei denen eine Erregerdiagnostik angezeigt ist. Dies ist bei den dermatologisch subklinischen oder inapparenten Verläufen der Fall oder in den Fällen mit unklaren anamnestischen Angaben, bei denen es z.B. um die Abklärung von Arthralgien oder Neuralgien geht. Auch bei der Therapiekontrolle kann die Indikation zum Erregernachweis vorliegen. Dieser Nachweis ist jedoch häufig nicht zufriedenstellend möglich, da die Anzüchtung des Erregers aufwendig ist und häufig auch nicht gelingt. Serologische Untersuchungen werden in großer Zahl durchgeführt, sind jedoch von eingeschränkter Aussagekraft, da unterschiedliche Verfahren eingesetzt werden und deshalb häufig ein Vergleich der Befunde nur eingeschränkt möglich ist. Hinzu kommt, daß falschnegative Befunde beim Vorliegen einer Infektion nicht selten sind und häufig der Antikörper-Titer trotz erfolgreicher Behandlung persistiert. Ein Ausweg könnte hier der Nachweis von *B. burgdorferi* mittels DNA-Amplifikationsverfahren im Urin sein. Schmitt und Mitarbeiter haben hierzu interessante Daten publiziert [14]. Bei 24 Patienten mit klinisch gesichertem Erythema chronicum migrans waren 12 im Hinblick auf die Bildung spezifischen IgM und 37,5% im Hinblick auf die Bildung spezifischer IgG positiv. Der Erregernachweis im Urin gelang in diesem Kollektiv mit einer Sensitivität von 91,7%. Ganz offensichtlich kann mit diesem Verfahren in Fällen, in denen die Serologie versagt, der Erregernachweis geführt werden. Der Nachweis von *Borrelia burgdorferi* im Urin eignet sich auch, den Therapieerfolg zu kontrollieren. Wie die Autoren zeigen konnten, ließ sich Erreger-DNA bei 58% der Patienten bereits 1–2 Wochen nach Therapieende nicht mehr nachweisen, bei weiteren 13% wurde der Test 8 Wochen später negativ und nach 20 Wochen war bei keinem der Patienten mehr *Borrelia burgdorferi*-DNA im Urin zu entdecken. Bei den genannten speziellen Indikationen könnte sich das Verfahren in Zukunft in der Routine-Diagnostik etablieren.

Bedarf am Nachweis von HSV bei besonderen Konstellationen

Die Infektion mit dem Herpes simplex-Virus läßt sich in der Regel klinisch diagnostizieren. Allerdings gibt es Ausnahmen, wenn es um die Abklärung atypischer Befunde geht, wenn eine asymptomatische Virusausscheidung im Rahmen der Prävention eines Herpes neonatorum ermittelt werden soll oder bei der Diagnostik des HSV-assoziierten Erythema exsudativum multiforme (EEM). Bei der Abklärung untypischer Befunde handelt es sich meistens nicht mehr um die Primäreffloreszenz sondern Erosionen und Krusten. Die Sensitivität des konventionellen Verfahrens hängt jedoch davon ab, aus welcher Effloreszenz der Abstrich entnommen wird: Bei der Materialgewinnung aus Bläschen beträgt die Sensitivität 95% während der Nachweis von HSV aus einer erosiven oder krustösen Läsion mit einer empfindlichen Sensitivitätsabnahme auf 70 bzw. 30% einhergeht. Also gerade in der diagnostischen Konstellation, in der man des Nachweises besonders bedarf, weist dieser Schwächen auf. Hier kann die PCR wesentlich weiterhelfen, da – wie die Arbeit von Nahaas und Mitarbeitern zeigt – der Zeitpunkt der Entnahme bzw. der Effloreszenztyp bei diesen Verfahren auf die Sensitivität offensichtlich ohne größeren Einfluß ist [15]. Ähnliche Gesetzmäßigkeiten gelten für den Nachweis einer asymptomatischen Ausscheidung. Auch hier ist die PCR der Kultur weit überlegen.

Ein weiteres Beispiel für eine spezielle Indikation des Nachweises von HSV mittels Amplifikationsverfahren ist die ätiologische Abklärung eines Teils der EEM-Fälle. Wie mehrere Studien zeigen, läßt sich HSV in ca. einem Drittel aller Fälle mittels Amplifikationsverfahren in den EEM-Läsionen nachweisen. Allerdings ist nur in einem Fünftel dieser Fälle anamnestisch eine HSV-Erosion eruierbar, weshalb der Zusammenhang zwischen EEM und HSV-Infekt unerkannt bleibt. Der Nachweis des Zusammenhanges mit der HSV-Infektion durch die Amplifikationsverfahren würde die Indikation für eine virustatische Suppressionstherapie in Abhängigkeit von Schwere und Häufigkeit der Rezidive erleichtern.

Schlußbetrachtung

Wenn es um den Einsatz von Amplifikationsverfahren in der Routinediagnostik heute und in der Zukunft geht, wird häufig das Kostenargument angeführt und eine solche Entwicklung für nicht realistisch gehalten. Die Geschichte zeigt jedoch, daß sich das Rad der Entwicklung nicht zurückdrehen läßt und deshalb werden sich Fortschritte, wie sie die Amplifikationsverfahren darstellten, auf Dauer auch durchsetzen.

Literatur

1. Lo AC, Feldman SR (1994) Polymerase chain reaction: basic concepts and clinical applications in dermatology. J Am Acad Dermatol 30: 250–260
2. Schadendorf D, Czarnetzki BM (1991) Gene amplification by polymerase chain reaction in dermatology. J Invest Dermatol 97: 751–755
3. Näher H, Höchstetter R, Petzoldt D (1995) Evaluierung der Polymerase-Kettenreaktion zum Nachweis von C. trachomatis aus urogenitalem Abstrichmaterial. Der Hautarzt 46: 693–696
4. Loeffelholz MJ, Lewinski CA, Silver SR (1992) Detection of C. trachomatis DNA in endocervical specimens by polymerase chain reaction. J Clin Microbiol 30: 2847–2851
5. Mösinger-Lundgren V, Petzoldt D, Näher H (1986) Direktnachweis von C.trachomatis mit monoklonalen Antikörpern. Der Hautarzt 37: 325–340
6. Näher H, Hofmann H, Petzoldt D (1985) Nachweis von C. trachomatis-Antigen mit einem Enzymimmunoassay. Der Hautarzt 37: 37–41
7. Chernesky MA, Jang D, Lee H, Burczak JD, Hu H, Sellors J, Tomazic-Allen SJ, Mahony JB (1994) Diagnosis of Chlamydia trachomatis infections in men and women by testing first-void urine by ligase chain reaction. J Clin Microbiol 32: 2682–2685
8. Domeika M, Bassiri M, Mardh PA (1994) Diagnosis of genital Chlamydia trachomatis infections in asymptomatic males by testing urine by PCR. J Clin Microbiol 32: 2350–2352
9. Marcoval J, Servitje O, Moreno A, Jucglà A, Peyri J (1992) Lupus vulgaris. Clinical, histopathologic, and bacteriologic study of 10 cases. J Am Acad Dermatol 26: 404–407
10. Yen A, Fearneyhough P, Rady P, Tyring S, Diven D (1997) Erythema induratum of Bazin as a tuberculid: Confirmation of Mycobacterium tuberculosis DNA by polymerase chain reaction analysis. J Am Acad Dermatol 36: 99–101
11. D'Damato RF, Hochstein LH, Colaninno PM, Scardamaglia M, Kim K, Mastellone AJ, Patel RC, Alkhuja S, Tevere VJ, Miller A (1996) Application of the Roche AMPLICOR Mycobacterium tuberculosis (PCR) test of specimens other than respiratory secretions. Diagn Microbiol Infect Dis 24: 15–17
12. Sachs MK, Fraimow HF, Staros EB, Gross PR, Jacoby R, Webster GF (1992) Mycobacterium intracellulare soft tissue infection. J Am Acad Dermatol 27/6: 1019–1021
13. Näher H, Peters B (1992) Mycobacterium kansasii – Serom der Haut bei HIV-Infektion. Der Hautarzt 43: 361–363
14. Schmidt B, Muellegger RR, Stockenhuber C, Soyer PH, Hoedl S, Luger A, Kerl H (1996) Detection of Borrelia burgdorferi-specific DNA in urine specimens from patients with Erythema migrans before and after antibiotic therapy. J Clin Microbiol 34: 1359–1363
15. Nahass GT, Mandel MJ, Cook S, Fan W, Leonardi CL (1995) Detection of herpes simplex and varicella-zoster infection from cutaneous lesions in different clinical stages with the polymerase chain reaction. J Am Acad Dermatol 32: 730–733

Nachweis von Borrelia burgdorferi – DNA bei Morphea und Lichen sclerosus et atrophicans mittels PCR

C. Rosin, J. Pröttel, H. Gollnick

Einleitung

Die Lyme-Borreliose ist heute eine weltweit mit viel Aufmerksamkeit untersuchte interdisziplinäre Erkrankung. Zu den gesicherten dermalen Manifestationen gehören das Erythema chronicum migrans (ECM), das Borrelien-Lymphozytom (BL) und die Acrodermatitis chronica atrophophicans Herxheimer (ACA) [6, 7]. Mitte der 80er Jahre erschienen erste Publikationen, die eine mögliche Assoziation von B.b.-Infektion und kutanen Fibrosen diskutierten [1, 3, 8, 9]. Dazu zählen einige ätiologisch bisher ungeklärte Dermatosen wie die Morphea, der Lichen sclerosus et atrophicus (LSA), das Granuloma anulare, maligne NHL (B-Zell-Typ), die eosinophile Fasciitis oder noduläre Pannikulitiden [8]. Serologische Untersuchungen verschiedener Arbeitsgruppen bei Morphea- und LSA-Erkrankten ergaben positive spezifische B.b.-Antikörper bei 20–50 % im Vergleich zu 5–14 % in den Kontrollgruppen [1, 3]. 1993 gelangen Schempp et al. erstmals der Nachweis von B.b.Flagellin-DNA im Gewebe von Morphea- und LSA-Erkrankten [10]. Während einige Arbeitsgruppen im europäischen und japanischem Raum diese Ergebnisse bestätigen konnten, waren die PCR-Ergebnisse im nordamerikanischen Raum überwiegend negativ [4, 5, 9, 11]. Unser Ziel war es, das eigene Patientengut mit LSA und Morphea hinsichtlich einer Borrelieninfektion mittels PCR retrospektiv an Paraffinschnitten und prospektiv an nativen Gewebe zu prüfen.

Patienten, Material und Methoden

Patientengut

n = 40 Pat. mit Morphea (30 weibl., 10 männl.), n = 47 mit LSA (20 weibl., 27 männl.) sowie 4 Mädchen mit genitalem LSA und Morphea. Als epidemiologische und anamnestische Parameter wurden Alter und Geschlecht, Anamnesedauer, Diagnosezeitpunkt, Zeckenstichanamnese, vorausgehende Behandlungen insbesondere Therapien mit Antibiotika, berufliche Exposition sowie Herkunftsregion analysiert. Dazu wurden Arzt- und einfach verständliche Patientenfragebögen erstellt. Patienten mit vorausgegangener Luesinfektion wurden ausgeschlossen. Die klinische Einteilung der Morphea bzw. des LSA erfolgte entsprechend den Empfehlungen der Arbeitsgruppe Sklerodermie der ADF (1990) bzw. nach genitaler oder extragenitaler Lokalisation.

Spirochätenstämme

Borrelia burgdorferi sensu stricto (B31), Borrelia garinii (20047), Borrelia afzelii (VS 461) (A. Schönberg, Bundeshygieneinsitut, Berlin)

Polymerasekettenreaktion

Es wurden einerseits retrospektiv formalinfixiertes Gewebe sowie andererseits prospektiv natives Kryomaterial analysiert. Von den Paraffinblöckchen wurden jeweils 20 μm Schnitte aufgearbeitet. Natives Gewebe wurde aus den aktiven entzündlichen Randarealen von Morphea- oder extragenitalen LSA-Herden bioptiert, das sofort nach Entnahme mit flüssigem Stickstoff schockgefroren und bis zur Aufbearbeitung kurzfristig bei –80 °C gelagert wurde. Vor DNA-Extraktion mit Phenol und Chloroform wurde ein ca. 3 mm große Gewebeprobe über Nacht mit TE9-Puffer (10 mMol Tris, 1 mMol EDTA, 0,5 % Tween 20) und Proteinase K (10 mg/ml) im Wasserbad bei 56 °C inkubiert. Nach Ethanolfällung wurde die DNA mit 50 μl Bidest gelöst. Die nested (geschachtelte)-PCR erfolgte in 2 Phasen mit Primerpaaren gegen das Flagellingen von B. burgdorferi. In der ersten Phase wurden 10 μl DNA, Magnesiumchlorid, dNTPs sowie Taq-Polymerase mit 10x-Puffer (Fa. Amersham) sowie das „äußere" Primerpaar (5'-CTG-CTG-GCA-TGG-GAG-TTT-CT-3' und 5'-TCA-ATT-GCA-TAC-TCA-GTA-CT-3') bei 50 μl Gesamtansatzmenge eingesetzt. Die Denaturierung erfolgte bei 94 °C für 30 sec, die Annealing-Phase bei 48 °C für 2 min sowie die

(Projekt gefördert durch das Land Sachsen-Anhalt Nr. 98795)

Elongation bei 72 °C für 2 min. Nach 40 Zyklen wurde 2,5 µl (bei 50 µl Gesamtansatzmenge) des PCR-Produktes der 1. Phase mit dem „inneren" Primerpaar (5'-AAG-GAA-TTG-GCA-GTT-CAA-TC-3' und 5'-ACA-GCA-ATA-GCT-TCA-TCT-TG-3') und sonst gleichem Reaktionsansatz amplifiziert (2. Phase). Die Reaktionsbedingungen wurden gegenüber der 1. Phase nicht geändert. Je nach Menge des zur Verfügung stehenden nativen Biopsiematerials konnte die Gewebeaufbereitung und DNA-Extraktion bei Morphea durchschnittlich 2,96 mal pro Patient, bei LSA auf Grund der größeren Gewebemenge z.B. nach Zirkumzision 3,86 mal pro Patient durchgeführt werden. Als Kontrolluntersuchungen wurden 30 Hautproben gesunder Patienten sowie 8 von Patienten mit allergischen Erkrankungen eingesetzt. Als Positiv-Kontrolle wurde eine Mischung der o.g. Borrelienstämme genutzt.

Gelelektrophorese

Die Detektion des 290 Basenpaare (Bp) langen Subfragmentes erfolgte in einem 1%igen Agarosegel, anfangs ausschließlich mittels Ethidiumbromid, dann auch parallel mittels SYBR-Green (FMC Bio Products).

Ergebnisse

Patienten

Bei Morphea (n = 40) und LSA (n = 47) waren unabhängig vom Geschlecht alle Altersgruppen vertreten. Das parallele Auftreten von genitalem LSA und Morphea wurde bei 4 Mädchen jünger als 10 Jahre beobachtet bzw. histologisch bestätigt. Die durchschnittliche Anamnesedauer betrug bei Morphea unabhängig vom Geschlecht 30,6 Monate/n = 35, wobei n = 19 Pat.(54,3%) eine Krankheitsdauer bis zu einem Jahr angaben. Bei LSA betrug die durchschnittliche Anamnesedauer bei Männern 30 Monate/n = 26, bei Frauen 71,8 Monate/n = 18. In 65,9% (n = 29) betrug die Anamnesedauer weniger als 18 Monate. Bei n = 39 Pat.(82%) war der LSA genital lokalisiert. Die extragenitale Lokalisation bestand bei n = 8 Pat., wovon n = 7 Frauen waren. Bei Morphea dominierte der Typ Ia (n = 21/32, 65%) insbesondere in mammärer und submammärer Lokalisation (n = 9/32, 28,1%). An einen zurückliegenden Zeckenstich konnten sich n = 16/60 Pat. (26,7%) erinnern.

PCR und Gelelektrophorese

Natives Gewebe wurde mittels PCR auf das B.b.-Flagellingen bei n = 25 Morphea-Pat., n = 28 LSA-Pat. sowie bei n = 4 Pat. mit beiden untersucht. Bei letzteren erfolgte die PCR ausschließlich von Gewebe aus den aktiven Randarealen der Morphea. Insgesamt wurde 76x DNA bei Morphea, bei LSA auf Grund des größeren Biopsiematerials z.B. nach Zirkumzision 108x DNA extrahiert. Formalin fixiertes Gewebe wurde bei n = 14 Morphea-Pat. (16 DNA-Extraktionen) sowie n = 10 LSA-Pat. (12 DNA-Extraktionen) untersucht. Von n = 8 Morphea-Pat. sowie n = 9 LSA-Pat. stand sowohl natives Kryomaterial als auch Formalin-fixiertes Gewebe zur Verfügung. Die Detektion ausschließlich mit Ethidiumbromid erfolgte bei n = 5 Morphea-Pat. (= 30 DNA-Extraktionen) sowie bei n = 7 LSA-Pat. (= 49 DNA-Extraktionen). Überwiegend wurde parallel sowohl mit Ethidiumbromid als auch mit SYBR-Green markiert. Insgesamt ergab die PCR bei den nativen kryokonservierten Gewebeproben bei n = 12 Morphea-Pat.(48%) sowie bei n = 8 LSA-Pat. (28,57%) ein Amplifikationsprodukt. Bei Aufarbeitung der Paraffinschnitte zeigte sich nur bei n = 2/14 Morphea-Pat. sowie n = 1/10 LSA-Pat. ein positives PCR-Produkt. Bei den Pat. von denen sowohl natives als auch Formalin-fixiertes Gewebe bearbeitet wurde, war in 28,6% der Morphea-Fälle sowie in 22,2% der LSA-Fälle ein Amplifiaktionsprodukt nachweisbar (Tabelle 1, 2, 3). Nach Detektion mit SYBR-Green waren zunächst schwach positiv eingeschätzte Banden unter Ethidiumbromid deutlicher abgrenzbar. 2 Pat., die bei

Tabelle 1. Ergebnisse der PCR bei Patientinnen mit LSA und Morphea

Gewebe	Natives Kryomaterial aus Morphea
Patienten	4
DNA-Extraktionen	13
PCR-positiv	3 (75%)
PCR-negativ	1 (25%)

Tabelle 2. Ergebnisse der PCR bei LSA

Gewebe	Natives Kryomaterial	Paraffin-gewebe	Beides
Patienten	29	10	9
DNA-Extraktionen	108	12	25
PCR-positiv	8 (28,6%)	1 (10%)	2 (22,2%)
PCR-negativ	21 (71,4%)	9 (90%)	7 (77,8%)

Tabelle 3. Ergebnisse der PCR bei Morphea

Gewebe	Natives Kryomaterial	Paraffin-gewebe	Beides
Patienten	25	14	8
DNA-Extraktionen	76	16	23
PCR-positiv	12 (48%)	2 (14,3%)	3 (37,5%)
PCR-negativ	13 (52%)	12 (85,7%)	5 (62,5%)

gleicher DNA-Extraktion mittels Ethidiumbromid kein PCR-Produkt aufwiesen, zeigten eine deutliche 290-Bp-Bande mittels SYBR-Green. Alle Kontrollen waren in Paraffin- und Kryogewebe negativ.

Diskussion

Die Assoziation von sklerodermiformen Hauterkrankungen und B.burgderferi-Infektion ist nach wie vor umstritten. Während Arbeitsgruppen im europäischen und auch japanischen Raum aufbauend auf Studien zum Antikörperprofil und der PCR eine mögliche B.b.-Genese bejahen, zeigen Untersuchungen im nordamerikanischen Raum mit vergleichbaren Methoden überwiegend keine Assoziation. Bei nur gering variierenden Arbeitsmethoden wird zunehmend postuliert, daß möglicherweise das in Nordamerika weiter verbreitete B.b. sensu stricto eher eine Gelenkassoziation besitzt, während B. afzelii, welches in Europa weiter verbreitet ist, eher für kutane Fibrosen verantwortlich sein könnte [2]. Dies konnte erstmals von Fujiwara et al. 1997 durch genospezifische Untersuchungen von Gewebe aus Morpheaherden untermauert werden [5]. Es gelang der Nachweis von B. afzelii und B. garinii in Morpheaherden von Patienten aus Berlin und Niigata (Japan), nicht jedoch aus Tübingen und Michigan (Nordamerika). Unsere Ergebnisse der PCR zeigen deutliche Unterschiede zwischen den retrospektiv untersuchten formalinfixierten Gewebe sowie dem prospektiv untersuchten nativen Kryomaterial. Wir leiten daraus ab, daß die Aussagekraft retrospektiver PCR-Untersuchungen an Paraffinschnitten limitiert ist. Desweiteren zeigten sich Unterschiede zwischen den aktiv entzündlichen und den ausgebrannten sklerotischen Formen, so daß auch die Materialentnahme einen erheblichen Einfluß auf die PCR-Ergebnisse hat. Interessant ist ebenfalls die neue Detektionsmethode mit SYBR-Green, die für Laborexponierte weniger toxische und mutagene Potenz als Ethidiumbromid besitzt. Die Nachweisgrenze von SYBR-Green ist 60 pg pro Bande bei 300 nm Transillumination, bzw. 20 pg bei 254 nm. Der Farbstoff ist damit 25–100 x sensitiver als Ethidiumbromid. Bei Detektion mit SYBR-Green zeigten sich nicht zwingend mehr positive Ergebnisse, jedoch waren schwach erkennbare Banden deutlicher angefärbt und scharf abgrenzbar, wodurch die Einschätzung für den Betrachter erleichtert wurde. Zusammenfassend geben unsere Ergebnisse erneut einen Hinweis auf die mögliche Assoziation von B.b.-Infektion und kutanen Fibrosen, insbesondere der Morphea.

Literatur

1. Aberer E, Klade H, Stanek G, Gebhart W (1991) Borrelia burgdorferi and different types of morphea. Dermatologica 182: 145–154
2. Baranton G,Postic D, Siant Girons J (1992) Delineation of Borrelia burgdorferi sensu stricto, Borrelia garinii sp. nov. and group VS 461 associated with Lyme borreliosis. Int J Syst Bacteriol 42: 378–383
3. Buechner S (1989) Morphea: eine Zecken übertragene Borreliose der Haut? Ein Beitrag zur Pathogenese der zirkumskripten Sklerodermie. Zschr Haut u Geschl 64: 661–669
4. Dillon WI, Saed GM, Fivenson DP (1995) Borrelia burgdoreferi DNA is undetectable by polymerase chain reaction in skin lesions of morphea, scleroderma, or lichen sclerosus et atrophicus of patients from North America. J Am Acad Dermatol 33: 617–620
5. Fujiwara I, Schempp C, Lange R, Owsianowski M, Schaumburg-Lever E, Hashimoto K, Gollnick H (1997) Detection of B.burgdorferi DNA (B. garinii or B. afzelii) in morphea and LSA tissue of German or Japanese, but not of American patients. Arch Dermatol 133: 41–44
6. Hofmann H (1991) Hauterkrankungen bei B. burgdorferi-Infektion. Therapiewoche 41: 1368–1378
7. Kramer MD, Moter E (1993) Krankheitsbild, Diagnose und Therapie der Lyme Borreliose (Borrelia burgdorferi-Infektion) des Menschen. Dermatol Monatsschr 179: 382–390
8. Owsianowski M, Gollnick H (1995) Borrelien assoziierte Dermatosen. In: Tebbe B, Goerdt S, Orfanos CE (eds) Dermatologie. Thieme, Stuttgart, S 57–59
9. Ranki A, Aavik E, Peterson P et al. (1994) Successful amplification of DNA specific for Finnish Borrelia burgdorferi isolates in erythema chronicum migrans but not in circumscribed scleroderma lesions. J Invest Dermatol 102: 339–345
10. Schempp C, Bocklage H, Lange R, Kölmel HW, Orfanos CE, Gollnick H (1993) Further evidence for Borrelia burgdorferi infection in morphea and lichen sclerosus et atrophicus confirmded by DNA amplification. J Invest Dermatol 100: 717–720
11. Wienecke R, Schlupen EM, Zochling N (1995) No evidence for Borrelia burgdorferi-specific DNA in lesions of localized scleroderma. J Invest Dermatol 104: 23–26

Lepra – medizinische und soziale Aspekte

J. M. Pönnighaus

Einleitung

Man muß davon ausgehen, daß es jedes Jahr weltweit wenigstens 600 000 Neuerkrankungen an Lepra gibt. Wichtiger jedoch als die Zahl der Neuerkrankungen per se ist die Zahl derer, die wegen ihrer Lepra Behinderungen erleiden. Diese Behinderungen sind eine direkte Folge der Schädigung von peripheren Nerven, die bei allen Formen der Lepra zu befürchten ist. Zum einen kommt es im Rahmen von symptomlosen oder symptomarmen Entzündungen (silent neuritis) zur Schädigung von peripheren Nerven, zum anderen treten schmerzhafte Neuritiden bei Leprareaktionen, insbesondere der Typ 1 Leprareaktion (Typ IV nach Gell u. Coombs), auf [5, 13].

Klinische Grundlagen

Das klinische Spektrum der Lepra reicht von einer einzelnen gut abgegrenzten Hautläsion mit infiltriertem Rand bis hin zum Befall der gesamten Haut mit Ausbildung von Papeln und Knoten, bei der bis zu 10^{11} oder 10^{12} Mykobakteria leprae im Körper vorhanden sind [4]. Diesem klinischen Spektrum entsprechen eine Reihe immunologischer Phenomene, die bereits der Klassifikation von Ridley und Jopling in den sechziger Jahren zugrunde lagen [1]. Ihre Einteilung der Lepra in TT („typical tuberculoid"), BT („borderline tuberculoid"), BB (borderline), BL („borderline lepromatous") und LL („lepromatous") spiegelt den weitgehend fließenden Übergang von örtlich begrenzter Erkrankung (TT-Lepra) bis hin zu diffusem Befall (LL-Lepra) wider. Bei TT- und BT-Lepra kommt es zu einer ausgeprägten lymphozytären Neuritis von Hautnerven innerhalb der Hautläsion(en), bei LL-Lepra fehlt diese. Einzelne oder mehrere periphere Nerven werden oft frühzeitig bei BT, BB und insbesondere bei BL-Lepra zerstört, bei LL Lepra findet diese Zerstörung erst später im Verlauf der Erkrankung jedoch in einem höheren Prozentsatz statt. So wird geschätzt, daß 2% aller paucibazillären (TT-BT) Patienten aufgrund einer Facialisparese Lagophthalmos haben, aber 5% aller multibazillären (BL-LL) Patienten [3]. Typ-1-Leprareaktionen kommen vor allem bei BT-BL Lepra vor, Typ-2-Reaktionen (Typ III nach Gell und Coombs) nur bei BL und LL Lepra. Die Ursachen für die verschiedenen Verläufe der Erkrankung sind nach wie vor unklar. Bezüglich der Ursache der Nervenschädigungen wird spekuliert, daß die Hitzeschockproteine hsp 70 von Mensch und *M. leprae* sich so weit ähneln, daß die Neuritiden wenigstens zum Teil als Autoimmunentzündungen gedeutet werden müssen [1]. Daß *M. leprae* bevorzugt in Nerven gefunden werden, ist schon seit längerer Zeit bekannt [7]. Die am häufigsten geschädigten peripheren Nerven sind der Nervus ulnaris, medianus, peroneus (communis), der Nervus tibialis posterior und der facialis. Entsprechend reicht das Spektrum der Behinderungen von Plantarulcera (Abb. 1) über verkrüppelte Hände bis zum schon erwähnten Lagophthalmos.

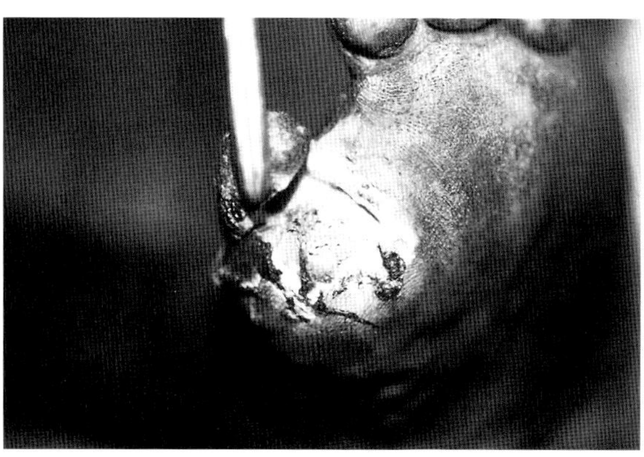

Abb. 1. Plantarulkus und nekrotischer Großzeh bei Schädigung des N. tibialis posterior

Behinderungen

Auf dem Gebiet der Lepra lassen sich vier Ziele identifizieren: eine effiziente Behandlung der Infektion (dieses Ziel ist weitgehend erreicht worden), eine befriedigende Behandlung von Typ 1 Leprareaktionen, die Verhütung von Behinderungen bzw. die Verhütung des Fortschreitens von Behinderungen und den Abbau der

Stigmatisierung von an Lepra Erkrankten. Behinderungen werden im Allgemeinen entsprechend dem Vorschlag der Weltgesundheitsorganisation (WHO) von 1988 eingestuft [15]. Grad 0 bedeutet, daß keine Behinderungen vorliegen, Anaesthesie und Parese werden als Grad 1 eingestuft. Grad 2 bezeichnet das Vorhandensein von Ulcerationen, Lähmungen oder Lagophthalmos mit daraus resultierender (teilweiser) Erblindung. Grad 2 Behinderungen entsprechen damit in etwa der allgemeinen Definition von Behinderung („disability") der WHO von 1980: „disability is any restriction or lack (resulting from an impairment) of ability to perform an activity in the manner as within the range considered normal for a human being" [14]. Der Prozentsatz von Patienten, die zur Zeit der Diagnosestellung Grad 2 Behinderungen aufweisen, beträgt zumeist 20–30 %, selten weniger. Man muß somit davon ausgehen, daß weltweit wenigstens 100 000 Menschen pro Jahr Behinderungen aufgrund einer Lepra entwickeln.

Die Verhütung von Behinderungen hat zwei recht verschiedene Aspekte. Zum einen geht es darum Nervenschädigungen überhaupt zu verhindern, zum anderen darum, das Fortschreiten von Grad 1 „Behinderungen" zu echten Behinderungen (Grad 2) zu verhüten. Ganz ohne Zweifel sind der sicherste Weg, Nervenschäden überhaupt zu vermeiden, die Frühdiagnose der Lepra und eine prompte Behandlung von Erkrankten. Aus verschiedenen Gründen ist eine frühe Diagnose der Lepra jedoch schwierig: die ersten Hautveränderungen bei der Lepra können mit einer Reihe anderer Erkrankungen verwechselt werden; als Symptoma sine qua non wird immer wieder Anaesthesie innerhalb von Hautläsionen gefordert, diese ist jedoch bei früher Lepra nur selten nachweisbar; wo Leprapatienten stigmatisiert werden, fürchten sich die Menschen (zu Recht!) vor der Diagnose und verbergen Hautveränderungen statt zu einer Haut- oder Lepraklinik zu gehen; in vielen Sprachen ist Lepra die Krankheit, „die Finger und Zehen abschneidet" und die Menschen bringen frühe Hautveränderungen (soweit sie sie überhaupt bemerken) nicht mit einer Lepra in Verbindung. Wie problematisch die frühe Diagnose der Lepra ist, wird z. B. auch durch eine Untersuchung von Malawi belegt: 277 Menschen, bei denen zwar klinisch eine Lepra vermutet wurde, bei denen aber weder klinische noch histopathologische Untersuchungsergebnisse für eine sichere Diagnosestellung ausreichten, wurden frühestens ein, im Durchschnitt 4 1/2 Jahre nach den Erstuntersuchungen noch einmal aufgesucht. Bei 76,2 % (211/277) waren die verdächtigen Hautveränderungen vollständig verschwunden, bei 12,6 % (35/277) konnte bei diesen Nachuntersuchungen nun die Diagnose Lepra mit Sicherheit gestellt werden, 3 von den 35 Patienten hatten bereits Nervenschäden entwickelt. Bei 31 von den 35 Patienten war bei den Erstuntersuchungen keinerlei Verlust von Temperatur- Schmerz- oder Berührungsempfindlichkeit in den Hautveränderungen nachgewiesen worden. Von den 277 Menschen hatten 31 (11,2 %) weiterhin die ursprünglich verdächtigen Läsionen, bei denen aber, schon deshalb weil sie unverändert bestanden, die Verdachtsdiagnose Lepra verlassen werden mußte [6]. Die Entwicklung von Behinderungen bei drei Patienten hätte somit vermieden werden können, wenn 242 Menschen behandelt worden wären, die keine (oder eine selbstheilende) Lepra hatten.

Angesichts der eben beschriebenen Schwierigkeiten ist nicht zu erwarten, daß sich der Prozentsatz von Patienten mit Nervenschäden bei Behandlungsbeginn auf weit unter 20 % wird reduzieren lassen können. Zu verhindern, daß aus Nervenschäden (Grad 2) Behinderungen werden, ist somit in vielen Ländern ein wichtigeres (weil leichter erreichbareres) Ziel als die Frühdiagnose der Lepra. Um dieses Ziel aber zu erreichen, ist es von allergrößter Bedeutung, daß Patienten mit Nervenschäden es lernen, sich um ihre gefährdeten Füße, Hände und Augen selbst zu kümmern (Abb. 2). Ein stetiger Unterricht der Patienten durch kompetente Helfer ist erforderlich, um diesen „technology transfer" herbeizuführen, der gelegentliche Kontakt mit dem Gesundheitsdienst reicht in gar keiner Weise aus, um zu verhindern, daß Nervenschäden in echten Behinderungen resultieren [11]. Die Betonung liegt dabei auf stetig und kompetent. Schuhe per se sind z. B. nicht unbedingt hilfreich, Plantarulcera zu vermeiden: es kommt auf die Art der Schuhe an [9]. Ulcera werden in den Tropen (und nicht nur dort!) regelmäßig falsch behandelt, indem sie z. B. mit austrocknenden Verbänden bedeckt werden, so daß beim hastigen Verbandswechsel neu gebildetes Epithel einfach wieder abgerissen wird. Und dies, obwohl genügend Literatur zur Verfügung steht, wie Ulcera

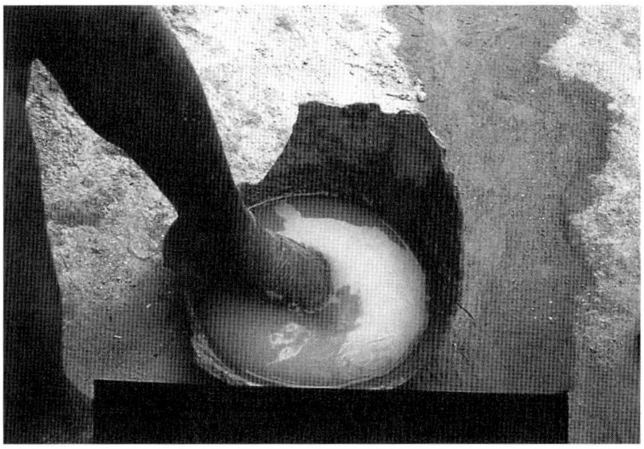

Abb. 2. Ein Patient hat gelernt, seine Fußsohlen abends daheim, nach der Feldarbeit, auf eingetretene Dornen hin zu untersuchen und sie (in Seifenwasser) zu baden, bevor er sie mit Vaseline einreibt, um die trockene Haut vor Einrissen zu schützen

behandelt werden sollten [10, 12]. Auch für die Verhütung von Erblindung bei Lagopthalmos und anderen Komplikationen, die sich im Verlauf einer Lepra einstellen können, gibt es ausgezeichnete Ratgeber [2].

Die Stigmatisierung von Leprapatienten ist in vielen Ländern ein gänzlich ungelöstes Problem, das nicht nur dazu beiträgt, daß die Diagnose Lepra zu spät gestellt wird, um Behinderungen zu verhüten, sondern für viele Patienten Behinderungen überhaupt erst zu echten Behinderungen macht, weil Behinderungen die Diagnose Lepra offenkundig machen und damit zur sozialen Isolierung führen. Frauen scheinen von dieser Stigmatisierung in manchen Ländern stärker betroffen zu sein als Männer [8]. Die Konsequenzen der Stigmatisierung reichen von einer Isolation von Patienten innerhalb ihrer Familien in Indien bis hin zur Vertreibung von ganzen Familien mit Leprapatienten und Umsiedlung in Lepradörfer wie in Kambodscha.

Besprechung

Obwohl die Kenntnis vorhanden ist, wie das Fortschreiten von Behinderungen verhindert werden kann, wird bei Nachuntersuchungen regelmäßig gefunden, daß der Prozentsatz von Behinderten nach Behandlung der Infektion höher ist als zu Beginn der Behandlung. Diskutiert wurde vor Jahren, ob das zur Behandlung verwandte Dapson vielleicht selbst zur Schädigung von peripheren Nerven führt, doch ließ sich dieser Verdacht nie so recht beweisen. Die Zunahme an Behinderungen bei Nachuntersuchungen dürfte vielmehr zum Teil daran liegen, daß Behinderungen zu Beginn der Behandlung unvollständig erfaßt oder dokumentiert wurden (wofür in Einzelfällen auch „politische" Gründe eine Rolle spielen könnten, denn eine hohe Rate von Behinderungen wird als Zeichen dafür angesehen, daß ein Kontrollprojekt schlecht geführt wird), zum Teil auch daran, daß es zu einer Fibrose und fortschreitendem Funktionsverlust einmal entzündeter Nerven kommt. Doch der wesentliche Grund scheint zu sein, daß noch wenig von den Kenntnissen, wie anaesthetische Haut und durch Lagophthalmos exponierte Cornea geschützt, Ulcera und Paralyse behandelt werden sollten, und vor allem wie Patienten unterrichtet werden sollten, in die Praxis umgesetzt wird. Hier ist noch ein langes Stück Weg zurückzulegen.

Literatur

1. Choudhuri K (1995) The immunology of leprosy; unravelling an enigma. Int J Lepr 63: 430–447
2. Courtright P, Lewallen S (1993) Guide to ocular leprosy for health workers. A training manual for eye care in leprosy. World Scientific, Singapore
3. Courtright P, Lewallen S (1995) Current concepts in the surgical management of lagophthalmos in leprosy. Lepr Rev 66: 220–223
4. Grosset J-H (1994) Progress in the chemotherapy of leprosy. Int J Lepr 62: 268–277
5. Lienhardt C, Fine PEM (1994) Type 1 reaction, neuritis and disability in leprosy. What is the current epidemiological situation. Lepr Rev 65: 9–33
6. Pönnighaus JM, Fine PEM, Sterne JAC, Lucas SB, McDougall AC (1993) Long-term active surveillance of leprosy suspects – what are the likely returns? Lepr Rev 64: 25–36
7. Pönnighaus JM, Lienhardt C, Lucas SB, Fine PEM, Sterne JAC (in press) A comparison of bacillary indices in slit skin smears, skin and nerve biopsies. A study from Malawi. Int J Lepr
8. Rao S, Garole V, Walawalkar S, Khot S, Karandikar N (1996) Gender differentials in the social impact of leprosy. Lepr Rev 67: 190–199
9. Seboka G, Saunderson P (1996) Cost-effective footwear for leprosy control programmes: a study in rural Ethiopia. Lepr Rev 67: 208–216
10. Srinivasan H (1993) prevention of disabilities in patients with leprosy. a practical guide. World Health Organization, Geneva
11. Srinivasan H (1994) Not by chemotherapy alone. Int J Lepr 62: 404–411
12. Summers A (1993) Leprosy for field staff. The Leprosy Mission International, London
13. van Brakel W H, Khawas I B (1994) Silent neuropathy in leprosy; an epidemiological description. Lepr Rev 65: 350–360
14. World Health Organization. International Classification of Impairments, Disabilities and Handicaps (1980) WHO, Geneva
15. World Health Organization Expert Committee on Leprosy (1988) Wld Hlth Org Techn Rep Ser, N. 768

Onchozerkose in Afrika

P. Stingl

Eine der wichtigsten Filarienerkrankungen des Menschen mit großer dermatologischer Bedeutung ist die Onchozerkose. Hauptendemiegebiet ist Afrika.

Die Übertragung des Erregers Onchocerca volvulus erfolgt von Mensch zu Mensch durch Kriebelmücken der Gattung Simuliidae. Diese sind durch ihre Bruteigenschaften an die Flüsse gebunden, wodurch vorwiegend Bewohner der Flußgebiete erkranken (Syn. Flußblindheit, „river blindness").

Die Erwachsenenwürmer (Makrofilarien) leben aufgeknäuelt in überwiegend subkutanen Bindegewebsknoten, den sog. Onchozerkomen. Während ihres 5–12 Jahre dauernden Lebens produzieren sie Millionen sog. Mikrofilarien. Diese wandern in das Haut- und oftmals in das Augengewebe. Die Mikrofilarien leben ca. 6–30 Monate. Sterben sie ab, lösen sie immunologische Vorgänge aus, welche für die Erkrankungspathogenese verantwortlich sind.

Die um die Makrofilarien sich bildenden kirschkern- bis pflaumengroßen Bindegewebskapseln finden sich bei afrikanischen Patienten vorwiegend über dem Beckenkamm, den Trochanteren, dem Kreuz- und Sitzbein. Einige Knoten sind oft nicht tastbar, weil sie in tieferen Gewebsstrukturen zwischen den Muskeln oder an Knochen und Gelenken lokalisiert sind. Den Makrofilarien kommt keine pathogenetische Bedeutung zu.

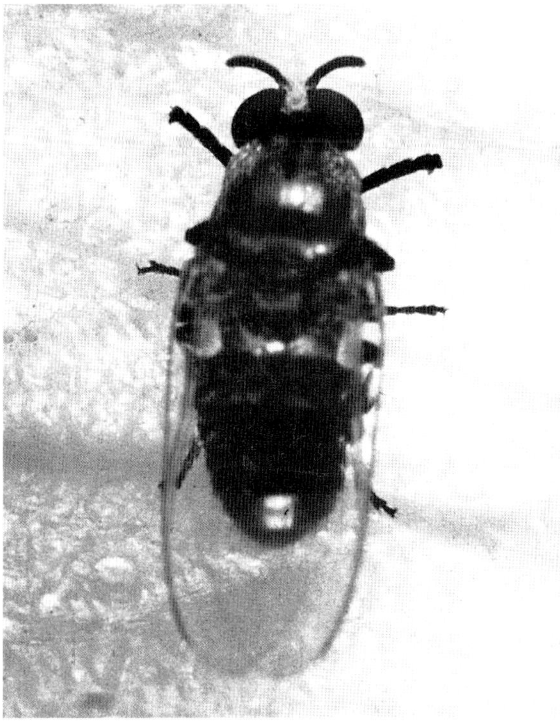

Abb. 1. Überträger für Onchocerca volvulus: die Kriebelmücke Simulium damnosum (Länge: 3 mm)

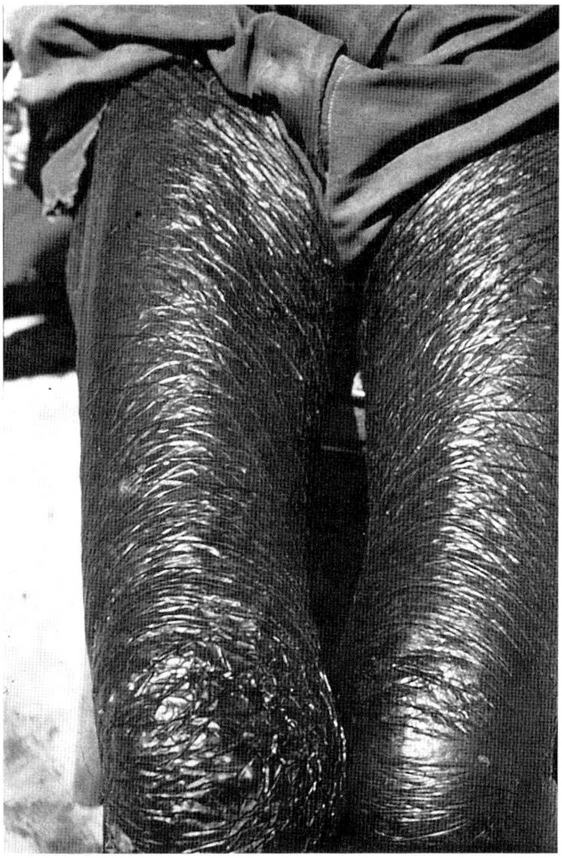

Abb. 2. Ausgeprägte Hautatrophie bei chronischer Onchozerkose (Südsudan)

Wichtigstes subjektives Zeichen ist Juckreiz. Objektive Hautveränderungen werden im allgemeinen unter dem Sammelbegriff „Onchodermatitis“ zusammengefaßt. Dabei handelt es sich um unterschiedlichste Hauterscheinungen. Erste Hautveränderung ist gewöhnlich eine Pigmentationsstörung. Bei zunehmender Infektionsdauer manifestieren sich papulöse („gale filarienne“), schuppende („lizard skin“), ödematöse („elephant skin“) und depigmentierte („leopard skin“) Dermatosen.

Immer ist die Onchodermatitis begleitet von Juckreiz und häufig von Kratzeffekten, welche zu Exkoriationen, Ulzerationen und Sekundärinfektionen der Haut führen können. Im weiteren Verlauf entwickeln sich unterschiedliche Grade einer Hautatrophie.

Durch elastoseartige Hautveränderungen können sich Hautlappen bilden, welche, vorwiegend im Bereich der Leistengegend, oft bis zur Mitte der Oberschenkel reichen. Ursächlich ist eine lokale Lymphadenopathie. In der Hauptsache handelt es sich hierbei um vergrößerte, teils schmerzhafte, inguinale und femorale Lymphknoten, die entweder einzeln oder in Form von Lymphknotenpaketen erscheinen.

Bei westafrikanischen Onchozerkosepatienten führt eine Onchozerkosebedingte inguinale Lymphadenopathie häufig zu einer Adenolymphozele bzw. zu einem genitalen Lymphödem; relativ zahlreich sind Inguinalhernien und Hydrozelen mit Onchozerkose vergesellschaftet.

In verschiedenen Regionen Afrikas wurden klinische Erkrankungsvarianten deutlich: Patienten mit hoher Hautmikrofilariendichte und oft geringer bis fehlender Symptomatik stehen Patienten mit niedriger Mikrofilariendichte und ernster klinischer Symptomatik gegenüber.

Interessant ist die Feststellung in Burkina Faso, daß dort in onchozerkosehyperendemischen Gebieten doppelt so häufig lepromatöse Lepra vorkommt als in hypoendemischen Gegenden.

Für die sichere Diagnose ist der Nachweis von Mikro- bzw. Makrofilarien und ihre morphologische Identifikation erforderlich. Der Erregernachweis ist prinzipiell erst nach der Präpatenzzeit, also 10–30 Monate nach Inokulation der Infektionslarven möglich. Der Mikrofilarien-Nachweis gelingt meist in einer ca. 4 mm großen Hautprobe, dem sog. „skin snip“. In den exstirpierten Onchozerkomen sind Makrofilarien nach dem Aufschneiden meist ohne Schwierigkeiten zu erkennen.

Mittel der Wahl einer chemotherapeutischen Behandlung ist die jährliche Einmalgabe von Ivermektin, welches in Kürze zu einer starken Reduzierung der Hautmikrofilarienrate führt. Grundlage einer massenmedizinischen Bekämpfung ist die Reduzierung des Vektorreservoirs (Bekämpfung der Kriebelmücke) bei gleichzeitiger Reduzierung des humanen Mikrofilarienreservoirs durch Ivermektin.

Das Verbreitungsmuster der Onchozerkose hat multifaktorielle Ursachen. Die sozioökonomische Struktur der Bevölkerung bestimmt vorrangig den Kontakt Mensch–Insekt. Expositionsdauer und Morbidität stehen in einem linearen Verhältnis.

In hyperendemischen Regionen Afrikas finden sich Durchseuchungsraten von über 80% der Bevölkerung. Im Alter von 15 können bereits 50% der Kinder und Jugendlichen infiziert sein. Zahllose Generationen wurden von dieser Erkrankung zeitlebens gestört, gequält und in ihren Aktivitäten eingeschränkt. In hyperendemischen Regionen sind oft 5–10% der Bevölkerung durch Onchozerkose erblindet und eine weit größere Anzahl leiden an teilweise ernsten Hautveränderungen.

Die Furcht vor Erkrankung führt zur Landflucht großer Bevölkerungsgruppen aus ertragreichen Flußgebieten mit der Folge gravierender sozioökonomischer Auswirkungen.

Vor einem Jahrzehnt setzte eine Neuorientierung ein. In einem länderübergreifenden Kontrollprogramm konnten in 11 westafrikanischen Ländern durch Vektorbekämpfung und massenmedizinischen Einsatz von Ivermektin spektakuläre Erfolge erzielt werden. Millionen von Menschen wurden geheilt und vor erneuter Infektion geschützt. Alleine 9 Millionen Kinder wurden seither vor Sehminderung und Erblindung bewahrt. Durch Vektorbekämpfung konnten 25 Millionen Hektar fruchtbarer Flußlandschaft zurückgewonnen werden, wodurch nach Rücksiedlung der Bevölkerung Nahrung für zirka 17 Millionen Menschen erzeugt werden kann.

Allerdings müssen die Bekämpfungsmaßnahmen fortgeführt werden solange Menschen lebende adulte Filarien beherbergen. Die Kosten für die Massenbekämpfung belaufen sich auf 8 DM/Person/Jahr.

Leider müssen noch viele Bewohner außerhalb der Bekämpfungszone mangels Hoffnung auf medizinische Intervention Onchozerkose weiterhin, oft zeitlebens akzeptieren.

Dermatologische Onkologie – Karzinogenese

Hautkarzinogenese durch UVA – Welche Rolle spielen UVA-induzierte DNA-Schäden und deren Reparatur?

T. M. Rünger

Hautkarzinogenese durch UVA: Basaliome und Plattenepithelkarzinome

Es ist heute allgemein anerkannt, daß die Exposition der Haut mit ultravioletter Strahlung der wichtigste Risikofaktor ist für die Entwicklung von Plattenepithelkarzinomen, Basaliomen und malignen Melanomen (Review u. a. in 8). Kenntnisse darüber, genau welche Anteile des natürlichen Sonnenlichtes, d. h. welche Wellenlängenbereiche ultravioletter Strahlung besonders karzinogen sind, sind bis heute lückenhaft. In der Vergangenheit wurde oftmals angenommen, daß nur UVB „schädlich" sein würde, da nur dieses eindrucksvolle Sonnenbrände verursacht, was beim längerwelligen UVA in normalen Dosierungen und bei nicht UV-überempfindlichen Patienten kaum erreichbar ist. Die biologische Größe „UV-Erythem" zeigt aber lediglich die akute Entzündungsreaktion an. Sie ist jedoch ein schlechter Parameter, wenn es um die Beurteilung chronischer Nebenwirkungen der Exposition mit ultravioletten Strahlen geht. DeGruijl et al. [4] haben versucht, für epitheliale Tumore an Mäusen ein Aktionsspektrum für die Photokarzinogenese zu erstellen. Mit zunehmender Wellenlänge vom UVB- zum UVA-Bereich hin zeigt dieses Mausmodell einen steilen Abfall der Tumorrate. Die Tumorrate liegt z. B. bei 350 nm 1000fach niedriger als bei 300 nm. Bei ca. 380 nm findet sich jedoch ein zweiter Gipfel (ca. 5fach karzinogener als 350 nm). Diese auf den ersten Blick großen Unterschiede zwischen UVA und UVB werden deutlich relativiert durch die Tatsache, daß im Sonnenlicht UVA zu einem wesentlich höheren Anteil vorhanden ist (ca. 100fach, bei Bewölkung besteht ein noch höherer Anteil). Beim Vergleich der UVB- und UVA-Dosierungen, die erforderlich sind, um bei Mäusen eine Hautbräunung zu erreichen, ergab sich eine identische Tumorrate, d. h., daß durch die selektive Verwendung von UVA zur Bräunung kein Vorteil hinsichtlich der Auslösung epithelialer, maligner Hauttumore (Plattenepithelkarzinome, Basaliome) erzielt werden kann [13]. Schon allein aus diesen Befunden ist abzuleiten, daß kein Wellenlängenbereich der ultravioletten Strahlung als ungefährlich angesehen werden darf, daß die bisherige, weit verbreitete Meinung, daß mit UVA eine sichere Bräunung zu erreichen ist, nicht aufrecht zu erhalten ist.

Hautkarzinogenese durch UVA: Melanome

Vielmehr gibt es Hinweise, daß UVA besonders gefährlich ist, da es möglicherweise im besonderen Maße für die Auslösung maligner Melanome verantwortlich ist. In mehreren epidemiologischen Studien ist gezeigt worden, daß Besucher von Sonnenstudios, die ja seit vielen Jahren fast ausschließlich UVA-Strahler zur Bräunung verwenden, ein erhöhtes Melanomrisiko haben (u. a. [14]). Immer wieder wird auch über ungewöhnliche Lokalisationen maligner Melanome bei Sonnenstudiobenutzern berichtet, wie z.B. an der Auflagefläche der Sonnenbank. Der auf den ersten Blick paradox erscheinende Befund, daß die Verwendung von Sonnenschutzcremes das Melanomrisiko erhöht (u. a. [1]), kann auch als ein weiterer Hinweis auf die besondere Bedeutung von UVA gedeutet werden. Sonnenschutzcremes werden nämlich in der Regel nicht dazu verwendet, die UV-Exposition zu verringern, sondern um länger in der Sonne bleiben zu können. Unglücklicherweise wird die Anwendung dieser Präparate von den meisten Herstellern auch in dieser Weise propagiert. Dies führt dazu, daß die erythemogene UVB-Dosis ungefähr konstant gehalten wird, daß die Haut aber mit den un- oder schwach-gefilterten Wellenlängenbereichen, wie dem UVA, um so stärker exponiert wird. Während bis vor wenigen Jahren die meisten Sonnenschutzcremes überhaupt keine UVA-Filter enthielten, hat in dieser Richtung inzwischen glücklicherweise ein Umdenken eingesetzt. Zu beachten ist allerdings, daß die UVA-Protektion meistens deutlich geringer als die UVB-Protektion ist, daß also auch durch die Verwendung von UVB-/UVA-Sonnenblockern die Gefahr einer übermäßigen UVA-Exposition nicht gebannt ist. Auch muß beachtet werden, daß manche UVA-Filter photolabil sind und nur eine kurz dauernde Protektion bieten. Ein letzter deutlicher Hinweis auf die Melanomgefährlichkeit von UVA ergibt sich aus Versuchen mit melanomsuszeptiblen

Fischen der Gattung Xiphophorus, bei denen UVA effektiver als UVB maligne Melanome induziert [10]. Die Autoren schließen aus ihren Daten, daß 95 % aller malignen Melanome auf die Einwirkung von UVA zurückzuführen sind. Die Ergebnisse aus diesem Fischmelanommodell dürfen jedoch nicht ohne weiteres auf den Menschen übertragen werden, da die Fischhaut natürlich ganz andere Charakteristika als die menschliche Haut aufweist, und bei diesen Fischen auch eine besondere, genetisch fixierte Melanomneigung besteht.

UVB-induzierte DNA-Schäden

Neben der immunsuppressiven und Immuntoleranz-induzierenden Wirkung ultravioletter Strahlung werden vor allem die mutagenen Eigenschaften des ultravioletten Lichtes für dessen karzinogene Potenz verantwortlich gemacht. Ultraviolette Strahlen induzieren im DNA-Molekül zunächst DNA-Modifikationen, sogenannte DNA-Photoprodukte, die dann bei fehlerhafter Reparatur, vor allem aber bei Replikation unreparierter DNA als Mutationen fixiert werden [2]. Die meisten DNA-Photoprodukte werden nach direkter Anregung, z.B. durch UVC oder UVB, zwischen zwei benachbarten Pyrimidinbasen auf einen DNA-Strang ausgebildet. Am bekanntesten ist das sogenannte Thymindimer, das durch zwei kovalente Bindungen zwischen zwei benachbarten Thyminbasen unter Ausbildung eines Cyclobutanringes entsteht. Das sogenannte 6,4-Photoprodukt wird ebenfalls häufig ausgebildet, andere Pyrimidindimere seltener. Das Absorbtionsmaximum des DNA-Moleküls liegt zwar bei 260 nm, UVB ist aber auch noch in der Lage, das DNA-Molekül direkt anzuregen und damit direkt zu schädigen. Da kürzere Wellenlängen zu stark im Stratum corneum der Epidermis absorbiert werden, ist 300 nm sogar die effektivste Wellenlänge zur Induktion dieser DNA-Photoprodukte in der biologisch wichtigen Basalzellreihe.

UVA-induzierte DNA-Schäden

Längerwelliges UVA ist nicht, bzw. kaum noch in der Lage, das DNA-Molekül direkt anzuregen und generiert daher auch kaum Pyridimindimere. Es kann das DNA-Molekül aber indirekt schädigen. Dies geschieht, wenn UVA zuerst von einem anderen zellulären Molekül als der DNA absorbiert wird und die DNA anschließend indirekt über Energie- oder Elektronentransfer modifiziert wird [5]. Solch eine Photosensibilisator-vermittelte Reaktion kann über endogene oder exogene Photosensibilisatoren ablaufen. Der angeregte Photosensibilisator kann die DNA entweder direkt schädigen (Typ-I-Reaktion), häufiger sind aber Typ-II-Reaktionen, welche über angeregte Sauerstoffspezies vermittelt werden. Die niedrigste Stufe des angeregten Sauerstoffs, der Singulett-Sauerstoff, kann durch UVA und sogar auch durch sichtbares Licht in großer Menge gebildet werden [12]. An der DNA verursacht Singulett-Sauerstoff keine Pyrimidindimere, sondern oxidative Basenmodifikationen. Die wichtigste und die mutagenste dieser Läsionen ist 8-Hydroxyguanin, welches durch eine Paarung mit Adenin anstelle von Cytosin G:C $\rightarrow$ T:A Transversionen induziert. Andere oxidative DNA-Schäden werden in deutlich geringerer Menge gebildet. Diese indirekt induzierten, oxidativen DNA-Schäden und daraus folgend die entsprechenden Mutationen, sind wahrscheinlich der Mechanismus der mutagenen, gentoxischen und karzinogenen Effekte von UVA. Die biologische Relevanz solcher oxidativer DNA-Schäden wird auch erkennbar an der Tatsache, daß in vielen Organismen, Bakterien, Hefen und Säugerzellen, spezifische Reparaturendonukleasen für diese DNA-Schäden existieren. Bekannt ist z.B. das FPG-Protein (Formamidopyrimidin-DNA-Glycosylase) in Bakterien. Mutanten von E. coli mit einem Defekt dieses Reparaturenzyms sind überempfindlich gegenüber UVA, aber nicht UVB [11]. Dies ist ein weiterer Beweis für die Bedeutung der oxidativen DNA-Schäden und deren Reparatur für die biologische Wirkung des UVA. Wir haben kürzlich nachweisen können, daß Zellen von Patienten mit Xeroderma pigmentosum (XP) der Komplementationsgruppe C oxidative Schäden nicht reparieren konnten, während andere Komplementationsgruppen damit keine Schwierigkeiten hatten [9]. Neueste Berichte weisen auf einen Defekt im Prozessieren oxidativer DNA-Schäden auch bei Patienten mit Cockeyne Syndrom und XPG [3]. Inwieweit UVA neben Singulett-Sauerstoff, der energieärmsten Form angeregter Sauerstoffspecies, auch Sauerstoffradikale generieren kann, wird kontrovers diskutiert. Eigentlich ist es dazu nicht energiereich genug. Doppelstrangbrüche, wie sie durch Sauerstoffradikale ausgebildet werden könnten, werden nach Exposition mit ultravioletter Strahlung jedenfalls nicht beobachtet.

Aktionsspektrum UV-induzierter DNA-Schäden

Die oben genannte Trennung zwischen den gentoxischen Wirkungen von UVA und UVB mit den direkt UV-induzierten Pyrimidindimeren auf der UVB-Seite und den indirekt induzierten, oxidativen DNA-Schäden auf der UVA-Seite stellen die tatsächliche Situation nur sehr vereinfacht dar. Zum einen ist zu erwähnen, daß auch im kürzerwelligen UVB-Bereich indirekte, Photosensibilisator-vermittelte DNA-Schäden auftreten, genauso wie auch im Bereich des sichtbaren Lichtes. Kielbassa et al. [6] haben mit Hilfe einer durch Reparaturendonukleasen-modifizierten Alkali-Elution unterschiedliche DNA-Schäden in CHO-Zellen quantifizieren können, wodurch jetzt ein Aktionsspektrum für die Induktion von oxidativen DNA-Schäden und Pyrimidindimeren in Säugerzellen vorliegt. Darin ist z.B. zu erkennen, daß bis 380 nm, d.h. bis weit in den UVA-Bereich hinein, auch Pyrimidindimere ausgebildet werden, wenngleich auch 100000mal weniger als bei 300 nm. Auch die Anzahl oxidativer DNA-Schäden nimmt mit zunehmender Wellenlänge steil ab, z.B. 1000fach zwischen 290 und 340 nm, steigt danach aber wieder an. Dieser zweite Gipfel, dessen Maximum bei 420 nm, d.h. im sichtbaren Licht liegt, ist eine mögliche Erklärung für den von DeGruijl et al. [4] beschriebenen zweiten Gipfel im Aktionsspektrum für die Auslösung epithelialer Tumore in Mäusen.

Reparatur UV-induzierter DNA-Schäden

Bei Betrachtung der unterschiedlichen gentoxischen Wirkungen von UVA und UVB ist auch zu berücksichtigen, daß unterschiedliche DNA-Schäden auch durch unterschiedliche enzymatische Reparatursysteme repariert werden. Pyrimidindimere werden z.B. über den sogenannten Nukleotidexzisionsreparatur-Pathway repariert, dessen beteiligte Enzyme aufgrund der seit einigen Jahren identifizierten Gendefekte bei Xeroderma pigmentosum inzwischen auch beim Menschen gut bekannt sind. Oxidative Basenmodifikationen werden hingegen durch den Basenaustausch-Reparatur-Pathway repariert, bei dem, im Gegensatz zur Nukleotidexzisionsreparatur, lediglich die geschädigte Base ausgetauscht wird, ohne daß das Zucker-Phosphatgerüst des DNA-Stranges unterbrochen wird.

UV-induzierte Mutationen

Unterschiedliche DNA-Schäden führen auch zu unterschiedlichen Mutationen. Für Pyrimidindimere typische Mutationen sind z.B. C→T oder CC→TT Transitionen. Solche Mutationen wurden z.B. im p53-Gen kutaner Plattenepithel-Karzinome gefunden. Damit können sie als Marker für eine UV-Exposition und als Hinweis auf eine Auslösung dieser Tumoren durch ultraviolette Strahlung gewertet werden [15]. Wenige Berichte liegen vor, wie häufig die für 8-Hydroxyguanin-typischen G→T-Transversionen in UV-exponierten Hauttumoren gefunden werden, was ein molekularer Hinweis auf die Auslösung solcher Tumore durch UVA sein würde. Robert et al. [7] haben in einem Shuttlevektor-Assay die Mutagenese durch UVA und UVB untersucht. Sie fanden UVB-ausgelöste Mutationen wie erwartet an Dipyrimidinsequenzen, UVA-induzierte Mutationen jedoch nicht. Spezifische Hinweise auf oxidative DNA-Schäden fanden sie in dem Spektrum der UVA-induzierten Mutationen jedoch auch nicht.

Schlußwort

Aufgrund der oben geschilderten Befunde zur Photokarzinogenese durch UVA sollte nicht nur unter Dermatologen, sondern auch in der breiten Öffentlichkeit immer wieder darauf hingewiesen werden, daß UVA ebenso gefährlich ist, und daß eine „gesunde Bräune" durch selektive Verwendung bestimmter Wellenlängenbereiche nicht zu erzielen ist. Durch die exponentiell ansteigende Benutzung von Sonnenstudios, wo seit vielen Jahren überwiegend UVA-Strahlern verwendet werden, ist möglicherweise in 10 bis 20 Jahren mit einer zweiten Melanomepidemie zu rechnen. Es wäre wünschenswert, daß durch weitere Aufklärung, aber auch gesetzgeberische Maßnahmen zur Kontrolle dieses Marktes, dies noch verhindert werden könnte.

Aber auch vor der allzu sorglosen Anwendung von UVA zu therapeutischen Zwecken ist zu warnen. Insbesondere erscheint die Behandlung von Kindern mit Hochdosis UVA1 sehr problematisch. Genauso wie im kosmetischen Bereich keine ungefährlich Bräunung möglich ist, so muß auch im phototherapeutischen Bereich die Einsicht gewinnen, daß durch Verwendung von UVA, anstelle von UVB, keine ungefährliche Therapie möglich ist.

Literatur

1. Autier P, Dore JF, Schifflers E et al. (1995) Melanoma and use of sunscreens: an EORTC case control study in Germany, Belgium, and France. The EORTC Melanoma Cooperative Group. Int J Cancer 61: 749–755
2. Brash DE, Rudolph JA, Simon JA et al. (1991) UV mutagenic photoproducts in Escherichia coli and human cells: a molecular genetics perspective on human skin cancer. Photochem Photobiol 48: 59–66
3. Cooper PK, Nouspikel T, Clarkson SG, Leadon SA (1997) Defective transcription-coupled repair of oxidative base damage in Cockayne syndrome patients from XP group G. Science 275: 990–993
4. DeGruijl FR, Sterenborg HJCM, Forbes PD et al. (1993) Wavelength dependance of skin cancer induction by ultraviolet irradiation of albino hairless mice. Cancer Res 53: 53–60
5. Epe B, Pflaum M, Boiteux S (1993) DNA damage induced by photosensitizers in cellular and cell free systems. Mutat Res 299: 135–145
6. Kielbassa C, Roza L, Epe B (1997) Wavelength dependence of oxidative DNA damage induced by UV and visible light. Carcinogenesis 18:
7. Robert C, Muel B, Benoit A, Dubertret L, Sarasin A, Stary A (1996) Cell survival and shuttle vector mutagenesis induced

by ultraviolet A and ultraviolet B radiation in a human cell line. J Invest Dermatol 106: 721–728
8. Rünger TM (1997) UV-Licht und Kanzerogenese. In: Garbe C (Hrsg) Dermatologische Onkologie. Springer Verlag, 13–22
9. Rünger TM, Epe B, Möller K (1995) Processing of directly and indirectly uv-induced DNA damage in human cells. J Invest Dermatol 105: 68–73
10. Setlow RB, Grist E, Thompson K, Woodhead AD (1993) Wavelengths effective in induction of malignant melanoma. Proc Natl Acad Si USA 90: 6666–6670
11. Shennan MG, Palmer CM, Schellhorn HE (1996) Role of Fapy glycosylase and UvrABC excinuclease in the repair of UVA (320–400 nm)-mediated DNA damage in Escherichia coli. Photochem Photobiol 63: 68–73
12. Tyrrell RM, Pidoux M (1989) Singlet oxygen involvement in the inactivation of cultured human fibroblasts by UVA (334 nm, 365 nm) and near visible (405 nm) radiations. Photochem Photobiol 49: 407–412
13. VanWeelden H, DeGruijl FR, Putter SCJ van der, Toonstra J, Leun JC van der (1988) The carcinogenic risks of modern tanning equipment: is UV-A safer than UV-B? Arch Dermatol Res 280: 300–307
14. Westerdahl J, Olsson H, Masbäck A et al. (1994) Use of sunbeds or sunlamps and malignant melanoma in Southern Sweden. Am J Epidemiol 140: 691–699
15. Ziegler A, Leffell DJ, Kunala S et al. (1993) Mutation hot spots due to sunlight in the p53 gene of nonmelanoma skin cancers. Proc Natl Acad Sci USA 90: 4216–4220

Photokarzinogenese und Immunsuppression

J. Krutmann

Einleitung

Sonnenlicht-induzierter Hautkrebs ist der häufigste Tumor des Menschen. Die an der Photokarzinogenese beteiligten Mechanismen sind komplex und konnten erst teilweise aufgeklärt werden. Sonnenlicht ist ein komplettes Karzinogen. Es wird allgemein angenommen, daß durch Ultraviolett-B-Strahlung (280–320 nm)-induzierte DNS-Mutationen eine entscheidende initiale Rolle spielen für das Entstehen maligner Hautzellen.

Tierexperimentelle Untersuchungen, die Anfang der 70er Jahre durchgeführt wurden, weisen jedoch daraufhin, daß an der UVB-induzierten Entstehung von Hautkrebs ein zweiter Mechanismus entscheidend beteiligt ist [9]. In diesen Untersuchungen wurden Mäuse mit karzinogenen UVB-Dosen bestrahlt, um Hautkrebs zu induzieren. Diese UVB-induzierten Hauttumore wurden sodann in syngene Tiere transplantiert. Nach der Transplantation kam es trotz genetischer Identität zur Abstoßung des transplantierten Tumormaterials, d.h. das Immunsystem der Mäuse war in der Lage, die Krebszellen als solche zu erkennen und gegen diese Zellen eine zellvermittelte Immunantwort zu generieren, die zur Elimination des Tumorgewebes führte [4]. Diese gegen UVB-induzierte Tumorzellen gerichtete Überwachungsfunktion des Immunsystems konnte jedoch gehemmt werden, indem die Mäuse vor der Transplantation des Tumormaterials mit relativ niedrigen, per se nicht karzinogenen UVB-Dosen bestrahlt wurden. Basierend auf diesen Arbeiten wurde daher angenommen, daß mindestens zwei Mechanismen bei der Photokarzinogenese eine wichtige Rolle spielen: 1. die Induktion von Mutationen durch UVB-Strahlung und 2. die UVB-induzierte Suppression von Immunantworten, die gegen maligne Hautzellen gerichtet sind [9].

Aus offensichtlichen ethischen Gründen ist es nicht möglich, vergleichbare tumortransplantationsimmunologische Untersuchungen beim Menschen durchzuführen. Aus diesem Grund ist die Bedeutung des letztgenannten Mechanismus für die humane Photokarzinogenese umstritten. Die bislang angeführte Evidenz ist indirekt und beinhaltet beispielsweise die Beobachtung, daß nierentransplantierte Patienten, die über einem längeren Zeitraum immunsuppressiv behandelt wurden, ein signifikant erhöhtes Hautkrebsrisiko aufweisen.

Wir haben kürzlich eine Untersuchungsstrategie gewählt, bei der wir auf zwei DNS-Reparatur-Defizienz-Syndrome zurückgegriffen haben. Bei Patienten mit DNS-Reparatur-Defizienz-Syndromen können UVB-induzierte DNS-Schäden nur unvollständig repariert werden. Es wurde bislang angenommen, daß diese insuffiziente Reparatur die wichtigste Ursache für das bei diesen Patienten schon im Kindesalter zu beobachtende gehäufte Auftreten von Hautkrebs ist. Unsere Arbeiten weisen nunmehr daraufhin, daß auch immunologische Mechanismen eine entscheidende Rolle für die Photokarzinogenese bei diesen Patienten spielen [1].

Immunsuppression und Photokarzinogenese bei Patienten mit DNS-Reparatur-Defizienz Syndromen

Bei Patienten mit Xeroderma pigmentosum der Komplementationsgruppe D (XP-D) und Trichothiodystrophie (TTD) läßt sich ein Defekt in der Exzisionsreparatur UV-induzierter DNS-Schäden nachweisen. Bei beiden Syndromen beruht dieser Defekt auf Mutationen im selben Gen, dem XPD-Gen [10]. Obwohl somit bei beiden Krankheitsbildern die Fähigkeit, DNS-Mutationen zu reparieren, in einem vergleichbaren Maße eingeschränkt ist, entwickeln nur die XP-D-Patienten, nicht jedoch die TTD-Patienten Hautkrebs. Wir vermuteten daher, daß XP-D- und TTD-Patienten sich bezüglich ihrer Sensitivität gegenüber UVB-induzierten immunsuppressiven Effekten von einander unterscheiden.

Um diese Hypothese zu überprüfen, haben wir in vergleichenden Experimenten die Fähigkeit von UVB-Strahlung untersucht, die Expression eines immunologischen Schlüsselmoleküls, des Adhäsionsmoleküls Intercellular Adhesion Molecule-1 (ICAM-1) zu supprimieren. Das ICAM-1-Molekül dient funktionell unter anderem als Ligand für das auf der Oberfläche von Leukozyten exprimierte LFA-1-Molekül, und

ICAM-1/LFA-1 vermittelte Zell-Zell Adhäsion ist ein unverzichtbarer Bestandteil einer Vielzahl zellvermittelter Immunreaktionen [7]. Die Expression des ICAM-1-Moleküls kann in humanen Zellen, z.B. in Keratinozyten, Fibroblasten und in Antigen präsentierenden Zellen (Langerhans Zellen oder Monozyten) dosisabhängig gehemmt werden [1, 6, 8]. Unter Verwendung dieses photoimmunologischen In-vitro Modells konnten gezeigt werden, daß die unterschiedliche Neigung zur Hautkrebsentwicklung auf Unterschieden in der Empfindlichkeit gegenüber einer UVB-induzierten Immunsuppression beruhen könnte. So weisen XP-D-Zellen einen pathologischen photoimmunologischen Phänotyp auf, d.h. ihre Empfindlichkeit gegenüber der UVB-induzierten Hemmung der ICAM-1-Expression ist ca. 2- bis 3fach erhöht im Vergleich zu normalen, DNS-Reparatur profizienten Zellen [1]. Im Gegensatz dazu unterscheidet sich der photoimmunologische Phänotyp von TTD und normalen Zellen nicht signifikant.

Basierend auf diesen Ergebnissen haben wir die Hypothese aufgestellt, daß das gehäufte Auftreten von Hautkrebs bei XP-D-Patienten verglichen mit TTD-Patienten auf Unterschieden in der Widerstandsfähigkeit gegenüber UVB-induzierten immunsuppressiven Effekten beruht. Diese Untersuchungen zeigen, daß auch für die humane Photokarzinogenese UVB-induzierte immunmodulatorische Effekte von entscheidender Bedeutung sind.

Relevanz des XPD-Gens für den photoimmunologischen Phänotyp von XP-D-Zellen

Die gemachten Beobachtungen eröffnen erstmals die Möglichkeit zu einer gezielten Analyse der molekularen Grundlagen, die die individuelle Resistenz bzw. Empfindlichkeit gegenüber einer durch UVB-Strahlung hervorgerufenen Immunsuppression beim Menschen determinieren. So gelang es uns kürzlich zu zeigen, daß die Transfektion von XP-D-Zellen mit dem nichtmutierten, gesunden XPD-Gen nicht nur den DNS-Reparatur-Defekt, sondern auch den pathologischen photoimmunologischen Phänotyp dieser Zellen vollständig zu korrigieren vermag [1]. Die Funktion des XPD-Gens scheint also entscheidend für die Ausprägung der Empfindlichkeit einer menschlichen Zelle gegenüber UVB-induzierten immunmodulatorischen Effekten zu sein. Zur Zeit durchgeführte Untersuchungen konzentrieren sich daher auf die Identifizierung der Abschnitte innerhalb des XPD-Gens, die für diese neubeschriebene Funktion verantwortlich sind.

Wie ist es zu erklären, daß das XPD-Protein den photoimmunologischen Phänotyp humaner Zellen bestimmt. Das XPD-Protein ist Bestandteil des Transkriptionsfaktor IIH (TFIIH) Komplexes, der eine duale Funktion ausübt: in der Reparatur UV-induzierter DNS-Schäden und in der Regulation der basalen Transkription [2]. Es gibt nunmehr Hinweise darauf, daß geringfügige Veränderungen in der Transkription, die durch Mutationen in TFIIH-Untereinheiten entstehen, ausreichen, um zu einer abgeschwächten Expression bestimmter Proteine zu führen, deren Expression vor allem transkriptionell reguliert wird. Darüber hinaus wird angenommen, daß die klinischen Charakteristika von XP-D Patienten Folge der defekten DNS-Reparatur sind, während viele der Symptome von TTD Patienten auf Störungen der Transkription zurückgeführt werden. Diese Annahmen werden unterstützt durch den Befund, daß die verursachenden Mutationen im XPD Gen bei XP-D- und TTD-Patienten unterschiedliche Genabschnitte betreffen [3]. Die unterschiedlichen Auswirkungen, die UVB Bestrahlung auf die ICAM-1 Expression in XP-D- versus TTD-Zellen mit ähnlicher DNS-Reparatur-Kapazität hat, könnten daher Folge geringfügiger transkriptioneller Unterschiede zwischen den untersuchten Zellen sein. Anders ausgedrückt hinge somit die UVB-induzierte Hemmung der ICAM-1 Expression nicht nur vom Ausmaß der nicht-reparierten DNS Schäden ab, die ja bei den untersuchten Zellen identisch waren, sondern vielmehr vom unterschiedlichen transkriptionellen Status der Zellen, der sich bei XP-D- und TTD-Zellen unterscheiden könnte.

Es ist wichtig zu betonen, daß die bislang beschriebenen Experimente sich auf Patienten mit XP-D und TTD konzentriert haben. In neueren Arbeiten konnten wir jedoch zeigen, daß ähnliche Ergebnisse erzielt werden können, wenn Zellen von Patienten mit Xeroderma pigmentosum Komplementationsgruppe G (XP-G) untersucht werden. Wiederum unteschieden sich die untersuchten Patienten klinisch. Die Haut des einen Patienten (XP125LO) war klinisch normal, während die Haut des anderen Patienten (XP3BR) ausgeprägte aktinische Schäden aufwies, und diese Unterschiede konnten nicht durch unterschiedlichen Sonnenschutz erklärt werden. Als die ICAM-1-Expression in Zellen dieser Patienten untersucht wurde, zeigte sich, daß XP125-LO-Zellen eine normale und XP3BR-Zellen eine ca. 1,8fach erhöhte Empfindlichkeit gegenüber einer UVB-induzierten Suppression der ICAM-1-Expression aufweisen. Diese Beobachtungen sind von besonderem Interesse, da zuvor vermutet wurde, daß das XPG Protein, ähnlich wie das XPD-Protein, bei der Regulation transkriptioneller Prozesse in humanen Zellen eine Rolle spielt.

Unsere Arbeiten ermöglichen es zudem, die photobiologische Grundlage photoimmunologischer Prozesse besser zu begreifen. So konnte in einer Reihe neuerer Studien gezeigt werden, daß das Entstehen von DNS-Photoprodukten eine wichtige Voraussetzung für UVB-induzierte immunsuppressive Effekte ist [5, 8].

Aufgrund ihrer dualen Funktion in DNS-Reparatur und Transkription könnten numehr ausgewählte DNS-Reparatur-Enzyme das fehlende Bindeglied zwischen dem Auftreten von DNS-Photoprodukten und resultierenden immunsuppressiven Wirkungen in UVB-bestrahlten Zellen sein. Wir schlagen daher vor, daß sowohl die Reparatur als auch die transkriptionelle Funktion bestimmter DNS-Reparaturenzyme entscheidend die Wirkung von UVB-Strahlung auf zellvermittelte Immunantworten bestimmen und daß dies wiederum Konsequenzen hat für das individuelle Hautkrebsrisiko eines DNS-Reparatur-defizienten Menschen [1]. In analoger Weise könnte ein sehr ähnlicher Zusammenhang zwischen DNS Reparatur und Auswirkungen auf das Immunsystem auch das Hautkrebsrisiko gesunder, normaler Individuen determinieren.

Literatur

1. Ahrens C, Grewe M, Berneburg M, Grether-Beck S, Quilliet X, Mezzina M, Sarasin A, Lehmann AR, Arlett CF, Krutmann J (1997) Photocarcinogenesis and inhibition of intercellular adhesion molecule 1 expression in cells of DNA-repair-defective individuals. Proc Natl Acad Sci USA 94: 6837–6841
2. Bootsma D, Hoeijmakers JHJ (1993) Engagement with transcription. Nature 363: 114–115
3. Broughton BC, Steingrimsdottir H, Weber C, Lehmann AR (1994) Mutations in the xeroderma pigmentosum group D DNA repair/transcription gene in patients with trichothiodystrophy. Nature Genetics 7: 189–194
4. Kripke ML (1974) Antigenicity of murine skin tumors induced by ultraviolet light. J Natl Cancer Inst 53: 1333–1336
5. Kripke, ML, Cox PA, Alas LG, Yarosh DB (1992) Pyrimidine dimers in DNA initiate systemic immunosuppression in UV-irradiated mice. Proc Natl Acad Sci USA 89: 7516–7520
6. Krutmann J, Khan IU, Wallis RS, Zhang F, Koehler KA, Rich EA, Ellner JJ, Elmets CA (1990) Cell membrane is a major locus for ultraviolet B-induced alterations in accessory cells. J Clin Invest 85: 1529–1536
7. Krutmann J, Trefzer U (1993) Regulation of keratinocyte ICAM-1 expression by UV irradiation. Sem Immunopathol 13: 333–344
8. Krutmann J, Bohnert E, Jung EG (1994) Evidence that DNA damage is a mediate in ultraviolet B radiation-induced inhibition of human gene expression: Ultraviolet B radiation effects on intercellular adhesion molecule-1 (ICAM-1) expression. J Invest Dermatol 102: 428–432
9. Krutmann J, Elmets CA (eds.) (1995) Photoimmunology. Blackwell, Oxford
10. Lehmann AR (1987) Cockayne's syndrome and trichothiodystrophy: defective repair without cancer. Cancer Rev 7: 82–103

Tumorinduzierte Immunsuppression bei UV-induzierten Hauttumoren

F. O. Nestle

Grundzüge der Tumorimmunologie

Eine grundlegende Annahme der Tumorimmunolgie geht davon aus, daß das menschliche Immunsystem in der Lage ist Antigene auf Tumorzellen als „fremd“ zu erkennen und dadurch die Fähigkeit besitzt den Tumor zu zerstören. Bis in die frühen 80er Jahre war diese Erkenntnis keinesfalls selbstverständlich, da die meisten der spontan auftretenden Tumoren in Tiermodellen in konventionellen Immunisierungsversuchen nicht durch das Immunsytem erkannt und abgestoßen werden konnten. Verschiedene wissenschaftliche Entdeckungen der letzten Zeit haben aber die Hoffnung genährt, daß das menschliche Immunsystem sehr wohl in der Lage ist Tumoren zu bekämpfen und die Zunahme des Wissens über das Wechselspiel zwischen Tumor und Immunsystem auch zur Entwicklung neuer Immunisierungstechniken führen kann. Dazu gehört die Tatsache, daß viele Tumoren mutierte zelluläre Suppressorgene oder Onkogene exprimieren die vom Immunsystem als fremd erkannt werden können. Weiterhin führen verschiedene onkogenen Viren wie z. B. humane Papillomviren zur Expression von Tumor spezifischen Abstoßungsantigenen auf der Zelloberfläche. Aber auch intrazelluläre Proteine, die unter normalen Bedingungen nicht auf Zellen exprimiert werden, können wie im Fall des Melanomantigens (MAGE) von attackierenden Immunzellen als fremd erkannt werden.

Die intrazelluläre Verarbeitung und Präsentation von Tumorantigenen konnte in den letzten Jahren ebenfalls erhellt werden. Zur Erzeugung einer zytotoxischen T-Zell Antwort werden Tumorantigene intrazellulär in kleine Proteinfragmente (Peptide) geschnitten und über Haupthistokompatibilitätsmoleküle (MHC) der Klasse I auf der Zelloberfläche präsentiert. Zur Aktivierung von T-Helferzellen werden Tumorantigene von Antigen-präsentierende Zellen aufgenommen in Peptide geschnitten und über MHC-Klasse-II-Moleküle auf der Zelloberfläche präsentiert. Die Ankerstellen dieser Tumor assoziierten Peptide in den Taschen der MHC Moleküle werden zunehmend aufgeklärt, so daß zukünftige maßgeschneiderte Therapien mit synthetischen Tumorpeptiden sehr wohl denkbar sind.

Was sind nun aber die Ursachen dafür daß viele Tumoren spezifische Abstoßungsantigene tragen, aber vom Immunsystem trotzdem nicht zerstört werden können? Gezeigt werden konnte bis jetzt, daß Tumorzellen z. B. die Fähigkeit verlieren MHC-Moleküle auf ihrer Oberfläche zu präsentieren, oder sie sezernieren immunsuppressive Zytokine wie Interleukin-10, welche eine Anti-Tumor-Immunantwort unterdrücken. Weiterhin können den Tumorzellen sogenannte „kostimulatorische Signale“ fehlen welche für eine spezifische Immunantwort nötig sind. Unsere Arbeitsgruppe hat sich anhand des Modelltumors Basaliom vor allem auf die Frage konzentriert, ob die den Tumor umgebenden APCs, welche ja die Anti-Tumor Immunantwort steuern, in ihrer Tumorantigenpräsentierung gehemmt sind. Zuvor soll allerdings noch Bedeutung des UV-Lichts für die Entstehung von Hauttumoren und Einflüsse auf das menschliche Immunsystem näher erläutert werden.

UV-Licht und Hauttumoren

Die klassischen Versuche zu UV-induzierten Hauttumoren wurden in den 40er Jahren durch Blum mit Hilfe von Mausexperimenten durchgeführt [1]. Diese Experimente demonstrierten zum ersten Mal die kanzerogene Wirkung einer kumulative UV-Exposition. Das Aktionsspektrum der Photokarzinogenese erstreckt sich dabei im wesentlichen auf das UV-B (280–320 nm). Beim Menschen deuten verschiedene epidemiologische Studien daraufhin, daß das UV-Licht einen wichtigen Risikofaktor in der Entstehung von Hauttumoren darstellt [3]. Es besteht sowohl ein quantitativer Zusammenhang zwischen Hautkrebsentstehung und kumulativer UV-Bestrahlung während des Lebens, als auch eine lineare Korrelation mit der Nähe zum Äquator und damit der Intensität der UV-Bestrahlung. UV-Licht kann sowohl als Initiator, als auch als Promoter von Hautumoren wirken, ist also unabhängig von weiteren Ko-Karzinogenen. Auf molekularbiologischer Ebene konnten in diesem Zusammenhang UV-typische Mutationen im p53-Tumorsuppressorgen („Wächter des Genoms") bei UV-induzierten Hauttumoren und deren Vorläufern gefunden werden [12].

Experimente aus der Gruppe von Kripke et al. konnten dann zusätzlich zur karzinogenen Wirkung des UV-Lichts eine immunsuppressive Wirkung zeigen: U.a. führte UV-Bestrahlung von immunkompetenten Mäusen zu einem verstärkten Wachstum von Hauttumoren [5].

UV-Licht und Immunsystem

Aus den oben beschriebenen frühen Arbeiten zum Einfluß des UV-Lichts auf die Entstehung von experimentellen Hauttumoren ergab sich die Notwendigkeit die zu Grunde liegenden zellulären und humoralen Faktoren näher zu untersuchen. Lösliche Faktoren die durch UV-Licht induziert werden und eine mögliche Rolle in der UV-induzierten Immunsuppression spielen sind u.a. TNFα, die Urokainsäure, neuroendokrine Hormone (α-MSH), sowie IL-10 [6]. IL-10 ist als Mediator von UV-induzierter Immunsuppression besonders gut untersucht. IL-10 induziert antigenspezifische, langanhaltende Inaktivierung von T-Zellen (Toleranz) und unterdrückt die Expression wichtiger ko-stimulatorischer Moleküle auf APC, einem wichtigen zellulären Ziel des UV-Lichtes. Der für die Wirkung des UV-Lichtes verantwortliche Photorezeptor konnte kürzlich näher eingegrenzt werden. Mit einigen eleganten Experimenten unter Verwendung liposomaler DNA Reparaturenzyme konnte die Gruppe von Kripke et al demonstrieren, daß UV-induzierte DNA Schäden sowohl für die Inaktivierung von APCs als auch die Induktion von IL-10 in Keratinozyten verantwortlich sind [10, 11].

Das Basaliom als Beispiel eines UV-induzierten immunogenen Tumors

Wir wählten das Basaliom als Paradigma eines immunogenen Tumors aus folgenden Gründen

1. Das Basaliom ist der häufigste menschliche Tumor und ist wegen seiner leichten Zugänglichkeit klinisch gut beurteilbar und einfach zu biopsieren.
2. Die Biopsate lassen sich sowohl morphologisch, als auch unter funktionellen Aspekten (s.unten) analysieren.
3. Basaliome gehören wie das Melanom zur Gruppe der immunogenen Tumoren, d.h. Regressionen mit gleichzeitiger lokaler Immunreaktion sind möglich.
4. Zelluläre (T-Zell-vermittelte) Immunreaktionen scheinen bei der Genese der Tumoren eine Rolle zu spielen, da es unter Immunsuppression mit Cyclosporin A zu einem gehäuften Auftreten von Basaliomen kommen kann.
5. Therapieformen mit immunmodulierenden Substanzen (z.B. IFNα) scheinen erfolgreich zu sein und sprechen damit für die immuntherapeutische Zugänglichkeit des Tumors.
6. UV-Licht stellt einen wichtigen Risikofaktor für die Basaliomentstehung dar.
7. UV-Licht typische Mutationen wurden im p53 Gen bei Basaliomen gefunden.

Aus morphologischer Sicht wurde das Basaliom eingehend studiert [2]. Es finden sich periläsionär, aber auch intraläsionär reichlich infiltrierende mononukleäre Zellen. Dabei handelt es sich vor allem um CD4+-Helfer-T-Zellen, sowie CD8+ zytotoxische T-Zellen in einem Verhältnis die der des peripheren Blutes entspricht. Zusätzlich finden sich reichlich MHC-Klasse-II-positive myelomonozytäre APCs. B-Zellen sind nur vereinzelt anzutreffen. Aus funktioneller Sicht konnte gezeigt werden, daß Basaliomzellen in der Lage sind in-vitro und in-vivo IL-10 zu sezernieren und in Anwesenheit von IL-10 keine antitumorspezifische T-Zellproliferation durch APC induziert werden konnte. Behandlung mit IFNα führte zur Supprimierung der intratumoralen IL-10 Produktion [4]. Da sich im peritumoralen Infiltrat alle immunologischen Komponenten zu einer erfolgreichen Tumorbekämpfung finden fragten wir uns ob ein Defekt im Bereich der peritumoralen APCs für die mangelnde Abstoßung durch das Immunsystem verantwortlich sein könnte (alle folgenden Daten zur Publikation eingereicht). Wir färbten Basaliome und entzündliche Kontrollen mit Antikörpern gegen die B7-Familie und fanden, daß bei vergleichbarer Anzahl von APCs auf Tumor-assoziierten dendritischen APCs deutlich weniger ko-stimulatorische Moleküle des B7-Typs exprimiert waren [8]. Weiterhin zeigte sich bei Basaliomen die mit IFNα behandelt wurden und auf die Therapie ansprachen eine deutliche Induktion von B7 auf Tumor-assoziierten dendritischen APCs. Wir spekulieren, daß immunsuppressive Substanzen die von den Tumorzellen in das Tumormikroenvironment ausgeschüttet werden zu einer Paralyse der APCs durch Unterdrückung wichtiger ko-stimulatorischer Moleküle führen [9]. Möglicher Kandidat ist das IL-10 welches in Basaliomen produziert wird und die Fähigkeit besitzt ko-stimulatorische Moleküle auf dendritischen APCs zu modulieren [7]. Weiterhin scheint einer der Wirkmechanismen von IFNα beim Basaliom in der Induktion von ko-stimulatorischen Molekülen auf Tumor-assoziierten dendritischen APCs zu bestehen. Zusammenfassend scheint die Expression und Regulation von ko-stimulatorischen Molekülen auf Tumor-assoziierten dendritischen APCs von Bedeutung für die Wechselwirkung zwischen Tumor und

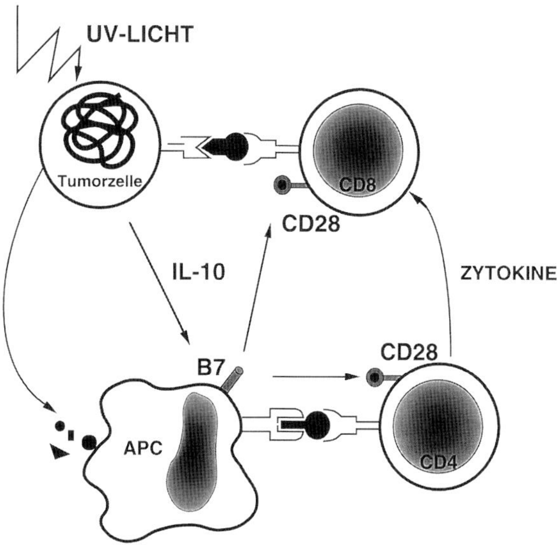

Abb. 1. Spezifisch adaptive Anti-Tumor Immunantwort beim Basaliom. Die maligne Zelle (z.B. transformierter Keratinozyt beim Basaliom) geht zu Grunde und setzt Substanzen frei. Intra- und peritumoralen Antigen-präsentierenden Zellen nehmen die Zellbestandteile auf, schneiden sie in kleine Fragmente und wandern in naheliegende Lymphknoten. Die Proteinfragmente werden dann in der Grube von MHC-Molekülen in Anwesenheit von kostimulatorischen Molekülen den entsprechenden zytotoxischen- oder Helfer-T-Zellen präsentiert. Dadurch kommt es zum „Priming" von Tumor spezifischen T-Zellen, welche in die Anti-Tumor Immunantwort entweder helfend (durch Ausschüttung von Zytokinen) oder zytotoxisch (durch Zerstörung der Tumorzelle) eingreifen. Die Tumorzelle bewirkt durch Ausschüttung von Mediatoren wie IL-10 eine Unterdrückung von ko-stimulatorischen Molekülen auf peritumoralen APCs. Dadurch besteht die Möglichkeit einer Behinderung der APC Aktivität, sowie der Induktion von Toleranz in Tumor spezifischen T-Zellen. (Mod. nach [9])

Immunsystem und letztendlich auch für deren Modulierung durch rekombinante Zytokine zu sein (s. Abb. 1).

Literatur

1. Blum HF (1959) Carcinogenesis by Ultraviolet Light. Princeton Univ Press, Princeton NJ
2. Grimwood RE (1989) Immune response to basal cell and squamous cell carcinoma. In: Norris DA (eds) Immune mechanisms in cutaneous disease. Dekker, New York, pp 789–799
3. Jung EG (1993) Photokarzinogenese der Haut. In: Macher E, Kolde G, Bröcker EB (Hrsg) Licht und Haut. Biermann, Zülpich, S 179–186
4. Kim J, Modlin RL, Moy RL, Dubinett SM, McHugh T, Nickoloff BJ, Uyemura K (1995) IL-10 production in cutaneous basal and squamous cell carcinoma: A mechanism for evading the local T cell immune response. J Immunol 155:2240–2247
5. Kripke ML (1994) Ultraviolet radiation and immunology: something new under the sun – presidential address. Cancer Res 54:6102–6105
6. Luger TA, Schwarz T (1995) Effects of UV light on cytokines and neuroendokrine hormones. In: Krutmann J, and Elmets CA (eds) Photoimmunology. Blackwell, Oxford Cambridge, pp 55–76
7. Mitra RS, Judge TA, Nestle FO, Turka LA, Nickoloff BJ (1995) Psoriatic skin-derived dendritic cell function is inhibited by exogenous IL-10. Differential modulation of B7-1 (CD80) and B7-2 (CD86) expression. J Immunol 154:2668–2677
8. Nestle FO, Burg G, Fäh J, Wrone-Smith T, Nickoloff BJ (1997) Human sunlight-induced basal-cell-carcinoma-associated dendritic cells are deficient in T cell co-stimulatory molecules and are impaired as antigen-presenting cells. Am J Pathol 150:641–651
9. Nestle FO, Müller B, Nickoloff BJ, Büchner S, Burg G (in press) Umgehung des menschlichen Immunüberwachungssytems bei Hauttumoren: Bedeutung von Tumor-assoziierten Antigen-präsentierenden Zellen und Ko-stimulatorischen Molekülen. In: Dummer R, Burg G, Panizzon R (eds) Operative und konservative Dermatoonkologie im interdisziplïären Grenzbereich. Blackwell, Oxford
10. Nishigori C, Yarosh DB, Ullrich SE, Vink AA, Bucana CD, Roza L, Kripke ML (1996) Evidence that DNA damage triggers interleukin 10 cytokine production in UV-irradiated murine keratinocytes. Proc Natl Acad Sci USA 93:10354–10359
11. Vink AA, Strickland FM, Bucana C, Cox PA, Roza L, Yarosh DB, Kripke ML (1996) Localization of DNA damage and its role in altered antigen-presenting cell function in ultraviolet-irradiated mice. J Exp Med 183:1491–1500
12. Ziegler A, Jonason AS, Leffell DJ, Simon JA, Sharma HW, Kimmelman J, Remington L, Jacks T, Brash DE (1994) Sunburn and p53 in the onset of skin cancer. Nature 372:773–776

Die Bedeutung von Telomerase für die Kanzerogenese von Hauttumoren

J. Lübbe

Telomere und Telomerase

Mit dem Begriff Telomer werden die Endstücke von Chromosomen bezeichnet. Telomere sind für die Erhaltung der chromosomalen Stabilität verantwortlich, bei zu kurzen Telomeren treten beispielsweise vermehrt End-zu-End-Fusionen von Chromosomen auf. Die DNA-Polymerase, das Enzym, welches bei der Zellteilung für die Replikation der DNA zuständig ist, kann keine vollständigen DNA-Kopien herstellen (sog. Problem der End-Replikation). Daher kommt es bei jeder Zellteilung zu einer Verkürzung der Chromosomenenden, was jedoch für die kodierenden Abschnitte des Chromosoms solange ohne Konsequenzen bleibt, als daß das vorgelagerte Telomer noch genügend lang ist. Die Tatasache, daß normale menschliche Fibroblasten in Kultur nach einer bestimmten Anzahl Teilungen ihr Wachstum einstellen und in ein Stadium der Seneszenz eintreten, wurde bereits früh mit dem Problem der End-Replikation in Zusammenhang gebracht [12] Die Beobachtung, daß die Länge von Telomeren somatischer Zellen tatsächlich ein Maß für das ihnen noch verbleibende Teilungspotential ist [1], hat zur Metapher des Telomers als Uhrwerk der Mitose [6] geführt und läßt die telomere Dynamik als ein Aequivalent der zellulären Seneszenz erscheinen.

Das Enzym Telomerase kann Telomere verlängern [4]. Die Erhaltung der chromosomalen Stabilität durch die Aktivität von Telomerase wäre ein potentieller Mechanismus zur Umgehung der zellulären Seneszenz und damit zur Immortalisierung eines Zellklons [17]. Tatsächlich zeigen immortalisierte Zellen *in vitro* aktive Telomerase, im Gegensatz zu den meisten normalen somatischen Zellen. Die Hypothese, daß die Aktivierung von Telomerase ein wichtiger Mechanismus der Kanzerogenese sein könnte, hat mit dem Nachweis aktiver Telomerase in über 85% verschiedener bösartiger Tumoren, jedoch nicht in den meisten entsprechenden Normalgeweben, großen Auftrieb erhalten [9]. Jüngere Studien jedoch zeigen, daß aktive Telomerase auch in normalen Geweben, beispielsweise der Haut, vorhanden ist. Die Bedeutung der Telomerase für die Kanzerogenese, und damit auch die Perspektiven einer klinisch-therapeutischen Nutzbarmachung, bedürfen daher einer differenzierten Beurteilung, was im folgenden für das Organ Haut dargestellt werden soll.

Telomerase-Aktivität in menschlicher Haut

Aktive Telomerase läßt sich sowohl in malignen (spinozelluläres Karzinom, Basaliom), als auch in prämalignen nicht-melanozytären Hauttumoren (aktinische Keratosen, M. Bowen) nachweisen. Der Anteil der Telomerase-positiven Tumoren liegt bei beiden Gruppen ähnlich hoch und beträgt rund 90%. Bei primären Melanomen liegt der Anteil mit 66% etwas tiefer [2]. Kutane T-Zell Lymphome, bisher nur sporadisch untersucht, zeigen ebenfalls aktive Telomerase [15]. Auch in entzündlichen Hautveränderungen (Psoriasis, Kontaktdermatitis) kann aktive Telomerase nachgewiesen werden [15].

Telomerase-Aktivität und UV-Exposition

Bei den gut untersuchten nicht-melanozytären malignen und prämalignen Tumoren zeigt die Lokalisation in bezug auf die Sonnenexposition keine statistisch signifikante Beeinflussung der Telomerase-Aktivität. Anders bei normaler Haut: über die Hälfte der untersuchten Biopsien aus chronisch sonnenexponierter Haut (Gesicht, Handrücken, Unterarm-Streckseiten) zeigen aktive Telomerase, während es bei bedeckter Haut nur rund 10% sind (Tabelle 1, [16]). Dabei spielt es keine Rolle, ob die Biopsien von hautgesunden Spendern oder aus dem histologisch gesunden Randbereich von Hauttumoren stammen.

Ursprung der Telomerase-Aktivität in normaler Haut

Eine Vollhaut-Biopsie aus bedeckter Lokalisation zeigt meist keine Telomerase-Aktivität. Wird hingegen nur die Epidermis untersucht, ist das Ergebnis positiv, und zwar umso deutlicher, je ausschließlicher sich die Untersuchung auf die Basalzellschicht, den Ort der epiderma-

Tabelle 1. Telomerase-Aktivität in nicht-melanozytären Hauttumoren und in normaler Haut

	Telomerase aktiv	Telomerase inaktiv	Referenz	Telomerase [%] aktiv von Gesamt
Basaliom	73 11	4 2	Taylor et al., 1996 Ueda et al., 1997	93% (84 von 90)
sonnenexponiert	8	2	Ueda et al., 1997	80% (8 von 10)
bedeckt	3	0	Ueda et al., 1997	100% (3 von 3)
Spinaliom	15 6	3 0	Taylor et al., 1996 Ueda et al., 1997	87% (21 von 24)
sonnenexponiert	4	0	Ueda et al., 1997	100% (4 von 4)
bedeckt	2	0	Ueda et al., 1997	100% (2 von 2)
Prämaligne Tumoren (sonnenexponiert)	12	0	Ueda et al., 1997	100% (12 von 12)
Prämaligne Tumoren (bedeckt)	4	2	Ueda et al., 1997	67% (4 von 6)
Normale Haut (sonnenexponiert)	21	18	Ueda et al., 1997	54% (21 von 39)
NormaleHaut (bedeckt)	3	23	Ueda et al., 1997	12% (3 von 26)

len Stammzelle, beschränkt [5]. Telomerase-Aktivität kann auch im infundibulären Teil ausgerupfter anagener Haare festgestellt werden [16], was auf mitgerissene Zellen des Haarfollikels zurückgeführt wird. Bei der Untersuchung verschiedener Abschnitte des anagenen Haarfollikels zeigt sich, daß die stärkste Aktivität von Telomerase im bulbären, proximalen Teil des Follikels vorhanden ist [13]. In diesem Teil des Haarfollikels befinden sich die sogenannten *transient amplifizierenden* Zellen. Diese Bezeichnung beschreibt proliferierende Abkömmlinge der epidermalen und follikulären Stammzellen. Man schätzt, daß ca 10% der epidermalen Basalzellen zur Stammzellfraktion gehören, und daß die meisten davon sich im nicht proliferierenden Ruhezustand (Quieszenz) befinden. Im Haarfollikel sind die Stammzellen im Bereich des follikulären Wulstes (*bulge*) lokalisiert [18]. Im distal gelegeneren *bulge*-Abschnitt des Follikels wird deutlich weniger Telomerase-Aktivität gefunden als im proximalen bulbären Teil. Die Verteilung der Telomerase-Aktivität im Haarfollikel deutet darauf hin, daß die Telomerase-Aktivität in normaler Epidermis auf die transient amplifizierenden Zellen zurückgeht, während die Stammzellen überwiegend quieszent sind und keine Telomerase exprimieren [13]. Nach derzeitigem Verständnis handelt es sich bei Stammzellen und transient amplifizierenden Zellen um *Telomerase-kompetente* Zellen, welche im Ruhezustand keine Telomerase exprimieren, bei entsprechendem Bedarf jedoch proliferieren und Telomerase-positiv werden. Dies trift auch für andere regenerative Gewebe zu, wie Darmmucosa, oder Knochenmark und Blutzellen. Beispiele sind die fehlende Telomerase-Aktivität im telogenen Haarfollikel im Gegensatz zum anagenen Follikel [13], oder die mit der Aktivierung von T-Zellen verbundene Aktivierung von Telomerase in diesen Zellen [7].

Interpretation von Telomerase-Aktivität in der Haut

Der Nachweis von Telomerase-Aktivität in normaler Haut erschwert die Interpretation hinsichtlich ihrer Bedeutung als Malignitätsmerkmal. Bei der Untersuchung von Hautbiopsien ist ein Versuch der Quantifizierung der Telomerase-Aktivität unternommen worden. Dabei hat sich gezeigt, daß Basaliome und spinozelluläre Karzinome, im Gegensatz zu Psoriasis und Kontaktekzemen, eine viel stärkere Telomerase-Aktivität aufweisen. Allerdings zeigt normale Gesichtshaut in dieser Studie höhere Telomerase-Aktivität als aktinische Keratosen und war diesbezüglich von kutanen T-Zell-Lymphomen, Psoriasis und auch Melanomen kaum zu unterscheiden [15]. Mit dem zur Zeit etablierten Nachweisverfahren für Telomerase-Aktivität (TRAP, telomere repeat amplification protocol [9]), welches ein Gewebeextrakt und damit unterschiedlichste zelluläre Anteile untersucht, ist also eine Differenzierung der physiologischen von der patholo-

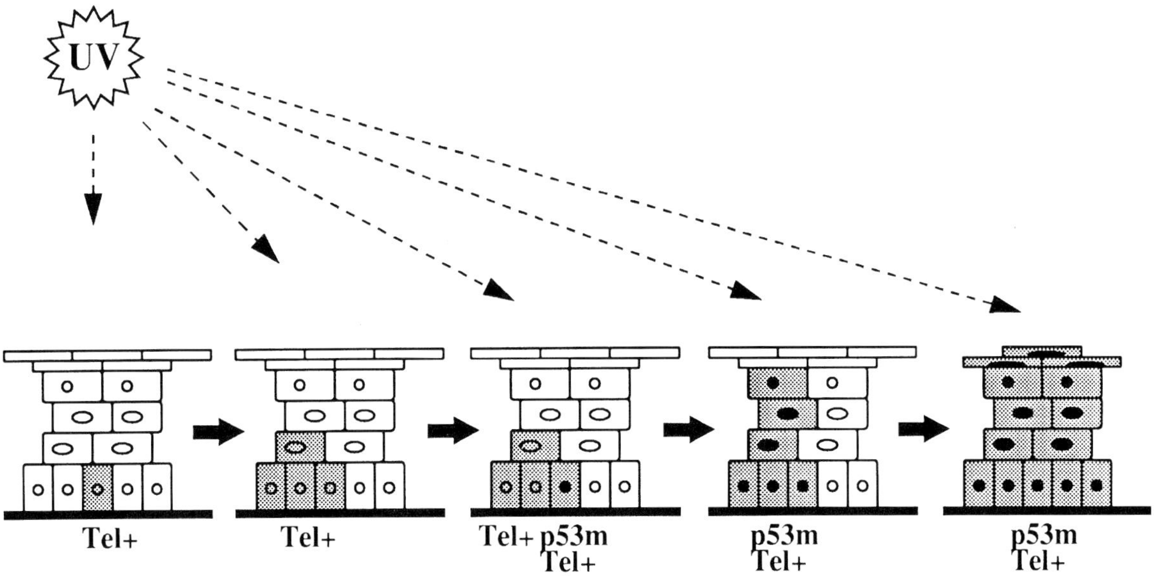

Abb. 1. Hypothetische Rolle der Telomerase-Aktivierung bei der UV-abhängigen Kanzerogenese der Haut (nach Ueda et al, 1997). UV-Exposition führt zur Aktivierung von Telomerase und zur Proliferation epidermaler Zellen, möglicherweise Stammzellen. Bei fortgesetzter UV-Belastung erwerben diese Zellen p53-Mutationen, wodurch es zur selektiven klonalen Expansion von Telomerase-positiven, p53-mutierten Zellen kommt.

gischen Telomerase-Aktivität zumindest in Hautbiopsien kaum möglich. Zur Unterscheidung der verschiedenen Anteile einer Haut oder -Tumorbiopsie bedürfte es einer in-situ-Technik, die noch nicht zur Verfügung steht.

Allerdings steht der Nachweis von Telomerase in sonnenexponierter, normaler Haut auch nicht im Wiederspruch zu einer möglichen Rolle bei der Kanzerogenese. Es könnte sich, analog zu den ebenfalls in normaler, sonnenexponierter Haut nachweisbaren Zellklonen mit mutiertem p53 Tumor-Suppressorgen [11], bei der Aktivierung von Telomerase um einen frühen Schritt in der schließlich zum malignen Tumor führenden Kaskade handeln. Die Untersuchung identischer Hautproben auf p53-Mutationen und Telomerase-Aktivität zeigt, daß das Vorhandensein einer p53-Mutation immer mit Telomerase-Aktivität assoziiert ist, während die Mehrzahl der Telomerase-positiven Proben ein normales p53-Gen aufweisen [16]. In einem hypothetischen Modell der UV-assoziierten Kanzerogenese von Hauttumoren wäre die durch UV-Exposition geförderte Anhäufung von klonogenen, Telomerase-kompetenten Stammzellen demnach ein früher, dem Auftreten von p53-Mutationen vorausgehender Prozeß (Abb. 1).

Telomerase-Aktivität und Ursprung von Tumorzellen

Die Frage der Interpretation von Telomerase-Aktivität in einem Tumor leitet zur Frage des Ursprungs der Tumorzellen über. Unter der immer noch hypothetischen Annahme, daß Telomerase-Aktivität eine notwendige Vorraussetzung für unbegrenzte Proliferation ist, tragen Telomerase-kompetente Stammzellen das Potential einer unbegrenzten Teilungsfähigkeit bereits in sich, während Telomerase-negative somatische Zellen erst der Reaktivierung von Telomerase bedürfen, um zu unbegrenzt proliferierenden Tumorzellen zu werden. So kann Telomerase-Aktivität in einem Tumor sowohl die Anhäufung klonogener, telomerase-kompetenter Stammzellen reflektieren [3], als auch Ausdruck der Reaktivation von Telomerase in normalerweise telomerase-negativen somatischen Zellen sein [14]. Das Basaliom entspräche dann möglicherweise dem ersteren Fall eines durch die Akkumulation klonogener, Telomerase-kompetenter Stammzellen charakterisierten Tumors. Die letztere Variante der Reaktivierung von Telomerase läßt sich am ehesten für Tumoren postulieren, welche erst zu einem späteren Zeitpunkt ihrer maligen Progression Telomerase-positiv werden. Dies ist am eindrucksvollsten beim Glioblastom gezeigt worden: dieser Tumor ist zu 80% Telomerase-positiv, während sein Vorläufer, das anaplastische Astrozytom, zu 90% Telomerase-negativ ist [10]. Die Aktivität von Telomerase in einem Tumor kann also auf ganz unterschiedlichen aetiopathologischen Vorraussetzungen beruhen [8], weshalb ihre Interpretation differenziert erfolgen muß.

Fazit und Ausblick

Der Nachweis von Telomerase-Aktivität in der Mehrzahl von Tumoren fast aller Gewebe des Menschen, jedoch nicht in den meisten normalen Geweben, unterstreicht deren potentielle Bedeutung als Tumormarker und möglichen Angriffspunkt einer Krebstherapie. Allerdings ist die Kausalität der Assoziation von Kanzerogenese und Telomerase-Aktivität in vivo noch nicht etabliert. Die Schwierigkeiten, Telomerase-Aktivität in Hauttumoren, entzündlichen Hautveränderungen und normaler Haut zu differenzieren, machen den Bedarf nach feineren Nachweismethoden deutlich. Die Existenz von Telomerase-positiven Zellen in normaler Haut stellt überdies die theoretische Möglichkeit einer gegen Telomerase gerichteten Krebstherapie in Frage, da besonders in regenerativen Geweben wie der Haut mit unerwünschten Nebenwirkungen durch Beeinträchtigung der Stammzellfunktionen gerechnet werden muß. Andererseits wäre das Potential einer differenzierteren Beobachtung oder Beeinflussung proliferativer Vorgänge in der Haut mit Hilfe von Telomerase groß, so daß das Thema Telomerase auch für Dermatologen interessant bleibt.

Zusammenfassung

Das Enzym Telomerase ist in 85% aller malignen Tumoren aktiviert, nicht jedoch in den meisten entsprechenden Normalgeweben. Dies deutet auf eine zentrale Bedeutung des Enzyms in der Kanzerogenese hin. Telomerase verlängert Telomere, die für die Stabilität der Chromosomen erforderlichen Sequenzen am Chromosomenende. Sie kann so den physiologischen Prozeß der zellteilungsabhängigen Verkürzung der Telomere, möglicherweise ein Aequivalent der Zellalterung, kompensieren. Die Telomerase-Hypothese postuliert, daß die Reaktivierung von Telomerase dank konstant gehaltener Telomerlänge malignen Zellen ein unbeschränktes Teilungspotential ermöglicht. Die nicht-melanozytären malignen Tumoren der Haut zeigen zu über 90% Telomerase-Aktivität, bei Melanomen scheint der Anteil der Telomerase-positiven Tumoren etwas tiefer zu liegen. Telomerase läßt sich jedoch auch in prämalignen und benignen Hauttumoren, in entzündlichen Hautveränderungen, und in chronisch sonnenexponierte Haut nachweisen. In normaler Haut geht die Telomerase-Aktivität auf Zellen der Basalschicht, möglicherweise Stammzellen, zurück.

Literatur

1. Allsopp RC, Vaziri H, Patterson C, Goldstein S, Younglai EV, Futcher AB, Greider CW, Harley CB (1992) Telomere length predicts replicative capacity of human fibroblasts. Proc Natl Acad Sci USA 89:10114–10118
2. Glässl A, Bosserhoff AK, Büttner R, Hohenleutner U, Landthaler M, Stolz W (1997) Telomerase activity in malignant melanoma and melanocytic nevi – a clue for malignancy? (Abstract). Arch Derm Res 289 [Suppl]:A 28
3. Greaves M (1996) Is telomerase activity in cancer due to selection of stem cells and differentiation arrest? Trends In Genomics 12(4):127–128
4. Greider CW, Blackburn EH (1989) A telomeric sequence in the RNA of Tetrahymena telomerase required for telomere repeat synthesis Nature 337, 331–337
5. Härle-Bachor C, Boukamp P (1996) Telomerase activity in the regenerative basal layer of the epidermis in human skin and in immortal and carcinoma-derived skin keratinocytes. Proc Natl Acad Sci USA 93:6476–6481
6. Harley CB, Vaziri H, Counter CM, Allsopp RC (1992) The telomere hypothesis of cellular aging. Exp Gerontol 27:375–382
7. Hiyama K, Hirai Y, Kyoizumi S, Akiyama M, Hiyama M, Piatyszek MA, Shay JW, Ishioka S, Yamakido M (1995) Activation of telomerase in human lymphocytes and Hematopoietic progenitor cells. J Immunol 155:3711–3715
8. Holt SE, Shay JW, Wright WE (1996) Refining the telomere-telomerase hypothesis of aging and cancer. Nature Biotech 14:836–839
9. Kim NW, Piatyszek MA, Prowse KR, Harley CB, West MD, Ho PLC, Coviello GM, Wright WE, Weinrich SL, Shay JW (1994) Specific association of human telomerase activity with immortal cells and cancer. Science 266:2011–2014
10. Langford LA, Piatyszek MA, Xu R, Schold SCJ, Shay JW (1995) Telomerase activity in human brain tumours. Lancet 346: 1267-1268
11. Nakazawa H, English D, Randell PL, Nakazawa K, Martel N, Armstrong BK, Yamasaki H (1994) UV and skin cancer: specific p53 gene mutation in normal skin as a biologically relevant exposure measurement. Proc Natl Acad Sci USA 91 1:360–364.
12. Olovnikov AM (1973) A theory of marginotomy. J Theor Biol 41:181-190
13. Ramirez RD, Wright WE, Shay JW, Taylor RS (1997) Telomerase activity concentrates in the mitotically active segments of human hair follicles. J Invest Dermatol 108:113–117
14. Shay JW, Wright WE (1996) The reactivation of telomerase activity in cancer progression. TIG 12 4:129–131
15. Taylor RS, Ramirez RD, Ogoshi M, Chaffins M, Piatyszek MA, Shay JW (1996) Detection of telomerase activity in malignant and nonmalignant skin conditions. J Invest Dermatol 106:759–765
16. Ueda M, Ouhtit A, Bito T, Nakazawa K, Lübbe J, Ichihashi M, Yamasaki H, Nakazawa H (1997) Evidence for UV-associated activation of telomerase in human skin. Cancer Res 57:370–374
17. Wright WE, Shay JW (1992) The two-stage mechanism controlling cellular senescence and immortalization. Exp Gerontol 27:383–389
18. Yang JS, Lavker RM, Sun TT (1993) Upper human hair follicle contains a subpopulation of keratinocytes with superior in vitro proliferative potential. J Invest Dermatol 101:652–659

Konfrontation humaner T-Lymphozyten mit autologen Tumorexplantaten in 3-D Kollagenmatrices in vitro

P. Friedl, B. Niggemann, E.-B. Bröcker, K. S. Zänker

Einleitung

Eine erfolgreiche T-Zell-vermittelte zytotoxische Anti-Tumor-Immunreaktion erfordert mehrere aufeinander koordinierte Effektorfunktionen der T-Zelle:

a) Extravasation der T-Zellen aus dem Blut am Ort des Primärtumors („Homing"),
b) aktive (chemotaktische) Migration durch die extrazelluläre Matrix der Tumorumgebung [1],
c) Erkennung atypischer Zielstrukturen,
d) Beendigung der Migration,
e) Anhaftung an die Zielzellen und
f) zytotoxische Attacke [2, 3, 9].

Jedoch ist die Insuffizienz der zellulären Immunantwort im Mikromilieu maligner Tumoren trotz nachweisbarer immunogener Potenz veränderter Oberflächenepitope auf den Tumorzellen bisher unvollständig verstanden [3].

Ziel dieser Untersuchungen war die Etablierung einer Methode für die sensitive Messung gerichteter T-Zell-Migration während der Konfrontation mit Tumorzellen bzw. autologen Explantaten malignen Gewebes. Zielparameter waren migratorische Aktivität und Direktionalität der Wanderungspfade (Chemotaxis) sowie Häufigkeit und Intensität möglicher Interaktionen an der Interphase zu den Tumorzellen. Diese Methode sollte für eine klinische Untersuchung individueller Gewebsproben dermaler Tumoren in einem dem Bindegewebe ähnlichen Kulturmodell dienen.

Methoden

In Erweiterung des Primärkulturverfahrens frischer Tumorgewebsexplantate [4] wurden autologe Gewebsfragmente bzw. Sphäroide der Mamma-Karzinomlinie MCF-7 gemeinsam mit humanen immunomagnetisch isolierten $CD4^+$ und $CD8^+$ T-Lymphozyten bzw. mononukleären Zellen (PBMC) in Kollagenlösung (1,67 mg/ml, Vitrogen 100, Collagen Corp.) 37 °C einpolymerisiert (Abb. 1). Frisch exzidiertes Gewebe wurde mittels Gefrierschnitt histologisch untersucht, und ein ca. 1x1x1 mm großes Stückchen wurde für die Kultur in Kollagenmatrices eingesetzt [4]. Lymphozytenmigration und resultierende Interaktion mit den Tumorpartikeln wurden mittels Zeitraffer-Videomikroskopie über 10 bis 48 h gefilmt [5]. Die Wanderungspfade einer zufällig ausgewählten Stichprobe wurden mittels Computer-assisitiertem Zelltracking erfaßt und rekonstruiert [5, 6].

Ergebnisse

Zur Etablierung des 3-D Kollagenmatrix-Modells für Unteruchungen der Lymphozyten-Tumor-Interaktion wurde zunächst im nicht autologen System untersucht, ob humane PBMC eines gesunden Normalspenders auf Sphäroide der MCF-7 Mamma-Karzinomlinie zuwandern, mit diesen interagieren und ggf. zu zytotoxischer Schädigung von MCF-7 Zellen führen. Unmittelbar nach der Einpolymerisation in die Kollagenmatrix war aktive Migration der Mehrheit der Leukozyten nachweisbar (Abb. 2). Eine Vielzahl von Zell Interaktionen an der Interphase der Sphäroide fand während der gesamten Untersuchungsdauer statt (Abb. 2b, Dreiecke). Anhand der Videoaufnahmen

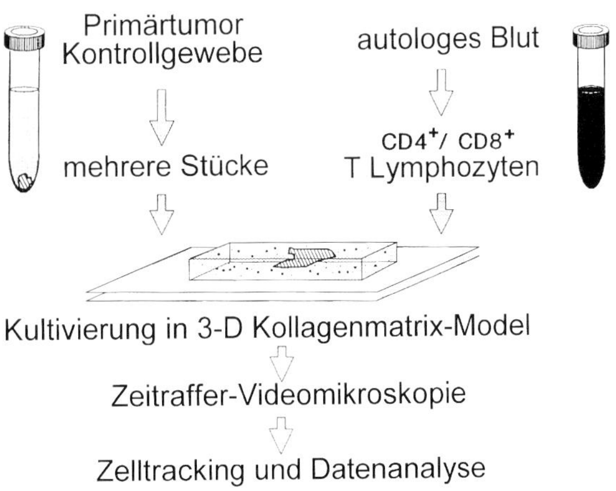

Abb. 1. Methode der Kokultivierung primärer Tumorexplantate mit autologen T-Lymphozyten in einer 3-D-Kollagenmatrix

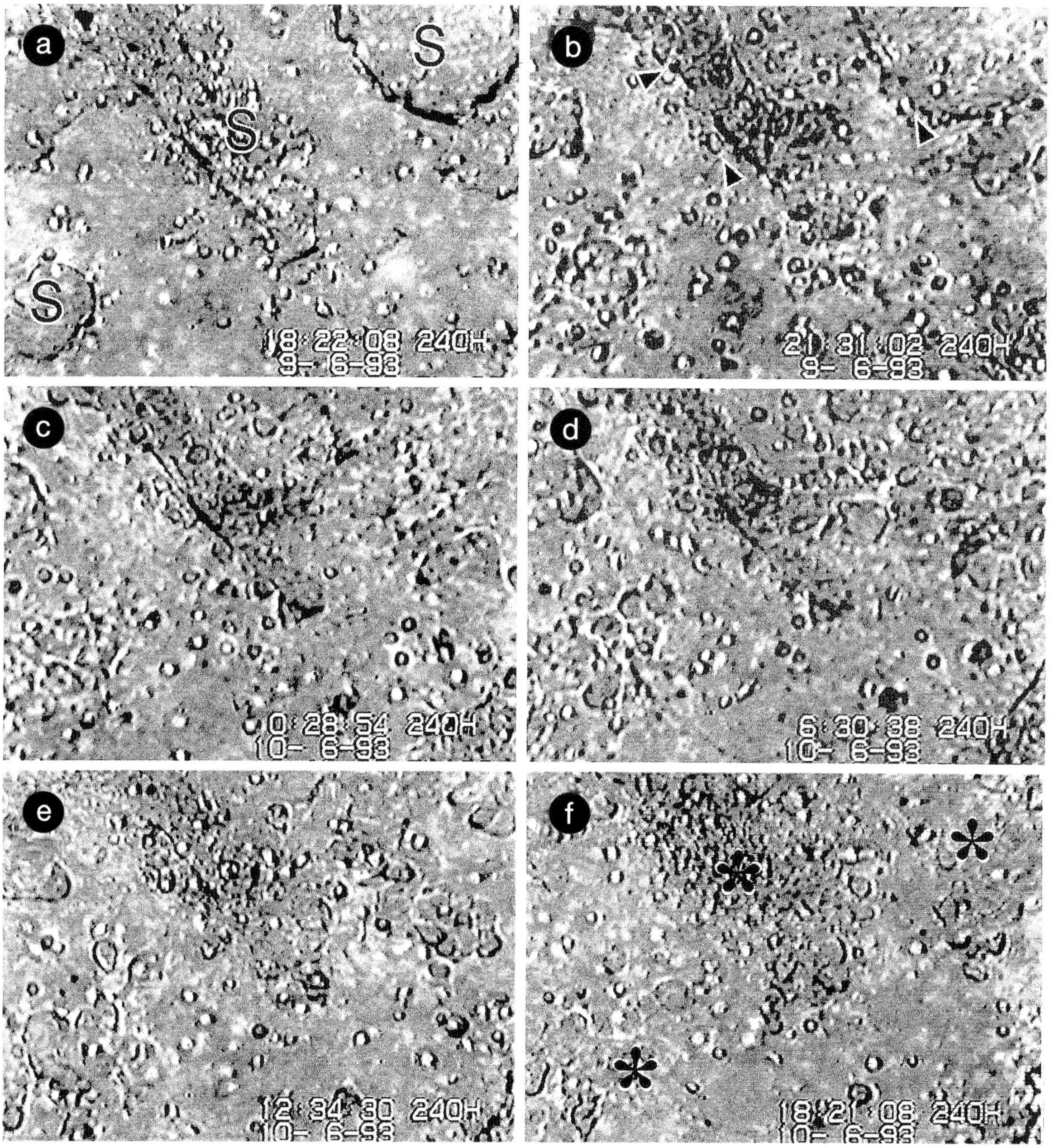

Abb. 2a–f. Evaluierung der Methode: Interaktion mononukleärer Leukokyten *(PBMC)* mit Sphäroiden der MCF-7-Mammakarzinom-Linie in einer 3-D-Kollagenmatrix führt zu effizienter Zytotoxizität. Zeitraffer-Videomikroskopie über einen Zeitraum von 24 h. Interaktionen von Leukozyten mit der Interphase der Zellaggregate (**b:** *Dreiecke*). Nach 24 h war eine weit fortgeschrittene Disintegration der Tumorzellverbände nachweisbar (**f:** *Sterne*). Persistenz der Leukozytenmigration über > 48 h. Dargestellt ist ein Ausschnitt von 640 x 480 µm

waren Interaktionen von wenigen Minuten bis zu mehreren Stunden erkennbar (nicht gezeigt). Die Kontur der Sphäroide verlor nach 3–6 h zunehmend an Stärke, und nach 24 h war eine weit fortgeschrittene Disintegration der Tumorzellverbände nachweisbar (Abb. 2f, Sterne). Kontrollexperimente mit Viabilitätsfärbung zeigten manifeste zytotoxische Schädigung der Zellen bzw., für Leukozyten-freie Sphäroid-Kulturen in Kollagenmatrices, intakte Morphologie und Wachstum der Sphäroide über > 72 h (nicht dargestellt). Methodisch betrachtet war von Bedeutung, daß die Interphase von Tumorspheroid zu Kollagenmatrix keine physikalische Barriere für migrierende Zellen darstellte.

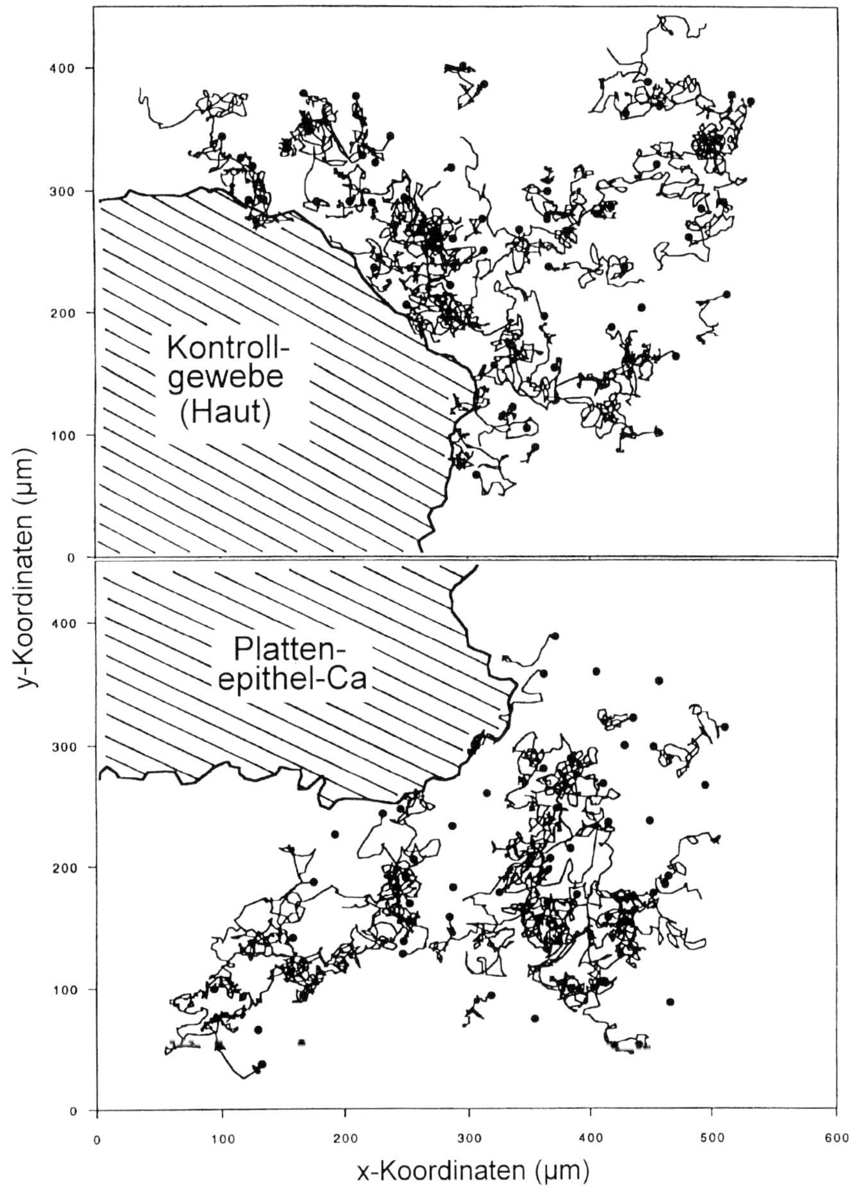

Abb. 3. Migration und Interaktion von $CD4^+$-T-Lymphozyten mit autologen Gewebsfragmenten: Vergleich von normaler Haut mit einem Plattenepithel-Karzinom der Haut. Beide Gewebsproben stammen von demselben Spender und wurden simultan mittels unabhängiger Videomikroskopiersysteme untersucht. Dargestellt sind die Pfade 40 zufällig ausgewählter T-Zellen über einen Zeitraum von 6 h. Die Startpunkte sind durch (•) gekennzeichnet. Die Interphase zum Explantat entspricht der soliden Linie

Zur Untersuchung der T-Zell-Tumorinteraktion im autologen Modell wurden periphere T-Lymphozyten mit viablen Explantaten von Plattenepithel-Karzinomen der Haut kokultiviert. In einem Kontrollversuch, während der Konfrontation humaner peripherer $CD4^+$ T-Lymphozyten mit einen normalen Hautexplantat (Abb. 3, oben) wurden im Zeitraum von 6 h multiple Interaktionen migrierender Zellen mit der Interphase zum Explantat nachgewiesen (12 von 40 zufällig ausgewählten und untersuchten Zellen; 30 %). Im zeitgleich durchgeführten Ansatz mit Gewebe eines Plattenepithelkarzinoms der Haut desselben Patienten lag eine deutlich geringere Anzahl von Interaktionen (4 von 40 Zellen; 10 %) vor (Abb. 3, unten). Die verringerte Interaktionsfrequenz der T-Lymphozyten mit dem Explantat im Vergleich zum Kontrollgewebe könnte auf unterschiedliche Milieubedingungen beider Gewebsproben hinweisen.

In Langzeitkulturen war aktive Migration der T-Lymphozyten über > 72 h nachweisbar. Mit zunehmender Zeitdauer der Kokultur fiel eine starke Zunahme der mittleren Entfernung der Zellen vom Explantat auf (Abb. 4a). Die Zellen bildeten eine ringartige Akkumulation in variablem Abstand zur Interphase des Explantats (Distanzen zwischen 200 und 2500 µm), während sich in direkter Nähe des Tumorgewebes eine Minderheit der T-Zellen aufhielt. Dies entsprach direktionaler Migration, jedoch im Sinne

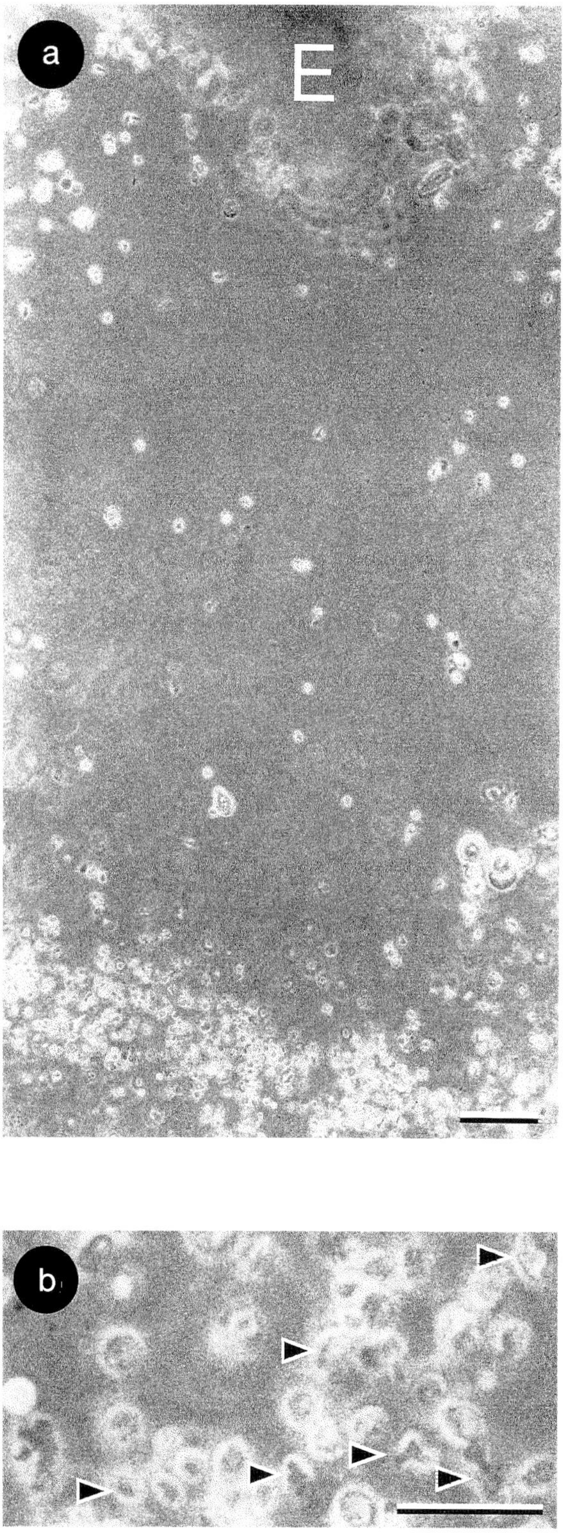

Abb. 4a, b. Migratorische Entfernung autologer T-Lymphozyten vom Explantat eines Plattenepithel-Karzinoms nach 48stündiger Konfrontation. **a** Übersicht (*E* Explantat). **b** Detail aus dem Bereich der ringförmigen Lymphozytenakkumulation in ca. 1000 μm Entfernung von der Interphase zum Explantat. Balken (**a**) = 80 μm, (**b**) = 50 μm

von negativer Chemotaxis. Frühere Untersuchungen an nicht autologen T-Zellen legten den Verdacht einer verringerten T-Zell-Migration infolge von Konfrontation mit Tumorzellen von Zellinien nahe [7]. Im Gegensatz hierzu zeigten die T-Lymphozyten in der Konfrontation mit autologen Explantaten eine ausgeprägte Migrationsaktivität, die sich

a) in der migratorischen Entfernung vom Gewebsfragment sowie
b) dem Fortbestehen von Zellpolarisierung (Abb. 4b, Dreiecke) und aktiver Migration nach der Entfernung vom Explantat manifestierten. Ein Anteil von > 50% polarisierter Zellen sowie aktive Migration in Zeitraffer-Videoaufnahmen waren über 3–7 Tage der Kokultur nachweisbar (nicht gezeigt).

Diskussion

Die Interaktion von T-Lymphozyten mit Tumorzellen setzt eine Phase gerichteter T-Zell-Migration durch das Gewebe zum Ort des Tumors voraus [1, 7]. In der Vergangenheit wurden wiederholt Tumor-induzierte Störungen dieser Migration vorgeschlagen, wie z. Hemmung der Migration [7], negative Chemotaxis [8] oder Tumor-induzierter Chemotaxisdefekt [9, 10]. Diese früheren Studien erfolgten in nicht autologen Systemen [7, 8], auf einer Glasoberfläche als Substrat [8], oder mittels der wenig sensitiven Endpunkt-Bestimmung in Chemotaxis-Filterassays [9, 10]. Der Einsatz von Chemotaxisfiltern erlaubt eine Detektion der gerichteten Kurzzeit-Wanderung auf einen Stimulus hin, versagt jedoch im Falle einer Migration mit Entfernung vom jeweiligen Ausgangspunkt, da kein Substrat oberhalb des Chemotaxisfilters zur Migration in entgegengesetzter Richtung angeboten wird.

In dieser Studie sollte ein extrazelluläres Matrixmodell für die Untersuchung von direktionaler Migration und Interaktionsstrategien von T-Lymphozyten mit Tumoren in autologen Systemen entwickelt werden. Hierzu wurde eine kontinuierliche, auf einer dreidimensionalen Kollagenmatrix basierenden Methode etabliert, die es erlaubt, Migrationsaktivität, Migrationsrichtung und Interaktion mit dem Zielgewebe in einem Langzeit-Konfrontationsassay erfassen. Das Verfahren entspricht der Kombination der Computer-assistierten Zelltracking-Methode für T-Lymphozyten [5, 6] und einem von uns entwickelten Verfahren der Primärkultivierung weitgehend intakter Primärexplantate maligner Tumoren in 3-D Kollagenmatrices [4]. Das Modell ermöglicht Untersuchungen zu Leukozyten-vermittelter Zytotoxizität wie auch der Erfassung direktionaler Migration, im hier dargestellten Fall in den Explantaten entgegengesetzter Richtung (negative Chemotaxis). Jüngste eigene unveröffentlichte Untersuchungen an 10 Primärexplantaten unterschiedlicher Plattenepithelkarzinome bestätigten die hier gezeigten Tendenzen einer hochaktiven Migration in Verbindung mit negativer Chemotaxis für 25–50% der Explantate in einer für den jeweiligen Spender typischen Weise (Manuskript in Vorbereitung). Somit könnte die Aktivierung der T-Zell-Migration in Verbindung mit der hier dargestellten negativen Chemotaxis durch autologe Tumorexplantate in einer Bindegewebsmatrix einen neuen potentiell wichtigen Protektionsmechanisms maligner Tumoren darstellen.

Literatur

1. Ratner S (1992) Lymphocyte migration through extracellular matrix. Invasion Metastasis 12: 82–100
2. Becker JC, Termeer C, Schmidt RE, Bröcker E-B (1993) Soluble intercellular adhesion molecule-1 inhibits MHC-restricted specific T cell/tumor interaction. J Immunol 151: 7224–7232
3. Seung LP, Rowley DA, Dubey P, Schreiber H (1995) Synergy between T-cell immunity and inhibition of paracrine stimulation causes tumor rejection. Proc Natl Acad Sci USA 92: 6254–6258
4. Friedl P, Noble PB, Walton PA, Laird DW, Chauvin PJ, Tabah RJ, Black MJ, Zänker KS (1995) Migration of coordinated cell clusters in mesenchymal and epithelial cancer explants in vitro. Cancer Res 55: 4557–4560
5. Friedl P, Noble PB, Zänker KS (1993) Lymphocyte locomotion in three-dimensional collagen gels: comparison of three quantitative methods for analysing cell trajectories. J Immunol Meth 165: 157–165
6. Friedl P, Noble PB, Zänker KS (1995) Lymphocyte locomotion in a three-dimensional collagen matrix: Expression and function of cell adhesion molecules. J Immunol 154: 4973–4985
7. Applegate KG, Balch CM, Pellis NR (1990) In vitro migration of lymphocytes through collagen matrix: arrested locomotion in tumor-infiltrating lymphocytes. Cancer Res 50: 7153–7158
8. Noble PB, Lewis MG (1979) Lymphocyte migration and infiltration in melanoma. Pigment Cell 5: 174–181
9. Janeczek AH, Van Alten PJ, Reyes HM, Walter RJ (1993) Modulation of the cytoskeleton and intracellular calcium in leukocytes exhibiting a cancer-associated chemotaxis defect. J Leukoc Biol 54: 351–359
10. Risin D, Kleinerman ES, Umezu Y, Pizzini RP, Balch CM, Pellis NR (1995) Impairment of lymphocyte locomotion in the tumor microenvironment and the effect of systemic immunotherapy with liposome-encapsulated muramyl-tripeptide-phosphatidyl-ethanolamine. Cancer Immunol Immunother 40: 57–64

Aktivierende Mutationen im *c-kit*-Gen (SCF-Rezeptor) bei humanen Mastozytosen

J. Grabbe, C. Büttner, N. Sepp, H. H. Wolff, B. M. Henz

Klinik und Prognose der Mastozytosen

Die Mastozytose, charakterisiert durch eine pathologisch vermehrte Ansammlung von Mastzellen im Gewebe, stellt sich klinisch als ein heterogenes Spektrum von Erkrankungen mit unterschiedlicher Prognose dar, das von rein kutanen Formen wie einem solitären Mastozytom bis zur letal endenden Mastzelleukämie reicht.

Klassifikation der Mastozytosen anhand des Befallsmusters und der klinischen Symptomatik [9]

- Indolente Mastozytosen:
  - Synkope,
  - Hauterkrankung:
    - Mastozytom,
    - Urticaria pigmentosa,
    - diffuse kutane Mastozytose,
    - Teleangiectasia eruptiva macularis perstans;
  - Gastrointestinale Ulzera,
  - Malabsorption,
  - Knochenmarksbefall,
  - Knochenerkrankung,
  - Hepatosplenomegalie,
  - Lymphadenopathie.
- Mastozytosen mit assoziiertem:
  - myeloproliferativem Syndrom,
  - myelodysplastischem Syndrom.
- Aggressive Mastozytose:
  - Mastozytose mit Lymphadenopathie und Eosinophilie.
- Mastzelleukämie.

Die sog. indolenten Mastozytoseformen manifestieren sich zwar am häufigsten an der Haut, insbesondere Erwachsene zeigen aber in mehr als der Hälfte der Fälle eine Mitbeteiligung anderer Organe, meist des Knochenmarks, also eine systemische Mastozytose. Mastozytom, Urticaria pigmentosa und diffuse kutane Mastozytose sind – geordnet nach der Häufigkeit ihres Vorkommens – die in der Kindheit zu beobachtenden Formen der kutanen Mastozytose, die überwiegend schon in der ersten 2 Lebensjahren diagnostiziert wird [6]. Im späteren Alter herrscht dagegen eindeutig die Urticaria pigmentosa vor, und die seltene Teleangiectasia eruptiva macularis perstans tritt fast ausschließlich bei Erwachsenen auf [4]. Familiäre Häufung wird nur selten beobachtet. Mit gelegentlichen Ausnahmen zeigt die Erkrankung bei Manifestation im Kindesalter einen günstigen Verlauf mit spontaner Besserung oder Abheilung bis zur Pubertät [6]. Dagegen neigen Mastozytosen, die erst jenseits des 15. Lebensjahres auftreten, dazu, chronisch persistierend oder progredient zu sein. Dabei ist die klinische Symptomatik der indolenten Formen im Erwachsenenalter hauptsächlich durch die Freisetzung der bekannten Mastzellmediatoren (Folgen sind u.a. Synkopen, gastrointestinale Ulzera oder Osteoporose) und Zunahme der Effloreszenzen geprägt [4].

Differenzierung und Proliferation von Mastzellen: SCF und sein Rezeptor *c-kit*

Die Pathogenese der Mastozytose und die Gründe für die Unterschiede im klinischen Bild und in der Prognose waren lange unklar. Erst die bessere Kenntnis der physiologischen Entwicklung von Mastzellen ergab Hinweise auf mögliche Mechanismen pathologischer Mastzellvermehrung: menschliche Mastzellen stammen von hämatopoetischen CD34-positiven Vorläuferzellen ab, die über die Blutwege aus dem Knochenmark in die verschiedenen Organe gelangen. Dort differenzieren sie unter dem Einfluß lokaler Wachstumsfaktoren zu reifen Mastzellen [2]. Eine zentrale Rolle spielt dabei der Wachstumsfaktor SCF (*S*tem *c*ell *f*actor), der auch das Überleben der Zellen im Gewebe durch Verhinderung von Apoptose sichert und ihre Stimulierbarkeit reguliert. In der Haut wird er von Fibroblasten, Endothelzellen und Keratinozyten synthetisiert und wirkt als löslicher Faktor oder – infolge einer Variation im Splicing der RNA – als membrangebundenes Molekül [3]. Im Jahre 1993 beschrieben Longley et al. [7] eine veränderte Freisetzung von löslichem SCF durch epidermale Zellen bei Urticaria pigmentosa und interpretierten dies als Ursache der Mastzellvermehrung und der Hyperpigmentierung, da

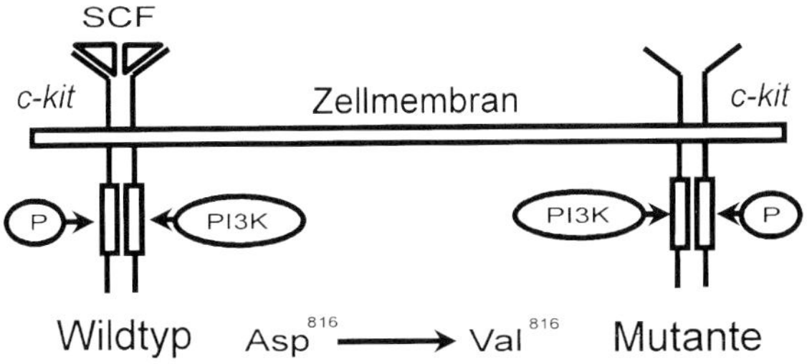

Abb. 1. Aktivierung des Rezeptors *c-kit* durch Bindung des natürlichen Liganden SCF (Homodimermolekül) *(links)* bzw. nach Aminosäurenaustausch Asp-816 → Val durch Mutation des *c-kit*-Gens in Abwesenheit von SCF *(rechts)*. (Nach [1])

der Rezeptor für den SCF auch auf Melanozyten zu finden ist und deren Wachstum und Melaninproduktion beeinflußt. Dieser Rezeptor wird durch das Proto-Onkogen *c-kit* kodiert und gehört zu einer Familie von membrangebundenen Tyrosinkinasen, d.h. Molekülen, die andere Proteine durch die Übertragung von Phosphatgruppen auf deren Tyrosinreste aktivieren. Die Bindung von SCF an die Rezeptortyrosinkinase *c-kit* führt zu ihrer Autophosphorylierung und einer Assoziation mit ihrem Substrat, der Phosphatidylinositol-3-Kinase. Kürzlich wurde in der humanen Mastzelleukämielinie HMC-1 beobachtet, daß sich der SCF-Rezeptor konstitutiv, d.h. auch in Abwesenheit von SCF, in einem aktivierten Zustand befindet. Als Ursache konnte eine Punktmutation (A → T) an der Position 2468 im Kodon 816 (GAC) des *c-kit*-Gens gefunden werden, das eine Aminosäure in der intrazellulären katalytischen Domäne der Rezeptortyrosinkinase kodiert: Es resultiert ein Austausch von Asparaginsäure gegen Valin (Abb. 1). Auffälligerweise ist diese Aminosäure an entsprechender Position auch in einer Maus- und einer Rattenmastozytomlinie ausgetauscht [10, 11]. Die konstitutive Aktivierung verursacht vermutlich das autonome Wachstum der HMC-1-Zellen, da nach Transfektion anderer Zellinien mit dem mutierten *c-kit*-Gen ebenfalls eine Faktor-unabhängige Proliferation zu beobachten ist [5]. Einer weiteren *c-kit*-Mutation im Kodon 560 der HMC-1-Zellen kommt dagegen wohl keine wichtige Funktion zu. Diese Entdeckungen führten zu der Frage, ob nicht auch bei benignen, indolenten Mastzytosen die entscheidenden Veränderungen auf der Ebene des SCF-Rezeptors liegen.

Mutationen von *c-kit* bei Mastozytosen des Kindes- und Erwachsenenalters

Um dem nachzugehen, haben wir Biopsien aus läsionaler Haut von 12 Patienten mit isoliertem Mastozytom (n = 4), diffuser kutaner Mastozytose (n = 1) und Urticaria pigmentosa (n = 7) auf das Vorliegen einer *c-kit*-Mutation im Kodon 816 untersucht: 6 Kinder bis zum Alter von 9 Jahren und 6 Erwachsene zwischen 28 und 56 Jahren. Die Erkrankungsdauer zum Zeitpunkt der Biopsie lag zwischen 3 Monaten und 15 Jahren. Knochenmarksbiopsien bei den erwachsenen Patienten hatten in 5 Fällen das Vorliegen einer systemischen Mastozytose gezeigt. DNA wurde aus den Gewebeschnitten extrahiert und mittels PCR mit *c-kit*-spezifischen Oligonukleotidprimern amplifiziert, die die Region um das Kodon 816 umspannten. Die erhaltenen PCR-Produkte mit einer Länge von 140 Basenpaaren wurden anschließend einem enzymatischen Verdau durch die Restriktionsendonuklease *PleI* unterworfen, die nur ein mutiertes, aber nicht das Wildtyp-*c-kit* erkennt und spaltet. Bei dieser Restriktionsanalyse zeigten konstant alle Proben der erwachsenen Patienten ein ungespaltenes Wildtypallel, zugleich – wie die HMC-1-Zellen – aber auch kürzere Fragmente entsprechend dem Vorliegen eines mutierten Allels (Abb. 2). Durch Sequenzierung der PCR-Produkte nach Klonierung konnte das Nebeneinander beider Allele bei einzelnen Patienten exemplarisch bestätigt werden. Auffälligerweise wies dagegen keine Probe der 6 Kinder mit Mastozytose ein entsprechendes Spaltmuster, d.h. eine Mutation im Kodon 816 auf. Der Nachweis eines *c-kit*-Allels mit einer solchen aktivierenden Mutation bei den erwachsenen Patienten bestätigt Befunde von Longley et al. [8], die die gleiche Mutation bei je einem Patienten mit aggressiver systemischer Mastozytose bzw. indolenter Urticaria pigmentosa fanden. Das Vorliegen einer aktivierenden Mutation im Rezeptor eines zentralen Mastzellwachstumsfaktors, die zur Faktor-unabhängigen Proliferation der Zellen führt,

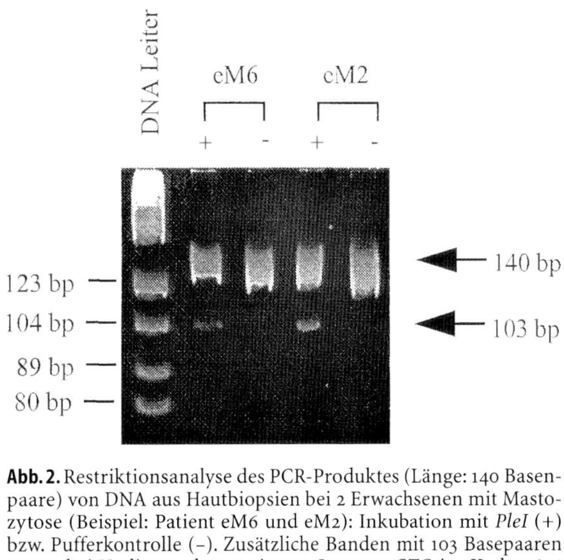

Abb. 2. Restriktionsanalyse des PCR-Produktes (Länge: 140 Basenpaare) von DNA aus Hautbiopsien bei 2 Erwachsenen mit Mastozytose (Beispiel: Patient eM6 und eM2): Inkubation mit *PleI* (+) bzw. Pufferkontrolle (–). Zusätzliche Banden mit 103 Basepaaren treten bei Vorliegen der mutierten Sequenz GTC im Kodon 816 auf

bei allen untersuchten Fällen von Mastozytosen des Erwachsenenalters deutet darauf hin, daß es sich bei dieser Gruppe um eine neoplastische Erkrankung handelt. Sie gibt jedoch keinen Hinweis darauf, ob eine isolierte kutane oder eine systemische Mastozytose vorliegt. Die Tatsache, daß diese Mutation dagegen bei keinem der Kinder mit Mastozytose nachzuweisen war, läßt auf einen entscheidenden Unterschied in der Pathogenese der beiden Gruppen schließen: die kindlichen Formen der Erkrankung stellen demnach vermutlich eine reaktive Mastzellvermehrung dar, beispielsweise infolge einer erhöhten Gewebskonzentration von Wachstumsfaktoren wie dem SCF. Dies würde auch das andere klinische Spektrum (Vorherrschen isolierter Mastozytome) und die meist bessere Prognose der Mastozytosen, die in den ersten Lebensjahren auftreten, erklären.

Literatur

1. Furitsu T, Tsujimura T, Tono T, Ikeda H, Kitayama H, Koshimizu U, Sugahara H, Butterfield JH, Ashman LK, Kanayama Y, Matsuzawa Y, Kitamura Y, Kanakura Y (1993) Identification of mutations in the coding sequence of the proto-oncogene c-kit in a human mast cell leukemia cell line causing ligand independent activation of the c-kit product. J Clin Invest 92: 1736–1744
2. Grabbe J, Haas N, Czarnetzki BM (1994) Die Mastzelle. Hautarzt 45: 55–64
3. Grabbe J, Welker P, Dippel E, Czarnetzki BM (1994) Stem cell factor, a novel cutaneous growth factor for mast cells and melanocytes. Arch Dermatol Res 287: 78–84
4. Haas N (1996) Mastozytosen. In: Henz BM, Zuberbier T, Grabbe J (eds) Urtikaria – Klinik, Diagnostik, Therapie. Springer, Berlin Heidelberg New York Tokyo, S 122–135
5. Hashimoto K, Tsujimura T, Moriyama Y, Tohya K, Morimoto M, Kitayama H, Kanakura Y, Kitamura Y (1996) Transforming and differentiation-inducing potential of constitutively activated c-kit mutant genes in the IC-2 interleukin-3-dependent mast cell line. Am J Pathol 148: 189–200
6. Kettelhut BV, Metcalfe DD (1991) Pediatric mastocytosis. J Invest Dermatol 96 [Suppl]: 15S–18S
7. Longley BJ, Morganroth GS, Tyrell L (1993) Altered metabolism of mast-cell growth factor (c-kit ligand) in cutaneous mastocytosis. N Engl J Med 328: 1302–1307
8. Longley BJ, Tyrell L, Lu SZ, Ma YS, Langley K, Ding T, Duffy T, Jacobs P, Tang LH, Modlin I (1996) Somatic c-kit activating mutation in urticaria pigmentosa and aggressive mastocytosis: establishment of clonality in a human mast cell neoplasm. Nature Med 12: 312–314
9. Metcalfe DD (1991) Clonclusions of a roundtable discussion on mastocytosis. J Invest Dermatol 96 [Suppl]: 64S–65S
10. Tsujimura T, Furitsu T, Morimoto M, Isozaki K, Nomura S, Masuzawa Y, Kitamura Y, Kanakura (1994) Ligand-independent activation of c-kit receptor tyrosine kinase in a murine mastocytoma cell line P-815 generated by a point mutation. Blood 83: 2619–2626
11. Tsujimura T, Furitsu T, Morimoto M, Kanayama Y, Nomura S, Matsuzawa Y, Kitamura Y, Kanakura Y (1995) Substitution of a aspartic acid results in constitutive activation of c-kit receptor in a rat tumor mast cell line RBL-2H3. Int Arch Allergy Immunol 106: 377–385

Dermatologische Onkologie – Malignes Melanom

Tumorgenetik des malignen Melanoms

J. Weiß

Einleitung

Die maligne Transformation von Zellen und die Progression von Tumoren sind Folgen einer Anhäufung verschiedener genetischer Veränderungen. Mutationen oder Genverluste können durch den Einfluß von Karzinogenen in den Tumoren auftreten (sporadische Mutationen) oder vererbt sein (Keimzellmutationen). Die Analyse von chromosomalen Veränderungen in Tumorfamilien ist ein erfolgversprechender Weg zur Identifizierung und Charakterisierung von hereditären Tumorgenen. Bei einigen seltenen Malignomen konnten auf diese Weise die initialen Tumorgene identifiziert werden. Das maligne Melanom wird ebenfalls in einer hereditären Form beobachtet. In einer australischen Untersuchung waren bei 4,8% der Melanompatienten eine familiäre Belastung gefunden worden [1].

Das initiale Melanomgen

Die Ergebnisse von Stammbaumanalysen in Melanomfamilien legten einen monogenen autosomal dominanten Erbgang der Melanomdisposition nahe. Es mehren sich aber die Hinweise, daß das maligne Melanom ein genetisch heterogener Tumor sein könnte und bestätigen damit die von Happle bereits 1982 geäußerten Zweifel, ob ein einzelnes Gen für die Entstehung von melanozytären Tumoren verantwortlich ist [6]. Kopplungsanalysen (Linkage Analysen) ergaben Hinweise, daß in einigen Familien das initiale Melanomgen auf dem kurzen Arm von Chromosom 1 (1p36), in anderen Familien auf dem kurzen Arm von Chromosom 9 (9p21) liegen könnte [2, 3]. Diese Befunde werden durch Karyotypanalysen und molekulargenetische Untersuchungen von frühen Melanomen und dysplastischen Nävi unterstützt, in denen ebenfalls Auffälligkeiten in diesen chromosomalen Bereichen nachgewiesen werden konnten. Trotz intensiver Untersuchung dieser Chromosomenabschnitte konnten Melanomgene bislang nicht zweifelsfrei identifiziert werden.

Frühe Progressionsgene beim Melanom

In den letzten Jahren konnten mehrere Gene charakterisiert werden, die die Fähigkeit besitzen, in Zellen nach Schädigung des Genoms, einen Mitosestopp zu bewirken. Dadurch wird die DNA-Reparatur ermöglicht oder bei irreversibler DNA Schädigung der programmierte Zelltod der Zellen ausgelöst. Bislang konnten mehrere Regulationsgene des Zellzyklus charakterisiert werden. Die meisten Befunde liegen über das rb-(Retinoblastom)Gen, das p53- und das p16-Gen vor. Diese Gene entfalten ihre tumorsuppressiven Effekte in frühen Stadien der Malignomentstehung. Sie sind nicht gewebespezifisch wirksam und bei einer Vielzahl von soliden und hämatologischen Neoplasien wurde deren Inaktivierung als bedeutender pathogenetischer Mechanismus erkannt.

Das p16-Gen (CDKN2; MLM, MTS1)

Wegen seiner chromosomalen Lokalisation in 9p21 zählt das p16-Gen zu den Kandidatengenen für das familiäre Melanom. P16 inhibiert das Protein CDK4 („cyclin dependent kinase 4"), welches die Zellen stimuliert, in die prämitotische S-Phase des Zellzyklus einzutreten. Das Fehlen von p16 Protein durch eine Deletion des Gens oder durch die Expression von mutanten und damit inaktiven Proteinspezies können somit ein abnormes Zellwachstum zur Folge haben. In Zellinien von verschiedenen Tumortypen (Gliomen, Pankreaskarzinomen, Melanomen) konnte eine Inaktivierung des p16-Gens nachgewiesen werden. In 91/128 Melanomzellinien wurden genetische Veränderungen im p16-Gen gefunden, wobei sehr häufig das Mutationsmuster nachgewiesen wurde, welches durch UV-Licht hervorgerufen wird [5]. In mehreren Melanomfamilien konnte eine Keimzellmutation im p16-Gen nachgewiesen werden. Bei sporadischen Melanomen sind aber nur in einem kleinen Prozentsatz der Tumoren Veränderungen im p16-Gen nachzuweisen. Wir haben nur in einem von 16 untersuchten Melanomen eine Punktmutation im p16-Gen gefunden [9]. Der Nachweis von Punktmutationen in benignen

Nävi spricht dafür, daß p16 nicht das initiale Melanomgen sondern ein sehr frühes Progressionsgen darstellt. Es ist aber nicht ausgeschlossen, daß neben Punktmutationen auch andere molekulare Mechanismen, wie zum Beispiel eine Methylierung des p16-Gens, dessen Inaktivierung bewirken könnte. Die Bedeutung des p16-Gens für die Pathogenese des malignen Melanoms wird von mehreren Arbeitsgruppen intensiv untersucht, so daß in absehbarer Zukunft mit einer Klärung dieser wichtigen Frage zu rechnen ist.

TP53-Tumorsuppressorgen

Das TP53-Gen auf Chromosom 17p13.1 kodiert das nukleär wirkende p53-Protein. Für den normalen Zellzyklus und die physiologische Zelldifferenzierung ist die p53-Funktion von untergeordneter Bedeutung. P53 erlangt seine Bedeutung für die Bewahrung der Integrität des Genoms und somit als Tumorsuppressorgen erst nach einer Schädigung der DNA. Die Einwirkung von chemischen Karzinogenen, ionisierenden Strahlen oder UV-Licht bewirkt einen Anstieg der intrazellulären p53-Konzentration. Wildtyp-Proteine führen zu einem Mitosestop, wohingegen viele mutante Formen diese Funktion verloren haben.

Sowohl bei benignen als auch bei malignen melanozytären Tumoren der Haut ist eine Überexpression von p53-Protein nachweisbar. Wir konnten in 45% der Nävi und in 70% der malignen Melanome eine p53-Überexpression nachweisen, Befunde, die auch von anderen Untersuchern bestätigt wurden [14]. Eine Assoziation zwischen einer p53-Überexpression und der Eindringtiefe oder dem Progressionsstadium der Melanome war nicht nachweisbar, auch konnten aus einer p53-Überexpression keine prognostische Hinweise für Primärtumore abgeleitet werden. Aus diesen Ergebnisse kann geschloßen werden, daß eine abnorme p53-Expression ein frühes Ereignis in der Entstehung melanozytärer Tumoren darstellt. Die immunhistochemisch nachweisbare Überexpression von p53 ermöglicht keine Hinweise, ob Wildtyp- oder mutantes Protein vorliegt. Nukleotidsequenzierungen von TP53 in Nävi und Melanomen zeigten, daß Mutationen seltene Ereignisse darstellen. Solche genetische Veränderungen konnten in einzelnen congenitalen und dysplastischen Nävi gefunden werden, während etwa 10% der malignen Melanome TP53-Mutationen aufwiesen. Diese Mutationsfrequenz ist deutlich geringer als die in Melanomzellinien beobachteten 25%. Die vorliegenden Ergebnisse legen nahe, daß im Gegensatz zu anderen Tumortypen das TP53-Gen für die Pathogenese melanozytärer Tumoren eher von untergeordenter Bedeutung ist.

Das Retinoblastom-Tumorsuppressorgen

Das Retinoblastomgen auf Chromosom 13q14 ist das initiale Tumorgen des Retinoblastoms, es hat aber auch eine pathogenetische Bedeutung in anderen Tumortypen, wie z. B. Sarkomen. Das Rb-Protein (p105) reguliert synergistisch mit p16 und p53 den Zellzyklus.

Die Bedeutung dieses Gens für die Pathogenese melanozytärer Tumoren ist noch nicht ausreichend geklärt. Immunhistochemische Untersuchungen der RB-Expression zeigte eine gesteigerte Expression des Proteins in malignen Melanomen. Gensequenzierungen sind wegen der Größe des Gens nur ganz vereinzelt durchgeführt worden. Da bei Patienten mit familiärem Retinoblastom auch gehäuft maligne Melanome als Zweittumore auftreten, kann vermutet werden, daß das RB1-Gen auch eine pathogenetische Bedeutung für das Melanom haben könnte.

Späte Progressionsgene

In Melanommetastasen, wie auch in anderen entdifferenzierten Zellen, treten eine Vielzahl von genetischen Veränderungen auf. Interessanterweise können in den entsprechenden Progressionsstadien von verschiedenen Tumortypen Veränderungen in identischen Chromosomenabschnitten nachgewiesen werden. Dies spricht dafür, daß Tumorsuppressorgene in diesen lokalisiert sind, die unspezifisch die Entartung von Zellen steuern. Bislang sind für viele nur deren chromosomale Lokalisation, nicht aber die entsprechenden Gene bekannt.

Bislang noch nicht charakterisierte Gene auf Chromosom 6q, 7 und 11q scheinen beim malignen Melanom eine wichtige Rolle in der frühen Progression zu spielen, während Veränderungen auf 1p36, 10q sowie eine veränderte Expression von BCL2, nm23 Proteinen eher in späten Entdifferenzierungsstadien von Bedeutung sind. Trotz intensiver Forschung ist bislang die pathogenetische Rolle der ras-Onkogenfamilie und deren Regulatoren beim Melanom noch nicht abzuschätzen. Die genannten genetischen Veränderungen sind jeweils nur in einer Untergruppe von Melanomen nachweisbar. Die genetische Heterogenität von verschiedenen Melanommetastasen des gleichen Patienten sprechen dafür, daß alternative genetische Entdifferenzierungswege existieren.

Chromosom 6q

Zytogenetische Untersuchungen in Melanomen zeigten sehr häufig strukturelle Veränderungen auf dem

Chromosom 6, die vor allem die Region 6q 22–27 betrafen. Trent et al. konnten durch die Übertragung eines intakten langen Arm des Chromosom 6 den malignen Phänotyp von Melanomzellinien unterdrücken [13].

Chromosom 7p

Melanompatienten haben eine schlechtere Prognose, wenn in den Tumoren zytogenetische Veränderungen auf Chromosom 7 gefunden wurden [12]. Dies weist darauf hin, daß auf diesem Chromosom Progressionsgene lokalisiert sein könnten. Das Gen für den EGF-Rezeptor (epidermal growth factor-receptor) ist ein Kandidatengen.

Chromosom 11q

Trent et al. [12] konnten zeigen, daß bei Melanompatienten eine kürzere Überlebenszeit mit dem Nachweis von zytogenetischen Veränderungen auf dem Chromosom 11 assoziiert ist. In Melanomzellinien war es möglich, die Tumorgenität durch den Transfer eines intakten Chromosoms 11 deutlich zu verringern. In verschiedenen Tumortypen tritt im Verlauf der Tumorprogression der Verlust von genetischem Material auf dem distalen langen Arm von Chromosom 11 auf. Wir haben in etwa 35% von primären Melanomen und Melanommetastasen Allelverluste im Bereich 11q23 nachweisen können. Die bisherigen Befunde weisen darauf hin, daß mindestens 2 Regionen in dieser Bande betroffen sind [7].

Chromosom 1p

Im Karyotyp von Melanomen sind Deletionen und Translokationen in 1p12–22 nicht selten. Dracopoli et al. [4] konnten nachweisen, daß in Melanommetastasen sehr häufig Alleverluste im distalen Bereich von 1p nachweisbar sind. Diese Beobachtungen sprechen dafür, daß in diesem Chromosomenabschnitt neben einem initialen Melanomgen auch ein spätes Progressionsgen lokalisiert sein könnte.

Chromosom 10q

In zytogenetischen Untersuchungen von frühen Melanomen wurden Deletionen in der chromosomalen Region 10q22-10qter beobachtet und als Hinweis für ein frühes Melanomgen in dieser Region gewertet. Wir haben diese Region in 26 Melanomen auf Allelverluste untersucht. Bei mehr als 30% der untersuchten Melanome war ein solcher Verlust nachweisbar [8]. Eine Eingrenzung auf eine bestimmte chromosomale Region war jedoch nicht möglich. Bei mehreren Patienten waren die Allelverluste erst in den Metastasen, aber nicht in den Primärtumoren nachweisbar. Diese Ergebnisse decken sich mit Befunden bei Hirntumoren, bei denen Veränderungen auf Chromosom 10 erst in späten Tumorstadien auftreten und mehr als eine Region betreffen.

Bcl 2-Gen

Das bcl-2 („B-cell leucemia/lymphoma 2") Proto-Onkogen ist der Prototyp einer Onkogenfamilie, die nicht die Proliferation von Zellen stimuliert, sondern den programmierten Zelltod, die Apoptose, blockiert und dadurch die Propagation der Tumorzellen fördert. Bcl-2 hat wichtige physiologische Funktionen. Insbesondere in verschiedenen Stammzellen findet man eine starke Bcl-2-Expression, die einem Untergang dieser wichtigen Zellpopulation entgegenwirkt.

In Zellen des melanozytären Zellsystems findet man ebenfalls eine konstitutive Expression von Bcl-2. Ramsay et al. fanden in allen 39 untersuchten benignen Nävi Bcl-2 exprimiert, in primären Melanomen war das Protein noch in 67% exprimiert, während bei 54% der Melanommetastasen das Protein nachweisbar war [11]. In vielen dicken Primärmelanomen und in allen untersuchten Metastasen waren jedoch umschriebene Bezirke mit einer fehlenden bcl-2 Expression gefunden worden.

NM23-Gen

In verschiedenen Tumortypen war ein Zusammenhang der Expression der Nucleotid -Diphosphat-Kinase, dem homologen Protein des nm23-Tumorsuppressorproteins, mit deren Metastasierungspotenz gefunden worden. NM23 wurde deshalb auch als Anti-Metastasierungsprotein bezeichnet und als prognostischer Marker bewertet. In Melanomzellinien war ein Zusammenhang zwischen der Expression von nm23 und deren Malignität beschrieben worden. Bei melanozytären Tumoren steht der Nachweis der klinischen und prognostischen Relevanz dieses Proteins aber noch aus.

Ras-Onkogenfamilie

Die ras Gen Superfamilie setzt sich aus mehr als 50 verschiedenen Mitgliedern zusammen. Sie haben wichtige Funktionen bei der Steuerung des Zellzyklus inne, ihre Gemeinsamkeit ist die Bindung an GTP. Die ras Genfamilie im engeren Sinne besteht aus den sehr nahe verwandten Ha-ras, Ki-ras, N-ras Genen und zählt zu den am besten untersuchten Onkogenfamilien. Ras-Mutationen scheinen als isolierte, genetische Veränderung eine maligne Transformation von Zellen nicht auslösen zu können. Sie können aber zu unkontrollierten Wachstumsimpulsen für die Zellen und damit zu einem prämalignen Phänotyp führen. Malignes Wachstum scheint aufzutreten, wenn Fehlfunktionen von weiteren Onkogenen oder Tumorsuppressorgenen auftreten. Mehrere Arbeitsgruppen konnten zeigen, daß mutante und dadurch aktivierte ras Gene nur ausnahmsweise in Nävi exprimiert werden und erst spät in der Melanoprogression – in bis zu 45% der Tumore – nachweisbar sind [10]. Ras Aktivierungen werden vor allem in Melanomen beobachtet, die in lichtexponierten Arealen entstanden sind. Bislang konnte jedoch noch nicht eindeutig nachgewiesen werden, daß ras Veränderungen eine pathogenetisch wichtige Rolle in der Entstehung melanozytärer Tumoren haben.

Zusammenfassung und Ausblick

In den letzten Jahren und Jahrzehnten wies die Inzidenz des malignen Melanoms der Haut eine enorme Zunahme auf. Intensive Forschungsbemühungen vieler Gruppen zielen auf die Aufklärung der pathogenetischen Faktoren der Melanomentstehung und der molekularen Ursachen der zunehmenden Entdifferenzierung dieser Tumore. Insbesondere die Erkennung der familiären Form des malignen Melanoms und die Untersuchung von genetischen Markern bei betroffenen Personen erbrachte wichtige Hinweise für die chromosomale Lokalisation des initialen Melanomgens. Bei einigen Familien könnte ein Melanomgen auf dem kurzen Arm von Chromosom 1, bei anderen auf Chromosom 9p liegen. Die chromosomale Lokalisation von beiden vermuteten Melanomgenen konnte eingegrenzt werden, ihre Identifizierung und Charakterisierung ist aber noch nicht gelungen. Mehrere Kandidatengene werden zur Zeit sehr intensiv untersucht.

Nach der Initiation (maligne Transformation) der Melanozyten scheint die Inaktivierung des Rb-Gen, des p53 oder des p16-Gens die Tumorpromotion zu bewirken. Die Tumorprogression ist beim malignen Melanom mit dem Auftreten von verschiedenen genetischen Veränderungen assoziiert, wobei sich auffällige Parallelen zur Entdifferenzierung von anderen Tumortypen nachweisen lassen. In Abbildung 1 ist die Kaskade der Entartung von Melanozyten/Melanomzellen dargestellt sowie die damit assoziierten genetischen Veränderungen und deren wahrscheinlicher Angriffspunkt.

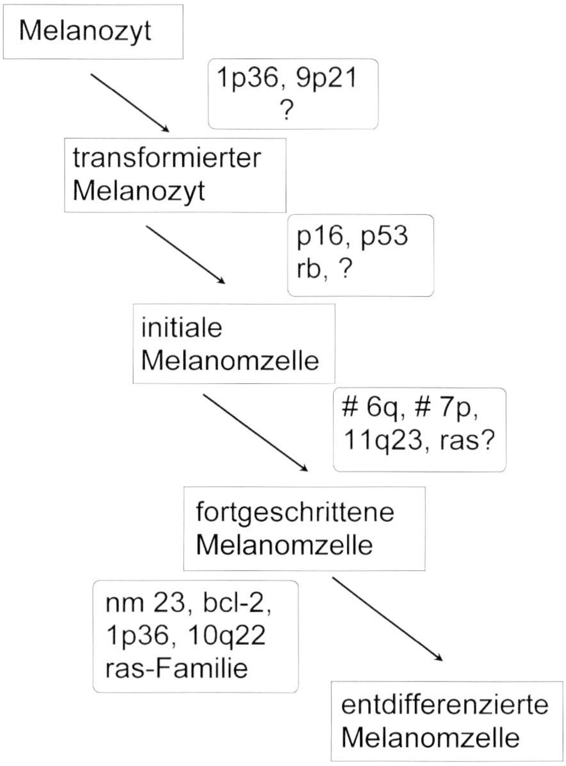

Abb. 1. Kaskade der Entartung von Melanozyten zur Melanomzelle

Das maligne Melanom scheint ein genetisch heterogener Tumor zu sein. Es gibt sowohl Hinweise für eine Heterogenität in der malignen Transformation von Melanozyten, als auch bei der folgenden Entdifferenzierung von Melanomzellen in den verschiedenen Metastasen des gleichen Patienten. Eine Bestätigung dieser Befunde an einer größeren Melanomzahl würde bedeuten, daß die mit viel Hoffnung erwarteten gentherapeutischen Maßnahmen beim Melanom sehr erschwert sein werden.

Literatur

1. Aitken JF, Duffy DL, Green A et al. (1994) Heterogeneity of melanoma risk in families of melanoma patients Am J Epidemiol 140: 961–973
2. Bale SJ, Dracopoli NC, Tucker MA et al. (1989) Mapping the gene for hereditary malignant melanoma-dysplastic nevus to chromosome 1p. N Engl J Med 320: 1367–1372
3. Cannon-Albright LA, Goldgar DE, Meyer LJ et al. (1992) Assignment of a locus for familial melanoma, MLM, to chromosome 9p13-p22. Science 258: 1148–1152
4. Dracopoli NC, Harnett P, Bale SJ et al. (1989) Loss of alleles from the distal short arm of chromosome 1 occurs late in melanoma tumor progression: Proc Natl Acad Sci USA 86: 4614–4618
5. Gruis NA, Weaver-Feldhaus J, Liu Q et al. (1995) Genetic evidence in melanoma and bladder cancer that p16 and p53 function in separate pathways of tumor suppression. Am J Pathol 146: 1199–1206

6. Happle R, Traupe H, Vakilzadeh F, Macher E (1982) Arguments in favor of a polygenetic inheritance of precursor nevi. J Am Acad Dermatol. 6: 540–543
7. Herbst RA, Larson A, Weiss J et al. (1995) A defined region of loss of heterozygosity at 11q23 in cutaneous malignant melanoma. Cancer Res 55: 2494–2496
8. Herbst RA, Weiss J, Ehnis A et al. (1994) Loss of heterozygosity for 10q22-10qter in malignant melanoma progression. Cancer Res 54: 3111–3114
9. Herbst RA, Gutzmer R, Matiaske F et al. (in press) Further evidence for ultraviolet light induction of CDKN2 (p16ink) mutations in sporadic malignant melanomas in vivo. J Invest Dermatol
10. Herlyn M, Satyamoorthy K (1996) Activated ras. Yet another player in melanoma? Am J Pathol 149: 883–893
11. Ramsay JA, From L, Kahn HJ (1995) BCL-2 protein expression in melanocytic neoplasms of the skin. Mod Pathol 8: 150–154
12. Trent JM, Meyskens FL, Salmon SE et al. (1990) Relations of cytogenetic abnormalities and clinical outcome in metastatic melanoma. N Engl J Med 322: 1508–1511
13. Trent JM, Stanbridge EJ, McBride HL et al. (1990) Tumorigenicity in human melanoma cell lines controlled by introduction of human chromosome 6. Science 247: 568–571
14. Weiss J, Heine M, Arden KC et al. (1995) Mutation and expression of p53 in malignant melanomas. In: Garbe C (Hrsg) Skin cancer, recent results in cancer research. Vol 139. Springer, Berlin Heidelberg New York Tokyo, pp 137–154

Zum morphologischen Spektrum atypischer melanozytärer Naevi: dysplastischer Naevus, „Hypermelanotic-Naevus" und „Ancient-Naevus"

H. Kerl, L. Cerroni, I.H. Wolf, H. P. Soyer

Einleitung

Atypische melanozytäre Naevi imitieren klinisch und/oder histologisch ein malignes Melanom. Die Kenntnis und spezielle Subklassifikation dieser gutartigen Problemtumoren ist von herausragender praktischer Bedeutung, weil ihre biologische Einordnung und Differentialdiagnose häufig Schwierigkeiten bereiten kann [1, 4].

- Die Tabelle zeigt das breite Spektrum atypischer melanozytärer Naevi (Melanomsimulatoren):

- Spitz-Naevi und Varianten,
- **dysplastische (Clark-)Naevi,**
- kombinierte Naevi,
- blaue Naevi und Varianten,
- Rezidiv-Naevi,
- Halo-Naevi,
- kongenitale Naevi bei Neugeborenen,
- akrale Naevi,
- genitale Naevi,
- **„Hypermelanotic-Naevi",**
- **„Ancient-Naevi" und**
- andere

Wir haben folgende Tumoren zur Darstellung für diesen Beitrag ausgewählt:

- dysplastischer Naevus,
- „Hypermelanotic-Naevus" und
- „Ancient-Naevus".

Dysplastischer Naevus (Clark- Naevus, „B-K mole", „atypical mole", „nevus with architectural disorder", atypischer melanozytärer Naevus)

Nach der berühmten „National Institute of Health Consensus Development Conference" im Jahr 1992 in Bethesda, USA, wurde empfohlen, die Bezeichnung dysplastischer Naevus nicht mehr zu verwenden. Es wurde vorgeschlagen, den klinischen Begriff atypischer melanozytärer Naevus („atypical mole") und die histopathologische Bezeichnung „nevus with architectural disorder" einzuführen. Genaue Definitionen wurden nicht präsentiert. Der Vorschlag erscheint unverständlich, weil „atypische" klinische Veränderungen und „architectural disorder" nicht nur bei dysplastischen Naevi, sondern bei allen in obiger Tabelle angeführten melanozytären Proliferationen und natürlich auch beim Melanom beobachtet werden können [1]. Es wurde ein Name geändert und damit eine noch größere Verwirrung zum Thema der dysplastischen Naevi verursacht. Dies zeigt, daß es manchmal besser ist, keinen Konsens zu erreichen, als Unsinn zu verbreiten. Die aktuelle Terminologie erscheint uns auch weniger wichtig als die genaue Kenntnis des biologischen Verhaltens dieser Läsionen.

Was sind nun die Fakten?

Die klinische und auflichtmikroskopische Unterscheidung zwischen einem dysplastischen Naevus und einem „melanoma in situ" ist nicht immer möglich.

Die histologischen Veränderungen des dysplastischen Naevus findet man nicht selten in „gewöhnlichen" erworbenen melanozytären Naevi vom Junktions- und Compound-Typ. Dysplasie ist wahrscheinlich ein Wachstumsmuster (proliferative Phase?) melanozytärer Zellpopulationen während des „Lebensweges" eines Naevus.

Der Zusammenhang zwischen dysplastischen Naevi und einem erhöhten Risiko zur Melanomentstehung ist nicht eindeutig klar. Man kann aber annehmen, daß die Rolle der dysplastischen Naevi als Melanom-Präkursoren vielfach überschätzt wird [1, 10]. Es besteht jedoch kein Zweifel, daß Personen mit dysplastischen Naevi in Familien mit familiärem Melanom (dysplastisches Naevus-Syndrom oder „familial atypical multiple mole syndrome") ein extrem erhöhtes Melanomrisiko aufweisen. Ebenso ist von Bedeutung, daß Personen mit einer großen Anzahl „gewöhnlicher" melanozytärer Naevi und zusätzlich vielen dysplastischen Naevi als Patienten mit erhöhtem Melanomrisiko identifiziert werden können [7, 11].

Es ist nicht indiziert, jeden dysplastischen Naevus zu exzidieren. Melanozytäre Naevi, die klinisch nicht eindeutig von einem frühen Melanom unterscheidbar sind, sollten operativ entfernt werden, um das Problem histologisch zu lösen. Ideal wären regelmäßige Kontrolluntersuchungen des Patienten.

Clarks Konzept, welches heute sehr widersprüchlich beurteilt wird, ist zumindest als heuristisches Prinzip wertvoll und wichtig. Von Clarks Publikationen sind beachtenswerte Impulse für die Melanomforschung ausgegangen, die zum Verständnis der Biologie dieses Tumors beigetragen haben. Daraus resultierten insbesonders eine Verbesserung der Frühdiagnose des Melanoms und entscheidende Fortschritte bei der Melanomprophylaxe.

„Hyermelanotic-Naevus" („schwarzer" Naevus)

Klinisch handelt es sich um dunkelbraune, meist jedoch schwarze Flecke und Papeln, die bevorzugt am Rücken lokalisiert sind. Der Durchmesser der Läsionen ist eher klein und erreicht etwa 6 mm; das Durchschnittsalter der Patienten beträgt 40 Jahre. Folgende histologische Kriterien sind für die Diagnose bedeutsam:

- Melanin im Stratum corneum
- Verlängerung der hyperpigmentierten Reteleisten mit Melanozyten in kleinen Nestern und Einzelformationen. Melanozytennester auch im Stratum papillare
- Melanophagen und lymphoidzellige Infiltrate in der oberen Dermis.

Diese kürzlich beschriebenen melanozytären Tumoren [3] können klinisch vor allem mit einem frühen malignen Melanom verwechselt werden. Die homogene schwarze Farbe, der kleine Durchmesser, die Symmetrie und scharfe Begrenzung erlauben jedoch in den meisten Fällen die Abgrenzung vom Melanom. Die klinische Differentialdiagnose des Hypermelanotic-Naevus betrifft neben dem Melanom die Lentigo simplex und die Lentigo solaris, die retikuläre Lentigo [6], dysplastische Naevi, den „Deep-penetrating-Naevus", blaue Naevi und den pigmentierten Spindelzelltumor Reed.

Der Hypermelanotic-Naevus ist keine „neue" Entität. Ähnliche melanozytäre Proliferationen waren bereits früher in der Literatur bekannt und wurden als naevoide Lentigo [5], „jentigo/compendigo" [9] und „new melanocytic nevi arising in midlife" [2] bezeichnet. Durch die Erweiterung unserer Kenntnisse wurde jedoch ihre Einordnung genauer definiert.

„Ancient-Naevus" (pleomorpher melanozytärer Naevus mit degenerativen Veränderungen)

Der „Ancient-Naevus" gehört ebenfalls zur großen Gruppe der Melanom-Simulatoren [8]. Der Tumor teilt zahlreiche Gemeinsamkeiten mit dem „ancient"-Schwannom, weshalb die Bezeichnung Ancient-Naevus gewählt wurde.

Ancient-Naevi werden vor allem bei älteren Patienten im Gesicht beobachtet. Man findet hautfarbene oder bläulich-rote Tumoren. Folgende histologische Kriterien sind herauszustellen:

- Exo-endophytische dermale melanozytäre Proliferation,
- 2 Melanozytenpopulationen: konfluierte Nester großer Zellen mit atypischen Kernen und manchmal Mitosen sowie kleine naevoide Zellen, die in den Randzonen nachweisbar sind
- selten sind Komponenten eines blauen Naevus oder eines Spitz-Naevus nachweisbar
- degenerative Veränderungen mit wandverdickten Gefäßen, Hämorrhagien, Fibrose und myxoiden Arealen
- keine epidermale Beteiligung.

Dieser gutartige atypische melanozytäre Naevus wird häufig als dermales malignes Melanom im Bereich eines präexistenten Naevus fehlinterpretiert.

Literatur

1. Ackerman AB, Cerroni L, Kerl H (1994) Pitfalls in histopathologic diagnosis of malignant melanoma. Lea & Febiger, Philadelphia
2. Clark WH, Elder DE, Guerry IV D, Epstein MN, Greene MH, Van Horn M (1984) A study of tumor progression: The precursor lesions of superficial spreading and nodular melanoma. Hum Pathol 15: 1147–1165
3. Cohen LM, Bennion SD, Johnson TW, Golitz LE (1997) Hypermelanotic nevus: Clinical, histopathologic, and ultrastructural features in 316 cases. Am J Dermatopathol 19: 23–30
4. Farmer ER, Gonin R, Hanna MP (1996) Discordance in the histopathologic diagnosis of melanoma and melanocytic nevi between expert pathologists. Hum Pathol 27: 528–531
5. Gartmann H (1978) Zur Dignität der naevoiden Lentigo. Ein Beitrag zur Früherkennung und -erfassung des malignen Melanoms und seiner Vorstufen. Z Hautkr 53: 91–100
6. Kaddu S, Soyer HP, Wolf IH, Rieger E, Kerl H (1997) Retikuläre Lentigo. Hautarzt 48: 181–185
7. Kerl H (1992) Das maligne Melanom. Hoffmann-LaRoche, Wien
8. Kerl H, Soyer HP, Cerroni L, Wolf I (1993) „Ancient" nevus – a benign simulator of melanoma. J Cutan Pathol 20: 550 (abstract)
9. Maize JC, Ackerman AB (1987) Pigmented lesions of the skin. Lea & Febiger, Philadelphia
10. Massi D, Nielsen T, Ackerman AB (1997) Melanocytic dysplasia, dysplastic nevus, and dysplastic nevus syndrome: Myth! Part IV. Dermatopathol: Pract & Concept 3: 38–59
11. Slade J, Marghoob AA, Salopek TG, Rigel DS, Kopf AW, Bart RS (1995) Atypical mole syndrome: Risk factor for cutaneous malignant melanoma and implications for management. J Am Acad Dermatol 32: 479–494

Leitlinien und Qualitätssicherung für Diagnose und Therapie des malignen Melanoms

C. Garbe

Einleitung

Seit 2 Jahren werden von den wissenschaftlichen medizinischen Fachgesellschaften Standards für die Diagnostik und Therapie eines breiten Krankheitsspektrums erarbeitet. Die Koordination für die Erarbeitung von Standards zu den onkologischen Krankheitsbildern hat die Deutsche Krebsgesellschaft übernommen. Die Arbeitsgemeinschaft Dermatologische Onkologie in der Deutschen Krebsgesellschaft wurde mit der Federführung für die Ausarbeitung von Standards zum malignen Melanom sowie zu anderen Hauttumoren beauftragt.

Diesem Auftrag folgte ein langwieriger Abstimmungsprozeß. Zunächst war die Abstimmung unter den Dermatologen selbst zu bewerkstelligen. Zu der Arbeitsgruppe, die die Ausarbeitung vornahm, wurden neben Vertreten der Arbeitsgemeinschaft Dermatologische Onkologie auch Vertreter der Vereinigung für operative und onkologische Dermatologie und der Kommission für Qualitätssicherung hinzugezogen. Das erste Arbeitsergebnis wurde unter der Überschrift „Zur Diskussion gestellt“ in der Zeitschrift „Derm“ abgedruckt und an alle niedergelassenen Dermatologen sowie die Kliniken mit der Bitte um Stellungnahme verteilt. Insgesamt gingen beim Herausgeber (C. Garbe) mehr als 60 Zuschriften ein, die im Prozeß der weiteren Überarbeitung der Standards berücksichtigt wurden.

Im Sommer 1996 wurden die Arbeitsergebnisse auch den anderen medizinischen Fachgesellschaften, die an der Ausarbeitung beteiligt sind, zugeleitet. Dazu gehören zum einen die Arbeitsgemeinschaften für Onkologie in der Krebsgesellschaft, hier insbesondere die Internisten, Chirurgen und Radiologen sowie auch ihre medizinischen Fachgesellschaften. Die Stellungnahmen wurden dann den Autoren der einzelnen Beiträge zur Einarbeitung zugeleitet und die Übernahme der Korrekturwünsche wurde von Herrn Prof. Hermanek als Leiter der Kommission für Qualitätssicherung bei der Deutschen Krebsgesellschaft geprüft. Für die letzte Überarbeitung hatte Herr Prof. Hermanek noch mehr als 30, z. T. umfangreiche Änderungswünsche, die abschließend vom Herausgeber bearbeitet wurden. Die „diagnostischen und therapeutischen Standards in der dermatologischen Onkologie“ wurden im Juli 1997 endgültig zur Drucklegung akzeptiert und werden demnächst erscheinen [16].

Damit existieren im deutschsprachigen Raum erstmalig interdisziplinär abgestimmte Standards für die Diagnose und Therapie des Melanoms. Für die Qualitätssicherung lassen sich dabei unterschiedliche Ebenen unterscheiden:

- Gesicherte Standards, die durch multizentrische randomisierte Studien belegt sind, und deren Nichteinhaltung als Kunstfehler bewertet werden muß (Kategorie 1).
- Konsensus-Empfehlungen, die auf durch Studien abgesicherten Erfahrungen von Experten verschiedener Disziplinen beruhen und deren Nichteinhaltung ebenfalls forensische Konsequenzen haben kann (Kategorie 2).
- Fallweise nützliche Empfehlungen, deren Anwendung individuell im Hinblick auf die besonderen Merkmale des Krankheitsbildes und des Patienten entschieden werden muß (Kategorie 3).

Mit den Standards wird intendiert, diese Unterscheidung bei allen Empfehlungen vorzunehmen.

Diagnose des Primärtumors

Die Verdachtsdiagnose eines malignen Melanoms der Haut wird zunächst klinisch gestellt, in jedem Fall sollte eine auflichtmikroskopische Untersuchung zur Absicherung der klinischen Verdachtsdiagnose durchgeführt werden (Kat. 2) [12]. Die präoperative Vermessung des Tumors mittels hochauflösendem Ultraschall kann fallweise nützlich sein, um den Sicherheitsabstand für die Exzision festzulegen (Kat. 3). In jedem Fall ist die Durchführung einer histologischen Untersuchung unbedingt erforderlich, um die Diagnose zu stellen (Kat. 1). Die Voraussetzung dafür ist eine Exzisionsbiopsie des gesamten Tumors, dagegen sind Behandlungsverfahren ohne histologische Beurteilungsmöglichkeit wie z. B. eine Lasertherapie oder Kryotherapie abzulehnen [33]. Auch Inzisionsbiopsien sind in der Regel nicht geeignet, um eine histologische Diagnose zu ermöglichen. Eine Ausnahme besteht bei Verdacht auf ein Lentigo-maligna-Melanom, bei dem zur Diagnosestellung eine Inzisionsbiopsie möglich ist.

Die klinische Verdachtsdiagnose basiert zumeist auf den Kriterien der *ABCD-Regel* (s. Übersicht) [9, 31].

ABCD-Regel für die Verdachtsdiagnose des kutanen Melanoms

A = Asymmetrie,
B = Begrenzung unregelmäßig,
C = Colorit innerhalb der Läsion variierend,
D = Durchmesser grösser als 5 mm.
⇒ Der Verdacht besteht, wenn mehrere Kriterien erfüllt sind.

Manche Untersucher haben die *ABCD-Regel* noch durch ein E für Erhabenheit ergänzt, dieses Kriterium trägt aber wegen der Häufigkeit erhabener Anteile bei melanozytären Naevi nicht zur besseren Differentialdiagnose von malignen Melanomen bei. Die *ABCD-Regel* läßt sich nicht auf alle malignen Melanome anwenden, sie trifft insbesondere nur eingeschränkt auf noduläre Melanome zu. Bei der klinischen Diagnose maligner Melanome ist ein breites Spektrum von Differentialdiagnosen zu berücksichtigen, die wichtigsten *Differentialdiagnosen* pigmentierter Melanome sind in Tabelle 1 zusammengefaßt. Mit der *auflichtmikroskopischen Untersuchung* läßt sich die Sensitivität der Melanomdiagnose von 70–80 % auf ca. 90 % anheben [34, 42]. Insbesondere die Unterscheidung von dysplastischen melanozytären Naevi und malignen Melanomen ist mit dieser Methode in den meistens Fällen möglich und so können viele unnütze Exzisionen vermieden werden. Die wichtigsten auflichtmikroskopischen Kriterien für die Melanomdiagnose sind in Tabelle 2 zusammengefaßt. Die *hochauflösende Ultraschalluntersuchung* mit 20 MHz-Sonden trägt wenig zur Differentialdiagnose des Melanoms bei, sie kann allenfalls zur Abgrenzung seborrhoischer Keratosen herangezogen werden [23]. Präoperativ ist die Tumordickenmessung damit möglich, wobei die Tendenz zu einer Überschätzung der Tumordicke besteht [44]. Diese Untersuchung kann somit fallweise für die präoperative Festlegung des Sicherheitsabstandes der Exzision nützlich sein.

Der Goldstandard für die Diagnose des malignen Melanoms bleibt die *histologische Untersuchung*. Insbesondere für die Abgrenzung gegenüber dysplastischen melanozytären Naevi und sogenannten Melanom-Simulatoren (Spitz-Naevus, Deep penetrating Naevus, akrale Naevi, genitale Naevi etc.) ist eine spezielle Erfahrung erforderlich [4, 6, 40]. Neben der Malignitäts-Diagnose muß der histologische Befund weitere Merkmale aufführen, von denen die Tumor-

Tabelle 1. Die wichtigsten Differentialdiagnosen des kutanen Melanoms[a]

Melanomtyp	Differentialdiagnosen
Superfiziell spreitendes Melanom (SSM):	• Lentigo-maligna-Melanom • Atypischer melanozytärer Nävus • Halo-Nävus • Spitz-Nävus • Pigmentierter Spindelzellnävus • Rezidiv-Nävus (Pseudo-Melanom) • Pigmentiertes Basaliom • Pigmentiertes Dermatofibrom • Pigmentierte solare Keratose • Seborrhoische Keratose • Thrombosiertes Hämangiom
Noduläres Melanom (NM):	• Pigmentiertes Basaliom • Blauer Nävus • Spitz-Nävus • Seborrhoische Keratose • Thrombosiertes Hämangiom • Granuloma teleangiectaticum • Pigmentiertes Dermatofibrom • Bednar-Tumor (pigmentiertes Dermatofibrosarcoma protuberans)
Lentigo-maligna-Melanom (LMM):	• Superfiziell spreitende Melanom • Lentigo maligna • Atypischer melanozytärer Nävus • Spitz-Nävus • Flache seborrhoische Keratose • Pigmentiertes Basaliom • Pigmentierte solare Keratose
Akrolentiginöses Melanom (ALM):	• Atypischer melanozytärer Nävus • Epithelioma cuniculatum • Subkorneale Blutung • Schwiele • Klavus • Trophisches Ulcus • Interdigitalmykose
Subunguales Melanom:	• Melanozytärer Nävus • Subunguale Blutung • Onychomycosis nigricans • Chronische Paronychie • Panaritium • Granuloma teleangiectaticum

[a] Die noch umfangreichere Differentialdiagnose des amelanotischen Melanoms wurde nicht berücksichtigt.

Tabelle 2. Auflichtmikroskopische Kriterien zur Diagnose des kutanen malignen Melanoms

Kriterium	Merkmal
Pigmentnetzwerk	• unregelmäßig • Abrupter Abschluß in der Peripherie • stark ausgeprägt
Diffuse Pigmentierung	• Unregelmäßig • Inhomogen • scharf begrenzt
Depigmentierungen	• Unregelmäßig verteilt
Braune Globuli	• Unregelmäßig verteilt • in Form und Größe variierend
Black dots	• Unregelmäßig verteilt • in Form und Größe variierend
Radiales Strömen	• vorhanden
Pseudopodien	• vorhanden
Grau-blauer oder weißlicher Schleier	• vorhanden

dicke nach Breslow und der Invasionslevel nach Clark die wichtigsten für die Prognosebstimmung sind (Übersicht) [15].

Standards der histologischen Befundung maligner Melanome

Malignitätsdiagnose:

- Asymmetrische Architektur
- Pagetoide Durchwanderung
- Fehlende Reifung zur Tiefe
- Diffuse Invasion an der Basis
- Lymphohistiozytäres Infiltrat
- Regressionsphänomene
- Verschiebung Kern-Plasma-Relation
- Hyperchromasie und Polymorphie der Kerne
- Mitosen

Zusätzlich erforderliche diagnostische Parameter:

- Tumordicke nach Breslow
- Invasionslevel nach Clark
- Histologischer Subtyp
- Vorhandensein von Ulzeration
- Vorhandensein von Regression
- Nävusassoziation

Das maligne Melanom der Haut wird nach klinischen und histologischen Kriterien in 4 *Subtypen* eingeteilt. Unterschieden werden das superfiziell spreitende Melanom, das noduläre Melanom, das Lentigo-maligna-Melanom und das akrolentiginöse Melanom sowie unklassifizierbare Typen (Tabelle 3). Die Unterscheidung verschiedener Subtypen des malignen Melanoms hat wesentlich zur Verbesserung der Früherkennung der verschiedenen Wachstumsformen beigetragen und hat sich didaktisch bewährt [5, 33]. Darüber hinaus haben in größerern Patientenkollektiven die Subtypen auch eine prognostische Signifikanz, die allerdings, weniger bedeutend als die der Tumordicke oder des Invasionslevels ist [13].

Ausbreitungsdiagnostik und Stadieneinteilung

Bei allen invasiven Melanomen wird nach Diagnosestellung die Durchführung einer *Ausbreitungsdiagnostik* empfohlen [15]. Diese ist nicht nur zur Erkennung möglicher Metastasierungen sinnvoll, sondern dokumentiert gleichzeitig einen Ausgangsbefund, mit dem im weiteren Verlauf erhobene Befunde verglichen werden können. Die empfohlenen Untersuchungen im Rahmen der Ausbreitungsdiagnostik sind:

- Lymphknotenstonographie,
- Abdomensonographie und/oder CT-Abdomen,
- Röntgen-Thorax und/oder CT-Thorax,
- CT-Schädel oder Kernspintomographie bei Tumoren dicker als 1,5 mm,
- Blutuntersuchung: BB, BSG, Leberwerte, LDH, Nierenretentionswerte.

Die Untersuchungsmethode, mit der am häufigsten frühe Metastasierungen erkannt werden, ist die *Lymphknotensonographie* [35, 43]. In den meisten Fällen können metastatisch befallene Lymphknoten und reaktive Lymphknoten gut voneinander abgegrenzt werden. Bei dickeren Melanomen wird heute in einigen Zentren zur Abklärung eines Lymphknotenbefalls auch die *„sentinel node biopsy"* durchgeführt. Der Wert dieser Methode ist noch nicht endgültig geklärt. Der Eingriff besteht darin, den ersten drainierenden Lymphknoten einer Region mittels Lymphszintigraphie nach Unterspritzung/Umspritzung des Primärtumors oder der Exzisionsnarbe aufzuspüren, um ihn selektiv zu exzidieren und auf Mikrometastasierung zu untersuchen [17]. Inwieweit dieses Verfahren Vorteile für die Pat. bringt, wird zur Zeit in größeren Studien untersucht.

Tumormarker sind beim malignen Melanom bisher nicht etabliert. In jüngerer Zeit wurde über erhöhte Serumwerte des Protein S 100 bei metastasiertem Melanom berichtet [19]. Hier bleibt zu prüfen, ob Protein S 100 zu einer früheren Entdeckung von Melanommetastasen neben den bisher bereits etablierten Staginguntersuchungen beiträgt. Ein anderes neues Verfahren ist der Nachweis von Tyrosinase oder anderen spezifischen Genen von Pigmentzellen im Blut mittels reverser Transkiptase und Polymerasekettenreaktion. Dazu wird mRNA erst im Blut extrahiert, mittels reverser Transkiptase in cDNA umgeschrieben und mit spezifischen Primern mit der Polymerasekettenreaktion amplifiziert [28]. So kann noch eine Pigmentzelle in ca. 10^7

Tabelle 3. Klinisch-histologische Subtypen kutaner maligner Melanome im deutschsprachigen Raum. Nach Daten des Zentralregisters Malignes Melanom (n = 30015)

Typ	Abkürzung	Prozentualer Anteil	Medianes Alter
Superfiziell spreitendes Melanom	SSM	57,4%	51 Jahre
Noduläres Melanom	NM	21,4%	56 Jahre
Lentigo-maligna-Melanom	LMM	8,8%	68 Jahre
Akrolentiginöses Melanom	ALM	4,0%	63 Jahre
Nicht klassifizierbares Melanom	UCM	3,5%	54 Jahre
Sonstige		4,9%	54 Jahre

Zellen nachgewiesen werden. Ob diese Sensitivität für eine Frühdiagnose maligner Melanome ausreicht, bleibt weiter zu prüfen.

Zirka 90 % aller maligner Melanome kommen derzeit als Primärtumor ohne erkennbare Metastasierung zur ersten Diagnose. Die 10-Jahres-Überlebensprognose beträgt dabei ca. 80 %. Die wichtigsten *prognostischen Faktoren bei primären malignen Melanomen* ohne Metastasen sind folgende [1, 13]:

- die vertikale Tumordicke nach Breslow,
- der Invasionslevel nach Clark,
- der klinisch-histologische Subtyp,
- das Geschlecht,
- die Tumorlokalisation,
- das Vorhandensein einer Ulzeration.

Das maligne Melanom kann sowohl primär lymphogen als auch primär hämatogen metastasieren. Etwa 2/3 aller *Erstmetastasierungen* sind zunächst auf das regionäre Lymphabflußgebiet beschränkt. Eine regionäre Metastasierung kann manifest werden mit

- Satellitenmetastasen (bis zu 2 cm um den Primärtumor), sowie mit lokalen Rezidiven nach Entfernung des Primärtumors mit unzureichendem Sicherheitsabstand.
- Intransit-Metastasen in der Lymphabflußstrecke, die zur ersten Lymphknotenstation führt,
- regionäre Lymphknotenmetastasen.

Eine über die erste Lymphknotenstation hinausgehende Metastasierung wird als Fernmetastasierung eingeordnet. Die *TNM-Klassifikation und Stadieneinteilung* ist in Tabelle 4 enthalten [46, 47]. Die 10 Jahres Überlebenswahrscheinlichkeit bei Patienten mit Satelliten- und Intransitmetastasen beträgt ca. 25–40 %, und bei Patienten mit klinisch manifesten regionären Lymphknotenmetastasen ca. 15–30 %. Bei Fernmetastasierung ist die Prognose in der Regel infaust, die mediane Überlebenszeit beträgt ohne Behandlung ca. 4–6 Monate.

Von der deutschen dermatologischen Gesellschaft wurde eine besser prognoseorientierte Stadieneinteilung empfohlen, die die Ausbreitung des Tumors eindeutig erkennen läßt [22, 33]. Die im Stadium III

Tabelle 4. TNM-Klassifikation des Melanoms (UICC 1987 und UICC 1997)

pT	Primärtumor[a]
pTX	Primärtumor kann nicht beurteilt werden
pT0	kein Primärtumor
pTis	Melanoma in situ (Clark-Level I)
pT1	Tumordicke < 0,75 mm und Clark-Level II
pT2	Tumordicke 0,76–1,5 mm und/oder Clark-Level III
pT3a	Tumordicke 1,51–3,0 mm und/oder Clark-Level IV
pT3b	Tumordicke 3,01–4,0 mm und/oder Clark-Level IV
pT4a	Tumordicke > 4,0 mm mm und/oder Clark-Level V
pT4b	Satelliten innerhalb von 2 cm vom Primärtumor

[a] Bei Diskrepanzen zwischen Tumordicke und Clark-Level richtet sich die pT-Kategorie nach dem jeweils ungünstigsten Befund.

N	Regionäre Lymphknoten
NX	Regionäre Lymphknoten können nicht beurteilt werden
N0	Keine regionären Lymphknotenmetastasen
N1	Metastase(n) 3 cm oder weniger in größter Ausdehnung in irgendeinem regionären Lymphknoten
N2	Metastase(n) mehr als 3 cm in größter Ausdehnung in irgendeinem regionären Lymphknoten und/oder In-transit-Metastasen[a]
N2a	Metastase(n) mehr als 3 cm in größter Ausdehnung
N2b	In-transit-Metastase(n)
N2c	Metastase(n) mehr als 3 cm in größter Ausdehnung und In-transit-Metastase(n)

[a] In-transit-Metastasen sind Metastasen der Haut oder Subkutis, die mehr als 2 cm vom Primärtumor entfernt, aber nicht jenseits der regionären Lymphknoten liegen.

NM	Fernmetastasen
MX	Das Vorliegen von Fernmetastasen kann nicht beurteilt werden
M0	Keine Fernmetastasen
M1a	Befall von Haut, Subkutis oder Lymphknoten jenseits der regionären LK
M1b	Viszerale Metastasen

Stadieneinteilung (UICC 1997) des Melanoms

Stadium I	pT1, pT2	N0	M0
Stadium II	pT3	N0	M0
Stadium III	pT4	N0	M0
	jedes pT	N1, N2	M0
Stadium IV	jedes pT	jedes N	M1

Tabelle 5. Stadieneinteilung nach den Empfehlungen der Deutschen Dermatologischen Gesellschaft

				10-J-Überlebensrate
Stadium IA	pT1 (≤ 0,75 mm)[a]	N0	M0	97 %
Stadium IB	pT2 (0,76–1,5 mm)[a]	N0	M0	90 %
Stadium IIA	pT3 (1,51–4,0 mm)[a]	N0	M0	67 %
Stadium IIB	pT4 (> 4,0 mm)[a]	N0	M0	43 %
Stadium IIIA	pTa, pTb[b]	N0	M0	28 %
Stadium IIIB	jedes pT	N1, N2	M0	19 %
Stadium IV	jedes pT	jedes N	M1	3 %

[a] Die pT-Klassen werden nach der vertikalen Tumordicke nach Breslow festgelegt, nur bei fehlender Tumordickenangabe wird der Invasionslevel nach Clark in Anlehnung an die TNM-Klassifikation herangezogen.
[b] Satelliten-Metastasen werden als pTa und In-transit-Metastasen als pTb bezeichnet.

der UICC zusammengefaßten Gruppen werden aufgeschlüsselt (Tabelle 5).

Operative Therapie

Maligne Melanome ohne klinisch erkennbare Metastasen müssen operativ entfernt werden. Um Satellitenmetastasierung zu vermeiden, wird die *Exzision mit einem Sicherheitsabstand* vorgenommen. Der Sicherheitsabstand richtet sich nach dem Metastasierungsrisiko und variiert in Abhängigkeit von der Tumordicke. (Tabelle 6) [24]. Er wird entweder in Abhängigkeit von einer Untersuchung mit hochauflösendem Ultraschall (siehe oben) oder vom histologischen Befund der Exzisionsbiopsie festgelegt. Dünne invasive Melanome werden nur noch mit 1 cm Sicherheitsabstand versorgt, so daß die meisten Tumoren in Lokalanaesthesie mit Dehnungsplastik operiert werden können. Beim Lentigo-maligna-Melanom kann bei Anwendung der mikrographischen Chirurgie ein reduzierter Sicherheitsabstand verwendet werden, was insbesondere bei Tumoren im Gesichtsbereich von Vorteil sein kann [32].

Satelliten- und/oder Intransitmetastasen werden nach Möglichkeit ebenfalls operativ entfernt, hier wird die vollständige Entfernung ohne größere Sicherheitsabstände angestrebt. Da bei diesem Metastasierungstyp in der Regel die regionären Lymphknoten mitbefallen werden, wird frühzeitig eine elektive Lymphadenektomie empfohlen. Im Extremitätenbereich stellt die *hypertherme Zytostatikaperfusion* eine therapeutische Alternative dar, die insbesondere bei multiplen Tumoren verwendet werden sollte [7, 30].

Bei Vorliegen regionärer *Lymphknotenmetastasen* muß eine radikale Lymphadenektomie vorgenommen werden [8, 36]. Im Leistenbereich sollte diese nach iliakal erweitert werden.

Bei Vorliegen von *Fernmetastasen* sollten einzelne oder einige wenige Metastasen in einem Organ soweit möglich komplett entfernt werden [18, 29, 36]. Dieses Vorgehen kann zur Lebensverlängerung beim disseminierten Melanom führen, wenn dadurch Tumorfreiheit erreicht wird. Es bleibt fraglich, ob chirurgische Metastasenentfernung im Sinne einer Tumormassenreduktion auch dann für den Patienten vorteilhaft ist, wenn keine Tumorfreiheit erreicht wird.

Tabelle 6. Exzisionsstrategie im klinischen Stadium des Primärtumors[a]

Tumordicke	Sicherheitsabstand[a] (in situ gemessen)
MM in situ	0,5 cm
Breslow ≤ 1 mm	1 cm
Breslow > 1–≤ 4 mm	2 cm
Breslow > 4 mm	3 cm

[a] Bei Vorliegen zusätzlicher Risikofaktoren (z. B. Ulzeration, Regression) wird die Wahl des nächsthöheren Sicherheitsabstandes empfohlen

Adjuvante Therapie

Adjuvante Therapien bei malignen Melanomen mit hohem Metastasierungsrisiko (Tumordicke 1,5 mm und mehr) wurden in verschiedenen Studien geprüft [21, 45]. In prospektiven randomisierten Studien zeigte sich kein sicherer Überlebensvorteil nach *elektiver Lymphadenektomie* [2], *hyperthermer Extremitätenperfusion* oder *systemischer Therapie* mit Zytostatika. Bei Patienten mit primären Melanomen mit einer Tumordicke > 4 mm sowie nach regionärer Lymphknotenmetastasierung wurde über eine signifikante Lebensverlängerung nach Behandlung mit einem Hochdosis-Schema mit Interferon-α berichtet [26, 27]. Dieses Schema besitzt allerdings eine hohe Toxizität und es sind bereits mehrere Patienten an den Nebenwirkungen dieser Therapie verstorben. Bisher ist nicht eindeutig gesichert, ob Interferon-Therapien mit niedrigeren Dosen eine lebensverlängernde Wirkung haben. Insofern erscheint es geboten, weitere randomisierte Studien mit Beobachtungsarmen zur Erprobung wirksamer adjuvanter Therapien mit geringerer Toxizität durchzuführen.

Strahlentherapie

Zur Behandlung von *Primärtumoren* kommt die Strahlentherapie bei inoperablen Patienten mit Lentigo-maligna-Melanomen in Betracht. Bei inoperablen *Lymphknotenmetastasen* bzw. makroskopischen Tumorresten nach Operation kann durch Strahlenbehandlung eine langfristige lokale Tumorkontrolle in ca. 70 % der Fälle erreicht werden. Dafür werden Dosierungen zwischen 40 und 60 Gy mit Einzeldosierung zwischen 2,0 und 4,0 Gy empfohlen [3, 37]. Eine höhere Ansprechrate auf Erhöhung der Einzeldosis wurde vermutet, konnte jedoch in einer randomisierten Studie nicht bewiesen werden. Der zusätzliche Einsatz von Hyperthermie scheint bei rezidivierenden bzw. metastatischen und inoperablen Tumoren eine Verbesserung der lokalen Tumorkontrolle zu gewährleisten. Eine weitere Indikation für die Strahlentherapie stellt *Hirnmetastasierung* dar. Bei solitären oder weniger cerebralen Metastasen erbringt die stereotaktische Einzeitbehandlung eine deutliche Verlängerung der Überlebenszeit [38, 39]. Unsicher bleibt dagegen, ob die Ganzhirnbestrahlung zur Verlängerung des Überlebens beiträgt [41]. Eine weitere Indikation für die Strahlentherapie stellen noch *Knochenmetastasen* dar, die sich in der Regel unter Bestrahlung gut zurückbilden.

Chemotherapie

Bei Vorliegen von Fernmetastasen werden Patienten vorwiegend unter *palliativen Gesichtspunkten* behandelt [10, 45]. Bei allen Behandlungen ist daher der Gesichtspunkt der *Lebensqualität* kritisch mitzubedenken. Metastasen der Haut und Weichteile sowie der Lunge sprechen am ehesten auf eine Chemotherapie an. Geringeres Ansprechen wird dagegen für Lebermetastasen, Skelettmetastasen und Hirnmetastasen gefunden [10].

Zu den *wirksamsten Chemotherapeutika* gehören die Substanzen Dacarbazin, Fotemustin, Vindesin, BCNU und Cisplatin [45]. Die Ansprechraten bei Monochemotherapie liegen für diese Substanzen zwischen 15 und 20 %. Eine Kombination mehrerer Medikamente kann die Ansprechraten bis auf ca. 35 % erhöhen (Tabelle 7).

Immuntherapie und Immunchemotherapie

Immuntherapeutische Behandlungen allein haben beim fernmetastasierten malignen Melanom keine größeren Wirkung gezeigt als Chemotherapie. Eine klinische Wirksamkeit wurde für Interferon-α und Interleukin-2 gefunden [25]. Die Wirksamkeit liegt in derselben Größenordnung wie die der Chemotherapeutika.

Bessere Ergebnisse wurden mit Chemoimmuntherapien erreicht. Die Kombination von Interferon-α oder Interleukin 2 sowie auch von beiden Substanzen mit Chemotherapeutika führte zu einer Verbesserung der Ansprechraten [11, 45]. Es gibt Hinweise dafür, daß die Zugabe dieser Immuntherapeutika zu klassischen Chemotherapien auch zu einer Verlängerung des Überlebens führen kann. In Tabelle 8 werden Chemoimmuntherapien zusammengestellt, für die Studienergebnisse vorliegen oder die zur Zeit noch erprobt werden [20]. Eine Entscheidung über das optimale Schema kann derzeit noch nicht getroffen werden. Bei den hohen Asprechraten aus einigen monozentrischen amerikanischen Studien muß noch überprüft werden, ob diese auch einen Vorteil hinsichtlich des Überlebens bewirken.

Nachsorge

Mit der Tumornachsorge werden bei malignen Melanomen mehrere Ziele verfolgt:

- Früherkennung von Melanomrezidiven durch klinische und technische Untersuchungen,

Tabelle 7. Gebräuchliche Chemotherapieschemata des Malignen Melanoms

1. Monotherapien	Dosierung	Ansprechraten
Dacarbazin	250 mg/m² i.v. Tag 1–5 alle 3–4 Wochen oder 850 mg/m² i.v. Tag 1 alle 3–4 Wochen	ca 20 %
Vindesin	3 mg/m² i.v. alle 2 Wochen	ca. 15–20 %
Fotemustin	100 mg/m² i.v. Tag 1, 8 und 15 dann 5 Wochen Pause Fortsetzung alle 3 Wochen	ca 20 % (auch bei Hirnmetastasen)

2. Polychemotherapien	Dosierung	Ansprechraten
BHD-Schema (Constanzi et al. 1975)	BCNU 150 mg/m² i.v. Tag 1, nur jeden 2. Zyklus Hydroxyurea 1500 mg/m² p.o. Tag 1–5 DTIC 150 mg/m² i.v. Tag 1–5 alle 4 Wochen	ca 25 %
BOLD-Schema (Seigler et al. 1980)	Bleomycin 15 mg i.v. Tag 1 + 4 Vincristin 1 mg/m² i.v. Tag 1 + 5 CCNU 80 mg/m² p.o. Tag 1 DTIC 200 mg/m² i.v. Tag 1–5 alle 4–6 Wochen	ca 30 %
DVP-Schema (Gunderson et al. 1987)	DTIC 250 mg/m² i.v. Tag 1–5 Vindesin 3 mg/m² i.v. Tag 1 Cisplatin 100 mg/m² i.v. Tag 1	ca 35 %
DBCT-Schema (McClay et al. 1987)	DTIC 220 mg/m² i.v. Tag 1–3 BCNU 150/m² i.v. Tag 1 nur jeden 2. Zyklus Cisplatin 25 mg/m² i.v. Tag 1–3 Tamoxifen 2 x 10 mg p.o. täglich alle 3–4 Wochen	29–55 %

Tabelle 8. Kombinierte Immunochemotherapie des malignen Melanoms

DTIC + IFN-α vs. DTIC + IFN-α + IL-2 (ADO 1/95)	DTIC 850 mg/m² i.v. Tag 1 IFN-α 2 x 3 Mio. I.E./m² s.c. Tag 1 IFN-α 3 Mio. I.E./m² s.c. Tag 2–5 IL-2 5 Mio. I.E./m² /3 h i.v. Tag 3 10 Mio. I.E./m² /24 h i.v. 5 Mio. I.E./m² s.c. Tag 4–7 IFN-α 5 Mio. I.E./m² s.c. 3 x wöchentl. im Intervall, Wdh. Tag 28	laufendes Studienprotokoll
DTIC + CDDP + IFN-α, vs. DTIC + CDDP + IFN-α + IL-2 (EORTC 18951)	DTIC 250 mg/m² i.v. Tag 1–3 CDDP 30 mg/m² i.v. Tag 1–3 IFN-α 10 Mio. I.E./m² s.c. Tag 1–5 IL-2 18 Mio IE/m²/6 h i.v. Tag 4 18 Mio I.E./m²/12 h i.v. 18 Mio I.E./m²/24 h i.v. 4,5 Mio I.E./m²/24 h über 3 T., Wdh. Tag 28	laufendes Studienprotokoll

Tabelle 9. Empfehlungen zur Tumornachsorge bei Melanompatienten nach der Kommission malignes Melanom der Deutschen Dermatologischen Gesellschaft

Risikogruppe	Klinische Untersuchung Inspektion u. LK-Status	LK-Sonographie	Thorax-Röntgen	Abdomen-Sonographie
Melanoma in-situ	1 x jährlich	–	–	–
MM mit niedrigemMetastasierungsrisiko Stad. I + IIA (DDG)	bis zum 3.–5.Jahr vierteljährlich danach halbjährlich	– – – – – – – – – jährlich – – – – – – – – – –		
MM mit hohem Metastasierunsrisiko und MM mit regionären Metastasen Stad. IIB und IIIA,B (DDG)	bis zum 3.–5.Jahr vierteljährlich danach halbjährlich	bis zum 5.Jahr halbjährlich, danach jährlich		
MM mit Fernmetastasen Stad. IV (DDG)		Kontrollen gemäß individuellem Verlauf		

- Früherkennung sich neu entwickelnder zweiter und mehrfacher primärer maligner Melanome, die bei 2–4% der Patienten auftreten,
- Aufklärung und Anleitung der Patienten zur Selbstuntersuchung,
- Identifikation weiterer Familienmitglieder, die eine regelmäßige Überwachung ihrer Pigmentmale vornehmen lassen sollten,
- Psychosoziale Unterstützung, die möglicherweise einen Einfluß auf den Krankheitsverlauf haben kann,
- Erkennung von Zweittumoren anderer Organe, die bei Melanompatienten (insb. beim familiären Melanom) erhöht sind,
- Dokumentation des Krankheitsverlaufs, um in größeren Kollektiven klinische Untersuchungen durchführen zu können und die Qualität der Behandlungen zu kontrollieren.

Sichere Daten zum optimalen Einsatz von Nachsorgeuntersuchungen existieren nicht [14]. Auf der Grundlage der Erfahrung verschiedener Zentren hat die Deutsche Dermatologische Gesellschaft, Empfehlungen über Gestaltung der Nachsorge veröffentlich, an denen sich die in Tabelle 9 wiedergegebenen Empfehlungen orientieren [33]. Die darin enthaltene Untersuchungshäufigkeit ist groß, und es ist bisher nicht gesichert, daß dadurch bessere Heilungsraten erzielt werden. Richtlinien zur Nachbeobachtung in anderen Ländern wie in der Schweiz, den Niederlanden und in den USA sehen weniger intensive Schemata vor.

Literatur

1. Balch CM (1992) Cutaneous melanoma: prognosis and treatment results worldwide. Semin Surg Oncol 8: 400–414
2. Balch CM, Soong SJ, Bartolucci AA, Urist MM, Karakousis CP, Smith TJ, Temple WJ, Ross MI, Jewell WR, Mihm MC et al. (1996) Efficacy of an elective regional lymph node dissection of 1 to 4 mm thick melanomas for patients 60 years of age and younger. Ann Surg 224: 255–263
3. Burmeister BH, Smithers BM, Poulsen M, McLeod GR, Bryant G, Tripcony L, Thorpe C (1995) Radiation therapy for nodal disease in malignant melanoma. World J Surg 19: 369–371
4. Casso EM, Grin Jorgensen CM, Grant Kels JM (1992) Spitz nevi. J Am Acad Dermatol 27: 901–913
5. Clark WH, Jr., From L, Bernardino EA, Mihm MC (1969) The histogenesis and biologic behavior of primary human malignant melanomas of the skin. Cancer Res 29: 705–727
6. Dwyer CM, Kerr RE, Knight SL, Walker E (1993) Pseudomelanoma after dermabrasion. J Am Acad Dermatol 28: 263–264

7. Eggermont AM, Schraffordt Koops H, Klausner JM, Kroon BB, Schlag PM, Lienard D, van Geel AN, Hoekstra HJ, Meller I, Nieweg OE et al. (1996) Isolated limb perfusion with tumor necrosis factor and melphalan for limb salvage in 186 patients with locally advanced soft tissue extremity sarcomas. The cumulative multicenter European experience. Ann Surg 224: 756–764
8. Evans RA (1995) Elective lymph node dissection for malignant melanoma: the tumor burden of nodal disease. Anticancer Res 15: 575–579
9. Friedman RJ, Rigel DS (1985) The clinical features of malignant melanoma. Dermatol Clin 3: 271–283
10. Garbe C (1993) Chemotherapy and chemoimmunotherapy in disseminated malignant melanoma. Melanoma Res 3: 291–299
11. Garbe C (1996) Verlängertes Überleben bei fernmetastasiertem Melanom und der Einfluss von Behandlungen: Analyse des Krankheitsverlaufs von 22 Patienten mit einer Überlebenszeit von zwei Jahren und länger. Hautarzt 47: 35–43
12. Garbe C (1996) Primäre Diagnose, Ausbreitungsdiagnostik und Prognoseschätzung des malignen Melanoms. Der Onkologe 2: 441–448
13. Garbe C, Büttner P, Bertz J, Burg G, d'Hoedt B, Drepper H, Guggenmoos Holzmann I, Lechner W, Lippold A, Orfanos CE et al. (1995) Primary cutaneous melanoma. Identification of prognostic groups and estimation of individual prognosis for 5093 patients. Cancer 75: 2484–2491
14. Garbe C, Büttner P, Ellwanger U, Orfanos CE (1995) Die Versorgung des primären Malignen Melanoms der Haut im deutschen Sprachraum in den Jahren 1983 bis 1993. Eine Studie des Zentralregister Malignes Melanom der Deutschen Dermatologischen Gesellschaft. Hautarzt 46: 762–770
15. Garbe C, Schaumburg-Lever G (1997) Klinik und Histologie des malignen Melanoms. In: Garbe C, Dummer R, Kaufmann R, Tilgen W (eds) Dermatologische Onkologie. Springer, Berlin Heidelberg New York, S 247–270
16. Garbe C (im Druck) Diagnostische und therapeutische Standards in der Dermatologischen Onkologie. München: Zuckschwerdt
17. Godellas CV, Berman CG, Lyman G, Cruse CW, Rapaport D, Heller R, Wang X, Glass F, Fenske N, Messina J et al. (1995) The identification and mapping of melanoma regional nodal metastases: minimally invasive surgery for the diagnosis of nodal metastases. Am Surg 61: 97–101
18. Göhl J, Meyer T, Haas C, Altendorf Hofmann A, Hohenberger W (1996) Ist die chirurgische Therapie von Fernmetastasen maligner Melanome sinnvoll? Langenbecks Arch Chir Suppl Kongressbd 113: 122–126
19. Guo HB, Stoffel Wagner B, Bierwirth T, Mezger J, Klingmuller D (1995) Clinical significance of serum S100 in metastatic malignant melanoma. Eur J Cancer 31A: 924–928
20. Hauschild A (1996) Protokoll zur Therapieoptimierung beim malignen Melanom im Stadium der Fernmetastasierung der Arbeitsgemeinschaft Dermatologische Onkologie (ADO). Hautarzt 47: 67–68
21. Hauschild A, Sterry W (1992) Adjuvante Therapie des malignen Melanoms. Dtsch Med Wochenschr 117: 303–306
22. Häffner AC, Garbe C, Burg G, Büttner P, Orfanos CE, Rassner G (1992) The prognosis of primary and metastasising melanoma. An evaluation of the TNM classification in 2,495 patients. Br J Cancer 66: 856–861
23. Hoffmann K, Jung J, el Gammal S, Altmeyer P (1992) Malignant melanoma in 20-MHz B scan sonography. Dermatology 185: 49–55
24. Kaufmann R (1996) Operative Therapie des primären Melanoms. Der Onkologe 2: 449–452
25. Keilholz U, Scheibenbogen C, Tilgen W, Bergmann L, Weidmann E, Seither E, Richter M, Brado B, Mitrou PS, Hunstein W (1993) Interferon-alpha and interleukin-2 in the treatment of metastatic melanoma. Comparison of two phase II trials. Cancer 72: 607–614
26. Kirkwood JM, Resnick GD, Cole BF (1997) Efficacy, safety, and risk-benefit analysis of adjuvant interferon alfa-2b in melanoma. Semin Oncol 24: S16–23
27. Kirkwood JM, Strawderman MH, Ernstoff MS, Smith TJ, Borden EC, Blum RH (1996) Interferon alfa-2b adjuvant therapy of high-risk resected cutaneous melanoma: the Eastern Cooperative Oncology Group Trial EST 1684. J Clin Oncol 14: 7–17
28. Kunter U, Buer J, Probst M, Duensing S, Dallmann I, Grosse J, Kirchner H, Schluepen EM, Volkenandt M, Ganser A et al. (1996) Peripheral blood tyrosinase messenger RNA detection and survival in malignant melanoma. J Natl Cancer Inst 88: 590–594
29. Lejeune FJ, Lienard D, Sales F, Badr el Din H (1992) Surgical management of distant melanoma metastases. Semin Surg Oncol 8: 381–391
30. Lienard D, Ewalenko P, Delmotte JJ, Renard N, Lejeune FJ (1992) High-dose recombinant tumor necrosis factor alpha in combination with interferon gamma and melphalan in isolation perfusion of the limbs for melanoma and sarcoma. J Clin Oncol 10: 52–60
31. McGovern TW, Litaker MS (1992) Clinical predictors of malignant pigmented lesions. A comparison of the Glasgow seven-point checklist and the American Cancer Society's ABCDs of pigmented lesions. J Dermatol Surg Oncol 18: 22–26
32. Michaelsen C, Breuninger H, Rassner G, Dietz K (1990) Der subklinische Anteil im Randbereich der Lentigo maligna und des Lentigo-maligna-Melanoms. Hautarzt 41: 142–145
33. Orfanos CE, Jung EG, Rassner G, Wolff HH, Garbe C (1994) Stellungnahme und Empfehlungen der Kommission malignes Melanom der Deutschen Dermatologischen Gesellschaft zur Diagnostik, Behandlung und Nachsorge des malignen Melanoms der Haut. Stand 1993/94. Hautarzt 45: 285–291
34. Pehamberger H, Steiner A, Wolff K (1987) In vivo epiluminescence microscopy of pigmented skin lesions. I. Pattern analysis of pigmented skin lesions. J Am Acad Dermatol 17: 571–583
35. Prayer L, Winkelbauer H, Gritzmann N, Winkelbauer F, Helmer M, Pehamberger H (1990) Sonography versus palpation in the detection of regional lymph-node metastases in patients with malignant melanoma. Eur J Cancer 26: 827–830
36. Ross MI (1994) Surgery and other local-regional modalities for all stages of melanoma. Curr Opin Oncol 6: 197–203
37. Sack H (1996) Strahlentherapie des Melanoms. Der Onkologe 2: 473–475
38. Seung SK, Shu HK, McDermott MW, Sneed PK, Larson DA (1996) Stereotactic radiosurgery for malignant melanoma to the brain. Surg Clin North Am 76: 1399–1411
39. Shiau CY, Sneed PK, Shu HK, Lamborn KR, McDermott MW, Chang S, Nowak P, Petti PL, Smith V, Verhey LJ et al. (1997) Radiosurgery for brain metastases: relationship of dose and pattern of enhancement to local control. Int J Radiat Oncol Biol Phys 37: 375–383
40. Sison Torre EQ, Ackerman AB (1985) Melanosis of the vulva. A clinical simulator of malignant melanoma. Am J Dermatopathol 7 Suppl: 51–60
41. Stevens G, Firth I, Coates A (1992) Cerebral metastases from malignant melanoma. Radiother Oncol 23: 185–191
42. Stolz W, Abmayr W, Schmoeckel C, Landthaler M, Massoudy P, Braun Falco O (1991) Ultrastructural discrimination between malignant melanomas and benign nevocytic nevi using high-resolution image and multivariate analyses. J Invest Dermatol 97: 903–910
43. Stutte H, Erbe S, Rassner G (1989) Lymphknotensonographie in der Nachsorge des malignen Melanoms. Hautarzt 40: 344–349
44. Tacke J, Haagen G, Hornstein OP, Huettinger G, Kiesewetter F, Schell H, Diepgen TL (1995) Clinical relevance of sonometry-derived tumour thickness in malignant melanoma – a statistical analysis. Br J Dermatol 132: 209–214
45. Tilgen W (1994) Adjuvante und palliative Therapie des Melanoms. Eine Standortbestimmung. Chirurg 65: 153–163
46. UICC (1987) TNM Klassifikation maligner Tumoren. 4. Aufl. (Hermanek P, Scheibe O, Spiessl B, Wagner G, Hrsg.) Berlin, Heidelberg, New York, Tokyo: Springer
47. UICC (1997) TNM Classification of malignant tumours. 5th ed. (Sobin LH, Wittekind C, eds.) John Wiley & Sons, New York

Lymphknotensonographie führt zur Erstentdeckung von regionären Metastasen bei einem Drittel der Patienten mit Melanom

A. Blum, W. Stroebel, B. Schlagenhauff, G. Rassner, C. Garbe

Einleitung

Die Deutsche Dermatologische Gesellschaft (DDG) hatte 1994 Empfehlungen zur Ausbreitungsdiagnostik und Nachsorge des malignen Melanoms formuliert [10]. Das beabsichtigte Ziel ist, lokale, Intransit-, regionäre und Fernmetastasen im frühen Stadium zu entdecken und wenn möglich, operativ zu entfernen, um die Prognose dieser Patienten zu verbessern. Im Rahmen der klinischen Untersuchung des Narbengewebes, der Intransit-Strecke und der regionären Lymphknoten gibt es jedoch eine hohe Fehlerquote [6, 7, 9, 11]. Die Ultraschall-Untersuchung dieser Regionen kann diese Fehlerquote reduzieren. Das Ziel der vorliegenden Untersuchung war es, die Sensitivität der Lymphknotensonographie im Vergleich zur Palpation in Hinsicht auf die Früherkennung von Metastasen herauszuarbeiten.

Methode

Im Rahmen der Nachsorgeuntersuchungen werden die Patienten an der Univ.-Hautklinik Tübingen zunächst klinisch und tumorbezogen, anschließend sonographisch (7,5 MHz, Real-Time-Scanner, Firma Esaote) an der jeweiligen Narbenregion des Primärtumors und an den regionären Lymphknotenstationen (Halsweichteile, supra- und infraclaviculäre Region, Axilla und/oder Leiste) untersucht.

Die sonographische Dignitätsbeurteilung eines darstellbaren Lymphknoten erfolgt aufgrund der Form, Abgrenzung, Randsaum, Echogenität und Größe (Tabelle 1). Im Falle eines Verdachtes auf eine Metastasierung wird nach Abschluß weiterer Staging-Untersuchungen und bei Operabilität der verdächtigen Lymphknoten exstirpiert und histologisch aufgearbeitet. Die Ergebnisse der Palpation (unauffällig, V. a. Filia), der Sonographie (unauffällig, Kontrolle in ca. vier Wochen oder Verdacht auf Metastase) und der Histologie (benigne, Melanommetastase, Zweittumor) werden regelmäßig mittels des Statistikprogrammes SAS erfaßt.

Tabelle 1. Differenzierungskriterien für entzündlich und metastatisch veränderte Lymphknoten

	Entzündlich-unauffällige Lymphknoten	Metastatisch veränderte Lymphknoten
Form	längsoval	kugelig
Abgrenzung	teils unscharf, teils scharf	scharf
Randsaum	schmal und echoarm	nein
Zentrum	echoreich	echoarm
Hilus	nicht immer darstellbar	nein

In 42 Monaten (Januar 1993–Juni 1996) wurden bei 1209 Melanom-Patienten in 4435 Untersuchungen 6328 Lymphknotenregionen klinisch und sonographisch untersucht. Der sonographische Verdacht auf eine Metastasierung ergab sich in 504 Untersuchungen (11,4 %) bei 235 Patienten. In 263 Fällen konnten bei 179 Patienten ein bzw. mehrere Lymphknoten exstirpiert und histologisch aufgearbeitet werden. Diese histologischen Ergebnisse waren die Grundlage für diese Studie. Verglichen wurden diese Ergebnisse mit denen der klinischen und sonographischen Untersuchung.

Ergebnisse

238 der 263 (90,5 %) exstirpierten Lymphknoten bestätigten sich histologisch als Melanom-Metastasen. In 8 Fällen (3,0 %) wurde ein bisher nicht bekannter Zweittumor und in den verbleibenden 17 Fällen (6,5 %) ein benigner, entzündlicher Lymphknoten diagnostiziert.

Alle histologisch gesicherten Metastasen waren sonographisch Filia-verdächtig. Von 238 histologisch gesicherten Metastasen konnten 68 nicht palpiert werden. Am häufigsten traf dies für die supraclaviculäre Region zu, gefolgt von den Axillen, der infraclaviculären Region, dem Narbengebiet des Primärtumors, den Halsweichteilen, den Leisten und der Intransitstrecke (Tabelle 2).

Durchschnittlich waren in der Leiste ein, an den Halsweichteilen 1, 5, in der Axilla 2 und infraclaviculär 7 Lymphknoten metastatisch befallen.

Eine Übersicht des gesamten Kollektives (n = 1209) und der Patienten mit gesicherten Melanommetastasen ist nach Geschlecht, Alter bei Erstdiagnose, Tumordicke und -klassen, Tumortyp und Lokalisation in Tabelle 3 dargestellt. Patienten mit gesicherten Filia hatten einen durchschnittlich dickeren Primärtumor

Tabelle 2. Anzahl exstirpierter Lymphknoten/-stationen (n = 238), Anzahl der durch die Palpation als Metastasen eingeordneten Lymphknoten (n = 68) und deren prozentuale Verteilung für die jeweils untersuchte Region

	Gesamte Anzahl (n)	Nicht palpabel (n)	Nicht palpabel [%]
Lokal	39	12	30,8
Intransit	24	4	16,7
Halsweichteile	41	12	29,3
Supraclaviculär	7	3	42,9
Axillen	66	24	36,4
Infraclaviculär	6	2	33,3
Leisten	55	11	20,0
Gesamt	238	68	28,6

und vermehrt den Tumortyp des akrolentiginösen Melanoms (ALM) sowie Metastasen aus der Gruppe des okkulten Melanoms und des Schleimhautmelanoms (Tabelle 3).

Besprechung

Das Ziel des präoperativen Stagings und der Nachsorgeuntersuchungen im Rahmen des malignen Melanoms ist das frühzeitige Erkennen einer Filialisierung und möglichst deren operative Therapie, um die Prognose dieser Patienten zu verbessern [10]. Die klinische Untersuchung wird durch apparative Diagnostik (Sonographie, Röntgen, Computertomographie, Kernspintomographie, Positronen-Emissions-Tomographie [PET], Laborparameter u.a.) ergänzt. Die Palpation von metastatisch befallenen regionären Lymphknoten kann aufgrund unterschiedlicher Gegebenheiten erschwert und somit eingeschränkt sein [1, 5, 7, 13]:

- *Anatomische Verhältnisse* (z.B. infraclaviculär unter M. pectoralis major et minor; Oberschenkelinnenseite im Bereich des Adduktorenkanales),
- *Variationen des (der) Lymphabflußgebiete(s),*
- *Adipositas* des Patienten,
- *Geringe Größe* des Metastase,
- *Tief im subkutanen Fettgewebe* gelegene Metastase und
- *Narbengewebe* durch Operationen und/oder Bestrahlung.

In einer retrospektiven Untersuchung wurde in 83 von 277 regionären Lymphknotenstationen palpatorisch der Verdacht auf eine Metastasierung gestellt [12]. Sonographisch konnten 36 der 83 palpatorischen Befunde (43,4%) nicht bestätigt werden. In 6 von den 277 Fällen (2,2%) wurde sonographisch der Verdacht auf eine Lymphknotenmetastase gestellt, hingegen nicht palpatorisch. In 15 Fällen (5,4%) war keine eindeutige sonographische Diagnose zum Zeitpunkt der Untersuchung möglich [12].

In einer weiteren Untersuchung an 217 Melanom-Patienten wurden aufgrund des Ultraschalles bei 29 Patienten der Verdacht auf eine Metastasierung der regionären Lymphknoten gestellt [11]. Bei diesen histologisch bestätigten Metastasen waren hingegen nur 15 palpabel (51,7%).

Tabelle 3. Angaben des gesamten Patientenkollektives (n = 1209) und der Patienten (n = 154) mit histologisch nachgewiesenen Melanom-Metastasen (n = 238) in 42 Monaten (Januar 1993–Juni 1996)

		Gesamtes Patientenkollektiv (n = 1209)	Patienten mit gesicherten Lk-Filia (n = 154)
Geschlecht	Männer	549 (45,4%)	71 (46,1%)
	Frauen	660 (54,6%)	83 (53,9%)
Alter bei Erstdiagnose (Jahre)		51,8 ± 15,8	54,0 ± 15,4
Tumordicke [mm]		1,79 ± 1,61	2,63 ± 2,39
	< 0,75	313 (27,6%)	25 (18,0%)
	0,75–1,50	326 (28,8%)	27 (19,4%)
	1,50–4,00	400 (35,3%)	60 (43,2%)
	> 4,00	94 (8,3%)	27 (19,4%)
	keine Angabe	76	15
Tumortyp	SSM	722 (59,7%)	68 (44,2%)
	NM	274 (22,7%)	49 (29,9%)
	LMM	69 (5,7%)	4 (2,6%)
	ALM	56 (4,6%)	16 (10,4%)
	Andere[a]	88 (7,3%)	20 (12,9%)
Lokalisation	Kopf/Hals	186 (15,4%)	22 (16,2%)
	Brust	128 (10,5%)	17 (11,0%)
	Rücken	269 (22,2%)	32 (20,9%)
	Anog./Gesäß	21 (1,8%)	4 (2,5%)
	Arme	186 (15,4%)	17 (11,1%)
	Beine	373 (30,9%)	46 (29,9%)
	Andere[a]	46 (3,8%)	13 (8,5%)

[a] Andere: okkultes Melanom, Schleimhautmelanom.

In einer prospektiven klinischen Studie zeigten sich deutliche Unterschiede aufgrund der Größe und der Lokalisation der Metastasen und bereits zuvor durchführten Operationen in dem jeweiligen Gebiet [7]. Lymphknotenmetastasen, kleiner als 1 cm, waren nur in 29% palpabel, 58% in einer Größe von 1,1–2,0 cm, 64% zwischen 2,1 und 3 cm und alle Metastasen, größer als 3 cm. In den Leisten wurden 39% der Metastasen, in der Axilla 55% und an den Halsweichteilen 33% nicht palpiert. Bei 30% der Patienten wurden die Metastasen palpatorisch nicht erkannt, nach Lymphknoten-Dissektionen hingegen in 67% der Fälle.

Im Rahmen der Nachsorge bei Patienten mit elektiver Lymphknotendissektion (ELND) ließen sich 50% der histologisch gesicherten Lymphknotenmetasten nicht palpieren [9].

In einer Studie bei Vulva-Malignomen wurden 82% der metastatisch befallenen Lymphknoten durch die Sonographie erkannt [8]. Die Sensitivität wurde mit 82% und die Spezifität mit 87% angeben. Durch die präoperativen Palpation wurden nur 9% erkannt, die Sensitivität lag bei 9% und die Spezifität bei 100%. In der intraoperativen Palpation wurden 55% angegeben, die Sensitivität lag somit bei 55% und die Spezifität wurde mit 90% angegeben [8].

In der hier vorgestellten Untersuchung konnten in 28,6% der Fälle die Filia nicht palpiert werden, hingegen sonographisch dargestellt werden (Tabelle 2).

Die klinische Untersuchung ist hierbei der apparativen Diagnostik unterlegen, jedoch beinhaltet die apparative Diagnostik einen deutlich höheren finanziellen Aufwand. Die Sonographie ist aus dem Bereich der apparativen Diagnostik eine Untersuchungsmethode, die beim geübten Untersucher einer hohe Sensitivität und Spezifität besitzt, einfach und ohne Belastung für Patient und Untersucher durchzuführen ist und der finanzielle Aufwand überschaubar bleibt [1, 6]. Neben der Entdeckung von Melanommetastasen können bisher nicht bekannte Zweittumoren erkannt und somit eine entsprechenden Therapien eingeleitet werden [3]. Zudem bietet sie in Kombination mit der farbkodierten Duplex-Sonographie präoperativ die Möglichkeit, metastatisch befallene Lymphknoten und die in der Nähe verlaufenden Gefäße darzustellen [2].

In einem geringem Prozentsatz wurden durch die Sonographie falsch positive bzw. falsch negative Befunde erhoben [1, 4]. Die eindeutige Beurteilung von visiblen Lymphknoten im Ultraschallbild wird beeinflußt von der Größe, Form, Abgrenzung zu der Umgebung, der Konfiguration des Lymphknotens (Randsaum, Hilus und Zentrum), den individuellen anatomischen Gegenbenheiten und den Differentialdiagnosen echoreicher und insbesondere denen der echoarmen Lymphknoten (Tabelle 4).

Kontrollierte Studien sollten in Zukunft durchgeführt werden, um die Gruppen der Patienten herauszuarbeiten, bei denen ein gezielter und engmaschiger Einsatz der Sonographie die Überlebenschancen verbessern können.

Tabelle 4. Differentialdiagnosen echoreicher und echoarmer Strukturen in der Sonographie

Differentialdiagnosen echoreicher Strukturen	Differentialdiagnosen echoarmer Strukturen
Lipom	Gefäß
Fibrom	Fettläppchen
Lipofibrom	Serom
Kalzifikation	Onkologische/hämatologische Zweiterkrankung

Literatur

1. Blum A, Carl M, Rassner G (1995) Ultrasound of regional lymph nodes in the follow-up of malignant melanoma. Melanoma Res 5 [Suppl 1]: 16–17
2. Blum A, Breuninger H, Jünger M, Rassner G (1997) Präoperativer Einsatz der farbkodierten Duplexsonographie zur Darstellung von gefäßnahen Lymphknoten-Metastasen. Z Hautk 6: 423–426
3. Carl M, Blum A, Entress D, Rassner G (1995) Differentialdiagnose sonomorphologisch echoarmer Lymphknoten im Rahmen der Nachsorge bei Malignem Melanom. In: Tilgen W, Petzoldt D (Hrsg) Operative und konservative Dermato-Onkologie. Neue Ansätze und Strategien. Fortschritte der operativen und onkologischen Dermatologie, Bd 10. Blackwell, Berlin Wien, S 144–150
4. Carl M, Stroebel W, Rassner G, Garbe C (1997) Zur Schwierigkeit der sonographischen Diagnose von Lymphknotenmetastasen des malignen Melanoms bei protrahiertem Tumorwachstum. Hautarzt 48: 234–239
5. Fornage BD, Lorigan JG (1988) Sonographic detection and fine-needle aspiration biopsy of nonpalpable recurrent or metastatic melanoma in subcutaneous tissues. J Ultrasound Med 8: 421–424
6. Löhnert JD, Bongartz G, Wernecke K, Peters PE, Macher E, Bröcker EB (1988) Sensitivität und Spezifität der sonographischen Lymphknotendiagnostik beim malignen Melanom. Radiologe 28: 317–319
7. Loose R, Weiss J, Kühn W, Simon R, Teubner J, Georgi M (1992) Comparison of ultrasound with clinical findings in the early detection of regional metastatic lymph nodes in patients with malignant melanoma. In: Altmeyer P, el Gammal S, Hoffmann K (eds) Ultrasound in Dermatology. Springer, Berlin Heidelberg New York Tokyo, pp 93–99
8. Makela PJ, Leminen A, Kaariainen M, Lehtovirta P (1993) Pretreatment sonographic evaluation of inguinal lymph nodes in patients with vulvar malignancy. J Ultrasound Med 12: 255–258
9. Omlor G, Dill-Müller D, Gross G, Kautz G, Schuder G, Zaun H, Feifel G (1996) Elektive Lymphknotendissektion (ELND) beim Malignen Melanom – Stellenwert des Farbdopplerbefundes. Zentralbl Chir 121: 469–473
10. Orfanos CE, Jung EG, Rassner G, Wolff HH, Garbe C (1994) Stellungnahme und Empfehlungen der Kommission malignes Melanom der Deutschen Dermatologischen Gesellschaft zur Diagnostik, Behandlung und Nachsorge des malignen Melanoms der Haut. Stand 1993/94. Hautarzt 45: 285–291
11. Prayer L, Winkelbauer H, Gritzmann N, Winkelbauer F, Helmer M, Pehamberger H (1990) Sonography versus palpation in the detection of regional lymph-node metastases in patients with malignant melanoma. Eur J Cancer 26: 827–830
12. Stutte H, Erbe S, Rassner G (1989) Lymphknotensonographie in der Nachsorge des malignen Melanoms. Hautarzt 40/6: 344–349
13. Uren RF, Howman-Giles R, Thompson JF, Shaw HM, Quinn MJ, O'Brien CJ, McCarthy WH (1994) Lymphoscintigraphy to identify sentinel lymph nodes in patients with melanoma. Melanoma Res 4: 395–399

Die Ganzkörper-Positronenemissionstomographie im Vergleich mit der konventionellen Bildgebung

R. Böni, H.C. Steinert, R.A. Huch, G. Burg, R. Dummer, G.K. von Schulthess

Einleitung

Bisher wird in den meisten dermatologischen Zentren in regelmässigen Abständen eine Kombination verschiedener bildgebender Verfahren, wie Lungenröntgen, Sonographie, Computertomographie und in Einzelfällen Magnetresonanztomographie zum Nachweis von Metastasen beim Melanom angewendet.

Die Positronenemissionstomographie (PET) mit dem Glukoseanalogon 18F-2-fluoro-2-deoxy-D-Glukose (FDG) eignet sich zum Nachweis von malignen Zellen, da diese einen erhöhten Metabolismus aufweisen, mehr Glukose umsetzen als normales Gewebe, einen aktivierten Glukosetransportmechanismus besitzen und ein „Trapping" der Glukose im metabolisch aktiven Gewebe stattfindet [1]. Die Möglichkeit, den ganzen Körper mit einem einzigen hochsensitiven bildgebenden Verfahren nach Metastasen absuchen zu können, führte dazu, dass sich diese Methode in grösseren Zentren, welche über einen PET-Scanner verfügen, gegenüber konventionellen Verfahren zur Metastasensuche beim Melanom durchgesetzt hat [2–9]. Unterdessen wurde die hohe Sensitivität der FDG-PET beim Metastasennachweis anhand eines grösseren Patientengutes bestätigt [3,10]. Nach wie vor besteht aber beim Kliniker eine gewisse Unsicherheit in der Wertung der Ergebnisse der PET im Vergleich zur bisher angewandten Bildgebung, wie Lungenröntgenbild, Sonographie und Computertomographie. Die Sensitivität der FDG-PET wurde deshalb anhand von 119 Patienten mit der klinischen Untersuchung sowie mit diesen konventionell angewandten Verfahren verglichen.

Patientengut und Methodik

Zwischen Dezember 1993 und März 1997 wurden konsekutiv 119 Patienten (82 männlich, 35 weiblich, Durchschnittsalter 52 Jahre) mit der FDG-PET untersucht. Alle Patienten hatten ein histologisch gesichertes Melanom (Breslow>1.5 mm) und bekannte oder anhand der Klinik vermutete Metastasen. Die in unserer Klinik übliche Abklärungsstrategie umfasste bei allen Patienten konventionelle Lungenröntgenbilder sowie eine Sonographie des Abdomens und der Lymphknotenstationen. In Regionen mit vermuteteten Metastasen wurden zusätzliche Aufnahmen mittels Computertomographie (Somatom Plus, Siemens Medizinische Technik, Erlangen, Deutschland) angefertigt. Fragliche Befunde wurden durch Feinnadelpunktion, Biopsie und Histologie gesichert.

Für die PET-Untersuchung mussten die Patienten 4-12 Stunden vorher nüchtern bleiben. 30-40 Minuten vor dem Beginn der Untersuchung wurden den Patienten 250–400 MBq (18F) FDG injiziert. Alle Untersuchungen wurden in einem GE Signa Advance PET Scanner (GE Medical Systems, Milwaukee, Wisconsin, USA) durchgeführt. Die Aufnahmezeit betrug 30-65 Minuten. Der Datensatz wurde in der transaxialen, sagittalen und koronalen Ebene rekonstruiert. Die Auswertung der PET-Aufnahmen erfolgte zuerst ohne Kenntnis der anderen Befunde und wurde dann mit den anderen Untersuchungsmethoden verglichen.

Resultate

Bei allen Patienten zeigte sich eine physiologische FDG-Anreicherung im Gehirn, da Glukose die einzige Energiequelle für den zerebralen Stoffwechsel darstellt. Zur Metastasensuche wurden diese erhöhten Anreicherung des Radionukleids im Gehirnbereich korrigiert. Da FDG renal ausgeschieden wird, reichert sich die Substanz in Nieren, Harnleitern und in der Blase an. Zusäzlich reicherte sich bei einigen Patienten FDG im Herzen an und bei kurz vor der Untersuchung körperlich aktiven Patienten fand sich eine physiologishe FDG-Anreicherung in den betätigten Muskelgruppen.

Insgesamt wurden 148 Positronenemissionstomographien an 119 Patienten durchgeführt. Alle mit der PET erhobenen Befunde wurden entweder histopathologisch gesichert (65%) oder mit einem anderen bildgebenden Verfahren (Computertomographie und/ oder Magnetresonanztomographie) korreliert. Insgesamt wurden 172 Läsionen untersucht, wovon 133 als Melanommetastasen gesichert werden konnten.

Die Sensitiviät der PET im Vergleich zur klinischen Untersuchung sowie zu anderen bildgebenden Verfahren ist in untenstehender Tabelle zusammengestellt.

Sensitivität	
Klinische Untersuchung	47%,
Lungenröntgenbild + Ultraschall Abdomen/Lymphknoten	50%,
Klinische Untersuchung + Lungenröntgenbild + Ultraschall Abdomen/Lymphknotten	76%,
PET	92%,
PET + klinische Untersuchung	96%.

Diskussion

Bisher angewandte Methoden wie konventionelle Lungenröntgenbilder, Sonographie, Computertomographie und Magnetresonanztomographie welche zur „Staginguntersuchung“ des Melanoms angewandt werden, sind ungeeignet oder nicht in der Lage, den gesamten Körper des Patienten nach Metastasen zu untersuchen. Sie sind lediglich in der Lage, morphologische Veränderungen darzustellen, können aber beispielsweise Tumorzellen in nicht vergrösserten Lymphknoten nicht nachweisen.

Im Vergleich zu anderen Verfahren hat die FDG-PET den Vorteil, dass sie den ganzen Körper des Patienten in einer Untersuchung darstellt und damit metastasenverdächtige Herde auf „einen Blick“ erkennen lässt. Allerdings ist die Spezifität dadurch beeinträchtigt, dass auch entzündliches Gewebe vermehrt FDG anreichert. In der Regel aber lassen sich bei entsprechender Klinik Metastasen leicht ausschliessen.

Unsere Ergebnisse bestätigen die hohe Sensitiviät der Methode für den Nachweis von Melanommetastasen anhand eines grösseren Patientengutes. Lungenröntgenbild und Sonographie des Abdomens sowie der Lymphknotenstationen zeigten in unserer Untersuchung eine niedrige Sensitivität.

Die höchste Treffsicherheit bei der Metastasensuche hat die Kombination von klinischer Untersuchung und der FDG-PET. Hier wurde eine Sensitvität von 96% erreicht. Die PET-Untersuchung ist damit das sensitivste bildgebende Verfahren, welches uns heute zur Metastasensuche beim Melanom zur Verfügung steht. Sie ist für den Patienten wenig belastend und kann andere Untersuchungen ersetzen.

Über die Ergebnisse einer Kostenanalyse der PET im Vergleich zu bisher angewandten Verfahren bei der Nachsorgeuntersuchung werden wir in Kürze berichten.

Zusammenfassung

Die Positronenemissionstomographie (PET) mit dem Glukoseanalogon (18F) FDG wird erfolgreich zur Darstellung von Tumoren eingesetzt. Die Ganzkörper-PET ermöglichte es erstmals, diese Methode auch zur Metastasensuche beim Melanom einzusetzen. In der hier vorgestellten Studie haben wir die Wertigkeit der Ganzkörper-PET im Vergleich zu konventionell angewandten Staging-Verfahren bei 119 Patienten verglichen. Insgesamt wurden 172 Läsionen untersucht, wovon 133 als Metastasen nachgewiesen werden konnten. Die Befunde wurden entweder histopathologisch (65%) oder mit der Computertomographie und/oder Magnetresonanztomographie (35%) gesichert. Die höchste Sensitivität bei der Metastasensuche zeigte sich dabei mit einer Kombination von klinischer Untersuchung und der Ganzkörper-PET (960%). Damit zeigt sich erneut die deutliche Überlegenheit dieses Verfahrens bei der Metastasensuche des malignen Melanoms.

Literatur

1. Warburg 0 (1931) The metabolism of tumors. Richard R. Smith, New York, pp 129-169
2. Böni R, Huch RA, Steinert H, Burg G, Buck A, Marincek B, Bethold T, Dummer R, Voellmy D, Ballmer B, Schulthess GK von (1995) Staging of metastatic melanoma by whole-body positron emission tomography using 2-fluorine-18-fluoro-2-deoxy-D-glucose. Br J Dermatol 132:556–562
3. Steinert HC, Huch RA, Buck A, Böni R, Berthold T, Marincek B, Burg G, von Schulthtess GK (1995) Malignant melanoma: staging with whole-body positron emission tomography and 2-(F-18)-fluoro-2-deoxy-D-glucose. Radiology 195:705–709
4. Böni R (1996) Whole-body positron emission tomography: an accurate staging modality for metastatic melanoma. Arch Dermatol 132:833
5. Böni R, Huch RA, Steinert H, Schulthess GK von (1996) Early detection of melanoma metastases using fluorodeoxyglucose F18 positron emission tomography. Arch Dermatol 132: 875–876
6. Böni R, Huch RA, Steinert H, Burg G, Dummer R, Buck F, Berthold T, von Schulthess GK (1996) Darstellung von Melanommetastasen mittels Ganzkörperpositronenemissionstomographie. In: Tilgen W. et al. (Hrsg) Fortschritte der operativen und onkologischen Dermatologie, Bd. 10. Springer, Berlin Heidelberg New York Tokyo, S 125–131
7. Tilgen W, Strauss LG, Metz R et al (1992) Die Positronenemissionstomographie: Ein neues Verfahren zur Individualisierung und Optimierung der Diagnostik und Therapie bei Melanompatienten. In: Burg G, Hartmann AA, Konz B (Hrsg) Onkologische Dermatologie. Springer, Berlin Heidelberg New York Tokyo, S 121–1288
8. Blessing C, Feine C, Geiger L, Carl M, Rassner G, Fierlbeck G (1995) Positron emission ttomography and ultrasonography: a comparative retrospective study assessing the diagnostic validity in lymph node metastases of malignant melanoma. Arch Dermatol 131:1394–1398
9. Damian DL, Fulham MJ, Thomspon E, Thompson JF (1996) Positron emission tomography in the detection and management of metastatic melanoma. Melanoma Res 6:325–329

Möglichkeiten der labormedizinischen Frühdiagnostik einer Tumorprogression

U. Reinhold

Klinischer Verlauf bei Patienten mit malignem Melanom

Die Mehrzahl der Melanompatienten (> 90%) weist zu Beginn der Erkrankung einen Primärtumor ohne erkennbare Metastasierung auf. Abhängig von der Dicke des Tumors kommt es bei einem Teil der Patienten im weiteren Verlauf zu einer lymphogenen sowie hämatogenen Metastasierung. Bei Patienten mit dicken Primärtumoren, Lokalrezidiven, In-transit Metastasen sowie regionären Lymphknotenmetastasen ist die Prognose durch eine drohende hämatogene Fernmetastasierung drastisch eingeschränkt. Zur Abwendung einer Tumorprogression werden daher bei diesen Patienten seit vielen Jahren adjuvante Therapieverfahren im Rahmen kontrollierter Studien durchgeführt. Zum Zeitpunkt der Einleitung dieser prophylaktischen Behandlungsverfahren ist der Patient klinisch und „labortechnisch" tumorfrei. Das Ziel aller adjuvanten Therapiekonzepte ist die Elimination möglichst aller Mikrometastasen. Üblicherweise werden Formen der postoperativen adjuvanten Therapie gewählt, die sich bei fortgeschrittenem Tumorleiden als wirksam erwiesen haben. Melanom-Mikrometastasen, die mit den üblichen klinisch-chemischen und radiologischen Untersuchungen nicht nachgewiesen werden können, sprechen aufgrund ihres rascheren Wachstums und der stärkeren Vaskularisierung besser auf therapeutische Maßnahmen an als große, schon klinisch manifeste Metastasen. Vorläufige Ergebnisse deuten auf eine Wirksamkeit von bestimmten Immuntherapeutika (z.B. Interferon α) beim malignen Melanom hin.

Problematik der initialen Diagnostik des Metastasierungsstadiums

Ein wesentliches Problem bei der Nachsorge von Melanompatienten ist die Früherkennung der Tumorprogression. Eine frühzeitige Erkennung der lymphogenen oder hämatogenen Metastasierung bereits im Stadium der Mikrometastasierung könnte die sofortige Einleitung von Therapiemaßnahmen nachsich ziehen und die schlechte Prognose der Patienten möglicherweise entscheident verbessern. In der Vergangenheit sind zahlreiche Laboruntersuchungen in der postoperativen Verlaufsdiagnostik des Melanoms evaluiert worden. Prinzipiell können unspezifische von spezifischen Screeningverfahren unterschieden werden. Zu den wichtigsten unspezifischen Parametern zählen die Blutkörperchensenkungsgeschwindigkeit (BSG), das C-reaktive Protein (CRP), die Serumelektrophorese, die Laktatdehydrogenase (LDH), die Transaminasen (GOT, GPT) sowie die γ-GT. Erhöhte Werte von LDH bzw. Transaminasen im Serum können bei Lebermetastasen diagnostisch verwertbare Befunde liefern.

Einsatz von Tumormarkern in der klinischen Diagnostik

Unter Tumormarkern versteht man Substanzen im Blut oder anderen Körperflüssigkeiten sowie im Zytoplasma oder auf der Zelloberfläche von Tumorzellen, die durch ihr Vorhandensein oder ihre höhere Konzentration Hinweise auf das Vorhandensein maligner Tumorzellen hinweisen. Die Mehrzahl dieser Substanzen ist jedoch nicht tumorspezifisch sondern allenfalls bei entsprechend erhöhter Menge im Plasma ein Indiz für eine größere Tumorzellmenge. Die klinische Relevanz eines Tumormarkers ist abhängig von seiner Spezifität, mit besonderer Berücksichtigung der Organspezifität, seiner Sensitivität im Hinblick auf die Früherkennung sowie auf die einfache Nachweisbarkeit mittels standardisierter, reproduzierbarer und wirtschaftlicher Methoden. Die potentielle Bedeutung von Tumormarkern besteht in der Möglichkeit des serologischen Screenings auf eine Tumorerkrankung, in der unspezifischen Metastasensuche, der Frühdiagnostik eines Metastasierungsstadiums sowie in der Verlaufskontrolle einer Therapie im Metastasierungsstadium.

Tumormarker beim malignen Melanom

Während bei verschiedenen Tumorentitäten die klinische Relevanz von Tumormarkerkontrollen herausgearbeitet werden konnte waren die bisher vorliegenden Ergebnisse von Tumormarkeruntersuchungen beim malignen Melanom nicht ermutigend (z.B. Neuronen-spezifische Enolase: NSE, Thymidinkinase [2, 8]). Verschiedene Studien ergaben eine gewisse Korrelation zwischen der Ausbildung von Metastasen und der Serumkonzentration folgender Substanzen: 5-S-Cysteinyl-Dopa, α-MSH und ICAM-1 [7, 9, 13]. Weiterhin wird über eine Korrelation der Tyrosinase-Enzymaktivität im Serum und dem Ausmaß der Tumorprogression beim Melanom berichtet [16]. Bei der Interpretation dieser Ergebnisse muß jedoch berücksichtigt werden, daß ein „Positivwerden" eines im Einzelfall als relevant erkannten Markers von einer gewissen Tumormenge abhängt. Diese Marker sind also keine Indikatoren für eine frühzeitige Tumorprogredienz. Entsprechende Erfahrungen wurden in der Vergangenheit mit der Protein-S-100 Bestimmung im Radioimmunassay gemacht. Protein-S-100 ist ein calciumbindendes saures Protein, das aus den Dimeren zweier isomerer Untereinheiten besteht (α: 10,4 kDa; β: 10,5 kDa). Die ββ-Form (S-100b) ist in besonderer Weise in Gliazellen und Schwann-Zellen nachweisbar während die αβ-Form (S-100a) von Gliazellen und Melanozyten sowie Melanomzellen produziert wird. Verschiedene Untersuchungen haben ergeben, daß die Protein-S-100 Konzentration in über 90% der Melanompatienten im Stadium IV meßbar erhöht ist und bei palliativen Tumortherapien zur Beurteilung des Therapieerfolges herangezogen werden kann [6]. Sinkende S-100 Werte korrelieren mit Tumorremissionen während steigende Spiegel mit einer weiteren Progression einhergehen. Der Nachweis hoher S-100 Serumkonzentrationen (> 0,6 μg/l) erscheint signifikant mit einer verkürzten Überlebensrate assoziiert zu sein [14]. Die bisher vorliegenden Studien ergaben jedoch noch keinen sicheren Stellenwert der S-100 Serumanalyse für die Verlaufskontrolle von Melanompatienten im Stadium I–III. Allerdings zeigte sich in einem gewissen Anteil der Patienten im Stadium III ein Anstieg der S-100 Werte. Bei einigen Patienten war dieser Markerbefund dem klinischen Nachweis regionärer Lymphknotenmetastasen zeitlich vorgeschaltet. Seit kurzer Zeit steht für die Protein-S-100 Bestimmung im Serum ein weiterentwickelter, immunluminometrischer Test zur Verfügung, der im Vergleich zur RIA-Methode eine wesentlich höhere Sensitivität besitzt. Mit diesem Testsystem können auch im Serum gesunder Probanden Normalwerte für Protein S100 gemessen und Kontrollkollektive definiert werden. In eigenen Untersuchungen wurde im Vergleich der radiometrischen und immunluminometrischen Analyse der Stellenwert der S-100-Serumbestimmung in der Rezidivdiagnostik beim Melanom evaluiert. Die Ergebnisse (s. unten) zeigen, daß mit Hilfe der immunluminometrischen Messung der S-100 Serumkonzentration in einem erhöhtem Prozentsatz der Nachweis einer frühzeitigen Tumorprogression gelingt. Diese ersten Ergebnisse stehen in Übereinkuft mit Resultaten anderer Autoren und müssen an größeren Patientenkollektiven weiter untersucht werden. Bei der Bewertung der S-100 Serumkonzentration bei Melanompatienten müssen zusätzlich potentielle, unspezifische Störgrößen (Niereninsuffizienz, Herz-Thorax-Operationen, Schädel-Hirntrauma sowie degenerative und neoplastische Hirnschäden) berücksichtigt werden.

Potentielle Bedeutung der luminometrischen S100-Proteinbestimmung im Serum von Melanompatienten

- S100-Erhöhung in > 90% aller Patienten mit Fernmetastasen
- Patienten mit S100-Werten > 0.6 μg/l haben eine signifikant verkürzte Überlebenszeit
- Therapiemonitoring im Stadium IV
- Möglicher Hinweis auf eine Tumorprogression in frühen Erkrankungsstadien bei S100-Titeranstieg

Experimentelle Erfahrungen mit molekularen Tumormarkern beim Melanom

In tierexperimentellen Untersuchungen konnte bestätigt werden, daß einer makroskopisch nachweisbaren Fernmetastasierung eine zeitlich variable Phase vorausgeht, in der bereits Tumorzellen im peripheren Blut beobachtet werden können. Der frühzeitige Nachweis von Melanomzellen im peripheren Blut könnte daher bei klinisch und apparativ-diagnostisch tumorfreien Patienten eine beginnende Fernmetastasierung anzeigen. Melanozyten und die Mehrzahl der Melanomzellen sind über ein spezifisches Enzymmuster in der Lage, Melanin zu synthetisieren. Ein Schlüsselenzym im Zyklus der melaninsynthese ist die Tyrosinase. Duch die Identifizierung der genomischen Anordnung der kodierenden Sequenzen und der cDNS der menschlichen Tyrosinase wurden die experimentellen Grundlagen für den spezifischen Nachweis von wenigen Melanomzellen im peripheren Blut geschaffen.

Im Blut gesunder Probanden sind keine Zellpopulationen nachweisbar, die mit dem Enyzm Tyrosinase ausgestattet sind. Im Blut von Melanompatienten mit manifesten Fernmetastasen konnten jedoch Melanomzellen über den molekulargenetischen Nachweis von mRNS für Tyrosinase identifiziert werden [15]. Zum Nachweis Tyrosinase-spezifischer mRNS wird eine reverse Transkription der mRNS in cDNS und anschließender Amplifikation mittels Polymerase-Ketten-Rekation (RT-PCR) unter Verwendung spezifischer Oligonukleotide durchgeführt. Mit dieser hochsensitiven Methode gelingt der Nachweis von 1 Tumorzelle in 10 ml Vollblut. Der diagnostische Wert dieser Methode für den frühzeitigen Nachweis eines beginnenden Metastasierungsstadiums ist jedoch derzeit umstritten. Die Frequenz, mit der bei Melanompatienten im Stadium der viszeralen Metastasierung (Stadium IV) im peripheren Blut über den Nachweis von Typrosinase mRNS Tumorzellen nachweisbar sind, variiert unter den verschiedenen Forschergruppen weltweit zwischen 0% und 100% [1, 4]. Darüber hinaus finden nur sehr wenige Arbeitsgruppen Tyrosinase-positive Blutproben bei Melanompatienten in frühen Erkrankungsstadien. Die Ergebnisse eigener Untersuchungen [12] erbrachten in 38 % der Stadium IV Melanompatienten den Nachweis von Tyrosinase mRNS im Blut und entsprechen den Ergebnissen anderer Arbeitsgruppen [5, 11]. In Blutproben von Patienten mit Primärmelanomen sowie von Patienten mit regionären Lymphknotenmetastasen wurde in keinem von 56 Fällen Tyrosinase mRNS nachgewiesen. Darüber hinaus waren Tumorzellen bei Patienten im Stadium IV nicht permanent nachweisbar. Periodische Blutuntersuchungen in Abständen von wenigen Stunden deuten daraufhin, das Melanomzellen auch im Stadium der Fernmetastasierung nicht permanent, sondern nur transient im peripheren Blut vorkommen.

Erste Hinweise aus experimentellen Arbeiten mit anderen Tumorentitäten deuten daraufhin, daß nicht das periphere Blut, sondern möglicherweise andere Zellkompartimente wie z.B. das Knochenmark eher für die molekularbiologische Diagnostik von Mikrometastasen geigent sein könnten [10]. Neben diesen biologischen Gesetzmäßigkeiten ergeben sich weitere Probleme beim Nachweis zirkulierender Tumorzellen mittels Tyrosinase-PCR. Das Verfahren ist technisch sehr aufwendig, es besteht eine große Kontaminationsgefahr (Gefahr falsch-positiver Resultate), und es besteht die Möglichkeit der inkompletten Genexpression bzgl. der Tyrosinase-Genfamilie in Melanomzellen [3].

Fazit

Die RT-PCR-Analyse von Tyrosinase mRNS im Blut von Melanompatienten ist für eine verläßliche und verbesserte Frühdiagnostik einer Mikrometastasierung derzeit nicht geeignet. Der Stellenwert anderer molekularbiologischer Diagnoseverfahren ist Gegenstand laufender Forschungprojekte und kann noch nicht abschließend bewertert werden. Eine Vielzahl der in der Vergangenheit untersuchten Serummarker konnte die Frühdiagnostik bei Melanompatienten bisher nicht entscheidend verbessern. Neue Bestimmungsverfahren zur Analyse der Protein S100 Serumkonzentration ergeben erhöhte Serumwerte in über 90% aller Melanompatienten im Stadium IV. Die S100 Werte korrelieren zum überwiegenden Teil dieser Patientengruppe mit dem individuellen Krankheitsverlauf. In diesen Fällen ist ein therapiebegleitendes Monitoring durch serielle Messungen der S100-Serumkonzentrationen möglich. Protein S100 Serumkonzentrationen > 0,6 μg/l korrelieren mit einer signifikant verkürzten Überlebenszeit der Patienten. Erste Ergebnisse zur Bestimmung der S100 Serumkonzentration im Rahmen der Nachsorge deuten daraufhin, daß dieser Tumormarker auch einen zukünftigen Stellwert im Rahmen der Verlaufsdiagnostik und Nachsorge einnehmen könnte. Die exakte Evaluierung der Sensitivität und Spezifität dieses Verfahrens für den frühzeitigen Nachweis einer beginnenden Metastasierung steht jedoch noch aus und muß in größeren prospektiven Verlaufsstudien durchgeführt werden.

Literatur

1. Brossart P, Keilholz U, Willhauck M, Scheibenbogen C, Möhler T, Hunstein W (1993) Hematogenous spread of malignant melanoma cells in different stages of disease. J Invest Dermatol 101: 887–889
2. Couvreur R, Joos G, Geerts M, Labert J, Naeyaert J (1993) Neuron-specific enolase as serum marker for malignant melanoma. Lancet 342: 985
3. Eberle J, Garbe C, Wang N, Orfanos C (1995) Incomplete expression of the tyrosinase gene family (tyrosinase, TRP-1, TRP-2) in human malignant melanoma cells in vitro. Pigment Cell Res 8: 307–313
4. Foss AJE, Guille MJ, Occleston NL, Hykin PG, Hungerford JL, Lightman S (1995) The detection of melanoma cells in peripheral blood by reverse transcription-polymerase chain reaction. Br J Cancer 72: 155–159
5. Gläser R, Hauschild A, Lohmeier C, Bartels J, Mrowietz U, Schlüter C, Christophers E (1996) Determination of tyrosinase mRNA in peripheral blood is not a prognostic marker for progressive melanoma. Arch Dermatol Res 288 :278 (Abstract)
6. Guo H, Stoffel-Wagner B, Bierwirth T, Mezger J, Klingmüller D (1995) Clinical significance of serum S100 in metastatic melanoma. Eur J Cancer 31A: 924–928
7. Hirai S, Kageshita T, Tsujisaki M, Imai K, Wakamatsu K, Ono T (1997) Serum levels of sICAM-1 and 5-S-cysteinyldopa as markers of melanoma progression. Melanoma Res 7: 58–62
8. Hornef S, Lux J, Rassner G (1992) Neuronen-spezifische Enolase (NSE) – ein geeigneter Tumormarker des malignen Melanoms? Hautarzt 43: 77–80
9. Kageshita T, Yoshii A, Kimura T, Kuriya N, Ono T, Tsujisaki M, Imai K, Ferrone S (1993) Clinical relevance of ICAM-1 expression in primary lesions and serum of patients with malignant melanoma. Cancer Res 53: 4927–4932
10. Pantel K, Dickmanns A, Zippelius A, Klein C, Shi J, Hoechtlen-Vollmar W, Schlimok G, Weckermann D, Oberneder R, Fanning E, Riethmüller G (1995) Establishment of micrometastatic carcinoma cell lines: a novel source of tumor cell vaccines. J Natl Cancer Inst 87: 1162–1168

11. Pittman K, Burchill S, Smith B, Southgate J, Joffe J, Gore M, Selby P (1996) Reverse transcriptase-polymerase chain reaction for expression of tyrosinase to identify malignant melanoma cells in peripheral blood. Annal Oncol 7: 297–301
12. Reinhold U, Lüdtke-Handjery HC, Schnautz S, Kreysel HW, Abken H (1997) The analysis of tyrosinase-specific mRNA in blood samples of melanoma patients by RT-PCR is not a useful test for metastatic tumor progression. J Invest Dermatol 108: 166–169
13. Schwartze G, Fiedler H (1994) Zur diagnostischen Bedeutung des α-MSH beim malignen Melanom des Menschens. Hautarzt 45: 468–470
14. Schoultz E, Hansson LO, Djureen E, Hansson J, Kärnell R, Nilsson B, Stigbrand T, Ringborg U (1996) Prognostic value of serum analyses of S100β protein in malignant melanoma. Melanoma Res 6: 133–137
15. Smith B, Selby P, Southgate J, Pittman K, Bradley C, Blair GE (1991) Detection of melanoma cells in peripheral blood by means of reverse transcriptase and polymerase chain reaction. Lancet 338: 1227–1229
16. Sonesson B, Eide S, Ringborg U, Rorsman H, Rosengren E (1995) Tyrosinase activity in the serum of patients with malignant melanoma. 5: 113–116

Sentinel Lymph Node Detection – Ein neuer Ansatz in der Primärdiagnostik und Therapie des malignen Melanoms

J. Koller, B. Hantich

Lymphknotenmetastasen sind die häufigste Erstmanifestation eines metastasierenden Melanoms. Bei ca. 20–25% aller primären Melanome sind spätere regionäre Lymphknotenmetastasen zu erwarten. Die Prognose von Patienten mit regionären Lymphknotenmetastasen eines malignen Melanoms hängt von der Dicke des Primärtumors, der Zahl der metastatischen Lymphknoten und v.a. von der klinischen Klassifizierung (ob die Lymphknoten tastbar oder nicht tastbar sind) ab. Die Metastasierungswahrscheinlichkeit steigt bekanntlich mit der Tumordicke stark an, wobei mit zunehmender Tumordicke verhältnismäßig mehr Fernmetastasen als locoregionäre Metastasen entstehen.

Man kann davon ausgehen, daß die 5-Jahre-Überlebensrate von Patienten mit klinisch manifesten regionären Lymphknotenmetastasen nur zwischen 15 und 25% liegt, während Patienten mit klinisch inapparenten Mikrometastasen eine zumindest dreifach bessere 5-Jahresüberlebensrate aufweisen.

Aufgrund dieser Tatsachen war es naheliegend, daß man in den letzten Jahrzehnten versucht hat, potentiell metastatisch besiedelte regionäre Lymphknoten noch im Stadium der Mikrometastasierung zu entfernen, um die Prognose der Betroffenen zu verbessern.

Die hierzu verwendeten Methoden waren die „En-bloc"-Resektion aller Weichteile vom Primärtumor bis in die regionale Lymphknotenstation unter Mitnahme möglichst aller regionaler Lymphknoten sowie die prophylaktische regionale Lymphadenektomie (ELND). Die prophylaktische Entfernung aller regionären Lymphknoten fand dennoch keine allgemeine Anwendung, weil viele Autoren keine wesentliche Prognoseverbesserung feststellen konnten. Zudem ist diese Methode mit einer erhöhten Komplikationsrate verbunden; darüber hinaus traten nicht selten auch im Bereich der prophylaktisch entfernten Lymphknoten dann doch wieder Lymphknotenmetastasen auf, weil in vielen Fällen die Entfernung der regionären Lymphknoten nicht restlos erfolgte.

Mit der Mitte der 80er Jahre entwickelten Methode des „lymphatic mapping" war es erstmals möglich, den ersten im regionären Abfluß eines Melanoms liegenden Lymphknoten (= „sentinel lymph node" oder Schildwachlymphknoten) aufzufinden und nach der Entfernung einer histologischen Untersuchung zuzuführen.

Die Technik beruht auf einer Anreicherung von 99m-Technetium und einem Farbstoff (Patentblau) im Schildwachlymphknoten [1].

Man geht dabei so vor, daß präoperativ in die unmittelbare Umgebung des Melanoms bzw. der Narbe nach knapper diagnostischer Exzision eines Melanoms zuerst der radioaktive Marker und danach der Farbstoffmarker intrakutan injiziert werden (Abb. 1). Beide Substanzen wandern in der Regel binnen weniger Minuten über die drainierende Lymphbahn zum „sentinel lymph node", wo sie sich anreichern [2].

Die Projektion des Stahlungsmaximums über dem „sentinel lymph node" auf die Hautoberfläche wird mit einem Kreuz vom Nuklearmediziner markiert. Durch schichtweises und vorsichtiges Präparieren in die Tiefe gelangt man zum angefärbten Lymphgefäß, welches nach kranial bis zur Einmündung in den meist ebenfalls angefärbten Schildwachlymphknoten ver-

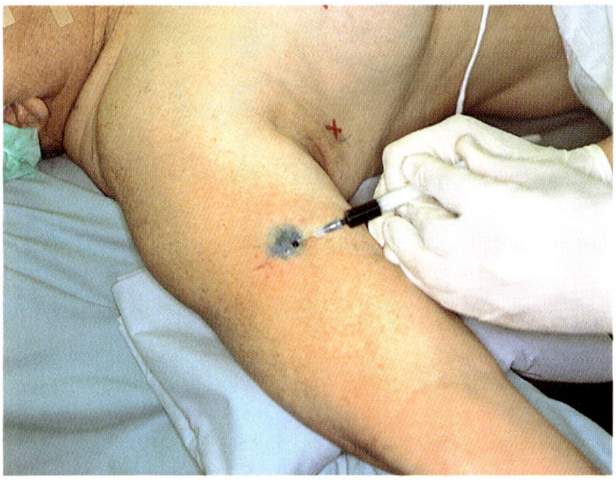

Abb. 1. Intrakutane Umspritzung der Narbe nach knapper diagnostischer Exzision eines Melanoms am Oberarm. Das *rote Kreuz* in der Axilla markiert das Punctum maximum der Radioaktivität des „SN" in der Axilla

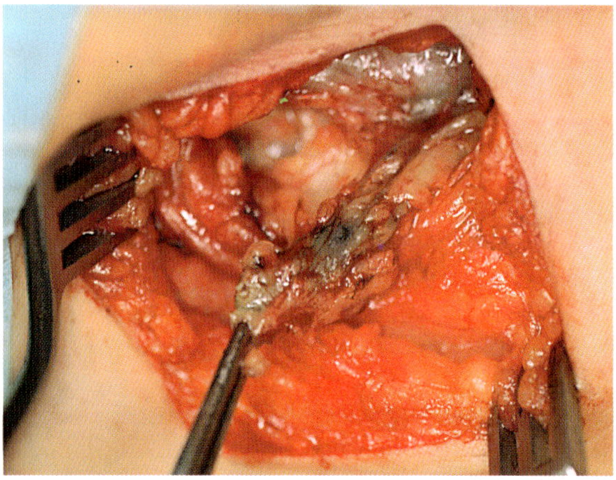

Abb. 2. Im subkutanen Fettgewebe liegt das grünblau angefärbte Lymphgefäß, das zum „sentinel lymph node" zieht

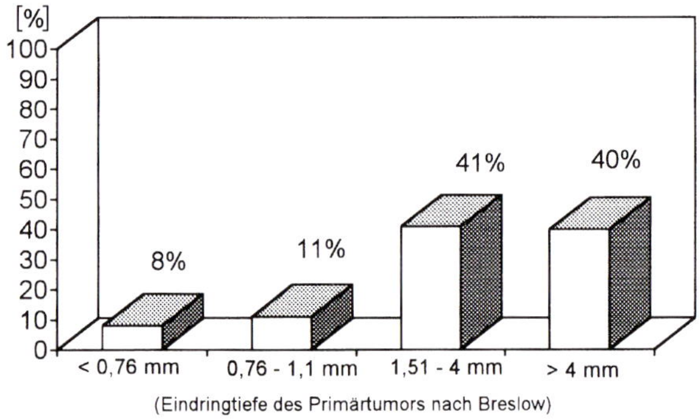

Abb. 3. Prozentsatz positiver „sentinel lymph nodes" nach Subgruppen bei 76 Melanompatienten der Salzburger Landeskliniken. Mit zunehmender Tumordicke steigt die Wahrscheinlichkeit für klinisch okkulte Mikrometastasen im „sentinel lymph node" stark an

folgt wird (Abb. 2). Dieser Lymphknoten weist bei Messung mit dem Handgeigerzähler maximale Radioaktivität auf. Nach seiner Entfernung darf nur noch schwache Radioaktivität im Operationsgebiet bestehen. Bei starker Restradioaktivität wird nach weiteren „sentinel lymph nodes" gesucht.

Manchmal sind die Schildwachlymphknoten bereits makroskopisch sichtbar metastatisch besiedelt. Häufiger aber sind Metastasen nur mikroskopisch nachweisbar.

Bei Stammelanomen kommt bisweilen ein Mehrfachabfluß in verschiedene Lymphknotenregionen vor.

In den meisten Fällen ist nur ein einziger „sentinel lymph node" in einer Region vorhanden, seltener aber auch zwei und in seltenen Fällen sogar drei oder vier „sentinel lymph nodes".

Findet sich ein positiver „sentinel lymph node", wird anschließend eine radikale regionäre Lymphadenektomie durchgeführt. Wir konnten bei unseren Patienten nur in 10% aller positiven „sentinel lymph nodes" weitere Lymphknotenmetastasen feststellen; dies entspricht annähernd auch anderen Erfahrungen [6].

Seit April 1995 wurden an der Dermatologie der Salzburger Landeskliniken 76 Patienten mit Melanomen > 1 mm Eindringtiefe bzw. Clark III und darüber nach dieser Methode operiert. Es fand sich dabei bei mehr als einem Viertel (27%) aller Patienten ein positiver Schildwachlymphknoten. Bei High-risk-Melanomen (> 1,5 mm) hatten sogar knapp 40% aller operierten Patienten einen positiven „sentinel lymph node".

Erwartungsgemäß stieg der Anteil positiver „sentinel lymph nodes" mit der zunehmenden Eindringtiefe des Melanoms an, die von uns beobachtete leichte Abnahme in einer Untergruppe (> 3 mm Eindringtiefe nach Breslow) dürfte ein statistischer Zufall aufgrund relativ geringer Patientenzahlen in dieser Subgruppe sein (Abb. 3).

Die Positivitätsrate von 27% bei der Gesamtgruppe und 40% bei den High-risk-Melanompatienten korreliert ziemlich genau mit anderen Untersuchern. D. Morton fand beispielsweise in 20,6% aller Melanompatienten und in 36,6% der High-risk-Melanompatienten Lymphknotenmetastasen [1].

Der Vorteil dieser Methode?

Wie oben erwähnt, hängt die Prognose von Patienten mit regionalen Lymphknotenmetastasen ganz wesentlich vom klinischen Stadium (d.h. tastbar oder nicht tastbar) und von der Zahl der betroffenen regionalen Lymphknoten ab. Weil die Operation nur im klinischen Stadium I, also bei klinisch nicht faßbaren Lymphknotenmetastasen, durchgeführt wird und die meisten der Patientien mit positivem „sentinel lymph node" nur einen oder 2 metastasierte Lymphknoten haben, besteht eine ausgezeichntete Prognose. Es leben bis zu 80% dieser Patienten nach 5 Jahren noch [6]. Wartet man hingegen bis zur klinisch manifesten regionalen Lymphknotenmetastasierung, fällt die Überlebenswahrscheinlichkeit dieser Patienten auf 15–25% [4] ab, d.h. im ersten Fall Überleben wahrscheinlich, im zweiten Fall ist hingegen der Tod durch Tumordissemination wahrscheinlich.

Patientengruppen mit Melanomen bis maximal 4 mm Eindringtiefe, bei denen die Wahrscheinlichkeit für das gleichzeitige Vorliegen von Fernmetastasen zum Zeitpunkt der Ersttherapie des Melanoms noch relativ gering ist, profitieren offensichtlich am meisten von der „sentinel lymph node" Biopsie. Bei Melanomdicken über 4 mm ist das Risiko für Fernmetastasen zur Zeit der primären Therapie sehr hoch, sodaß in diesen Fällen eine ausschließlich regionäre Behandlung oft zu spät kommt [5].

Aufgrund der bis jetzt vorliegenden Daten läßt sich bereits absehen, daß die „sentinel lymph node" Biopsie in der operativen Behandlung des Melanoms ein ebenso unverzichtbarer Standard wird wie die lokale weite Exzision.

Literatur

1. Morton D et al. (1992) Management of early-stage melanoma by intraoperative lymphatic mapping and selective lymphadenectomy. Surg Oncol Clin North America 1/2: 247–259
2. Morton D et al. (1992) Technical details of intraoperative lymphatic mapping for early stage melanoma. Arch Surg 127: 392–399
3. Glass F et al. (1995) The role of selective lymphadenectomy in the management of patients with malignant melanoma. Dermatol Surg 21: 979–983
4. Roses D et al. (1985) Prognosis of patients with pathologic stage II cutaneous malignant melanoma. Ann Surg 201/1: 103–107
5. Balch CH (1988) The role of elecitve lymph node dissection in melanoma: rationale, results and controversies. J Clin Oncol 6/1: 163–172
6. Day C et al. (1982) Prognostic factors for patients with clinical stage I melanoma of intermediate thickness (1,51–3,99 mm). Ann Surg 195/1: 35–43

Sentinel-Lymphonodektomie bei malignen Melanomen. Eine vorläufige Bilanz aus histomorphologischer Sicht

H. Starz, B.-R. Balda, H. Büchels

Fragestellung

Die Sentinel-Lymphonodektomie (SLNE, [1, 5]) zielt als minimal invasiver Eingriff auf die Früherkennung regionaler Lymphknotenmetastasen bei Melanompatienten im klinischen Stadium I, II oder IIIa. Bei Nachweis einer oder mehrerer Mikrometastasen, und nur dann, erfolgt eine radikale regionale Lymphknotendissektion mit naturgemäß sehr viel höherem Komplikationspotential. Entsprechend sind an die histologische Lymphknotendiagnostik höchste Ansprüche zu stellen, hinsichtlich der Sensitivität wie auch der Spezifität. Ziel muß es also sein, einerseits auch kleinste Melanommikrometastasen in Lymphknoten aufzuspüren, andererseits aber nicht Verwechslungen mit regulären Lymphknotenstrukturen, Normvarianten oder andersartigen Lymphknotenalterationen zu erliegen.

Methode

Patientenkollektiv

Von Mai 1995 bis März 1997 wurden von uns 100 Melanompatienten in den klinischen Tumorstadien Ia bis IIIa im Alter von 16 bis 86 Jahren der γ-Sondengesteuerten SLNE zugeführt. Sämtliche Primärmelanome waren am Hautorgan lokalisiert. Tabelle 1 zeigt ihre Aufteilung auf die wichtigsten Melanomsubtypen. Die maximalen vertikalen Tumordurchmesser nach Breslow reichten von 0,3 bis 17 mm. Bei einem Patienten bestanden zudem multiple kutane Satellitenmetastasen. Somit ergab sich vor der SLNE die in Tabelle 2 dargestellte klinische Stadieneinteilung.

Tabelle 1. Verteilung der Patienten auf die wichtigsten Melanomtypen

Melanomtypen	SSM	NMM	LMM	ALM	Sonstige
Patienten (n)	60	27	4	3	6

Tabelle 2. Verteilung der Patienten (vor SLNE) auf die klinischen Melanomstadien

Stadium	Ia	Ib	IIa	IIb	IIIa
Patienten (n)	23	36	28	12	1

Operative Technik

Lokalisation und gezielte Entnahme der „sentinel lymphnodes" (SLN) erfolgten entsprechend der von uns ausführlich publizierten γ-Szintillationsdetektormethode [1]. Die von Morton et al. angegebene Originaltechnik mittels Patentblaumarkierung [5] hatte sich uns als operativ aufwendiger und deutlich weniger zuverlässig erwiesen [1].

Gewebebearbeitung, Histologie, Immunhistochemie (APAAP-Technik)

Die pro Patient gewonnenen 1 bis 6 SLN wurden nach Formalinfixierung mit dem Skalpell in maximal 1 mm dicke Scheiben lamelliert. Die Einbettung in Paraffin erfolgte dann in der Weise, daß auf den Mikrotomschnitten jeweils die gesamte Profilfläche erhalten blieb.

Grundsätzlich wurden pro Lymphknotenscheibe zwei HE-gefärbte und zwei S100-immunmarkierte Schnitte angefertigt. Da das S100-Protein sowohl in Melanom- als auch in Nävuszellen zu fast 100% exprimiert wird, eignete sich dieser Marker bestens zum Aufspüren melano-/nävozytärer Zellkomplexe in Lymphknoten, wenngleich auch andersartige S100-positive Zellen (vgl. Ergebnisteil) mitzuberücksichtigen waren. Schon bei diskreten Verdachtsmomenten schlossen sich weitere immunhistochemische Untersuchungen mit HMB45, NKI-C3 und Anti-Vimentin an.

Ergebnisse und Diskussion

Identifikation und Differentialdiagnostik von Melanommikrometastasen

Kennzeichnend für initiale Melanommetastasen in Lymphknoten (Abb. 1) sind kleine, meist epitheloide, manchmal auch spindelzellige, vorwiegend amelanotische Zellverbände in den Rand- und Intermediärsinus, die sich immunphänotypisch als kräftig positiv für S100, etwas geringer auch für Vimentin erweisen. Ebenfalls positiv reagieren in der Regel die Marker NKI-C3 und HMB45 (Abb. 1), letzterer allerdings oft nur in einem Teil der Tumorzellen, gelegentlich auch gar nicht. Erst mit Größenwachstum der Metastase wird das eigentliche Lymphknotenparenchym von Tumorformationen infiltriert und destruiert.

Differentialdiagnostisch finden sich in den Lymphknotensinus und besonders in der parakortikalen Rindenzone oft zahlreiche nicht-melanozytäre, S100-positive Zellen, speziell interdigitierende Retikulumzellen und eingewanderte Langerhans-Zellen. Zytomorphologisch handelt es sich um dendritische Zellen mit ovalen bis nierenförmigen, chromatinarmen Kernen und zarter Kernmembran, die typischerweise netzartige Formationen, nicht jedoch kohäsiv-epitheloide Verbände bilden. In Zweifelsfällen ist die Expression des CD1a-Antigens für sie spezifisch. Heterotope Nävuszellaggregate (Abb. 2) sind als Zufallsbefund z. B. in axillären Lymphknoten von Mammakarzinompatientinnen seit den 30er Jahren bekannt [6, 8]. Ihr nävozytärer Charakter konnte hingegen erst in den letzten Jahrzehnten immunhistochemisch und elektronenmikroskopisch hinreichend belegt werden [2, 3, 10]. Das Markierungsverhalten bezüglich S100 (Abb. 2), Vimentin und NKI-C3 unterscheidet sich meist nicht von dem der Melanommetastasen. Selbst HMB45 reagiert nicht selten diskret, gelegentlich sogar kräftig positiv mit dem Zytoplasma der Nävuszellen, so daß die genannten immunhistochemische Kriterien zur Abgrenzung von Melanommetastasen nicht genügen.

Auch die gängigen karyomorphologischen Dignitätskriterien wie Kerngrößen- und -formvariabilität oder Chromatinstruktur sind vor allem bei kleinen melano/nävozytären Zellkomplexen von begrenztem Wert, zumal lymphonodale wie kutane Nävuszellnester durchaus auch eine gewisse Kernpleomorphie zeigen können. Den Nävuszellformationen fehlt bei meist relativ schmalem, blaß eosinophilem bis neutrophilem Zytoplasmasaum und indistinkten Zellgrenzen der oft deutlich epitheloide Aspekt von Melanomverbänden, doch ist auch dies nur ein relatives Unterscheidungsmerkmal. Sicherstes differentialdiagnostisches Kriterium ist die bevorzugte Lokalisation lymphonodaler Nävuszellnester innerhalb des Bindegewebes der Lymphknotenkapsel und der Trabekel (Abb. 2), oft in unmittelbarer Nachbarschaft einmündender Lymphgefäße. „Echte" Melanommikrometastasen sind dagegen typischerweise innerhalb der Rand- und Intermediärsinus (Abb. 1), oder auch im Lumen von Lymphgefäßen anzutreffen.

Zu den extrem selten vorkommenden Differentialdiagnosen zählen z. B. das sich von den interdigitierenden Retikulumzellen ableitende Sarkom [4] und die Metastase eines S100-positiven Mammakarzinoms [7].

Quantitative Auswertung

Bei 12 der 100 Patienten diagnostizierten wir in mindestens einem SLN Melanommikrometastasen oder eine initiale Sinusmelanomatose. Tabelle 3 zeigt die Klassifikation der Ausgangstumoren. Erwartungsgemäß sind Patienten mit NMM gegenüber ihrem Anteil am Gesamtkollektiv (27%) deutlich überrepräsentiert. Ebenso zeigt sich eine klare Häufung positi-

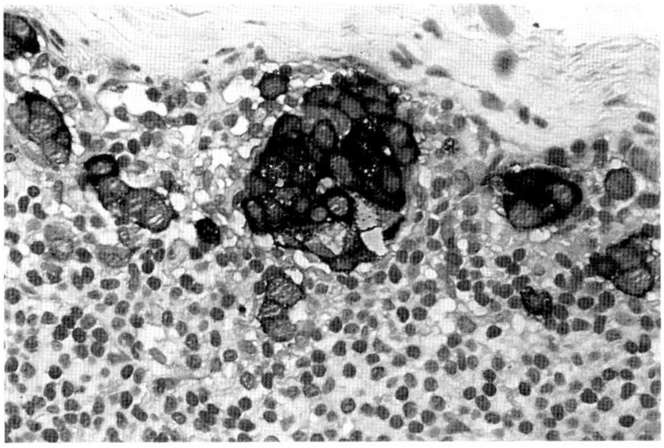

Abb. 1. Subkapsuläre Melanommikrometastase, S100 (Primärvergr. 340:1)

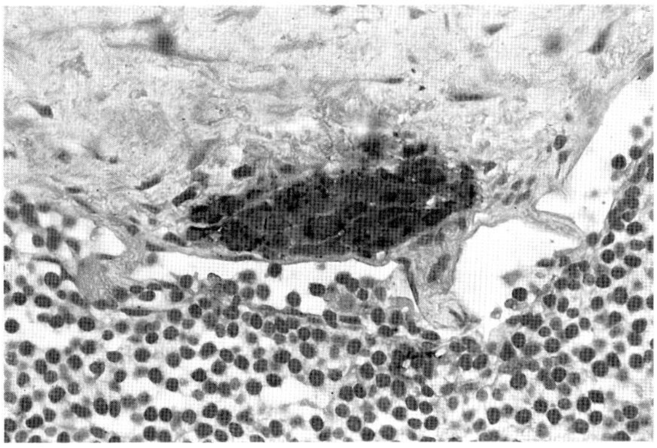

Abb. 2. Kapsuläres Nävuszellaggregat, S100 (Primärvergr. 340:1)

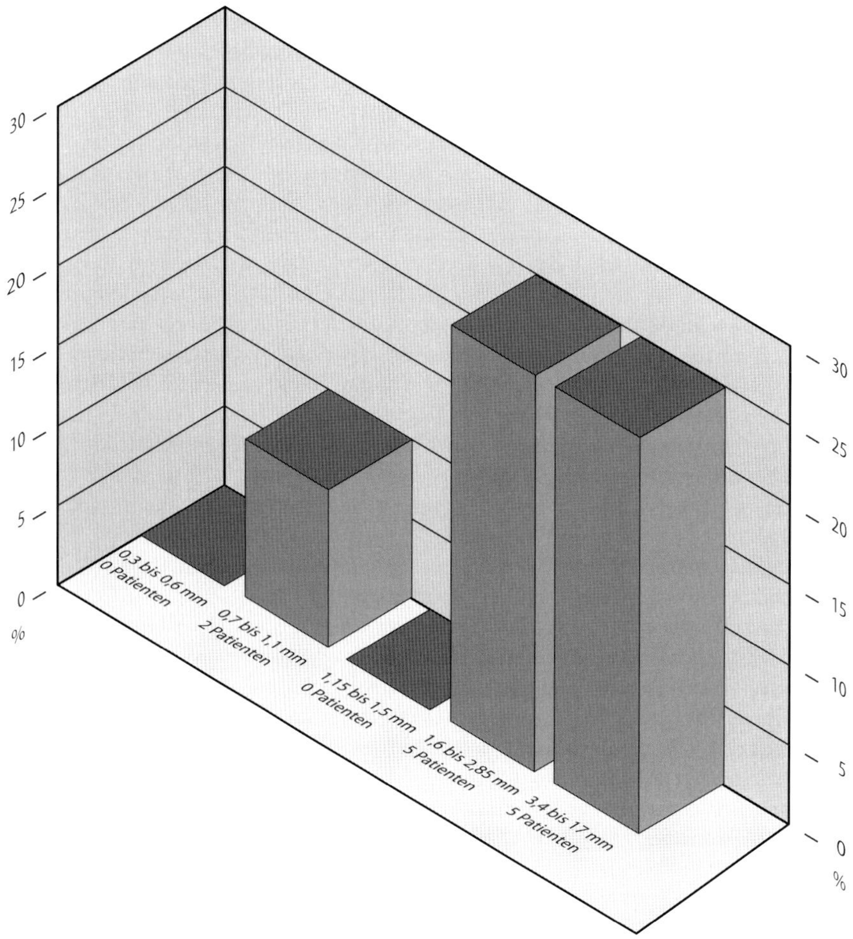

Abb. 3. Prozentanteil der Patienten mit positivem SLN (Ordinate) in Abhängigkeit von den Breslow-Daten der Primärmelanome. Die in der Abszisse ausgewiesenen Breslow-Bereiche umfassen Gruppen von jeweils 20 Patienten

ver SLN bei Breslow-Tumordicken > 1,5 mm (s. Abb. 3). Im nichtparametrischen U-Test (Mann-Whitney-Wilcoxon-Test) unterscheidet sich die Breslow-Verteilung der 12 betroffenen von der der 88 nicht betroffenen Patienten mit einem Signifikanzniveau von 99,5 %.

Überraschend war, daß 2 der 12 Patienten mit Metastasen im SLN Tumordicken von weniger als 1 mm nach Breslow aufwiesen (0,95 und 0,9 mm).

Morphometrisch reichten die maximalen Profildurchmesser einzelner metastasischer Zellverbände von 0,05 mm bis 10 mm, wobei nicht selten der Nachweis nur auf einer einzigen Lymphknotenscheibe gelang.

Tabelle 3. Verteilung der Patienten mit positivem SLN auf die Melanomtypen

Melanomtypen	SSM	NMM	LMM	ALM	Rest	Gesamt
Patienten (n)	2	7	2	0	1	12
[%]	17	58	17	0	8	100

Bei 11 der 12 Patienten wurde eine radikale Ausräumung der betroffenen Lymphknotenregion angeschlossen. Eine Patientin lehnte trotz unserer Empfehlung den Folgeeingriff nach Mikrometastasennachweis in 2 SLN ab. In keinem der Dissektatlymphknoten (nachgeschalteten Lymphknoten) wurden weitere Melanomabsiedlungen entdeckt.

Lymphonodale Nävuszellnester fanden sich in SLN von 13 der 100 Patienten.

Follow up

Die bisherigen Nachbeobachtungszeiten von 0 bis 22 Monaten sind für eine definitive prognoserelevante Aussage noch zu kurz. Immerhin beobachteten wir bei keinem unserer Patienten weitere lymphogene Melanommetastasen.

Bei einer Patientin mit einem NMM von 4 mm Tumordicke nach Breslow wurde im Verlauf eine hämatogene Metastasierung in Lungen und Leber nachweisbar. Der SLN dieser Patientin war tumorfrei gewesen.

Schlußfolgerungen

1. Die SLNE eignet sich als hochsensitive Methode zur Früherkennung einer Melanommetastasierung in regionäre Lymphknoten.
2. Metastasendurchmesser von oft weniger als 1 mm erfordern zwingend die histologische Untersuchung geeigneter Schnittserien durch die Lymphknoten. Die Anwendung immunhistochemischer Marker erleichtert die Diagnostik erheblich.
3. Die jüngst als Alternative zur Histologie diskutierten molekularbiologischen Nachweismethoden, z. B. mittels Tyrosinase-RT-PCR [9], müssen zunächst insbesondere auch dahingehend validiert werden, inwieweit sie eine Unterscheidung zwischen Melanommikrometastasen und den etwa gleich häufig anzutreffenden benignen lymphonodalen Nävuszellnestern gestatten.
4. Die SLNE ist dringend indiziert bei neu diagnostizierten Melanomen in den klinischen Stadien Ib, IIa, IIb und IIIa. Bei den zu vernachlässigenden Komplikationsraten stellen wir derzeit die Indikation sogar bereits im Stadium Ia.
5. Das Fehlen weiterer Metastasen im Lymphknotendissektat bei Patienten mit positiven SLN stützt die Hypothese, daß sich die lymphogene Metastasierung des malignen Melanoms initial auf die SLN beschränkt, wodurch der SLNE neben ihrem diagnostischen Rang auch ein hoher kurativer Stellenwert zukommt. Dennoch sollte u. E. bei derzeitigem Kenntnisstand weiterhin in allen Fällen nachgewiesener Melanommetastasen im SLN die Indikation zur radikalen regionalen Lymphknotendissektion gestellt werden, um einer möglichen lymphogenen Weiterverbreitung sporadischer Melanomzellen Rechnung zu tragen.
6. Frühzeitig entfernte regionäre Lymphknotenmetastasen schließen ebenso wie tumorfreie SLN eine Metastasierung auf hämatogenem Weg nicht aus. Inwieweit dennoch die SLNE eine Prognoseverbesserung auch quoad vitam bedingt, wird das weitere Follow up der Patienten zeigen.

Literatur

1. Bachter D, Balda B-R, Vogt H et al. (1996) Die „sentinel" Lymphonodektomie mittels Szintillationsdetektor. Eine neue Strategie in der Behandlung maligner Melanome. Hautarzt 47: 754–758
2. Eckert F, Schmid U, Lennert K (1987) Immunhistologische Charakterisierung sogenannter Naevuszellnester in Lymphknoten. Pathologe 8: 81–84
3. Erlandson RA, Rosen PP (1982) Electron microscopy of a nevus cell aggregate associated with an axillary lymph node. Cancer 49: 269–272
4. Feltkamp CA, Van Heerde P, Feltkamp-Vroom TH et al. (1981) A malignant tumor arising from interdigitating cells: Light microscopical, ultrastructural, immuno- and enzyme histochemical characteristics. Virchows Arch (A) 393: 183–192
5. Morton DL, Wen DR, Cochran AJ (1990) Management of earlystage melanoma by intraoperative lymphatic mapping and selective lymphadenectomy. An alternative to routine elective lymphadenectomy or „watch and wait". Surg Oncol Clin North Am 1: 247–259
6. Stewart FW, Copeland MM (1931) Neurogenic sarcoma. Am J Cancer 15: 1235–1320
7. Stroup RM, Pinkus GS (1988) S-100 immunoreactivity in primary and metastatic carcinoma of the breast: a potential source of error in immunodiagnose. Hum Pathol 19: 949
8. Albertini A von (1935) Sur un cas de neurunaevus avec metastase ganglionnaire de meme caractere. Bull Soc Franc Dermatol Syphilol 42: 1273–1278
9. Van der Velde-Zimmermann D, Roijers JF, Bouwens-Rombouts A et al. (1996) Molecular test for the detection of tumor cells in blood and „sentinel" nodes of melanoma patients. Am J Pathol 149: 759–764
10. Yazdi HM (1985) Nevus cell aggregates associated with lymph nodes. Arch Pathol Lab Med 109: 1044–1046

Molekularbiologischer Nachweis einer Mikrometastasierung an Lymphknotengewebe von Melanompatienten mittels Tyrosinase RT-PCR

H.-J. Blaheta, B. Schittek, K. Sotlar, S. Kröber, U. Ellwanger, C. Garbe

Einleitung

In der Mehrzahl der metastasierenden kutanen Melanome erfolgt die Tumorprogression über das kutane Lymphsystem in die regionären Lymphknotenstationen. Insofern stellt der Nachweis einer Tumorinfiltration von Lymphknoten einen signifikanten prognostischen Faktor für den weiteren Krankheitsverlauf [4, 5] und für das anschließende therapeutische Vorgehen dar. Die konventionelle histologische Untersuchung von Lymphknotengewebe mittels Hämatoxylin-Eosin(HE)-Färbung ist insbesondere bei oligozellulären Mikrometastasen nicht immer sensitiv genug, um diese histomorphologisch nachzuweisen, selbst unter Einbeziehung immunhistochemischer Verfahren. Durch die Entwicklung moderner molekularbiologischer Techniken, wie der Polymerasekettenreaktion (PCR), ist es möglich eine molekulare Tumordetektion von Melanomzellen mit einer sehr hohen Sensitivität und Spezifität durchzuführen, indem Tyrosinase, ein gewebespezifisches Schlüsselenzym der Melaninbiosynthese, identifiziert wird [1, 3, 6]. Das Ziel dieser diagnostischen Studie ist es, die diagnostische Sensitivität der Reversen Transkription-Polymerasekettenreaktion (RT-PCR) des Tyrosinase Gens im Vergleich zu konventionellen histopathologischen und immunhistochemischen Techniken am Lymphknotengewebe von Melanompatienten zu untersuchen.

Material und Methoden

79 Patienten mit primärem kutanen Melanom (TD > 0,75 mm) mit insgesamt 466 Lymphknoten wurden innerhalb dieser Studie auf eine Mikrometastasierung untersucht. Von jedem nativen Lymphknoten wurden mehrere parallele Schnittebenen angefertigt, die abwechselnd histopathologisch (HE), immunhistochemisch (S-100, HMB-45) sowie molekularbiologisch (Tyrosinase RT-PCR) analysiert wurden. 28 Lymphknoten von nicht-melanozytären Tumoren dienten als Negativkontrolle. Die Gesamt-RNA wurde über Guanidinium Thiocyanate-Phenol/Chloroform extrahiert, in Anlehnung an die Methode von Chomczynski u. Sacchi [2]. Im Anschluß an die cDNA-Synthese wurde die RT-PCR als „nested" PCR mit spezifischen Primern für das Tyrosinase- und Glycerinaldehyd-3-phosphat-dehydrogenase (GAPDH)-Gen durchgeführt. Die PCR-Reaktionsprodukte wurden auf einem mit Ethidiumbromid gefärbten Agarose Gel (2%) elektrophoretisch aufgetrennt, analysiert und dokumentiert. Jede Tyrosinase RT-PCR wurde zur validen Ergebnissbestätigung zweimal durchgeführt. Berücksichtigt wurde nur solche mRNA Proben, deren RNA-Integrität durch GAPDH-Amplifikation nachgewiesen wurde und die zweimal in der Tyrosinase PCR positiv waren. Die Spezifität der Tyrosinase Amplifikate wurde durch Southern-blot-Hybridisierung oder Restriktionsverdau bestätigt.

Aufgrund der Ergebnisse der histopathologischen und molekularbiologischen Untersuchungen wurden vier Patientengruppen definiert. Hierbei wurden relevante prognostische Parameter (Tumordicke n. Breslow, Clark Invasionslevel, histologische Melanomklassifikation, Alter und Geschlecht) hinsichtlich statistisch signifikanter Unterschiede zwischen diesen Gruppen analysiert. Hierzu wurde der χ^2- und der Mann-Whitney-U-Test benutzt, wobei ein p-Wert $<0,05$ als statistisch signifikant gewertet wurde. Das 95%-Konfidenz-Intervall für die mediane Tumordicke wurde, basierend auf der Binomialverteilung, nach der exakten Methode für kleine Stichproben berechnet.

Ergebnisse und Diskussion

79 Patienten mit primärem Melanom und einer Gesamtzahl von 466 Lymphknoten wurden mittels Histologie, Immunhistochemie und Tyrosinase RT-PCR untersucht. Entsprechend der Detektionsrate der unterschiedlichen Untersuchungsmethoden wurden verschiedene Patientengruppen definiert (s. Tabelle 1). Bei allen 49 histologisch gesicherten Lymphknotenmetastasen von 31 Patienten konnte eine Expression des Tyrosinase-Gens gleichfalls nachgewiesen werden (Gruppen I + II). Darüber hinaus waren bei einem Teil der Patienten mit histologisch gesicherten Lymphknotenmetastasen (Gruppe II) mehr Lymphknoten in

Tabelle 1. Sensitivitätsvergleich von Immunhistochemie und Tyrosinase PCR. I) Histologie and PCR sind in gleicher Weise positiv; II) Mehr positive Lymphknoten in der PCR als in der Histologie bei Patienten mit mindestens einer histologisch gesicherten Lymphknotenmetastase; III) Histologie negativ und PCR positiv; IV) Histologie negativ und PCR negativ

Patientengruppen	Patienten	Lymphknoten	Lymphknoten mit + Histologie	Lymphknoten mit + PCR
I.: Histologie + = PCR +	11	68	15	15
II.: PCR + > Histologie +	20	171	34	88
III.: Histologie –, PCR +	21	134	0	34
IV.: Histologie –, PCR –	27	93	0	0
Gesamt	79	466	49	137

der PCR positiv als in der Histopathologie. Zusätzlich konnten bei 21 histologisch negativen Patienten (Gruppe III) in 34 Lymphknoten Tyrosinase Transkripte identifiziert werden (21/79 = 27%). 27 Patienten mit 93 Lymphknoten zeigten bei beiden Methoden negative Resultate (Gruppe IV).

Somit konnte durch diese molekularbiologische Untersuchung im direkten Vergleich zur konventionellen Histopathologie einschließlich Immunhistochemie nachgewiesen werden, daß durch die Tyrosinase RT-PCR eine signifikant höhere Sensitivität zur Detektion von Mikrometastasen melanozytärer Differenzierung im Lymphknotengewebe von Melanompatienten erzielt werden konnte ($p < 0{,}0001$). Die Spezifität des Tyrosinase mRNA Nachweises wurde entweder durch eine Southern-blot-Hybridisierung oder einen Restriktionsverdau der Tyrosinase PCR-Amplifikate bestätigt. Außerdem waren alle 28 Negativkontrollen (Lymphknoten nicht-melanozytärer Tumoren) negativ für eine Tyrosinase-Gen-Expression. Diese sensitive Identifikation von Tyrosinase Transkripten im Lymphknoten kann die Genauigkeit des Tumorstagings verbessern. Inwieweit dieser oligozelluläre Tumorzellnachweis im Lymphknotengewebe prognostische Bedeutung besitzt kann derzeit aufgrund des kurzen Nachbeobachtungszeitraumes noch nicht beurteilt werden.

Im Rahmen der statistischen Analyse von prognostischen Parametern der verschiedenen Patientengruppen, die durch die Ergebnisse von Histopathologie und Molekularbiologie definiert wurden, konnte eindrucksvoll aufgezeigt werden, daß Patienten mit nur mittels PCR detektierbaren Mikrometastasen (Gruppe III) eine signifikant höhere vertikale Tumordicke besitzen ($p < 0{,}01$, Mann-Whitney U-Test) als Patienten mit negativen Resultaten bei beiden Untersuchungsverfahren (Gruppe IV, Abb. 1). Bei Patienten mit Nachweis einer Tyrosinase Gen Expression und negativem histologischen Befund (Gruppe III) beträgt die mediane Tumordicke 2,85 mm und ist damit signifikant höher als bei Patienten mit negativen Resultaten in beiden Untersuchungstechniken, die eine mediane Tumordicke von 1,4 mm aufweisen (Gruppe IV). Basierend auf dieser statistischen Auswertung zeigt diese Studie die wichtige Bedeutung der Tumordicke

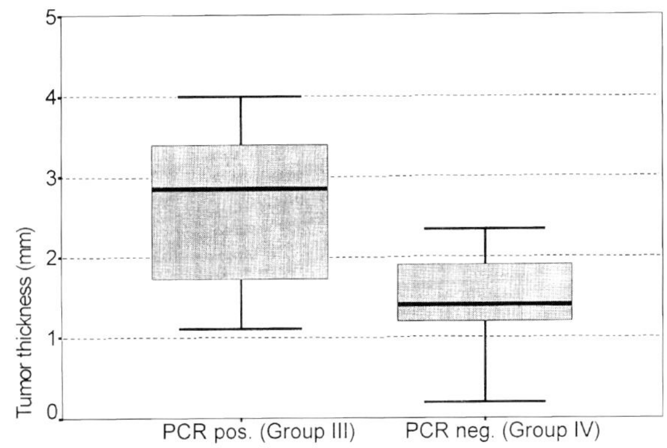

Abb. 1. Analyse der Tumordicken von histologisch negativen Patienten mit positiver vs. negativer Tyrosinase PCR

für den molekularbiologischen Tumorzellnachweis, da mit zunehmender Tumordicke die molekulare Detektionsrate von Mikrometastasen im Lymphknoten signifikant ansteigt. Die klinische Bedeutung dieses Nachweises von Tyrosinase Transkripten muß durch Follw-up-Studien evaluiert werden.

Literatur

1. Brossart P, Keilholz U, Willhauck M, Scheibenbogen C, Mohler T, Hunstein W (1993) Hematogenous spread of malignant melanoma cells in different stages of disease. J Invest Dermatol 101: 887-889
2. Chomczynski P, Sacchi N (1987) Single-step method of RNA-Isolation by acid guanidinium thiocyanat-phenol-chloroform extraction. Anal Biochem 162: 156-159
3. Kwon BS, Haq AK, Pomerantz SH, Halaban R (1987) Isolation and sequence of a cDNA clone for human tyrosinase that maps at the mouse c-albino locus [published erratum appears in Proc Natl Acad Sci USA 1988 Sep; 85 (17): 6352]. Proc Natl Acad Sci USA 84: 7473-7477
4. Little JH, Davis NC (1978) Secondary malignant melanoma in lymph nodes: incidence, time of occurrence, and mortality. Aust N Z J Surg 48: 9-13
5. Reintgen D, Cruse CW, Wells K, Berman C, Fenske N, Glass F, Schroer K, Heller R, Ross M, Lyman G, Cox C, Rappaport D, Seigler HF, Balch C (1994) The orderly progression of melanoma nodal metastases. Ann Surg 220: 759-767
6. Smith B, Selby P, Southgate J, Pittman K, Bradley C, Blair GE (1991) Detection of melanoma cells in peripheral blood by means of reverse transcriptase and polymerase chain reaction. Lancet 338: 1227-1229

Metastasiertes malignes Melanom – Risikoabhängige Staginguntersuchungen

H. H. Wolff, W. Achtelik

Einleitung

Das metastasierte maligne Melanom umfaßt nach der Klassifikation der DDG folgende Stadien [15]:

- IIIa: Primärtumor plus Satelliten- und/oder in-transit-Metastasen,
- IIIb: Primärtumor plus Metastasen in regionären Lymphknoten,
- IV: Primärtumor plus Fernmetastasen mit oder ohne Metastasen in regionären Lymphknoten.

Das Stadium der regionären Metastasierung, ohne Fernmetastasierung (Stadium IIIa und IIIb), wird auch als „limited disease" herausgestellt. Die Prognose ist hier deutlich besser als bei Fernmetastasierung. Da eine rechtzeitige Intervention bei regionärer Metastasierung noch kurativ sein kann, handelt es sich um ein Hochrisikostadium; beim fernmetastasierten Melanom bestehen dagegen nur sehr begrenzte Möglichkeiten der Heilung, die Therapie bleibt palliativ, die Prognose ist in der Regel infaust [2, 7]. Die Kenntnis des individuellen Krankheitsstadiums ist für die Einschätzung der noch vorhandenen Therapiemöglichkeiten entscheidend.

Welchem Zweck dienen Staging-Untersuchungen?

Für die Entscheidung, welche diagnostischen Maßnahmen bei individuellen Patienten eingesetzt werden sollen, sind folgende Gesichtspunkte bestimmend:

1. Die Diagnostik dient der Erfassung des aktuellen Krankheitsstatus und der Verlaufskontrolle.
2. Sie soll die Grundlage für therapeutische Konsequenzen liefern mit dem Ziel, die Prognose zu verbessern.
3. Sie kann Therapieerfolge, Mißerfolge sowie unerwünschte Wirkungen erfassen.
4. Sie liefert Daten für die wissenschaftliche Bearbeitung, auch für Therapiestudien.

Bei allen diagnostischen Maßnahmen sind die physische und die psychische Belastbarkeit des Patienten und nicht zuletzt auch die zum Teil erheblichen Kosten gegenüber dem erwarteten Nutzen abzuwägen.

Trotz neuer erfolgversprechender therapeutischer Strategien hat sich die Prognose des metastasierten malignen Melanoms in den letzten zwanzig Jahren nicht signifikant verändert [2, 4]. Nach der Statistik überleben weniger als 50% der Patienten 6 Monate nach Feststellung der Fernmetastasierung [2, 4, 8]. In der Bundesrepublik Deutschland sterben jährlich 2000 Personen in Folge des malignen Melanoms [6].

Klinische Staginguntersuchung in den Stadien III und IV

Anamnestische Hinweise sind bei metastasiertem Melanom nicht zu unterschätzen und in der Regel wegweisend. Erfragt werden Beschwerden in den Bereichen von Narbe, Transitstrecke und Lymphknotenstationen.

Ein Gewichtsverlust kann auf eine Progression hinweisen. Hinter einer vermuteten Grippe kann sich ein Pleuraerguß oder eine pulmonale Metastasierung verbergen. Kopfschmerzen, Übelkeit, Schwindel, Brechreiz können auf Hirnmetastasen hinweisen. Rückenschmerzen, hexenschußartige Beschwerden sind Symptome von Skelettmetastasen. Die Angabe einer Gastritis kann Metastasen in Leber, Ösophagus oder Magen bedeuten. Herzrhythmusstörungen treten im Zusammenhang mit Metastasen am Myo- oder Endokard oder mit einem tumorassoziierten Perikarderguß auf.

Erfragt werden weiterhin zwischenzeitliche Erkrankungen, Veränderungen an Pigmentherden und die Einnahme von Medikamenten.

Die klinische Untersuchung umfaßt die Inspektion des gesamten Integumentes und der hautnahen Schleimhäute.Erfaßt werden weiterhin Naevi, insbesondere atypische Naevi, Zweitmelanome und weitere Hauttumoren. Die Auflichtmikroskopie (Dermatoskopie) ist dabei unverzichtbar. Kutan-subkutane Metastasen sind durch eine systematische Palpation zu erfassen. Hierbei werden Operationsnarbe, Transitstrecke, regionäre Lymphknotenstationen und übrige Lymphknotenstationen untersucht.

Suspekte Befunde werden durch Sonographie weiter abgeklärt, durch Feinnadelpunktion oder Biopsie wird Material gewonnen und der histologischen Untersuchung zugeführt.

Im Anschluß an die Überprüfung des Lymphsystems erfolgt die Perkussion und Auskultation des Thorax zum Ausschluß eines Pleuraergusses oder größerer pulmonaler Infiltrate. Perkussion und Palpation des Abdomens erfolgen zum Ausschluß intraabdominaler Lymphome oder von Aszites. Die Perkussion des Skelettsystems kann Hinweise auf Knochenmetastasen geben. Eine orientierende neurologische Untersuchung mit Prüfung von Sensibilität, Koordination, Reflexen, Pupillenmotorik, Motilität einschließlich Ausschluß von Doppelbildern, schließt die klinische Untersuchung ab.

Über die Labordiagnostik wird an anderer Stelle berichtet.

Apparative Staginguntersuchung bei malignem Melanom im Stadium IIIa/IIIb

Das maligne Melanom kann primär sowohl lymphogen als auch hämatogen metastasieren. In 2/3 der Fälle kommt es zunächst zu einer lymphogenen Metastasierung und Befall der regionären Lymphknoten. In 1/3 der Fälle treten primär bereits Fernmetatasen auf [7].

Die regionäre Metastasierung manifestiert sich als:

- Lokalrezidiv,
- Satelliten und/oder In-transit-Metastasen,
- regionäre Lymphknotenmetastasen.

Die 5-Jahresüberlebensrate von Patienten mit regionären Lymphknotenmetastasen liegt bei 40% [5, 9]. Da die Anzahl der befallenen Lymphknoten eng mit der Prognose korreliert [4, 5], sind die rechtzeitige Diagnose und Intervention von besonderer Bedeutung für den weiteren Verlauf. Prognostisch gesehen handelt es sich bei noch möglichem kurativem Therapieziel beim Stadium III um ein Hochrisikostadium. Das Tumorstaging erfolgt hierbei zur Ausbreitungsdiagnostik mit dem Ziel, durch geeignete therapeutische Verfahren eine Remission herbeizuführen.

Die Kommission Malignes Melanom der DDG empfahl im Jahr 1994 [15] für das Stadium III bei vierteljährlicher klinischer Vorstellung den Einsatz bildgebender Verfahren zweimal jährlich über einen Zeitraum von 5 Jahren. Als Basisuntersuchungen sollen durchgeführt werden:

- Thorax-Röntgenuntersuchung in zwei Ebenen,
- Abdomensonographie,
- Lymphknotensonographie.

Darüber hinaus kann sich die Notwendigkeit weiterer apparativer Diagnostik zur Abklärung fraglicher Befunde ergeben, wie z.B. Computertomographie, Magnetresonanztomographie, Szintigraphie und neuerdings die Positronen-Emissions-Tomographie.

Apparative Staginguntersuchung bei malignem Melanom im Stadium IV

Die Prognose der Patienten mit Fernmetastasierung bedeutet in der Regel eine inkurable Situation; das Therapieziel ist in der Regel palliativ: Retrospektive Daten zeigen mediane Überlebenszeiten von 6–8 Monaten nach Feststellung der Metastasen [4].

Fernmetastasen können in allen Organsystemen auftreten; am häufigsten werden sie klinisch in Haut, Subkutis und Lymphknoten gefunden, gefolgt von Lunge, Leber, Gehirn, Knochen und Darm. Werden die Ergebnisse der Autopsie mit den Befunden klinischer Diagnostik verglichen, zeigt sich, daß die Möglichkeiten eines vollständigen Staging deutlich begrenzt sind (Tabelle 1).

Es gibt wenig Daten über prognostische Risikogruppen bei Patienten mit fernmetastasiertem Melanom. Patienten mit Erstmanifestation von Fernmetastasen im Bereich von Haut und Lymphknoten zeigen eine bessere Prognose als Patienten mit Erstbefall von Leber oder Gehirn. Weiterhin haben Patienten, bei denen es vergleichsweise später zu einer Metastasierung kommt, eine längere Gesamtüberlebenszeit als solche, bei denen die Fernmetastasierung frühzeitig einsetzt. Prognostisch relevant ist ferner das Tumorstadium vor der Fernmetastasierung. Nach Barth et al. [2] sollen Patienten eine bessere Prognose haben, wenn das Stadium der regionären Lymphknotenmetastasierung „übersprungen" wird. Solitäre, operativ angehbare Metastasen sind prognostisch besser einzustufen als ein disseminierter Befall [4].

Staging-Untersuchungen im Stadium der Fernmetastasierung dienen vor allem der Ausbreitungsdiagnostik. Hierzu stehen zahlreiche apparative

Tabelle 1. Metastasiertes malignes Melanom: Häufigkeiten des Organbefalls. (Aus [1])

	Klinik [%]	Autopsie [%]
Haut, Subkutis, LK	42–59	50–75
Lunge	18–36	70–87
Leber	14–20	54–77
Gehirn	12–20	36–54
Knochen	11–17	23–49
Darm	1–7	26–58
Herz	< 1	40–45
Pankreas	< 1	38–53
Nebenniere	< 1	36–54
Niere	< 1	35–48
Schilddrüse	< 1	25–39

Methoden zur Verfügung, die je nach klinischer Fragestellung eingesetzt werden.

Schematisierte oder risikoadaptierte Strategien zum Staging beim fernmetastasierten Melanom außerhalb von Therapieprotokollen gibt es derzeit nicht. Der individuelle Krankheitsverlauf bestimmt die Notwendigkeit, den Umfang und die Zeitpunkte der klinischen und apparativen Diagnostik; so wird dies auch von der DDG-Kommission für das Stadium IV empfohlen [15].

Beim Auftreten neuer Symptome muß unabhängig von Anzahl und Verteilung der bereits bekannten Metastasen eine weitere Abklärung erfolgen. Hier könnten neue palliative Maßnahmen als Konsequenzen notwendig sein.

Bei asymptomatischer disseminierter Metastasierung sind schematische, regelmäßige Staginguntersuchungen sinnlos, da sie nur den Krankheitsprogress anzeigen, unnötige Kosten verursachen und ohne Einfluß auf die Prognose sind.

Die bildgebende Ausbreitungsdiagnostik umfaßt als Basisprogramm eine Röntgenaufnahme des Thorax in zwei Ebenen, die Sonographie des Abdomens einschließlich Becken und Retroperitoneum, die Magnetresonanztomographie des Schädels und die Skelettszintigraphie.

Zusätzliche Maßnahmen (z.B. Punktionszytologie bei Nachweis von Pleuraexsudat oder Aszites) und konsiliarische Untersuchungen (z.B. bei neurologischen Symptomen) erfolgen nach klinischer Fragestellung.

Diskussion

Die frühzeitige Entdeckung von Metastasen kann für die Verbesserung der Prognose des individuellen Melanompatienten von großer Bedeutung sein. Insbesondere beim Hochrisikostadium „limited disease" sind engmaschige klinische und apparative Untersuchungen wichtig, um entscheidende therapeutische Maßnahmen unmittelbar einleiten zu können. Bei der Frühdiagnostik von Lymphknotenmetastasen ist die Sonographie von besonderem Wert [13].

Bildgebende Diagnostik kann weiterhin wertvoll sein bei unklarer Anamnese, Narbengewebe, Fettleibigkeit und in anatomisch komplexen Regionen, wie z.B. im HNO-Bereich [7, 10, 12, 13].

Die zahlreichen diagnostischen Möglichkeiten bringen aber auch Probleme mit sich: Physische und psychische Belastung des individuellen Patienten und vermeidbare Kosten durch unnötigen Einsatz apparativer Diagnostik.

Überdiagnostik durch technische Untersuchungen läßt sich vermeiden, wenn die Indikation für die apparative Untersuchung klinisch so scharf gestellt wird, daß eine gezielte Antwort auf die klinische Fragestellung zu erwarten ist. Damit läßt sich der kombi-

Tabelle 2. Metastasiertes malignes Melanom: Apparative Diagnostik. (Herrn OA PD Dr. M. Zwaan, Institut für Radiologie, MUL, sei für die Mitarbeit bei der Zusammenstellung dieser Tabelle gedankt)

Methode	Indikation	Belastung*)	Kosten**)	Wertigkeit
Thorax Rö 2E	Lunge, Lymphknoten (Skelett)	+/0	51–82,–	++
Thoraxdurchleuchtung, ggf. Zielaufnahme	Lunge Skelett	+/0 +/0	82,–	++
Röntgen-Tomographie	Skelett Lunge: obsolet	+++/+++	118,–	(++)
CT	– 1. Wahl: Abdomen, Thorax – Gleichwertig mit MRT: Hals, Extremitäten. – 2. Wahl: ZNS	++/+	362– 470,–	++++
MRT	– 1. Wahl: ZNS – Gleichwertig mit MRT: Hals, Extremitäten. – spezielle Fragestellungen	0/+++	760–797,–	++++
Sonographie	Lymphknoten Abdomen	0/0	80,–	+++
Szintigraphie	Skelett, Lymphknoten	++/++	407,–	+++
PET	alle Metastasen	?	1360,–	?

Spezielle Fragestellungen:

Röntgen-Kontrast	Magen-Darm-Trakt
Endoskopie	Magen-Darm-Trakt, Bronchialsystem, Harnblase
Angiographie	z.B. vor Operation

* Strahlenbelastung, subjektive psychophysische Belastung
** DKG-NT 1997 (DM)

nierte Einsatz unterschiedlicher Diagnoseverfahren vermeiden. Die therapeutische Relevanz, die Belastung des Patienten und schließlich die Kosten müssen hierbei gegeneinander abgewogen werden (Tabelle 2).

Die kostengünstige und wenig belastende Sonographie ist bei der Abklärung und Objektivierung nicht eindeutiger klinischer Befunde in vielen Fällen ausreichend. Nach Blessing et al. ist die Sonographie hinsichtlich der Beurteilung von Lymphknotenmetastasen des Melanoms der Positronen-Emissions-Tomographie sogar überlegen [3].

Die Durchführung einer Magnetresonanztomographie hinsichtlich gezielter Antwort auf eine klinische Fragestellung kann kostengünstiger sein, als der kaskadenartige Einsatz unterschiedlicher Diagnoseverfahren [11].

Schlußfolgerung

Für die Schematisierung der Staging-Untersuchungen ist bei metastasiertem Melanom zwischen den Stadien IIIa und IIIb („limited disease") einerseits und dem Stadium IV (Fernmetastasierung) andererseits zu unterscheiden. Patienten mit „limited disease" profitieren am ehesten von einem engmaschigen Staging, da sich hierdurch die Prognose des individuellen Patienten durch rechtzeitige Intervention verbessern läßt. Disseminierte Fernmetastasen bedeuten in der Regel eine inkurable Situation, hier bleibt der Wert einer oft belastenden, aufwendigen und kostenträchtigen apparativen Diagnostik bei klinischer Beschwerdefreiheit zweifelhaft. Tabelle 2 stellt diese Gesichtspunkte zusammen.

Aufgrund klinischer Daten wird man in Zukunft differenzierte, risikoadaptierte Strategien unter Berücksichtigung der Therapiechancen beim Rezidiv entwickeln müssen.

Literatur

1. Balch CM, Houghton AN (1992) Diagnosis of metastatic melanoma at distant sites. In: Balch et al. (ed) Cutanous melanoma, 2.edn. Lippincott, Philadelphia, pp 439–466
2. Barth A, Wanek LA, Morton DL (1995) Prognostic factors in 1.521 melanoma patients with distant metastasis. J Am Coll Surg 181: 193–201
3. Blessing C, Feine U, Geiger L, Carl M, Rassner G, Fierlbeck G (1995) Positron emssion tomography and ultrasonography. Arch Dermatol 131: 1394–1398
4. Buzzell RA, Zitelli JA (1996) Favorable prognostic factors in recurrent and metastatic melanoma. J Am Acad Dermatol 34: 798–803
5. Drepper H, Bieß B, Hofherr B, Hundeiker M, Lippold A, Otto F, Padberg G, Peters A, Wiebelt H (1993) The prognosis of patients with stage III melanoma. Cancer 71: 1239–1246
6. Garbe C (1996) Perspektiven der Dermatologischen Onkologie. Z Hautkr 71: 416–424
7. Garbe C (1996) Primäre Diagnose, Ausbreitungsdiagnostik und Prognoseschätzung des malignen Melanoms. Onkologe 2: 441–448
8. Goerz G, Schulte-Beerbühl R, Roder K, Schoppe WD, Münchhoff C, Jungblut RM (1986) Malignes Melanom. Welche Untersuchungen sind für Staging und Verlaufskontrollen sinnvoll? DMW 111: 1230–1233
9. Johnson TM, Smith JW, Nelson BR, Chang A (1995) Current therapy for cutaneous malignant melanoma. J Am Acad Dermatol 32: 689–707
10. Kaufmann PM, Crone-Münzebrock W (1992) Tumornachsorge mittels Sonographie und Computertomographie im Bereich des Abdomens bei Patienten mit malignem Melanom. Akt. Radiol 2: 81–85
11. Lackner K, Krug B, Stützner H, Sechtem U, Heindel W (1996) Prospektive Untersuchung zur Bewertung der Notwendigkeit angeforderter radiologischer Untersuchungen. Fortschr Röntgenstr 165.1: 4–9
12. Link TM, Sciuk J, Fründt H, Konermann W, Schober O, Peters PE (1995) Wirbelsäulenmetastasen. Wertigkeit diagnostischer Verfahren bei Erstdiagnostik und im Verlauf. Radiologe 35: 21–27
13. Löhnert JD, Bongartz G, Wernecke K, Peters PE, Macher E, Bröcker EB (1988) Sensitivität und Spezifität der sonographischen Lymphknotendiagnostik beim malignen Melanom. Radiologe 28: 317–319
14. Nazarian LN, Alexander AA, Nandkumar MR, Kurtz AB, Maguire HC, Mastrangelo MJ (1996) Malignant melanoma: impact of superficial US on mangement. Radiology 199: 273–277
15. Orfanos CE, Jung EG, Rassner G, Wolff HH, Garbe C (1994) Stellungnahme und Empfehlung der Kommission malignes Melanom der Deutschen Dermatologischen Gesellschaft zur Diagnostik, Behandlung und Nachsorge des malignen Melanoms der Haut. Stand 1993/94. Hautarzt 45: 285–291

Die adjuvante und neoadjuvante Therapie des Melanoms

A. Hauschild

Einleitung

Die Verhinderung von Rezidiven und Zerstörung bereits vorhandener, aber mit den üblichen Staging-Untersuchungen nicht nachweisbarer Mikrometastasen stellt das Ziel für eine adjuvante („unterstützende") Therapie beim Melanom dar. Das Konzept von adjuvanten Therapieverfahren wurde an in Tiere implantierten menschlichen Tumoren vor etwa 20 Jahren erarbeitet [1]. Hierbei zeigte sich, daß

- der Erfolg der Therapie umgekehrt proportional zur Tumormasse ist,
- klinisch unauffällige Mikrometastasen für eine Therapie empfindlicher als größere Primärtumoren sind und
- Wirkstoffe, die gegen weit fortgeschrittene Tumoren wirksam waren, bei geringeren Mengen von Mikrometastasen noch erfolgversprechender sind [11].

Die Zeitspanne zwischen dem in kurativer Absicht durchgeführten operativen Eingriff und der sich anschließenden adjuvanten Therapie sollte möglichst kurz sein, das heißt üblicherweise nicht länger als 4 bis 6 Wochen betragen [11, 19].

In den vergangenen 30 Jahren wurden zahlreiche Studien mit einem prospektiv-randomisierten Design oder einem Vergleich mit historischen Kontrollen durchgeführt (Übersichten bei [2, 3, 12]). Im folgenden sollen schwerpunktmäßig Ergebnisse aus prospektiv-randomisierten klinischen Studien, die üblicherweise Patienten mit einer bestimmten Therapieform im Vergleich zu unbehandelten Kontrollpersonen evaluieren, detailliert besprochen werden.

Adjuvante Immuntherapie

Die Rationale einer Immuntherapie beim Melanom ist die aus vielen Beobachtungen bekannte Immunogenität dieser Tumorentität. Melanome gehören zu den soliden Tumoren, die am häufigsten Spontanremissionen im Primärtumor erkennen lassen. Ein Infiltrat von aktivierten T-Lymphozyten ist das histologische Korrelat dieser sogenannten „Regressionszonen". Das gleichzeitige Auftreten einer Vitiligo bei Melanom-Patienten, vor allem unter Immuntherapie, ist offensichtlich mit einer günstigeren Prognose bei betroffenen Paienten verbunden. Ein weiteres Indiz der Immunogenität des malignen Melanoms ist die erhöhte Inzidenzrate bei immunsupprimierten Patienten.

Unspezifische Immunstimulation

Frühe Phase II-Studien beim metastasierten Melanom ließen eine Regression von Metastasen durch eine intraläsionäre oder systemische Therapie mit unspezifischen Immunstimulantien erkennen [17]. Bei bestimmten Subgruppen, die mit den am häufigsten verwendeten Substanzen *Bacille Calmette Guerin (BCG)* und *Corynebacterium parvum* (C. parvum) behandelt wurden, zeigte sich in den ersten Studien zwar eine Verlängerung des rezidivfreien Intervalls, die aber ohne Einfluß auf die Gesamtüberlebenszeit blieb [4, 9]. Alle prospektiv-randomisierten BCG-Studien mit größeren Patientenzahlen bei Patienten mit Hochrisiko-Primär-Melanomen beziehungsweise bei Patienten mit operativ entfernten Lymphknoten-Metastasen und postoperativer BCG-Immunisierung blieben übereinstimmend ohne statistisch signifikanten Einfluß auf die rezidivfreie Zeit oder die Gesamtüberlebenszeit auf.

In der am häufigsten in der Literatur zitierten größten adjuvanten Therapiestudie zur BCG-Immunisierung konnte die World Health Organization (WHO) bei den ausschließlich BCG- oder BCG- und zusätzlich Dacarbazin(DTIC)-behandelten Patienten in der Gesamtauswertung keinen Vorteil im Vergleich zu unbehandelten Patienten feststellen [21].

Auch die Verwendung von Corynebacterium parvum zur unspezifischen Immunstimulation bietet gegenüber BCG keinen wesentlichen Vorteil. Die große Mehrzahl von Patienten im fortgeschrittenen Primärtumorstadium oder Stadium der lokoregionären Metastasierung profitieren nicht von einer subkutanen oder intravenösen Therapie mit C. parvum [15].

Interferone/Interleukin 2

Im Gegensatz zur unspezifischen Immunstimulation können durch die Interferone und Interleukin 2 spezifische Aktivierungen von immunkompetenten Zellen in der Tumorabwehr nachgewiesen werden.

Eine randomisierte adjuvante US-Therapiestudie der Southwestern Oncology Group (SWOG) mit Interferon γ bei Patienten mit Stadium II und III wurde vorzeitig abgebrochen, da die Interferon γ-behandelten Patienten im Vergleich zu unbehandelten Patienten frühzeitiger verstarben [16]. In einer Studie der EORTC zeigte die Interferon γ-Gruppe die gleichen Rezidiv- und Überlebensraten wie die unbehandelte Kontrollgruppe (U. Kleeberg, Hamburg, persönliche Mitteilung). Interferon γ wird daher heute nicht mehr zur adjuvanten, systemischen Therapie des Melanoms verwendet.

Rekombinantes Interferon β (rIFN β) wird derzeit im Rahmen einer deutschen prospektiv-randomisierten Studie bei Patienten mit Melanomen mittleren und höheren Risikoprofils (mehr als 1,5 mm Tumordicke) überprüft. Eine Untersuchung von *natürlichen Interferon β (nIFN β)*-behandelten Patienten im Vergleich zu Symptomzwillingen aus dem „Zentralregister Malignes Melanom" der „Deutschen Dermatologischen Gesellschaft" wies erste Hinweise für einen möglichen Nutzen auf [5].

Das rekombinante *Interferon α2a* (Roferon A) und *Interferon α2b* (Intron A) hat bei der Behandlung von fernmetastasierten Melanompatienten durch Remissionsraten von jeweils etwa 15% seine Wirksamkeit bewiesen.

In den letzten Jahren wurden mehrere Studien publiziert, die für die rIFN α behandelten Patienten einen signifikanten Vorteil in der rezidivfreien Überlebenszeit sahen. Allerdings sind die Nachbeobachtungszeiten oftmals noch kurz und somit ist vielfach kein Aussage zum Einfluß auf die Gesamtüberlebenszeit möglich.

Die interessanteste Studie zur adjuvanten IFN α-Therapie wurde 1996 von der Eastern Cooperative Oncology Group (ECOG; EST 1684) vorgestellt. Patienten mit Hochrisiko-Primärmelanomen mit klinisch okkulter oder klinisch manifester Lymphknotenmetastasierung wurden zunächst vier Wochen lang mit sehr hoch dosierten IFN α2b (20 Mio IE/m^2 pro Tag; 5 Tage pro Woche) intravenös behandelt, danach erfolgte eine Erhaltungstherapie mit subkutan appliziertem hochdosiertem IFN α2b (10 Mio IE/m^2; 3 mal pro Woche) über 11 Monate [14].

Im Vergleich zu unbehandelten Kontrollpatienten zeigte sich nicht nur eine verbesserte rezidivfreie Überlebenszeit (1,72 Jahre vs. 0,98 Jahre; 5-Jahres-Rezidivfreiheit: 37% versus 26%) sondern auch eine verlängerte Gesamtüberlebenszeit von 3,82 Jahren versus 2,78 Jahren und eine 5-Jahres-Überlebensrate (Heilungsrate?) von 46% vs. 37% [19]. Diese Studie ist weltweit die erste, die signifikante Überlebensvorteile durch eine adjuvante Therapie zeigen konnte. Allerdings war die Toxizität dieser Hochdosis-Interferon-Therapie ausgeprägt, so daß die ECOG im Jahre 1990 eine neue Studie (EST 1690) bestehend aus einem Vergleich von Hochdosis (EST 1684 Studie)-versus Niedrigdosis-Interferon (3 mal 3 Mio IFN α2b/Woche über 2 Jahre) konzipierte [14]. Erste Zwischenergebnisse stehen derzeit noch aus. Eine weitere Studie mit Niedrig-Dosis-IFN α (3 mal 3 Mio IE IFN α2a/Woche) stellte die WHO („trial 16") in einer Zwischenauswertung vor [7]. 46% der 218 an Lymphknotenmetastasen operierten Patienten mit nachfolgender IFN α2a-Therapie waren nach 2 Jahren noch rezidivfrei im Vergleich zu 27% der unbehandelten Kontrollen. Nach Absetzen der insgesamt 3jährigen Therapie soll dieser positive Effekt allerdings rückläufig sein (Cascinelli, Mailand, persönliche Mitteilung).

Eine dritte große prospektiv angelegte Untersuchung zur adjuvanten IFN α-Therapie wurde in Frankreich an 497 Patienten mit Melanomen einer Tumordicke von 1,5 mm oder mehr durchgeführt. Die 18monatige Therapie mit rIFN α2a (3 mal 3 Mio IE/Woche) führte in der ersten Zwischenauswertung zu einer statistisch signifikanten Verlängerung der rezidivfreien Überlebenszeit, die auch nach Absetzen der Therapie anhielt (J. J. Grob, Marseille, persönliche Mitteilung).

Die niedrigste Dosierung von rIFN α2b (1 Mio IE/alle 2 Tage) wurde von der EORTC (Studie 18871) in einer adjuvanten Studie verwendet. Für die so therapierten Patienten zeigte sich in den Auswertungen kein Rezidiv- oder Überlebens-Vorteil, so daß davon ausgegangen werden kann, daß eine derart niedrige IFN-Dosierung wirkungslos ist (U. Kleeberg, Hamburg, persönliche Mitteilung).

Aktive spezifische Immunisierung (ASI)

Um Immunreaktionen auf schwache tumorassoziierte Antigene zu steigern, wurde verschiedentlich versucht, Patienten mit eigenen Melanomzellen, die mit nichtpathogenen onkolytischen Viren infiziert wurden, zu behandeln. Besonders das Newcastle disease-Virus und das Vaccinia-Virus wurden für die Vakzination aus lysierten Melanomzellen in Phase II-Studien mit ermutigendem Erfolg verwendet. Eine Phase III-Studie mit einem Vergleich von ASI und unbehandelten Kontrollpersonen wurde 1995 publiziert [22]. 250 Patienten mit operativ sanierten Lymphknotenmetastasen wurden entweder mit einem Vaccinia Melanom Onkolysat oder mit einem Placebo (Vaccinia Virus) behandelt. In der ersten Zwischenauswertung zeigt sich kein Unterschied in Bezug auf das rezidivfreie Überleben zwischen beiden Gruppen. Aufgrund der noch zu kurzen Nachbeobachtungszeit von 30 Monaten können Aussagen zur Gesamtüberlebenszeit noch nicht gemacht werden. Die Analyse von Untergruppen wies allerdings einen signifikanten Unterschied in der Immunreaktivität zwischen Männern und Frauen auf [22]. Weitere Phase III-Studien werden derzeit weltweit durchgeführt, um den Wert einer adjuvanten ASI-Therapie zu überprüfen.

Adjuvante Chemotherapie

In den letzten 30 Jahren wurden viele Vergleiche von Melanompatienten, die eine adjuvante Chemotherapie mit *Dacarbazin* oder Methyl-Chloroethyl-Nitrosourea *(CCNU)* erhalten haben, zu einer ausschließlich operativ behandelten Kontrollgruppe ohne weitere Therapie durchgeführt. In großen randomisierten Untersuchungen zeigt sich übereinstimmend, daß eine adjuvante Chemotherapie keinen gesicherten Wert aufweist (Übersicht bei [2, 3, 16]). Eine der umfangreichsten Untersuchungen – von der Central Oncology Group (COG) aus den USA – weist sogar bemerkenswerterweise schlechtere Überlebensraten in der Chemotherapie-Gruppe im Vergleich zu unbehandelten Kontrollen auf [13].

Das mangelnde Ansprechen von Melanom-Mikrometastasen auf eine systemische adjuvante Chemotherapie in der Mehrzahl der adjuvanten Therapiestudien dürfte auf zellulärer Ebene am ehesten auf eine natürliche Zytostatikaresistenz zurückzuführen sein.

Vor kurzem wurde eine Studie zum Wert einer adjuvanten Chemotherapie mit Vindesin nach operativer Entfernung von Lymphknotenmetastasen publiziert [18]. In dieser allerdings nicht prospektiv-randomisierten Untersuchung erhielten 87 Patienten intravenöses Vindesin (3 mg/m^2 Körperoberfläche) zunächst über ein Jahr alle zwei Wochen, in den folgenden sechs Monaten alle drei Wochen und im letzten halben Jahr dann 4wöchentlich. Nach einer medianen Nachbeobachtungszeit von acht Jahren wiesen die Vindesin-behandelten Patienten eine 5-Jahres-Überlebensrate von 49 % gegenüber 28 % einer Gruppe gleichzeitig beobachteter nicht-adjuvant behandelter Patienten im gleichen Tumorstadium auf [18]. Diese ermutigenden Ergebnisse bedürfen allerdings einer Bestätigung durch eine prospektive Studie.

Eine lokoregionäre adjuvante Chemotherapie verspricht im Vergleich zur systemischen Applikation höhere lokale Zytostatikakonzentrationen im Gewebe. Die weltweit größte Studie zur hyperthermen adjuvanten Extremitätenperfusion mit Melphalan wurde als gemeinsames Projekt der North American Perfusion Group (NAPG), der EORTC und der WHO durchgeführt. Durch die Zytostatikaperfusion konnte die Rate der Rezidive (Intransit-Metastasen) gesenkt werden, die Gesamtüberlebenszeit der Patienten wird jedoch nicht signifikant beeinflußt (Eggermonnt, Rotterdam, persönliche Mitteilung). Als adjuvante Routinetherapie nach Entfernung eines Primärtumors sollte diese Therapieform aus diesem Grund und wegen der bekannten Toxizität nicht mehr eingesetzt werden.

Adjuvante Strahlentherapie

Die Strahlensensibilität des Melanoms ist aus der Röntgenweichstrahlentherapie des Lentigo maligna-Melanoms sowie der palliativen Radiatio von Hirn-, Weichteil- oder Knochenmetastasen hinlänglich bewiesen (Übersicht bei [20]). In der bis heute einzigen randomisierten Studie zur adjuvanten Radiatio wurde bei Patienten mit Lymphknoten-Metastasen nach einer radikalen Lymphadenektomie eine Bestrahlung der Lymphknotenregion vorgenommen. Verglichen mit nicht-radiotherapeutisch behandelten Patienten zeigten sich bei den bestrahlten Patienten keine Verbesserung der Lokalrezidiv- oder Überlebensrate [8].

Zur Zeit wird von der Radiation Therapy Oncology Group in den USA eine neue Studie zur regionalen postoperativen Radiatio mit 5 mal 6 Gray bei Kopf- und Halsmelanomen mit Lymphknotenmetastasen durchgeführt. Ergebnisse liegen derzeit noch nicht vor.

Neoadjuvante Therapiie

Der Begriff „neoadjuvante Therapie" wurde von Frei inauguriert [10, 11]. Definitionsgemäß handelt es sich um eine primäre systemische Therapie, die vor einer operativen Sanierung durchgeführt wird. Bei bestimmten soliden Tumoren wie z. B. Nierenzell-Karzinomen wird durch eine neoadjuvante Therapie und die damit häufig verbundene Tumorverkleinerung erst eine Operabilität des Tumors erreicht.

Buzaid und Mitarbeiter vom M. D. Anderson Cancer Center in Houston/USA behandelten 52 Melanom-Patienten mit manifesten Lymphknotenmetastasen präoperativ mit einer Polychemotherapie aus Cisplatin, Vinblastin und Dacarbazin (CVD-Schema). Bei 48 % der Patienten wurde entweder eine komplette (10 %) oder partielle (38 %) Remission erzielt. Alle Patienten wurden nach der zweimonatigen neoadjuvanten Therapie einer radikalen Lymphadenektomie zugeführt. In dieser Phase II-Studie bestand die postoperative Behandlung aus der Fortsetzung der Polychemotherapie bei Patienten mit vorherigen Zeichen einer Remission. Nach fünf Jahren waren noch 38 % der behandelten Patienten rezidivfrei [6].

Zusammenfassung

Trotz aller Fortschritte und neuen ermutigenden Daten, insbesondere zur Interferon-Therapie des malignen Melanoms, werden noch weitere Untersuchungen notwendig sein, um die Frage einer sinnvollen Therapie zum Nutzen von Patienten mit Hochrisiko-Melanomen abschließend zu klären. Ein wichtiger Aspekt der adjuvanten Therapie ist - wie bei jeder Behandlung - welche Komplikationen in Relation zum voraussichtlichen Nutzen in Kauf genommen werden müssen. Abgesehen von Melanomen mit sehr schlechter Prognose muß der mögliche Nutzen daher erheblich sein, bevor eine adjuvante Behandlung routinemäßig angewendet werden kann. Zielkriterium aller Untersuchungen sollte nicht nur eine Verlängerung der rezidivfreien Zeit, sondern insbesondere eine verlängerte Gesamtüberlebenszeit der behandelten Patienten sein. Um diese Fragen abschließend zu klären, werden in genau definierten Patientenrisikogruppen Studien mit langer Nachbeobachtungszeit notwendig sein. Aussichtsreichste Kandidaten für eine erfolgreiche adjuvante Behandlung sind nach derzeitigem Wissensstand vor allem die Interferone, der Stellenwert des Interleukin 2 in der adjuvanten Therapie kann derzeit aufgrund der fehlenden Untersuchungen noch nicht beurteilt werden. Auch Kombinationstherapien von Zytostatika und Zytokinen sollten als zukunftsweisende Therapieverfahren weiter untersucht werden. Ergebnisse aus randomisierten Untersuchungen mit aktiver spezifischer Immunisierung oder in weiterer Zukunft auch genmodifizierten Tumorzellen (Gentherapie) werden in den nächsten Jahren erwartet.

Danksagung: Frau Sandra Paul gilt der Dank für die sorgfältige Präparation des Manuskriptes.

Literatur

1. Balch CM, Maddox WA (1978) The logic of adjunctive therapy in surgical patients with resectable cancer. South Med J 71: 951
2. Balch CM, Hersey P (1988) Heutiger Stand der adjuvanten Therapie. In: Balch CM, Milton GW, Shaw HM, Seng-jaw Soong (Hrsg) Hautmelanome. Springer, Berlin Heidelberg New York, S 192–211
3. Barth A, Morton DL (1995) The Role of Adjuvant Therapy in Melanoma Management. Cancer 75/2: 726–734
4. Bast RC Jr, Zbar B, Borsos T, Rapp HJ (1974) BCG and cancer. N Engl J Med 290: 1413
5. Beiteke U, Ruppert P, Garbe C, Oxenfarth R, Kastl I, Türker T, Tronnier H, Frosch PJ (1993) Adjuvante Therapie des primären malignen Melanoms mit natürlichem humanen Interferon beta. Hautarzt 44: 365–371
6. Buzaid AC, Legha SS, Balch CM, Ross M, Ring S, Plager C, Papadopoulos NE, El-Naggar AK, Benjamin RS (1994) Pilot study of preoperative chemotherapy with cisplatin, vinblastine, and dacarbazine in patients with local-regional recurrence of melanoma. Cancer 74: 2476–2482
7. Cascinelli N, Bufalino R, Morabito A, MacKie R (1994) Results of adjuvant Interferon study in WHO melanoma programme. Lancet 343: 913–914
8. Creagan ET, Cupps RE, Ivins JC, Pritchard DJ, Sim FH, Soule EH et al. (1978) Adjuvant radiation therapy for regional nodal metastases from malignant melanoma: a randomized, prospective study. Cancer 42: 2206–2210
9. Eilber FR, Townsend CM Jr, Morton DL (1976) Results of BCG adjuvant immunotherapy for melanoma of the head and neck. Am J Surg 132: 476
10. Frei E III (1982) Clinical cancer research: An embattled species. Cancer 50: 1979–1992
11. Goldie JH (1987) Scientific Basis for Adjuvant and Primary (Neoadjuvant) Chemotherapy. Seminars in Oncology 14/1: 1–7
12. Hauschild A, Sterry W (1992) Adjuvante Therapie des malignen Melanoms. DMW 117: 303–306
13. Hill GJ, Moss SE, Golomb FM, Grage TB, Fletcher WS, Minton JP et al. (1981) DTIC and combination therapy for melanoma, III: DTIC (NSC 45388) Surgical Adjuvant Study COG protocol 7040. Cancer 47: 2556–2562
14. Kirkwood JM, Strawderman MH, Ernstoff MS, Smith TJ, Borden EC, Blum RH (1996) Interferon alfa-2b adjuvant therapy of high-risk resected cutaneous melanoma: The Eastern Cooperative Oncology Group Trial EST 1684. J Clin Oncol 14: 7–17
15. Lipton A, Harvey HA, Balch CM, Antle CE, Heckard R, Bartolucci AA (1991) Corynebacterium parvum versus bacille Calmette-Guérin adjuvant immunotherapy of stage II malignant melanoma. J Clin Oncol 9: 1151–1156
16. Meyskens FL, Kopecky K, Samson M, Hersh E, MacDonald J, Jaffe H et al. (1990) Recombinant human interferon gamma: Adverse effects in high-risk stage I and II cutaneous malignant melanoma. J Natl Cancer Inst 82: 1071
17. Morton DL, Eilber FR, Malmgren RA, Wood WC (1970) Immunological factors which influence response to immunotherapy in malignant melanoma. Surgery 68: 158–164
18. Retsas S, Quigley M, Pectasides D, Macrae K, Henry K (1994) Clinical and histologic involvement of regional lymph nodes in malignant melanoma. Cancer 73/8: 2119–2130
19. Schabel FM Jr (1975) Concepts for systemic treatment of micrometastases. Cancer 35: 15
20. Tilgen W (1995) Therapie des malignen Melanoms: Derzeitiger Stand und Perspektiven. In: Macher E, Kolde G, Bröcker EB (Hrsg) Jahrbuch der Dermatologie. Biermann, Zülpich, S 123–150
21. Veronesi U, Adamus J, Aubert C, Bajetta E, Beretta G, Bonadonna G et al. (1982) A randomized trial of adjuvant chemotherapy and immunotherapy in cutaneous melanoma. N Engl J Med 307: 913–916
22. Wallack MK, Sivanandham M, Balch CM, Urist MM, Bland KI, Murray D, Robinson WA, Flaherty LE, Richards JM, Bartolucci AA, Rosen L (1995) A phase III randomized, double-blind, multiinstitutional trial of vaccinia melanoma oncolysate-active specific immunotherapy for patients with stage II melanoma. Cancer 75/1: 34–42

Palliative Therapie des malignen Melanoms

W. Tilgen, K. Uhl

Einleitung

Für die Behandlung von Patienten mit metastasiertem Melanom stehen neben Standardtherapien, gegenwärtig noch im Rahmen von Studienprotokollen zu überprüfende Medikamente und experimentelle Therapiekonzepte zur Verfügung (Tabelle 1). Die Entscheidung für oder gegen eine der Behandlungsformen – Operation, Bestrahlung, Chemo-, Immun- bzw. Chemoimmuntherapie – muß individuell getroffen werden und ist abhängig z. B. vom Alter und Allgemeinzustand des Patienten, von Lokalisation und Anzahl der Metastasen [4, 10, 12, 14, 18, 23–26].

Operative Therapie [4, 7]

Ein kurativer Eingriff wird bei einer Metastasierung in ein einzelnes Organ wie z. B. Haut, Lymphknoten, Lunge, Leber oder Zentralnervensystem oder bei Patienten nach neoadjuvanter Chemo- oder Chemoimmuntherapie durch Resektion des verbliebenen Tumorgewebes angestrebt. Bei palpablen Lymphknoten in der Leistenregion ist die Indikation zur Entfernung auch der iliacalen Lymphknoten gegeben, da in diesen in bis zu 40 % bereits Metastasen nachweisbar sein können.

Unter palliativen Gesichtspunkten werden symptomatische Metastasen in multilokulärer Manifestation operiert um die Beschwerden des Patienten zu verringern.

Die Kryotherapie multipler Hautmetastasen, die häufigste klinische Metastasenlokalisation, kann bei einem Teil der Patienten zu langanhaltenden Vollremissionen führen.

Eine weitere therapeutische Alternative in dieser speziellen Metastasierungslokalisation ist die CO_2-Lasertherapie.

Tabelle 1. Therapiemöglichkeiten des malignen Melanoms (palliative Therapie)

Therapie	Möglichkeiten
Operative Therapie	Operation Kryotherapie Laser-/photodynamische Therapie (PDT)
Strahlentherapie	ionisierende Strahlung Bestrahlung und Hyperthermie Stereotaktische Konvergenzbestrahlung
Chemotherapie	Monochemotherapie Polychemotherapie Kombinierte Zytostatika-Tamoxifentherapie isolierte Extremitätenperfusion regionale Infusion/Perfusion
Immuntherapie	Interferone (IFNα) Interleukin (IL-2) Lymphokin-aktivierte Killerzellen (LAK) Tumor-infiltrierende Lymphozyten (TIL) monoklonale Antikörper (mAK) regionale Infusion/Perfusion Tumor-/Antigen-Vakzine Gentherapie
Chemoimmunotherapie	Kombinierte Zytostatika-Zytokintherapie isolierte Extremitätenperfusion

Strahlentherapie [4]

In Abhängigkeit von der Tumormasse, der Tumorlokalisation und der Toleranz benachbarter Risikoorgane werden verschiedene Behandlungsprotokolle empfohlen. Die Indikation zur Strahlentherapie ist bei symptomatischen Hirnmetastasen und/oder frakturgefährdenden Skelettmetastasen, bei Lymphknoten- und Hautmetastasen oder bei non in sano operablen Metastasen gegeben.

Eine stereotaktische Hochdosis-Einzeit-Photonen-Konvergenzbestrahlung (Radiochirurgie) kann bei einzelnen Hirnmetastasen (nicht mehr als drei) in einer Größenordnung von bis zu 4 cm Durchmesser durchgeführt werden [8].

Chemotherapie [4]

Regionale Therapie

Bei Satelliten- und In-transit-Metastasen im Bereich der Extremitäten ist die Indikation zur *regionalen hyperthermen Perfusion* mit z. B. Melphalan, Actinomycin-D oder Cisplatin gegeben. Aufgrund der Methode kann die Konzentration auf das 10- bis 30fache einer systemischen Infusion erhöht und der Therapieeffekt durch die Kombination der Chemoperfusion mit Hyperthermie (41,5 °C) verstärkt werden.

Die Indikation zur *intraarteriellen Organperfusion/-infusionen* ist bei isolierten Lebermetastasen gegeben, in Frage kommen eine passagere (Liposomen, Stärkepartikel) oder definitive (Ethi-bloc) *Chemoembolisation.*

Systemische Therapie

Monochemotherapie

Dacarbazin, mit einer anti-Tumor Wirkung von ca. 5% kompletten Remissionen (Ansprechdauer 3–6 Monate) stellt weiterhin das Standardtherapeutikum in der Monochemotherapie dar. Der Einsatz von z. B. Cisplatin, Vindesin oder Carmustin (BCNU) führte zu geringeren Ansprechraten. Ein Medikament, welches zur Zeit noch nicht in Deutschland im Handel ist, das Nitrosoureaderivat Fotemustine (in Frankreich unter dem Namen Muphoran zugelassen), führte in 19,2% bei visceralen, in 31,8% bei nicht-visceralen Metastasen zu Tumorremissionen und bietet sich mit einer hohen Ansprechrate von 28,2% bei Hirnmetastasen als Alternative an [21]. Ob die Gabe von Fotemustine in Kombination mit einer Strahlentherapie bei Hirnmetastasen zu besseren Ergebnissen führt, wird in laufenden Studien überprüft.

Polychemotherapie

Eindeutig höhere Ansprechraten, verbunden mit höherer Toxizität, können durch Polychemotherapien erzielt werden. Einige Kombinationstherapien erreichen in Einzelstudien Ansprechraten von über 40% z. B. Bleomycin, Vincristin, Lomustin, Dacarbazin (BOLD); Cisplatin, Vindesin, Dacarbazin (CVD).

Die objektive Beurteilung eines für Mono- oder Polychemotherapien angegebenen Überlebensvorteils fällt schwer, da die Ergebnisse sehr stark von einander abweichen. Für DTIC schwanken die Angaben zwischen 14% (> 200 Patienten; Gundersen, zit. in [25]) und 33% (15 Patienten; Carter, zit. in [26]), für Fotemustine zwischen 10% (31 Patienten; 9), 24,2% (153 Patienten; Jaquillat, zit. in [26]) und 47% (19 Patienten; Schallreuther, zit. in [26]). Für die Polychemotherapie bietet sich ein vergleichbares Bild. BOLD: 4% (51 Patienten; Sheridan, zit. in [26]) – 46% (42 Patienten; Ahn, zit. in [25]) CVD: 24% (92 Patienten; Verschraegen, zit. in [25]) – 45% (27 Patienten; Pectasides, zit. in [26]). Dies ist ein für alle Therapieformen immer wiederkehrendes Phänomen, dem unterschiedliche Fehlerquellen zugrunde liegen dürften. Bedauerlicherweise zeigen zahlreiche Studien keine eindeutige Verlängerung der mittleren Überlebenszeit der Patienten, sie liegt weiterhin bei ungefähr 6 Monaten [15], wenn jedoch eine komplette Tumorremission erzielt wurde, konnten langjährige Überlebenszeiten beobachtet werden [2].

Die *Hochdosis-Chemotherapie mit autologer Knochenmark- oder Stammzelltransplantation* ist weiterhin als ein experimenteller Therapieansatz zu werten.

Kombinationstherapien mit Tamoxifen

Studien zur Überprüfung einer Monotherapie mit dem Hormonantagonisten Tamoxifen (TAM) waren mit lediglich 6% Ansprechraten enttäuschend. Aufgrund von in vitro Daten wird ein synergistischer Wirkmechanismus mit Chemotherapeutika postuliert. Die Kombination mit Zytostatika ergab Tumorrückbildungsraten von 28% mit einer Verlängerung der Überlebenszeit für postmenopausale Frauen (in Kombination mit DTIC) und 51% (in Kombination mit DTIC, BCNU, Cisplatin – DBCT-Schema). Neueste Publikationen zeigen weiterhin widersprüchliche Ergebnisse für das DBC ±T-Schema: 54% Ansprechrate (26 Pat.) vs. 25% (16 Pat.) ohne TAM [16] gegenüber 30% Ansprechrate (104 Pat.) vs. 21% (100 Pat.; Rusthoven zit. in 25) ohne TAM.

Immuntherapie [18]

Immunologische Faktoren spielen eine wichtige Rolle in der Pathogenese maligner Melanome. Körpereigene Immunmechanismen scheinen in der Lage zu sein, das Wachstum von Mikrometastasen über Jahre hin aufzuhalten. In der Immuntherapie werden immunmodulatorisch wirksame Substanzen mit unterschiedlichen Wirkmechanismen eingesetzt:

1. mit direkter Wirkung auf die Tumorzelle,
2. mit Aktivierung des Immunsystems oder
3. mit beiden Wirkmechanismen, wie z. B. Interferon (IFN) und monoklonale Antikörper (mAk).

Vakzinen (Tabelle 2, [11])

Eine *aktive spezifische Immuntherapie* mit *Tumorzell-Vakzinen,* aus autologen oder heterologen, nativen oder virusmodifizierten Melanomzellen, die durch ionisierende Strahlen devitalisiert sind und als intakte Zellen, Membranextrakte oder Lysate injiziert werden, lösten eine gezielte spezifische, über das T- und B-Zell-System vermittelte, Immunantwort gegen melanomassoziierte Antigene aus. Impfstudien zeigten unterschiedliche Erfolge.

Tabelle 2. Vakzine Therapie des malignen Melanoms

Vakzine	Pat.	Ergebnisse (KFI, ÜLZ)		Autor
Tumorzellvakzine (autolog/allogen)				
Zell-/Membranvakzine				
	50	n.d.	a	Kokoschka et al. 1976
+/- Cyclophosphamid	19	kein Vorteil	p	Berd et al. 1986
	53	n.d.	a	Hoon et al. 1995
+/- BRM	136	5-Jahres-ÜLZ: [1] 2–3fach erhöht	a+p	Morton et al. 1992
- NDV-modifiziert	6	n.d.	a	Schirrmacher et al. 1990
Onkolysate				
- Vaccinia Onkolysate	217	kein Vorteil	a	Wallack et al. 1995
	94	n.d.	a	Hersey et al. 1986
- VSV Onkolysate	11	n.d.	a+p	Livingston et al. 1985
- NDV Onkolysate	83	5-Jahres-ÜLZ: [1] 68% vs. 17%	a	Cassel et al. 1988
Antigenvakzine				
Polyvalente Vakzine	82	[2] 5,4 vs. 1,4 Jahre [2] 71% vs. 44%	a	Miller et al. 1995
Ganglioside				
- GM 2	31	n.d.	a	Livingston et al. 1987
- GD 3	42	n.d.	a	Ritter et al. 1995

[1] Versus historische Kontrollgruppe.
[2] Responder versus Non-Responder
BRM: Biological Response Modifiers
VSV: Vesicular Stomatitis Virus
NDV: Newcastle Disease Virus
KFI: Krankheitsfreies Intervall
n.d.: keine Angaben
ÜLZ: Überlebenszeit
a: adjuvant
p: palliativ

Die Kenntnis immunogener melanomassoziierter Antigene führte zur Herstellung von autologen und allogenen *Antigen-Vakzinen*. In einer neueren Studie mit einer Vakzine, die neben verschiedenen Glykoproteinen und Lipoproteinen Ganglioside enthält, konnten bei 23% der behandelten Patienten (n = 136) Tumorregressionen nachgewiesen werden (davon 1/3 komplette Remissionen), zusätzlich wurde eine Verbesserung der 5-Jahres-Überlebensrate postuliert (Morton, zit. in [25]). In allen Studien stellte die Bildung von Antikörpern im Sinne einer Immunantwort einen wesentlichen prognostischen Faktor dar. HLA-restringierte auf Melanomzellen präsentierte Antigene wie u.a. MAGE-1 (Melanom-Antigen-Gen-) [6], MAGE-3, MART-1/Melan A, Tyrosinase, Gp100 (HMB45) sowie Peptide werden von autologen zytotoxischen T-Zellen erkannt. Diese Antigene könnten für eine autologe oder allogene Vakzinierung, eine Peptid-Vakzinierung oder eine Vakzinierung mit Peptid-beladenen dendritischen Zellen dienen.

Monoklonale Antikörper [22]

Die Hybridomtechnik ermöglicht die Herstellung monoklonaler Antikörper (mAK) mit dem Ziel der selektiven Darstellung und Zerstörung neoplastischer Zellen. Die Ergebnisse klinischer Studien mit nativen mAk bei jeweils kleinen Patientenzahlen und Ansprechraten von 0% (4 Patienten) bis 33% (6 Patienten) waren eher enttäuschend. Auch Immunkonjugate – Verbindungen eines mAk mit einem Radionuklid, einem Toxin oder Zytostatikum – brachten nicht den gewünschten Erfolg. Die Kombination von mAk mit Zytokinen führte zu einer Erhöhung der mAk Anreicherung im Tumor (Bajorin, zit. in [25]).

Die Erhöhung der spezifischen Wirkung am Tumor unter gleichzeitiger Verminderung der Nebenwirkungen war der Grundgedanke bei der Herstellung bi-spezifischer Antikörper, die mit zwei unterschiedlichen Antigenbindungsstellen ausgestattet sind. Man hofft mit diesem Ansatz unter Ausnutzung der mAk Spezifität die Zielzelle mit der Wirksubstanz bzw. einer Effektorzelle – zytotoxische T-Lymphozyten – direkt zu verbinden.

Zytokine (Tabelle 3–5, [1, 20, 27])

Zentrale Mediatoren im Zytokinnetzwerk sind *Interferone (IFN)* und *Interleukine (IL-2)*. Je nach Verabreichungsform und Dosis sowie Metastasenlokalisation und Vorbehandlung werden Remissionsraten bis zu 24% (IL-2) bzw. 29% (IFN) erzielt. Allerdings kann eine Zytokin-Monotherapie bereits wieder als verlassen angesehen werden.

Tabelle 3. Kombinierte Behandlung des metastasierten Melanoms mit Interferon α und Zytostatika (Literaturangaben der Tabelle s. [25, 26])

Therapie	Pat.	CR	PR	OR %	RD (MO.) (CR/PR/SD)	ÜLZ (Mo. alle)	Autor
IFNα	7–97*	6	2	0–29% (8%*)	10,8/7,9	ND	* Neefe et al., Am J Clin Oncol 1990
IFNα/DTC	17–87*	6	12	6–53% (21%*)	8,6	7,6	* Thomson et al., Proc Am Soc Clin Oncol 1992
IFNα/Vindesin	10–25*	3	1	10–39% (16%*)	7	14	* Garbe et al., Pigment Cell Res 1993
IFNα/Cisplatin	10–42*	3	7	10–42% (24%*)	8/4,4/2.9	7,4	* Margolin et al., J Clin Oncol 1992
IFNα/Fotemustine	25–50*	–	–	32–37%*	ND	ND	* Bizzari et al., Melanoma Res 1993
IFNα/mAk R24	15	0	0	0%	ND	ND	Caulfield et al., J Biol Response Mod 1990
IFNα/DTIC/5FU	26	5	5	38%	6/2	12	Mulder et al., Br J Cancer 1992
IFNα/Cisplatin/ Vinblastin/DTIC	36	3	14	47%	9	9	Legha et al., Proc Am Soc Clin Oncol 1993
IFNα/BCNU/DTIC/ Cisplatin/Tamoxifen	18–34*	0	9	26–44% (26%*)	4	12 (OR) 10 (NR)	* Stark et al., Proc Am Soc Clin Oncol 1993
IFNα/Cisplatin/DTIC/ Vinblastin/Tamoxifen	33	3	7	30%	9	8	Legha et al., Proc Am Soc Clin Oncol 1993
IFNα/DTIC/CCNU/ Vincristin/Bleomycin	28–45*	6	22	40–62%*	26,7/6,6	ND	* Pyrhönen et al., J Clin Oncol 1992

* Die Studie mit den höchsten Patientenzahlen wird zitiert.
mAk: monoklonale Antikörper
NR: Non-Responder

CR: komplette Remission; PR: partielle Remission; SD: stabile Erkrankung; MO.: Remissionsdauer in Monaten; Mo.alle: Remissionsdauer aller Patienten in Monaten; ND: keine Angaben; NR: Non-Responder; OR: Gesamtansprechrate; RD: Remissionsdauer; ÜLZ: Überlebenszeit; i.m.: intramuskulär; i.v.; intravenös; s.c.: subkutan

Die *intrathekale* Applikation von IL-2 bei Patienten mit Meningeosis „melanomatosa" führte zur Beseitigung von Melanomzellen aus dem Liquor, in Einzelfällen zu einer Tumorremission (Fathalla-Shaykh, zit. in [25]).

In der *adoptiven Immuntherapie* wird hochdosiertes IL-2 mit Lymphokin-aktivierten Killerzellen (LAK) kombiniert, jedoch ist die systemische Form einer solchen adoptiven Immuntherapie im Gegensatz zu den Erfolgen in Tiermodellen bei Patienten kaum wirksa-

Tabelle 4. Kombinierte Behandlung des metastasierten Melanoms mit Interleukin-2 und Zytostatika. (Literaturangaben der Tabelle s. [25, 26])

Therapie	Pat.	CR	PR	OR %	RD (MO.) (CR/PR/SD)	ÜLZ (Mo. alle)	Autor
IL-2	10–134*	9	14	0–24% (17%*)	23+/8	ND	* Rosenberg et al., JAMA 1994
	44	0	2	5%	11,5	10,2	Sparano et al., J Clin Oncol 1993
IL-2/LAK	27–53*	CR+PR: 12		3–23%*	3,2	6,1	* Dillman et al., Cancer 1993
IL-2/LAK/DTIC	27	CR+PR: 7		26%	6,3	10,0	Dillman et al., Cancer 1993
IL-2/TIL	29	4	5	31%	30,5/4	ND	Rosenberg et al., J Natl Cancer Inst 1994
IL-2/TIL/CTX	21–57*	1	19	24–35%	20/6,5	ND	* Rosenberg et al., J Natl Cancer Inst 1994
IL-2/DTIC	10–57*	1	8	10–37% (16%*)	39/9,9	19/9,3	* Dummer et al., Cancer 1995
IL-2/Cisplatin	20–49*	3	5	17*–40%	ND	11	Dorval et al., Proc Am Soc Clin Oncol 1994
IL-2/DTIC/ Cisplatin	8–32*	5	8	38–62% (41%*)	18/6,4/8	32,6/11,4/10,2 13 OR/6,4 NR	* Flaherty et al., Cancer 1993
IL-2/DTIC/ Cisplatin/TAM	38	3	13	42%	5	11	Atkins et al., J Clin Oncol 1994
IL-2/mAk R24	20	0	1	5%	6	ND	Bajorin et al., Cancer Res 1990
IL-2/mAk R24/CTX	23	0	10	43%	ND	ND	Creekmore et al., Proc Am Soc Clin Oncol 1992

* Die Studie mit den höchsten Patientenzahlen wird zitiert.

TAM: Tamoxifen

mer als die Monotherapie mit IL-2. Patienten mit Intransit-Metastasen an den unteren Extremitäten wurden mit einer hohen Ansprechrate mit einer Kombination aus *isolierter Perfusion* und systemischer Gabe von IL-2 und LAK behandelt (Vaglini, zit. in [25]). In einer weiteren Studie wurde eine *Milz-/Leberinfusion* mit IL-2 und LAK durchgeführt (Keilholz, zit. in [25]).

Die Kombination von IL-2 und aus dem Tumor isolierten Tumor-infiltrierenden-Lymphozyten (TIL) erbrachte mit 31% (29 Patienten) höhere Ansprechraten im Vergleich zu 17% (134 Patienten; 20) der Monotherapie mit IL-2.

Mit der Kombination von IFNα und 13-cis-Retinsäure konnte eine Ansprechrate von 30% erzielt werden, bei 2 von 17 Patienten eine komplette Remission (Fierlbeck, zit. in [25]).

In zahlreichen Studienprotokollen mit verschiedenen Behandlungsschemata führte die *Kombination von IFNα und IL-2* zu extrem unterschiedlichen Ansprechraten von 0% bis 56% [13, 19]. Aufgrund der diskrepanten Ergebnisse in den einzelnen Studien, besteht zur Zeit noch kein Konsens bezüglich Dosis und Applikationsschema beider Zytokine.

Multimodale Therapie mit Zytokinen und Zytostatika (Tabelle 5, [3, 5, 13])

Das Spektrum umfaßt Kombinationen von zwei bis drei Medikamenten und toxische Kombinationen mehrerer Zytokine und Zytostatika.

Eine hohe „in loco"-Heilungsrate (90% komplette, 10% partielle Remissionen) wird für eine hypertherme *Extremitätenperfusion* mit Zytokinen (TNFα, IFNγ) und einem Zytostatikum (Melphalan) beschrieben [17].

Tabelle 5. Kombinierte Behandlung des metastasierten Melanoms mit Zytokinen und Zytostatika. (Literaturangaben der Tabelle s. [25, 26])

Therapie	Pat.	CR	PR	OR %	RD (MO.) (CR/PR)	ÜLZ (Mo. alle)	Autor
IFNα/IL-2	8–82*	6	14	0–56% (24%*)	16/7,5	19,5	* Marincola et al., J Clin Oncol 1995
	66	CR+PR:	7	11%	4,3	9,5	Dillman et al., Cancer 1993
	7–25* s.c.	0	4	14–16%	ND	ND	* Schwartsmann et al., Ann Oncol 1994
IFNα/IL-2/TIL/CTX	12	1	3	33%	ND	ND	Arienti et al., Cancer Immunol Immunother 1993
IFNα/IL-2/DTIC	10 s.c.	0	2	20%	ND	ND	Avril et al., Melanoma Res 1993
IFNα/IL-2/Cisplatin	52–57*	6	24	26–53%*	24/5	6	* Rixe et al., Proc Am Soc Clin Oncol 1994
IFNα/IL-2/Cisplatin/ TAM	23	1	11	52%	11/6	8	Rixe et al., Proc Am Soc Clin Oncol 1994
IFNα/IL-2/Cisplatin/ DTIC	12	3	7	83%	ND	ND	Hamblin et al., Proc Am Soc Clin Oncol 1991
IFNα/IL-2/Carbo-platin/DTIC	40 s.c.	3	11	35%	19/8	ND	Atzpodin et al., Eur J Cancer 1995
IFNα/IL-2/LAK/ CTX/Doxorubicin	40	0	8	20%	3,5	ND	Sznol et al., J Natl Cancer Inst 1992
IFNα/IL-2/Cisplatin/ DTIC/Vinblastin (seq.)	30	5	9	47%	7	ND	Legha et al., Proc Am Soc Clin Oncol 1994
Cisplatin/DTIC/ Vinblastin/IFNα/IL-2 (alt., seq., gz.)	39/30/52	2/9/6	11/13/27	33/73/63%	8 seq.	12 seq.	Legha et al., Proc Am Soc Clin Oncol 1994
Cisplatin/DTIC/ Vindesin/IFNα/IL-2/ TAM	30	4	5	30%	ND	ND	de Braud et al., Ann Oncol 1994
IFNα/IL-2/Cisplatin/ DTIC/BCNU	42	10	14	55%	9+/7	11,5 8,4 (NR)	Richards et al., J Clin Oncol 1992
IFNα/IL-2/Cisplatin/ DTIC/BCNU/TAM	27–74*	11	30	57%*	9,1	14	Richards et al., Proc Am Soc Clin Oncol 1992

*Die Studie mit den höchsten Patientenzahlen wird zitiert.
alt.: alternierend
seq.: sequentiell
gz.: gleichzeitig

Studien über systemische Kombinationstherapien von IFNα oder IL-2 mit einem Zytostatikum zeigen höhere Ansprechraten (Ar) als mit dem jeweiligen Monotherapeutikum. Für die am besten dokumentierte Kombinationstherapie von DTIC und IFNα werden Ar bis 53% angegeben (Falkson 1995, zit. in [25]). Bei größeren Patientenzahlen und anderer Applikation (s.c. versus i.v.) sinkt jedoch die Ar auf die für eine DTIC-Monotherapie angegebenen Werte ab. Eine Behandlung mit Mehrfachkombinationen zwischen Zytokinen und Zytostatika wie z.B. IFNα/IL-2/DTIC/Vinblastin/Cisplatin ergab Tumorremissionen bis > 70% [3].

Zusammenfassung

Neben Standardtherapien haben neue Technologien der Entwicklung noch experimenteller Therapiekonzepte den Weg gebahnt: z.B. den vielen Facetten der Vakzinebehandlung, der Anwendung humanisierter und bispezifischer monoklonaler Antikörper und der Gentherapie mit Tumor- und Effektorzellen.

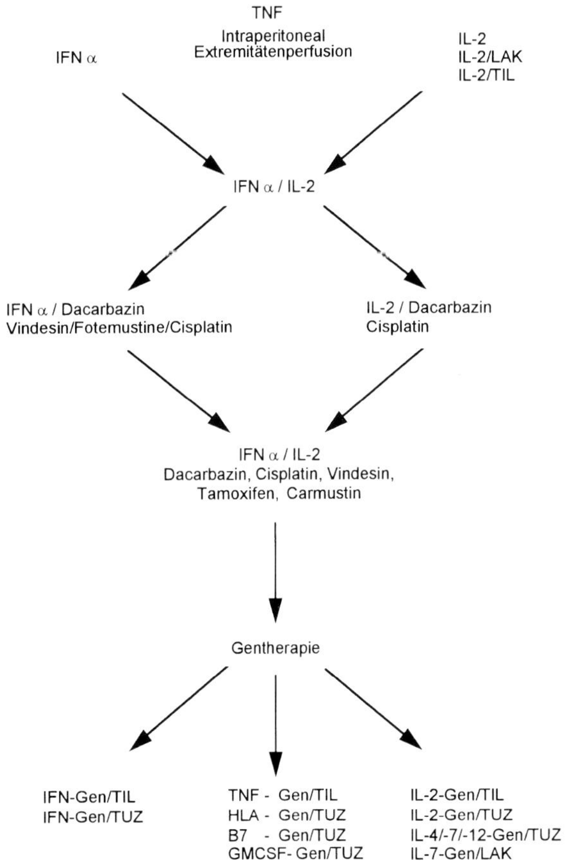

Abb. 1. Zytokine in der Therapie des metastasierten Melanoms

Multimodale Chemoimmuntherapien die schon seit vielen Jahren durchgeführt werden erzielen hohe Tumorremissionsraten, verlängern das krankheitsfreie Intervall und die Überlebenszeit von Patienten und bleiben dennoch im Rahmen von Studienprotokollen auf dem Prüfstand z.B. Cisplatin/DTIC/IFNα ± IL-2 Hochdosistherapie (EORTC-Protokoll) oder DTIC/IFNα ± IL-2 in mittlerer Dosis (ADO-Protokoll). Der Satz: „Metastatic melanoma remains incurable yet highly treatable" reflektiert die Weiterentwicklung immunologischer Therapieansätze von einer Zytokin-Monotherapie zu einer Polyimmuno-/Polychemotherapie (Abb. 1). Während zunächst die Evaluierung der Ansprechrate eines Therapieschemas im Vordergrund stand, muß nunmehr die teilweise hohe Toxizität durch eine signifikante Verlängerung des krankheitsfreien Intervalls und einen eindeutigen Überlebensvorteil bei erhaltener Lebensqualität gerechtfertigt werden. Eine Vergleichbarkeit der zahlreichen Therapieschemata ist aufgrund der unterschiedlichen Studiendesigns z.Z. kaum gegeben (s. Übersicht).

Schwierigkeiten in der Vergleichbarkeit von Therapieerfolgen bei Patienten mit metastasiertem Melanom

Medikamente:
- unterschiedliche Dosierung
- unterschiedlicher Verabreichungsweg (i.v., i.m., s.c.),
- unterschiedliche Verabreichungsart (Bolustherapie, Dauerinfusion),
- unterschiedliches Verabreichungsschema (eskalierend, intermittierend, kontinuierlich),
- unterschiedliche Gesamtdauer der Therapie.

Patient:
- unterschiedliche Patientenklientel,
- „Responder" ungenügend definiert.

Wenn wir den Standort der palliativen Therapie des metastasierten Melanoms definieren wollen müssen wir feststellen, daß viele Maßnahmen noch auf Hypothesen oder Theorien beruhen. Es gilt die Kluft zwischen geweckter Erwartung und dem tatsächlich Erreichbaren und Erreichten zu überbrücken. Die psychologische Umsorgung eines Patienten mit metastasiertem Melanom muß in einer Zeit, in der wir nur einem Teil der Patienten eine wirksame Therapie anbieten können, ein fester Bestandteil der ärztlichen Betreuung sein. Da der Wirkmechanismus dieser Therapien meist nur unzureichend aufgeklärt ist (s. Übersicht) geht die Suche nach dem optimalen Therapieverfahren und der Patientengruppe, die eine bessere Überlebenschance durch eine bestimmte Therapie hat, weiter. Es besteht jeoch kein Anlaß zu therapeutischem Nihilismus. Die Vielfalt an therapeutischen Möglichkeiten verdeutlicht gleichzeitig die

Entwicklung und stetige Erweiterung des Leistungsspektrums der dermatologischen Onkologie in Deutschland.

„Biomodulation" von Zytostatika durch Zytokine

- Änderung der Pharmakokinetik und Bioverfügbarkeit
- Änderung der lokalen oder systemischen Toxizität,
- Änderung immunmodulatorischer Eigenschaften,
- Überwindung einer Multi-Drug-Resistenz,
- Änderung der intrazellulären Metabolisierung
  → selektive Erhöhung der Tumortoxizität
  → selektiver Schutz des gesunden Gewebes

Literatur

1. Agarwala SS, Kirkwood JM (1996) Interferons in melanoma. Curr Opin Oncol 8: 167–174
2. Ahmann DL, Creagan ET, Hahn RG, Edmonson JH, Bisel HF, Schaid DJ (1989) Complete responses and long-term survivals after systemic chemotherapy for patients with advanced malignant melanoma. Cancer 63: 224–227
3. Anderson CM, Buzaid AC, Legha SS (1995) Systemic treatments for advanced cutaneous melanoma. Oncology 9: 1149–1158
4. Balch CM, Houghton AN, Milton GW, Sober AJ, Soong SJ (eds) (1992) Cutaneous Melanoma. Lippincott Comp, Philadelphia
5. Betticher DC, Lee SM, Morris C, Clemons M, Thatcher N (1995) Dacarbazine and interferon-α 2a in advanced malignant melanoma: high response rate and prolongation of response duration occur in different patient subpopulations. Melanoma Res 5: 277–282
6. Boon T, Gajewski TF, Coulie PG (1995) From defined human tumor antigens to effective immunization? Immunol Today 16: 33–335
7. Coit DG (1993) Role of surgery for metastatic malignant melanoma: A review. Semin Surg Oncol 9: 239–245
8. Debus J, Franz S, Engenhart R, Tilgen W, Wannenmacher M (1995) Die radiochirurgische Behandlung von Hirnmetastasen beim malignen Melanom. In: Tilgen W, Petzoldt D (Hrsg) Fortschritte der operativen und onkologischen Dermatologie, Bd. 10: Operative und konservative Dermato-Onkologie. Neue Ansätze und Strategien. Springer, Berlin Heidelberg New York, S 271–278
9. Falkson CI, Falkson G, Falkson HC (1994) Phase II trial of fotemustine in patients with metastatic malignant melanoma. Invest New Drugs 12: 251–254
10. Garbe C (1993) Chemotherapy and chemoimmunotherapy in disseminated malignant melanoma. Melanoma Res 3: 291–299
11. Hersey P (1994) Melanoma vaccines. Current status and future prospects. Drugs 47: 373–382
12. Johnson TM, Smith JW, Nelson BR, Chang A (1995) Current therapy for cutaneous melanoma. J Am Acad Dermatol 32: 689–707
13. Keilholz U, Scheibenbogen C, Brossart P, Möhler T, Tilgen W, Hunstein W (1995) Interleukin-2-based immunotherapy and chemoimmunotherapy in metastatic melanoma. In: Garbe C, Schmitz S, Orfanos CE (eds) Recent Results Cancer Res 139: Skin cancer. Basic science, clinical research and treatment, pp 383–390
14. Kirkwood J M (1994) Systemic therapy of melanoma. Curr Opin Oncol 6: 204–211
15. Lakhani S, Selby P, Bliss JM, Perren TJ, Gore ME, McElwain TJ (1990) Chemotherapy for malignant melanoma: combinations and high doses produce more responses without survival benefit. Br J Cancer 61: 330–334
16. Lattanzi SC, Tosteson T, Chertoff J, Maurer LH, O'Donnell J, LeMarbre PJ, Mott L, DelPrete SA, Forcier RJ, Ernstoff MS (1995) Dacarbazine, cisplatin and carmustine, with or without tamoxifen, for metastatic melanoma: 5-year follow-up. Melanoma Res 5: 365–369
17. Lejeune FJ, Liénard D, Leyvraz S, Mirimanoff RO (1993) Regional therapy of melanoma. Eur J Cancer 29A: 606–612
18. Leong SPL (1996) Immunotherapy of malignant melanoma. Springer New York Berlin Heidelberg London Paris Tokyo Hong Kong Barcelona Budapest
19. Marincola FM, White DE, Wise AP, Rosenberg SA (1995) Combination therapy with interferon alfa-2a and interleukin-2 for the treatment of metastatic cancer. J Clin Oncol 13: 1110–1122
20. Rosenberg SA, Yang JC, Topalian SL, Schwartzentruber DJ, Weber JS, Parkinson DR, Seipp CA, Einhorn JH, White DE (1994) Treatment of 283 consecutive patients with metastatic melanoma or renal cell cancer using high-dose bolus interleukin 2. JAMA 271: 907–913
21. Sarkany M, Dubois F (1994) Fotemustin-Therapie beim metastasierenden malignen Melanom. In: Macher E, Kolde K, Bröcker EB (Hrsg) Jahrbuch der Dermatologie 1994/1995 – Tumoren der Haut. Biermann, Zülpich, S 267–274
22. Steffens ThA, Bajorin DF, Houghton AN (1992) Immunotherapy with monoclonal antibodies in metastatic melanoma. World J Surg 16: 261–269
23. Tilgen W (1994) Therapie des malignen Melanoms: Derzeitiger Stand und Perspektiven. In: Macher E, Kolde G, Bröcker EB (Hrsg) Jahrbuch der Dermatologie 1994/1995 – Tumoren der Haut. Biermann, Zülpich, S 123–150
24. Tilgen W (1995) Malignant Melanoma: Current therapeutic concepts. Onkologie 18: 534–547
25. Tilgen W, Uhl K, Bröcker EB (1997) Palliative Therapie des malignen Melanoms. In Garbe C, Dummer R, Kaufmann W, Tilgen W (Hrsg) Dermatologische Onkologie. Springer, Berlin Heidelberg New York Tokyo, S 369–386
26. Tilgen W, Seiter S, Uhl K (1997) Current therapy strategies for malignant melanoma with special regard to immunotherapy with cytokines. In: Aul C, Schneider W (eds) Interferons. Biological activities and clinical efficacy. Springer, Berlin Heidelberg New York, pp 165–195
27. Whittington R, Faulds D (1993) Interleukin-2 A review of its pharmacological properties and therapeutic use in patients with cancer. Drugs 46: 446–514

Experimentelle Therapie des Melanoms: Relevanz für Klinik und Praxis

R. Dummer, F. Nestle, M. Krasovec, G. Burg

Einleitung

Dem niedergelassenen Dermatologen mag der Gedanke an experimentelle Therapieformen wie Gentherapie in der Praxis als sehr abwegig, futuristisch und wirklichkeitsfremd vorkommen. Deshalb werden viele Kollegen dieses Thema verdrängen und sich nicht weiter damit auseinandersetzen.

Allerdings darf dabei nicht vergessen werden, daß die Möglichkeiten der Biotechnologie in vielen Bereichen neue, effiziente und preiswerte Therapieverfahren beinhalten können. Die Dermatologie ist vor allem auch deshalb besonders gefordert, da das Organ „Haut" gut zugänglich ist und damit direkt injiziert werden kann.

Experimentelle Therapieansätze werden in der Dermatologie meist für das fortgeschrittene Melanom erwogen.

Das Melanom: ein antigener Tumor

Es sprechen eine ganze Reihe von klinischen und experimentellen Beobachtungen dafür, daß das Melanom ein antigen wirkender Tumor ist [5]. Hierzu gehören Regressionszonen im primären Melanom, spezifische zytotoxische T-Lymphozyten gegen Melanomzellen, und spezifische Antikörper gegen Melanomzellen oder Melanozyten. Obwohl die notwendigen Antigene auf dem Melanom vorhanden sind, wirkt der Tumor in vivo nicht immunogen [8]. Dabei sind verschiedene Faktoren von Bedeutung wie die verminderte Expression von HLA- Proteinen, die Produktion von immunsuppressiven Faktoren wie z. B. Interleukin-10 oder TGF (Transforming growth factor)-β und die Expression von FAS-Ligand, ein Protein, das bei reaktiven Lymphozyten Apoptose induziert [4, 6].

Spezifischen Immuntherapie beim Melanom

Die aktive spezifische (definiertes Antigen) Immuntherapie alleine oder in Kombination mit unspezifischer Immuntherapie kann möglicherweise die Effizienz der Immuntherapie verbessern. In den vergangenen Jahren haben Untersuchungen zur Immunologie und zur Molekularbiologie des Melanoms wesentliche Fortschritte erzielt. So wurden verschiedene Peptide, meist aus neun Aminosäuren bestehend (Nonamer), aus dem Antigen präsentierenden HLA-I Komplex isoliert, die dort durch den T-Zell Rezeptor melanomspezifischer zytotoxischer Lymphozyten erkannt werden.

Untersuchungen zur Antigenpräsentation belegen die Bedeutung sogenannter kostimulatorischer Moleküle wie B7, deren Vorhandensein darüber entscheidet, ob ein Antigen eine T-Zellaktivierung mit klonaler Expansion oder sogar Toleranz auslöst [8]. Auf diesem Hintergrund beruhen viele experimentelle Behandlungskonzepte für die aktive spezifische Immuntherapie des Melanoms (Abb. 1).

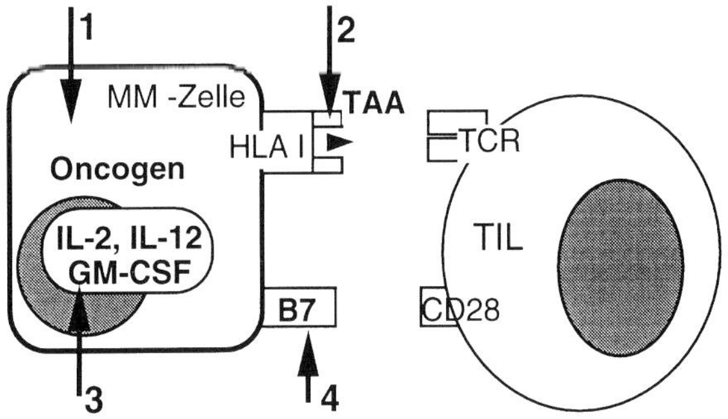

Abb. 1. Angriffspunkte für experimentelle Behandlungskonzepte beim Melanom. Interaktion zwischen einer Melanomzelle (MM) und einem tumorinfiltrierenden Lymphozyt (TIL). Über den T-Zell-Rezeptor (TCR) werden tumorassoziierte Antigene (TAA) erkannt. Allerdings erfolgt keine weitere Stimulation des Lymphozyten. Vor diesem Szenario sind folgende Eingriffe im Rahmen von Gentherapieprotokollen diskutiert worden: 1 Einbringung von „gesunden" Onkogenen oder Tumorsuppressorgenen, falls im individuellen Tumor die entsprechenden Moleküle mutiert sind. 2 Einbringung von TAA in den Organismus, um die Immunantwort gegen diese Antigene zu erhöhen. 3 Transfer von immunstimulatorischen Cytokingenen in Tumorzellen, die Interleukin-2, Interleukin-12 oder GM-CSF in vivo oder in vitro oder 4 Einbringung von zusätzlichen kostimulierenden Molekülen wie B7

Definition des Begriffs „somatische Gentherapie"

Die somatische Gentherapie beinhaltet den Transfer von genetischen Material (Transfektion) in Zellen eines Patienten durch Anwendung der DNA-Technologie. Dabei sind Keimbahnmanipulationen aus ethischen Gründen absolut auszuschließen. Durch den Gentransfer werden Genprodukte exprimiert, die sich günstig auf den Krankheitsverlauf auswirken. Eine erfolgreiche Etablierung so komplexer Therapieverfahren in der Klinik erfordert die koordinierte Entwicklung neuer Technologien in enger Interaktion zwischen dem behandelnden Arzt und Grundlagenwissenschaftlern [9].

Methoden zum Gentransfer (Transfektion) in vivo und ex vivo

Zur Zeit stehen verschiedene Methoden zum Transfer von genetischem Material zur Verfügung, die alle bestimmte Vor- oder Nachteile aufweisen und prinzipiell in vivo und ex vivo durchgeführt werden können [9]. Der Gentransfer ex vivo, also in kultivierte Zellen, die nach der Manipulation wieder zurückgegeben werden, hat den Vorteil, daß nicht abschätzbare Effekte einer Genübertragung auf andere Zellen weitgehend ausgeschlossen sind, und daß die erfolgreiche Genübertragung einfach nachgewiesen werden kann.

1. Virale Methoden: Zur transienten Expression eines Gens in vivo oder in vitro bieten sich Adenoviren an. Retrovirale Konstrukte werden meist ex vivo eingesetzt. Sie transfizieren sehr effizient verschiedene Zellen und integrieren bei der folgenden Zellteilung ins Genom. Dadurch werden die transfizierten Gene meist über längere Zeit stabil exprimiert.
2. Nicht-virale Methoden: Hierzu gehören die direkte DNA Injektion, die Elektroporation (Erhöhung der Membrandurchlässigkeit durch ein starkes elektrisches Feld), die Kalzium-Phosphat-Präzipitation und „Lipofection" (Einsatz von kationischen Liposomen). In der Regel führen diese Methoden zu einer transienten Expression. In vitro kann nach gleichzeitigem Transfer eines Resistenzgens eine Selektion angeschlossen werden, so daß eine Population von transfizierten Zellen isoliert werden kann.

Alle erwähnten Methoden sind mit dem Risiko einer Inaktivierung von Tumorsuppressorgenen bzw. einer Aktivierung von Onkogenen verbunden. Bis eine exakte Risikoabschätzung hierzu erfolgen kann, sind gentherapeutische Behandlungskonzepte nur unter intensiver Überwachung durchzuführen. Da retrovirale Vektoren Bestandteile von „Wildtypretroviren" enthalten, wäre die Aktivierung von endogenen Retroviren denkbar [9].

Szenarien zur aktiven spezifischen Immuntherapie des Melanoms

Ein sinnvoller Einsatz experimenteller Therapieverfahren zur Behandlung des Melanoms kann auf eine spezifische T-Zellaktivierung abzielen. Prinzipiell gibt es dafür 2 Möglichkeiten:

1. Ein melanomassoziiertes Antigen wird in einer Form dem Immunsystem präsentiert, die eine effiziente Antwort ermöglicht.
2. Tumorzellen, die ja die individuellen Antigene tragen, werden so verändert, daß sie eine potente Immunantwort auslösen.

Als Hilfsmittel kommen dabei in Betracht:

1. Antigen-präsentierende Zellen, deren Fähigkeit, Tumorantigene aufzunehmen, zu prozessieren und zu präsentieren beeinflußt werden kann;
2. Melanomzellen, die durch Transfektion von Zytokinen (IL-2 ; IL-12) oder kostimulatorischen Molekülen von antigenen zu immunogenen Zellen werden [8].

Diese Überlegungen spiegeln sich in den folgenden Therapieansätzen wider:

Im HLA-I-Komplex von Melanomzellen finden sich ein oder mehrere Nonamer-Peptide (aus neun Aminosäuren bestehend), die z.B. Fragmente von tumorspezifischen Genprodukten aus der MAGE-Familie oder der Tyrosinase darstellen [1, 11]. Dabei sind die im HLA-I-Komplex präsentierten Peptide für einige HLA-Haplotypen wie HLA-A1,-A2 oder -B44 bekannt.

Diese Peptide in Assoziation mit dem passenden HLA-Komplex bilden die Epitope, die durch den T-Zell-Rezeptor der reaktiven Lymphozyten erkannt werden. Bei bekannten Aminosäuresequenzen können sie synthetisch in beliebiger Menge hergestellt. Um diese Peptide möglichst wirkungsvoll einzusetzen, werden aus dem Blut der Patienten autologe dendritische Zellen gewonnen, mit den entsprechenden Peptiden beladen und dem Patienten zurückgegeben.

Eine weitere Möglichkeit besteht in der intramuskulären Injektion von sogenannter „naked DNA" (Abb. 2). Dabei entstehen wahrscheinlich Mikrotraumata im Muskelgewebe, was zur Aufnahme der DNA führt. Die DNA wird dort erstaunlicherweise nicht enzymatisch abgebaut, sondern exprimiert [3]. Dadurch kann ebenfalls eine T-Zell Antwort in vivo induziert werden.

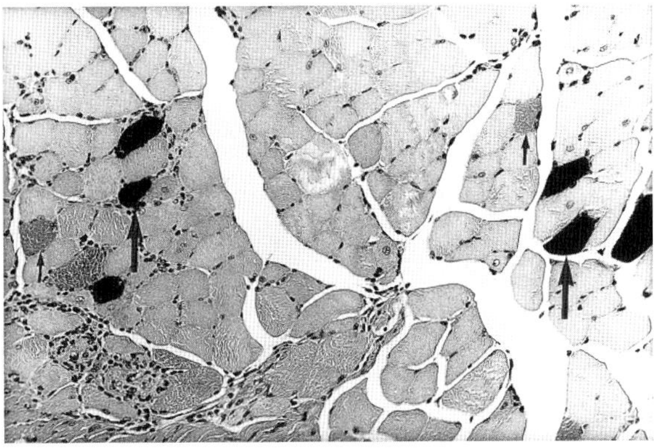

Abb. 2. Expression des LacZ-Gens im Mausmuskel nach Injektion eines „naked DNA-Vektors". Nach Injektion eines „naked DNA-Vektors" sind einzelne Muskelfasern deutlich dunkel angefärbt, was durch die Expression des übertragenen Genes bewirkt wird. Im Bereich der getroffenen Muskelfasern kommt es zu starken entzündlichen Reaktionen (siehe Pfeil). Es kommen Muskelfasern zur Darstellung, die LacZ sehr stark exprimieren (dicke Pfeile). Weitere Muskelfasern exprimieren LacZ nur sehr schwach (kleine Pfeile)

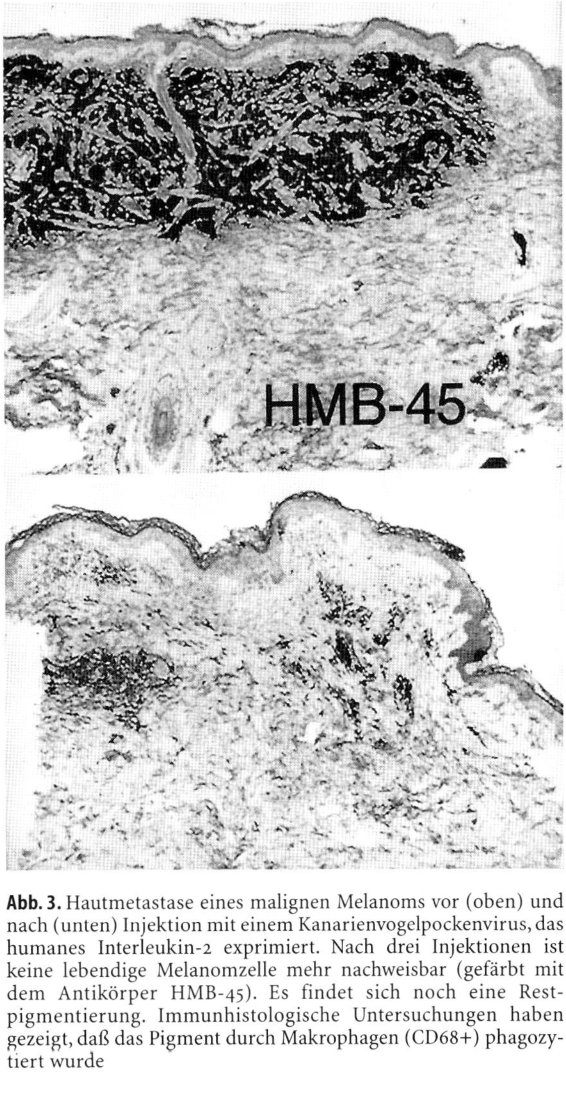

Abb. 3. Hautmetastase eines malignen Melanoms vor (oben) und nach (unten) Injektion mit einem Kanarienvogelpockenvirus, das humanes Interleukin-2 exprimiert. Nach drei Injektionen ist keine lebendige Melanomzelle mehr nachweisbar (gefärbt mit dem Antikörper HMB-45). Es findet sich noch eine Restpigmentierung. Immunhistologische Untersuchungen haben gezeigt, daß das Pigment durch Makrophagen (CD68+) phagozytiert wurde

Bei vielen Melanomen sind die individuellen tumorassoziierten Antigene nicht bekannt. Lymphozyten erkennen zwar das Antigen auf dem Melanom, bleiben aber inaktiv oder treten sogar in die Apoptose (programmierter Zelltod) ein, weil zusätzliche Signale ausbleiben. Durch mit Zytokingenen wie IL-2 oder IL-12 transfizierte Melanomzellen können die Lymphozyten in unmittelbarer Nachbarschaft stimuliert werden. In vielen experimentellen Therapieprotokollen werden autologe oder allogene Tumorzellen, die gentechnologisch verändert sind, eingesetzt. Das ist allerdings mit einem erheblichen labortechnischen Aufwand verbunden. Weniger aufwendig ist sicher ein Gentransfer in vivo in Metastasengewebe. Dazu setzen wir ein Vogelpockenvirus ein, das entweder das immunstiumulierende Zytokin Interleukin-2 trägt oder das Gen für den hämatopoetischen Wachstumsfaktor GM-CSF, der insbesondere antigenpräsentierende Zellen anregt, eine Immunantwort einzuleiten. Mit dem Kanarienvogelpockenvirus, das die Gensequenz der Interleukin-2 enthält, haben wir inzwischen mehrere Patienten behandelt (Abb. 3). Dabei wurde das Virus in Hautmetastasen des Melanoms injiziert. In drei Fällen konnten wir ein komplettes Verschwinden der Hautmetastasen beobachten, das histologisch verbunden war mit der Induktion eines starken, entzündlichen Infiltrates, das im wesentlichen aus Makrophagen und T-Lymphozyten bestand. Dieses Vogelpockenvirus ist schon in größeren Untersuchungen geprüft worden. Insbesondere wird es eingesetzt zur Impfung gegen Tollwut und gegen HIV [2, 10]. Das Sicherheitsprofil dieser Viren ist äußerst günstig, da sie in Säugetierzellen nicht replikationsfähig sind. Die Applikation ist einfach und praktisch nebenwirkungsfrei, so daß durchaus vorstellbar ist, daß dieses Virus auch ambulant eingesetzt werden kann.

Falls bei einem Melanom eine Mutation des Tumorsuppressorgens p53 nachgewiesen werden kann, kommt ein weiterer gentherapeutischer Ansatz in Betracht. Wir verwenden dabei ein Adenovirus, das die nichtmutierte Form des Tumorsuppressorgens p53 enthält. Dieses Virus wird in Tumoren gespritzt. Durch die Wiedereinführung des gesunden Tumorsuppressorgens wird das Wachstum der Tumorzellen entscheidend gebremst und der programmierte Zelltod eingeleitet [12]. Das Problem bei diesem Ansatz ist, daß alle Tumorzellen getroffen werden müssen, um den Tumor zu eliminieren und daß, insbesondere bei multiplen Applikationen, neutralisierende Antikörper gegen Adenoviren gebildet werden.

Schlußfolgerung

Die Erprobung experimenteller Therapieverfahren einschließlich der Gentherapie ist mit Hoffnungen auf der einen Seite und Ängsten auf der anderen Seite verknüpft. Im Vergleich zu etablierten Therapieformen sind neuere Ansätze meist sehr spezifisch und deshalb mit geringen Nebenwirkungen verbunden. Bei der heterogenen Gruppe der malignen Erkrankungen sind die Aussichten sicherlich beschränkt. Allerdings wäre es auch ein Fortschritt, wenn wir zur Jahrtausendwende zeigen könnten, daß sich experimentelle Behandlungskonzepte verlängernd auf die Überlebenszeit von Melanompatienten auswirken, so wie es jetzt, knapp zehn Jahre nach ihrer Einführung, für die Zytokintherapie gezeigt wurde [7].

Wenn sich diese Behandlungsformen bewähren, und ihre Sicherheit nachgewiesen ist, bieten sich gerade in der dermatologischen Therapie in der Zukunft revolutionäre Möglichkeiten. Deshalb müssen wir uns jetzt intensiv mit diesen Möglichkeiten auseinandersetzen, auch um die Qualifikation der Dermatologie für die Betreuung von Melanompatienten zu unterstreichen.

Literatur

1. Bakker AB, Schreurs MW, de Boer AJ, Kawakami Y, Rosenberg SA, Adema GJ, Figdor CG (1994) Melanocyte lineage-specific antigen gp100 is recognized by melanoma-derived tumor-infiltrating lymphocytes. J Exp Med 179: 1005–1009
2. Cadoz M, Strady A, Meignier B, Taylor J, Tartaglia J, Paoletti E, Plotkin S (1992) Immunisation with canarypox virus expressing rabies glycoprotein. Lancet 339:1429–32
3. Cohen J (1993) Naked DNA points way to vaccines. Science 259:1691–2
4. Dummer R, Boni R (1995) Wie entkommen Melanomzellen der Immunantwort? Konsequenzen fur zukunftige Therapieansatze und gegenwartige Biopsieverarbeitung. Schweiz Med Wochenschr 125:1638–41
5. Dummer R, Davis-Daneshfar A, Döhring C, Döbbeling U, Burg G (1995) Strategien zur Gentherapie des Melanoms. Hautarzt 46:305–308
6. Hahne M, Rimoldi D, Schroter M, Romero P, Schreier M, French LE, Schneider P, Bornand T, Fontana A, Lienard D, Cerottini JC, Tschopp J (1996) Melanoma Cell Expression Of Fas(Apo-1/Cd95) Ligand - Implications For Tumor Immune Escape. Science 274:1363–1366
7. Kirkwood JM, Strawderman MH, Ernstoff MS, Smith TJ, Borden EC, Blum RH (1996) Interferon alfa-2b adjuvant therapy of high-risk resected cutaneous melanoma: the Eastern Cooperative Oncology Group Trial EST 1684. J Clin Oncol 14:7–17
8. Lanzavecchia A (1993) Identifying strategies for immune intervention. Science 260:937–944
9. Mulligan RC (1993) The basic science of gene therapy. Science 260:926–932
10. Pialoux G, Excler JL, Riviere Y, Gonzalez-Canali G, Feuillie V, Coulaud P, Gluckman JC, Matthews TJ, Meignier B, Kieny MP et al. (1995) A prime-boost approach to HIV preventive vaccine using a recombinant canarypox virus expressing glycoprotein 160 (MN) followed by a recombinant glycoprotein 160 (MN/LAI). The AGIS Group, and l'Agence Nationale de Recherche sur le SIDA [published erratum appears in AIDS Res Hum Retroviruses 1995 Jul;11(7):875]. AIDS Research & Human Retroviruses 11:373–81
11. Van der Bruggen P, Traversari C, Chomez P, Lurquin C, DePlaen E, Van den Eynde B, Knuth A, Boon T (1991) A gene encoding an antigen recognized by cytolytic T lymphocytes on a human melanoma. Science 254:1643–1647
12. Wills KN, Maneval DC, Menzel P, Harris MP, Sutjipto S, Vaillancourt MT, Huang WM, Johnson DE, Anderson SC, Wen SF et al. (1994) Development and characterization of recombinant adenoviruses encoding human p53 for gene therapy of cancer. Hum Gene Ther 5:1079–1088

Die Bedeutung kostimulatorischer Moleküle für die Immunabwehr und Therapie des malignen Melanoms

J. C. Simon, C. C. Termeer

Einleitung

Die Inzidenz des malignen Melanoms ist in den letzten Jahren sprunghaft angestiegen, es gehört mit zu den 10 häufigsten Tumorerkrankungen des Menschen. Die radikale operative Entfernung früher Stadien stellt nach wie vor die einzig zuverlässige Behandlungsmethode dar. Bis heute ist es aber nicht gelungen, eine effektive Immun- oder Chemotherapie zur Behandlung zu entwickeln. Die augenblicklich effektivsten Chemotherapien zur Behandlung des metastasierten Melanoms, eine Kombination aus Polychemotherapie und hochdosierter Zytokintherapie, zeigen Ansprechraten von ca. 40%, eine wesentliche Lebenszeitverlängerung konnte jedoch nicht nachgewiesen werden. Die Tatsache, daß sich in bis zu 15% der Fälle Remissionszonen im Primärtumor oder in Metastasen, selten sogar Spontanremissionen, finden lassen, sprechen dafür, daß das Melanom in der Lage ist, eine Immunantwort auszulösen [1].

Immunantwort gegen das maligne Melanom

Wichtig für eine effektive Immunantwort gegen das maligne Melanom ist die Triggerung einer spezifischen T-Zellantwort, die für die Stimulation von CD4+ T-Helferzellen MHC II- sowie CD8+ zytotoxischen T-Zellen MHC I- restringiert ist. Über die MHC Moleküle werden von antigen-präsentierenden Zellen (APC, [2]) oder von den Melanomzellen selbst Tumor-assoziierte Antigene präsentiert. Außer der Ligation des TCR (T-Zell Rezeptor) durch MHC ist aber die Expression eines zweiten, sogenannten kostimulatorischen Signals für die T-Zellaktivierung durch APC von entscheidender Bedeutung. Fehlt das zweite kostimulatorische Signal während der Antigenpräsentation, so kommt es zu dem 1987 von Jenkins u. Schwartz beschriebenen Zustand der Anergie [3]. Dieser Zustand ist durch mangelnde Proliferation und IL-2-Produktion der T-Lymphozyten bei nachfolgender Stimulation gekennzeichnet. T-Zell-Anergie ist im Moment einer der meist diskutierten Tumor-escape Mechanismen des malignen Melanoms. Es konnte gezeigt werden, daß Melanomzellen in vivo offensichtlich keine kostimulatorischen Moleküle exprimieren [4, 5], sehr häufig jedoch MHC-Klasse I. Weiterhin konnte man aus immunogenen Tumoren, wie dem Melanom oder dem Koloncarzinom, eine hohe Rate von anergen Tumor-infiltrierenden Lymphozyten (TIL) isolieren, sowohl CD4+ T-Helferzellen als auch zytotoxische T-Zellen (CTL) [6–8]. Die genaue Kenntnis der Funktionsweise und Arten von kostimulatorischen Molekülen scheint daher vielversprechend für die Entwicklung einer zellgebundenen Tumortherapie.

Kostimulatorische Signale können von verschiedenen Rezeptorklassen übertragen werden. Als die potentesten Kostimulatoren gelten die Mitglieder der B7-Familie und ihre Liganden CD28 und CTLA-4 auf der T-Zelle [9, 10]. B7-1 gehört zur Familie der Immunglobuline und wird physiologisch auf Makrophagen, B-Zellen und dendritischen Zellen nach Aktivierung exprimiert [11]. Die Bindung von B7 an seinen Liganden CD28 bei gleichzeitiger Ligation des MHC-Komplexes mit dem TCR-Komplex auf T-Zellen führt zu autokriner Aktivierung und Proliferation über die Ausschüttung von IL 2. In letzter Zeit wurden weitere Mitglieder der B7 Familie entdeckt, die gleiche Affinität zum CD28 Rezeptor besitzen [12] und ebenfalls kostimulatorisch wirken. CTLA-4, ein zweiter Ligand für B7, hat offenbar eine negative Signalwirkung und beendet die T-Zellproliferation [13].

Immunantwort gegen das metastasierte Melanom

Beim metastasierten malignen Melanom konnte bisher weder die Expression von B7-1 noch B7-2 nachgewiesen werden [4, 5], mit der Ausnahme von spontan regredienten Melanomen [5]. Es zeigte sich ferner, daß sowohl eine Transfektion der Tumorzellen mit B7-1 oder Gabe von anti-CD28-Antikörpern in der Lage sind eine gerichtete T-Zellantwort gegen den Tumor zu induzieren [14–17]. Der weit überwiegende Teil von Tumoren exprimiert MHC-Moleküle der Klasse I auf seiner Oberfläche, die offenbar funktionell sind und mit HLA-restringierten Tumorantigenen beladen ist [18, 19]. Besonders wichtig für einen Einsatz von kostimulatorischen Faktoren in der Immuntherapie war deshalb die Erkenntnis, daß B7 auch in der Lage ist, direkt eine MHC I-abhängige CTL-Antwort zu induzieren [20, 21].

Weitere Moleküle, die kostimulatorische Funktionen übernehmen können, kommen aus der Integrinfamilie und der Immunglobulin-Familie. Die interzellulären Adhäsionsmoleküle (ICAM 1–2) [22] mit ihrem Liganden, dem Lymphozyten-Funktion zugeordneten Antigen-1 (LFA-1), können selbst kostimulatorisch wirken [23, 24]. Die vaskulären Zell-Adhäsionsmoleküle (VCAM-1) mit ihrem Ligand VLA-4 wirken dagegen nur verstärkend auf eine B7/CD28 induzierte T-Zellantwort, alleine haben sie keinen direkt kostimulatorischen Effekt [25]. Da es sich bei den genannten Rezeptorpaaren primär um Adhäsionsmoleküle handelt, die vor allem eine starke Zell-Zell Bindung, aber auch Adhäsion mit der extrazellulärer Matrix vermitteln, wirken sie wahrscheinlich vor allem über eine Verstärkung der Tumorzell-T-Zell-Interaktion. Das metastasierte maligne Melanom zeigt im Gegensatz zu untransformierten Melanozyten meist eine starke Expression von ICAM-1, welches die Interaktion mit T-Zellen begünstigen sollte. Offenbar gelingt es dem Melanom aber diese T-Zell Adhäsion durch die vermehrte Produktion von löslichem ICAM-1 (sICAM-1) zu inhibieren [26].

Nur im weiteren Sinne kostimulatorische Funktion hat CD 40 mit seinem Liganden CD 40L. CD 40 ist ein Glycoprotein, welches zur Superfamilie der TNF-Rezeptoren gehört [27]. CD40 besitzt offenbar eine Vielzahl von Eigenschaften; So induziert es auf dendritischen Zellen und Makrophagen kostimulatorische Moleküle, bewirkt direkte Kostimulation und Ig-Switching auf B-Zellen und fördert die Expression von Adhäsionsmolekülen der ICAM und Selectingruppe auf Endothelzellen [27]. CD 40 wurde bisher immunhistologisch auf Melanomzellen nachgewiesen [28, 29]. Hier zeigte sich, daß Metastasierung häufig mit einem Verlust des Rezeptors verbunden ist. Die genaue Funktion des Rezeptors in diesem Zusammenhang ist jedoch bisher ungeklärt.

Literatur

1. Balmer CM (1991) Clinical use of biologic response modifiers in cancer treatment: an overview. Part II. Colony-stimulating factors and interleukin-2. DICP 25: 490–498
2. Restifo NP, Bacik I, Irvine KR, Yewdell JW, McCabe BJ, Anderson RW et al. (1995) Antigen processing in vivo and the elicitation of primary CTL responses. J Immunol 4: 4414–4422
3. Schwartz RH, Mueller DL, Jenkins MK, Quill H (1989) T-cell clonal anergy. Cold Spring Harbor Symposia on Quantitative Biology, 54 Pt 2: 605–610
4. Hersey P, Si Z, Smith MJ, Thomas WD (1994) Expression of the co-stimulatory molecule B7 on melanoma cells. Int J Cancer 8: 527–532
5. Denfeld RW, Dietrich A, Wuttig C, Tanczos E, Weiss JM, Vanscheidt W et al. (1995) In situ expression of B7 and CD28 receptor families in human malignant melanoma: relevance for T-cell-mediated anti-tumor immunity. Int J Cancer 62: 259–265
6. Chen Q, Hersey P (1992) MHC-restricted responses of CD8+ and CD4+ T-cell clones from regional lymph nodes of melanoma patients. Int J Cancer 51: 218–224
7. Luscher U, Filgueira L, Juretic A, Zuber M, Luscher NJ, Heberer M et al. (1994) The pattern of cytokine gene expression in freshly excised human metastatic melanoma suggests a state of reversible anergy of tumor-infiltrating lymphocytes. Int J Cancer 57: 612–619
8. Mathiot C, Robin E, Gey A, Weng X, Dorval T, Pouillart P et al. (1992) Phenotypic and functional analysis of tumour-infiltrating lymphocytes from patients with melanoma and other metastatic cancers. Europ J Cancer 28: 345–350
9. Costello R, Lipcey C, Algarte M, Cerdan C, Baeuerle PA, Olive D et al. (1993) Activation of primary human T-lymphocytes through CD2 plus CD28 adhesion molecules induces long-term nuclear expression of NF-kappa B. Cell Growth & Diff 4: 329–339
10. June CH, Bluestone JA, Nadler LM, Thompson CB (1994) The B7 and CD28 receptor families. Immunol. Today 15: 321–331
11. McLellan AD, Starling GC, Williams LA, Hock BD, Hart DN (1995) Activation of human peripheral blood dendritic cells induces the CD86 co-stimulatory molecule. Europ J Immunol 25: 2064–2068
12. Levine BL, Ueda Y, Craighead N, Huang ML, June CH (1995) CD28 ligands CD80 (B7-1) and CD86 (B7-2) induce long-term autocrine growth of CD4+ T cells and induce similar patterns of cytokine secretion in vitro. Int Immunol 7: 891–904
13. Tivol EA, Borriello F, Schweitzer AN, Lynch WP, Bluestone JA, Sharpe AH (1995) Loss of CTLA-4 leads to massive lymphoproliferation and fatal multiorgan tissue destruction, revealing a critical negative regulatory role of CTLA-4. Immunity 3: 541–547
14. Li Y, McGowan P, Hellstrom I, Hellstrom KE, Chen L (1994) Costimulation of tumor-reactive CD4+ and CD8+ T lymphocytes by B7, a natural ligand for CD28, can be used to treat established mouse melanoma. J Immunol 153 :421–428
15. Townsend SE, Allison JP (1993) Tumor rejection after direct costimulation of CD8+ T cells by B7-transfected melanoma cells. Science 259: 368–370
16. Harding FA, McArthur JG, Gross JA, Raulet DH, Allison JP (1992) CD28-mediated signalling co-stimulates murine T cells and prevents induction of anergy in T-cell clones. Nature 356: 607–609
17. Harada M, Okamoto T, Omoto K, Tamada K, Takenoyama M, Hirashima C et al. (1996) Specific immunotherapy with tumour-draining lymph node cells cultured with both anti-CD3 and anti-CD28 monoclonal antibodies. Immunology 87: 447–453
18. Anichini A, Mortarini R, Maccalli C, Squarcina P, Fleischhauer K, Mascheroni L et al. (1996) Cytotoxic T cells directed to tumor antigens not expressed on normal melanocytes dominate HLA-A2.1-restricted immune repertoire to melanoma. J Immunol 156: 208–217
19. Traversari C, van der Bruggen P, Luescher IF, Lurquin C, Chomez P, Van Pel A et al. (1992) A nonapeptide encoded by human gene MAGE-1 is recognized on HLA-A1 by cytolytic T lymphocytes directed against tumor antigen MZ2-E. J Exp Med 176: 1453–1457
20. Ramarathinam L, Castle M, Wu Y, Liu Y ((1994) T cell costimulation by B7/BB1 induces CD8 T cell-dependent tumor rejection: an important role of B7/BB1 in the induction, recruitment, and effector function of antitumor T cells. J Exp Med 179: 1205–1214
21. Harding FA, Allison JP (1993) CD28-B7 interactions allow the induction of CD8+ cytotoxic T lymphocytes in the absence of exogenous help. J Exp Med 177: 1791–1796
22. Van Seventer GA, Shimizu Y, Horgan KJ, Shaw S (1990) The LFA-1 ligand ICAM-1 provides an important costimulatory

signal for T cell receptor-mediated activation of resting T cells. J Immunol 144: 4579–4586
23. Damle NK, Klussman K, Linsley PS, Aruffo A (1992) Differential costimulatory effects of adhesion molecules B7, ICAM-1, LFA-3, and VCAM-1 on resting and antigen-primed CD4+ T lymphocytes. J Immunol 148: 1985–1992
24. Damle NK, Klussman K, Aruffo A (1992) Intercellular adhesion molecule-2, a second counter-receptor for CD11a/CD18 (leukocyte function-associated antigen-1), provides a costimulatory signal for T-cell receptor-initiated activation of human T cells. J Immunol 148: 665–671
25. Damle NK, Klussman K, Leytze G, Ochs HD, Aruffo A, Linsley PS et al. (1993) Costimulation via vascular cell adhesion molecule-1 induces in T cells increased responsiveness to the CD28 counter-receptor B7. Cell Immunol 148: 144–156
26. Becker JC, Termeer C, Schmidt RE, Brocker EB (1993) Soluble intercellular adhesion molecule-1 inhibits MHC-restricted specific T cell/tumor interaction. J Immunol 151: 7224–7232
27. Stout RD, Suttles J (1996) The many roles of CD40 in cell-mediated inflammatory responses. Immunol. Today 17: 487–492
28. Thomas WD, Smith MJ, Si Z, Hersey P (1996) Expression of the co-stimulatory molecule CD40 on melanoma cells. Int J Cancer 68: 795–801
29. van den Oord JJ, Maes A, Stas M, Nuyts J, Battocchio S, Kasran A et al. (1996) CD40 is a prognostic marker in primary cutaneous malignant melanoma. Am J Pathol 149: 1953–1961

Molekulare Mechanismen der T-Zell Dysfunktion im Falle des malignen Melanomes

P. Terheyden, E.-B. Bröcker, J. C. Becker

Einleitung

In zahlreichen Beobachtungen wurde deutlich, daß Tumoren zwar während ihrer frühen Wachstumsphase eine heftige Immunreaktion induzieren können, diese jedoch frühzeitig mit der Folge der Tumorprogression herunterreguliert wird. Besonders deutlich wird dieses Phänomen im Falle des partiell regredienten malignen Melanomes, in dem eine effiziente Eradikation von Tumorzellen in enger Nachbarschaft zu unkontrolliertem Tumorwachstum auftritt. Folglich ist die Existenz eines immunsupprimierten Zustandes ein Axiom in der Tumorimmunologie. Die molekularen Mechanismen dieser Dysfunktion sind jedoch nur unvollständig aufgeklärt. Dabei wird die Bedeutung von Abnormalitäten in der Signaltransduktion bei der T-Zell-Aktivierung immer deutlicher [1].

T-Zell Antworten und TCR-vermittelte Signaltransduktion

Eine erfolgreiche T-Zell Antwort beinhaltet Induktion, Rekrutierung und Effektorfunktionen von T-Zellen. Eine individuelle T-Zelle kann in jedem Differenzierungsstadium (naive T-Zelle, primäre Effektorzelle, Gedächtnis-T-Zelle und sekundäre Effektorzelle) eine oder mehrere mögliche Antworten ausbilden, wenn sie Antigen über den TCR erkennt. Dabei ist es von der Art des Stimulus abhängig, ob die Zelle vollständig oder nur partiell aktiviert oder sogar anergisiert wird. Dieses Spektrum an Immunantworten reflektiert wahrscheinlich den jeweils vorliegenden speziellen Signalmechanismus [2]. Obwohl die verschiedenen T-Zell Reaktionen notwendig sind, um Autoimmunantworten gegen normales Gewebe zu verhindern, können sie bei der Tumorabwehr schädlich sein.

Eine T-Zell Antwort wird durch die Bindung von MHC/Peptid-Komplexen an den TCR initiiert. Keine der beiden TCR-Ketten verfügt über eine große zytoplasmatische Domäne, die zur Vermittlung der Signaltranduktion der erfolgten zellulären Antigenbindung dienen könnte. Jedoch wird diese Funktion von einem Protein-Komplex, CD3 genannt, vermittelt, der stabil mit dem TCR verbunden ist. Der CD3 Komplex besteht aus 6 invarianten Ketten: CD3γ, CD3δ, zwei Kopien von CD3ε und einem CD3ζ-Homodimer. In ungefähr 20% kann das Homodimer durch ein ζ/η-Heterodimer ersetzt sein. Auf diesen Ketten wurde keine erkennbare Enzymdomäne gefunden, aber sie beinhalten das Antigenerkennungs- und Aktivierungsmotiv (ARAM, „**a**ntigen **r**ecognition and **a**ctivation **m**otif") oder ein Tyrosin- basierendes Motiv (TAM, „**t**yrosin **b**ased **m**otif"), von denen Signalfunktionen bekannt sind [2]. Nach der Phosphorylierung durch Protein Tyrosin Kinasen können ARAMs mit dem antigenrezeptorassoziierten $p72^{syk}$ und dem ζ-Kette-assoziierten Protein 70 (ZAP-70) interagieren und dabei diese aktivieren. Diese Kinasen unterscheiden sich von den Src-Kinasen durch das fehlende Myristyl-Signal, das negativ-regulatorische carboxy-terminale Tyrosin sowie durch die zweite SH2-Domäne. Die Assoziation von ZAP-70 mit den ARAMs findet über hochaffine Interaktionen zwischen den zwei nacheinander angeordneten SH2-Domänen des ZAP-70 Moleküles und den 2 phosphorylierten Tyrosinresten in den ARAMs statt. Dabei sind beide SH2 Domänen von ZAP-70 erforderlich. Tyrosinphosphorylierung von ZAP-70 selbst findet auch nach Bindung an den TCR statt – einem Prozeß, der von den Src-Kinasen abhängt. Die notwendige Funktion von ZAP-70 für die T-Zell Aktivierung wurde in jüngsten Studien an humanen Patienten mit einer Immundefizienz, die durch eine Mutation von ZAP-70 ausgelöst wird und mit einem Funktionsverlust einhergeht, nachgewiesen [3].

Während der Antigenerkennung assoziieren CD4- oder CD8-Moleküle auf der Zelloberfläche mit Komponenten des TCR und wirken als Korezeptoren [2]. Das einzelsträngige CD4-Molekül bindet an die invariante Domäne des MHC-Klasse-II-Moleküles. Eine solche Bindung führt zur Aktivierung der CD4 assoziierten Src-Familie Kinase $p56^{lck}$. Das CD8 Molekül besteht aus zwei verschiedenen Ketten, bindet an MHC-Klasse I und ist auch mit $p56^{lck}$ in seiner zytoplasmatischen Domäne assoziiert. Wenn T-Zellen einen spezifischen Peptid/MHC-Komplex erkennen, aggregiert der TCR/CD3-Komplex entweder mit CD4 oder mit CD8. Dabei kommt es zu einer Phosphorylierung der

ARAMs innerhalb von CD3ζ und $p56^{lck}$. CD3ζ bindet dann und aktiviert so die Syk-Familie Kinase ZAP-70. Aktivierung von ZAP-70 hängt von der Formation eines oligomeren Komplexes ab, der mehrere ZAP-70 Moleküle, die an die phosphorylierten Tyrosinreste in den ARAMs gebunden sind, enthält. Ein nachfolgendes Substrat für ZAP-70 ist $p95^{vav}$. Weiterhin phosphoryliert aktiviertes ZAP-70 auch das Adaptermolekül p36. Dieses bindet an Phospholipase Cγ1 und reguliert so den Inositolphospholipidstoffwechsel und Signaltransduktionsmechanismen über Proteinkinase C. p36 bindet auch an die SH2 Domäne des Adapterproteins Grb2. Die SH3 Domäne von Grb2 bindet an Sos, ein Guaninaustauschprotein für $p21^{ras}$. Dadurch koppelt der p36-Grb2-Sos Komplex das TCR-vermittelte Signal mit der $p21^{ras}$/Raf-1/ERK Kinase Kaskade. Die nukleären Angriffspunkte für jeden Signaltransduktionsmechanismus sind Transkriptionsaktivatorproteine wie AP-1, NF-κB oder NF-ATp. Die Aktivierung von Zytokingenen wie dem des Interleukin-2 benötigt die koordinierte Aktion vieler solcher Transkriptionsaktivatoren [4].

Kostimulatorische Signale

In naiven T-Zellen sind die Signale, die über den TCR vermittelt werden, nicht ausreichend, um eine vollständige Aktivierung, die zu Zytokinexpression und Proliferation führt, zu induzieren. Zusätzliche Antigen-unspezifische kostimulatorische Signale werden benötigt. Wechselwirkungen zwischen CD28 auf T-Zellen und CD80 (B7-1) und CD86 (B7-2) auf APC scheinen wesentliche kostimulatorische Signale zu liefern. Anergie resultiert aus der alleinigen Ligation des TCR, wobei CD3ζ mit $p59^{fyn}$ assoziiert, was wiederum nur zur unvollständigen Phoshorylierung von CD3ζ führt. Im Gegensatz dazu führt die Ligation des TCR in Gegenwart von B7-Kostimulation zur Assoziation von CD3ζ mit $p56^{lck}$. Dabei kommt es zur vollständigen Phosphorylierung von CD3ζ und der folgenden Bindung von ZAP-70 [5]. Gajewski et al. zeigten, daß es nach Induktion von Anergie zu einem dramatischen Anstieg der $p59^{fyn}$-Kinaseaktivität kommt, obwohl das Ausmaß der Kinaseaktivität, das in CD3ζ- oder $p56^{lck}$-Immunpräzipitaten von T-Zellen gemessen wird, nur geringfügig verändert ist [6]. Andere Folgen der CD28 vermittelten Signaltransduktion können die Bindung und Aktivierung von Phosphoinositol 3-Kinase und der Mitogen-aktivierten Proteinkinase (MAPK) JNK1 beinhalten. Die letztgenannte Proteinkinase phosphoryliert den Transkriptionsfaktor c-Jun und aktiviert so AP-1 und NF-ATp. In murinen anergen T-Zellen wurde ein spezifischer Abbruch der Aktivierung von ERK und JNK gezeigt. Weiterhin führt die Stimulation von CD28 zur Induktion eines aktivierenden Transkriptionsfaktoren, dem CD28-Antwortkomplex („CD28-responsive complex"), der an den IL-2 Promotor bindet. TCR und CD28 vermittelte Signale scheinen auf der Ebene der Zytokingentranskription zusammenzulaufen.

Abnormalitäten in der Signaltransduktion

Während das Phänomen des immunsupprimierten Zustandes im Tumorwirt in überzeugender Weise in einer Vielzahl von experimentellen und klinischen Tumor-Wirt Systemen gezeigt werden konnte, sind die strukturellen Details leider noch weitgehend unbekannt. Allerdings gibt es immer mehr Hinweise darauf, daß Abnormalitäten in der Signaltransduktion der aktivierten T-Zellen von Bedeutung sind [1]. In dem experimentellen MCA-38 murinen Kolonkarzinom-Tumormodell konnten Loeffler et al. zeigen, daß T-Zellen von Langzeit-tumortragenden Mäusen einen Defekt in der zytotoxischen Aktivität und in der Produktion von Tumor-Nekrose-Faktor und Granzyme B mRNA hatten [7]. Auch gab es bei diesen T-Zellen keinen therapeutischen Effekt gegen Metastasen in der adoptiven Immuntherapie verglichen mit T-Zellen von Kurzzeit-tumortragenden Mäusen. Diese T-Zellen wiesen Veränderungen bei Molekülen der Signaltransduktion auf, den Verlust von $p56^{lck}$ und der CD3ζ-Kette eingeschlossen. Diese initialen Beobachtungen wurden durch eine Vielzahl von nachfolgenden Berichten bestätigt. TIL (Tumorinfiltrierende Lymphozyten) und periphere Blutlymphozyten, die von Patienten mit kolorektalem Karzinom oder Nierenzellkarzinom isoliert worden sind, zeigten zwar unterschiedliche aber deutliche Herabregulationen von $p56^{lck}$ und der CD3ζ-Kette in T-Zellen, sowie der CD16ζ-Kette in NK-Zellen. T-Zellen aus der Milz, die von Mäusen mit dem CMS5 Sarkom isoliert wurden, waren defizient in der Produktion von $p56^{lck}$, $p59^{fyn}$ und der CD3ζ-Kette. Außerdem zeigten sie veränderte Tyrosin Phosphorylierungsmuster. Zea et al. berichteten von einem bemerkenswerten Abfall der TCR-ζ-Ketten Expression in T-Zellen aus dem peripheren Blut bei 44% der Melanompatienten. TCR-ζ defiziente Patienten tendierten dabei zu schnellerem Tumorwachstum und einer signifikant kürzeren Gesamtüberlebenszeit [8]. Variationen in der Expression von CD3ζ traten auch bei gesunden Kontrollspendern auf. In diesen Studien streuten die individuellen Werte für die CD3ζ-Expression von 40 bis 130% des Mittelwertes. Variationen dieser Größenordnung erschweren die Interpretation von relativen Verlusten an Molekülen der Signaltransduktion. So sind möglicherweise longitudinale Studien, in denen der intraindividelle Verlauf der Expression dieser Moleküle untersucht wird, geeigneter. Vor diesem Hintergrund haben wir

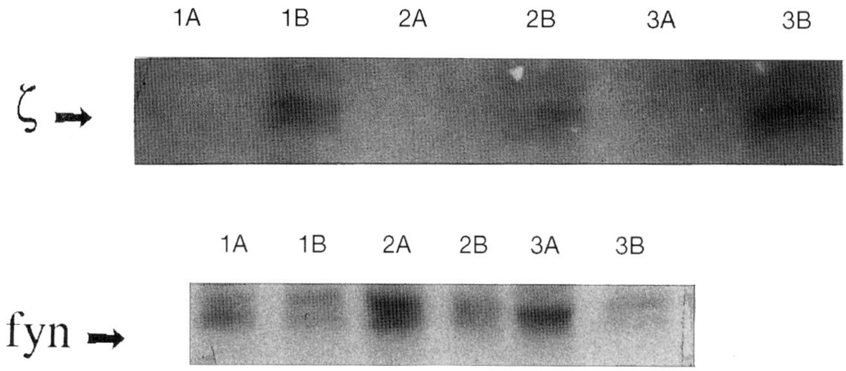

Abb. 1. Expression von CD3z und p59fyn in peripheren Blutlymphozyten von Melanompatienten vor (A) und nach (B) Immuntherapie durch Nachweis im Western Blot

die Expression von CD3ζ in PBMC von Patienten mit metastasiertem Melanom vor und nach Erhalt einer Immuntherapie mit IL-2 und Interferon-α verglichen. Eine signifikante Veränderung der Proteinexpression der untersuchten Proteine durch die Immuntherapie konnte gezeigt werden (Abb. 1). Letztlich bleibt unklar, ob dies durch eine generalisierte T-Zell-Aktivierung oder durch die spezifische Modulation einer Tumor-induzierten T-Zell Dysfunktion bedingt ist. Unterstützt wird die letzte Hypothese durch verschiedene Hinweise, die vermuten lassen, daß das IL-2 tatsächlich in der Lage ist, die T-Zell Dysfunktion des Tumor-tragenden Wirtes beeinzuflussen [9, 10].

Der Verlust von Proteinen der Signaltransduktion scheint aber kein generelles Phänomen zu sein. Zahlreiche Studien in verschiedenen murinen und humanen Tumorsystemen zeigten eine normale Expression von $p56^{lck}$ und $p59^{fyn}$, ZAP-70 und der CD3ζ-Ketten. In einer Studie, die dem Vergleich der CD3ζ-Ketten Expression in TIL eines Nierenzellkarzinomes diente, zeigten nur 4 von 13 Patienten eine signifikante Abnahme der Expression dieses Moleküles [10]. Die Detektion der ζ-Ketten-Expression in T-Zellen, die ein primäres Melanom infiltrieren, ergab eine signifikante Reduktion von CD3ζ-exprimierenden CD3+-T-Zellen in 5 von 17 Fällen. Es konnte keine Korrelation zu einer Reduktion oder einem Verlust der CD3ζ Expression und der nachfolgenden Krankheitsprogression gefunden werden. Viele neuere Arbeiten zeigten, daß die beobachtete Reduktion der CD3-Ketten nicht zwangsläufig durch die T-Zelle selbst bedingt sein muß. Der Verlust der Signaltransduktionmoleküle kann zumindest teilweise durch Freisetzung proteolytischer Enzyme aus Granulozyten, die die T-Zell-Präparationen kontaminieren, bedingt sein. Weiterhin ist es möglich, daß von Monozyten/Mϕ abstammende reaktive Sauerstoffmetabolite direkt zu Veränderungen der ζ-Ketten-Expression von T- und NK-Zellen von Tumorpatienten führen.

Auch wenn normale Proteinkonzentrationen der CD3ζ-Kette und der PTKs $p56^{lck}$ und $p59^{fyn}$ in solchen T-Zellen vorliegen, können sie jedoch immer noch über unterschiedliche Grade der Tyrosinkinase-Aktivität verfügen. Die katalytische Aktivität von Src-Familien-PTKs stimmt mit ihrem Phosphorylierungsstatus überein. Phosphorylierung eines konservierten Tyrosinrestes im katalytischen Zentrum, z. B. ist das Y394 im Fall von $p56^{lck}$, ist erforderlich, um das katalytische Zentrum der SH1-Domäne zu exponieren [2]. Die inaktive Form wird stabilisiert durch die Phosphorylierung des carboxy-terminalen Tyrosinrestes (Y505). Dieser phosphorylierte Tyrosinrest bindet an die SH2 Domäne desselben Kinasemoleküles, wodurch die Kinase die inaktive Konformation einnimmt („tail-bite"-Modell). So könnte die vermehrte Phosphorylierung des carboxy-terminalen Tyrosinrestes von $p56^{lck}$ den nicht-ansprechbaren Zustand (Anergie) der T-Zellen verursachen. $p50^{csk}$ phosphoryliert mit bemerkenswerter Spezifität diesen negativ-regulatorischen carboxy-terminalen Tyrosinrest. Zusätzlich sind Protein Tyrosin Phosphatasen (z. B. CD45, PTP-1C oder PTP-1D) eng mit der Regulation des Aktivierungszustandes der meisten Protein Tyrosin Kinasen verbunden, z. B. durch die Dephosphorylierung des carboxy-terminalen Tyrosinrestes. Orchanski et al. berichteten., daß ein vermehrter Anstieg der spezifischen Aktivität von $p50^{csk}$ in den T-Zellen mit der abnehmenden spezifischen Aktivität von $p56^{lck}$ korreliert [11]. Die vermehrte Aktivität von $p50^{csk}$ könnte nur z. T. von der Überexpression der Tyrosinphosphatase CD45 kompensiert werden.

Interaktionen zwischen CD28 auf T-Zellen und CD80 und CD86 auf APC stellen kostimulatorische Signale dar. Alleinige Bindung des TCR führt zu Anergie und induziert die Assoziation von CD3 mit $p59^{fyn}$, und es erfolgt nur eine inkomplette Phosphorylierung von CD3ζ. Im Gegensatz dazu führt die Bindung des TCR in Gegenwart von B7-Kostimulierung zur Assoziation von CD3ζ mit $p56^{lck}$ und der vollständigen Phosporylierung von CD3ζ, woraufhin es zur Bindung von ZAP-70 kommt [5]. Gajewski et al. zeigten, daß nach Induktion von Anergie ein dramatischer Anstieg der spezifischen $p59^{fyn}$-Kinaseaktivität

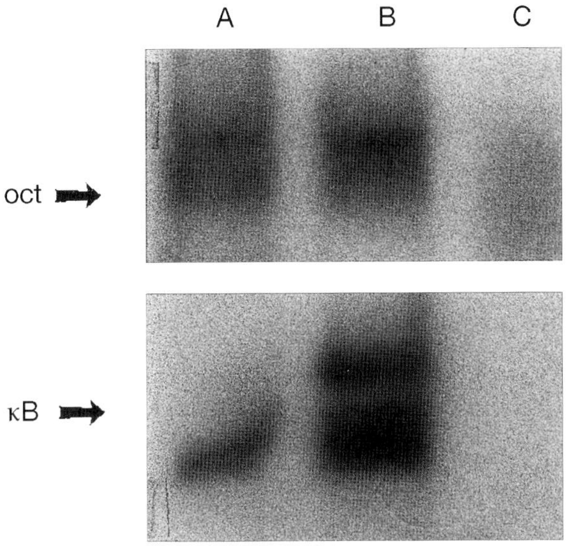

Abb. 2. Bindungsaktivitäten in nukleären Extrakten von peripheren Blutlymphozyten von Melanompatienten vor (A) und nach (B) Immuntherapie durch Nachweis im Electromobility Shift Assay. (C = Kontrolle)

eintritt, obwohl das Ausmaß der Kinaseaktivität in CD3 oder $p56^{lck}$ Immunpräzipitaten von T-Zellen nur geringfügig verändert ist [6]. Der Nachweis von $p59^{fyn}$ in PBMC von Melanompatienten vor und nach Immuntherapie zeigte gesteigerte Proteinmengen von $p59^{fyn}$ vor der Therapie (Abb. 1). Nach diesen Daten ist es nicht möglich abzuleiten, ob die Abnahme der $p59^{fyn}$ Expression aufgrund eines spezifischen oder generellen Effektes der auf IL-2 basierenden Immuntherapie erfolgt. Möglicherweise ist IL-2 in der Lage, die Melanom-vermittelte T-Zell Dysfunktion durch die Induktion von sowohl $p56^{lck}$ als auch der „IL-2 induzierbaren T-Zell Kinase" Itk zu überwinden [12]. In der Folge wird die komplette Phosphorylierung der ARAMs von $CD3\zeta$ mit der nachfolgenden Assoziation mit ZAP-70 und $p56^{lck}$ ermöglicht.

Ein anderer möglicher molekularer Mechanismus der beobachteten T-Zell Dysfunktion bei Tumorpatienten scheint direkt auf der Ebene der Gentranskription lokalisiert zu sein. Abweichungen der Transkriptionsfaktoren der NF-κB/Rel Familie sind in T-Zellen von Tumor-tragenden Mäusen und TIL von Nierenzellkarzinomen und Melanomen beschrieben worden [13]. Analysen der PBMC aus nukleären Extrakten von Melanompatienten zeigten in „Elektrophoretic-Mobility Shift Assays" mit spezifischen Proben für die Detektion dieser Transkriptionsfaktoren, daß das Ausmaß von Bindungsaktivitäten dramatisch von der Immuntherapie beeinflußt wird (Abb. 2). Die beobachteten Veränderungen sind vergleichbar mit denen von Ghosh et al., die durch eine erfolgreiche Immuntherapie bei MCA-38 Sarkommodell induziert worden waren [13].

Wir zeigten, daß ein CD4+-T-Zell Klon, der von TIL isoliert worden war, mit autologen MHC-Klasse II+ Melanomzellen interagiert, was zu einem Anstieg des intrazellulären Ca^{2+} in der T-Zelle führt [14]. Diese Interaktion war jedoch nicht in der Lage, IL-2-Produktion oder Proliferation der T-Zell Klone zu induzieren. Der Klon blieb resistent für weitere Stimulation. Transfektion von Melanomzellen mit einem Expressionsvektor, der CD80 cDNA enthielt, veränderte den Effekt dieser T-Zell/Melanom-Interaktion, was zu einer verstärkten IL-2-Transkription führte. Ein Vergleich der Menge an Transkriptionsfaktoren, die während Induktion von Anergie oder T-Zell Aktivierung an den IL-2 Promotor binden (NF-AT1, Octamer, NF-κB, AP-1 und CD28RC), bestätigten, daß die Induktion von Mitgliedern der NF-κB Familie in anergen Zellen verändert ist [15]. Weiterhin wurden große Mengen einer Bindungsaktivität an das negativregulatorische Element A (NRE-A) des IL-2 Promotors in nukleären Extrakten von humanen T-Zellen kurz nach der Induktion der Anergie nachgewiesen. Schnelle Induktion dieses nukleären Komplexes wird durch Cyclosporin A blockiert und wird unabhängig von der Proteinsynthese gefunden. Plasmid DNA, die einerseits das humane „TPA responsive element" (TRE) oder beides, NRE-A und TPE, enthielten, wurden benutzt, um als Matritze für *In vitro* Transkriptionsassays zu dienen. Unter diesen Umständen induzierten nukleäre Extrakte von sowohl anergen als auch aktivierten T-Zell klonen die Transkription von Plasmiden, die nur TRE enthielten. Wenn Plasmide mit NRE-A und TRE benutzt wurden, wurde hingegen Transkription nur durch nukleäre Extrakte von aktivierten, jedoch nicht von anergen, T-Zellen induziert. Diese Befunde lassen die funktionelle Bedeutung der Transkriptionsrepression des IL-2 Genes als einen Mechanismus der T-Zell Dysfunktion im Tumor tragenden Wirt vermuten.

Zusammenfassung

Das maligne Melanom ist ein immunogener Tumor, der durch zahlreiche definierte Tumorantigene und eine spezifische T-Zell vermittelte Immunantwort charakterisiert ist. Jedoch gibt es nur wenige Hinweise auf eine effektive, gegen den Tumor gerichtete Immunantwort, die ein manifestes Melanom vollständig ausmerzen kann. Es gilt als Axiom in der Tumorimmunologie, daß beim Tumorwirt ein immunsupprimierter Zustand vorliegt. Immer deutlicher wird, daß Abnormalitäten in der Signaltransduktion der T-Zell-Aktivierung die molekulare Basis für die beobachtete T-Zell Dysfunktion darstellen. Diese Abnormalitäten beinhalten unterschiedliche Muster der Protein Tyrosin Phosphorylierung, verminderte Proteinmengen der Src-Kinasen $p56^{lck}$ und $p59^{fyn}$ sowie der CD3ζ-Kette. Weiterhin wurden Unterschiede in der Expression von Transkriptionsfaktoren aus der NF-κB/Rel Familie beschrieben.

Literatur

1. Zier K, Gansbacher B, Salvadori S (1996) Preventing abnormalities in signal transduction in T cells in cancer: the promise of cytokine gene therapy. Immunol Today 17: 39–45
2. Weiss A, Littman DR (1994) Signal transduction by lymphocyte antigen receptors. Cell: 263–274
3. Arpaia E, Shahar M, Dadi H, Cohen A, Roifman CM (1994) Defektive TCR signalling and CD8+ thymic selection in humans lacking ZAP-70 kinase. Cell 76: 947–958
4. Fraser JD, Strauss D, Weiss A (1993) Signal transduction events leading to T-cell lymphocine expression. Immunology Today 14: 357–361
5. Boussiotis VA, Barber DL, Lee BJ, Gribben JG, Freeman GJ, Nadler LM (1996) Differential assoziation of protein kinases with T cell receptor is linked to the induction of anergy and its prevention by B7 family-mediated costimulation. J Exp Med 184: 365–376
6. Gajewski TF, Quia D, Filds P, Fitch FW (1994) Anergic T-lymphocyte clones have altered inositol phospate, calcium, and tyrosine kinase signaling pathways. Proc Natl Acad Sci USA 91: 38–42
7. Loeffler RL, Smyth MJ, Longo DL et al. (1992) Immunregulation in cancer bearing hosts: down-regulation of gene expression and cytotoxic function in CD8+ T cells. J Immunol 149: 949–956
8. Zea AH, Curtio BD, Longo DL et al. (1995) Alterations in T cell receptor and signal transduction molecules in melanoma patients. Clin Cancer Res 1: 1327–1335
9. Salvadori S, Zier K (1996) Molecular basis of T cell dysfunction in cancer is influenced by the paracrine secretion of tumor-derived IL-2. J Immunol 156: 2927–2932
10. Tartour E, Latour S, Mathiot C et al. (1996) Variable expression of CD3ζ chain in TIL derived from renal cell carcinoma. Int J Cancer 63: 205–212
11. Orchanski PL, Ng DH, Johnson P, Teh HS (1996) Increase in the specific activity of $p50^{csk}$ in proliferating T cells correlates with decreased specific activity of $p56^{lck}$ and $p59^{fyn}$ and reduced phosphorylation of CD3 subunits. Molecular Immunol 33: 531–540
12. Siciliano JD, Morrow TA, Desisreo SV (1992) ITK, a T cell specific tyrosine kinase inducible by IL-2. Proc Natl Acad Sci USA 89: 11194–11198
13. Ghosh P, Sica A, Young HA et al. (1994) Alterations in NF kappa B/rel family proteins in splenic T cells from tumor bearing mice and reversal following therapy. Cancer Res. 54: 2969–2972
14. Becker JC, Brabletz T, Czerny C, Termeer C, Bröcker EB (1993) Tumor escape mechanisms from immunosurveillance: induction of unresponsiveness in a specific MHC-restricted CD4+ human T cell clone by the autologous MHC class II+ melanoma. Int Immunol 5: 1501–1508
15. Becker JC, Brabletz T, Kirchner T, Conrad CT, Bröcker EB, Reisfeld RA (1995) Negative transcriptional regulation in anergic T cells. Proc Natl Acad Sci USA 92: 2375–2378

Vakzinationstherapie des malignen Melanoms

U. Trefzer, P. Walden, W. Sterry

Einleitung

Allgemein etablierte systemische Behandlungen gibt es zur Zeit beim fernmetastasierten Melanom nicht, aber es werden sowohl Chemotherapien als auch kombinierte Behandlungen mit Zytokinen und Zytostatika (Polychemoimmunotherapie) eingesetzt, die Ansprechraten zwischen 20–50 % zeigen und z. T. eine deutliche Lebensverlängerung bewirken. Trotz des initialen Ansprechens vieler Patienten führen diese Therapie-Schemata im Stadium der Fernmetastasierung praktisch nie zu Heilungen, da bei fast allen Patienten der Tumor nach einer variablen, meist kurzen Zeit wieder auftritt bzw. weiter wächst. Darüber hinaus sind diese Schemata mit einer erheblichen Toxizität behaftet. Nicht zuletzt aus diesen Gründen rücken in den letzten Jahren immuntherapeutische Verfahren wie z.B. Behandlungen mit Vakzinen immer mehr in den Mittelpunkt des Interesses. Wir berichten im folgenden über die Entwicklung der Hybridzellvakzinierung zur Therapie von Patienten mit malignem Melanom.

Grundlagen der Vakzinentwicklung beim Melanom

Grund zu der Annahme, daß effektive Vakzine gegen Melanome entwickelt werden könnten, geben folgende Befunde: 15–20 % der Patienten mit primärem malignen Melanom weisen eine spontane, wenn auch nur teilweise Zerstörung der Tumormasse auf. Das spricht dafür, daß es Mechanismen gibt, welche selektiv Krebszellen zerstören können und lassen vermuten, daß eine gezielte Stimulation dieser Mechanismen mit Vakzinen die Abwehr von Melanomen erhöhen könnte.

Die Minimalvoraussetzung für ein Krebs-Vakzin ist, daß es Tumorantigene enthält, die Tumor-protektive Immunantworten stimulieren können und daß diese Antigene in dem zu behandelnden Tumor auch vorhanden sind. Diese zwei Bedingungen sind oft schwer zu erfüllen. Zum einen müssen Tumorantigene, die eine solche tumorprotektive Immunität verleihen, größtenteils noch definiert werden. Zum anderen ist wegen der heterogenen Tumorantigen-Expression auf Melanomen von verschiedenen Individuen die tatsächlich vorliegende Bandbreite der Tumorantigene unbekannt. Tumor-Vakzine müssen aber noch andere Kriterien erfüllen: Sie müssen sicher und einfach in der Anwendung, sie sollten reproduzierbar herzustellen sein und deren grundlegende Eigenschaften sollten charakterisiert sein.

Strategien zur Vakzinentwicklung

Zur Herstellung von Tumor-Vakzinen werden bisher 2 Strategien eingesetzt. Eine Strategie besteht darin, das Vakzin aus ganzen Tumorzellen herzustellen und somit intakte Zellen, Zell-Lysate oder aber mit Viren versetzte Zell-Lysate zu erhalten [7]. Das beinhaltet den großen Vorteil, daß das Vakzin sämtliche von diesem Tumor exprimierte Tumorantigene enthält und somit keine Notwendigkeit für die individuelle Aufreinigung von relevanten Tumorantigenen besteht. Wenn man das Vakzin aus mehreren Tumorzellinien herstellt hat dies weiterhin den Vorteil, daß der resultierende Antigencocktail eine weite Bandbreite an Antigenen enthält und man so das Problem der Antigenheterogenität zumindest teilweise umgehen kann.

Die zweite Strategie der Vakzinherstellung ist, daß sogenannte subunit-Vakzine aus Zellkomponenten gewonnen werden von denen man annimmt, daß sie das relevante Antigen in reiner oder zumindest teilweise reiner Form enthalten. So werden zum Beispiel Vakzine aus gereinigten Gangliosiden oder aus rekombinanten Proteinen hergestellt [5]. Der Vorteil dieses Ansatzes ist, daß die jeweiligen Vakzine leicht zu charakterisieren und reproduzierbar herzustellen sind. Das Hauptproblem hierbei ist aber, daß von den Tumor-assoziierten Antigenen, die im Menschen eine Tumor-protektive Immunität hervorrufen können erst wenige identifiziert sind. Deswegen verspricht die Herstellung von Vakzinen aus gereinigten Antigenen erst dann richtig erfolgversprechend zu sein, wenn mehr dieser Antigene identifiziert sind. Dies ist ein sehr schwieriges Unterfangen weil langwierige klinische Studien mit jedem Tumorantigen separat durchgeführt werden müssen. Darüber hinaus ist auch bekannt, daß das Immunisierungspotential von gereinigten Proteinen gering ist. Dies kann gegebenenfalls durch den Gebrauch von entsprechenden Adjuvantien oder Immunmodulatoren korrigiert werden.

Keine dieser Ansätze ist allerdings weder methodisch, noch was die klinischen Resultate anbelangt, völlig befriedigend da die wichtigsten Notwendigkeiten für die Generierung von Vakzinen nicht berücksichtigt werden. So ist beipielsweise bekannt, daß Tumorzellen der Immunüberwachung entgehen indem sie Signale, welche für die Aktivierung des Immunsystem des Wirtes notwendig sind, nicht exprimieren.

Es gibt Hinweise dafür, daß die Herunterregulation von MHC-Klasse-I-Molekülen auf Tumorzellen ein häufig vorkommender Mechanismus des Entkommens aus der Immunüberwachung darstellt [9]. Dazu kommen Veränderungen des Antigenprozessierens, was zu einer Unfähigkeit führt, den Wirts-T-Zellen die entsprechenden Antigene zu präsentieren [8]. Wichtig scheint auch das Fehlen von kostimulatorischen und Adhäsionsmolekülen zu sein, welche essentiell für die Aktivierung des Immunsystems des Wirtes sind [10, 11].

Wir wissen, daß die Signalübermittlung via den T-Zell Rezeptorkomplex notwendig, aber nicht ausreichend ist, um antigen-spezifische T-Lymphozyten zu induzieren. Um zu proliferieren brauchen die T-Zellen nämlich ein oder mehrere dieser kostimulatorischen Signale, wie sie von antigenpräsentierenden Zellen [APZ], zum Beispiel von B-Zellen exprimiert werden. Das B7-Molekül gilt als das potenteste und wichtigste dieser kostimulatorischen Signale. Da maligne Melanome in der Regel nur selten B7-Moleküle auf ihrer Oberfläche tragen [9] wird ersichtlich, daß bei der Herstellung von Vakzinen mit unveränderten Melanomzellen dieses wichtige Signal fehlt und somit die mögliche Wirksamkeit einer solchen Therapie vermutlich von vorne herein eingeschränkt ist. Wir müssen deshalb davon ausgehen, daß viele humane Tumoren keine Zelloberflächenmolelüle exprimieren, die den T-Tell-Rezeptor/CD3-Komplex triggern könnten.

Obwohl beträchtliche Fortschritte im Design von tumorspezifischen Vakzinen in experimentellen Tiermodellen gemacht werden konnten, gibt es immer noch große Hindernisse um „Genetically-engineered-Tumorvakzine“ am Menschen anzuwenden. So verlangen beispielsweise Gentransfektionen das Etablieren von Zellinien, deren Transfektion und Selektion *in-vitro*. Deswegen ist die klinische Anwendbarkeit solcher Ansätze begrenzt. Darüber hinaus haben Tumorzellen die verschiedensten Defizite in ihrer T-Zell aktivierenden Potenz. Um einen nicht oder wenig immunogenen Tumor in einen immunogenen zu überführen müssen dessen Zellen zuerst charakterisiert und deren Defizite der T-Zell-Aktivierung identifiziert werden. Beispielsweise wird die Transfektion von kostimulatorischen Molekülen in Tumorzellen, welchen ein funktionstüchtiger TAP-Transporter fehlt nicht hilfreich sein, da diese Zellen ihre tumorspezifischen Antigene dem Immunsystem nicht präsentieren können.

Grundlagen und neue Ansätze der Hybridzellvakzinierung

Eine effektive Tumorvakzine sollte in der Lage sein, sowohl $CD4^+$-T-Helfer Zellen als auch $CD8^+$-zytotoxische T-Zellen zu aktivieren. In vielen experimentellen Systemen ist die Aktivierung von $CD4^+$-T-Zellen essentiell für die klonale Expansion und Aktivierung von $CD8^+$-zytotoxischen T-Zellen [1]. *In-vitro-* wie auch *in-vivo*-Studien zeigten nämlich, daß die Induktion und Aktivierung von zytotoxischen T-Zellen in der Regel von einer direkten Wechselwirkung mit spezifischen antigenpräsentierenden Zellen (APZ) *und* mit T-Helferzellen abhängt. Die APZ müssen dabei Antigene für beide kooperierenden T-Zelltypen präsentieren [6, 13]. Dies setzt voraus, daß die entsprechenden Präsentationsmoleküle (MHC-Klasse-I-Moleküle für die zytotoxischen Zellen und MHC-Klasse-II-Moleküle für die T-Helferzellen) von der APZ exprimiert werden. Melanomzellen tragen meist konstitutiv MHC-Klasse-I Moleküle. MHC-Klasse-II Moleküle sind dagegen nur auf etwa 50 % der Zellen zu finden. Zudem ist die Wahrscheinlichkeit, daß MHC-Klasse-I- und -II-exprimierende Melanomzellen auch geeignete Tumorantigene für beide MHC Klassen und damit beide T-Zelltypen tragen sehr gering. Die Folge ist eine Ansammlung von tumorspezifischen zytotoxischen Zellen im Tumor, die aber keine kooperierenden T-Helferzellen finden und daher nicht induziert sondern anergisiert werden [11]. Aufgrund dieser geforderten Voraussetzungen wird auch die Transfektion von Genen in MHC-Klasse-II negative Tumore keine $CD4^+$-T-Zell-mediierten Immunantworten auslösen können, es sei denn, der Tumor sezerniert seine Tumorantigene. In diesem Falle würden diese Antigene aufgenommen, zu Peptiden prozessiert und von den antigenpräsentierenden Zellen des Wirtes präsentiert. Darüber hinaus sind Tumorzellen keine „professionellen“ APZ.

Aufbauend auf diesen Überlegungen und *in vitro*-Untersuchungen [12] wurde ein neuer Ansatz der Immuntherapie von Tumoren entwickelt, der diese Probleme der unzureichenden Immunogenizität und APZ-Funktion der Tumorzellen berücksichtigt. Der Kern des Ansatzes ist die *in-vitro*-Verschmelzung von Tumorzellen des Patienten mit professionellen MHC-allogenen APZ wie z. B. aktivierten B-Zellen.

Aktivierte B-Zellen gehören zu den effektivsten antigenpräsentierenden Zellen. Neben der starken Expression von MHC-Klasse-II-Antigenen exprimieren aktivierte B-Zellen auch akzessorische- und kostimulatorische Moleküle. Durch die Fusion einer Tumorzelle mit aktivierten B-Zellen wird ein Hybrid geschaffen, welches Tumorantigene in Assoziation mit MHC-Klasse-I- und/oder -II-Moleküle für die körpereigenen T-Zellen präsentieren, fremde MHC-Klasse-II Moleküle für die Rekrutierung und Aktivierung einer massiven T-Helferzell-Antwort exprimieren und verschiedene kostimulierende Signale für die T-Zellaktivierung (ICAM-1, B7, Zytokine usw.) liefern können. Unser Ansatz erlaubt daher die Herstellung eines Tumorvakzins ohne zuvor die Defekte der T-Zell-Aktivierung identifizieren zu müssen. Im Gegensatz zu Gentransfektions-Ansätzen, bei denen nur ein bis zwei Gene in die Tumorzelle eingeschleust werden können, erlaubt dieser Ansatz den Transfer zahlreicher Gene in die Tumorzellen. Dieser Ansatz hat sich als erfolgreich erwiesen.

Die Hybridzellvakzinierung wurde zunächst in zwei unabhängigen Tierversuchen erprobt. Die Experimente in experimentellen Tumormodellen in der Maus (Thymom) [13], und in der Ratte (Hepatokarzinom) [3] haben gezeigt, daß intraperitoneal und/oder subkutan applizierte Hybride aus aktivierten B-Zellen und Tumorzellen in den Tieren sowohl eine Tumorabstoßung, als auch eine langanhaltende tumorspezifische Immunität induzieren konnten. Effektive Tumorvakzine konnten nur durch die Fusion von Tumorzellen mit Helfer-T-Zell-induzierenden B-Zellen generiert werden. Einfaches Mischen dieser Zellen war wirkungslos. Diese Ergebnisse unterstreichen die Notwendigkeit des sogenannten *„epitope linkage“* und bestätigt die theoretischen molekularen Grundlagen der T-B-Zell-Kollaboration wie sie von Mitchison [6] beschreiben wurden. Diese Form der Immuntherapie bietet wichtige Vorteile.

> Vorteile der Hybridzellvakzinierung für die klinische Anwendung
>
> - Es handelt sich um einen Immunisierungsansatz, der nur minimale Eingriffe beim Patienten (Injektion) erfordert.
> - Tumorantigene müssen nicht identifiziert werden.
> - Gentechnische Eingriffe sind nicht erforderlich.
> - Die Hybridzellen sind jederzeit mit Hilfe der Elektrofusion herstellbar.
> - Die Vakzine läßt sich ohne großen technischen Aufwand für jeden Tumor und Patienten individuell herstellen und berücksichtigt damit sowohl die Heterogenität der Tumoren als auch die Immungenetik der Patienten.
> - Die Immunisierungsstrategie zielt nicht nur auf die Rekrutierung von tumorspezifischen zytotoxischen T-Zellen, sondern auch auf eine polyklonale Rekrutierung und Aktivierung von T-Helferzellen, durch die erst eine langanhaltende tumorspezifische Immunität gewährleistet werden kann.
> - Kostimulierende Faktoren (Zytokine) werden lokal induziert, womit die schweren Nebenwirkungen einer systemischen Applikation solcher Faktoren vermieden werden.
> - Diese Form der Immuntherapie ist sehr wahrscheinlich auf die unterschiedlichsten Tumoren anwendbar.

Bisherige klinische Erfahrungen mit der Hybridzellvakzinierung

Bei der von uns entwickelten bei Melanom konnten wir erste klinische Beobachtungen im Rahmen einer Phase-I-Studie bei 15 Patienten mit metastasiertem Melanom machen. Hierbei behandelten wir Patienten, die in der Regel mit einer Chemotherapie vortherapiert und in einem fortgeschrittenen Krankheitsstadium waren. Bei 14 dieser Patienten gewannen wir Tumormaterial entweder durch Exzision von subkutanen – oder Lymphknotenmetastasen, in einem Falle durch Laparotomie. Aus diesem Tumoren wurden Einzelzellsuspensionen hergestellt und mit allogenen, aktivierten B-Zellen (aus „buffy coats“) mittels Elektrofusion verschmolzen. Nach Inaktivierung durch Bestrahlung wurden diese Hybridzellen dann subkutan als Vakzin in 4wöchentlichen Abständen zwischen 2 und 7mal injiziert. Bei keinem Patienten traten ernsthafte Nebenwirkungen auf. Neben Lokalreaktionen wie Erythemen und Indurationen entwickelten sich bei einigen Patienten Fieber, Schüttelfrost oder Schweißausbrüche. Diese Symptome bildeten sich innerhalb weniger Tagen wieder zurück. Bei einem Patienten bildeten sich die Metastasen vollständig zurück, bei 5 Patienten wurde durch die Vakzinierung die Tumorprogression bis zu 9 Monate lang gestoppt [14].

Diese Ergebnisse legen nahe, daß mit der Hybridzellvakzinierung ein neues, einfach durchzuführendes Therapieverfahren für Patienten mit malignen Tumoren wie z.B. dem malignen Melanom vorliegt, dessen Wirksamkeit nun in einer Phase-II-Studie untersucht wird.

Literatur

1. Borges E, Wiesmüller KH, Jung G, Walden P (1994) Efficacy of synthetic vaccines in the induction of cytotoxic T lymphocyte responses. J Immunol Meth 173: 253–263
2. Denfeld RW, Dietrich A, Wuttig C, Tanczos E, Weiss JM, Vanscheidt W, Schöpf E, Simon JC (1995) In situ expression of B7 and CD28 receptor families in human malignant melanoma. Int J Cancer 62: 259–265
3, Guo Y, Wu M, Chen H, Wang X, Liu G, Li G, Ma J, Sy M(1994) Effective tumor vaccine generated by fusion of hepatoma cells with activated B cells. Science 263: 518–520

4. Juretic A, Malenica B, Juretic E, Klein J, Nagy ZA(1985) Helper effects required during in vivo priming for a cytolytic response to the H-Y antigen in nonresponder mice. J Immunol 134: 1408–1410
5. Livingston PO, Wong GY, Adluri S, Tao Y, Padavan M, Parente R, Hanlon C, Calves MJ, Helling F, Ritter G (1994) Improved survival in stage III melanoma patients with GM2 antibodies: a randomized trial of adjuvant vaccination with GM2 ganglioside. J Clin Oncol 12: 1036–1044
6. Mitchison, NA (1990) An exact comparison between the efficiency of two-and three-cell-type clusters mediating helper activity. Eur J Immunol 20: 699–702
7. Morton DL, Foshag LJ, Hoon DS, Nizze JA, Famatiga E, Wanek LA, Chang C, Davtyan DG, Gupta RK, Elashoff R, Irie RF (1992) Prolongation of survival in metastatic melanoma after active specific immunotherapy with a new polyvalent melanoma vaccine. Ann Surg 216: 463–482
8. Restifo N, Esquiel F, Kawakami Y, Yewdell JW, Mule JJ, Rosenberg SA, Bennink JR (1993) Identification of human cancers deficient in antigen processing. J Exp Med 177: 265–272
9. Ruiter DJ, Bergman W, Welvaart K, Scheffer E, Van Vloten WA, Russo C, Ferrone S (1993) Immunihistochemical analysis of malignant melanomas and nevocellular nevi with monoclonal antibodies to distinct monomorphic determinants of HLA antigens. Cancer Res 44: 3930–3935
10. Townsend SE, Allison JP (1993) Tumor rejection after direct costimultation of CD8+ T cells by B7-transfected melanoma cells. Science 259: 268–270
11. Rünger TM, Klein CE, Becker JC, Broecker EB (1994) The role of genetic instability, adhesion cell motility and immune escape mechanisms in melanoma progression. Curr Opin Oncol 6: 188–196
12. Stuhler G, Walden P (1993) Colaboration of helper and cytotoxic T lymphocytes. Eur J Immunol 23: 2279–2286
13. Stuhler G, Walden P (1994) Recruitment of helper T cells for induction of tumor rejection by cytolytic T lymphocytes. Cancer Immunol Immunother 39: 342–345
14. Trefzer U, Weingart G, Adrian K, Chen Y, Guo Y-J, Audring H, Winter H, Walden P, Sterry W (1997) Treatment of patients with malignant melanoma with a Hybrid cell vaccine. Arch Dermatol Res 403: A11

Zur Gesprächsführung mit Patienten mit metastasierten malignen Melanomen

M. Volkenandt

Die Begleitung von Patienten mit fortschreitenden malignen Tumoren gehört zu den großen Herausforderungen der ärztlichen Praxis, und es ist vollkommen klar, daß kein Aufsatz und kein Vortrag die gestellten Herausforderungen werden je grundsätzlich lösen können.

Ohne Zweifel ist das intensive Bemühen um die beste medizinische Therapie die erste und auch spezifische Aufgabe des Arztes, doch es ist auch so, daß der Arzt in allem medizinischen Bemühen, also nicht daneben oder darüber hinaus, sondern *in* seiner medizinischen Arbeit, auf noch umfassendere Weise gefordert ist: als Person, als Mensch, als menschlicher, oder wenn man so will, als psychologischer Begleiter, zu dem der Patient Vertrauen hat.

Grundvoraussetzung für ein solches vertrauendes Verhältnis zwischen Arzt und Patient ist das Bemühen um Wahrhaftigkeit und somit um ein wahrheitsgemäßes Sprechen über die Erkrankung. Hier ist in den vergangenen Jahrzehnten ein erhebliches Umdenken zumindest in den westlichen Nationen geschehen. Während noch vor 20 Jahren die Mehrzahl der Ärzte sagte, sie würden über einen bösartigen Befund grundsätzlich *nicht* aufklären, sagen heute die meisten Ärzte, sie würden grundsätzlich aufklären [8].

Diese Entwicklung hin auf ein wahrheitsgemäßes Sprechen über die Erkrankung ist richtig und wichtig, unter anderem aus folgenden Gründen [13]:

- Eine Unterlassung der Aufklärung verhindert ja nicht, daß der Patient von der Schwere seiner Erkrankung erfährt – vielmehr führt sie zur Zerstörung des Vertrauensverhältnisses zwischen Arzt und Patient, nämlich spätestens dann, wenn das Netzwerk der Lügen zerbricht.
- Eine Unterlassung der Aufklärung widerspricht dem Gedanken vom Selbstbestimmungsrecht der Person. Für den Patienten hat dieses Selbstbestimmungsrecht besondere Bedeutung beispielsweise bezüglich einer kompetenten Entscheidung für oder gegen eine Therapie [14], aber auch bezüglich einer möglichen Änderung des Lebenskonzeptes angesichts der Bewußtwerdung der Begrenztheit der Zeit [10]. Ein Mensch darf um diese Bewußtwerdung nicht betrogen werden.
- Eine Unterlassung der Aufklärung läßt den Patienten mit seinen doch vorhandenen Sorgen und Nöten allein. Aufgrund einer Sprachlosigkeit im Wesentlichen kommt es zu keiner wirklichen Begegnung zwischen Arzt und Patient, aber auch zwischen Patient und Angehörigen.

Trotz dieser und anderer Argumente für ein wahrheitsgemäßes Sprechen über die Erkrankung, die heute weithin akzeptiert werden, kann es jedoch im klinischen Alltag weiterhin unbewußte Hemmnisse auf seiten des Arztes bei der Aufklärung geben [13].

- Es ist angenehmer, eine gute Nachricht zu überbringen, als eine schlechte. Wir wissen von manchen früheren Kulturen, daß der Überbringer einer schlechten Botschaft, etwa der Niederlage in einer Schlacht, vom König geköpft wurde. Und auch heute gibt es im klinischen Alltag in etwas abgeschwächter Form analoge Vorgänge: Es ist eine nicht ungewöhnliche Erfahrung, von einem Patienten, mit dem man nur sehr kurzen Kontakt hatte, dem man aber sagen konnte, daß sich sein Pigmentfleck histologisch doch als gutartig herausstelle, nun als der netteste und kompetenteste Arzt gelobt zu werden – während umgekehrt ein Patient, dem man sich ungleich mehr zuwandte, dem man aber sagen mußte, daß doch ein Melanom und sogar schon Metastasen vorliegen, sich nun allerorts und in vielfältiger Hinsicht über den Arzt beschwert. Es scheint einen Mechanismus der Identifikation des Inhaltes einer Botschaft mit ihrem Überbringer zu geben. Dies ist kein Grund gegen die Aufklärung; der Arzt muß sich nur solcher Mechanismen bewußt sein, um recht mit ihnen umzugehen. Hinzu kommen irrationale Überlegungen einer möglichen Mitschuld des Arztes. Hätte der Arzt die Erkrankung nicht doch verhindern können? Auch sprachlich ist eine strenge Trennung eines empathischen Mitgefühls vom Ausdruck einer „Mitschuld" nur schwer möglich. Die Formulierung „Es tut mir leid, es liegen Metastasen vor" (engl.: „I am sorry") zielt ungewollt in beide Richtungen [2].

- Die unmittelbare Reaktion eines Patienten auf ein Aufklärungsgespräch ist nie ganz vorhersehbar. Es kann unangenehm sein, wenn der Eindruck entsteht, daß nach einem Gespräch ein zuvor zufriedener Patient nun verstört und depressiv ist [2]. Gelegentlich mag der Arzt auch befürchten, daß eine deutliche Suizidgefährdung des Patienten im Zusammenhang mit der Vermittlung des Diagnose gegeben ist. Dies ist jedoch nicht der Fall [7].
- Man scheut Situationen, mit denen man nicht vertraut ist. Die Gesprächsführung mit Tumorpatienten kommt in den meisten medizinischen Kurrikula nicht vor. Dies kann zu einer unbewußten Meidung dieser Gespräche führen. Das Defizit in der Ausbildung ist auch Ausdruck eines Fehlens einer bewußten Auseinandersetzung mit Leid, Sterben und Tod innerhalb der gesamten Gesellschaft [11, 15].

In der Entscheidung für ein wahrheitsgemäßes Sprechen über die Krankheit stellt sich jedoch erst die eigentliche Frage, nämlich: wie soll mit dem Patienten gesprochen werden [3]? Kritiker der Reflexion des Aufklärungsgespräches meinen, daß nichts die Furchtbarkeit einer schlimmen Diagnose einschränken könne („Bad news is bad news!"). Es gibt jedoch eine große Evidenz dafür, daß die Art und Weise der Mitteilung mitbewirkt, ob und wie eine Wahrheit getragen werden kann [5]. Hier gibt es nun in keiner Weise fertige, standardisierte Regeln, aber doch Gedanken, die vielleicht etwas hilfreich sind [13]:

- Die ärztliche Aufklärung, an einer Krankheit zum Tode zu leiden, darf keine einmalige Mitteilung sein, sondern muß Ausgangspunkt einer gemeinsam zu gehenden Wegstrecke sein. Das heißt auch, daß derjenige Arzt aufklären sollte, der den Patienten weiterhin betreuen wird [9]. Neben der Mitteilung der Diagnose müssen zugleich auch Konsequenzen bezüglich des weiteren diagnostischen und therapeutischen Vorgehens besprochen werden. Auch bei unaufhaltsamer Tumorerkrankung sind Therapiemöglichkeiten, zumindest in palliativer Hinsicht, gegeben. Diese müssen genannt werden. Die Aussage „Da kann man nichts mehr tun" wäre völlig unärztlich.
- Der Übergang vom alltäglichen Bewußtsein, ein ganz gesunder Mensch mit unbegrenzter Zukunft zu sein, zum Bewußtsein, unter einer ernsthaften Krankheit zu leiden, sollte langsam erfolgen, wobei der Patient das Tempo bestimmt. Es muß daher zunächst das Ausgangswissen des Patienten erfragt werden. Die erste Frage vor einem Aufklärungsgespräch in der Klinik muß also immer sein: Was wissen Sie über Ihre Krankheit, was hat der vorbehandelnde Arzt mit Ihnen besprochen?
- Ärztliches Nichtwissen muß zugegeben werden. So kann der Arzt nie die exakte, individuelle Prognose wissen. Also etwa auf die Frage „Wieviele Monate lebe ich noch? Kann ich noch dieses oder jenes tun?" sollte eine konkrete Antwort völlig abgelehnt werden aber dennoch nicht ausgewichen werden. Eine Antwort könnte etwa folgendes beinhalten: „Den Verlauf der Erkrankung speziell bei Ihnen kann niemand wissen, doch es ist richtig, die Zeit ist begrenzt, deshalb der Rat, nach dem Sie mich fragen: tun Sie das Wichtigste zuerst."
- Im Rahmen des Verantwortbaren soll eher Günstiges als Ungünstiges betont werden. Sprachlich heißt dies beispielsweise, daß bei Patienten mit schweren Erkrankungen positiv formulierte Aussagen grundsätzlich geeigneter sind als negative Formulierungen [1]. Aus der Fülle der sprachlichen Nuancen, die jedoch für den Patienten eminent wichtig sind und die er sehr genau hört, sollen einige wenige Beispiele genannt werden [13]. So geht es etwa darum,

  - nicht zu sagen: die Leber ist nicht befallen, sondern: die Leber ist gesund;
  - nicht zu sagen: wir wollen mehrere Computertomogramme durchführen, weil Melanome überall hin metastasieren können, sondern: wir wollen alle Mittel ausnützen, um sicherer zu sein, daß nirgendwo sonst etwas ist;
  - bei unverändertem Befund unter Chemotherapie („stable disease") nicht zu sagen: die Metastasen sind leider überhaupt nicht kleiner geworden, sondern positiv und ebenso richtig zu sagen: unter der Therapie ist es erfreulicherweise zu einem Stillstand des Wachstums der Metastasen gekommen;
  - oder in der adjuvanten Situation der Nachsorge nicht entmutigend zu sagen: Sie müssen über Jahre zur Nachsorge kommen, weil Melanome auch noch spät metastasieren können, sondern ermutigend zum Ausdruck zu bringen, daß mit zunehmendem zeitlichen Abstand vom Primärtumor die Möglichkeit wirklicher Heilung an Wahrscheinlichkeit gewinnt. Das ist auch wahr, und so können die Nachsorgetermine anders erlebt werden – nicht nur als immer neue Bedrohung, sondern auch als Etappen zunehmender Entfernung vom Tumor.

Wenn die Krankheit trotz aller medizinischer Maßnahmen unüberwindbar bleibt, stellt sich für den Patienten unausweichlich die Aufgabe der Annahme, der Bewältigung der Krankheit (engl.: „coping with cancer"), eine Aufgabe, die gelingen, aber auch mißlingen kann. Ob diese Annahme und Bewältigung gelingt, hängt einerseits von der Art und Progredienz der Erkrankung sowie von den Symptomen, wie zum Beispiel Schmerzen, ab. Dies sind Bereiche, die den Arzt primär und spezifisch betreffen. Ob eine Krankheitsbewältigung jedoch insgesamt gelingt, hängt ebenso oder vermutlich sogar noch weitaus mehr von einer Fülle weiterer Faktoren ab. Hierzu gehören die Vorstellung des Patienten von der Erkrankung, die Umstände der Therapie, die familiäre, berufliche und finanzielle Situation des Patienten, seine religiösen Vorstellungen und seine Persönlichkeitsstruktur. Es gibt Patienten, die in der Gesamterfahrung dieser Faktoren in ganz unterschiedlicher Weise zu einer Annahme ihrer Krankheit finden, die zumindest „zurechtkommen", und die mit und trotz der Krankheit zu einem Weg sinnvoller Lebensgestaltung finden. Es gibt aber auch Patienten, denen dies nicht gelingt, wo keine Bewältigung, sondern ein Überwältigtwerden durch die Krankheit geschieht, Patienten, die „einfach nicht zurechtkommen".

Was bedeutet dies, was kann der Arzt tun? Wir wissen ja um diese Faktoren, aber: wir alle sind keine Familientherapeuten, keine Sozialarbeiter, keine Berufs- und Finanzberater, wir alle sind keine Pfarrer und keine Tiefen-Psychoanalytiker – und vor allem: wir alle haben im medizinischen Alltag extrem viel zu tun schon mit den medizinischen Aspekten der Erkrankung!

Hier scheint nun ein Gedanke wichtig, sich nämlich bewußt zu machen, daß oft sehr wenig sehr viel hilft, die überraschende Erfahrung, daß nur kleinste, winzigste Verbesserungen in den einzelnen genannten Bereichen, zu denen der Arzt durchaus und sogar ohne großen Zeitaufwand erheblich beitragen kann, insgesamt zu einem Umschlag, ja einem Umkippen im Gesamterleben des Patienten führen, so wie etwa bei Titrierversuchen in der Chemie zur Einstellung eines pH-Wertes ein einzelner Tropfen zu einem Farbumschlag der gesamten Lösung führen kann.

Der Arzt sollte also bei Patienten, denen eine Bewältigung der Krankheitssituation nicht gelingt, nicht pessimistisch angesichts seiner Möglichkeiten sein, sondern in einer Polypragmasie verschiedenste Bereiche, die über den medizinischen Befund und die Krankheitssymptome hinausgehen, gezielt und sehr direkt ansprechen.

- Die Vorstellung, die der Patient von der Erkrankung hat. Es können auch weitgehend unnötige Sorgen des Patienten bestehen, an die der Arzt nicht denkt. Manche Patienten verbinden mit der Diagnose eines Krebses unausweichlich auf ihn zukommende unbeherrschbare Schmerzen. Die gezielte und ausdrückliche Frage, was den Patienten angesichts seiner Erkrankung am meisten bedrückt, muß immer gestellt werden [4, 6]. Nicht selten erfolgen Antworten, die den Arzt sehr überraschen. Die ausdrückliche Frage nach den Sorgen des Patienten ist auch im Gespräch über harmlosere Erkrankungen immer wichtig. Es gibt die Erfahrung, daß ein Patient mit einem Basaliom für den Arzt völlig überraschend antwortet: „Ich weiß, daß es Krebs ist und ich bald sterben muß."
- Die Art und Umstände der Therapie. Auch hier sollte gezielt gefragt werden, ob es in der Klinik etwas gibt, das den Patienten besonders bedrückt. Wenn der Patient antwortet, daß der häufige Wechsel der behandelnden Ärzte in der Klinik oder die Tatsache einer weiten Entfernung von zu Hause für ihn sehr schlimm sei, sind dies Umstände, die vielleicht änderbar sind.
- Die soziale Unterstützung des Patienten durch die Familie und Freunde. Wenn der Patient auf die Frage nach der Unterstützung durch die Familie beispielsweise antwortet, daß er mit seinen Familienangehörigen „doch nicht richtig reden könne", kann der Arzt ein gemeinsames Gespräch anbieten und initiieren und allein hierdurch schon viel bewirken.
- Die berufliche und finanzielle Situation des Patienten. Falls hier Probleme gegeben sind, kann der Arzt auf die oft unbekannten gesetzlichen Hilfen und geeignete Berater hinweisen.
- Religiöse Vorstellungen des Patienten. Der Arzt könnte beispielsweise den Patienten fragen, ob es etwas gibt, das ihm bisher immer geholfen hat und ihn getragen hat, jetzt aber nicht hilft oder sogar nur Angst macht [12]. Auch hier könnte er weitere geeignete Gesprächspartner nennen.
- Die Persönlichkeitsstruktur des Patienten. Der Arzt könnte ansprechen und erfragen, wie der Patient sonst und bisher mit Krisen umgegangen ist, welche Bewältigungsstrategien ihm bisher halfen. Dem Pessimisten kann vielleicht der Gedanke helfen, nicht nur das zu sehen, was er wegen der Krankheit nicht mehr kann, sondern auch das zu sehen, was er trotz der Erkrankung weiterhin kann. Dem Perfektionisten kann vielleicht der Gedanke helfen, daß es das „alles oder nichts Prinzip" in der Wirklichkeit nicht gibt. Es gibt nicht auch ganz Gesunde und ganz Erkrankte, sondern die Aufgabe und Möglichkeit, mit Grenzen zu leben.

Wo eine Annahme der Erkrankung, und sei es auch nur momentan, gelingt, kann dies trotz der Furchtbarkeit der Diagnose sogar stellenweise zu einer Intensivierung wesentlicher Aspekte des Lebens führen. Die Trauer im Angesicht des Todes besteht ja oft nicht darin, gelebt zu haben, und nun sterben zu müssen, sondern in der Bewußtwerdung eben *nicht* gelebt zu haben und nun sterben zu müssen. In dieser Hinsicht, was immer die Intensität und Art mitmenschlicher Bezüge meint, kann auch bei weit fortgeschrittener Erkrankung noch sehr viel geschehen. Die Medizin kann hierzu verhelfen durch Verzicht auf unangemessene Therapien am Ende des Lebens und durch die Linderung belastender Symptome. Vielmehr als dem Leben Wochen zuzufügen, geht es doch darum, den verbleibenden Wochen Leben zuzufügen [10]. Hier eröffnet sich der große Bereich der palliativen Medizin. Und hier kann auch der Begriff der Hoffnung eine größere Dimension erhalten, denn er meint wirklich weitaus mehr als nur eine Verlängerung der Zeitachse. Hoffnung bezieht sich vor allem auch auf die Realisierung wichtigster Lebensbezüge gerade auch in der Bewußtwerdung der Begrenztheit der Zeit.

Es wird Patienten geben, für die die genannten Ansätze und Bemühungen des Arztes nicht hilfreich sind und nicht zu einer Entlastung und Bewältigung der Erkrankung beitragen und bei denen Vertreter anderer Fachdisziplinen, wie beispielsweise speziell ausgebildete Psychologen und Psychoonkologen, noch mehr bewirken können. Es sollte eine enge Zusammenarbeit und ein intensiver Austausch zwischen klinisch onkologisch tätigen Ärzten und speziell psychologisch ausgebildeten Fachkräften bestehen. Dennoch kann der unmittelbar behandelnde Arzt bei vielen Patienten Erhebliches zur Krankheitsbewältigung beitragen und braucht seine Möglichkeiten nicht zu unterschätzen.

Literatur

1. Brewin TB (1991) Three ways of giving bad news. Lancet 337: 1207–1209
2. Buckman R (1984) Breaking bad news: why is it still so difficult? Brit Med J 288: 1597–1599
3. Holland JC (1989) Now we tell – but how well? J Clin Oncol 5: 557–559
4. Marguire P, Faulkner A (1988) Communicate with cancer patients: Handling bad news and difficult questions. Br Med J 297: 907–909
5. Sardell AN, Trierweiler SJ (1993) Diclosing the cancer diagnosis. Procedures that influence patient hopefulness. Cancer 72: 3355–3365
6. Stiefel F, Volkenandt M, Breitbart W (1989) Schmerzen bei Tumorpatienten und Indikationen für Psychopharmaka. Schweiz Rundschau Med 78: 1440–1444
7. Stiefel F, Volkenandt M, Breitbart W (1989) Suizid und Krebserkrankung. Schweiz Med Wochenschr 119: 891–895
8. Thomsen OO, Wulff HR, Martin A, Singer PA (1993) What do gastroenterologists in Europe tell cancer patients? Lancet 341: 473–476
9. van de Loo J, Wörmann B (1992) Ärztliche Aufklärung über die Krankheit zum Tode. Dt Ärztebl 89: A1 1415–1421
10. Volkenandt M (1988) Überlegungen zur ärztlichen Betreuung von Patienten mit progredienten malignen Grunderkrankungen. Wege zum Menschen 40: 455-465
11. Volkenandt M (1989) Die klinisch wissenschaftliche Obduktion in der Bundesrepublik Deutschland. Medizinische, rechtliche, ethische und praktische Überlegungen. DMW 114: 561–566
12. Volkenandt M (1989) Menschliches Leiden und die Frage nach Gott. Stimmen der Zeit 207: 407–418
13. Volkenandt M (1995) Zur ärztlichen Aufklärung von Patienten mit malignen Melanomen. Akt Dermatol 21: 182–187
14. Volkenandt M (1996) Kuratives oder palliatives Behandlungsziel? Das Gespräch zwischen Arzt und Patient über Behandlungsalternativen. In: Günther H, Ehninger G (eds) Ziele und Realitäten in der Onkologie. Berichte der 8. Dresdner hämatologisch-onkologischen Gespräche, November 1995. Pechstein, pp 38–47
15. Volkenandt M (im Druck) Euthanasia and palliative care – An ethical dilemma? Supportive Care in Cancer

Dermatologische Onkologie – Epitheliale Tumoren

Leitlinien für Diagnostik und Therapie epithelialer Tumoren der Haut

H. Breuninger

Basalkarzinom (BZK)

Allgemeines

Das Basalzellkarzinom (BZK) ist ein lokal destruierender Tumor, der in der Regel nicht metastasiert [45]. In Mitteleuropa stellt es einen der häufigsten malignen Tumoren dar. In Deutschland beträgt die Inzidenz ca. 100–130 Neuerkrankungen pro 100 000 Einwohner und Jahr. Das Durchschnittsalter liegt derzeit bei 60 Jahren. Es tritt zu 80 % im Kopf-Halsbereich auf.

Das BZK gliedert sich in Subtypen basierend auf unterschiedlichen Differenzierungsmustern, die auch in der aktuellen histologischen Klassifizierung der WHO zum Ausdruck kommen [32, 42].

Die histologischen Subtypen des Basalzellkarzinoms (BZK)

- Multifokales superfizielles BZK (superfiziell multizentrisch),
- solides noduläres BZK,
- adenoides noduläres BZK,
- zystisches noduläres BZK,
- infiltratives BZK, nicht sklerosierend, sklerosierend (desmoplastisch, morpheaartig),
- fibroepitheliales BZK,
- BZK mit adnexoider Differenzierung, follikulär, ekkrin,
- basosquamöses Karzinom,
- keratotisches BZK,
- pigmentiertes BZK,
- BZK beim Basalzellnävussyndrom,
- mikronoduläres BZK.

Diese Einteilung ist in der Praxis wichtig, da den Subtypen unterschiedliche klinische Eigenschaften zukommen.

Gehäuft finden sich Mischformen dieser Typen. Auch Kollisionstumoren mit dem Plattenepithelkarzinom sind möglich. Der infiltrative Typ des BZK weist die höchste Malignität mit oft langstreckiger Infiltration und einem hohem Lokalrezidivrisiko auf. Das adenoide und mikronoduläre BZK haben eine ähnliche Infiltrationspotenz wie das infiltrative BZK, sind jedoch, was die Destruktion betrifft benigner (persönliche Mitteilung des Autors). Das sog. metatypische BZK zeigt fokale Strukturen eines Plattenepithelkarzinoms und ist damit ein „echter“ maligner Tumor mit der Möglichkeit einer Metatasierung. Differentialdiagnostisch muß bei diesem Typ das desmoplastische Plattenepithelkarzinom ausgeschlossen werden, das aufgrund seiner Morphologie an das fibrosierende BZK erinnert [17].

Prognose

Das BZK der Haut entwickelt sich über Monate bis Jahre und geht bei rezidivierendem Verlauf in Läsionen über, die auch tiefe Gewebsstrukturen zerstören können. Die Gefahr eines letalen Ausgangs besteht, wenn diese Zerstörung lebenswichtige Strukturen einbezieht. Zur Veranschaulichung ist das Krankengut der Univ. Hautklinik Tübingen global dargestellt

Rezidivraten beim BZK (Univ. Hautklinik Tübingen): Nachbeobachtungszeitraum 1980–1995, mittlere Nachbeobachtungszeit 7 Jahre; Behandlungsart: lückenlose Randschnitthistologie im Paraffinschnittverfahren; Primärtumoren n = 5250, Rezidivrate 0,5 %; auswärts vorbehandelte Rezidivtumoren n = 753, davon Rezidive n = 49 (6,5 %), davon 4 (8 %) letaler Verlauf. Metastasierung in die regioären Lymphknoten n = 1. Primärtumoren n = 4807 davon Rezidive n = 25 (0,5 %).

Diagnostik

Die Diagnose wird in der Regel klinisch gestellt. Notwendig ist die histologische Sicherung je nach Größe des Tumors und therapeutischem Ansatz durch Inzisionsbiopsie, Exzisionsbiopsie oder therapeutischer Exzision. Bei destruierenden BZK ist eine weitere Ausbreitungsdiagnostik mittels CT oder MRT notwendig.

Therapie

Die operative Therapie mit histologischer Absicherung stellt das Standardvorgehen in der Behandlung

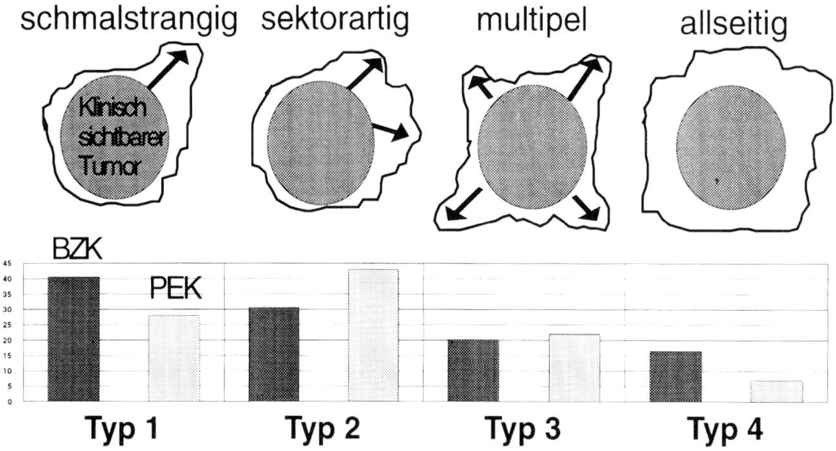

Abb. 1. Muster der horizontalen Infiltration und ihre Häufigkeiten

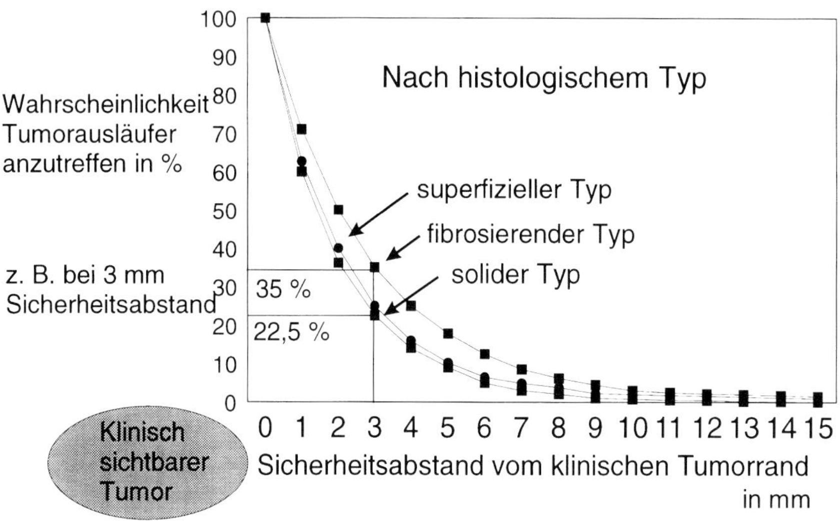

Abb. 2. Länge der horizontalen Infiltration der Basalzellkarzinome (Primärtumoren) nach histologischem Typ

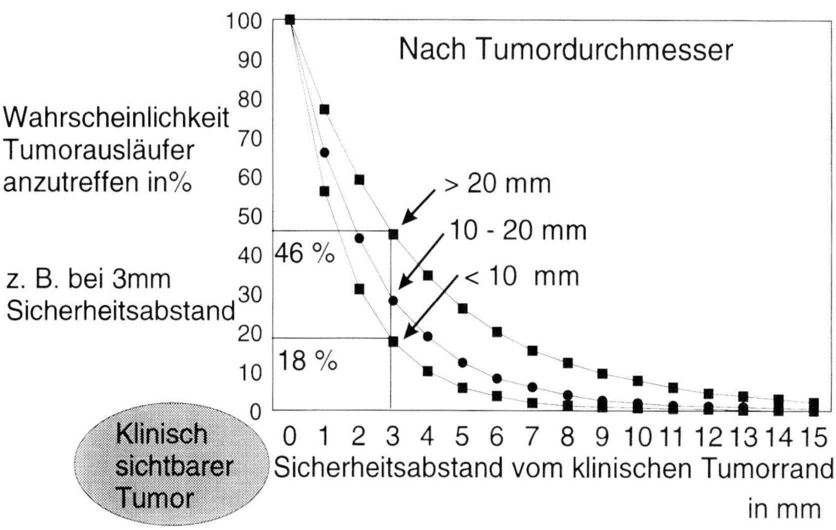

Abb. 3. Länge der horizontalen Infiltration der Basalzellkarzinome (Primärtumoren) nach Tumordurchmesser

von BZK dar. Bei inkompletter Resektion ist die Möglichkeit der Spontanregression in situ belassener Tumoranteile nachgewiesen, allerdings je nach Tumortyp in sehr unterschiedlichem Ausmaß. Bei soliden Typen ist sie eher möglich als beim infiltrativen Typ. Da die Spontanregression nicht vorhersehbar ist muß im Gesicht und insbesondere beim infiltrativen Typ immer eine Nachoperation bis zum Nachweis tumorfreier Schnittränder durchgeführt werden [11, 21, 58], wenn nicht die Morbidität des Patienten dagegen spricht. Durch das prätherapeutisch nicht erkennbare oft asymmetrische (Abb. 1) subklinische Wachstum des BZK mit teilweise langstreckiger vorwiegend horizontaler Infiltration, abhängig vom Tumortyp (Abb. 2) und der Tumorgröße (Abb. 3) [10, 14] sind die Behandlungsergebnisse der verschiedenen Verfahren allerdings unterschiedlich.

Mikrographische Chirurgie (lückenlose Randschnitthistologie)

Eine dauerhafte Heilung kann mit höchster Sicherheit (95–99,5%) aller verfügbaren Therapieformen nur durch die mikrographische Chirurgie erreicht werden [8, 35, 37, 59, 64]. Bei Rezidivtumoren kann die Rezidivrate bis auf 15% ansteigen [60, 82].

Die mikrographische Chirurgie bedeutet die sparsame chirurgische Exzision des Tumors (2–4 mm Sicherheitsabstand) mit einer topographischen Markierung und anschließender lückenloser histologischer Aufarbeitung der gesamten Exzisataußenfläche (Abb. 4) [3, 6, 34]. Damit ist eine Zuordnung von subklinischen Ausläufern möglich, gegebenenfalls mit der Durchführung von Nachexzisionen, bis die Exzisataußenfläche tumorfrei ist. Der Aufwand der Methode ist bei der Aufarbeitung des Tumorpräparates geringfügig höher, jedoch ist die Beurteilung der Schnitte durch den Histopathologen zeitsparender als bei konventioneller Serienschnitttechnik. Sie kann als Einsendehistologie durchgeführt werden.

Wegen der großen subklinischen Infiltrationspotenz und der hohen Rezidivneigung ist die mikrographische Chirurgie im gesamten Kopfbereich und den distalen Extremitäten beim infiltrativen Typ jeder Größe erforderlich, desweiteren bei Rezidivtumoren und bei großen Tumoren mit mehr als 20 mm Durchmesser [5, 67]. Unabhängig davon sollte sie ebenfalls in allen Problemlokalisationen (Nasen-,Orbita- und Aurikularbereich) angewandt werden [56, 58]. Auch bei kleinen unproblematischen Tumoren kann das Verfahren von Vorteil sein, da wegen der hohen diagnostischen Sicherheit gesunde Haut geschont werden kann und nur entsprechend der histologisch festgestellten Tumorinfiltration exzidiert wird. Dieses Verfahren bietet also sowohl Vorteile hinsichtlich der Sicherheit als auch des kosmetischen Ergebnisses und des Operationsaufwandes.

Die Aufarbeitung kann sowohl im Kryostatschnitt- als auch im Paraffinschnittverfahren durchgeführt werden. Mehr Sicherheit bietet das letztere. Bei ausgedehnten Tumoren, bei Tumoren in schwieriger Lokalisation oder unklarer Abgrenzung sollte der Defekt bis zum Nachweis der kompletten Entfernung aller Tumoranteile offen gelassen werden.

Weitere Therapieverfahren

Die konventionelle Chirurgie mit stichprobenartiger histologischer Kontrolle [19, 20, 38, 39, 43, 47, 50, 53, 57, 62, 68, 71, 80, 81], die Kryotherapie [31, 62, 63, 64]. und die Strahlentherapie [24, 63, 64, 66, 72, 75]. müssen infolge der spezifischen lokalen Infiltration der Basalzellkarzinome mit einem höheren Rezidivrisiko rechnen, das in der Regel 5–10% beträgt. Einige Autoren geben sogar, insbesondere bei Kollektiven mit Rezidiv-

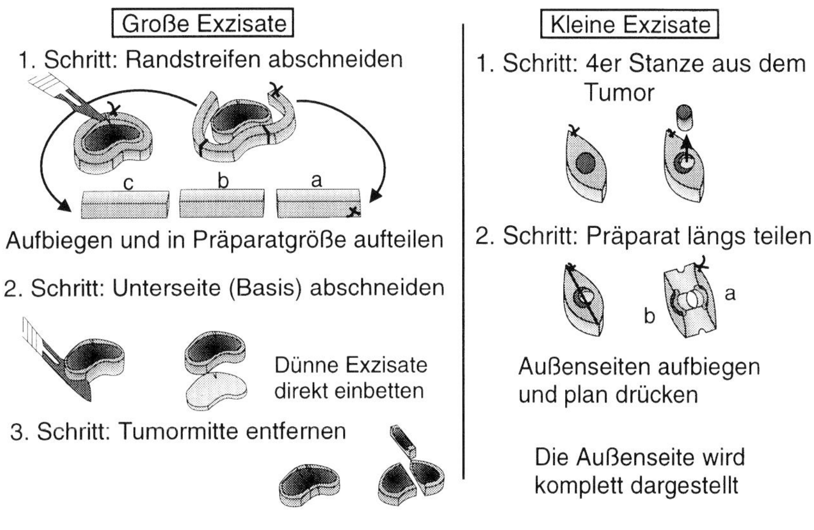

Abb. 4. Lückenlose Schnittrandbiopsie von Tumorexzisaten (3D-Histologie)

tumoren, bis zu 50% Rezidive an [19, 20, 38, 39, 43, 47, 50, 53, 57, 62, 68, 71, 80, 81]. Bei diesen Angaben spielt die Zusammensetzung der Kollektive nach Tumorgröße, Tumortyp und Lokalisation sowie Primärtumor- oder Rezidivtumortherapie eine wichtige Rolle. Diese Angaben sind nur in wenigen Publikationen ausreichend dokumentiert. Eine Vergleichbarkeit verschiedener Behandlungen ist nur bei folgenden Angaben möglich.

- Angaben zum Patienten,
- klinische Tumorgröße (horizontaler Tumordurchmesser),
- Lokalisation,
- Basaliomtyp,
- histologische Tiefenausdehnung (Invasionslevel),
- therapeutischer Sicherheitsabstand (bei Resektion, Radiatio, Kryotherapie),
- Nachuntersuchungszeit, möglichst nicht unter 5 Jahre.

Um bei diesen Verfahren eine ausreichende Rezidivsicherheit zu erreichen, müssen auch bei kleinen Tumoren zu Lasten des Patienten größere Sicherheitsabstände (3–10 mm) je nach Tumorgröße eingeplant werden, ohne damit aber die höhere Sicherheit der mikrographischen Chirurgie zu erreichen.

Die Indikation zu einer Strahlenbehandlung besteht vor allem bei primärer Inoperabilität, bei postoperativem mikroskopischen (R1-Resektion) oder makroskopischen Resttumor (R2-Resektion). Eine weitere Indikation besteht, wenn es postoperativ zur Rezidivbildung kommt und eine in sano-Resektion unwahrscheinlich ist.

Die Kürettage das tangentiale Abtragen (Shaveexzision) und die Elektrodessikation sind speziell beim superfiziellen Typ besonders im Rumpf- und Extremitätenbereich anwendbar, ggf. auch die photodynamische Therapie und Lasertherapie [1, 24, 28, 64, 73, 76, 78]. Bei allen anderen Typen führen diese Therapieformen zu erhöhten Rezidivraten.

Nachsorge

Auch nach mikrographischer Chirurgie bei Primärtumoren ist trotz der geringen Rezidivrate wegen der Möglichkeit des Auftretens neuer Tumoren (ca. in 30%) eine Nachsorge nötig. Bei anderen Verfahren werden Rezidive nach nicht erkannter subtotaler Exzision meist (ca. 70%) in einem Zeitraum von 3 Jahren klinisch erfassbar, können aber auch noch nach über 10 Jahren auftreten. Eine klinische Nachkontrolle ist zumindest 3 Jahre lang jährlich empfehlenswert. Patienten mit lokal rezidivierenden oder nicht in toto exzidierten Tumoren oder solche mit höherem Risiko auf weitere neue Tumoren (Immunsuppression [41], genetische Disposition) werden individuell engmaschiger nachkontrolliert [48].

Von großer Bedeutung ist die Aufklärung des Patienten verbunden mit einer genauen Anweisung zur Selbstuntersuchung.

Plattenepithelkarzinom der Haut (PEK), einschließlich des Unterlippenrotes und der Augenlider

Allgemeines

Das Plattenepithelkarzinom (PEK) der Haut und des Unterlippenrotes ist ein maligner Tumor, der lokal destruierend wächst aber nicht häufig metastasiert. In Mitteleuropa ist das PEK mit einer Inzidenz von ca. 25–30 Neuerkrankungen pro 100 000 Einwohnern und Jahr der zweithäufigste maligne Hauttumor. Er tritt zu 90% im Gesicht auf. Das Durchschnittsalter liegt derzeit bei 70 Jahren. Eine Metastasierung entwickelt sich zuerst immer lymphogen lokoregionär. Die Letalität ist insgesamt gering. Metastasierungen treten nur bei ca. 5% der Tumorträger auf. Die 5-Jahresüberlebensrate bei Metastasierung liegt bei 25–50%.

Die Karzinome des Unterlippenrotes als Übergangsepithel zeigen in Vergleichskollektiven eine vergleichbare Prognose wie das PEK der Haut, und sie sind in aller Regel wie diese UV-induziert. Auch die Karzinome der Lidhaut unterscheiden sich im biologischen Verhalten nicht von den anderen. Deshalb werden beide Tumorentitäten im Zusammenhang mit dem PEK der Haut abgehandelt. Mundhöhlenkarzinome haben dagegen eine deutlich ungünstigere Prognose [4, 12].

Neben den ca. 15 verschiedenen Entitäten der Karzinome der Hautanhangsgebilden mit ihrer sehr unterschiedlicher Malignität gibt es auch für das eigentliche PEK der Epidermis mehrere eigenständige Formen. Diese basieren auf unterschiedlichen Differenzierungsmustern [42], die auch in der aktuellen histologischen Klassifizierung der WHO [32] zum Ausdruck kommen.

Untertypen des Plattenepithelkazinoms der Haut (PEK)

- Spindelzelligens PEK der Haut (aggressives Verhalten),
- akantholytisches (adenoides) PEK der Haut,
- PEK-Hornbildung,
- lymphoepitheliomartiges PEK der Haut,
- verruköses PEK der Haut (gutartiges Verhalten),
- desmoplastisches PEK.

Das verruköse PEK stellt eine besonders gut differenzierte Form des PEK dar, für das keine Fernmetastasierung beschrieben wurde.

Noch nicht aufgenommen in die internationale Klassifikation ist das mit hohem Stromaanteil und schmalen Zellstängen stark infiltrativ, auch perineural oder perivaskulär, wachsende desmoplastische PEK [16, 17] mit hohem Malignitätsgrad. Dieser Typ hat eine sehr hohe Rezidiv- (25%) und Metastasierungspotenz (50%, [16, 17]).

Vom invasiven PEK muß das Keratoakanthom abgegrenzt werden, das histologische Ähnlichkeiten aufweist, aber einen eher gutartigen Verlauf nimmt. Es ist durch schnelles Wachstum, aber auch durch spontane Rückbildung gekennzeichnet.

Stadieneinteilung und Prognose

Die T-Kategorie wird aufgrund der klinischen Untersuchung bestimmt.

TNM-Klassifikation von Plattenepithelkarzinomen

- T1: Tumor 2 cm oder weniger in größter Ausdehnung,
- T2: Tumor mehr als 2 cm, nicht mehr als 5 cm in größter Ausdehnung,
- T3: Tumor mehr als 5 cm in größter Ausdehnung,
- T4: Tumor infiltriert tiefe extradermale Strukturen wie Knorpel, Skelettmuskel oder Knochen.

Diese Einteilung erscheint nach heutigen Maßstäben als grob vereinfacht und sie schöpft die Möglichkeiten für die Prognoseschätzung nicht aus. Darüberhinaus finden sich fast die Hälfte aller Tumoren in der T1 Klasse und weniger als 10% in der T3-Klasse. Die T4-Klasse ist heterogen zusammengesetzt, da an der Helix eine Invasion des Knorpels oder an der Lippe der Muskulatur auch bei sehr kleinen Tumoren stattfinden kann.

Die prognostischen Einschätzungen wird ergänzt durch die pT-Klassen. Eingeführt ist der Grad der *Entdifferenzierung* (Grading). Dieser wird in der Regel postoperativ durch die histologische Untersuchung festgestellt. Der Differenzierungsgrad von PEK wird nach Broders in vier Grade eingeteilt, die zum Prozentsatz undifferenzierter Zellen ohne Verhornungstendenz korrespondieren. Eine Einteilung in 3 Grade ergibt jedoch eine wesentlich bessere Diskriminierung des Metastasierungsrisikos [15].

Als weiterer histopathologisch erfaßbarer Parameter zur Festlegung der T-Klasse wurde die *Tumordicke* eingeführt [7, 12, 15, 33]. Durch sie ist eine sehr gute Diskriminierung des Metastasierungsrisikos möglich (Tabelle 1).

Nach neueren Ergebnissen ist die Risikoklassengrenze von 5 mm Tumordicke für klinische Belange günstiger als 6 mm [15] und stimmt auch mit der Einteilung des Zentralregisters des Deutsch-Österreichisch-Schweizerischen Arbeitskreises für Tumoren im Kiefer- und Gesichtsbereich [2, 55] überein.

Die Malignität der unterschiedlichen PEK-Typen ist sehr unterschiedlich. Deshalb ist eine Einteilung nach dem histologischen Typ z.B. desmoplastisches PEK neben der pTNM-Klassifizierung für eine realistische Prognoseeinschätzung notwendig.

Der Einfluß der Lokalisation wird noch kontrovers diskutiert. Die etwas schlechtere Prognose der Helix (ca.10% Metasasen) und Unterlippenrot (ca. 8% Metastasen) gegenüber ca. 5–6 % der anderen Lokalisationen könnte auf deren frühzeitige Infiltration tieferer Strukturen (Knorpel/Muskel) beruhen. Ebenso kontrovers ist noch der Einfluß präexistenter Hautläsionen wie Verbrennungsnarben, Fisteln oder Radioderme.

Unbestritten ist die Verschlechterung der Prognose bei Immunsupprimierten Patienten nach Organtransplantation oder nach hochdosierter Chemotherapie [41]. In der Literatur werden auch Lokalrezidive als prognostisch schlechtes Zeichen eigestuft [25, 27]. Dabei bleibt offen ob das Lokalrezidiv selbst zu dieser Verschlechterung beiträgt oder ein Zeichen der Malignität des Tumors darstellt.

Zur prognostischen Einschätzung und zur Sicherung der Therapiequalität sind nach den bisherigen Ausführungen 12 Angaben zum Tumor notwendig [22, 25, 26, 27, 29, 44, 49].

Tabelle 1. Histopathologische Klassifizierung nach Tumordicke (TD)

		Metastsierungsrate [%]
pT1-3a	begrenzt auf Dermis und TD bis 2 mm	0
pT1-3b	begrenzt auf Dermis und TD > 2–6 mm	ca. 6
pT1-3c	Invasion der Subkutis und/oder TD > 6 mm.	ca. 20
Auch bei Infiltration tiefer extradermaler Strukturen (T4) kann nach der Tumordicke weiter unterteilt werden:		
pT4a	6 mm oder weniger	ca. 25
pT4b	mehr als 6 mm	bis ca. 40

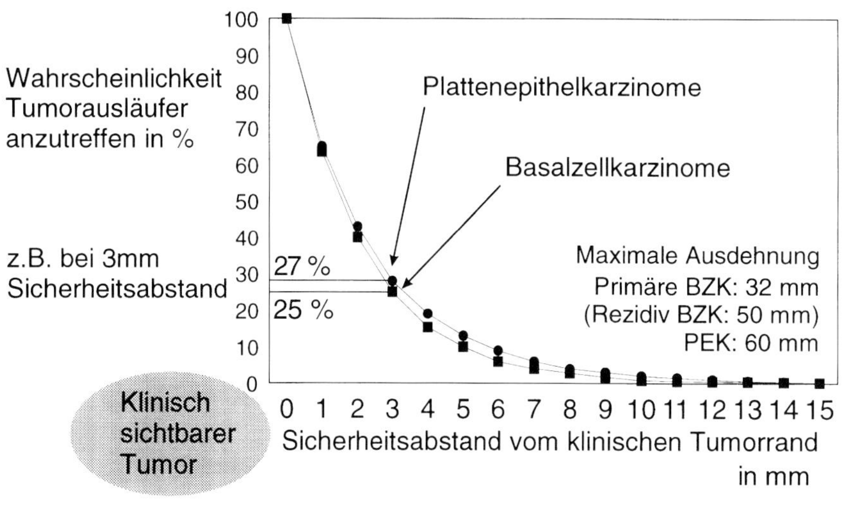

Abb. 5. Länge der horizontalen Infiltration epithelialer Hauttumoren (Primärtumoren)

Faktoren der Metastasierung

- Lokalisation,
- Tumordicke,
- histologischer Tumortyp,
- histologischer Differenzierungsgrad,
- Infiltrationstiefe,
- klinische Tumorgröße,
- Primär- oder Rezidivtumor,
- präexistente Hautläsion,
- immunsuppressive Therapie beim Patienten
- Ausbreitungsstadium,
- Resektionsränder mikroskopisch im Gesunden/nicht im Gesunden. Bei dieser Aussage ist allerdings die histopathologische Aufarbeitungstechnik des Tumorpräparates von entscheidender Bedeutung (lückenlose histologische Schnittrandkontrolle, s. Abschnitt Therapie).
- Therapeutischer Sicherheitsabstand (s. Abschnitt Therapie).

Diagnostik

Die Diagnose wird in der Regel klinisch gestellt. Notwendig ist die histologische Sicherung je nach Größe des Tumors und therapeutischem Ansatz durch Inzisionsbiopsie, Exzisionsbiopsie oder therapeutischer Exzision.

Neben der klinischen Untersuchung des Lymphabstromgebietes ist bei Plattenepithelkarzinomen ab einer Tumordicke von > 2 mm eine klinische Ausbreitungsdiagnostik zur Abklärung einer Lymphknotenmetastasierung, in besonderen Fällen auch mittels Sonographie erforderlich. Bei infiltrierend und destruierend wachsenden Karzinomen und bei Verdacht auf eine Fernmetastasierung werden die üblichen organspezifischen Untersuchungen notwendig.

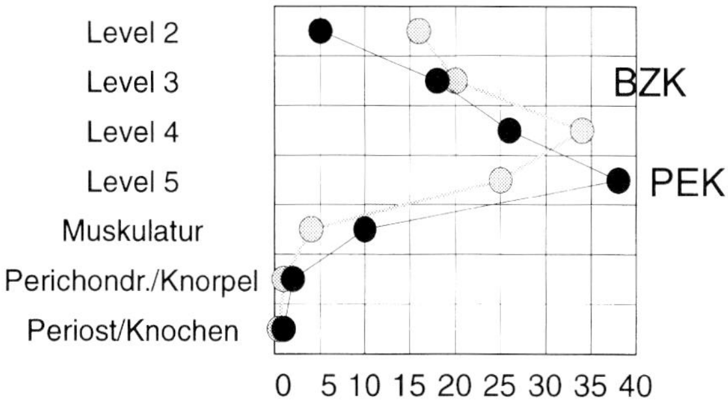

Abb. 6. Eindringtiefe maligner Hauttumoren bezogen auf die Hautschichten (Primärtumoren)

Therapie des Tumors

Mikrographische Chirurgie (lückenlose Randschnitthistologie)

Das lokale infiltrative Wachstum der Karzinome der Haut ist fast mit dem des BZK identisch (Abb. 1, 5), wenn auch zur Tiefe hin etwas ausgeprägter (Abb. 6). Eine dauerhafte lokale Heilung kann mit relativ hoher Sicherheit (88–96%) wie beim BZK durch die mikrographische Chirurgie erreicht werden [13, 15, 36, 40, 65, 79] (Tabelle 2).

Die therapeutische Sicherheit ist wegen eines möglichen diskontinuierlichen Tumorwachstums von Plattenepithelkarzinomen nicht ganz so hoch wie beim BZK, jedoch deutlich höher als bei konventionellen Verfahren. Insbesondere beim desmoplastischen Typ ist das Verfahren unabdingbar, jedoch bedarf es, über die festgestellten tumorfreien Schnittränder hinaus, noch einer zusätzlichen Sicherheitsnachresektion von ca. 5 mm.

Tabelle 2. Rezidiv- und Metastastsierungsraten beim PEK (Univ. Hautklinik Tübingen). Nachbeobachtungszeitraum 1984–1994, mittlere Nachbeobachtungszeit 5 Jahre. Behandlungsart: lückenlose Randschnitthistologie im Paraffinschnittverfahren

	Desmoplastisch (n = 44)		„Gewöhnlich" (n = 550)
Lokalrezidive	n = 12 (27,3%)		n = 14 (2,6%)
Lymphknotenmetastasen	n = 10 (22,7%)		n = 21 (3,8%)
Verstorben an Metastasen		n = 14 (46%)	
Nicht am Karzinom verstorben		n = 6 (19%)	
Noch lebend:		n = 11 (35%)	

Weitere Therapieformen

Wegen dieser spezifischen lokalen Infiltration der PEK der Haut müssen die sogenannten blinden Verfahren mit einem etwas höheren Rezidivrisiko rechnen (5%–53%) [30, 46, 66], auch wenn große Sicherheitsabstände (10 mm und mehr) zu Lasten des Patienten eingeplant werden [13, 44].

Bei dicken oder ausgedehnten desmoplastischen PEK bei Inoperabilität oder postoperativer mikroskopischer oder makroskopischer non in sano-Resektion (R1- oder R2-Resektion) sowohl bei Primärtumoren als auch Rezidivtumoren besteht die Indikation einer Strahlenbehandlung. Dies gilt auch für die Karzinome der Hautanhangsgebilde [23, 54, 70]. Ebenso besteht die Indikation zur Strahlenbehandlung bei inoperablen LK-Metastasen oder Rezidivmetastasen und bei bei solchen mit kapselüberschreitendem Wachstum oder Lymphgefäßinvasion.

Therapie der Metastasen

Bei dem im allgemeinen geringen Risiko einer Metastasierung (ca. 5%) und bei dem hohen Durchschnittsalter der Patienten kommen sicherlich generell keine prophylaktischen regionären Lymphknotendissektionen in betracht, auch wenn der Tumor ausschließlich über die reginären Lymphknoten metastasiert. Im Einzelfall muß jedoch über eine solche weitergehende operative Maßnahme nachgedacht werden. Dies sind vor allem nicht zu alte Patienten mit Tumoren, die mehrere Faktoren zu einer erhöhten Metastasieungswahrscheinlichkeit aufweisen: Tumoren über 5mm Dicke, mit tiefer Infiltration (Muskel, Knorpel, Knochen) und hohem Entdifferenzierungsgrad, bzw desmoplastischem Typ oder Patienten mit Immunsuppression nach Organtransplantationen [41].

Bei nachgewiesenen Lymphknotenmetastasen ist in der Regel die funktionelle regionäre Lymphknotendissektion indiziert. Allerdings kann auch die Extirpation eines einzelnen noch kleinen metastatischen Lymphknotens erwogen werden, wenn der Tumor gut differenziert ist. Die Aussichten einer vollständigen Heilung bei regionärer Metastasierung betragen noch 27% (Tabelle 2). Da viele der metastasierenden Patienten sehr alt und multimorbid sind sterben weitere 19% nicht an den Metasasen, sondern an anderen Ursachen.

Systemische Chemotherapie

Die Mehrzahl der Patienten, bei denen PEK der Haut im Stadium III oder IV auftreten, sind bereits älter als 70 Jahre, und je nach Allgemeinzustand kann nicht bei allen Patienten eine Chemotherapie durchgeführt werden.

Die Ansprechraten von PEK der Haut in den klinischen Stadien III und IV auf chemotherapeutische Behandlungen liegen bei bis zu 80%. Die Behandlung ist aber nicht kurativ und die Patienten erleiden in aller Regel früh ein Rezidiv. Die angewendeten Behandlungsschemata orientieren sich vorwiegend an Studienergebnissen bei PEK im Kopf- und Halsbereich [52].

Nachsorge

Zur Nachsorge beim PEK der Haut gibt es keine aussagekräftige Literatur. Aufgrund unserer Erfahrungen [15] mit über 1000 nachuntersuchten Patienten stellen wir folgendes fest: Rezidive und Metastasen treten innerhalb von 5 Jahren, in der Mehrzahl innerhalb der ersten 2 Jahre auf. Die Metastasierung ist immer primär lymphogen lokoregionär. Deshalb kann eine risikogeschichtete 5jährige vorwiegend klinische Nachuntersuchung des Operationsgebietes und des lokoregionären Lymphabstromgebietes zusammen mit der Untersuchung auf neue Tumoren nach folgenden Intervallen empfohlen werden:

Bei „No-risk-Tumoren" (bis 2 mm Tumordicke) wird eine jährliche klinische Nachkontrolle bis zum 5. postoperativen Jahr durchgeführt.

Bei „Low-risk-Tumoren" (2,1–5 mm Tumordicke) halbjährlich bis zum 5. postoperativen Jahr. In den ersten zwei Jahren kann sie bei Patienten mit nicht gut zu erhebendem Tastbefund mit einer halbjährlichen Sonographie der regionären Lymhpknoten kombiniert werden.

Bei „High-risk-Tumoren“ (mehr als 5 mm Tumordicke) im ersten Jahr alle 3 Monate klinische Untersuchung ggf. mit Sonographie der regionären Lymphknoten, ab zweitem bis 3. Jahr halbjährlich, ggf. mit Sonographie, ab 4. Jahr halbjährlich nur klinische Kontrollen. Je nach Befund weitere Untersuchungen.

Wichtig ist die Aufklärung des Patienten und eine ausführliche Anleitung zur Selbstuntersuchung soweit dies vom Alter des Patienten her möglich ist.

Literatur

1. Adams EL, Price NM (1979) Treatment of basal-cell carcinomas with a carbon-dioxide laser. J Dermatol Surg Oncol 5: 803–806
2. Baredes S, Leeman DJ, Chen TS, Mohit Tabatabai MA (1993) Significance of tumor thickness in soft palate carcinoma. Laryngoscope 103: 389–393
3. Breuninger H (1984) Histologic control of excised tissue edges in the operative treatment of basal-cell carcinomas. J Dermatol Surg Oncol 10: 724–728
4. Breuninger H (1987) Aspekte zur operativen Therapie des Unterlippenkarzinoms. Z Hautkr 62: 937–938,943–946
5. Breuninger H (1987) Probleme und Planung der Exzision großer Basaliome. Z Hautkr 62: 269–279
6. Breuninger H, Schaumburg-Lever G (1988) Control of excisional margins by conventional histopathological techniques in the treatment of skin tumours. An alternative to Mohs' technique. J Pathol 154: 167–171
7. Breuninger H, Langer B, Rassner G (1988) Untersuchungen zur Prognosebestimmung des spinozellulären Karzinoms der Haut und Unterlippe anhand des TNM-Systems und zusätzlicher Parameter. Hautarzt 39: 430–434
8. Breuninger H, Rassner G, Schaumburg-Lever G, Steitz A (1989b) Langzeiterfahrungen mit der Technik der histologischen Schnittrandkontrolle (3-D-Histologie). Hautarzt 40: 14–18
9. Breuninger H, Schippert W, Black B, Rassner G (1989c) Untersuchungen zum Sicherheitsabstand und zur Exzisionstiefe in der operativen Behandlung von Basaliomen. Anwendung der dreidimensionalen histologischen Untersuchung bei 2016 Tumoren. Hautarzt 40: 693–700
10. Breuninger H, Dietz K (1991) Prediction of subclinical tumor infiltration in basal cell carcinoma. J Dermatol Surg Oncol 17: 574–578
11. Breuninger H, Pesch M, Dietz K, Rassner G (1992) Quantitative Analyse der Rezidivierung bzw. Spontanregression von in situ belassenen Basaliomanteilen. Hautarzt 43: 561–565
12. Breuninger H, Black B, Rassner G (1990) Microstaging of squamous cell carcinomas. Am J Clin Pathol 94: 624–627
13. Breuninger H, Gutknecht M, Dietz K, Rassner G (1991) Das lokale infiltrative Wachstum von Plattenepithelkarzinomen der Haut und daraus resultierende Behandlungsrichtlinien. Hautarzt 42: 559–563
14. Breuninger H (1993) Mikrographische Chirurgie. Die Therapie, die dem lokalen Infiltrationsverhalten des Basalioms gerecht wird. In: Petres J, Lorisch P (eds) Das Basaliom. Springer, Berlin Heidelberg New York Tokyo
15. Breuninger H, Hawlitschek E (1995) Das Mikrostaging des Plattenepithelkarzinoms der Haut und Lippen – Lichtmikroskopisch erfaßte Prognosefaktoren. In: Tilgen W, Petzoldt D (eds) Fortschritte der operativen und onkologischen Dermatologie. Springer, Berlin Heidelber New York Tokyo, S 110–115
16. Breuninger H, Tatasciore U (1995) Das desmoplastische Plattenepithelkarzinom – eine morphologische Entität mit hohem Metastasierungs- und Rezidivrisiko. In: Tilgen W, Petzoldt D (eds) Fortschritte der operativen und onkologischen Dermatologie. Springer, Berlin Heidelberg New York Tokyo, S 220–225
17. Breuninger H, Holzschuh J, Schaumburg-Lever G, Horny HP (1996) Desmoplastic squamous cell carcinoma of skin und vermillion surface: A highly malignant subtype of skin cancer. Cancer 79: 915–919
18. Brodland DG, Zitelli JA (1992) Surgical margins for excision of primary cutaneous squamous cell carcinoma. J Am Acad Dermtol 27: 241–248
19. Casson P (1980) Basal cell carcinoma. Clin Plast Surg 7: 301–311
20. Conley J (1974) Cancer of the skin of the nose. Ann Otol Rhinol Laryngol 83: 2–8
21. De Silva SP, Dellon AL (1985) Recurrence rate of positive margin basal cell carcinoma: results of a five-year prospective study. J Surg Oncol 28: 72–74
22. Di Gregorio C, Gebbia V, Florena AM, Franco V, Moschella F (1995) Perineural infiltration by cutaneous squamous cell carcinomas of the head and neck. Anticancer Res 15: 1107–1115
23. Dold U, Hermanek P, Höffken K, Sack H (1993) Praktische Tumortherapie. Thieme, Stuttgart, New York
24. Dubin N, Kopf AW (1983) Multivariate risk score for recurrence of cutaneous basal cell carcinomas. Arch Dermatol 119: 373–377
25. Eroglu A, Berberoglu U, Berberoglu S (1996) Risk factors related to locoregionla recurrence in squamous cell carcinoma of the skin. J Surg Oncol 61: 124–130
26. Friedman HI, Cooper PH, Wanebo HJ (1985) Prognostic and therapeutic use of microstaging of cutaneous squamous cell carcinoma of the trunk and extremities. Cancer 56: 1099–1105
27. Friedman NR (1993) Prognostic factors for local recurrence, metastases and survival rates in squamous cell carcinoma of the skin, ear and lip. J Am Acad Dermatol 28: 281–282
28. Gregory RO, Goldman L (1986) Application of photodynamic therapy in plastic surgery. Lasers Surg Med 6: 62–66
29. Glover MT, Niranjan N, Kwan JT, Leigh IM (1994) Non-melanoma skin cancer in renal transplant recipients: the extent of the problem and a strategy for management. Br J Plast Surg 47: 86–89
30. Griep C, Davelaar J,Scholten AN, Chin BScA Leer JW (1995) Electron beam therapy is not inferior to superficial x-ray therapy in the treatment of skin carcinoma. Int J Radiation Oncol Biol Phys 32: 1347–1350
31. Hall VL, Leppard BJ, McGill J, Kesseler ME, White JE, Goodwin P (1986) Treatment of basal-cell carcinoma: comparison of radiotherapy and cryotherapy. Clin Radiol 37: 33–34
32. Heenan PJ, Elder DJ, Sobin LH (1996) Histological typing of skin tumours. 26. WHO International Histological Classification of Tumours. Springer, Berlin Heidelberg New York Tokyo
33. Hermanek P, Heuson DE, Hutter RVP, Sobin LH (1993) UICC (International Union against cancer), TNM Supplement, Springer, Berlin Heidelberg New York Tokyo
34. Holzschuh J, Breuninger H (1996) Eine histologische Aufarbeitungstechnik von Hauttumorexzisaten zur lückenlosen Schnittrandkontrolle. Pathologe 17: 127–129
35. Hruza GJ (1994) Mohs micrographic surgery local recurrences. J Dermatol Surg Oncol 20: 573–577
36. Joseph MG, Zulueta WP, Kennedy PJ (1992) Squamous cell carcinoma of the skin of the trunk and limbs: the incidence of metastases and their outcome. Aust N Z J Surg 62: 697–701
37. Kopke LF, Konz B (1995) Mikrographische Chirurgie. Eine methodische Bestandsaufnahme. Hautarzt 46: 607–614
38. Koplin L, Zarem HA (1980) Recurrent basal cell carcinoma. A review concerning the incidence, behavior and management of recurrent basal cell carcinoma, with emphasis on the incompletely excised lesion. Plast Reconstr Surg 65: 656–664

39. Lang PGJ, Maize JC (1986) Histologic evaluation of recurrent basal cell carcinoma and treatment implications. J Am Acad Dermatol: 186–196
40. Lambert DR, Siegle RJ (1990) Skin cancer: a review with consideration of treatment options including Mohs micrographic surgery. Ohio Med 86: 745–147
41. Leigh IM, Glover MT (1995) Skin cancer and warts in immunosuppressed renal transplant recipients. Recent Results Cancer Res 139: 69–86
42. Lever WF, Schaumburg-Lever G (1990) Histopathology of the skin, 7th edn. Lippincott, Philadelphia
43. Levin H (1983) Cutaneous carcinoma of the head and neck: Management of massive and previously uncontrolled lesions. Larygoscope 93: 87–105
44. Liddington M, Richardson AJ, Higgins RM, Endre ZH, Venning VA, Murie JA, Morris PJ (1989) Skin cancer in renal transplant recipients. Br J Surg 76: 1002–1005
45. Lo JS, Snow SN, Reizner GT, Mohs FE, Larson PO, Hruza GJ (1991) Metastatic basal cell carcinoma: report of twelve cases with a review of the literature [see comments]. J Am Acad Dermatol 24: 715–719
46. Lovett RD,Perez CA, Shapiro SJ, Garcia DM (1990) External irradiation of eithelial skin cancer. Int J Radiation Oncol Biol Phys 19: 235–242
47. Marchac D, Papadopoulos O, Duport G (1982) Curative and aesthetic results of surgical treatment of 138 basal cell carcinoms. J Derm Surg Oncol 8: 379–387
48. Marghoob A, Kopf AW, Bart RS, Sanfilippo L, Silverman MK, Lee P, Levy E, Vossaert KA, Yadav S, Abadir M (1993) Risk of another basal cell carcinoma developing after treatment of a basal cell carcinoma. J Am Acad Dermatol 28: 22–28
49. Mendenhall WM, Parsons JT, Mendenhall NP, Brant TA, Stringer SP, Cassisi NJ, Million RR (1989) Carcinoma of the skin of the head and neck with perineural invasion. Head Neck 11: 301–308
50. Nevrkla E, Newton KA (1974) A survey of the treatment of 200 cases of basal cell carcinoma (1959–1996 inclusive). Br J Dermatol 91: 429–433
51. Niparko JK, Swanson NA, Baker SR, Telian SA, Sullivan MJ, Kemink JL (1990) Local control of auricular, periauricular, and external canal cutaneous malignancies with Mohs surgery. Laryngoscope 100: 1047–1051
52. Orfanos CE, Garbe C (1995) Therapie der Hautkrankheiten. Springer, Berlin Heidelberg New York Tokyo
53. Payne MJ (1966) Recurrent cancer of the skin. Dermatol Digest 63: 67–71
54. Perez CA, Brady LW (1992) Principles and practice of radiation oncology. Lippincott, Philadelphia
55. Pitz H, Howaldt HP, Frenz M (1995) Zentralregister des Deutsch-Österreich-Schweizerischen Arbeitskreises für Tumoren im Kiefer- und Gesichtsbereich (DÖSAK), 6. Projektbericht edn
56. Randle HW (1996) Basal cell carcinoma. Identification and treatment of the high-risk patient. Dermatol Surg 22: 255–261
57. Reyman F (1980) Basal cell carinoma of the skin. Recurrence rate after different types of treatment. A review. Dermatologica 161: 217–226
58. Richmond JD, Davie RM (1987) The significance of incomplete excision in patients with basal cell carcinoma. Br J Plast Surg 40: 63–67
59. Riefkohl R, Pollack S, Georgiade GS (1985) A rationale for the treatment of difficult basal cell and squamous cell carcinomas of the skin. Ann Plast Surg 15: 99–104
60. Rigel DS, Robins P, Friedman J (1981) Predicting recurrence of basal-cell carcinomas treated by microscopically controlled excision. A recurrence index store. J Dermatol Surg Oncol 9: 807–810
61. Robinson A, Herity B, Conroy R, Blake P, Prendiville B, Moriarty M (1989) Surgical treatment of skin cancer. Ir Med J 82: 14–15
62. Rowe DE, Carroll RJ, Day CL (1989) Long-term recurrence rates in previously untreated (primary) basal cell carcinoma: Implications for patient follow up. J Dermatol Surg Oncol 15: 315–328
63. Rowe DE, Carroll RJ, Day CL, Jr. (1989) Mohs surgery is the treatment of choice for recurrent (previously treated) basal cell carcinoma. J Dermatol Surg Oncol 15: 424–431
64. Rowe DE, Carroll RJ, Day CL, Jr. (1989) Long-term recurrence rates in previously untreated (primary) basal cell carcinoma: implications for patient follow-up. J Dermatol Surg Oncol 15: 315–328
65. Rowe DE, Carroll RJ, Day CL, Jr. (1992) Prognostic factors for local recurrence, metastasis, and survival rates in squamous cell carcinoma of the skin, ear, and lip. Implications for treatment modality selection. J Am Acad Dermatol 26: 976–990
66. Rowe DE, Carroll RJ, Day CLJ (1992) Prognostic factors for local recurrence, metastasis and survival rates in squamous cell carcinoma of the skin, ear and lip. Implications for treatment modality selection. J Am Acad Dermatol 26: 976–990
67. Sahl WJ (1995) Basal cell carcinoma: influence of tumor size on mortality and morbidity. Int J Dermatol 34: 319–321
68. Schmid-Ganz K, Eichmann A (1989) Rezidivhäufigkeit bei 396 chirurgisch behandelten Basaliomen. In: Breuninger H, Rassner G (Hrsg) Fortschritte der operativen Dermatologie. Springer, Berlin Heidelberg New York Tokyo
69. Schubert H, Wolfram G, Güldner G (1979) Basaliomrezidive nach Behandlung. Dermatol Monatsschr 165: 89–96
70. Shimm DS, Wilder RB (1991) Radiation therapy for squamous cell carcinoma of the skin. Am J Clin Oncol 14: 383–386
71. Silverman MK, Kopf AW, Bart RS, Grin CM, Levenstein MS (1992) Recurrence rates of treated basal cell carcinomas. Part 3: Surgical excision. J Dermatol Surg Oncol 18: 471–476
72. Silverman MK, Kopf AW, Grin CM, Bart RS, Levenstein MJ (1991) Recurrence rates of treated basal cell carcinomas. Part 1: Overview. J Dermatol Surg Oncol 17: 713–718
73. Silverman MK, Kopf AW, Grin CM, Bart RS, Levenstein MJ (1991) Recurrence rates of treated basal cell carcinomas. Part 2: Curettage-electrodesiccation. J Dermatol Surg Oncol 17: 720–726
74. Silverman MK, Kopf AW, Gladstein AH, Bart RS, Grin CM, Levenstein MJ (1992) Recurrence rates of treated basal cell carcinomas. Part 4: X-ray therapy. J Dermatol Surg Oncol 18: 549–554
75. Smith SP, Grande DJ (1991) Basal cell carcinoma recurring after radiotherapy: a unique, difficult treatment subclass of recurrent basal cell carcinoma. J Dermatol Surg Oncol 17: 26–30
76. Spiller WF, Spiller RF (1984) Treatment of basal cell epithelioma by curettage and electrodesiccation. J Am Acad Dermatol 11: 808–814
77. Steinkogler FJ, Scholda CD (1993) The necessity of long-term follow up after surgery for basal cell carcinomas of the eyelid. Ophthalmic Surg 24: 755–758
78. Szeimies RM, Landthaler M (1995) Topische photodynamische Therapie in der Behandlung oberflächlicher Hauttumoren. Hautarzt 46: 315–318
79. Tavin E, Persky M (1996) Metastatic cutaneous squamous cell carcinoma of the head and neck region. Laryngoscope 106: 156–158
80. Taylor GA, Baarisoni D (1973) Ten years experience in the surgical treatment of basal cell carcinoma. Brit J Surg 60: 522–525
81. Waldmann U, Wätzig V (1979) Zur Problematik der Basaliomrezidive nach chirurgischer Therapie. Dermatol Monatsschr 165: 531–535
82. Weissmann I, Konz B, Burg G, Bönninger-Becker F (1981) Mikroskopisch kontrollierte (histographische) Chirurgie der Basaliome: Operatives Vorgehen und Behandlungsergebnisse. Springer, Berlin Heidelberg New York Tokyo

Aggressive Basaliome

H. P. Soyer

Einleitung

Das Basaliom (Basalzellkarzinom, Epithelioma basocellulare) wird als maligner epithelialer Tumor mit Adnexcharakter definiert und ist mit Abstand die häufigste bösartige Neubildung der Haut. So beträgt die Inzidenz in Deutschland ca. 100 Neuerkrankungen pro 100 000 Einwohner und Jahr, wobei sich eine Tendenz zu einem jüngeren Manifestationsalter erkennen läßt. Neben einer genetischen Prädisposition kommt bei der Entstehung von Basaliomen und Plattenepithelkarzinomen der Haut vor allem einer vermehrten UV-Belastung eine wichtige pathogenetische Bedeutung zu. In der angloamerikanischen Literatur werden diese zwei epithelialen Hauttumoren daher unter der Bezeichnung „non-melanoma skin cancer" zusammengefasst. Basaliome treten zwar um den Faktor 10 häufiger als Plattenepithelkarzinome auf, prinzipiell werden diese zwei epithelialen Hauttumoren aber gehäuft bei nahezu identischen Befundkonstellationen beobachtet.

- Chronische Lichthaut bei Personen mit Hauttyp I und II, insbesondere bei gleichzeitigem Vorliegen multipler aktinischer Keratosen – Basaliome entstehen jedoch nicht aus aktinischen Keratosen;
- chronische Radiodermatitis mit Röntgenkeratosen;
- Arsenkeratosen, welche vor allem häufig mit multiplen Rumpfhautbasaliomen assoziiert sind;
- Teerkeratosen nach jahrelanger chronischer Teer-Exposition;
- straffe Narben, wie z. B. Verbrennungsnarben;
- (hoch)chronische Dermatosen, wie z. B. Lupus vulgaris, chronisch diskoider Lupus erythematodes, Lichen planus mucosae, Lichen sclerosus et atrophicus, Epidermolysis bullosa dystrophicans, Porokeratosis bzw. entzündliche Prozesse wie z. B. Ulcera cruris venosa;
- Genodermatosen, wie z. B. Albinismus, Basalzellnaevus-Syndrom, Epidermodysplasia verruciformis Lewandowsky-Lutz, Xeroderma pigmentosum;
- immunsupprimierte Patienten, wie z. B. organtransplantierte Patienten und HIV-positive Personen.

Ein besonderes Kennzeichen des Basalioms ist das außergewöhnlich vielfältige, klinische Spektrum, mit welchem jeder Dermatologe im beruflichen Alltag ständig konfrontiert wird. Auch das feingewebliche Bild ist durch eine ungeheure Vielgestaltigkeit charakterisiert und es verwundert daher nicht, daß zahlreiche klinische und insbesondere histopathologische Klassifikationen vorliegen. Wenngleich die meisten Basaliome durch therapeutische Maßnahmen sehr gut und erfolgreich behandelt werden können, verursacht ein kleiner Prozentsatz (unter 1% aller Basaliome) größte therapeutische Probleme. Diese „aggressiven" Basaliome werden in der angloamerikanischen Literatur treffend, aber nicht sehr geschmackvoll, als „horrifying basal-cell carcinomas" bezeichnet. Im vorliegenden Beitrag werden unter der Bezeichnung „aggressive" Basaliome sowohl lokal destruierend wachsende als auch metastasierende Basaliome zusammengefaßt.

Lokal destruierend wachsende Basaliome („horrifying basal-cell carcinoma")

Jahre- bis jahrzehntelang bestehende, flächig-ulzeröse (Ulcus rodens) bzw. tiefreichend ulzerierende (Ulcus terebrans) Tumoren, aber auch ulzerös-vegetierende Knoten, welche sowohl im Gesichtsbereich als auch am Stamm auftreten (Abb. 1). Namentlich im Gesicht füh-

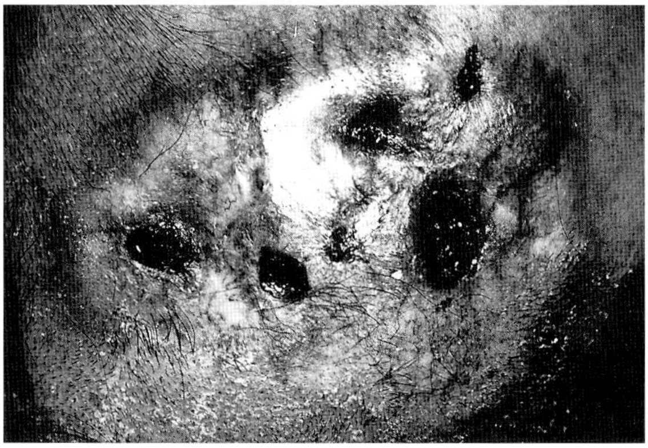

Abb. 1. 39jährige Patientin mit einem „aggressiven" Basaliom. Trotz mehrfacher ausgedehnter chirurgischer Eingriffe Destruktion des Knochens, Einwachsen der Basaliomkomplexe in das Cerebrum und Exitus der Patientin

ren diese Tumoren oft zu ausgeprägten Mutilationen. Die Größe dieser Basaliome erreicht in manchen Fällen gigantische Dimensionen und häufig besteht eine nicht erklärbare Diskrepanz zwischen der Größe des Tumors und der anamnestisch von den Patienten bzw. deren Angehörigen angegebenen Bestandsdauer [8].

Metastasierende Basaliome

Wenngleich zahlreiche erfahrene Dermatologen eine Metastasierungspotenz des Basalioms bezweifeln, wurden doch in der Literatur bisher etwa 300 einschlägige Beobachtungen mitgeteilt [3]. Auch im Krankengut der Univ.-Hautklinik für Dermatologie und Venerologie in Graz fanden wir unter 15000 in den letzten Jahren untersuchten Basaliomen 3 Patienten mit metastasierten Basaliomen [10].

Risikoprofil „aggressiver" Basaliome

Vorwiegend Studien aus dem angloamerikanischen Raum haben sich mit dem Risikoprofil von Patienten mit „aggressiven" bzw. „riesigen" Basaliomen beschäftigt. So untersuchten Randle et al. 50 konsekutive Patienten mit „riesigen" Basaliomen (Durchmesser größer als 5 cm) und beurteilten vergleichsweise drei Gruppen von ebenfalls je 50 Patienten mit kleineren Basaliomen (< 1 cm Durchmesser, < 2 cm Durchmesser und 2–5 cm Durchmesser, [5]). Diese 50 Patienten mit „riesigen" Basaliomen, die in einem Zeitraum von 5 Jahren an der Mayo Klinik in Jacksonville/Florida und Rochester/Minnesota beobachtet wurden, repräsentieren weniger als 1% der an diesen Zentren behandelten Basaliome. Statistisch signifikante Zusammenhänge ergaben sich aus der Größe des Tumors und der anamnestisch angegebenen Bestandsdauer. So berichten nur 20% der Patienten mit kleinen (< 1 cm), aber 80% der Patienten mit großen (> 5 cm) Basaliomen von einer Bestandsdauer über einem Jahr. Auch die Rezidivhäufigkeit korreliert eindeutig mit der Größe des Basalioms. Nur bei 4% der kleinen Basaliome, aber bei 68% der „riesigen" Basaliome waren bereits Therapiemaßnahmen durchgeführt worden. Histopathologisch „aggressive" Basaliomtypen, wie der fibrosierende, der mikronoduläre und der metatypische wurden zwar bei 72% der „riesigen" Basaliome, bei 56% in der Gruppe der 2 bis 5 cm großen Basaliome, aber nur in 18% bei Basaliomen mit einem Durchmesser von kleiner als 1 cm beobachtet. Die wichtigsten dieser „Risikofaktoren" sind in Tabelle 2 aufgelistet. Auch Robinson et al. wiesen kürzlich anhand einer Fall-Kontroll-Studie bei 51 Patienten mit „riesigen" Basaliomen (33 Patienten) und Plattenepithelkarzinomen (18 Patienten) darauf hin, daß Patienten mit diesen entstellenden Tumoren viel seltener Arztbesuche absolvieren bzw. ärztliche Ratschläge ignorieren [6]. Zwei Hauptgründe, welche von Patienten mit diesen „riesigen" Hauttumoren als Erklärung für ihre fehlende Bereitschaft zu Arztbesuchen angegeben wurden, sind einerseits – paradoxerweise – großes Schamgefühl wegen ihres Erscheinungsbildes und andererseits mangelndes Gesundheitsbewußtsein gekoppelt mit einer fatalistischen Lebenseinstellung. In Einzelfällen waren andere Faktoren wie Angst vor überhöhten finanziellen Belastungen durch die Behandlung, Alkohol- und Drogenprobleme sowie schwere psychiatrische Erkrankungen als Erklärung für dieses Verhalten eruierbar. Die Zugehörigkeit zu einer niedrigeren Sozialschicht – definiert durch das Jahreseinkommen und die Schulbildung – war ebenfalls signifikant häufiger in der Gruppe der Patienten mit „riesigen" Hauttumoren. Von Patienten mit „riesigen" Basaliomen (33 Fälle) wurde eine sehr lange Bestandsdauer mit über 10 Jahren angeführt, während bei Patienten mit „riesigen" Plattenepithelkarzinomen (18 Fälle) die anamnestische Bestandsdauer lediglich 6 Monate bis maximal 2 Jahre betrug. In der Fall-Kontroll-Studie von Robinson et al. waren in der Gruppe der „riesigen" Basaliome besondere histopathologische Basaliomtypen im Vergleich zu den Kontrollfällen – im Gegensatz zu den Ergebnissen von Randle et al. – nicht gegeben. Dies könnte durch die Auswahl der Kontrollgruppe mit relativ großen Basaliomen (2–4,9 cm) bedingt sein.

Histopathologische Klassifikation als Versuch, den biologischen Verlauf vorherzusagen

Zielvorstellung jeder morphologischen Klassifikation ist die Erstellung einer objektiven und reproduzierbaren Grundlage für die operative Therapieplanung und die weiteren Nachsorgemaßnahmen. Histopathologische Basaliom-Klassifikationen versuchen daher jene morphologischen Basaliomtypen hervorzuheben, welche mit „aggressiven" klinischen Verläufen korrelieren. Bereits 1951 hat Thackray den Einfluß des histopathologischen Musters von Basaliomen in Bezug auf das Ansprechen einer Röntgen-Therapie untersucht und darauf hingewiesen, daß die „infiltrative Ausdehnung" eines Basalioms ein wesentlicher Faktor für eine schlechte Prognose ist [11]. 1982 haben dann Jacobs et al. folgende histopathologische Kriterien definiert, welche aufgrund ihrer Untersuchungen durch einen „aggressiven" klinischen Verlauf gekennzeichnet waren:

- Wachstumsmuster (knotig-ulzeriert; ulzeriert, infiltrierend, fibrosierend; superfiziell);
- Größe der basaloiden Zellkomplexe;
- Eindringtiefe;
- „invading edge" [4].

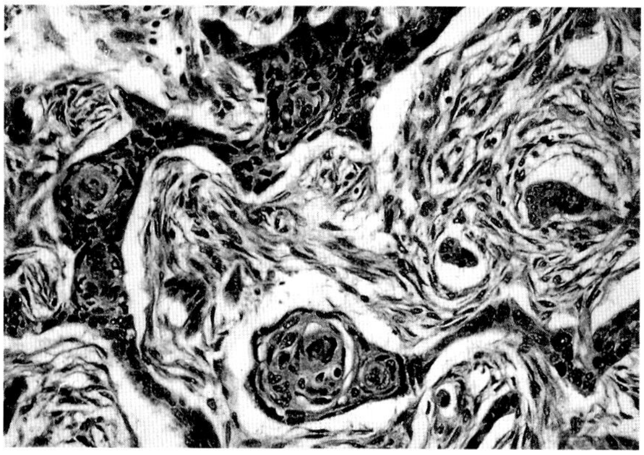

Abb. 2. Histologie dieser 39jährigen Patientin. Die gesamte Dermis, Subkutis, Faszien und angrenzender Knochen sind durchsetzt von bizarr konfigurierten, z. T. keratotischen Basaliomkomplexen. Dieser Basaliomtyp wird auch als „infiltrierender" Typ bezeichnet.

Auch Dixon et al. untersuchten vergleichsweise die morphologischen Charakteristika rezidivierender und nicht-rezidivierender Basaliome und konnten zeigen, daß

- inadäquate Resektionsränder;
- infiltrierendes und fibrosierendes Wachstumsmuster;
- bizarre Konfiguration basaloider Zellkomplexe;
- infiltrierendes Wachstum im Randbereich und
- fehlende Ausbildung einer Palisadenstellung der Zellkerne an der Peripherie basaloider Zellkomplexe
- wichtige histopathologische Hinweise für das Auftreten von Rezidiven darstellen [2].

Auch neueren histopathologischen Untersuchungen zufolge finden sich positive Resektionsränder gehäuft bei fibrosierenden, infiltrierenden (Abb. 2) und mikronodulären Basaliom-Typen [9, 15]. Es wird daher empfohlen, diese besonderen histopathologischen Basaliomtypen im Befund zu vermerken um den behandelnden Dermatologen auf das „aggressive" Potential eines gegebenen Basalioms aufmerksam zu machen. Kritisch anzumerken ist allerdings, daß diese histopathologischen Einteilungsversuche lediglich den Versuch darstellen biologische Verläufe durch morphologische Phänomene zu interpretieren beziehungsweise vorauszusehen.

Tumorzell-Stroma-Beziehung – der Schlüssel zur Invasivität „aggressiver" Basaliome

Die Tumorzell-Invasion stellt einen hochdifferenzierten Vorgang dar und erst in den letzten Jahren wurden einzelne Details der Tumorzell-Stroma-Beziehung auch für kutane epithelialer Tumoren erarbeitet. Bei der Tumorzell-Invasivität handelt es sich um einen mehrstufigen, kaskadenartigen Prozeß, bei dem Tumorzelladhäsion und Tumorzellmotilität aber insbesondere die Fähigkeit von Tumorzellen eine Degradation der extrazellulären Matrix durch proteolytische Enzyme zu induzieren eine wesentliche Rolle spielen. Der Ab- und Aufbau der extrazellulären Matrix wird durch ein subtiles Zusammenspiel von Matrix-Metallo-Proteinasen und ihren Hemmstoffen, den sog. TIMPs („tissue inhibitors of metallopoteinases"), reguliert. Derzeit vorliegende Daten lassen zwar einen faszinierenden Einblick in dieses Netzwerk erahnen, zeigen aber gleichzeitig die Komplexität der Tumorzell-Stroma-Beziehung auf. So berichteten Undén et al., daß Myofibroblasten im Stroma „aggressiver" Basaliome ein verstärktes Signal für Stromelysin 3 mRNA abgeben [12]. Gleichzeitig wurde aber gezeigt, daß Myofibroblasten in Dermatofibromen ebenfalls verstärkt die Matrix-Metalloproteinase Stromelysin 3 produzieren. Ferner berichteten kürzlich Wagner et al., daß das invasive Potential epithelialer Tumoren invers mit der TIMP-2 Expression im Stroma korreliert [13]. Diese Autoren wiesen auch daraufhin, daß in fibrosierenden Basaliomen im Vergleich zu anderen Basaliomtypen niedrigere Level von TIMP-2-mRNA produziert werden. Solche und ähnliche Untersuchungsergebnisse sind vorerst von theoretischem Interesse, werden aber in Zukunft möglicherweise Ansatzpunkte für alternative pharmakologische Therapien darstellen.

Therapeutische Probleme „aggressiver" Basaliome

Prinzipiell liegen bei der Behandlung „aggressiver" Basaliome 2 unterschiedliche klinische Ausgangssituationen vor, welche im folgenden kurz angesprochen werden.

Behandlung kleinerer Basaliome mit voraussichtlich „aggressivem" Verlauf

Bei Vorliegen eines entsprechenden Risikoprofils (s. unten) kann bereits bei kleineren Basaliomen ein „aggressiver" klinischer Verlauf erwartet werden. Abhängig von der Befundeinschätzung ist dann ein adäquates therapeutisches Procedere zu wählen. Hier bietet die histologisch kontrollierte, 3dimensionale Aufarbeitung des Exzidates bzw. Nachexzidates – wie mehrfach von Breuninger vorgeschlagen – gegenüber der herkömmlichen Schnittrandkontrolle entscheidende Vorteile [1].

Klinische und histopathologische Befunde, welche häufig bei Patienten mit „riesigen" Basaliomen beobachtet werden

- Ärztliche Ratschläge werden ignoriert – („patient neglect");
- lange Bestandsdauer des Basalioms;
- Röntgenbestrahlungen in der Anamnese;
- Rezidive nach vorausgegangenen, insuffizienten Therapiemaßnahmen;
- „aggressive" histologische Basaliom-Varianten, wie z. B. fibrosierende, infiltrierende oder mikronoduläre Typen.

Behandlung „aggressiver", meist riesiger Basaliome

Therapeutische Maßnahmen bei Patienten mit „aggressiven" Basaliomen umfassen die gesamte Palette der chirurgischen Maßnahmen, wobei in speziellen Fällen alle interdisziplinären Möglichkeiten ausgeschöpft werden müssen [7]. Häufig verursachen jedoch der oft reduzierte Allgemeinzustand des Patienten, aber auch die nicht-gegebene Compliance dem behandelnden Arzt die größten Probleme [14].

Literatur

1. Breuninger H, Schippert W, Black B, Rassner G (1989) Untersuchungen zum Sicherheitsabstand und zur Exzisionstiefe in der operativen Behandlung von Basaliomen. Anwendung der dreidimensionalen histologischen Untersuchung bei 2016 Tumoren. Hautarzt 40: 693–700
2. Dixon AY, Lee SH, McGregor DH (1989) Factors predictive of recurrence of basal cell carcinoma. Am J Dermatopathol 11: 222–232
3. Domarus H, Stevens PJ (1984) Metastatic basal cell carcinoma. Report of five cases and review of 170 cases in the literature. J Am Acad Dermatol 10: 1043–1060
4. Jacobs GH, Rippey JJ, Altini M (1982) Prediction of aggressive behavior in basal cell carcinoma. Cancer 49: 533–537
5. Randle HW, Roenigk RK, Brodland DG (1993) Giant basal cell carcinoma. Who is at risk? Cancer 72: 1624–1630
6. Robinson JK, Altman JS, Rademaker AW (1995) Socioeconomic status and attitudes of 51 patients with giant basal and squamous cell carcinoma and paired controls. Arch Dermatol 131: 428–431
7. Petres J, Lohrisch I (Hrsg.) (1993) Das Basaliom – Klinik und Therapie. Springer, Berlin Heidelberg New York Tokyo
8. Sahl WJ, Snow SN, Levine NS (1994) Giant basal cell carcinoma. Report of two cases and review of the literature. J Am Acad Dermatol 30: 856–859
9. Sexton M, Jones DB, Maloney ME (1990) Histologic pattern analysis of basal cell carcinoma. J Am Acad Dermatol 23: 1118–1126
10. Soyer HP, Cerroni L, Kerl H (1993) Basaliom und Metastasen. In: Petres J, Lohrisch I (Hrsg.) Das Basaliom – Klinik und Therapie. Springer, Berlin Heidelerg New York Tokyo, S 25–30
11. Thackray AC (1951) Histological classification of rodent ulcers and its bearing on their prognosis. Br J Cancer 5: 213–216
12. Undén AB, Sandstedt B, Bruce K, Hedblad MA, Ståhle-Bäckdahl M (1996) Stromelysin-3 mRNA associated with myofibroblasts is overexpressed in aggressive basal cell carcinoma and in dermatofibroma but not in dermatofibrosacroma. J Invest Dermatol 107: 147–153
13. Wagner SN, Ockenfels HM, Wagner C, Soyer HP, Goos M (1996) Differential expression of tissue inhibitor of metalloproteinases-2 by cutaneous squamous and basal cell carcinomas. J Invest Dermatol 106: 321–326
14. Whitaker DC (1992) Unresectable primary facial cutaneous carcinoma. J Dermatol Surg Oncol 18: 125–129
15. Wrone DA, Swetter SM, Egbert BM, Smoller BR, Khavari PA (1996) Increased proportion of aggressive-growth basal cell carcinoma in the Veterans Affairs population of Palo Alto, California. J Am Acad Dermatol 35: 907–910

Maligne proliferierende Trichilemmalzyste mit p53-Defekt

T. Schaefer, H. J. Schulze, W. Groth, G. R. F. Krueger, G. Mahrle

Einleitung

Proliferierende Trichilemmalzysten (PTC) sind seltene, von der äußeren Wurzelscheide des Haarfollikels ausgehende Tumoren. Sie kommen gehäuft in Lokalisationen mit einer hohen Dichte an Haarfollikeln, insbesondere am occipitalen Kapillitium älterer Frauen vor, jedoch sind sie auch bei jungen Patienten und in anderen Lokalisationen beschrieben [9, 14]. Die Dignität wird im allgemeinen als benigne beurteilt. Aufgrund der histologisch beschriebenen Atypien und Dysplasien werden sie den Pseudokanzerosen zugeordnet. Histologisch kann die Abgrenzung zu einem Plattenepithelkarzinom schwierig sein. In einigen Fällen wurde über eine maligne Umwandlung mit destruktivem Wachstum und Metastasierung berichtet [5, 7, 8, 13].

Die Dignität der PTC wird primär aufgrund des lichtmikroskopischen Befundes bestimmt. Es findet sich bei der malignen Form gegenüber der benignen Form der PTC

1. eine ausgeprägtere zytologische Atypie in ausgedehnteren Arealen,
2. eine stärkere Zunahme der Mitosen, besonders der atypischen Mitosen,
3. eine Hornperlenbildung mit unvollständiger, parakeratotischer Verhornung und
4. eine Infiltration in das umgebende Gewebe und keine glatte Begrenzung des Tumors.

Proliferationsindex und DNS-Veränderungen im Tumorgewebe korrelieren nicht mit der Prognose des Tumors [12]. Immunhistochemische Marker zur Bestimmung der Dignität sind bisher nicht bekannt. Wir berichten über 3 Fälle von PTC mit unterschiedlichem klinischen Verlauf und Expression des Tumor-Suppressor-Gens p53.

Material und Methoden

Patient 1 (JL, 49 Jahre, m)

Anamnese und Befund

Seit 1/2 Jahr ca. 3 x 1 cm großer, nodulärer Tumor in der linken Leiste.

Histologie

Polypöse Vorwölbung der sonst unauffälligen Epidermis. An der Dermis-/Subkutis-Grenze findet sich ein polyzystischer Tumor, der einen trichilemmalen Wandaufbau aufweist mit stellenweise trichohyalinartigen runden Granula. Vereinzelt orthokeratotische Hornperlenbildung, reichlich Einzelzelldyskeratosen und vermehrt Mitosen. Der Tumor ist von einer etwas verdichteten, schmalen Fibrosezone umgeben.

Patient 2 (MS, 67 Jahre, w)

Anamnese und Befund

Seit ungefähr 10 Jahren occipital bestehender, 3 x 1,5 cm großer, teils derber, teils zystischer, polynodöser Tumor. 10/94 auswärtige Kürettage: Anamnestisch handelt es sich histologisch um einen proliferierenden, zystischen Tumor.

Histologie

Multilobulär aufgebauter, kutan-subkutaner Tumor mit zahlreichen zystischen Formationen, die stellenweise zu einer Atrophie des Zystenepithels geführt haben. In sämtlichen zystischen Epithelwandungen fehlt ein Stratum granulosum. Insgesamt liegt das Bild einer tricholemmalen Zystenwand vor mit Verdämmern der Zellen zum Zystenlumen hin. In den Schnitten der zentralen Tumoranteile stellenweise basal atypische Keratinozytenproliferation mit hyperchromatischen und mäßig pleomorphen Kernen sowie Dyskeratosen, jedoch nur ganz vereinzelt Mitosen. In diesen Arealen ist die regelmäßige Schichtung der Zystenwand aufgehoben.

Patient 3 (JC, 63 Jahre, w)

Anamnese und Befund

Seit 2 Monaten entwickelt sich links infraorbital ein ca. 1,5 cm durchmessender, verschieblicher, derber Tumor.

Histologie

Es findet sich ein kutan/subkutan gelegener zystischer Tumor. Dieser baut sich aus einer äußeren Zystenwand auf, von der ausgehend papillomatöse und weitere zystische Veränderungen innerhalb eines fibrösen Stromas das Innere auffüllen. Die Zystenräume enthalten ortho- bis parakeratotisches Hornmaterial. Die Zystenwandstrukturen bestehen aus kleinen, palisadenartig angeordneten Basalzellen, die in große, blasse, Keratoakanthom-artige Epithelzellen übergehen und ohne Ausbildung eines Stratum granulosum verhornen. In weiteren Abschnitten haben die basalen Epithelzellagen ihre regelmäßige Schichtung verloren, es findet sich eine Polymorphie und Hyperchromasie der Kerne, zahlreiche Einzelzelldyskeratosen, häufige und auch atypische Mitosen und parakeratotisch verhornende Hornperlenbildung. Nach oben und zu den Seiten hin ist der Tumor scharf abgegrenzt und von einer fibrösen Verdichtungszone umgeben. Zur Tiefe hin haben sich einzelne Tumorzellnester separiert, die in die Muskulatur infiltrierend wachsen. Letztere weisen eine besonders ausgeprägte Zellatypie auf. Stellenweise findet man hier auch eingewanderte Neutrophile bis hin zur Mikroabszeßbildung (Abb. 1)

Aufgrund der klinischen Wachstumsdynamik und der histologischen Befunde wurde bei Patient 1 und 2 eine benigne Form einer PTC, bei Patient 3 hingegen eine maligne einer PTC diagnostiziert (Tabelle 1).

Paraffinschnitte von PTC wurden mit epithelialem Membran Antigen (EMA, Fa. DAKO, Dänemark), „proliferating cell nuclear antigen" (PCNA, Fa. DAKO, Dänemark), p53 (Fa. DAKO, Dänemark) und p21 (WAF 1 Protein, Fa: Novacastra, Großbritannien) nach Standardverfahren immunhistochemisch gefärbt: Die Paraffinschnitte wurden zunächst in Zitratpuffer bei 750 W 2 mal 5 Minuten der Mikrowelle ausgesetzt und anschließend 10 Minuten mit Kaninchenserum bei Raumtemperatur inkubiert. Die Schnitte wurden dann bei 37 °C 60 Minuten lang mit dem primären Antikörper behandelt. Es folgte eine jeweils 30minütige Inkubation mit einem biotinylierten anti-Maus Antikörper sowie mit einem Streptavidin/alkalische Phosphatase Antikörper. Zuletzt wurden die Schnitte 20 Minuten mit dem Farbsubstrat inkubiert.

Tabelle 1. Klinik der Patienten mit proliferierender Trichilemmalzyste

Patient	Alter (Jahre)	Geschlecht (m/w)	Lokalisation	histologische Dignität
1	49	m	Leiste	benigne
2	67	w	Kopfhaut	benigne
3	63	w	infraorbital	maligne

Ergebnisse

Bei den beiden ersten Patienten fand sich in Korrelation mit dem klinischen Verlauf eine schwache Anfärbung mit dem Proliferationsmarker PCNA in den basalen Abschnitten des Tumors. Die Färbungen mit EMA, p53 und p21 waren negativ. Bei Patient 3, bei dem der Tumor innerhalb von 2 Monaten gewachsen und in das Muskelgewebe infiltriert war, zeigte sich eine Anfärbung mit EMA und PCNA. Zusätzlich fand sich ein positiver Nachweis von p53 (Abb. 2) bei negativem

Tabelle 2. Proliferierende Trichilemmalzyste – Immunhistochemische Untersuchungen

Patient	PCNA	EMA	p53	p21
1	(+)	–	–	–
2	(+)	–	–	–
3	+	+	+	–

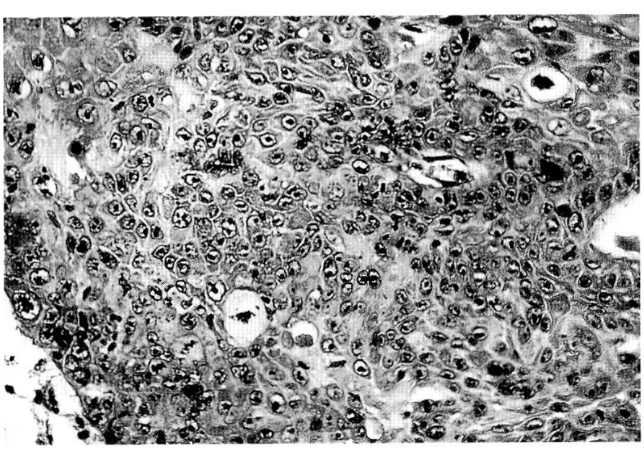

Abb. 1. Patient 3. Maligne Form einer proliferierenden Trichilemmalzyste

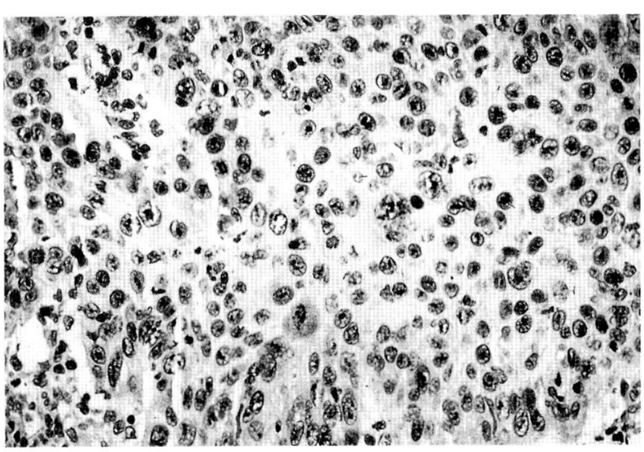

Abb. 2. Patient 3. Nachweis von p53 Protein in infiltrativ wachsenden Tumoranteilen

p21, insbesondere in den infiltrativ wachsenden Tumoranteilen (Tabelle 2).

Diskussion

Die Prognose einer benignen PTC und einer malignen Form unterscheidet sich deutlich. Während die benigne Form gelegentlich aufgrund inkompletter chirurgischer Sanierung zu Rezidiven neigt, führt die maligne Form der PTC zu Metastasierung mit häufig letalem Ausgang. Die Diagnose bzw. Unterscheidung zwischen der benignen und malignen Form wird mit Hilfe lichtmikroskopischer Kriterien gestellt. Es wurde versucht, zusätzlich andere Marker zur Bestimmung der Dignität dieses Tumors heranzuziehen. Jaworksi [6, 7] konnte in Tumorzellen einer malignen PTC erhöhte Aneuplodie nachweisen. In einer Untersuchung von Sleater et al. [12] an vier Fällen von PTC fand sich keine Korrelation zwischen Proliferationsindex bzw. DNS-Gehalt und der Prognose des Tumors.

Die Akkumulation von p53 Protein ist bei verschiedenen humanen Neoplasien beschrieben [2, 10]. Das Tumor-Suppressor-Gen p53 kann verschiedene Promotoren modulieren und auch direkt an DNS spezifisch binden. Es aktiviert andere Onkogene, wie das p21, die wiederum modulierend auf die biologische Aktivität von p53 wirken [4]. Durch Mutation des p53-Gens kommt es zum einen, einer Akkumulation des Proteins, das dann mit immunhistochemischen Techniken nachweisbar ist. Zum anderen werden andere Onkogene, wie das p21 nicht mehr aktiviert.

Neuere Untersuchungen von Hauttumoren zeigen Veränderungen des Tumor-Suppressor-Gens p53 bei invasiv wachsenden Plattenepithelkarzinomen [3].

Weiss et al. [13] konnten in einem Fall einer metastasierenden PTC allerdings weder im Tumor, noch in den Metastasen, eine vermehrte Expression von p53 nachweisen.

In den von uns vorgestellten Fällen von PTC mit klinisch langsamer Tumorprogression zeigte sich nur eine schwache Proliferationsaktivität. Im Fall mit klinisch raschem Wachstum und Infiltration fand sich eine deutliche Proliferation und ein positiver Nachweis von p53 bei fehlender Anfärbung von p21, was für eine Veränderung des Tumor-Suppressor-Gens spricht. Der immunhistochemische Nachweis von Tumor-Suppressor-Genen ist möglicherweise ein Marker für die Dignität der PTC.

Literatur

1. Baptista AP, Silva LGE, Born MC (1983) Proliferating trichilemmal cyst. J Cutan Pathol 10: 178–187
2. Bartek J, Bartkova J, Vojtesek B, Staskova Z, Lukas J, Rejthar A, Kovarik J, Midgley CA, Gannon JV, Lane DP(1991) Aberrant expression of the p53 oncogene is a common feature of a wide spectrum of human malignancies. Oncogene 6: 1699–1703
3. Brash DE, Rudolph JA, Simon JA, Lin A, McKenna GJ, Baden HP, Haperin AJ, Ponten J (1991) A role for sunlight in skin cancer: UV-induced p53 mutations in squamos cell carcinoma. Proc Natl Acad Sci USA 88: 10124–10128
4. El-Deiry WS, Tokino T, Velculescu VE, Levy DB, Parsons R, Trent JM, Lin D, Mercer WE, Kinzler KW, Vogelstein B (1993) WAF1, a potential mediator for p53 tumor suppression. Cell 75: 817–825
5. Hödl S, Smolle J, Scharnagel E (1984) Zur Dignität der proliferierenden Trichilemmalzyste. Hautarzt 35: 640–644
6. Jaworski R (1987) Unusual proliferating trichilemmal cyst (1987) Am J Dermatopathol 9: 459–461
7. Jaworski R (1988) Malignant trichilemmal cyst. Am J Dermatopathol 10: 276–277
8. Mori O, Hachisuka H, Sasai Y (1990) Proliferating trichilemmal cyst with spindle cell carcinoma. Am J Dermatopathol 12: 479–484
9. Munro JM, Hall PA, Thompson HH (1986) Proliferating trichilemmal cyst occuring on the skin. J Cutan Pathol 13: 246–249
10. Nigro JM, Baker S, Preisinger AC, Jessup JM, Hostetter R, Cleary K, Bigner SH, Davidson N, Baylin S, Devilee P, Glover T, Collins FS, Weston A, Modali R, Harris CC, Vogelstein B (1989) Mutations in the p53 gene occur in diverse human tumour types. Nature 342: 705–708
11. Saida T, Oohara K, Hori Y, Tsuchiya S (1983) Development of a malignant proliferating trichilemmal cyst in a patient with multiple trichilemmal cysts. Dermatologica 166: 203–208
12. Sleater J, Beers B, Stefan M, Kilpatrick T, Hendricks J (1993) Proliferating trichilemmal cyst. Report of four cases, two with nondiploid DNA content and increased proliferating index. Am J Dermatopathol 15: 423–428
13. Weiss J, Heine M, Grimmel M, Jung EG (1995) Malignant proliferating trichilemmal cyst. J Am Acad Dermatol 32: 870–873
14. Yamaguchi J, Irimajiri T, Ohara K (1994) Proliferating trichilemmal cyst arising in the arm of a young woman. Dermatology 189: 90–92

Maligner proliferierender Trichilemmaltumor – ein klinisch häufig verkannter Tumor

A. Stein, G. Sebastian, L. Büchner

Einleitung

Der maligne proliferierende Trichilemmaltumor (MPTT) ist ein ausgesprochen seltener, zu Rezidiven und insbesondere zu Metastasen neigender maligner Haarfollikeltumor. Bisher finden sich 14 publizierte Fälle eines metastasierten MPTT als sicheren Beweis für das Vorliegen einer malignen Transformation. Betroffen sind bevorzugt ältere Frauen im Kopfhautbereich.

Noch nicht endgültig entschieden ist die Frage, ob es sich bei dem MPTT um die sekundäre Entartung eines vorbestehenden benignen proliferierenden Trichilemmaltumors (BPTT) oder um einen de novo Tumor handelt. Neuere Untersuchungen unterstützen die von Saida et al. [8] aufgestellte Hypothese, daß der MPTT nach den benigen Stadien der Trichilemmalzyste und des BPTT das dritte bzw. karzinomatöse Endstadium in der onkologischen Entwicklung eines Pilartumors darstellt.

Nachfolgend wird über 5 von 1100 in einem Zeitraum von 10 Monaten innerhalb eines Jahres stationär operierten Patienten berichtet, bei denen die Diagnose eines MPTT gesichert wurde.

Patientengut und Methoden

Im Zeitraum vom 01. Januar bis 31. Oktober 1996 wurde bei 5 von 1100 stationär operierten Patienten der Klinik und Poliklinik für Dermatologie des Universitätsklinikums der TU Dresden die Diagnose eines MPTT gesichert. Anamnestische und klinische Daten wurden erfaßt (Tabelle 1).

Die histologischen und immunhistochemischen Untersuchungen erfolgten an formalin-fixiertem, in Paraffin eingebetteten Material. Die Tumorexzisate wurden stufenweise, die seitlichen Schnittränder lückenlos aufgearbeitet. Repräsentative 3 μm dicke Tumorschnitte wurden mit Hämatoxylin-Eosin (HE) gefärbt sowie einer Perjodsäure-Schiff-Reaktion (PAS) ohne und mit Diastaseandauung unterzogen. Unter Verwendung der alkalischen Phosphatase-antialkalische Phosphatase (APAAP) – Technik erfolgten an 3 μm dicken Paraffinschnitten die immunhistochemische Darstellung der proliferativen Aktivität und des Tumorsuppressorgens p53 in MPTT mit monoklonalen Antikörpern (Fa. DAKO, Dänemark) gegen Proliferating Cell Nuclear Antigen (PCNA, PC 10), gegen Ki-67 Antigen (Rabbit Anti-Human Ki-67 Antigen) und gegen p53-Protein (DO-7).

Ergebnisse

Anamnese und klinischer Befund

Die MPTT sind bei allen Patienten (Durchschnittsalter 86 Jahre), unter ihnen drei Frauen, im Bereich der lichtexponierten Stirn-Schläfen-Region lokalisiert (Tabelle 1). Die Anamnese erstreckte sich über minimal 11 bis maximal 30 Monate, wobei es bei vier Patienten erst in den jeweils letzten Monaten zu einer deutlichen Wachstumstendenz der ursprünglich als umschriebene kutan-subkutane „Schwellung" imponierenden Tumoren kam. In vier Fällen wurden die Tumoren als „gutartig" über ein halbes Jahr ambulant konservativ behandelt.

Tabelle 1. Klinische Daten der Patienten mit MPTT

Patient	Geschlecht (m/w)	Alter (Jahre)	Lokalisation	Anamnesedauer (Monate)	Größe [mm]
1	m	85	frontoparietal rechts	11	50 · 55 · 30
2	m	87	Stirn links	20	30 · 25 · 25
3	w	87	Schläfe links	26	25 · 25 · 10
4	w	87	Stirn rechts	24	35 · 23 · 08
5	w	91	Schläfe rechts	30	50 · 30 · 15

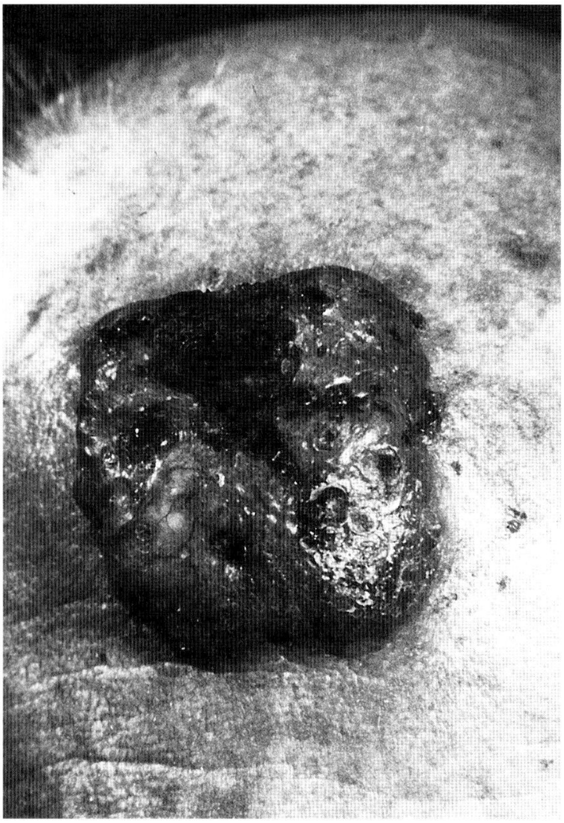

Abb. 1. Ulzerierter, mit Krusten belegter exophytischer, rötlicher Tumor frontoparietal *rechts*

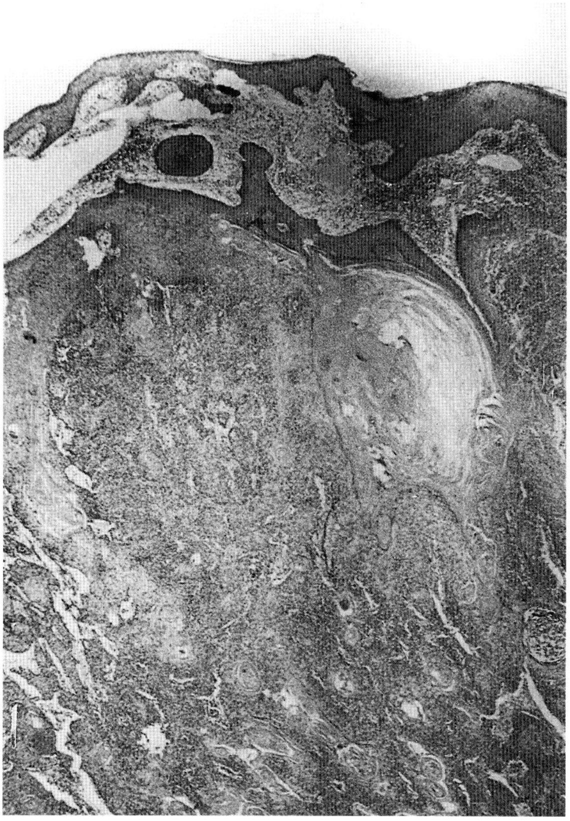

Abb. 2. MPTT. Neben ausgeprägten malignen Veränderungen *(links)* fokal relativ benigne Areale *(rechts)*. (HE, Vergr. 25:1)

Bei Aufnahme finden sich stets solitäre, exophytische, ulzerierte, z.T. mit Krusten belegte, rötliche, teils weißlich-gelblich durchscheinende, von Teleangiektasien überzogene derbe Tumoren, wobei der größte 50x 55 x 30 mm mißt (Abb. 1). Das präoperative Tumorstaging (Thorax- und Schädel-Röntgen, Abdomen- und Lymphknotensonographie, zerebrale Computertomographie) war unauffällig.

Histopathologischer Befund

In allen Fällen zeigt sich ein ähnliches histologisches Bild. Es finden sich ulzerierte, exo-endophytisch gewachsene Tumoren mit Infiltration der Subkutis bis an die Galea aponeurotica, in einem Fall bis in die Muskulatur, mit vertikalen Tumordicken von minimal 6 bis über 20 mm. Die Tumoren werden aus irregulären lobulären und trabekulären plattenepithelialen Zellverbänden, die zentrale unterschiedlich große trichilemmale Keratinisierungsareale umgeben, aufgebaut. In den Tumorzellverbänden sind ausgeprägte Zellpolymorphie und Kernpleomorphie mit zahlreichen atypischen Mitosen und Dyskeratosen sowie Tumornekroseareale sichtbar. In zwei Fällen MPTT finden sich fokal relativ benigne Areale (Abb. 2). In der PAS-Färbung sind stellenweise Glykogen enthaltende klarzellige Tumorzellen nachweisbar.

Immunhistochemie

In den Tumorzellen läßt sich mit den Proliferationsmarkern PCNA und Ki-67 Antigen eine erhöhte proliferative Aktivität nachweisen: PCNA-positive Expression in mehr als 50% der Tumorzellen, Ki-67 Antigen-positive Expression in etwa 20% der Tumorzellen.

Eine positive Expression von p53-Protein zeigt sich in den Tumorzellen an der Wachstumszone, jedoch fand sich keine Überexpression von p53-Protein.

Therapie und Verlauf

In allen Fällen wurden die Tumoren unter der Verdachtsdiagnose eines Plattenepithelkarzinoms mit 5–10 mm seitlichen Sicherheitsabstand, in der Tiefe bis auf die Galea aponeurotica, in einem Fall bis auf die Muskulatur exzidiert. Aufgrund der Ausdehnung der Tumoren und des hohen Alters der Patienten erfolgte

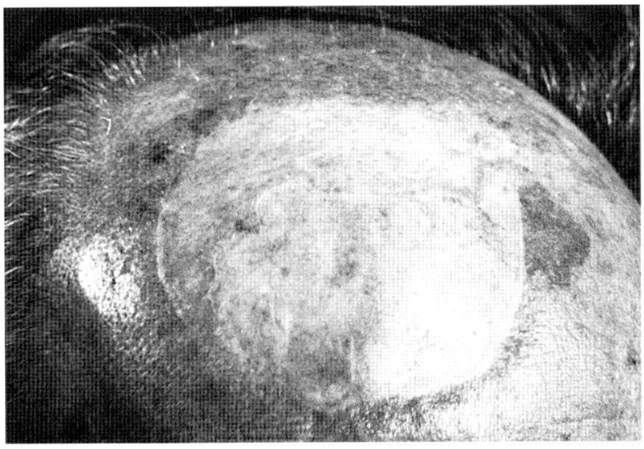

Abb. 3. Befund 12 Monate nach Exzision und Spalthauttransplantation

die sofortige Defektversorgung mit Spalthauttransplantaten. Postoperativ kam es zur komplikationslosen Wundheilung (Abb. 3).

12 Monate postoperativ sind alle Patienten frei von lokalen Rezidiven. In einem Fall trat 12 Monate p.o. eine Metastase im Bereich der Glandula parotis rechts auf; es wurde eine Parotidektomie und radikale neck dissection durchgeführt. Histologisch konnte das Vorliegen einer metastatischen Absiedelung eines MPTT bestätigt werden.

Besprechung

Der proliferierende Trichilemmaltumor ist ein benigner, von der äußeren Wurzelscheide des Haarfollikels ausgehender Tumor [5, 6]. Die klinische und anatomische Verteilung des BPTT überschneidet sich mit der des MPTT, wobei sichere maligne Transformationen mit Nachweis einer Metastasierung nach den bisherigen Veröffentlichungen sehr seltene Ereignisse sind. Wird ausschließlich der Nachweis von Metastasen als Beweis für das Vorliegen eines MPTT berücksichtigt, so finden sich in der englischsprachigen Literatur insgesamt vierzehn beschriebene Fälle [2, 11].

Auch wenn die histogenetische Entstehung des MPTT noch nicht endgültig geklärt zu sein scheint, unterstützen neuere Publikationen [6, 9, 11] die von Saida et al. [8] aufgestellte Hypothese einer onkologischen Entwicklung dieses Pilartumors über verschiedene Stadien. Danach sollen die Trichilemmalzyste das adenomatöse, der BPTT das epitheliomatöse und der MPTT das dritte bzw. karzinomatöse Endstadium ein und desselben Pilartumors darstellen. Die Mehrzahl der Veröffentlichungen beschreibt das Vorkommen MPTT als das solitärer Tumoren [1, 2, 6, 7] mit histologisch sichtbaren Transformationsarealen von einem BPTT zu einem malignen Neoplasma mit ausgeprägten Zellatypien. Saida et al. [8] berichten über die Entwicklung eines MPTT bei einem Patienten mit 42 Trichilemmalzysten im Kopfhautbereich. Weiss et al. [11] konnten erstmals das gleichzeitige Auftreten multipler Trichilemmalzysten, eines BPTT und eines metastasierten MPTT an der Kopfhaut eines Patienten nachweisen. Auch unsere Untersuchungen mit dem fokalen Nachweis relativ benigner Tumorareale neben ausgeprägten malignen Veränderungen unterstützen die Hypothese, daß die sekundäre Entartung eines vorbestehenden BPTT wahrscheinlicher ist als ein de novo Tumor. Auslösende Faktoren für entsprechende Transformationen sind gegenwärtig noch nicht gesichert, jedoch kommen anamnestischen Erhebungen zufolge Trauma und/oder Entzündung eine nicht unwesentliche Rolle in der Transformation einer Trichilemmalzyste in einen BPTT zu [4, 5, 9]. Wichtig ist daher die sorgfältige klinische Kontrolle von Patienten mit multiplen Trichilemmalzysten und die operative Entfernung bei raschem exophytischen Wachstum als mögliche Hinweiszeichen für eine maligne Entartung [5, 6, 8].

Allein anhand der Klinik kann nicht sicher zwischen BPTT und MPTT differenziert werden. Da der in der Regel histologisch aus gut umschriebenen lobulären Plattenepithelverbänden aufgebaute BPTT neben der typischen trichilemmalen Verhornung Zell- und Kernatypien sowie Dyskeratosen unterschiedlichen Ausmaßes aufweisen und damit die Abgrenzung zu einem Plattenepithelkarzinom oder MPTT schwierig sein kann, sind zur möglichst frühen Dignitätssicherung und differentialdiagnostischen Abgrenzung sorgfältige histologische Untersuchungen des gesamten Tumors erforderlich [2, 3, 4, 5, 9, 11]. Infiltration atypischer Tumorzellen in das umgebende Gewebe, Tumornekrose, ausgeprägte Zell- und Kernatypien sowie Dyskeratosen sind Hinweiszeichen für eine maligne Transformation [2, 6]. In unseren Untersuchungen ließen sich in allen Fällen derartige Kriterien sichern.

Der Einsatz immunhistochemischer Marker und flowzytometrischer Untersuchungen scheint in der Differenzierung BPTT von MPTT hilfreich zu sein [1, 5]. Rutty et al. [7] konnten anhand immunhistochemischer und flowzytometrischer Untersuchungen nachweisen, daß morphologische Malignitätskriterien wie schlechte Abgrenzbarkeit des Tumors mit Infiltration in das umgebende Gewebe mit erhöhter Zellproliferation (PCNA) und DNA-Aneuploidie einhergehen. Sleater et al. [10] fanden in BPTT mit nicht diploiden DNA-Werten höhere Zellproliferation (Ki 67-Antigen) und Mitoseraten als in den entsprechenden diploiden BPTT. Die Arbeitsgruppe schlußfolgerte, daß bei Fehlen eindeutiger maligner Areale in BPTT mit erhöhter Mitosenfrequenz die histologische Untersuchung allein für die Festlegung des biologischen

Verhaltens unzureichend sein kann, so daß Analysen der Zellproliferation und des DNA-Gehaltes gerechtfertigt sind. Auch in unseren Untersuchungen war in allen MPTT eine erhöhte Proliferationsaktivität nachweisbar. Entgegen den Ergebnissen von Weiss et al. [11] zeigte sich in unseren MPTT eine positive Expression des Tumorsuppressorgens p53 in den Tumorzellen an der Wachstumszone. Mutationen des Tumorsuppressorgens p53 gehören zu den häufigsten Veränderungen in Malignomen.

Die radikale operative Therapie – histologisch kontrolliert – ist die Therapie der Wahl des BPTT und MPTT [9, 11]. Wegen der möglichen Rezidivneigung und hohen Metastasierungsgefahr des MPTT ist eine lebenslange Nachkontrolle erforderlich.

Auch wenn die vorliegenden in einem relativ engen Zeitraum erfaßten 5 Fälle MPTT – in unserem stationären Patientengut eines Jahres beträgt seine Häufigkeit 0,4%, bezogen auf die operierten malignen epithelialen Gesichtstumoren bei älteren Patienten (über 60 Jahre) etwa 1% – wohl eher an eine zufällige Häufung denken lassen, ist aufgrund der kleinen Anzahl an Publikationen nicht auszuschließen, ob der MPTT möglicherweise nicht doch häufiger ist als bisher angenommen. Unabhängig davon sollte der MPTT in die klinische Differentialdiagnose exophytischer Hauttumoren in chronisch lichtexponierten Arealen älterer Patienten mit einbezogen werden.

Zusammenfassung

Es wird über fünf Patienten, die in einem Zeitraum von 10 Monaten innerhalb eines Jahres an exophytischen Tumoren im Bereich der lichtexponierten Stirn-Schläfen-Region operiert wurden, berichtet. Histologisch ergaben sich maligne proliferierende Trichilemmaltumoren, in einem Fall mit nachfolgender Metastasierung. Immunhistochemisch waren eine erhöhte proliferative Zellaktivität und eine Expression des Tumorsuppressorgens p53 nachweisbar.

Sorgfältige histologische Untersuchungen des gesamten Tumors sind zur möglichst frühen Dignitätssicherung und differentialdiagnostischen Abgrenzung insbesondere gegenüber dem benignen proliferierenden Trichilemmaltumor erforderlich. Der Einsatz der Immunhistochemie ist dabei hilfreich.

Die radikale operative Entfernung – histologisch kontrolliert – ist die Therapie der Wahl. Wegen der möglichen Rezidivneigung und hohen Metastasierungsgefahr ist eine lebenslange Nachkontrolle erforderlich.

Literatur

1. Alvarez-Quinones M, Garijo MF, Fernandez F et al. (1993) Malignant aneuploid spindle-cell transformation in a proliferating trichilemmal tumor. Acta Derm Venereol (Stockh) 73: 444–446
2. Amaral AL, Nascimento AG, Goellner JR (1984) Proliferating pilar (trichilemmal) cyst. Report of two cases, one with carcinomatous transformation and one with distant metastases. Arch Pathol Lab Med 108: 808–810
3. Baptista AP, Garcia E Silva L, Born MC (1983) Proliferating trichilemmal cyst. J Cutan Pathol 10: 178–187
4. Brownstein MH, Arluk DJ (1981) Proliferating trichilemmal cyst: a simulant of squamous cell carcinoma. Cancer 48: 1207–1214
5. Laing V, Knipe RC, Flowers FP et al. (1991) Proliferating trichilemmal tumor: report of a case and review of the literature. J Dermatol Surg Oncol 17: 295–298
6. Mehregan AH, Lee KC (1987) Malignant proliferating trichilemmal tumors – report of three cases. J Dermatol Surg Oncol 13: 1339–1342
7. Rutty GN, Richman PI, Laing JHE (1992) Malignant change in trichilemmal cysts: a study af cell proliferation and DNA content. Histopathology 21: 465–468
8. Saida T, Oohara K, Hori Y et al. (1983) Development of a malignant proliferating trichilemmal cyst in a patient with multiple trichilemmal cysts. Dermatologica 166: 203–208
9. Sau P, Graham JH, Helwig EB (1995) Proliferating epithelial cysts. Clinicopathological analysis of 96 cases. J Cutan Pathol 22: 394–406
10. Sleater J, Beers B, Stefan M et al. (1993) Proliferating trichilemmal cyst. Report of four cases, two with nondiploid DNA content and increased proliferation index. Am J Dermatopathol 15: 423–428
11. Weiss J, Heine M, Grimmel M et al (1995) Malignant proliferating trichilemmal cyst. J Am Acad Dermatol 32: 870–873

Plattenepithelkarzinome und pseudoepitheliomatöse Hyperplasien auf Lichen ruber hypertrophicus

B. Haferkamp, C. Rose, H. Hamm, E.-B. Bröcker

Einleitung

Die Entstehung von Plattenepithelkarzinomen auf dem Boden eines Lichen ruber der Mundschleimhaut ist in zahlreichen Studien und Fallberichten dokumentiert; das Entartungsrisiko wird mit 1–10% angegeben [10]. Insbesondere lange bestehende erosive und ulzerative Schleimhautveränderungen sind als Präkanzerösen anzusehen. Die maligne Entartung eines Lichen ruber der Haut ist dagegen eine Rarität. Hierüber liegen bisher überwiegend Einzelfallbeschreibungen vor [1, 2, 4, 6, 8, 11, 12, 15]. Es dominiert der Lichen ruber hypertrophicus, der sich typischerweise an den unteren Extremitäten manifestiert und häufig einen langjährigen Verlauf zeigt. Mögliche Kokanzerogene sind vorausgegangene Arsen- und Röntgenbehandlung [1].

Humane Papillomviren wurden vor allem bei immunsupprimierten Patienten mit der Entstehung epithelialer Tumoren in Verbindung gebracht [7]. Beim Lichen ruber hypertrophicus ist deren pathogenetische Rolle noch nicht bekannt.

Auch das Onkoprotein p53 scheint in der Pathogenese von Plattenepithelkarzinomen und pseudoepitheliomatösen Hyperplasien von Bedeutung zu sein [9].

Fallbericht

Anamnese

Berichtet wird über einen 58jährigen Patienten, bei dem seit dem 20. Lebensjahr ein Lichen ruber hypertrophicus beider Unterschenkel bestand. Nach 34, 35 und 38 Jahren wurden innerhalb bestehender Lichen-ruber-Herde insgesamt 4 in kurzer Zeit größenprogrediente Knoten exzidiert.

Bis auf eine intermittierende externe Kortikoidbehandlung und eine selektive UV-Phototherapie über 2 Jahre lag keine Immunsuppression vor. Arsen- oder Röntgentherapie ging nicht voraus.

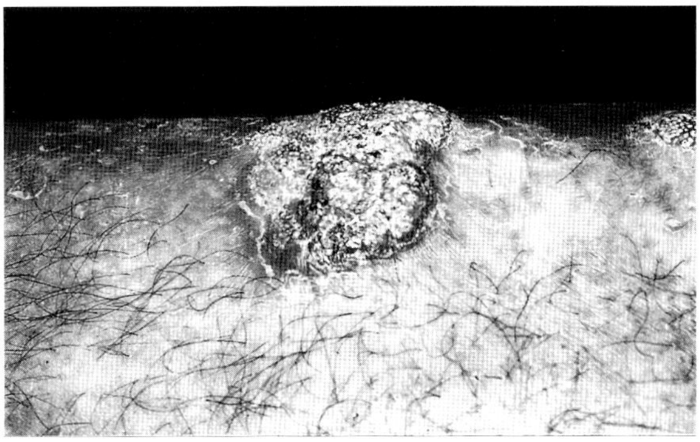

Abb. 1. Plattenepithelkarzinom am rechten Unterschenkel prätibial

Lokalbefund

An beiden Unterschenkeln und Fußrücken bestanden scharf begrenzte, unregelmäßig konfigurierte, braunrote Lichen-ruber-Plaques.

Bei den exzidierten Knoten handelte es sich um je einen 1,5 cm großen, scharf begrenzten, hyperkeratotischen, derben Knoten vom rechten Fußrücken und linken Innenknöchel. Außerdem um einen 2,0 x 2,0 cm großen vom rechten Unterschenkel lateral der Patella und einen 5,0 x 3,5 cm großen, scharf begrenzten, derben, braunroten, hyperkeratotischen Knoten vom rechten Unterschenkel prätibial (Abb. 1).

Methoden

Alle exzidierten Knoten wurden histologisch nachbegutachtet. Außerdem erfolgte eine immunhistochemische Untersuchung auf p53-Expression und eine In-situ-Hybridisierung auf HPV-DNA-Sequenzen.

Ergebnisse

Bei den 2 größten exzidierten Knoten vom rechten Unterschenkel prätibial und lateral der Patella wurden histologisch Plattenepithelkarzinome diagnostiziert (Abb. 2). Bei 2 weiteren Tumoren vom rechten Fuß-

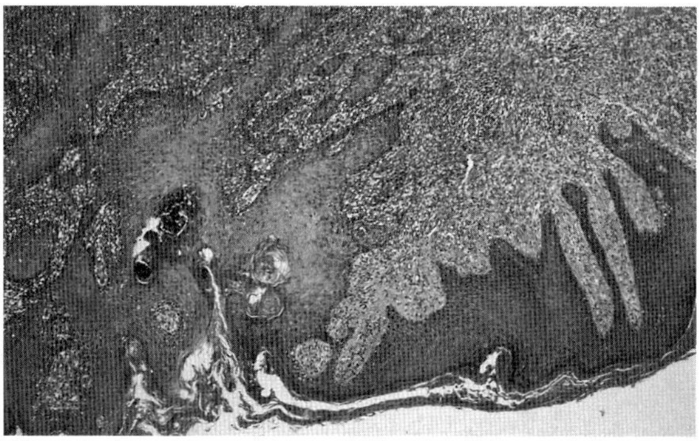

Abb. 2. Histologie des Plattenepithelkarzinoms vom rechten Unterschenkel prätibial

rücken und linken Innenknöchel lagen pseudoepitheliomatöse Hyperplasien vor. In den Randbereichen der Exzidate ließen sich jeweils Lichen-ruber-typische Veränderungen nachweisen.

Expression von p53 wurde sowohl bei den Plattenepithelkarzinomen als auch bei den pseudoepitheliomatösen Hyperplasien beobachtet.

HPV-DNA konnte in allen Präparaten mittels In-situ-Hybridisierung nicht nachgewiesen werden.

Diskussion

In den bisherigen Mitteilungen über Plattenepithelkarzinome auf Lichen ruber der Haut wurde in der Regel nicht zwischen den verschiedenen Lichen ruber Formen unterschieden. Beschränkt man sich auf die Patienten mit Lichen ruber hypertrophicus, so ergibt sich eine Gesamtzahl von 27 publizierten Fällen. Das durchschnittliche Alter dieser Patienten bei Karzinomentstehung betrug 52 Jahre, die Latenzperiode lag im Mittel bei 13 Jahren. Männer waren etwas häufiger als Frauen betroffen (15:12). Unser Patient entwickelte im Alter von 54 Jahren nach einer wesentlich längeren Erkrankungsdauer von 34 Jahren 2 Plattenepithelkarzinome am rechten Unterschenkel.

In der bislang umfangreichsten Studie an 2071 Patienten schätzten Sigurgeirsson u. Lindelöf [14] das Risiko der Plattenepithelkarzinomentstehung auf Lichen ruber der Haut auf 0,4%, für die orale Form sogar auf bis zu 2,6%. Die Autoren folgerten, daß ein oraler Lichen ruber im Gegensatz zum Lichen ruber der Haut einen Risikofaktor für die Karzinomentstehung darstellt. Für den kutanen Lichen ruber nahmen sie eine zufällige Koinzidenz bei früheren Fallmitteilungen an. Allerdings ist zu berücksichtigen, daß die durchschnittliche Nachbeobachtungszeit nur 9,9 Jahre betrug und in vorangegangenen Publikationen die Latenzperiode bis zur Entstehung eines Plattenepithelkarzinoms bei 12,2 Jahren lag.

Als Kofaktoren der Malignomentwicklung wurden neben der langdauernden chronischen Entzündung eine vorausgegangene Arsen- und Röntgenbehandlung diskutiert. Unter den von Bonnekoh u. Kuhn [1] zusammengestellten Patienten mit Plattenepithelkarzinom auf Lichen ruber der Haut war bei 11 von 24 Patienten (46%) eine Arsen- oder Röntgenbehandlung vorausgegangen. Bei den bisher bekannten 27 Patienten mit Lichen ruber hypertrophicus waren bei 8 Patienten (30%) solche Behandlungsmaßnahmen durchgeführt worden. Bei dem vorgestellten Patienten lag bis auf eine intermittierende externe Kortikoidbehandlung und eine selektive UV-Phototherapie über 2 Jahre keine Immunsuppression vor.

Pseudoepitheliomatöse Hyperplasien resultieren stets aus einem zugrundeliegenden entzündlichen oder neoplastischen Prozeß. Sie können beispielsweise an den Rändern chronischer Ulzera oder bei Granularzelltumoren auftreten. Beim Lichen ruber hypertrophicus, der in der Regel von starkem Juckreiz begleitet wird und meist über Jahre persistiert, entwickelt sich die pseudoepitheliomatöse Hyperplasie wahrscheinlich als Folge des häufigen Kratzens.

Klinisch und histologisch besteht oft Ähnlichkeit zum Plattenepithelkarzinom, so daß eine Abgrenzung nicht selten Schwierigkeiten bereitet [5].

Bei unserem Patienten stellten wir histologisch aufgrund der relativ scharfen Begrenzung, der Orthohyperkeratose und der keilförmigen Hypergranulose die Diagnose einer pseudoepitheliomatösen Hyperplasie. Außerdem fiel eine Zerstörung des Basalzellagers auf (sog. Squamatisierung). Im Gegensatz dazu waren beide Plattenepithelkarzinome eher unscharf begrenzt, auffällig waren weiterhin eine Parakeratose und eine fehlende Hypergranulose. Die Keratinozyten am Rand zeigten zytologische Atypien mit prominenten Nukleoli. Bei den Plattenepithelkarzinomen fand sich ein gemischtzelliges Entzündungsinfiltrat mit eosinophilen und neutrophilen Granulozyten, wohingegen bei den pseudoepitheliomatösen Hyperplasien ein lichenoides, vorwiegend lymphozytäres Infiltrat imponierte. Die wichtigsten histologischen Unterscheidungskriterien zwischen Plattenepithelkarzinomen und pseudoepitheliomatösen Hyperplasien bei Lichen ruber hypertrophicus, die bei unserem Patienten zur Diagnosestellung führten, sind in Tabelle 1 dargestellt.

Bedeutung der p53-Expression

Das Tumorsuppressorgen p53 und dessen Genprodukt sind wichtig für Regulation und Stabilität von Zellproliferation und Zelldifferenzierung. Der immunhistologische Nachweis einer Akkumulation (mutiertes?) von p53 konnte bei zahlreichen benignen, prä-

Tabelle 1. Wichtige histologische Kriterien zur Differenzierung von Plattenepithelkarzinomen und pseudoepitheliomatösen Hyperplasien bei Lichen ruber hypertrophicus

Pseudoepitheliomatöse Hyperplasien	Plattenepithelkarzinome
relativ scharfe Begrenzung	unscharfe Begrenzung
kompakte Orthohyperkeratose	Parakeratose
keilförmige Hypergranulose	fehlende Hypergranulose
Zerstörung des Basalzellagers (sog. Squamatisierung)	atypische Keratinozyten
monomorphe Keratinozyten mit reichlich Zytoplasma	Zell- und Kernpolymorphie
lichenoid, vorwiegend lymphozytär	gemischtzellig mit eosinophilen und neutrophilen Granulozyten

kanzerösen und malignen Dermatosen wie aktinischen Keratosen, Basaliomen, M. Bowen, Plattenepithelkarzinomen und beim malignen Melanom erbracht werden [9].

Die p53-Gen-Mutationen sind meistens Punktmutationen und auf dem kurzen Arm von Chromosom 17 lokalisiert [3]. Abnormales p53-Protein bildet mit normalem p53 Komplexe und verhindert damit die DNA-Bindung und Transkription. Veränderungen des p53-Gens können immunhistochemisch oder mittels direkter Sequenzierung nachgewiesen werden. In unserem Fall fand sich immunhistologisch sowohl in Lichen-ruber-Haut wie auch in den Plattenepithelkarzinomen und den pseudoepitheliomatösen Hyperplasien eine p53-Expression.

Humane Papillomviren (HPV) und Plattenepithelkarzinome

Die ersten Hinweise auf einen möglichen Zusammenhang zwischen humanen Papillomviren und der Entstehung von Plattenepithelkarzinomen wurde an Patienten mit Epidermodysplasia verruciformis (EV) erbracht. Insbesondere der humane Papillomvirustyp 5 (HPV5) wurde in EV-assoziierten Karzinomen nachgewiesen [7].

In späteren Untersuchungen an Plattenepithelkarzinomen von immunsupprimierten nierentranplantierten Patienten wurden ebenfalls HPV5 und HPV8 gefunden. Bei verrukösen Karzinomen zeigten sich vereinzelt Infektionen mit den Papillomvirustypen 6 und 11 [13]. Bei unserem Patienten waren sowohl die Biopsien der Plattenepithelkarzinome als auch die der pseudoepitheliomatösen Hyperplasien und des Lichen ruber HPV-negativ.

Es ist bekannt, daß die Subtypen HPV 16 und -18, die mit anogenitalen Tumoren in Verbindung gebracht wurden, die Onkoproteine E6 und E7 produzieren, die wiederum mit Tumorsuppressorgenen interferieren. Dies kann zu einer Inaktivierung von p53 und damit zu unbegrenzter Replikation viraler und zellulärer Gene führen [3]. Inwieweit weitere Papillomvirustypen bei der Plattenepithelkarzinomentstehung der Haut eine Rolle spielen und welcher Zusammenhang zwischen diesen HPV-Typen und der p53-Expression besteht, ist zu klären.

Schlußfolgerungen

Auf lange bestehendem Lichen ruber hypertrophicus können sich Plattenepithelkarzinome und pseudoepitheliomatöse Hyperplasien entwickeln. Klinisch ist eine Abgrenzung zwischen beiden Formen nicht möglich und auch histologisch schwierig.

Der Nachweis immunreaktiven p53-Proteins hilft nicht bei der Differenzierung von Plattenepithelkarzinomen und pseudoepitheliomatösen Hyperplasien.

Ob humane Papillomviren in der Kanzerogenese von Lichen-ruber-assoziierten Plattenepithelkarzinomen von Bedeutung sind und inwieweit Interaktionen mit dem p53-Protein eine Rolle spielen, ist durch weitere Untersuchungen zu klären.

Wegen der Möglichkeit der Plattenepithelkarzinomentwicklung empfehlen wir regelmäßige Kontrolluntersuchungen von Patienten mit persistierendem Lichen ruber hypertrophicus.

Literatur

1. Bonnekoh B, Kuhn A (1985) Plattenepithelkarzinom auf Lichen ruber hypertrophicus – Fallbericht mit Literaturübersicht. Z Hautkr 61: 394–402
2. Brennan BB, Teplitz R (1958) Hypertrophic lichen planus with epidermoid carcinoma. Arch Dermatol 77: 332–334
3. Buzzell RA (1996) Carcinogenesis of cutaneous malignancies. Dermatol Surg 22: 209–215
4. Gawkrodger DJ, Stephenson TJ, Thomas SE (1994) Squamous cell carcinoma complicating lichen planus: a clinico-pathological study of three cases. Dermatology 188: 36–39
5. Grunwald MH, Lee JYY, Ackerman AB (1988) Pseudocarcinomatous hyperplasia. Am J Dermatopathol 10: 95–103
6. Jayaraman M, Janaki VR, Yesudian P (1995) Squamous cell carcinoma arising from hypertrophic lichen planus. Int J Dermatol 34: 70–71
7. Kawashima M, Favre M, Obalek S, Jablonska S, Orth G (1990): Premalignant lesions and cancers of the skin in the general population: evaluation of the role of human papillomaviruses. J Invest Dermatol 95: 537–542
8. Kronenberg K, Fretzin D, Potter B (1971) Malignant degeneration of lichen planus. Arch Dermatol 104: 304–307
9. Lee YS, Teh M (1994) p53 expression in pseudoepitheliomatous hyperplasia, keratoacanthoma, and squamous cell carcinoma of the skin. Cancer 73: 2317–2323
10. Marder MZ, Deesen KC (1982) Transformation of oral lichen planus to squamous cell carcinoma: a literature review and report of case. J Am Dent Assoc 105: 55–60
11. Ruocco V, Satriano RA, De Rosa G, Pettinato G, Gombos F (1989) Malignancy in lichen planus. Int J Dermatol 28: 542–544

12. Schirren CG, Schmoeckel C (1992) Lichen ruber mit verrukösem Karzinom. Hautarzt 43: 707–710
13. Schwartz RA (1990) Buschke Löwenstein tumor: verrucous carcinoma of the penis. J Am Acad Dermatol 23: 723–727
14. Sigurgeirsson B, Lindelöf B (1991) Lichen planus and malignancy. Arch Dermatol 127: 1684–1688
15. Wörheide J, Bonsmann G, Kolde G, Hamm H (1991) Plattenepithelkarzinom auf dem Boden eines Lichen ruber hypertrophicus an der Glans penis. Hautarzt 42: 112–115

Topische photodynamische Therapie mit 5-Aminolävulinsäure bei M. Bowen

C. Beier, C. Gregel, R. Kaufmann

Einleitung

Eine relativ neue Behandlungsmethode von epithelialen Hauttumoren stellt die photodynamische Therapie (PDT) dar [1–5]. Bei diesem Verfahren werden unterschiedliche Photosensibilisatoren in Verbindung mit polychromatischem Licht im sichtbaren Wellenlängenbereich verwendet. Eine wesentliche Weiterentwicklung dieses Verfahrens stellt die Anwendung von lokal applizierbaren Sensibilisatoren dar, bei der Systemwirkungen vermieden werden und dennoch eine gute Effektivität gegeben ist [1–5]. Die meisten Untersuchungsergebnisse liegen über die Behandlung von Basaliomen und Plattenepithelcarcinomen vor [3–5]. In der vorliegenden Arbeit soll die Wirksamkeit der topischen PDT mit 5-Aminolävulinsäure bei M. Bowen überprüft werden.

Methode

Neun Patienten mit histologisch gesichertem M. Bowen sowie ein Patient mit einer Erythroplasie Queyrat und initialem Bowen-Carcinom wurden mit topischer PDT behandelt. Als Sensibilisator diente 5-Aminolävulinsäure (20 % in Jellin-Basissalbe), welche unter Lichteinfluß zu Protoporphyrin IX, dem eigentlichen sensitizer, umgesetzt wird [2]. Als Lichtquelle wurde eine PDT 1200-Leuchte (Waldmann-Medizin-Technik, 600–730 nm) verwendet. Nach Applikation der Salbenzubereitung über 4–6 h unter lichtundurchlässiger Okklusion, wurde die Bestrahlung mit einer Intensität von 100–160 mW/cm^2 und einer Dosis von 100–160 J/cm^2 durchgeführt.

Ergebnisse

Insgesamt wurden 10 Patienten (5 Frauen, 5 Männer) mit 10 Hauttumoren in unterschiedlicher Lokalisation behandelt. Darunter befanden sich 9 M. Bowen und eine Erythroplasie Queyrat mit initialem Bowen-Ca. Die Tumordicken betrugen 0,09–0,71 mm, die Fläche der Zielläsionen 0,25–8,0 cm^2. In 8 von 9 M. Bowen konnte eine Komplettremission erzielt werden, die nach klinischen Kriterien evaluiert wurde (Abb. 1, 2). Ein hypertropher Morbus Bowen konnte flächenmäßig reduziert werden, mußte aber wegen verbleibender

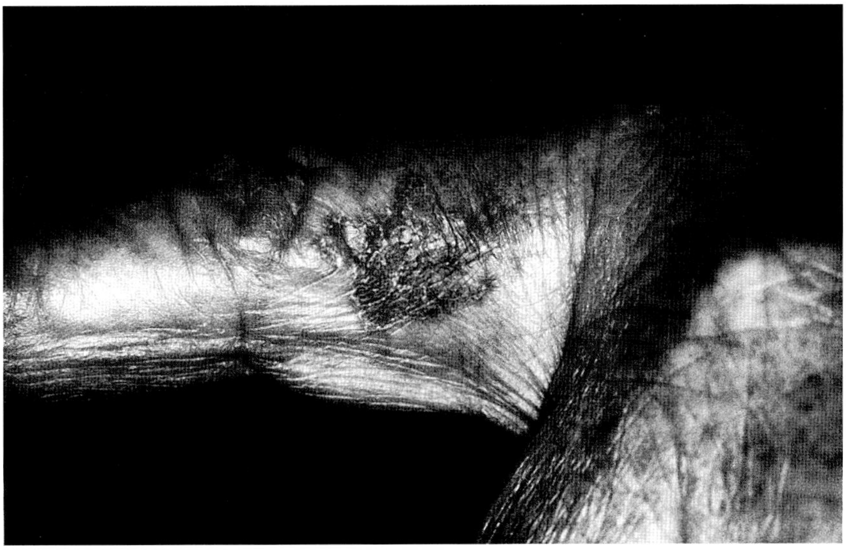

Abb. 1. M. Bowen vor Therapie

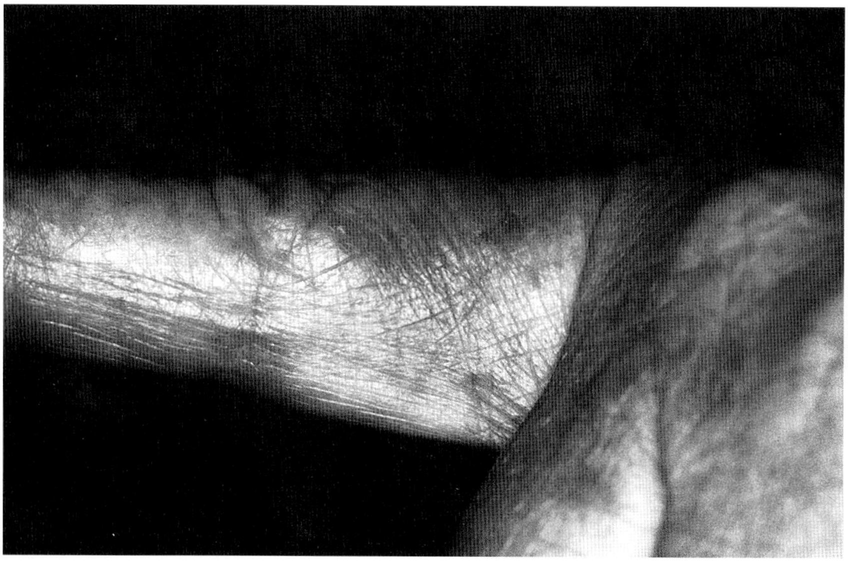

Abb. 2. Befund 6 Wochen nach PDT

Tumorreste operativ entfernt werden. Der Patient mit der Erythroplasie Queyrat zeigte ein Ansprechen der Erythroplasieareale, die Bowen-Ca-Anteile erwiesen sich jedoch als therapierefraktär. In den Nachbeobachtungszeiträumen, die bis zu zwei Jahren betragen, kam es bislang zu keinem Rezidiv. Häufigste unerwünschte Wirkung war ein brennender Schmerz im bestrahlten Areal und ein fast obligates, transientes Erythem. Gelegentlich konnte das Auftreten von Erosionen und Krusten beobachtet werden.

Schlußfolgerung

Unsere Ergebnisse bestätigen, daß die topische PDT mit 20%iger 5-Aminolävulinsäure als Photosensibilisator eine therapeutische Alternative bei oberflächlichen M. Bowen darstellt, falls ein konventionelles Vorgehen (Operation, Kryotherapie) aus operationstechnischen Gründen (Größenausdehnung, Lokalisation, Antikoagulantientherapie) nicht oder nur erschwert möglich ist. Kontrollierte Studien an größeren Patientenkollektiven sind zur Validierung der Methode erforderlich.

Literatur

1. Boehncke WH, Kaufmann R (1996) Die photodynamische Therapie an der Schwelle zur klinischen Anwendung bei disseminierten Dermatosen. Hautarzt 47: 825–831
2. Henderson BW, Dougherty TJ (1992) How does photodynamic therapy work? Photochem Photobiol 55: 145–157
3. Kennedy JC, Pross DC, Pottier RH (1993) Photodynamic therapy of carcinomas using endogenous protoporphyrin IX induced by topical 5-aminolevulinc acid. Photodermatology 9: 180
4. Santoro O, Bandieramonte G, Melloni E, Marchesini R, Zunino F, Lepera P (1990) Photodynamic therapy by topical meso-tetraphenylporphyrinsulfonate tetrasodium salt administration in superficial basal cell carcinomas. Cancer Res 50: 4501–4503
5. Wolf P, Rieger E, Kerl H (1993) Topical photodynamic therapy with endogenous porphyrins after application of 5-aminolevulinic acid. An alternative treatment modality for solar keratoses, superficial squamous cell carcinomas, and basal cell carcinomas? J Am Acad Dermatol 28: 17–21

Dermatologische Onkologie – Andere Hauttumoren

Kaposi-Sarkom – Update 1997

H. Schöfer

Einleitung

Bis zum Auftreten der ersten *AIDS-assoziierten Kaposi-Sarkome* im Jahre 1981 galt dieser 1872 erstmalig als „Sarcoma idiopathicum multiplex pigmentosum" beschriebene Gefäßtumor in der alten und neuen Welt als sehr selten. Die Inzidenz der sporadisch, in einigen Gebieten auch endemisch auftretenden, sogenannten *klassischen Kaposi-Sarkome* ist mit 0,02 bis 0,05 Erkrankungen/100 000 Einwohner/Jahr extrem niedrig. Im typischen Fall treten bei älteren Männern, sehr viel seltener bei Frauen, an den Füßen oder Unterschenkeln angiomatöse Tumoren auf, die aufgrund des hohen Erkrankungsalters und der langsamen Tumorprogression die Lebensqualität und -erwartung der Betroffenen nur wenig beeinträchtigen. Darüberhinaus werden Kaposi-Sarkome bei massiver, meist *iatrogener Immunsuppression* (z.B. Transplantations-assoziiertes Kaposi-Sarkom) und als kutane bzw. lymphatische Verlaufsform endemisch in Zentralafrika beobachtet *(Afrikanisches endemisches Kaposi-Sarkom).*

Das epidemische, AIDS-assoziierte Kaposi-Sarkom tritt bei jungen HIV-infizierten homosexuellen Männern etwa 75 000fach häufiger auf als das klassische Kaposi-Sarkom in der sonstigen Bevölkerung. Es zeigt in Abhängigkeit vom zellulären Immunsystem einen meist schweren, rasch progredienten Verlauf und gilt als maligne, von den Gefäßendothelien ausgehende, multilokuläre Systemerkrankung [7]. Ohne eindeutige Prädilektion treten vermutlich unter dem Einfluß einer ganzen Reihe von Faktoren disseminiert an Haut und Schleimhäuten, oft aber auch früh in Lymphknoten und inneren Organen, Tumoren auf. Ging man bisher davon aus, daß eine Metastasierung im eigentlichen Sinne (Streuung von Tumorzellen) nicht stattfindet, so zeigen neuere Untersuchungen, daß die Zellen verschiedener Tumoren beim gleichen Patienten monoklonaler Abstammung sind [11].

Pathogenese

Neben der zellulären Immundefizienz, endokrinologischen Faktoren (Sexualhormonen), dem tat-Protein des HIV 1 und verschiedenen Zytokinen (IL-1β, IL-6, TNF-α, PDGF, BFGF, VEGF) scheint das erst 1994 entdeckte, sexuell übertragbare γ-Herpesvirus HHV-8 (Humanes Herpesvirus 8 bzw. Kaposi-Sarkom-Herpes Virus, KSHV) eine bedeutende Rolle in der Tumorentstehung zu spielen [8]. HHV-8 wurde in allen klinischen Formen des Kaposi-Sarkoms nachgewiesen [9] und ist in den Endothel- und Spindelzellen der Tumoren lokalisiert. Außer im Kaposi-Sarkom wurde HHV-8 in mehreren anderen Tumoren, insbesondere in AIDS-assoziierten B-Zellymphomen und den seltenen Castleman-Tumoren isoliert. Im peripheren Blut können mononukleäre Zellen HHV-8 transportieren. Antikörper im Serum bilden sich bereits mehr als 30 Monate vor dem ersten Auftreten von Tumoren und richten sich gegen ein sogenanntes „lytic cycle antigen" und ein „latentes Antigen" des HHV-8. Trotz der rasch wachsenden Kenntnisse sind nicht alle Fragen der Tumorgenese geklärt. Vermutlich wird HHV-8 bei der Tumorinduktion benötigt, während es in den späteren Phasen der Tumorprogression nicht mehr erforderlich ist. Dies könnte erklären, warum Versuche einer antiviralen Therapie mit Foscarnet und Ganciclovir bei fortgeschrittenen Tumoren gescheitert sind. Spontan sowie unter antiretroviraler Kombinationstherapie mit Proteaseinhibitoren sich zurückbildende Kaposi-Sarkome haben die Diskussion um die Frage: „Ist das Kaposi-Sarkom ein maligner Tumor oder eine reaktive Gefäßhyperplasie?" neu belebt.

Klinik

Das klassische Kaposi-Sarkom beginnt meist an den Unterschenkeln und zeigt im typischen Fall einen langsam aufsteigenden Verlauf mit später Beteiligung der Lymphknoten und inneren Organe. Nur selten wird eine rasche Progression mit letalem Ausgang beobachtet [5]. Die drei anderen Formen des Kaposi-Sarkoms (Afrikanisch-endemisches, epidemisches AIDS-assoziiertes und das mit iatrogener Immunsuppression assoziierte Kaposi-Sarkom) zeigen dagegen keine eindeutige Prädilektion und können früh

Lymphknoten, Schleimhäute und innere Organe (besonders Lunge und Gastrointestinaltrakt) befallen.

Initial entwickeln sich an der Haut asymptomatische, lividrote Flecken oder Knoten, die sich in Richtung der Hautspaltlinien anordnen. Einzelne oder wenige Tumoren können über Jahre unverändert bleiben oder sich in wenigen Wochen ausbreiten und rasch an Zahl und Größe zunehmen. Konfluierende Plaques und infiltrierend wachsende Knoten, oft von massiven Ödemen begleitet, sind die Folge. Monströse Schwellungen ganzer Extremitäten oder des Gesichts kommen vor. Typisch sind kontusiforme Einblutungen in die Tumorumgebung, die als gelb-grüne Verfärbungen auffallen. Weit fortgeschrittene Einzeltumoren können zentral nekrotisieren, exulzerieren und bluten. Gelegentlich treten, betont an den unteren Extremitäten, ausgeprägt hyperkeratotische Formen auf, die den Gefäßcharakter der Tumoren völlig verbergen können. Hyperkeratotische Kaposi-Sarkome können aber auch in Regionen ohne erhöhten hydrostatischen Gefäßdruck (Gesicht, Genitale u. a.) auftreten.

Kaposi-Sarkome der Schleimhäute können schon vor kutanen Läsionen als livide Enantheme, Plaques und Knoten mit Neigung zur Ulzeration auftreten. Sie finden sich besonders häufig oral am harten Gaumen, gelegentlich auch an Gaumensegeln, Gingiva und Zunge. Weniger häufig sind genitale Schleimhäute und die Konjunktiven betroffen. Die klinische und histologische Differentialdiagnose typischer Kaposi-Sarkome ist im folgenden zusammengefaßt:

Klinische Differentialdiagnose
- Angiomatöse Formen (livide): zellreiche oder thrombosierte Angiome, Granuloma teleangiectaticum, Angiokeratome, Angiosarkome, bazilläre (epitheloide) Angiomatose.
- Spindelzellige Formen (livide bis hautfarben, rötlich/bräunlich): Histiozytome, dermale Naevuszellnaevi, Lymphome, in seltenen Fällen: Melanome, pigmentierte Basaliome, an den Unterschenkeln: Akroangiodermatitiden.

Histologische Differentialdiagnose
- Angiome, Angiosarkome, Granuloma teleangiectaticum, entzündliches Granulationsgewebe, Acroangiodermatitis Mali, Stewart-Bluefarb-Syndrom, bazilläre Angiomatose u. a.

Diagnostik

Durch auffällige klinische Merkmale wie lividrote Färbung, Anordnung in den Hautspaltlinien, gelbgrüne periläsionale Verfärbungen (Einblutungen), Ödeme, disseminiertes Auftreten (häufig mit Schleimhautbeteiligung) kann die Diagnose Kaposi-Sarkom oft schon klinisch gestellt werden. Dies gilt besonders für Patienten, bei denen eine HIV-Infektion oder eine sonstige Form der Immundefizienz bereits bekannt oder durch klinische Marker wie rezidivierende Infekte, Mundsoor, ulzerierenden Herpes genitoanalis u. a. angezeigt wird. Bei Einzeltumoren oder in sonstigen Zweifelsfällen sowie im Rahmen von prätherapeutischen Staging-Untersuchungen erfolgt je nach Größe der Tumoren eine Exzisions- oder Inzisionsbiopsie zur histologischen Sicherung der Diagnose.

Die Ausbreitungsdiagnostik (Staging) umfaßt folgende Punkte: komplette Inspektion (inklusive Schleimhäute), palpatorischer und sonographischer Lymphknotenstatus, Gastroduodeno- und Rektoskopie, Thorax-Röntgen-Untersuchung und abdominelle Sonographie. Ein serologischer Tumormarker steht nicht zur Verfügung, jedoch scheint die Antikörperproduktion gegen HHV-8 der Tumorentwicklung bei HIV-Infizierten um im Mittel 33 Monate vorauszugehen. Auch der PCR-Nachweis von HHV-8 im Blut kann schon vor dem Auftreten der Tumoren positiv sein.

Histologie

Das Kaposi-Sarkom kann mittels der Routine-Histologie (HE-Färbung) diagnostiziert werden. Es werden makulöse, plaqueförmige und noduläre Formen mit spindelzelligen oder angiomatösen Varianten unterschieden. Der Tumor entwickelt sich unter einer zunächst unveränderten Epidermis im mittleren und oberen Korium. Hier bilden sich entlang der Kollagenfasern, aber auch an regulären dermalen Gefäßen und Adnexen ausgerichtete, schlitzförmige, dünnwandige neue Blutgefäße („vascular slits") mit herdförmigen Erythrozytenextravasaten, Hämosiderinablagerungen und einem lymphozytären Entzündungsinfiltrat. Differentialdiagnostisch müssen andere gefäßreiche Tumoren (s. oben), bei den frühen Formen superfizielle und perivaskuläre Dermatitiden und entzündliches Granulationsgewebe abgegrenzt werden.

Stadieneinteilung und Prognose

Das *klassische Kaposi-Sarkom* (Abb. 1) gilt als wenig maligner, langsam progredienter Tumor, dessen Träger aufgrund des hohen Erkrankungsalters meist an anderen Erkrankungen versterben, bevor das Kaposi-Sarkom ein bedrohliches Ausmaß erreicht hat [5]. Vom *Kaposi-Sarkom bei iatrogener Immunsuppression* ist bekannt, daß bei Aufhebung der Immunsuppression eine spontane Rückbildung eintreten kann. Dies wirft die Frage auf, ob es sich in solchen Fällen tatsächlich um einen malignen Tumor oder um eine durch Zytokine hervorgerufene, benigne Gefäßhyperproliferation handelt. Aggressive Verläufe sind bei Patienten

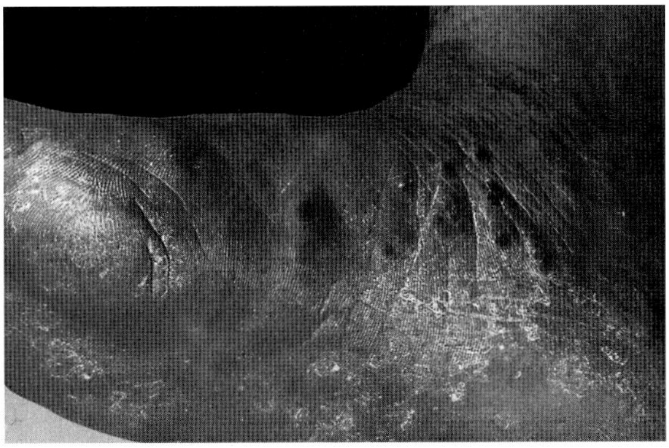

Abb. 1. Klassisches Kaposi-Sarkom in typischer Lokalisation (Füße/Unterschenkel) bei einem immunkompetenten HIV$^-$ 64jährigen Marokkaner

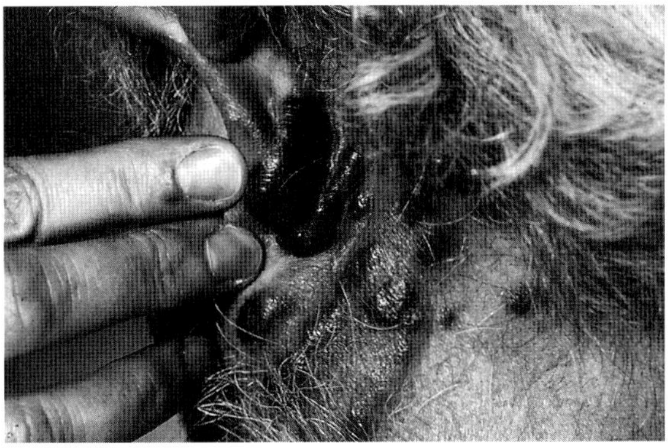

Abb. 2. Disseminiertes epidemisches Kaposi-Sarkom bei einem 54jährigen HIV$^+$ homosexuellen Mann mit fortgeschrittener zellulärer Immundefizienz, CDC$_{1993}$-Stadium bei Manifestation der Tumoren C2

unter iatrogener Immunsuppression selten, jedoch prinzipiell möglich. Das *afrikanische, endemische Kaposi-Sarkom* zeigt sowohl wenig maligne, dem klassischen Kaposi-Sarkom vergleichbare Verläufe, als auch aggressive, rasch zum Tode führende Varianten (z.B. lymphadenopathisches Form bei Kindern). Das *AIDS-assoziierte Kaposi-Sarkom* besitzt eine außerordentlich variable Dignität. Neben Patienten mit einzelnen Knoten und Flecken, die über mehrere Jahre chronisch stationär bleiben können, finden sich rasch progrediente Verläufe mit Dissemination unter Beteiligung von Lymphknoten und inneren Organen (Abb. 2). Aggressives und infiltratives Tumorwachstum kann binnen weniger Wochen zum Tod der Patienten führen. Bei Kaposi-Sarkomen der Lunge konnte ein malignes klonales Tumorwachstum nachgewiesen werden. Andererseits werden auch beim AIDS-assoziierten Kaposi-Sarkom spontane, besonders aber unter antiretroviraler Kombinationstherapie mit Proteaseinhibitoren und Hemmern der reversen Transkriptase auftretende Remissionen beobachtet. Seit opportunistische Infektionen bei HIV-Erkrankung besser beherrschbar geworden sind (frühe Therapie, Dauerprophylaxen), zählt das epidemische Kaposi-Sarkom heute neben den Lymphomen zu den häufigeren Todesursachen bei AIDS. Es wird nach den Kriterien der AIDS Clinical Trials Group (ACTG) in ein Früh- und ein Spätstadium eingeteilt [6].

Ein *Frühstadium mit guter Prognose* liegt vor, wenn sämtliche nachfolgenden Bedingungen erfüllt sind:

1. Tumor (T): auf Haut und/oder Lymphknoten beschränkt, ggf. minimale orale Beteiligung (nicht erhabene Läsionen am harten Gaumen).
2. Immunstatus (I): CD4-Zellen ≥ 200/μl.
3. Symptome (S): keine opportunistischen Infektionen, kein Mundsoor, keine B-Symptomatik der HIV-Infektion (unklares Fieber, Nachtschweiß oder Diarrhoe, länger als 2 Wochen anhaltend, Gewichtsverlust ≥ 10 %).

Das *prognostisch schlechte Spätstadium* des Kaposi-Sarkoms liegt bereits vor, wenn nur *eine einzige* der nachfolgenden Bedingungen zutrifft:

1. Tumor (T): pulmonales oder gastrointestinales Kaposi-Sarkom; ausgedehnter oraler Befall; tumorbedingte Ödeme oder Ulzerationen,
2. Immunstatus (I): CD4-Zellen < 200/μl,
3. Symptome (S): opportunistische Infektionen, Mundsoor, malignes Lymphom oder HIV-assoziierte neurologische Erkrankungen, B- Symptomatik der HIV-Infektion (s. oben).

Therapie

Die Behandlung des Kaposi-Sarkoms orientiert sich am klinischen Ausbreitungsgrad, der Wachstumstendenz, Begleitsymptomen und der aktuellen immunologischen Situation des Patienten. Ein allgemein anerkanntes Therapieschema zur Behandlung der verschiedenen Formen steht bisher nicht zur Verfügung. Prinzipiell wird ein wenig progredientes und auf die Beine beschränktes klassisches Kaposi-Sarkom bei älteren Patienten weniger aggressiv als ein AIDS-assoziiertes Kaposi-Sarkom behandelt. Läßt sich bei einem Kaposi-Sarkom, daß unter iatrogener Immunsuppression entstanden ist, die Immunsuppression verringern oder durch eine andere Therapie ersetzen, so ist dies meist der erste therapeutische Ansatz.

Bei HIV-infizierten Patienten, die bei der Diagnose eines Kaposi-Sarkoms noch nicht unter einer antiretroviralen Kombinationstherapie stehen, sollte diese auf jeden Fall eingeleitet werden. Nach Beobachtungen an der Frankfurter Universitätsklinik hat sich gezeigt, daß eine suffiziente antiretrovirale Therapie (Verminderung der Viruslast im Serum unter die Nachweisgrenze, Wiederanstieg der absoluten CD4-Zellzahl/μl) bei einer ganzen Reihe von Patienten zur Stabilisierung des Kaposi-Sarkoms oder sogar zur

Rückbildung führt. Nach dem derzeitigen Kenntnisstand (1997) empfiehlt sich die Kombination eines oder zweier Inhibitoren der reversen Transkriptase mit einem Proteaseinhibitor. Darüber hinaus kommt am ehesten folgendes Vorgehen in Frage:

Im Frühstadium (nach ACTG s. oben): Lokaltherapeutische Maßnahmen oder zunächst keine zusätzliche Therapie. Bei einsetzender Progredienz und CD4-Zellzahl > 200/ml: primär Interferon-alpha, sekundär Vincaalkaloide als Mono- oder Kombinationspräparate (bevorzugt in liposomaler Applikationsform, da hierbei günstigere Nutzen/Risiko-Relation). *Im Spätstadium* (nach ACTG, s. oben): bei CD4 > 200/μl primär hochdosiertes Interferon-alpha, sonst Vincaalkaloide als Mono- oder Kombinationspräparate, bei Versagen oder massiver Organbeteiligung : polyvalente Chemotherapie.

Die im folgenden angegebenen Remissionsraten bei der Behandlung des Kaposi-Sarkoms orientieren sich an den Kriterien der ACTG [6]. Als Teilremission (PR) wird eine Verminderung der Zahl und/oder der Fläche aller Tumoren um mindestens 50% definiert, wenn dieser Therapieerfolg über 4 Wochen anhält und zwischenzeitlich keine neuen Tumoren entstehen. Von einer kompletten Remisssion (CR) ist bei einer vollständigen klinischen und histologisch überprüften Rückbildung aller Tumoren, die über 4 Wochen anhält, auszugehen. Dabei gelten die häufig zurückbleibenden makulösen Hyperpigmentierungen nicht als persistierender Tumor. Die große Spannweite der Remissionsraten spiegelt die Abhängigkeit der Therapieerfolge vom jeweiligen Funktionszustand des zellulären Immunsystems wieder. Prinzipiell sind die Remissionsraten bei der Chemotherapie besser als bei der Immuntherapie mit Interferonen, doch müssen Chemotherapien wesentlich häufiger wegen unerwünschter Wirkungen (Hämatopoese ↑, opportunistische Infektionen ↑) abgebrochen werden.

Operative Therapie

Operative Eingriffe beschränken sich beim Kaposi-Sarkom meist auf initiale Exzisionsbiopsien zur histologischen Sicherung der Diagnose sowie auf eine palliative Entfernung kleiner Tumoren in kosmetisch auffälliger Lokalisation. Für ein restriktives Operationsverhalten gibt es eine ganze Reihe von Gründen:

1. handelt es sich um eine multilokuläre Systemerkrankung, bei der eine von einem erkennbaren Primärtumor ausgehende Metastasierung im eigentlichen Sinne nicht stattfindet.
2. reichen die Tumoren oft weiter in die Umgebung als klinisch sichtbar wird. Mit Rezidiven in loco ist auch bei Einhaltung eines Sicherheitsabstandes zu rechnen.
3. entstehen nach lokaler Traumatisierung (Operationen, Verletzungen etc.) leicht neue Tumoren. i. S. eines Köbner Phänomens.
4. erfolgt oft eine rasche Tumordissemination. Die große Zahl der neu entstehenden Tumoren läßt ein operatives Vorgehen nicht mehr für sinnvoll erscheinen.

Strahlentherapie

Solitäre oder plaqueförmig konfluierte Kaposi-Sarkome sind wegen der hohen Strahlensensibilität dieses Tumors hervorragend zur Strahlentherapie mit Röntgenweichstrahlen oder schnellen Elektronen geeignet. Die Regressionsrate (CR/PR) liegt beim klassischen und beim Kaposi-Sarkom unter iatrogener Immunsuppression bei 80–90 %. Auch das AIDS-assoziierte Kaposi-Sarkom läßt sich mit geringen Strahlendosen von 20–30 Gy, die weit unter sonst üblichen Tumor-Bestrahlungsdosen liegen, erfolgreich behandeln [13]. Oberflächliche makulöse und plaqueförmige Kaposi-Sarkome werden mit Röntgenweichstrahlen in Einzeldosen von 4–5 Gy, Gesamtdosis 20–30 Gy fraktioniert (3 mal pro Woche) bestrahlt. Das zu bestrahlende Feld sollte 0,5–1,0 cm über den sichtbaren Tumorrand hinausreichen, um Randrezidive zu verhindern. Sich überschneidende Bestrahlungsfelder müssen vermieden, das umgebende Gewebe mit Bleimasken geschützt werden. Großflächige Kaposi-Sarkome mit ödematöser Schwellung und/oder Lymphknotenbeteiligung werden bis zu einer Gesamtzielvolumendosis von 40 Gy bestrahlt (konventionelle Fraktionierung 5 mal 2 Gy pro Woche, [14]).

Immuntherapie

Ein standardisiertes Schema zur Behandlung der verschiedenen Formen des Kaposi-Sarkoms mit Interferonen existiert derzeit nicht. Über erfolgreiche Behandlungen wird mit verschiedenen Klasse I Interferonen (IFN-α 2a, 2b; IFN-β), in z. T. sehr unterschiedlichen Dosierungen und Intervallen berichtet [4, 12]. IFN-γ führt zur Tumorprogression und gilt daher als kontraindiziert.

Das klassische Kaposi-Sarkom zeigt auf IFN-α Remissionsraten von 60-70%. Auch beim AIDS-assoziierten Kaposi-Sarkom erzielen Monotherapien mit IFN-α 2a oder 2b bei noch funktionierendem zellulären Immunsystem (CD4 > 400/μl) Remissionsraten bis zu 45%. Besteht bereits eine mittelgradige zelluläre Immundefizienz ($CD4^+$-Zellen 200–400/μl) verbessert eine zusätzliche antiretrovirale Therapie mit Hemmstoffen der reversen Transkriptase und Proteaseinhibitoren die Ansprechraten. Zur Verbesserung der Verträglichkeit wird eine langsame Dosissteigerung von zunächst 3 Mio. IE IFN-α täglich s.c. auf 6 bis 9 Mio. IE täglich empfohlen. In Einzelfällen sind hohe Dosen bis zu 18 Mio IE/m^2 erforderlich. Bei einsetzender Remission kann je nach klinischem Verlauf zunächst das Dosierungsintervall auf 3mal pro Woche und später auch die Einzeldosis zu einer Erhaltungstherapie von 3–6 Mio IE 3mal pro Woche reduziert werden. Nahezu obligat führt die Hochdosistherapie mit Interferonen zu einer ausgeprägten grippeartigen Allgemeinsymptomatik, die eine Begleittherapie mit Paracetamol erforderlich macht. Darüber hinaus sind hochdosierte Interferone potentiell hepato- und kardiotoxisch sowie obligat knochenmarktoxisch. Sie führen zu einer Anämie, Neutropenie und rasch einsetzender Thrombozytopenie. Bei fortgeschrittener Immundefizienz (CD4 < 200/µl, B-Symptomen der HIV-Infektion und opportunistischen Infektionen) sind Interferone wenig oder gar nicht wirksam (Remissionsrate ca. 7%). Vermutlich sind die in dieser Krankheitsphase meist stark erhöhten endogenen IFN-α Serumspiegel und die Bildung von neutralisierenden IFN-Antikörpern hierfür verantwortlich.

Chemotherapie

Beim *klassischen Kaposi-Sarkom* stehen lokale Behandlungsverfahren im Vordergrund. Wegen des wenig aggressiven Verlaufs mit nur selten und dann meist erst spät bei hohem Erkrankungsalter auftretenden Organmanifestationen, kommt eine Chemotherapie nur in Einzelfällen mit viszeraler Beteiligung in Frage. Die als Monotherapie oder in Kombination eingesetzten Therapieschemata mit Vincaalkaloiden entsprechen der Behandlung des epidemischen (AIDS-assoziierten) Kaposi-Sarkoms (s. unten). *Kaposi-Sarkome bei iatrogen immunsupprimierten Patienten* können sich nach Absetzen der immunsuppressiven Therapie zurückbilden. Wenig progrediente Tumoren ohne Organbeteiligung werden bei diesen Patienten wie das klassische Kaposi-Sarkom überwiegend lokal behandelt. Eine kurative Therapie des *epidemischen AIDS-assoziierten Kaposi-Sarkoms* mit deutlicher Verlängerung der Überlebenszeit steht derzeit nicht zur Verfügung. Bei HIV-Infektion ist die Chemotherapie-bedingte Knochenmarksuppression mit der daraus resultierenden zusätzlichen Immunsuppression ein erheblicher Risikofaktor: lebensbedrohliche opportunistische Infektionen (PCP, Toxoplasmose, CMV-Infektionen etc.) sind unter Chemotherapie mehr als doppelt so häufig wie bei unbehandelten Kaposi-Sarkomen. Um die Lebensqualität der Patienten möglichst lange zu erhalten, wird in einer Reihe von Therapiezentren beim AIDS-assoziierten Kaposi-Sarkom eine Chemotherapie erst bei rascher Tumorprogression mit infiltrativem Wachstum und/oder Beteiligung innerer Organe eingeleitet. Darüber hinaus wird eine Chemotherapie auch bei starker Beeinträchtigung durch den Tumor (Gesichtsbefall, Entstellung, massive Ödeme usw.) durchgeführt.

Obligat sollte, auch bei noch guter immunologischer Ausgangslage (CD4-Zellen/µl nur wenig unter dem Referenzbereich) eine Prophylaxe opportunistischer Infektionen durchgeführt werden. Die Gabe von Cotrimoxazol (einmal 480 mg/Tag oder 3mal 960 mg/Woche) gilt derzeit (1997) als Standard zur Primärprophylaxe von PCP und Toxoplasmose. Bei Unverträglichkeit kann zur PCP-Prophylaxe Pentamidin inhaliert werden. Aufgrund myelotoxischer Wirkungen der Chemotherapeutika auf das durch die HIV-Erkrankung bereits vorgeschädigte hämatopoetische System, werden ggf. begleitende Behandlungen mit G(M)-CSF, Erythropoeitin oder Bluttransfusionen erforderlich.

Die gebräuchlichsten Chemotherapieschemata beim Kaposi-Sarkom (KS) sind:

- Lokale Therapien [11, 15]
  - kleinflächige KS ≤ 1 cm^2:
    Kryochirurgie, Vincristin intraläsional, Vinblastin intraläsional, Interferone intraläsional, Camouflage, (Exzision);
  - mittelgroß 1–4 cm Durchmesser:
    Vincaalkaloide intraläsional, Dermopan-Bestrahlung (fraktioniert), Camouflage;
  - großflächig > 4 cm Durchmesser:
    Schnelle Elektronen, Kobalt-Bestrahlung (fraktioniert).
- Immuntherapien [4]:
  - rIFN-α 2a CR[1]/PR[2] in 29–43%,
  - rIFN-α 2b CR/PR in 38–60%,
  - rIFN-α 2b und Zidovudin CR/PR in 40–50 %,
  - rIFN-α, Zidovudin und GM-CSF CR/PR > 50%.
- Monochemotherapien [7]:
  - Vincristin oder Vinblastin CR/PR in 25–85%,
  - Bleomycin CR/PR in 10–75%,
  - liposomalem Doxorubicin CR/PR in 50–95% [2],
  - liposomalem Daunorubicin CR/PR in ca. 60%; u.a. [10].
- Polychemotherapien:
  - Vincristin/Bleomycin CR/PR in 60–75% [3],
  - ABV: Adriamycin, Bleomycin und Vincristin CR/PR in 70–90%,
  - Vincristin/Vinblastin CR/PR 43%,
  - Vincaalkaloide, oder Bleomycin und Zidovudin CR/PR bis 80%,
  - liposomale Vincaalkaloide und antiretrovirale Kombinationstherapie (klinische Studien),
  - ABV-Schema und antiretrovirale Kombinationstherapie (klinische Studien).
- Experimentelle Therapien (s. Text).

[1] CR: komplette Remission, d.h. vollständige Rückbildung aller Tumoren über 4 Wochen anhaltend.

[2] PR: partielle Remission, d.h. Verminderung der Zahl und/oder der Fläche aller Tumoren um mindestens 50%, wenn dieser Therapieerfolg über 4 Wochen anhält und zwischenzeitlich keine neuen Tumoren entstehen (ACTG-Definition).

Die Auswahl des jeweiligen Therapeutikums bzw. der Kombinationspräparate richtet sich vor allem nach dem Allgemeinzustand des Patienten und dem Nebenwirkungsprofil der Substanzen. Bei HIV-assoziierter peripherer Panzytopenie sollten wenig myelotoxische Substanzen wie Vincristin oder Bleomycin bevorzugt werden. Bei HIV-assoziierter peripherer Neuropathie sind Vincaalkaloide dagegen möglichst zu meiden. Die Kombination von Chemotherapeutika mit der antiretroviralen Substanz Zidovudin wird durch deren zusätzlich myelosuppressive Wirkung kompliziert zeigt zunächst aber bessere Remissionsraten als eine Chemotherapie ohne antiretrovirale Begleittherapie. Klinische Studien mit Chemotherapeutika in Kombination mit den neuen, zum Teil weniger myelosuppressiven antiretroviralen Substanzen (DDI, DDC, 3TC, d4T, Nevirapin, Lovirid, Delaviridin, Saquinavir, Ritonavir, Nelfinavir und Indinavir) sind noch nicht abgeschlossen.

Lokale Therapie

Lokale Therapiekonzepte haben bei einer malignen Systemerkrankung mit Beteiligung des lymphatischen Systems und verschiedener innerer Organe lediglich palliativen Charakter. Sie können jedoch vorübergehend oder überbrückend bis zum Einsatz einer systemischen Therapie zu einer erheblichen Entlastung des Patienten beitragen. Die Möglichkeiten zur lokalen Behandlung des Kaposi-Sarkoms sind in der Übersicht (oben) zusammengefaßt. Differentialtherapeutische Kriterien sind vor allem die Größe der Tumoren (Fläche, Tiefenausdehnung) und ihre Lokalisation. Lokaltherapeutische Maßnahmen haben eine Reihe von Vorteilen wie ambulante Durchführbarkeit, fehlende Beeinträchtigung des Allgemeinbefindens, Kostenersparnis und geringer Belastung des Patienten. Tritt jedoch ein rasches infiltratives oder exulzerierendes Wachstum multipler Tumoren ein, führen die Tumoren zu einer starken Beeinträchtigung (durch Gesichtsbefall, Entstellung, massive Ödeme usw.) oder wird eine klinisch relevante systemische Beteiligung festgestellt, muß die Indikation zu einer systemischen Behandlung gestellt werden.

Experimentelle Therapie/neue therapeutische Konzepte

Die verschiedenen neuen Aspekte zur Ätiopathogenese des Kaposi-Sarkoms (s. Abschnitt Pathogenese) haben eine ganze Reihe von experimentellen Therapiestudien ausgelöst, die derzeit noch nicht ausreichend bewertet werden können. Sie werden hier nur kurz und ohne Anspruch auf Vollständigkeit aufgelistet:

Antivirale Therapie (anti- HHV-8) mit Foscarnet 180 mg/kg i.v./Tag in 10tägigen Zyklen, oder über 15 Tage in 2 Zyklen. *Antiretrovirale Dreifachkombinationstherapie* mit 2 Hemmsstoffen der reversen Transkriptase und einem Proteaseinhibitor. *Hormontherapie mit hCG* (150 000 bis 700 000 IU i.m.; 3mal pro Woche) oder intraläsional [1]. *Hemmung der Angiogenese* mit Fumagillin/Fumagillol (AGM-1478), Pentosan Polysulfat, rekombinantem Plättchenfaktor 4, Cartilage derived inhibitor, Vit. D3-Analoga, synthetischen Heparinanaloga, Protein Kinase C Inhibitor, Metalloproteinase-Inhibitoren oder Tyrosinkinase. Behandlung mit *Zytokin-Antagonisten/Rezeptorantagonisten:* IL-1, IL-4, PDGF, Tretinoin oder *Anti-tat-Therapeutika:* Benzodiazepine. *Verminderung der TNF-α Produktion:* Pentoxifyllin. Aktivierte autologe CD8-Zellen und Interleukin-2 i.v. Systemische und topische Anwendung von Retinoiden (Isotretinoin, 9-cis Retinsäure Gel). *Hemmung des Aufbaus der Mikrotubuli:* Paclitaxel (Taxol).

Nachsorge

Für alle vier Formen des Kaposi-Sarkoms liegen valide Daten über Nachsorgekonzepte, die eine Verbesserung der Heilungsrate durch engmaschige Kontrollen belegen könnten, bisher nicht vor. Beim klassischen Kaposi-Sarkom älterer Menschen läßt die langsame Tumorprogression aus unserer Sicht klinische Kontrollen in 6monatigen Abständen für sinnvoll erscheinen. Beim AIDS-assoziierten epidemischen Kaposi-Sarkom bestimmt meist die zugrundeliegende HIV-Erkrankung mit ihren opportunistischen Infektionen die Nachsorgeintervalle. Da jedoch in Einzelfällen auch bei noch gut erhaltenen Restfunktionen des zellulären Immunsystems (CD4 > 400/µl) mit einer raschen Tumorprogression und Organbeteiligung gerechnet werden muß, empfehlen sich bei diesen Patienten 3monatliche Kontrollen des klinischen Ausbreitungsgrades (Haut, Schleimhäute, Lymphknoten) sowie 6–12 monatliche Kontrolluntersuchungen der Lunge (Thoraxröntgen) und des Gastrointestinaltraktes (okkultes Blut, ggf. Sonographie, Endoskopie).

Literatur

1. Gill PS, Lunardi-Iskandar Y, Louie S, Tulpule A, Zheng T et al. (1996) The effects of preparations of human chorionic gonadotropin on AIDS-related Kaposi's sarcoma. N Engl J Med 335: 1261–1269
2. Goebel FD, Goldstein D, Goos M, Jablonowski H, Stewart JS (1996) Efficacy and safety of Stealth liposomal doxorubicin in AIDS-related Kaposi's sarcoma. The International SL-DOX Study Group. Br J Cancer 73: 989–994

3. Gombels MM, Hill A, Jenkins P, Peters B, Tomlinson D, Harris JRW, Stewart S, Pinching AJ (1992) Kaposi's sarcoma in HIV infection treated with vincristine and bleomycin. AIDS 6: 1175–1180
4. Groopman JE, Scadden DT (1989) Interferon therapy for Kaposi sarcoma associated with the acquired immunodeficiency syndrome (AIDS). Ann Intern Med 110: 335–337
5. Koppitz M (1986) Morbus Kaposi vor der AIDS-Ära (Monographie) Grosse Scripta 11: 11–79
6. Krown SE, Metroka C, Wernz JC (1989) Kaposi's sarcoma in the acquired immune deficiency syndrome: a proposal for uniform evaluation, response, and staging criteria. J Clin Oncol 7: 1201–1207
7. Krown SE (1997) Acquired immunodeficiency syndrome-associated Kaposi's sarcoma. Biology and management [Review] Med Clin N Amer 81: 471–494
8. Moore PS, Chang Y (1995) Detection of herpesvirus-like DNA in Kaposi's sarcoma in patients with and those without HIV infection. N Engl J Med 332: 1181–1185
9. Noel JC, Hermans P, Andre J, Fayt I, Simonart Th, Verhest A, Haot J, Burny A (1996) Herpesvirus-like DNA sequences and Kaposi's sarcoma: relationship with epidemiology, clinical spectrum, and histologic features. Cancer 77: 2132–2136
10. Presant CA, Scolaro M, Kennedy P, Blayney D, Flanagan B, Presant J (1993) Objective remission and improved quality of life in HIV-associated Kaposi's sarcoma treatment with liposomal daunorubicin. Lancet 341: 1242–1243
11. Rabkin CS, Janz S, Lash A, Coleman AE, Musaba E, Liotta L, Biggar RJ, Zhuang Z (1997) Monoclonal origin of multicentric Kaposi's sarcoma lesions.N Engl J Med 336: 988–993
12. Rozenbaum W, Gharakhanian S, Navarette MS et al. (1990) Long-term follow-up of 120 patients with AIDS-related Kaposi's sarcoma treated with interferon alpha-2A. Invest Dermatol 95: 161–165
13. Schöfer H, Ochsendorf FR, Hochscheid I, Milbradt R (1991) Kaposi-Sarkome im Gesicht: Palliative Behandlung mit Kryochirurgie, intraläsionaler Chemotherapie, Röntgenweichstrahltherapie und Camouflage. Hautarzt 42: 492–498
14. Stelzer KJ, Griffin TW (1993) A randomized prospective trial of radiation therapy for AIDS-associated Kaposi's sarcoma. Int J Radiat Oncol Biol Phys 27: 1057–1061
15. Tappero JW, Conant MA, Wolfe SF et al (1993) Kaposi's sarcoma: epidemiology, pathogenesis, histology, clinical spectrum, staging criteria and therapy. J Am Acad Dermatol 28: 371–395

Neue Aspekte in der Pathogenese des Kaposi-Sarkoms

E. Tschachler, C. Ballaun, A. Uthman

Einleitung

Im vergangenen Jahrhundert wurde das Kaposi-Sarkom (KS) als idiopathisches multiples Pigmentsarkom der Haut bei älteren Männern jüdischer Abstammung von Moritz Kaposi erstmals beschrieben [1]. Bis in die 60er Jahre dieses Jahrhunderts war es, zumindest in Europa, eine dermatologische Rarität. Erst epidemiologische Studien über das Vorkommen des KS in Afrika und sein Auftreten im Rahmen iatrogener Immunsuppression bei Transplantationspatienten weckte ein breiteres Interesse an diesem Tumor. Mit dem Beginn der Aids-Pandemie Anfang der 80er Jahre trat das KS dann so gehäuft auf, daß es eine alltägliche Erkrankung in der klinischen Routine wurde.

Derzeit unterscheidet man anhand des klinischen Verlaufs und epidemiologischer Besonderheiten 4 Formen [2]:

1. das klassische KS, das in erster Linie bei älteren Männern vorkommt (Mann:Frau-Ratio = 15:1);
2. das iatrogene KS bei immunsupprimierten Patienten;
3. das endemische KS in bestimmten Regionen Zentralafrikas; und
4. das Aids-assoziierte KS.

Außerdem gibt es eine Häufung von KS-Fällen in mediterranen Ländern, der Verlauf dieser Formen ist jedoch am ehesten dem des klassischen KS zuzuordnen. Histologisch sind die verschiedenen Formen des KS voneinander nicht unterscheidbar – bei allen finden sich typische spindelförmige proliferierende Zellen, bizarr geformte, teils abortive Gefäßschlitze und Extravasationen von Erythrozyten in das umgebende Gewebe.

Das Kaposi-Sarkom – eine infektiöse Erkrankung

Bereits vor 25 Jahren war anhand von elektronenmikroskopischen Untersuchungen die Vermutung geäußert worden, daß Herpesviren in der Pathogenese des KS eine Rolle spielen könnten [3]. Diese Vermutung konnte zwar nicht bewiesen werden, sie erhielt jedoch durch epidemiologische Besonderheiten des Aids-assoziierten KS neue Nahrung: Das Aids-KS findet sich bei über 20% der homo- und bisexuellen Aids-Patienten, jedoch nur selten (< 5%) bei Aids-Patienten, die anderen Risikogruppen angehören [4, 5]. Diese Verteilung spricht gegen die HIV-1-Infektion und die assoziierte Immunsuppression als alleinigen Auslöser des KS.

Ausgedehnte Studien verdichteten schließlich Anfang der 90er Jahre den Verdacht, daß ein weiteres infektiöses Agens an der Pathogenese des KS beteiligt sein könnte. Als mögliche Kandidaten dafür wurden das Cytomegalovirus (CMV [7, 8]), humane Papillomaviren [9], elektronenoptisch identifizierte Retroviren [10] und Mykoplasma penetrans [11] beschrieben. Umfassende Untersuchungen konnten jedoch keinen ätiologischen Zusammenhang herstellen.

Das Kaposi-Sarkom assoziierte Herpesvirus (KSHV)

Mittels einer Technik, die imstande ist, DNS-Abschnitte zu isolieren, die in zwei Präparationen von DNS unterschiedlich vertreten sind (representational difference analysis, RDA) [12], identifizierten Chang und Mitarbeiter [13] 1994 ein DNS-Fragment, das in mehr als 90% von KS, nicht aber in der umgebenden Normalhaut vorhanden war. In der weiteren Analyse stellte sich heraus, daß die Aminosäurensequenzen dieses DNS-Fragments ≈ 66% homolog zu den Kapsidprotein und dem Tegumentprotein des Epstein-Barr-Virus und des transformierenden Primatenvirus „Herpesvirus saimirii“ waren [13, 14]. Wie sich in den folgenden Monaten herausstellte, war dieses DNA-Fragment tatsächlich Teil eines bis dato unbekannten humanen Herpesvirus, das zuerst tentativ als KS-assoziiertes Herpesvirus (KSHV, [13]), aber schon bald als humanes Herpesvirus Typ 8 bezeichnet wurde [14].

Charakteristika von HHV-8/KSHV

HHV-8/KSHV-Virionen sind 120–150 nm groß und können elektronenmikroskopisch von anderen Her-

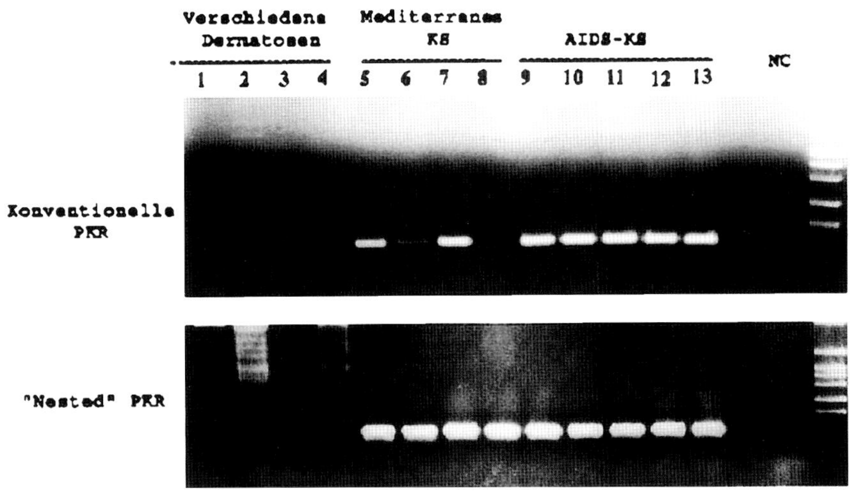

Abb. 1. Bestimmung von HHV-8/KSHV DNS in Geweben von AIDS KS, mediterranen KS und verschiedenen Dermatosen durch einfache und „nested" Polymerasekettenreaktion (PKR) Technologie. Selbst nach Anwendung der sehr sensitiven „nested" PKR, findet sich nur im KS-Gewebe, nicht aber in Biopsiematerial anderer Dermatosen (Psoriasis 1, Herpes simplex Infektion 2, Ulcus 1) HHV-8/KSHV DNS

pesviren unterschieden werden [15, 16]. Extensive molekulare Typisierung identifizierte KSHV als Herpesvirus mit einem Genom von 140,5 Kb, das für mindestens 81 offene Leserahmen (open reading frames, ORF) kodiert [17]. Der genomische Aufbau von HHV-8/KSHV ähnelt am meisten dem des Herpesvirus saimirii [14], und 66 seiner ORFs haben Homologie mit ORFs dieses Virus [17]. Die Sequenzanalyse von großen Teilen des Virusgenoms führte zu seiner Zuordnung in die Subfamilie der Gammaherpesviren (Abb. 2, [14]). Neben den viralen regulatorischen und Strukturgenen codiert HHV-8/KSHV für eine Reihe von Proteinen die Homologien zu zellulären Faktoren wie Komplement-Bindungs Proteinen, Zytokinen (MIP und IL6) [18], einem anti-apoptotische Protein der bcl-2 Familie [19], Zytokinrezeptoren und ein D-Typ Cyclin [17, 20, 21] aufweisen.

In infizierten Zellen liegt HHV-8/KSHV als epidomale DNS im Zellkern vor [15]. Nach Aktivierung des latenten Virus durch Phorbolester in vitro kommt es zur DNS Replikation und zu einer Bildung von Virionen bei gleichzeitiger Lyse der infizierten Zellen [15]. Im KS in situ findet sich HHV8-DNS hauptsächlich in den Tumorzellen sowie in Endothelzellen der Tumorgefäße [22].

Molekulare Epidemiologie von HHV-8/KSHV

Mit Hilfe molekularbiologischer Untersuchungstechniken, besonders der Polymerase Kettenreaktion, wurden HHV-8/KSHV-DNS inzwischen bei allen Formen von KS in verschiedenen Regionen nachgewiesen [23–28]. Neben dem KS wurde HHV-8/KSHV noch bei zwei Krankheiten, die mit Proliferation von Lymphozyten verbunden sind, gefunden:

1. bei sogenannten „body cavity based lymphomas" [29] und
2. bei der multizentrischen Form des Morbus Castleman [30].

Bezüglich der sonstigen Verteilung des neuen Herpesvirus herrscht allerdings Konfusion da es einander teilweise widersprechende Berichte gibt. Während einige Forschergruppen berichten, daß HHV-8 Sequenzen im Sperma und in der Prostata von nicht HIV-1 infizierten Patienten ohne KS vorkommt, konnten andere virale DNS in diesen Organen nicht nachweisen [32, 33, 34, 35].

KSHV/HHV-8 DNS wurde auch in nahezu 50% der duodenalen und rektalen Proben der normalen gastrointestinalen Mukosa von HIV-1 seropositiven Patienten gefunden [36] und Rady und Mitarbeiter [37] identifizierten HHV8/KSHV-DNS in Hauttumoren von 4 Patienten, die eine immunsuppressive Therapie nach einer Organtransplantation erhalten haben. Aufgrund dieser Daten postulierten diese Forschergruppen, daß HHV8/KSHV ähnlich den anderen Viren der Herpesgruppe weit verbreitet sei und durch bestimmte Stimuli, etwa bei Immunsuppression, reaktiviert wird. Diese Hypothese wird allerdings durch die Ergebnisse anderer Forschergruppen angezweifelt. In einer Studie die das Vorliegen von PCR Kontaminationen ausschloß fand Boshoff et al. [38] keine HHV8/KSHV Sequenzen bei immunsuppressiv behandelten Patienten mit Hautkrebs und Untersuchungen in unserem Labor zeigten, daß bei HIV-1 infizierten Patienten mit HHV8/KSHV-DNA zwar in den KS Tumoren, nicht aber in anderen entzündlichen oder neoplastischen mucocutanen Läsionen nachweisbar ist (Abb. 1; [39]). Jin und Mitarbeiter fanden das Virus in allen 17 untersuchten KS-Geweben, jedoch nicht in 138 anderen vaskulären Läsionen [40]. Ebenso konnten Dictor et al. HHV-8/KSHV DNS in 100% von Aids-KS und in 88% von klassischem KS nachweisen, aber in keinem einzigen der 86 gut- und bösartigen Endo-

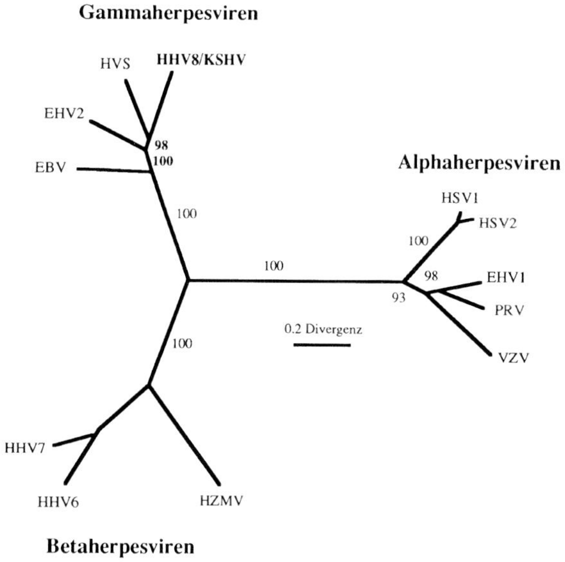

Abb. 2. Einordnung von HHV-8/KSHV in den phylogenetischen Baum der Herpesviren. (Basierend auf dem Vergleich der Aminosäuresequenzen des *major capsid protein* Moore et al. J Virol 1996, 266: 1865. EBV – Epstein Barr Virus, EHV1, 2 – Equines Herpesvirus 1 und 2 HHV6, 7 – Humanes Herpes Virus Typ 6 und 7, HSV1, 2 – Herpes simplex Virus Typ 1 und 2, HVS – Herpesvirus saimirii, HZMV – Humanes Zytomegalievirus, PRV – Pseudorabies Virus, VZV – Varicella Zoster Virus

thel-Läsionen von immunsuppressiv behandelten Patienten [41]. Corbellino et al. fanden HHV8/KSHV DNS Sequenzen in der Prostata, im Knochenmark, in lymphoiden Organen, Rückenmarksganglien und normaler Haut von Aids Patienten mit KS, konnten jedoch kein Virus in Gewebeproben von Aids Patienten ohne KS nachweisen [42].

HHV-8/KSHV Seroepidemiologie

Nach Etablierung von KSHV/HHV-8 infizierten Zelllinien wurden in den letzten Jahren mehrere seroepidemiologische Studien durchgeführt. Zur KSHV/HHV-8 Serologie, die noch in den Kinderschuhen steckt, werden einerseits Immunfluoreszenzassays mit diesen Zellinien und Immunoblot-Tests, basierend auf der Reaktion gegen zwei nukleäre Antigene von HHV8, verwendet. In ersten Untersuchungen konnte gezeigt werden, daß 32 von 40 (80%) der Serumproben von Patienten mit KS, Antikörper gegen HHV8 enthielten, während im Vergleich nur 7 von 40 (18%) Proben von homosexuellen Männern ohne KS reagierten [43]. Der Anteil an seropositiven Patienten steigt, je näher der Zeitpunkt des Auftretens der KS Läsionen

Tabelle 1. Seropositivität für HHV-8/KSHV (Resultate von 5 Studien)

Patienten/Land		Patientenzahl (Patienten-charakteristika)	Seropositiv (%)	Referenz	Methode für Serologie
AIDS-KS	USA	47	42 (89)	46	IB
	USA	40	32 (80)	44	IB
	USA	35	21 (60)	47	ELISA
	USA	40	35 (88)	43	IFA
	USA	40	32 (80)	43	IB
	Italien	14	10 (71)	43	IFA
	Italien	14	11 (79)	43	IB
	Uganda	18	14 (78)	43	IFA
	Uganda	18	16 (89)	43	IB
HIV+/KS–	USA	54 (Gem)	11 (20)	46	IB
	USA	138 (Gem)	41 (30)	45	IFA
	USA	300 (Hä)	9 (3)	45	IFA
	USA	40 (Ho)	7 (18)	44	IB
	USA	33 (Ho, Hä)	9 (27)	47	ELISA
	USA	40 (Ho)	12 (30)	43	IFA
	USA	40 (Ho)	7 (18)	43	IB
	USA	20 (Hä)	0	43	IFA & IB
	Uganda	35 (KA)	18 (51)	43	IFA
	Uganda	35 (KA)	25 (71)	43	IB
HIV–/KS–	USA	122 (Gem)	0	46	IB
	USA	141 (Gem)	2 (1)	45	IFA
	USA	130 (STD)	10 (8)	45	IFA
	USA	164 (Hä)	0	44	IB
	USA	30 (BS)	6 (20)	47	ELISA
	USA	191 (BS)	0	43	IFA & IB
	Italien	107 (BS)	4 (4)	43	IFA & IB
	Uganda	47 (KA)	24 (51)	43	IFA
	Uganda	47 (KA)	29 (61)	43	IB

Ho Homosexuell; *Hä* Hämophil; *Gem* Gemischt, *BS* Blutspender; *STD* Besucher einer STD Ambulanz; *KA* Keine Angaben; *IFA* Immunfluoreszenz Assay; *IB* Immunoblot; *ELISA* Enzyme-linked Immunosorbent assay rückt [44]. Die Zusammenschau mehrerer serologischer Studien zeigt, daß KSHV/HHV-8 kein ubiquitäres Virus ist, daß allerdings in der Verteilung starke regionale Unterschiede existieren (Tabelle 1; [43–47]). Diese regionalen Unterschiede könnten auch für die unterschiedlichen Ergebnisse der molekularen Epidemiologie verantwortlich sein.

HHV-8/KSHV Transmission

Bezüglich des KS gibt es epidemiologische Daten die bestimmte sexuelle Präferenzen mit dem Auftreten dieses Tumors bei Aids Patienten in Zusammenhang bringen [4]. Für HHV-8/KSHV gibt es hinsichtlich des Übertragungsweges derzeit noch keine gesicherten Ergebnisse. Für die Möglichkeit der sexuellen Übertragung sprechen unter anderem die Ergebnisse von mehreren Forschergruppen, die HHV8-DNS in Spermien und Geweben aus dem Urogenitaltrakt nachweisen konnten [32, 33]. Die Tatsache, daß andere Forscher dieses Ergebnis nicht bekräftigen konnten [34, 35], könnte auf regionäre Unterschiede in der Verteilung dieses Virus zurückzuführen sein. Um die Frage des Übertragungsmodus von HHV-8/KSHV zu klären werden derzeit ausgedehnte Partner- und Familienstudien durchgeführt.

HHV-8/KSHV in der Ätiologie des KS

Die Tatsache, daß HHV-8/KSHV in jeder Form von KS nicht aber bei einer Vielzahl anderer Hautkrankheiten regelmäßig vorkommt, spricht sehr für eine ätiologische Rolle dieses neuen Virus in der Entwicklung des KS. Zwar liegt noch kein direkter Beweis vor, daß HHV-8/KSHV in der Lage ist Zellen zu transformieren, allerdings kann HVS, sein nächster Verwandter bei Primaten eine Leukämie verursachen. Wie bereits oben erwähnt, enthält das HHV-8/KSHV Genom eine Reihe von Genen mit hoher Verwandtschaft zu humanen Genen, die in der Lage sind den Zellzyklus und den programmierten Zelltod zu regulieren. Tatsächlich konnte etwa für das HHV-8/KSHV-bcl-2 Analog gezeigt werden, daß es in der Lage ist mit dem humanen bcl-2 ein Heterodimer zu bilden und die Wirkung des Gegenregulators Bax zu unterdrücken [48]. Daß jedoch die virale Komponente in der Genese des KS nur eine Facette in der Pathogenese dieses Tumors ist, zeigen neue Ergebnisse bezüglich des Verhaltens des Aids-assoziierten KS bei Patienten, die mit potenter antiretroviraler Therapie behandelt werden: In dem Maße wie es bei diesen Patienten zu einer Unterdrückung der HIV-1 Replikation und damit zu einer Erholung des Immunsystems kommt, gehen die KS Läsionen zurück [49].

Therapeutische Aspekte

Die Implikation eines Virus in die Pathogenese des KS eröffnet natürlich auch neue Aussichten für die Therapie dieses Tumors. Während retrospektive Analysen keine verbesserte Prognose bezüglich des Auftretens von KS für Patienten die unter antiherpetischer Therapie standen ergaben, zeigte ein Bericht aus dem Jahr 1994, daß frühe Formen des Aids-assoziierten KS auf eine Therapie mit Foscarnet ansprechen [50]. Darüber hinaus kann diese Substanz die Replikation von HHV-8/KSHV in vitro hemmen [51]. Um den tatsächlichen Stellenwert einer antiviralen Therapie beim KS abzuschätzen, werden künftig allerdings noch gut kontrollierte klinische Studien durchgeführt werden müssen.

Zusammenfassung

Die Identifikation eines neuen humanen Herpesvirus hat viele der bisherigen Spekulationen über die Ätiopathogenese des Kaposi-Sarkoms auf den Kopf gestellt. Das Humane Herpesvirus Typ 8 (HHV-8) wurde in allen klinischen Formen des KS gefunden und erste serologische Untersuchungen zeigen, daß das Risiko ein KS zu entwickeln hoch mit der Seropositivität für dieses Virus assoziiert ist. Bezüglich der Verbreitung von HHV-8/KSHV bestehen große regionale Variationen die sich von einer Seropositivität von 0,1% bei Nordamerikanischen Blutspendern über 30% bei homosexuellen HIV-1 Infizierten bis zu 45% bei Blutspendern in Äquatorialafrika erstrecken. Neben den interessanten theoretischen Aspekten könnte die Implikation des neuen Herpesvirus in die Genese des KS in der Zukunft zusätzliche Optionen bei der Therapie dieses Tumors bieten.

Literatur

1. Kaposi M (1972) Idiopathisches multiples Pigmentsarkom der Haut. Arch Dermatol Syphil 1872; 4: 265–273
2. Rappersberger K, Wolff K, Stingl G (1993) Kaposi's sarcoma. In: Fitzpatrick TB, Eisen AZ, Wolff K, Freedberg IM, Austen (eds) Dermatology in General Medicine 4th ed., MacGraw-Hill, Inc., New York, pp 1244–1256
3. Giraldo G, Beth E, Hagenau F (1972) Herpes-type virus particles in tissue culture of Kaposi's sarcoma from different geographic regions. J Natl Cancer Inst 49: 1509–1526
4. Beral V, Peterman TA, Berkelman RL, Jaffe HW (1990) Kaposi's sarcoma among persons with AIDS: a sexually transmitted infection? Lancet 335: 123–128
5. Beral V, Bull D, Darby S, Weller I, Carne C, Beecham M, Jaffe H (1992) Risk of Kaposi's sarcoma and sexual practices associated with faecal contact in homosexual or bisexual men with AIDS. Landet 339: 632–635
6. Ensoli B, Gendelman R, Markham P, Fiorelli V, Colombini S, Raffeld M, Cafaro A, Chang H, Brady JN, Gallo RC (1994) Synergy between basic fibroblast growth factor and HIV-1 Tat protein in induction of kaposi's sarcoma. Nature 371:674–680

7. Giraldo G, Beth E, Huang SK (1980) Kaposi's sarcoma and its relationship to cytomegalovirus (CMV). III CMV DNA and CMV early antigens in Kaposi's sarcoma. Int J Cancer 26: 23–29
8. Drew WL, Conant MA, Miner RC, Huang ES, Ziegler JL, Groundwater JR, Gullett JH, Volberding P, Abrams DI, Mintz L (1982) Cytomegalovirus and Kaposi's sarcoma in young homosexual men. Lancet 17: 125–127
9. Huang YQ, Li JJ, Rush MG, Poiesz BJ, Nicolaides A, Jacobson M, Zhang WG, Coutavas E, Abbott MA, Friedman-Kien AE (1992) HPV-16 related DNA sequences in Kaposi's sarcoma. Lancet 339: 515–518
10. Rappersberger K, Tschachler E, Zonzits E, Gillitzer R, Hatzakis A, Kaloterakis A, Mann DL, Papow-Kraupp T, Biggar RJ, Berger R, Statgos J, Wolff K, Stingl G (1990) Endemic Kaposi's sarcoma in human immunodeficiency virus seronegative persons: demonstration of retrovirus-like particles in cutaneous lesions. J Invest Dermatol 95: 371–381
11. Wang RY-H, Shih JW, Weiss SH, Grandinetti T, Pierce PF, Lange M, Alter HJ, Wear DJ, Davies CL, Mayur RK et al. (1993) Mycoplasma penetrans infection in male homosexuals with AIDS: high seroprevalence and assosiation with Kaposi's sarcoma. Clin Infect Dis 17: 724–729
12. Lisitsyn N, Lisitsyn N, Wigler M (1993) Cloning the differences between two complex Genomes. Science 259: 946–951
13. Chang Y, Cesarman E, Pessin MS, Lee F, Culpepper J, Knowles DM, Moore PS (1994) Identification of herpesvirus-like DNA sequences in AIDS-associated Kaposi's sarcoma. Science 266: 1865–1869
14. Moore PS, Gau SJ, Dominguez G, Cesarman E, Lungo O, Knowles DM, Garber R, Pellett PE, McGeoch DJ, Chang Y (1996). Primary characterization of a herpesvirus agent associated with Kaposi's sarcoma. J Virol 70: 549–558
15. Renne R, Zhong W, Herndier B, McGrath M, Abbey N, Kedes D, Ganem D (1996) Lytic growth of Kaposi's sarcoma-associated herpesvirus (human herpesvirus 8) in culture. Nature Medicine 2: 342–346
16. Said JW, Chien K, Tasaka T, Koeffler HP (1997) Ultrastructural characterization of human herpesvirus 8 (Kaposi's sarcoma-associated herpesvirus) in Kaposi's sarcoma lesions: Electron microscopy permits distinction from cytomegalovirus (CMV). J pathol 182: 273–281
17. Russo JJ, Bohenzky RA, Chien M-C, Chen J, Yan M, Maddalena D, Parry JP, Peruzzi D, Edelman IS, Chang Y, Moore P (1996) Nucleotide sequence of the Kaposi's sarcoma-associated herpesvirus (HHV8). Proc Natl Acad Sci 93: 14862–14867
18. Nicholas J, Ruvolo V, Zong J, Ciufo D, Guo H-G, Reitz MS, Jayward GS (1997) A singl 13-kilobase divergent locus in the Kaposi's sarcoma-associated virus (Human Herpesvirus 8) genome contains nine Open Reading Frames that are homologus to or related to cellular proteins. J Virol 71: 1963–1974
19. Cheng EH-Y, Nicholas J, Bellows DS, Hayward GS, Guo H-G, Reitz MS, Hardwick JM (1997) A Bcl-2 homolog encoded by Kaposi's sarcoma-associated herpesvirus, human herpesvirus 8, inhibits apoptosis but does not heterodimerize with Bax or Bak. Proc Natl Acad Sci 94: 690–694
20. Guo H-G, Browning P, Nicholas J, Hayward GS, Tschachler E, Jiang Y-W, Sadowska M, Raffeld M, Colombini S, Gallo RC, Reitz MS (1997) Characterization of a Chemokine Receptor-Related gene in human herpesvirus 8 and its expression in Kaposi's sarcoma. Virol 228: 371–378
21. Cesarman E, Nador RG, Bai F, Bohenzky RA, Russo JJ, Moore PS, Chang Y, Knowles DM (1996) Kaposi's sarcoma-associated herpesvirus contains G protein-coupled receptor and cyclin D homologs which are expressed in Kaposi's sarcoma and malignant lymphoma. J Virol 70: 8218–8223
22. Boshoff C, Schulz TF, Kennedy MM, Graham AK, Fisher C, Thomas A, O'D McGee J, Weiss RA, O'Leavy JJ (1995) Kaposi's sarcoma-associated herpesvirus infects endothelial and spindle cells. Nature Medicine 1: 1274–1278
23. Su IJ, Hsu Y, Chang Y, Wang I (1995) Herpesvirus-like DNA sequence in Kaposi's sarcoma from AIDS and non-AIDS patients in Taiwan. Lancet 345: 722–723
24. Huang YQ, Li JJ, Kaplan MH, Poiesz B, Katabira E, Zhang WC, Feiner D, Friedman-Kien AE (1995) Human Herpesvirus-like nucleic acid in various from of Kaposi's sarcoma. Lancet 345: 759–760
25. Ambroziak JA, Blackbourn DJ, Herndier BG, Glogau RG, Gullett JH, McDonald AR, Lennette ET, Levy JA (1995) Herpes-like sequences in HIV-infected and uninfected Kaposi's sarcoma patients. Science 268: 582–583
26. Dupin N, Grandadam M, Calvez V, Gorin I,. Aubin JT, Havard S, Lamy F, Leibowitch M, Huraux JM, Escande JP, Agut H (1995) Herpesvirus-like DNA sequences in patients with Mediterranean Kaposi's sarcoma. Lancet 345: 761–762
27. Schalling M, Ekman M, Kaaya EE, Linde A, Biberfeld P (1995) Arole of a new herpesvirus (KSHV) in different forms of Kaposi's sarcoma. Nature Medicine 1: 707–708
28. Moore PS, Chang Y (1995) Detection of herpesvirus-like DNA sequences in Kaposi's sarcoma in patients with and those without HIV infection. N Engl J Med 332: 1181–1185
29. Cesarman E, Chang Y, Moore PS, Said JW, Knowles DM (1995) Kaposi's sarcoma-associated herpesvirus-like DNA sequences in AIDS-related body-cavity-based Lymphomas. N Engl J Med 332: 1186–1191
31. Soulier J, Grollet L, Oksenhendler E, Cacoub P, Cazals-Hatem D, Babinet P, d'Agay M, Clauvel J, Raphael M, Degos L, Sigaux F (1995) Kaposi's sarcoma-associated herpesvirus-like DNA sequences in Multicentric Castleman's Disease. Blood 86: 1276–1280
32. Lin J-C, Lin S-C, Mar E-C, Pellett PE, Stamey FR, Stewart JA, Spira TJ (1995) Is Kaposi's sarcoma-associated herpesvirus detectable in semen of HIV-infected homosexual men? Lancet 346: 1601–1602
33. Monini P, De Lellis L, Fabris M, Rigolin F, Cassai E (1996) Kaposi's sarcoma-associated herpesvirus DNA sequences in prostate tissue and human semen. N Engl J Med 334: 1168–1172
34. Tasaka T, Said JW, Morosetti R, Park D, Verbeek W, Nagai M, Takahara J, Koeffler HP (1997) Is Kaposi's sarcoma-associated herpesvirus ubiquitous in urogenital and prostate tissue? Blood 89: 1686–1689
35. Huang Y-Q, Li JJ, Poiesz BJ, Kaplan MH, Friedman-Kien AE (1997) Detection of the herpesvirus-like DNA sequences in matched specimens of semen and blood from patients with AIDS-related Kaposi's sarcoma by Polymerase Chain Reaciton in Situ hybridization. Am J Pathol 150: 147–153
36. Thomas JA, Brookes LA, McGowan I, Weller I, Crawford DH (1996) HHV8 DNA in normal gastroestinal mucosa from HIV seropositive people. Lancet 347: 1337–1338
37. Rady PL, Yen A, Rollefson JL, Orengo I, Bruce S, Hughes TK, Tyring SK (1995) Herpesvirus-like DNA sequences in non-Kaposi's sarcoma skin lesions of transplant patients. Lancet 345: 1339–1340
38. Boshoff C, Talbot S, Kennedy M, O'Leary J, Schulz T, Chang Y (1996) HHV8 and skin cancers in immunosuppressed patients. Lancet 347: 338–339
39. Uthman A, Brna C, Weninger W, Tschachler E (1996) No HHV8 in non-Kaposi's sarcoma mucocutaneous lesions from immunodeficient HIV-positive patients. Lancet 347: 1700–1701
40. Jin YT, Tsai ST, Yan JJ, Hsiao JH, Lee YY, Su IJ (1996) Detection of Kaposi's sarcoma-associated herpesvirus-like DNA sequences in vascular lesions. Anatomic Pathology 105: 360–363
41. Dictor M, Rambech E, Way D, Witte M, Bendsoe N (1996) Human herpesvirus 8 (Kaposi's sarcoma-associated herpesvirus) DNA in Kaposi's sarcoma lesions, AIDS Kaposi's sarcoma cell lines, endothelial Kaposi's sarcoma simulators, and the skin of immunosuppressed patients. Am J Path 148: 2009–2016
42. Corbellino M, Poirel L, Bestetti G, Pizzuto M, Aubin JT, Capra M, Bifulco C, Berti E, Agut H, Rizzardini G, Galli M, Parravicini C (1996) Restricted tissue distribution of extralesional Kaposi's sarcoma-associated herpesvirus-like DNA sequences in AIDS patients with Kaposi's sarcoma. AIDS Res and Human retroviruses 12: 651–657
43. Gao SJ, Kingsley L, Li M, Zheng W, Parravicini C, Ziegler J, Newton R, Rinaldo CR, Saah A, Phair J, Detels R, Chang Y, Moore PS (1996) KSHV antibodies among Americans,

Italians and Ugandans with and without Kaposi's sarcoma. Nature Medicine 2: 925–928
44. Gao SJ, Kingsley L, Hoover DR, Spira TJ, Rinaldo CR, Saah A, Phair J, Detels R, Parry P, Chang Y, Moore PS (1996) Seroconversion to antibodies against Kaposi's sarcoma-associated herpesvirus-related latent nuclear antigens before the development of Kaposi's sarcoma. N Engl J Med 335: 233–241
45. Kedes DH, Operskalski E, Busch M, Kohn R, Flood J, Ganem D (1996) The seroepidemiology of human herpesvirus 8 (Kaposi's sarcoma-associated herpesvirus): Distribution of infection in KS risk groups and evidence for sexual transmission. Nature Medicine 2: 918–924
46. Lin S-F, Sun R, Heston L, Gradoville L, Shedd D, Haglund K, Rigsby M, Miller G (1997) Identification, expression, and immunogenicity of Kaposi's sarcoma-associated herpesvirus-encoded small viral capsid antigen. J Virol 71: 3069–3076
47. Davis DA, Hamphrey RW, Newcombn FM, O'Brien TR, Goedert JJ, Straus SE, Yarchoan R (1997) Detection of serum antibodies to a Kaposi's sarcoma-associated herpesvirus-specific peptide. JID 175: 1071–1079
48. Sarid R, Sato T, Bohenzky RA, Russo JJ, Chang Y (1997) Kaposi's sarcoma-associated herpesvirus encodes a functional Bcl-2 homologue. Nature Medicine 3: 293–298
49. Murphy M, Armstrong D, Sepkowitz KA, Ahkami RN, Myskowski PL (1997) Regression of AIDS-related Kaposi's sarcoma following treatment with an HIV-1 protease inhibitor AIDS 11/2: 261–262
50. Morfeldt L, Torssander J (1994) Long-term remission of Kaposi's sarcoma following Foscarnet treatment in HIV-infected patients. Scand J Infect Dis 2: 749–752
51. Kedes DH, Ganem D (1997) Sensitivity of Kaposi's sarcoma-associated herpesvirus replication to antiviral drugs. J Clin Invest 99: 2082–2086

Langzeittherapie mit liposomal verkapseltem Doxorubicin beim HIV-assoziierten Kaposi-Sarkom

N. H. Brockmeyer, U. Hengge, S. Esser, M. Bleil, L. Mertins, M. Goos

Einleitung

Das Kaposi Sarkom (KS) ist eine der häufigsten opportunistischen AIDS-Manifestationen [2]. Die Pathogenese ist bis heute nicht geklärt, obwohl in jüngster Zeit nicht nur in AIDS-assoziierten KS sondern auch in KS von HIV-negativen Patienten ein bisher unbekanntes Herpes-Virus, HHV-8 (KSHV), nachgewiesen werden konnte, das sich außerdem in malignen Lymphomen von HIV-Patienten findet und möglicherweise ursächlich neben der Immundysregulation und dem HIV-tat-Gen an der Entstehung des KS beteiligt ist [3, 7].

18% aller HIV-infizierten homosexuellen Männer entwickeln KS [8]. Es tritt bei diesen Patienten vorwiegend multifokal an der Haut, häufig auch an den Schleimhäuten insbesondere der Mundschleimhaut, in den Lymphknoten, der Lunge und im Gastrointestinaltrakt auf. Die Überlebenszeit der Patienten beträgt selten mehr als 3 Jahre. Bei rund 10% der Patienten ist das KS alleinige Todesursache [5].

In Abhängigkeit vom Ausmaß des KS und des zugrundeliegenden Immundefektes, vom bisherigen Auftreten opportunistischer Infektionen oder von B-Symptomen wurden unterschiedliche Behandlungsschemata erprobt. Zur Zeit existiert keine kurative Therapie des HIV-assoziierten KS. Die Chemotherapie des KS als Einzel- oder Kombinationstherapie mit Vinca-Alkaloiden (Vinblastin, Vincristin (V), Etoposid), Bleomycin (B) und/oder Adriamycin (A) führte zu keinen zufriedenstellenden Ergebnissen. Die Remissionsraten schwankten zwischen 10% und 76%, abhängig sowohl vom HIV- als auch vom KS-Stadium der behandelten Patienten. Insbesondere schien bedeutsam zu sein, ob anamnestisch oder aktuell opportunistische Infektionen nachweisbar waren. Da die Autoren jeweils eigene Remissions- und Einschlußkriterien definiert hatten, waren viele Studienergebnisse nicht vergleichbar. Mit höheren Dosierungen ließ sich kein eindeutiger Therapievorteil bei deutlich gesteigerter Nebenwirkungsrate erzielen, eine Kombinationstherapie z. B. (ABV) war der Einzeltherapie überlegen [12]. Die vielfach notwendige Langzeitchemotherapie ist aufgrund der Immundysregulation der Patienten und der häufig ausgeprägten Nebenwirkungen der Zytostatika nur begrenzt durchführbar [11].

Das liposomal verkapselte Doxorubicin (LD) besitzt im Vergleich zum konventionellen Doxorubicin eine verlängerte Plasmahalbwertzeit (55 h) und 48 h nach i.v.-Gabe von 40 mg findet sich in den KS-Läsionen eine im Durchschnitt 19fach höhere Konzentration als in unbefallener Haut. Somit wird im KS die zytoreduktive Aktivität gesteigert [14]. Im Rahmen einer Multicenterstudie der Phase II/III wurden die Effektivität und die Nebenwirkungen einer Langzeittherapie mit liposomal verkapseltem Doxorubicin untersucht.

Patienten und Methoden

Insgesamt erhielten 52 HIV-positive homosexuelle Patienten mit histologisch gesicherten KS im Zeitraum von August 1992 bis März 1996 eine Langzeitchemotherapie (> 18 Wochen) mit liposomal verkapseltem Doxorubicin (Caelyx). Das Durchschnittsalter betrug 41,7 ± 10,6 Jahre und die CD4-T-Lymphozyten betrugen 75 ± 106 Zellen μl^{-1}.

Einschlußkriterien waren das Vorliegen eines fortgeschrittenen KS (viszerale oder disseminierte kutane KS, die mit Ödemen des Gesichts, der Extremitäten oder mit enoralen Läsionen einhergehen), ein Karnofski-Index > 50%, Leukozyten > 2000/µl, Hämoglobin > 10 g/dl und Thrombozyten > 50 000/µl. Ausschlußkriterien waren das Vorliegen einer aktuellen opportunistischen Infektion oder eines Non-Hodgkin-Lymphoms.

Entsprechend den ACTG-Kriterien hatten 82% der Patienten eine schlechte Prognose aufgrund des Tumorstadiums, 94% aufgrund des Immundefektes und 69,2% wegen des Zustandes nach einer opportunistischen Infektionen.

Patienten, Behandlung und Ergebnisse

• Patienten (n)	52
• Durchschnittsalter (Jahre)	41,7 ± 10,6 Jahre;
• durchschnittliche CD4-Zellzahl	75 ± 106 µl;
• Patienten mit fortgeschrittenem Tumor Stadium	82,6 %;
• Patienten mit fortgeschrittenem Immundefekt	94,2 %;
• Patienten mit AIDS-definierenden Infektionen	69,2 %;
• durchschnittliche Beobachtungsdauer	71 ± 51 Wochen;
• durchschnittliche Zyklenzahl	22,8 ± 18,2;
• durchschnittl. kumulative Gesamtdosis DOX-SL	456 ± 364 mg/m²;
• Patienten mit kompletter oder partieller Remission	65,4 %;
• Patienten mit stabilem Zustand	19,2 %;
• Patienten mit Progression	15,4 %.

LD wurde in einer Dosierung von 10–30 mg/m² Körperoberfläche (KO) alle 2 bis 4 Wochen in 5 %iger Glukoselösung über 2 Stunden intravenös appliziert. Jeweils vor und eine Woche nach Verabreichung der Infusion wurden 5 zuvor ausgewählte KS-Markerläsionen hinsichtlich ihrer Größe, Farbe, Dicke und des umgebenden Ödems klinisch untersucht und entsprechend den ACTG-Kriterien beurteilt. Bei 23 Patienten wurde das Tumorvolumen einer Markerläsion vor und nach 6 Zyklen mit jeweils 20 mg/m² KO LD mittels 3D-Sonographie (Gerät: DUB 20-S) bestimmt. Ebenso wurden die Laborparameter kontrolliert, unerwünschte Wirkungen wie Toxizität und opportunistische Infektionen dokumentiert und ein körperlicher Status erhoben. Bei der Auswertung der klinischen und laborchemischen Nebenwirkungen wurden nach den WHO-Kriterien die als „moderate" oder „severe" einzustufenden berücksichtigt.

Bei toxischen LD-Wirkungen wurde entweder die Dosis reduziert oder der Zyklus verlängert. Bei Hb-Werten von < 8 g/dl erfolgte die Gabe von Erythropoetin oder Erythrozyten-Konzentraten, und bei weniger als 1000 neutrophilen Granulozyten/µl erhielten die Patienten G-CSF.

Die Effektivität der Chemotherapie wurde anhand der folgenden Kriterien beurteilt:

1. Komplette oder partielle Remission (keine neuen Läsionen bzw. keine Verschlechterung des Tumor-assoziierten Ödems und eine mehr als 50 %ige Reduktion des Volumens oder der Zahl der KS)
2. „stable disease" (weder die Kriterien für eine partielle Remission noch für eine Progression werden erfüllt)
3. Progression (Entwicklung eines neuen oder fortschreitenden visceralen Befalls oder eines neuen bzw. zunehmenden Tumor-assoziierten Ödems oder eine 25 %ige Zunahme des Volumens oder der Zahl der KS).

Ergebnisse

Die 52 Patienten erhielten innerhalb einer Beobachtungsperiode von durchschnittlich 71 ± 51 Wochen (18–187 Wochen) 22,8 ± 18,2 Zyklen mit einer kumulativen Doxorubicin-Gesamtdosis von 456 ± 364 mg/m² KO (180–1040 mg/m² KO).

34 Patienten (65,4 %) zeigten unter der Chemotherapie eine komplette oder partielle Remission. Bei 10 Patienten (19,2 %) konnte weder eine Progression noch ein deutlicher Rückgang der bereits vorhandenen Läsionen („stable disease") beobachtet werden. Eine Tumorprogression fand sich bei 8 Patienten (15,4 %, s. oben, Abb. 1 a, b).

Fünf Patienten waren zunächst mit einer Kombinationschemotherapie mit Bleomycin (B) 30 mg und Vincristin (V) 2 mg alle drei Wochen behandelt

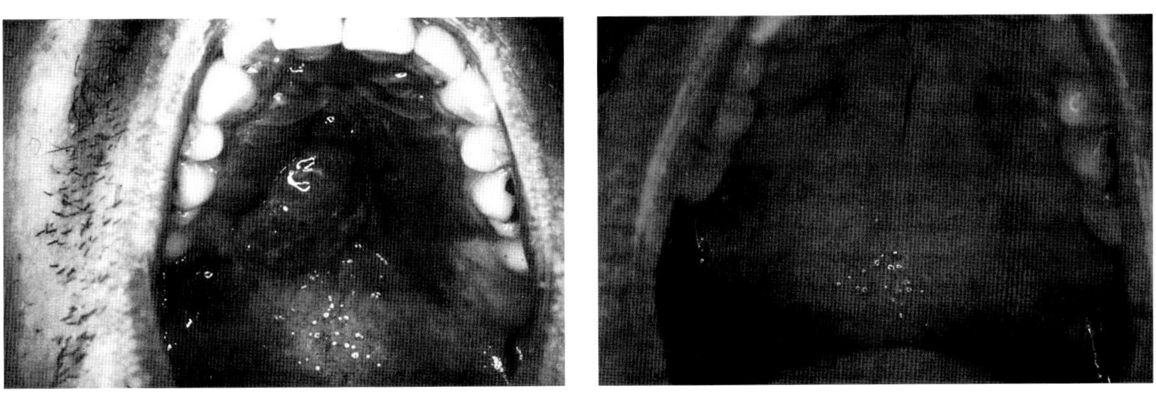

Abb. 1a, b. KS am harten Gaumen, das bis in die Nasennebenhöhle reichte, vor und nach zweijähriger Therapie mit liposomal verkapseltem Doxorubicin (20 mg/m² Körperoberfläche)

worden. Bei zwei von ihnen mußte diese Therapie infolge schwerwiegender Nebenwirkungen abgebrochen werden. Stattdessen war LD eingesetzt worden, welches gut toleriert wurde. Bei den drei anderen Patienten hatte die B/V-Therapie keinen Effekt auf die KS gezeigt, weshalb auch in diesen Fällen eine Therapie mit LD begonnen wurde. Bei zwei dieser Patienten wurde eine anhaltende partielle Remission der KS, beim dritten Patienten für drei Monate eine Stabilisierung der Erkrankung erzielt.

Die sonographische Volumenkontrolle der KS unter der Therapie mit LD bestätigte die klinischen Ergebnisse. Das Ausgangsvolumen der Markerläsion von durchschnittlich 578 ± 623 mm^3 zeigte nach 6 Zyklen Chemotherapie eine durchschnittliche Abnahme um 91% auf 52 ± 157 mm^3.

Die häufigsten Nebenwirkungen der LD-Therapie waren Granulozytopenien, Anämien und Transaminasenanstieg. Durch die Gabe von G-CSF oder eine Dosisreduktion auf 10 mg/m^2 KO konnten die therapielimitierenden Granulozytopenien gut beherrscht werden. Ebenso stellten die Anämien durch Transfusion von Erythrozytenkonzentraten oder Applikation von Erythropoetin kein therapeutisches Problem dar. Schwerwiegender waren die toxischen Leberschäden infolge der kumulativen Dosis liposomal verkapselten Doxorubicins, das vorwiegend über die Leber metabolisiert wird. Während bei den meisten Patienten lediglich Transaminasenerhöhungen im Vordergrund standen, trat bei 7 Patienten (13,5%) unter der Langzeitchemotherapie eine toxische Hepatose auf, die zu einer längeren Unterbrechung (> 8 Wochen) der LD-Therapie zwang. Bei allen 7 Patienten zeigte sich während dieser Zeit eine rapide Progession der KS. Erst unter erneuter Gabe von LD konnte die Progression gestoppt werden (Tabelle 1).

Bei 34 Patienten (65,4%) traten opportunistische Infektionen auf. Mit gleicher Häufigkeit wurde bei einem Vergleichskollektiv von HIV-Infizierten in entsprechenden Stadien im Verlauf eines Beobachtungsintervalls von durchschnittlich 71 Wochen das Auftreten opportunistischer Infektionen beobachtet (Tabelle 2).

Tabelle 1. Unerwünschte Wirkungen von DOX-SL sowie Todesfälle im Beobachtungszeitraum

	Absolut (n)	Relativ [%]
Leukopenie	41	78,8
Neutropenie	40	76,9
Anämie	31	59,6
Alkalische Phophatase Anstieg	20	38,5
Anstieg der Leber-Transaminasen	17	32,7
Polyneuropathie	17	32,7
Ödeme	14	26,9
Thrombozytopenie	12	23,1
Erosive Stomatitis	11	21,2
Toxische Hepatose	7	13,5
Alopezie	6	11,5
Hypoproteinämie	5	9,6
Niereninsuffizienz	5	9,6
Myalgien	2	3,8
Gustatorische Parästhesien	2	3,8
Palmoplantar Erythrodysästhesie	2	3,8
Herzversagen	1	1,9
Todesfälle	29	55,8

Unter der Langzeitchemotherapie mit LD waren die Zahlen der CMV-Infekte (n = 20; 38,5%) und der PcP Fälle (n = 24; 46,2%) bei unseren KS-Patienten am größten.

29 Patienten (55,8%) starben während des Beobachtungszeitraumes. Bei fünf Patienten (9,6%) war die Progression von pulmonalen oder gastrointestinalen KS, bei 20 Patienten (38,5%) eine opportunistische Infektion, bei einem Patienten (1,9%) ein wasting-syndrom und bei weiteren 3 Patienten (5,8%) ein Multiorganversagen die Todesursache.

Tabelle 2. Infektionen vor und während der Chemotherapie mit DOX-SL

	Vor Dox-SL Therapie		Während Dox-SL Therapie	
	absolut (n)	relativ [%]	absolut (n)	relativ [%]
Orale Candidose	40	76,9	43	82,7
Pneumocystis carinii Pneumonie	18	34,6	24	46,2
Cytomegalovirus-Infektion	9	17,3	20	38,5
Herpes simplex Virus Infektion	14	26,9	17	32,7
Orale Haar-Leukoplakie	11	21,2	12	23,1
Pneumonie (andere als PcP)	7	13,5	12	23,1
Soorösophagitis/intestestinale Candidose	9	17,3	11	21,2
Cerebrale Toxoplasmose	7	13,5	11	21,2
Mycobacterium avium Infektion	5	9,6	10	19,2
HIV Encephalitis	0	0	7	13,5
Andere Infektionen	3	5,8	7	13,5
Herpes Zoster	5	9,6	5	9,6
Gesamtzahl von Patienten mit oppurtunistischen Infektionen	36	69,2	34	65,4

Diskussion

Die Langzeitchemotherapie der KS mit LD führte in einem hohen Prozentsatz der Fälle zu einer partiellen oder kompletten Remission (65,4%) bzw. der effektiven Verhinderung einer Progression (84,6%). Lediglich 8 Patienten (15,4%) entwickelten eine Tumorprogression während einer Beobachtungsperiode von durchschnittlich 71 ± 51 Wochen. Die Therapie wurde von fast allen Patienten gut vertragen, so daß eine deutliche Verbesserung der Lebensqualität resultierte. Ähnliche Studienergebnisse sind auch von anderen Arbeitsgruppen berichtet worden [6, 9]. Zudem konnten wir im Vergleich zu historischen Kontrollen eine Verlängerung der Überlebenszeit beobachten.

Als Verfahren zur Objektivierung des Therapieerfolges einer Chemotherapie bei kutanen KS hat sich die sonographische Volumenkontrolle bewährt [4]. Auch im Verlauf der Langzeitchemotherapie mit LD läßt sich eine stetige Volumenverminderung der KS nachweisen, allerdings von geringerem Ausmaß als während der initialen Therapiezyklen [7].

Nach erfolgloser oder schlecht tolerierter Chemotherapie mit Bleomycin und/oder Vincristin war in fast allen Fällen durch den Einsatz von LD ein guter therapeutischer Effekt zu beobachten.

Die meisten Patienten erhielten eine Dosis von 20 mg/m² KO alle 3 Wochen. Dies entspricht etwa 30 mg/m² KO monatlich. Nur bei klinischer oder sonographischer Verschlechterung der KS wurden die Zyklusintervalle verkürzt oder die Dosis erhöht, was jedoch nur selten erforderlich war. Bei einigen Patienten wurde die häufigere Gabe einer geringeren Dosis (10 mg/m² KO alle 2 Wochen) subjektiv besser toleriert.

Die von uns angewandte Dosierung war geringer als die in den Studien von Fischl mit 60 mg/m² KO monatlich oder von Bogner mit 40 mg/m² KO monatlich [4, 9]. Bei insgesamt vergleichbarer Effektivität der Chemotherapie ließ sich die Häufigkeit unerwünschter Wirkungen durch die niedrigere Dosierung von LD reduzieren.

Das Absetzen der Chemotherapie aufgrund ihrer Nebenwirkungen führte bei den Patienten schon nach kurzer Zeit zu einer ausgeprägten Progression der KS, die durch die erneute Gabe von LD beherrscht werden konnte.

Insgesamt war die Anzahl der während der Therapie beobachteten opportunistischen Infektionen nicht erhöht, es bestand jedoch ein Trend zu einer erhöhten Inzidenz von Pneumocystis-carinii-Pneumonien (46,2%) und von Cytomegalie-Virus-Infektionen (38,5%) im Vergleich zu einem Kontrollkollektiv.

Die kumulative Toxizität von LD stellt sich als der entscheidende dosislimitierende Faktor in der Langzeitchemotherapie dar. Die häufigste unerwünschte Wirkung war die Myelosuppression infolge der Chemotherapie, wie bereits in zahlreichen Veröffentlichungen beschrieben [6, 13]. Durch den Einsatz von G-CSF konnten die Granulozytopenien kontrolliert werden und das Auftreten Neutropenie-assoziierter Infekte reduziert werden [12]. Ebenso konnten wir die in verschiedenen Studien als gering beschriebene akute und chronische Kardiotoxizität auch bei der Langzeitanwendung von LD bestätigen [10]. Die maximale bei einem Patienten von uns verabreichte kumulative Gesamtdosis betrug 1040 mg/m² KO ohne Zeichen einer Kardiomyopathie. Als therapielimitierend in der Langzeitanwendung von LD erwies sich bei einigen Patienten die kumulative Hepatotoxizität. Aufgrund der weit fortgeschrittenen Grunderkrankung war bei diesen Patienten die Einnahme von zahlreichen verschiedenen Arzneimitteln erforderlich, deren hepatotoxische Nebenwirkungen sich addierten.

Dermatologisch ist besonders interessant, daß hyperkeratotische Palmoplantarerytheme auch bei den liposomal verkapselten Anthrazyklinderivaten in einem geringen Prozentsatz auftraten.

Im Vergleich zum freien zeichnet sich das liposomal verkapselte Doxorubicin durch eine verlängerte Plasmahalbwertzeit und eine erhöhte Penetrations- und Akkumulationsrate in Geweben mit alterierten Gefäßen wie dem KS aus [16]. Die mit Methoxypolyethylenglycol (MPEG)-Derivaten beschichtete Oberfläche der Liposomen schützt diese vor einer frühzeitigen Phagozytose durch das retikuloendotheliale System [1]. Dies erklärt die höhere Effektivität bei deutlich verringerter Toxizität der liposomal verkapselten gegenüber den konventionellen Anthrazyklinderivaten. Um vergleichsweise hohe Gewebespiegel erreichen zu können, müßten letztere so hoch dosiert werden, daß eine Monotherapie wegen der Nebenwirkungensrate nicht zu tolerieren wäre.

Insgesamt steht mit dem liposomal verkapselten Doxorubicin ein sicheres und effektives Arzneimittel für die Langzeitchemotherapie des fortgeschrittenen AIDS KS zur Verfügung, das den herkömmlichen Chemotherapeutika sowohl hinsichtlich der Wirkung als auch der Nebenwirkungen überlegen ist. Aufgrund seiner besonderen Pharmakokinetik stellt LD auch eine therapeutische Option bei der Behandlung des fortgeschrittenen klassischen KS und des Angiosarkoms dar [15].

Literatur

1. Allen TM, Hansen C, Martin F, Redemann C, Yau Young A (1991) Liposomes containing synthetic lipid derivatives of poly(ethylene glycol) show prolonged circulation half-lives in vivo. Biochim Biophys Acta 1066: 29–36

2. Beral V, Peterman TA, Berkelman RL et al. (1990) Kaposi's sarcoma among persons with AIDS: a sexually transmitted infection? Lancet 335: 123–126
3. Blasig C, Schreiber A, Neipel F, Hohenadl C, Cornali E, Ascherl G, Esser S, Brockmeyer NH, Ekman M, Kaaya, Tschachler E, Biberfeld P, Stürzl M (1997) Expression of HHV-8 latency-associated T0.7 RNA in spindle cells and endothelial cells of AIDS-associated classical and african Kaposi's sarcoma (KS). Int J Cancer 72: 68–71
4. Bogner JR, Kronawitter U, Rolinski B, Truebenbach K, Goebel FD (1994) Liposomal doxorubicin in the treatment of advanced AIDS-related Kaposi's sarcoma. J Acquir Immune Defic Syndr 7: 463–468
5. Brockmeyer NH, Mertins L, Goos M (1994) Therapie des HIV-assoziierten Kaposi-Sarkoms. AIFO 9: 483–489
6. Cowens JW, Creaven PJ, Greco WR, Brenner DE, Tung Y, Ostrow M, Ginsberg R, Petrelli N (1993) Initial clinical (Phase 1) trial of TLC D-99 (doxorubicin encapsulated in liposomes). Cancer Res 53: 2796–2802
7. Chang Y, Cesarman E, Pessin S, Lee F, Culpepper J, Knowles DM, Moore PS (1994) Identification of Herpesvirus-Like DNA Sequences in AIDS-Associated Kaposi's Sarcoma. Science 266: 1865–1869
8. Drew WL, Mills J, Hauer LB, et al. (1988) Declining prevalence of Kaposi's sarcoma in homosexual AIDS patients paralleled by fall in cytomegalovirus transmission. Lancet I: 66
9. Fischl MA, Krown SE, O'Boyle KP, Mitsuyasu R, Miles S, Wernz JC, Volberding PA, Kahn J, Groopman JE, Feinberg J, Woody M, and the AIDS Clinical Trial Group (1993) Weekly doxorubicin in the treatment of patients with AIDS-related Kaposi's sarcoma. J Acquir Immune Defic Syndr 6: 259–264
10. Forssen EA, Tökes ZA (1981) Use of anionic liposomes for the reduction of chronic doxorubicin-induced cardiotoxicity. Proc Natl Acad Sci USA 78: 1873–1878
11. Gill IA, Espina BM, Akil B, Gill PS (1992) Treatment of acquired immunodeficiency syndrome-related Kaposi's sarcoma using bleomycin-containing combination chemotherapy regimens. Semin Oncol 19: 32–36
12. Gill PS, Bernstein-Singer M, Espina BM, Rarick M, Magy F, Montgomery T Berry MS, Levine A (1992) Adriamycin, bleomycin and vincristine chemotherapy with recombinant granulocyte-macrophage colony-stimulating factor in the treatment of AIDS-related Kaposi's sarcoma. AIDS 6: 1477–1481
13. Hengge UR, Brockmeyer NH, Baumann M, Reimann G, Goos M (1993) Liposomal doxorubicin in AIDS-related Kaposi's sarcoma. Lancet 342: 497
14. Northfeldt DW, Martin FJ, Kaplan LD (1993) Pharmacokinetics (PK), tumor Localization (TL) and safety of Doxil (liposomal doxorubicin) in AIDS patients with Kaposi's sarcoma (AIDS-KS). Proc Am Soc Clin Oncol 12: 51 (Abstract 8A)
15. Ockenfels HM, Brockmeyer NH, Hengge U, Goos M (1996) Cutaneous angiosarcoma: A novel therapy with liposomal Doxorubicin. J Europ Acad Dermatol Venereol 6: 71–75
16. Presant CA, Blayney D, Proffitt RT, Turner AF, Williams LE, Nadel HI, Kennedy P, Wiseman C, Gala K, Crossley RJ, Preiss SJ, Ksionski GE, Presant SL (1990) Preliminary report: imaging of Kaposi's sarcoma and lymphoma in AIDS with indium-111-labelled liposomes. Lancet 335: 1307–1309

Leitlinien: kutane Lymphome

G. Burg, R. Dummer

Definition und Epidemiologie

Kutane Lymphome gehören zu den häufigsten Varianten extranodaler Non-Hodgkin-Lymphome. Ihre Häufigkeit ist mit etwa 0,3 pro 100 000 Einwohner pro Jahr anzunehmen [25]. Ihre Abgrenzung von entzündlichen und pseudolymphomatösen Hautinfiltraten erfolgt aufgrund teilweise arbiträr festgelegter klinischer, histologischer, phänotypischer, genotypischer und kariotypischer Merkmale in einer krankheitsspezifischen Kombination, die es erlaubt, neben zahlreichen von nodalen Lymphomen bekannten Entitäten auch hautspezifische Entitäten mit einem typischen klinischen oder histologischen Gepräge (lokalisierte Formen, subkutane Formen, follikuläre Muzinosen u.a.) abzugrenzen.

Klassifikation

Alibert beschrieb vor fast 200 Jahren den Prototyp der kutanen Lymphome, die Mycosis fungoides [2]. Um 1900 wurde eine weitere Manifestation als Leukemia cutis hinzugefügt [16]. In dem ersten Viertel unseres Jahrhunderts prägte Letterer [21] den Begriff der Retikulosen, der in der Dermatologie aufgenommen und weiter differenziert wurde [8, 12]. Die Begriffe der monomorphen und polymorphen Retikulosen, Retikulosarkome und Retikulosarkomatosen mußten im Lichte neuer Erkenntnisse der 70er Jahre über die Dichotomie des lymphozytären Systems mit den einzelnen Lymphozyten-Subpopulationen komplett revidiert werden.

Es hat sich in den letzten Jahrzehnten gezeigt, daß eine aus der Dermatologie gewachsene Klassifikation der kutanen Lymphome keine Akzeptanz bei Hämatologen, Onkologen oder Pathologen gefunden hat, so daß die Chance auf die weltweite Durchsetzung einer dieser zahlreichen aus der Dermatologie geborenen Klassifikationsvorschläge aussichtslos war. Wie bei anderen extranodalen Lymphomen kann sich eine Klassifikation in einer allgemein verständlichen Sprache immer nur an Klassifikationen für nodale Lymphome anlehnen. Auch diese waren im Verlaufe der Jahre fortwährend einem Wechsel unterworfen (Übersicht s. [4]). Nachdem in den vergangenen Jahren insbesondere die Kiel-Klassifikation in ihrer revidierten Fassung [24] und die Working-Formulation [26] weltweit Gültigkeit hatten, so ist neuerlich die R.E.A.L. (Revised European American Lymphoma) Klassifikation [14] empfohlen worden, die prinzipiell den Versuch unternimmt, alle Lymphome, d.h. M. Hodgkin und Non-Hodgkin-Lymphome, T-Typ und B-Typ, in einer Klassifikation unterzubringen, wobei

Leitlinien: Kutane Lymphome

Überwiegend klinisch definierte CTCL-Entitäten:

- Mycosis fungoides (einschließlich Varianten),
- Sézary-Syndrom,
- pagetoide Retikulose (W-K),
- lymphomatoide Papulose,
- „granulomatous slack skin".

Histologisch/zytologisch definierte CTCL-Entitäten:

- syringotrope CTCL,
- angiotrope CTCL,
- subkutane CTCL,
- großzellige CTCL,
  - pleomorph,
  - anaplastisch.

Überwiegend histol./zytol. definierte CBCL-Entitäten:

- follikuläre CBCL (CBCC),
- Immunozytom,
- Marginal-Zonen-Lymphom,
- Mantel-Zell-Lymphom (CC),
- großzellige CBCL,
  - zentroblastisch (CB),
  - immunoblastisch (IB),
- angiotropes CBCL.

Phänotypisch bzw. genotypisch definierte CTCL- und CBCL-Entitäten:

- CTCL -CD30+ (Ki-1),
  -CD8+ (zytotox),
  -CD56+ (NK-Zell),
  -BCRTCL,
  -T-Zonen Lymphom,
  -„lineage crossover";
- CBCL-TCRBCL.

auf eine Differenzierung in niedrig maligne und hoch maligne Lymphome in Anbetracht des jeder Entität innewohnenden Verhaltensspektrums verzichtet wird.

Während sich die Anwendbarkeit der Kiel-Klassifikation zur Einteilung der Hautlymphome in den vergangenen Jahren weitgehend bewährt hat [6, 18], muß sich die Kompatibilität der R.E.A.L.-Klassifikation für extranodale Lymphome noch beweisen.

Es wird daher empfohlen, die Klassifikation der Hautlymphome in Anlehnung an die Kiel-Klassifikation vorzunehmen, wobei ergänzend Entitäten angeführt werden müssen bei denen es sich um hautspezifische Krankheitsbilder handelt, die im Lymphknoten nicht vorkommen [6]. Folgende Übersicht zeigt eine Einteilung der T- bzw. B-Lymphome der Haut unter Berücksichtigung der für die Diagnostik erforderlichen Methodik.

Im Rahmen der Arbeitsgruppe kutane Lymphome der EORTC sind Bemühungen im Gange, eine Klassifikation der Hautlymphome vorzunehmen, die den Versuch unternimmt, spezifische entweder klinisch, histologisch oder phänotypisch charakterisierte Entitäten innerhalb der Gruppe kutaner T-Zell-Lymphome (CTCL) bzw. kutaner B-Zell-Lymphome (CBCL) in Untergruppen mit indolentem, aggressivem oder intermediärem biologischen Verhalten einzuteilen und eine verbliebene Gruppe noch unklarer Zuteilung als „provisional" zusammenfaßt.

Diagnose und Frühdiagnose

Ein besonderer Vorteil der kutanen Lymphome besteht darin, daß bereits früheste Veränderungen im Verlaufe der Krankheitsentwicklung – und dies trifft vor allen Dingen für die sog."prädiagnostische" Phase der CTCL zu – erkennbar sind.

Die *Makromorphologie* des klinischen Bildes erlaubt in ca. 50% der Fälle, eine Diagnose allein aufgrund des klinischen Bildes und insbesondere eine Unterscheidung in CTCL und CBCL , wobei ekzematoide Veränderungen mit langsamer Umwandlung in plattenartige Infiltrationen und Tumoren charakteristisch für die CTCL sind, während es sich bei den CBCL meist um rasch auf normaler Haut aufschießende Knoten und Tumoren handelt.

Das *histomorphologische Muster* verbessert die diagnostische Sicherheit um weitere ca. 25%, so daß klinisches Bild und Histomorphologie in etwa 75% der Fälle eine Differenzierung in CTCL vs CBCL, teilweise mit Erkennung bestimmter Subtypen erlaubt.

Eine ergänzende Typisierung mit monoklonalen Antikörpern oder molekularbiologischen Techniken ist für die Diagnostik in den meisten Fällen nicht erforderlich. Für unser pathogenetisches Verständnis hat der Einsatz derartiger Techniken jedoch wesentliche Erkenntnisse bringen können [7].

Die *Zytomorphologie* erhöht die diagnostische Sicherheit um weitere 10% auf insgesamt ca. 85%, indem sie zusätzliche Information über den zellulären Subtyp (cerebriform bzw. kleinzellig pleomorph, mittel- bis großzellig pleomorph, anaplastisch, lymphozytisch, plasmazytoid, zentrozytisch, monolytoide B-Zellen, zentroblastisch, immunoblastisch und einige seltenere Varianten) bringt. Eine zusätzliche Phänotypisierung ist auch hier in den meisten Fällen nicht erforderlich, nachdem das Phänotypisierungsmuster dieser Zellen durch entsprechende Untersuchungen ausreichend belegt ist wie z. B. die CD30 Positivität in den meisten Fällen der großzelligen anaplastischen Hautlymphome.

Bei den restlichen 10 – 15% kutaner Lymphome handelt es sich um schwer einzuordnende lymphoproliferative Veränderungen, zu denen neben seltenen phänotypisch oder molekularbiologisch zu definierenden Entitäten auch Frühveränderungen insbesondere der kutanen T-Zell-Lymphome (Parapsoriasis) oder von malignen B-Zell-Lymphomen abzugrenzende Pseudolymphome gehören.

Phänotypisierungsuntersuchungen mit monoklonalen Antikörpern und *molekularbiologische Techniken* (Southern Blot, PCR-basierte Techniken) sind in diesen Fällen für eine Zuordnung der Veränderungen unerläßlich. Entitäten wie das T-zell-reiche B-Zell-Lymphom [9], das B-zell-reiche T-Zell-Lymphom, das intravsale Lymphom, Lymphome mit lineage cross over (Rearraangierung von TCR-Genen und IgH-Genen), CD8 positive Lymphome, NK-Zell-Lymphome (CD 56+), Lymphome mit sarkoider Reaktion etc.) können nur durch Anwendung zusätzlicher moderner Techniken ausreichend identifiziert werden und dadurch möglicherweise einen wesentlichen Beitrag zu unserem pathogenetischen Verständnis der lymphorproliferativen Erkrankungen der Haut liefern.

Die nosologische Beurteilung der Parapsoriasis hat in den letzten Jahren zu Kontroversen geführt, die konkret am Beispiel der kleinfleckigen Parapsoriasis (Parapsoriasis en petit plaques, Brocq) zur Darstellung kamen [1, 3, 5, 13].

Folgende Gründe sind unter anderem hierfür verantwortlich zu machen

1. Die Parapsoriasis en gouttes (synonym mit Pityriasis lichenoides chronica) wird in mangelhafter Kenntnis der leider etwas verwirrenden und komplexen Nomenklatur mit der kleinfleckigen Parapsoriasis verwechselt [19].
2. Da sowohl bei der Parapsoriasis als auch bei sehr frühen ekzematoiden Veränderungen im Rahmen einer sich später entwickelnden Mycosis fungoides die histomorphologischen Veränderungen völlig unspezifisch sein können, wird das Fehlen typi-

scher Merkmale in beiden Fällen als Ausdruck der Identität dieser für jeden erfahrenen Kliniker klar unterscheidbaren Entitäten fälschlicherweise angenommen [1].

3. Hieraus ergibt sich die jeder klinischen Erfahrung widersprechende Behauptung [15], daß die Pityriasis lichenoides chronica (Parapsoriasis en gouttes) eine Mycosis fungoides sei. Sie wird als häufig („common"), obwohl nur 0,2 Fälle auf 100 000 pro Jahr – und „rarely fetal" – obwohl die Überlebenszeit nach Diagnostestellung aufgrund großer Statistiken bei ca. 5 bis 7 Jahren im Mittel – angenommen werden muß. Dies führt zu einer völligen Verzerrung der klinischen Realität.

Das Bemühen um Klarheit führt zu einer Vermehrung der Konfusion, indem klinisch und biologisch eindeutig unterscheidbare Entitäten verwechselt bzw. miteinander vermischt werden.

Bei den kutanen T-Zell-Lymphomen handelt es sich um ein *Spektrum* lymphoproliferativer Erkrankungen, das im Sinne einer stufenweisen Kanzerogenese – wie sie z.B. für das Colonkarzinom und andere maligne Tumoren inzwischen weitgehend aufgeschlüsselt ist [11] – zahlreiche Entitäten von der kleinfleckigen Parapsoriasis über die großfleckige Parapsoriasis, die definitive Mycosis fungoides mit Transformation in hochmaligne blastäre Lymphome umfaßt.

Pathogenese

Entsprechend der Kanzerogenese beim Colonkarzinom muß auch beim malignen Lymphom davon ausgegangen werden, daß der Übergang vom normalen Lymphozyten zum hochmalignen Lymphom ein Mehrstufenprozeß ist (Abb. 1, 2), bei dem es mit Ausgang von einem Lymphozytenklon mit chromosoma-

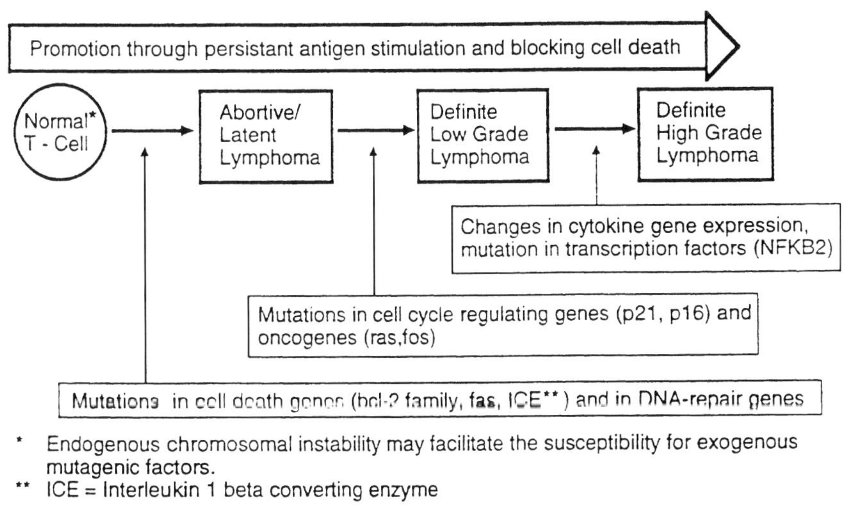

Abb. 1. Hypothese der schrittweisen Pathogenese maligner Lymphome, bei der eine „normale" T-Zelle mit endogener chromosomaler Instabilität mit sequenzieller Akkumulation von Mutationen sich zu einem malignem Lymphom mit zunehmender Aggressivität entwickelt

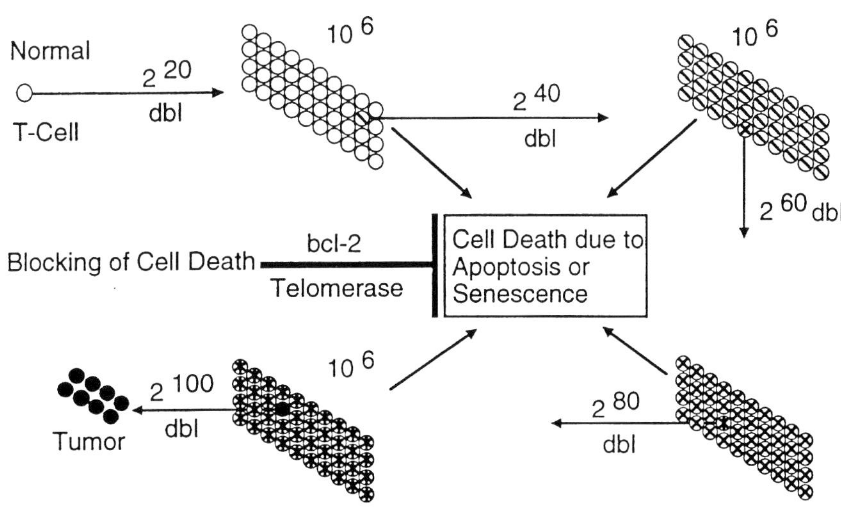

Abb. 2. Hypothetisches Pathogenesemodell kutaner Lymphome. Tumorbildung durch mehrere (vier) unabhängige genetische Veränderungen, die nach über 100 Verdopplungen im Rahmen einer klonalen Expansion in einer Zelle akkumulieren. Dabei wird das Auftreten einer Mutation auf 10^6 Zellen angenommen. Blockade von Mechanismen, die normalerweise zum Zelltod nach etwa 40 Teilungszyklen führen (vermehrte Expression des bcl-2-Gens oder vermehrte Telomerase-Aktivität) könnten als wichtige Mechanismen einer antigen- getriebenen unlimitierten Proliferation eine zentrale Rolle spielen

ler Instabilität durch sequenzielle Akkumulation von Mutationen von Onkogenen, Suppressorgenen oder DNA-Reparaturgenen zu lymphoproliferativen Prozessen in der Haut kommt, die in frühen Stadien von einem spezifischen Mikroenvironment (zelluläre Komponenten, Zytokine) abhängig sind und in fortgeschrittenen blastären Stadien autochthon ohne accessorische Faktoren proliferieren. Suppression der Apoptose durch z.B. vermehrte Expression des bcl-2 Gens und Vermeidung der natürlichen Zellalterung durch vermehrte Aktivität der Telomerase spielen hierbei möglicherweise eine wichtige Rolle [10].

So können die vielfältigen klinischen und histologischen Erscheinungsformen der kutanen Lymphome als Ausdruck einer sequenziellen Kanzerogenese erklärt werden.

Klinische Stadieneinteilung und Prognose

Untersuchungsprofil

Neben der klinischen Befunddokumentation und einer histologischen Untersuchung, ggf. mit entsprechender phänotypischer und genotypischer Ergänzung sind folgende Untersuchungen erforderlich:

- Röntgenuntersuchung der Thoraxorgane,
- Ultraschalluntersuchung der abdominalen Organe,
- Ultraschall der peripheren Lymphknoten.

Bei kutanen B-Zell-Lymphomen sollte zusätzlich eine Beckenkammbiopsie durchgeführt werden. Die Untersuchung des peripheren Blutes beschränkt sich auf den Nachweis atypischer Zellen mit Hilfe der PAS-Färbung bei Verdacht auf das Vorliegen eines Sézary-Syndroms. Eine Bestimmung der Subpopulationen bzw. die Anwendung molekularbiologischer Untersuchungen zum Nachweis der Monoklonalität im peripheren Blut ist nur bei Verdacht auf das Vorligen einer leukämischen Ausschwemmung erforderlich.

TNM-Klassifikation kutaner T-Zell-Lymphome

Achtzig bis neunzig Prozent der Krankheitsdauer bei CTCL sind durch Hautveränderungen ohne extrakutane Manifestationen gekennzeichnet. Damit kommt der Beurteilung des Hautbefalles besondere prognostische Bedeutung zu.

Tabelle 1. Stadieneinteilung kutaner T-Zell-Lymphome nach der TNM-Klassifikation. *T1:* weniger als 10% der Haut befallen, *T2:* mehr als 10% der Haut befallen, *T3:* Tumoren, ein oder mehrere, *T4:* Erythrodermie, *N0:* keine palpablen Lymphknoten, *N1:* dermatopathisch vergrösserte Lymphknoten, *N2:* normal große, spezifisch befallene Lymphknoten, *N3:* vergrößerte pathologisch veränderte Lymphknoten, *M0:* keine viszeralen Organe betroffen, *M1:* viszerale Organe betroffen. (Nach [20])

Stadium	T	N	M
Ia	1	0	0
Ib	2	0	0
IIa	1,2	1	0
IIb	3	0,1	0
III	4	0,1	0
IVa	1–4	2,3	0
IVb	1–4	0–3	1

Die Stadieneinteilung nach der TNM-Klassifikation [20] ist in Tabelle 1. wiedergegeben.

Eine Evaluation der Überlebenszeiten zeigt die Diskriminierung zwischen den T-Kategorien T1, T2, und T3 mit mäßiger Signifikanz (p 0.022).

Die Evaluation der Tumormasse durch Berechnung eines „Tumor Burden Index" (TBI) nach der Formel, wie sie in Tabelle 2 wiedergegeben ist, bringt eine im Vergleich bessere Diskriminierung der Überlebensgruppen.

Neben der Ausdehnung des Hautbefalles und der Tumormasse (TBI) sind weitere Faktoren für die Prognose von besonderer Bedeutung. Durch entsprechende Gewichtung kann für die CTCL ein prognosti-

Tabelle 3. Leitlinien: kutane Lymphome. Prognostischer Index bei CTCL

Prognose Kriterien	1	2	3
Tumor-Burden-Index	1	>1–3	>3
Stadium (TNM)	Ia, Ib	IIa, IIb	III, IVa, IVb
Zytomorphologie	klein	mittel	groß
Alter bei Diagnose (Jahre)	< 45	46–65	> 65
Prädiagnost. Zeit (Jahre)	> 12	6–12	< 5
Geschlecht (w/w)	–	w	m

Prognose Index (PI)[a]	Prognose	Überlebenszeit (Jahre)
1,0–1,2	gut	> 14
>1,2–1,8	mittel	9–14
>1,8–2,4	schlecht	3– 8
>2,4–3,0	sehr schlecht	< 2

[a] PI (1–3) Summe der Score-Punkte dividiert durch Anzahl der Prognose Kriterien

Tabelle 2. Berechnung des Tumor-Burden-Index (TBI) für kutane T-Zell Lymphome. Beispiel: Patient mit Patches an 20% der Körperoberfläche und 2 Plaques und 3 Tumoren hat einen TBI von 1 + 2 · 0 + 2 · 1 + 1,3 · 1 = 1 + 0 + 2 + 1,3 = **4,3.**

1 +	**2**	x x	0 = Patch < 30% 1 = Patch > 30%	**+ 2**	x x	0 = keine Plaques 1 = Plaques vorhanden	**+ 1,3**	x x	0 = keine Tumoren 0 = Tumoren vorhanden

Tabelle 4. Vorschlag zu einer stadiengerechten Therapie kutaner T-Zell-Lymphome [23]

Stadium Ia, Ib, IIa	PUVA └── Re PUVA ── HN_2 BCNU ── Radiatio IFN PUVA
Stadium IIa	IFNPUVA └── Radiatio Kombinationen (Dermopan, Schnelle Elektronen)
Stadium III	Photophorese └── IFNα, Re PUVA, Methotrexat
Stadium IV	Interferon, Retinoide in experimentellen Protokollen, systemische Chemotherapie

scher Index (PI) errechnet werden, der es erlaubt, mit relativ einfachen Mitteln frühzeitig eine prognostische Einordnung der CTCL vorzunehmen (Tabelle 3).

Therapie

Bei den örtlichen und systemischen Behandlungsmöglichkeiten können grundsätzlich nicht aggressive und aggressive Modalitäten gewählt werden.

Nachdem in einer randomisierten Studie sichergestellt werden konnte, daß eine primär aggressive Therapie sowohl im Hinblick auf das erscheinungsfreie Intervall als auch auf das Gesamtüberleben keinen Vorteil gegenüber einer sequenziell primär nicht aggressiven Therapie zeigt [17], muß bei den CTCL an dem Grundsatz festgehalten werden, die Krankheit stadiengerecht kontrollieren aber nicht heilen zu wollen.

Entsprechende Empfehlungen sind in Tabelle 4 wiedergegeben [22, 23].

Schlußfolgerung

Die **Klassifikation** kutaner Lymphome sollte in Anlehnung an Klassifikationen für nodale Lymphome – z. B. Kiel Klassifikation – erfolgen, wobei diese durch spezifische Hautlymphomentitäten zu erweitern sind.

In 80 – 90% der Fälle kann eine eindeutige **Diagnose** aufgrund des klinischen, histologischen und zytomorphologischen Erscheinungsbildes gestellt werden. Weiterführende immunphänotypische und molekularbiologische Untersuchungen dienen der Identifizierung der verbleibenden 10 – 15%, wobei insbesondere die Frühdiagnose der CTCL und die Abgrenzung der Pseudo-B-Zell Lymphome von den malignen B-Zell-Lymphomen zu berücksichtigen sind.

Die **Prognose** der CTCL kann frühzeitig aufgrund einfach und reproduzierbar erfaßbarer Parameter gestellt werden.

Die **Therapie** kutaner Lymphome erfolgt stadiengerecht ohne primär kurativen Ansatz und hat die Kontrolle des Krankheitsverlaufes zum Ziel.

Literatur

1. Ackerman AB (1996) If small plaque (digitate) parapsoriasis is a cutaneous T-cell lymphoma even an 'abortive' one it must be mycosis fungoides! Arch Dermatol 132 5:562–566
2. Alibert JLM (1806) Tableau du pian fongoide. Description des maladies de la peau observées à l'Hôpital Saint-Louis et exposition des meilleurs méthodes suivies pour leur traitement. Barrois L'Ainé & Fils, Paris
3. Brocq L (1902) Les parapsoriasis. Ann Dermatol Syphilol 3:433–468
4. Burg G, Braun-Falco O (1983) Cutaneous lymphomas pseudolymphomas and related disorders. Springer, Berlin Heidelberg New York Tokyo
5. Burg G, Dummer R (1995) Small plaque (digitate) parapsoriasis is an abortive T-cell lymphoma and is not mycosis fungoides. Arch Dermatol 131:336–338
6. Burg G, Dummer R, Kerl H (1994) Classification of cutaneous lymphomas. Derm Clinics 12:213–217
7. Cerroni L, Kerl H (1994) The use of monoclonal antibodies on paraffin sections in the diagnosis of cutaneous lymphoproliferative disorders. Dermatol Clin 12 2:219–229
8. Degos H, Ossipowski B, Civatte J, Touraine H (1957) Réticuloses cutanées (Réticuloses histiomonocytaires). Ann Dermatol Syphiligr 84:125–152
9. Domman S, Dommann-Scherer C, Müller B, Hassam S, Burg G (1994) Cutaneous T-cell rich B-cell lymphoma. Verh Dtsch Ges Tah 78:334
10. Dummer R, Michie SA, Kell D, Gould JW, Haeffner AC, Smoller BR, Warnke RA, Wood GS (1995) Expression of BCL-2 protein and Ki-67 nuclear proliferation antigen in benign and malignant cutaneous T-cell infiltrates. J Cut Pathol 22: 11–17
11. Fearon ER, Vogelstein BA (1990) A genetic model for colorectal tumorigenesis. Cell 61:759–767
12. Gottron HA (1960) Retikulosen der Haut. Thieme, Stuttgart
13. Haeffner AC, Smoller BR, Zepter K, Wood GS (1995) Differentiation and clonality of lesional lymphocytes in small plaque parapsoriasis [see comments]. Arch Dermatol 131 3:321–324
14. Harris NL, Jaffe ES, Stein H, Banks PM (1994) A revised European-American classification of lymphoid neoplasms: a proposal from the International Lymphoma Study Group. Blood 84:1361–1392
15. Hilbrich D, Ackerman A (1997) Mycosis fungoides is common, rarely fatal, and diagnosable when lesions are flat. Dermatopathology: Practical & Conceptual 5:24–37

16. Kaposi M (1889) Handatlas der Hautkrankheiten. Braumueller, Wien Leipzig
17. Kaye FJ, Bunn PJ, Steinberg SM, Stocker JL, Ihde DC, Fischmann AB, Glatstein EJ, Schechter GP, Phelps RM, Foss FM, Parlette H, Anderson M, Sausville E(1989) A randomized trial comparing combination electron-beam radiation and chemotherapy with topical therapy in the initial treatment of mycosis fungoides. N Engl J Med 321 26:1784–1790
18. Kerl H, Cerroni L, Burg G (1991) The morphologic spectrum of T-cell lymphomas of the skin: a proposal for a new classification. Semin Diagn Pathol 8 2:55–61
19. King ID, Ackerman AB (1992) Guttate parapsoriasis/digitate dermatosis (small plaque parapsoriasis) is mycosis fungoides (see comments). Am J Dermatopathol 14 6: 518–530
20. Lamberg SI, Bunn PJ (1979) Proceedings of the Workshop on Cutaneous T-Cell Lymphomas (Mycosis Fungoides and Sezary Syndrome). Introduction. Cancer Treat Rep 63 4:561–564
21. Letterer E (1924) Aleukaemische Retikulose. Frankf Z Pathol 30 377–394
22. Nestle F, Häffner AC, Hess Schmid M, Dummer R, Burg G (1997) Moderne Therapiekonzepte bei kutanen T-Zell-Lymphomen[1]. Schweiz Med Wochenschr 127:311–320
23. Stadler R (1997) Aktuelle Ergebnisse der in Deutschland laufenden Therapiestudien zu kutanen T-Zell Lymphomen. Vortrag Deutsche Dermatologische Gesellschaft. Karlsruhe, 23. April 1997
24. Suchi T, Lennert K, Tu LY, Kikuchi M, Sato E, Stansfeld AG (1987) Histopathology and immunohistochemistry of peripheral T cell lymphomas: a proposal for their classification. J Clin Pathol 40:995–1015
25. Weinstock MA (1994) Epidemiology of mycosis fungoides. Semin Dermatol 13 3: 154–159
26. Working Formulation (1982) The non-Hodgkin's lymphoma pathologic classification project.National Cancer Institute sponsored study of classification of non-Hodgkin's lymphoma. Summary and description of Working Formulation for clinical usage. Cancer 49:2112–2135

„Automated High Resolution PCR Fragment Analysis" – Eine neue Alternative zum Nachweis von Klonalität in kutanen Lymphomen

C. A. Sander, M. Simon, M. Krokowski, U. Puchta, A. Graf, P. Kaudewitz, P. Schiller, P. Kind

Einführung

Die Diagnose und Klassifikation kutaner lymphoider T-Zell-Infiltrate ist eine Herausforderung für den Dermatopathologen. Dies trifft besonders zu für die Abgrenzung eines malignen Lymphoms von einem benignen lymphoiden Infiltrat; eine Unterscheidung, die hinsichtlich Therapie und Prognose von großer Bedeutung für den Patienten ist.

Neuere Entwicklungen auf den Gebieten der Immunologie und Molekulargenetik ermöglichen eine genauere Charakterisierung eines lymphoiden Infiltrates und stellen zusammen mit der klassischen Histomorphologie einen entscheidenden Fortschritt für die Diagnostik dar. Insbesondere die Untersuchung auf Klonalität ist eine wertvolle Säule einer modernen Lymphomdiagnostik.

Das Prinzip der Klonalitätsbestimmung basiert auf fundamentalen Erkenntnissen auf dem Gebiet der Immunologie. Da das menschliche Genom nicht die Informationen für alle Aminosäurensequenzen enthält, die für die Immunerkennung der vielen Millionen Antigene, die unser Immunsystem konfrontieren, benötigt werden, müssen die Antigenrezeptorengene der B- und T-Zellen individuell angepaßt werden, bevor ein Protein gebildet werden kann [1]. Hierzu werden Teile aus dem T-Zell-Rezeptor-Gen entfernt und die verbleibenden Abschnitte wieder miteinander verbunden, ein Vorgang den man als Rearrangement oder Genumlagerung bezeichnet. Genetisch besitzt jeder T-Lymphozyt nach dieser Umstrukturierung ein individuelles Rearrangement des T-Zell Rezeptors. Bei der Klonalitätsbestimmung wird beispielsweise bei einem T-Zell Infiltrat untersucht, ob die lymphoiden Zellen das gleiche Rearrangement aufweisen, das heißt, sich ursprünglich aus einer Zelle entwickelt haben und daher monoklonal sind oder ein unterschiedliches Rearrangement tragen und polyklonal sind.

Methodisch hat sich hierbei besonders die Polymerase-Kettenreaktion (PCR) etabliert, auch unter dem Aspekt, daß in Paraffin eingebettetes Material mit dieser Methode untersucht werden kann, während für die aufwendigere Southern Blot-Technik Kryomaterial notwendig ist. Die zu analysierende DNA wird mit spezifischen Primern für die gamma Kette des T-Zell-Rezeptors Gens amplifiziert [2, 3].

Nach erfolgter PCR-Amplifikation stehen mehrere Alternativen zur Auftrennung der PCR-Produkte und anschließenden Visualisierung zur Verfügung, beispielsweise mittels eines 6% Polyacrylamidgels oder einer „Denaturing Gradient Gel Electrophoresis" (DGGE) [2]. Beide Methoden erreichen bei optimaler Technik einen hohen Qualitätsstandard, jedoch kann die Interpretation der Gelbilder im Einzelfall schwierig sein.

Eine relativ neue Methode, die deutliche Vorteile, verglichen mit der Polyacrylamidelektrophorese und der DGGE, aufweist, stellt die „Automated High Resolution PCR Fragment Analysis" dar.

Methode

DNA, isoliert aus in Paraffin eingebettetem und mit Formalin fixiertem Gewebe, beziehungsweise aus Kryogewebe, wird mittels spezifischer Primer für die gamma Kette des T-Zell Rezeptor Gens amplifiziert. Im Gegensatz zu einer konventionellen PCR werden die bei der „Automated High Resolution PCR Fragment Analysis" verwendeten Primer teilweise fluoreszenzmarkiert. Jeder der vier Primer für die Hauptgruppen der Gene für die variable Region (Vg1–8, Vg9, Vg10, Vg11) [2] wird am 5'Ende mittels FAM (5-carboxy-fluorescein) markiert, während die Primer der „joining region" (Jg2, Jgp, Jgp1 und Jgp2) unmarkiert bleiben.

Die PCR-Amplifikation erfolgt mittels der „Hot-Start-Technik" ohne besondere Modifikationen [3].

Nach erfolgter PCR Amplifikation wird das PCR Produkt in einem Verhältnis von 1:50 bis 1:100 mit Wasser verdünnt und anschließend mit Formamid im Verhältnis 2:3 versetzt. Zusätzlich wird zu jeder Probe 0,5 µl eines internen Längenstandards (Genescan-350-ROX) hinzugefügt. Die Proben werden bei 94 °C für zwei Minuten denaturiert, anschließend im Eis gekühlt und auf ein 6% Polyacrylamidgel, das Urea enthält, geladen. Die Elektrophorese erfolgt in einem automatischen Sequenzierer (ABI 373, Applied Biosystems,

Weiterstadt) bei 2500 V, 40 mA, 23 W für mehrere Stunden.

Während der Elektrophorese wird das Gel mittels eines Lasers 600mal pro Stunde gescannt. Sobald die fluoreszenzmarkierten PCR Produkte in den unteren Bereich des Gels wandern, der vom Laser abgetastet wird, werden diese Signale mittels der Computer Software (Genescan ABI 672) in bezug zum internen Längenstandard verrechnet und numerisch und graphisch dargestellt.

Ergebnisse

Bei dem Vorliegen eines monoklonalen Infiltrates, also bei einem malignen Lymphom, zeigt sich eine spitze Zacke (peak, Abb. 1), bei einem polyklonalen Infiltrat (Pseudolymphom) viele Zacken (Abb. 2).

Die Angabe der Länge des PCR-Produktes wird durch den Vergleich mit dem internen Längenstandard bestimmt und kann exakt von der Software berechnet werden. Beispielsweise erhält man, wie in Abb. 1 dargestellt, ein Produkt von 253 Basenpaaren. Die Auflösung der Gelbilder ist deutlich verbessert. In Abb. 3a im 6% Polyacrylamidgel, Linie 4, besteht eine breite Bande, interpretierbar als monoklonales Infiltrat, in Abb. 3b (Automated High Resolution PCR Fragment Analysis) ist klar erkennbar, daß es sich um ein biklonales Rearrangement handelt.

Diskussion

Sowohl die „Polyacrylamid-Elektrophorese" als auch die „Denaturing Gel Gradient Electrophoresis" sind effektive Methoden zur Darstellung der PCR-Amplifikate und damit zur Darstellung eines Rearrangements. Jedoch ist in einzelnen Fällen mit beiden Methoden eine korrekte Interpretation der Gelbilder aufgrund der limitierten Auflösung schwierig beziehungsweise unmöglich. Die hier beschriebene Methode „Automated High Resolution PCR Fragment Analysis" stellt

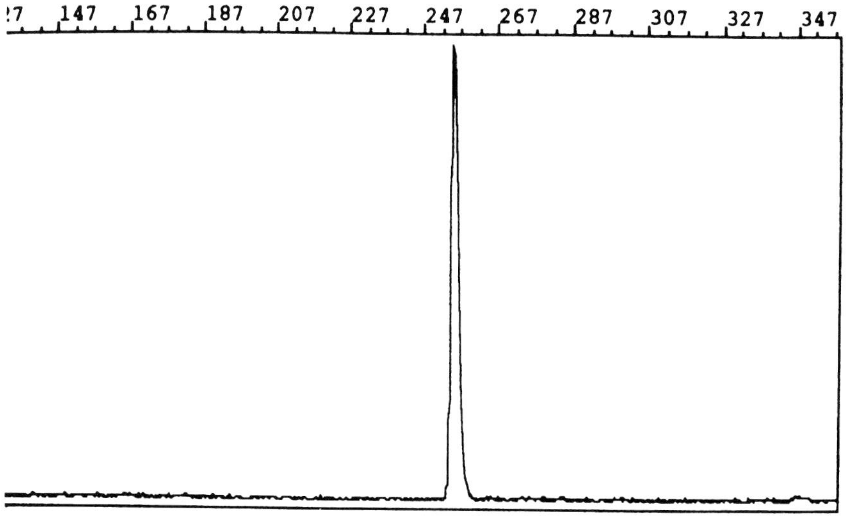

Abb. 1. Maligne T-Zell-Linie (Jurkat). Man erkennt im Ausdruck eine einzelne Zacke (peak) mit einem Produkt von 253 Basenpaaren

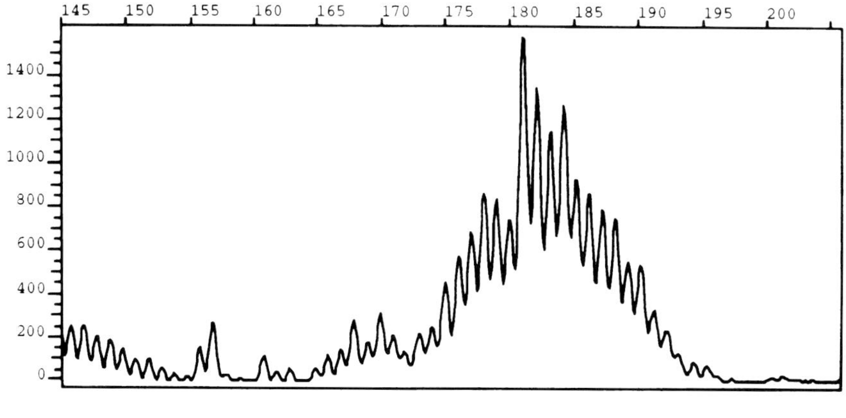

Abb. 2. Pseudolymphom, Serie von Zacken (peaks)

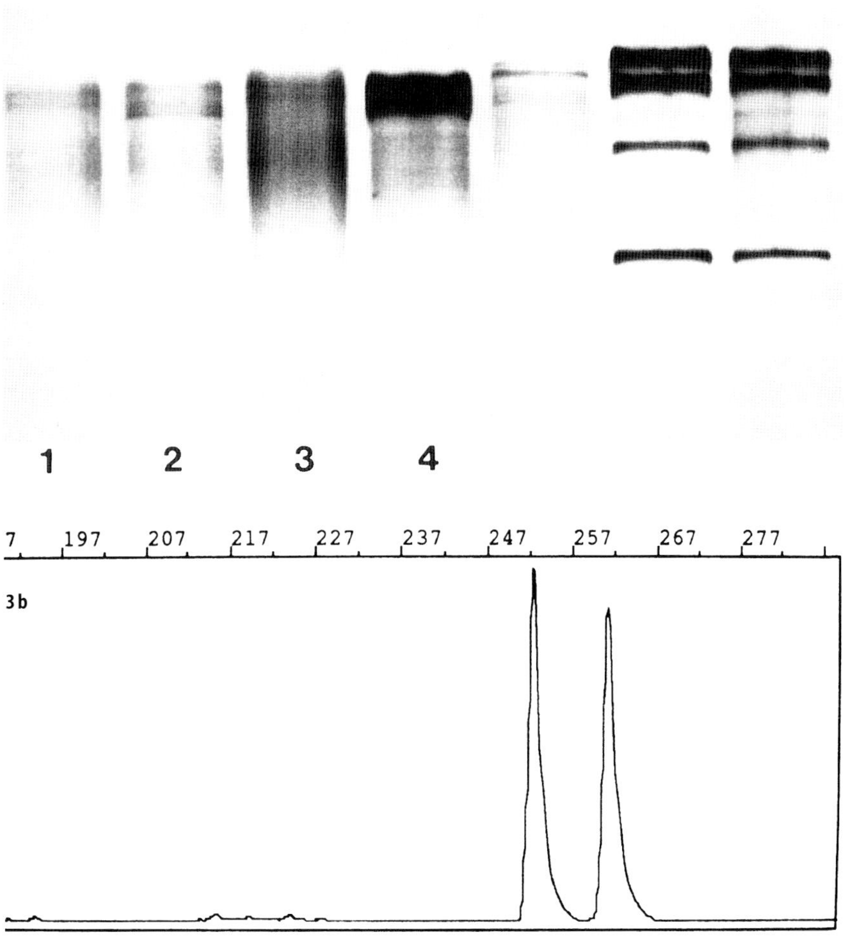

Abb. 3a, b. 6% Polyacrylamidgel: In Linie 4 besteht eine breite Bande, interpretierbar als monoklonales Infiltrat (Mycosis fungoides). **b** „Automated High Resolution PCR Fragment Analysis“ gleicher Fall wie in Abb. 3a. Biklonales Rearrangement, zwei Zacken mit einem Produkt von 254 und 264 Basenpaaren

neben der Polyacrylamid-Elektrophorese und der „Denaturing Gel Gradient Electrophoresis“ eine neue Alternative in der Auftrennung und Visualisierung der PCR-Produkte dar. Als Folge der höheren Auflösung des Gelbildes ist eine einfachere Interpretation der Befunde möglich (Abb. 3a, 3b). Im Gegensatz zur 6% Polyacrylamidelektrophorese und zur DGGE ist eine exakte Angabe der Anzahl der Basenpaare des PCR-Produktes möglich. Folglich ermöglicht diese Methode, ebenso wie die DGGE, die Darstellung von spezifischen „Rearrangement patterns“. Dies ist insbesondere von Vorteil, falls von einem Patienten mehrere Biopsien zur Verfügung stehen und geklärt werden muß, ob es sich um ein identisches Rearrangement handelt, auch ob bei einem Patienten mit Sézary Syndrom identische Rearrangements sowohl im Blut als auch in der Gewebebiopsie vorliegen.

Zusammengefaßt weist die „Automated High Resolution PCR Fragment Analysis“, verglichen mit der 6% Polyacrylamidelektrophorese und der DGGE, wesentliche Vorteile auf und stellt einen Fortschritt in der Lymphomdiagnostik dar.

Literatur

1. Cossman J, Uppenkamp M, Sundeen J, Coupland R, Raffeld M (1988) Molecular genetics and the diagnosis of lymphoma. Arch Pathol Lab Med 112: 117–127
2. Graf A, Kaudewitz P, Simon M, Kind P, Sander CA (1996) Nachweis von Klonalität in kutanen T-Zell Lymphomen. Pathologe 17: 446–450
3. Greiner TC, Raffeld M, Dick F, Jaffe ES (1995) Analysis of T-cell receptor gamma gene rearrangements by denaturing gradient gel electrophoresis of GC-clamped PCR products: Correlation with tumor-specific sequences. Am J Pathol 146: 46–55

Histiozytäre Tumoren

S. Goerdt

Einleitung

Die Histiozytosen sind als Neubildungen des mononukleär-phagozytischen Systems [47] anzusehen, das nach neuesten Erkenntnissen heute auch die dendritischen Zellen umfaßt [44]. Man spricht daher im Gegensatz zu früheren Jahren deutlicher Abgrenzung auch von einer „family affair" bei Ontogenese und Funktion von Makrophagen und dendritischen Zellen [14, 36]. Insbesondere haben die die Trennung von Monozyten/Makrophagen und dendritischen Zellen begründenden Charakteristika ihre gegenseitige Ausschließlichkeit verloren, d.h. dendritische Zellen können phagozytieren [38, 43]. Monozyten/Makrophagen und dendritische Zellen stammen von gemeinsamen Knochenmarksvorläuferzellen ab und dendritische Zellen können in vitro wie Makrophagen unter entsprechender Stimulation mit Zytokinen aus Monozyten differenzieren [39]. Monozyten sind allerdings selbst wiederum eine durchaus heterogene Population von Zellen. Darüber hinaus exprimieren – wie jüngst erkannt wurde – dendritische Zellen typische Makrophagenantigene wie den Makrophagen-Mannose-Rezeptor [38]. Diese Gemeinsamkeiten lassen den Ruf nach einer neuen, gemeinsamen Terminologie [14] verständlich erscheinen, nicht zuletzt um den etwas antiquiert erscheinenden [18] Begriff Histiozytosen ad acta legen zu können. Entsprechende Veränderungen werden jedoch noch längere Zeit der Diskussion bis zur Verwirklichung in Anspruch nehmen.

Monozyten/Makrophagen und auch Langerhans-Zellen sind im wesentlichen in inflammatorische Prozesse involvierte Zellen. Dementsprechend stellte und stellt sich bei der Pathogenese der Histiozytosen die Frage, ob es sich um reaktive Akkumulationen von Zellen im Rahmen entzündlich-infektiöser, zytokinmediierter Prozesse bisher unbekannter Ätiologie oder um echte proliferative, benigne oder maligne Tumoren handelt. Entgegen allen Annahmen wurde 1994 gezeigt, daß Langerhanszell-Histiozytosen monoklonale proliferative Tumorerkrankungen darstellen [49, 50]. Der Nachweis der Klonalität gelang hierbei mit einer PCR-gestützten Analyse des Polymorphismus des x-chromosomalen Gens für den humanen Androgen-Rezeptor, die zur Bestimmung der ungleichgewichtigen Inaktivierung des X-Chromosoms unter entsprechenden theoretischen und experimentellen Kautelen geeignet ist [33, 53]. Besonders interessant bei den Ergebnissen war, daß die prognostisch günstigen, benignen Langerhanszell-Histiozytosen (z. B. eosinophiles Knochengranulom) ebenso monoklonalen Ursprungs sind wie die prognostisch ungünstigen Formen (z. B. Abt-Letterer-Siwe-Erkrankung). Die Ergebnisse zur Klonalität der Langerhanszell-Histiozytosen sind allerdings nicht ganz unumstritten, da bei einem Teil der untersuchten Proben der errechnete Anteil der klonalen Zellen am Gesamtinfiltrat relativ gering war.

Die Writing Group der Histiocyte Society hat 1987 dem damaligen Kenntnisstand entsprechend eine Einteilung der Histiozytosen in drei große Gruppen vorgeschlagen: I. Langerhanszell-Histiozytosen, II. Non-Langerhanszell-Histiozytosen und III. Maligne Histiozytosen [45]. Die beiden ersten Gruppen haben sich in der Folge durchaus bewährt und haben durch die zunehmenden Kenntnisse der Histogenese der Histiozytosen eine weitere Verfeinerung erfahren. Die letztere Gruppe der Malignen Histiozytosen ist jedoch aus verschiedenen Gründen umstritten, und soll hier nicht weiter besprochen werden.

Langerhanszell-Histiozytosen

In den fünfziger Jahren gelang es Lichtenstein aufgrund überlappender klinischer Bilder und Verläufe die Hand-Schüller-Christian'sche Erkrankung (Erstbeschreibung durch Hand 1893), die Abt-Letterer-Siwe-Erkrankung und das eosinophile Knochengranulom zu einer Krankheitsgruppe zusammenfassen, der er den Namen Histiozytosis X gab [27]. Klinisch sind diese Erkrankungen an der Haut durch z. T. exkoriierte, z. T. pseudovesikulös imponierende Papeln mit histologisch sehr deutlichem Epidermotropismus gekennzeichnet. Die Verläufe sind sehr variabel; neben der Haut können innere Organe wie Leber, Milz, Knochenmark, Lunge und Hypophyse mit entsprechender Symptomatik befallen sein. In den sechziger Jahren wurde gezeigt, daß in läsionalen Zellen der Histiozytose X genau wie in epidermalen Langerhanszellen Birbeck-Granula vorkommen. In den achtziger Jahren wurde dieser Befund ergänzt durch den Nachweis der Expression von CD1a ebenfalls in beiden Zellarten. Daher wird heute die Histiozytose X als Langerhanszell-Histiozytose bezeichnet [45]. Erfreulicherweise ist seit kürzerem der Nachweis von CD1a mit dem monoklonalen Antikörper O10 am Gefrierschnitt möglich [7], so daß auch in Fällen, in denen kein Gefriermaterial vorliegt, eine definitive Diagnose ohne Rückgriff auf das weniger selektive S100-Protein gelingt. Frappierend bleibt jedoch trotz der gemeinsamen Expression von CD1a der klinische Unterschied zwischen der Abt-Letterer-Siwe'schen Erkrankung auf der einen Seite und dem eosinophilen Knochengranulom auf der anderen Seite. Es erscheint dabei plausibel anzunehmen, daß beim eosinophilen Knochengranulom die Fähigkeit einer frühen Langerhanszell-Vorläuferzelle zur Emigration aus dem Knochenmark durch Mutation eines Adhäsionsmoleküls oder eines proteolytischen Enzyms verloren gegangen ist, während Proliferation und Differenzierung geregelt ablaufen. Bei den systemischen und klinisch aggressiveren Formen der klassischen Langerhanszell-Histiozytosen scheinen dagegen gerade die Regulation der Proliferation und die Differenzierungsfähigkeit gestört zu sein.

Seltenere histiozytäre Krankheitsbilder, wie z.B. die kongenitale selbstheilende Retikulohistiozytose und die Histiozytose der indeterminierten Zellen, die ebenfalls CD1a exprimieren, aber wenig (kongenitale selbstheilende Retikulohistiozytose) oder keine (Histiozytose der indeterminierten Zellen) Birbeck-Granula enthalten (und somit Vorläuferstadien von Langerhanszellen entsprechen könnten), werden neben den klassischen Langerhanszell-Histiozytosen der Histiozytosis X-Gruppe gleichermaßen zu den Langerhanszell-Histiozytosen gerechnet und als Vorläufer-Langerhanszell-Histiozytosen bezeichnet [13, 40]. Trotz ihrer phänotypischen Ähnlichkeit weisen jedoch die kongenitale selbstheilende Retikulohistiozytose und die Histiozytose der indeterminierten Zellen vom klinischen Verlauf her wesentliche Unterschiede auf; während die kongenitale selbstheilende Retikulohistiozytose mit ihrer Tendenz zur Spontaninvolution einem Hamartom ähnlicher ist als einem Tumor, folgt der Histiozytose der indeterminierten Zellen häufiger die Entwicklung einer Leukämie [23, 40].

Im folgenden wird eine Übersicht über die Klassifikation der Langerhanszell-Histiozytosen gegeben und zugleich der Versuch gemacht, vom Verlauf her ähnliche Entitäten zusammenzufassen wie die Abt-Letterer-Siwe-Erkrankung und die kongenitale Langerhanszell-Histiozytose mit dem häufigen Multiorganbefall und der schlechten Prognose und die Hand-Schüller-Christian-Erkrankung und die adulte Langerhanszell-Histiozytose mit dem häufigen Befall der Haut des Kapillitiums und der Genitoanalregion sowie den endokrinologischen Störungen (allen voran der Diabetes insipidus).

Langerhanszell-Histiozytosen (CD1a⁺)

1. ***Klassische Langerhans-Zell-Histiozytosen (CD1a⁺, Birbeck-Granula⁺)***
   - Abt-Letterer-Siwe-Erkrankung (einschl. kongenitale Langerhans-Zell-Histiozytose),
   - Hand-Schüller-Christian-Erkrankung,
   - adulte Langerhans-Zell-Histiozytose,
   - eosinophiles Knochengranulom,
   - *provisorisch:* kongenitale selbstheilende Langerhans-Zell-Histiozytose und infantile acquirierte selbstheilende Langerhans-Zell-Histiozytose,
2. ***Vorläufer-Langerhans-Zell-Histiozytosen (CD1a⁺, Birbeck-Granula±)***
   - kongenitale selbstheilende Retikulohistiozytose Hashimoto-Pritzker (CD1a⁺, BG±)
   - Histiozytose der indeterminierten Zellen (CD1a⁺, BG).

Die gerade vorgenommene Gruppierung deutet dabei schon an, daß Art und Anzahl der befallenen Organe und das Auftreten einer Organdysfunktion [26] große Bedeutung für die Prognose der klassischen Langerhans-Zell-Histiozytosen haben. Daher hat sich insbesondere für Therapiestudien anstelle der Klassifikation in Entitäten eine Stratifizierung für die klassischen Langerhans-Zell-Histiozytosen (nach LCH II/LCH S), insbesondere des Kindes- und Jugendalters, bewährt [10, 24].

Stratifizierung der Langerhanszell-Histiozytosen

- ***„single-system disease":***
  - lokalisierter Befall („single site"), unilokulärer Skelettbefall, Befall eines solitären Lymphknotens, isolierter Befall der Haut;
  - disseminierter Befall („multiple site"), multilokulärer Skelettbefall, Befall mehrerer Lymphknoten.
- ***„multi-system disease":***
  - Befall mehrerer Organsysteme („multiple organ involvement"),

    niedriges Risiko:

    Patient > 2 Jahre ohne Beteiligung des hämatopoietischen System, der Leber, der Lunge oder der Milz,

    hohes Risiko:

    Patient < 2 Jahre oder Patient > 2 Jahre mit Beteiligung des hämatopoietischen System, der Leber, der Lunge oder der Milz.

Non-Langerhans-Zell-Histiozytosen

Alle Histiozytosen, die in ihren läsionalen Histiozyten nicht die Merkmale von Langerhans-Zellen aufweisen, werden als Non-Langerhans-Zell-Histiozytosen bezeichnet. Innerhalb der Gruppe der Non-Langerhans-Zell-Histiozytosen unterscheidet man zwei Untergruppen, die wenig miteinander zu tun zu haben scheinen: die kutanen Non-Langerhans-Zell-Histiozytosen und die systemischen Non-Langerhans-Zell-Histiozytosen. Letzere befallen nur selten die Haut und fallen wegen des oft geringen Manifestationsalters fast ausschließlich in den Bereich der Pädiatrie; sie sollen deswegen hier nicht ausführlich besprochen werden. Es sei nur darauf hingewiesen, daß die Histiozyten der systemischen Non-Langerhans-Zell-Histiozytosen vom hämophagozytischen Typ wahrscheinlich IFN-γ/LPS-induzierten, klassisch aktivierten Makrophagen entsprechen dürften [19, 34], während die CD1a-, S100$^+$ Histiozyten der Sinushistiozytose mit massiver Lymphadenopathie (Rosai-Dorfman-Syndrom) die Differenzierung von Sinus-Histiozyten („sinus lining cells“) des normalen Lymphknotens aufzuweisen scheinen.

Kutane Non-Langerhans-Zell-Histiozytosen

In ihrer Eigenständigkeit wurden die kutanen Non-Langerhans-Zell-Histiozytosen erst spät erkannt, so das juvenile Xanthogranulom 1912 von McDonagh, das damals Naevo-Xantho-Endotheliom genannt wurde [29], und das Xanthoma disseminatum 1938 von Montgomery [31]. Klinisch unterscheiden sich die klassischen Langerhans-Zell-Histiozytosen sehr deutlich von den klassischen kutanen Non-Langerhans-Zell-Histiozytosen, wie insbesondere dem juvenilen Xanthogranulom, mit ihren oft größeren, intakten, oft singulären oder disseminiert stehenden, gelblich-bräunlichen Papeln und Knoten mit nur selten anzutreffender systemischer Beteiligung. Bei den nicht so klassischen Varianten der Langerhans-Zell-Histiozytosen bzw. der kutanen Non-Langerhans-Zell-Histiozytosen ist das nicht immer so eindeutig; so können sich die großen lividen Knoten der „early variant“ des juvenilen Xanthogranuloms, d.h einer Non-Langerhans-Zell-Histiozytose, und die Läsionen der kongenitalen selbstheilenden Retikulohistiozytose, d. h. einer Langerhans-Zell-Histiozytose, zum Verwechseln ähnlich sehen. Zur Diagnose einer Non-Langerhans-Zell-Histiozytose führt dann das Fehlen elektronenoptischer und immunhistologischer Charakteristika von Langerhans-Zellen.

Neben der ausgeprägten Vaskularisierung des histiozytären Infiltrats, die ausschließlich bei den kutanen Non-Langerhans-Zell-Histiozytosen zu finden ist, existierten bis dato einheitliche Marker, sei es elektronenoptisch, sei es immunhistologisch, für die kutanen Non-Langerhans-Zell-Histiozytosen nicht. Anhand fortdauernder immunhistologischer Untersuchungen an bisher 46 Histiozytosen und verwandten Erkrankungen, können wir zeigen, daß das von uns erstmalig mittels eines monoklonalen Antikörpers identifizierte „MS-1 high molecular weight protein“ (MS-1-HMWP, [12, 17, 48]) für die kutanen Non-Langerhans-Zell-Histiozytosen eine vergleichbare diagnostische Stellung einnimmt wie CD1a für die Langerhans-Zell-Histiozytosen [13, 15, 22]; die Expression von MS-1-HMWP definiert damit die kutanen Non-Langerhans-Zell-Histiozytosen in positiver Weise. MS-1-HMWP wird in den läsionalen Makrophagen der kutanen Non-Langerhans-Zell-Histiozytosen sehr stark exprimiert, während Langerhans-Zellen, Langerhanszell-Histiozytosen, Epitheloidzellen

Kutane Non-Langerhanszell-Histiozytosen

1. *Klassische kutane Non-Langerhans-Zell-Histiozytosen (MS-1$^+$)*

- *juvenile Xanthogranulome:*
  - oligoläsional,
    juvenile Xanthogranulome sensu strictu
    benigne zephale Histiozytose
    solitäre und multiple Retikulohistiozytome der Kindheit
    papular xanthoma of childhood
    solitary giant xanthogranuloma
  - disseminiert
    generalisierte eruptive Histiozytome der Kindheit
    mikronoduläre juvenilen Xanthogranulomen (Assoziation zur Neurofibromatose)
- *adulte Xanthogranulome:*
  - oligoläsional
    adulte Xanthogranulome sensu strictu
  - disseminiert
    generalisierte eruptive Histiozytome
    multinodulärer Retikulohistiozytose
    multipler kutaner Retikulohistiozytome
    papular xanthoma
  - disseminiert mit Diabetes insipidus
    Xanthoma disseminatum
  - disseminiert mit Gelenkbefall
    multizentrische Retikulohistiozytose
  - disseminiert mit überwiegender Knochenbeteiligung
    Erdheim-Chester'sche Erkankung
- *nekrobiotische Xanthogranulome* (einschließlich der disseminierten Xanthosiderohistiozytose)

2. *spindelzellige kutane Non-Langerhans-Zell-Histiozytosen (MS-1$^\pm$):*

- *Histiozytom/zellreiches Dermatofibrom* (einschließlich disseminierte Histiozytome und spindelzelliges Xanthogranulom):
- *provisorisch:* hereditäre progressive muzinöse Histiozytose, progressive noduläre Histiozytose.

bei der Sarkoidose und die Histiozyten der Palisadengranulome bei Granuloma anulare das MS-1-HMWP nicht aufweisen. Mit der gemeinsamen Expression von MS-1-HMWP durch die verschiedenen klinischen Entitäten der kutanen Non-Langerhans-Zell-Histiozytosen hat sich jetzt auch histogenetisch die klinisch begründete Vermutung bestätigt, daß die kutanen Non-Langerhans-Zell-Histiozytosen wie das generalisierte eruptive Histiozytom, die benigne zephale Histiozytose, die multizentrische Retikulohistiozytose, das Xanthoma disseminatum und das juvenile Xanthogranulom eher Ausdrucksformen eines Krankheitsspektrums als strikt zu trennende Erkrankungen darstellen.

Die bisher stark betonten Unterschiede im histologischen Erscheinungsbild zwischen den vermeintlichen Entitäten, insbesondere bezüglich der Fettspeicherung dürften eher Entwicklungsstadien der Erkrankung entsprechen; für die juvenilen Xanthogranulome ist seit langem bekannt, daß es eine klinisch und histologisch nicht-xanthomatöse sog. „frühe" Variante gibt, die beim selben Patienten in eine reife xanthomatöse Variante übergehen kann [5, 13, 15, 41]. Ähnliche Verläufe sind in der Zwischenzeit für die benigne zephale Histiozytose [11, 52] und die generalisierten eruptiven Histiozytome der Kindheit [4] beschrieben. Auch die immer wieder postulierte histologische Einzigartigkeit der Retikulohistiozytome bzw. der multizentrischen Retikulohistiozytose mit dem sog. milchglasartigen („groundglass"), feingranulären Zytoplasma läßt sich bei genauerer Betrachtung nicht halten [51]; eine histologische Differenzierung von anderen Xanthogranulomen erscheint selbst für den erfahrenen Dermatohistopathologen schwierig bzw. unmöglich. Die Stellung des Histiozytoms (zellreiches Dermatofibrom) ist seit langem umstritten; unsere eigenen immunhistologischen Befunde sprechen jedoch ebenfalls für eine Zugehörigkeit zu den MS-1-HMWP⁺-Erkrankungen [15]. Die normolipämischen Xanthomatosen [16, 35] sind aufgrund der geringeren oder fehlenden MS-1-HMWP-Expression dagegen keine kutanen Non-Langerhans-Zell-Histiozytosen, sondern den kutanen Non-Lanerhans-Zell-Histiozytosen nur nahe verwandt [16, 22].

Therapie der kutanen Histiozytosen

Die kutanen Histiozytosen sind ausgesprochen seltene Krankheitsbilder, so daß lange Zeit nur kasuistische Berichte über die Behandlung der Histiozytosen vorlagen. Hier hat besonders hinsichtlich der klassischen Langerhans-Zell-Histiozytosen des Kindesalters ein deutlicher Wandel stattgefunden. Pädiatrische Onkologen zuerst in Italien (AIEOP-CNR-HX83) und Deutschland/Österreich (DAL-HX83, DAL-HX90) sowie im Anschluß auf internationaler Basis im Rahmen der Histiocyte Society (LCH I) haben mit der Durchführung großangelegter Multizenter-Studien zur Behandlung der klassischen Langerhans-Zell-Histiozytosen begonnen [10, 25]. Es ist inzwischen allgemeiner Konsens, daß pädiatrische Patienten bis zum 18. Lebensjahr ausschließlich im Rahmen solcher Studien behandelt werden sollten. Derzeit läuft eine neue internationale Studie (LCH-II/LCH-S), die jedoch mehr an die DAL-HX-Studien als an die LCH I-Studie anknüpft (Leitung: Prof. Dr. Gadner, St. Anna Kinderspital, Wien). Für die Stratifizierung der Patienten hat man sich dabei von den klinischen Entitäten gelöst und oben aufgeführte Stadieneinteilung zugrunde

Einschlußkriterien und Behandlungsschemata der internationalen Langerhans-Zell-Histiozytose-Studienprotokolle LCH-II und LCH-S

1. Behandlungsarm A:
   - Einschlußkriterien:
     - Single-system disease (ärztliche Ermessensentscheidung),
     - lokalisierter Befall mit lebensbedrohlicher Organbeteiligung (ZNS, Auge), disseminierter Befall;
     - Multi-system disease, niedriges Risiko (nicht-randomisierter Einschluß), hohes Risiko (Randomisierung);
   - Behandlungsplan:
     - Induktionstherapie (6 Wochen), Prednisolon 40 mg/m²/d über 4 Wo, ausschleichend über 2 Wochen, Vinblastin 6 mg/m² i.v. als Bolus an Tag 1, 8, 15, 22, 29, 36;
     - Erhaltungstherapie (18 Wochen), 6-Mercaptopurin 50 mg/m²/Tag, Prednisolon 40 mg/m² an Tag 1–5 der Wochen 9, 12, 15, 18, 21, 24, Vinblastin 6 mg/m² i.v. als Bolus an Tag 1 der Wochen 9, 12, 15, 18, 21, 24.
2. Behandlungsarm B:
   - Einschlußkriterien:
     - Multi-system disease, hohes Risiko (Randomisierung);
   - Behandlungsplan:
     - Induktionstherapie (6 Wochen), wie Behandlungsarm A, + VP-16 150 mg/m² i.v. über 60 min. an Tag 1, 8, 15, 22, 29, 36;
     - Erhaltungstherapie (18 Wochen), wie Behandlungsarm A, + VP-16 150 mg/m² i.v. über 60 min. an Tag 1 der Wochen 9, 12, 15, 18, 21, 24.
3. Salvage-Therapie:
   - Immunsuppressive Therapie (Induktion: ATG, Prednisolon; Erhaltung: Cyclosporin A), allogene Knochenmarkstransplantation (Hochdosischemotherapie mit Busulfan, VP-16 und Cyclophosphamid).

gelegt. Diese Stratifizierung hatte die Entwicklung einer stadiengerechten Therapie zur Folge, so daß bei „Single-system disease" und unilokulärem Befall chirurgisch, mit intraläsionalen Steroiden oder strahlentherapeutisch oder bei isoliertem Befall der Haut auch nicht therapiert weren kann. Die prognostisch ungünstigeren Stadien werden dagegen intensiv chemotherapeutisch angegangen.

Die Berechtigung dafür liegt einmal in der schon dargestellten Tatsache, daß die klassischen Langerhans-Zell-Histiozytosen klonale proliferative Erkrankungen darstellen; zum anderen hat aber der Vergleich der DAL-HX83- bzw. DAL-HX90-Studien (relativ scharfes Chemotherapie-Schema) mit der LCH-I-Studie (relativ schwaches Chemotherapie-Schema) die Überlegenheit eines intensiveren chemotherapeutischen Vorgehens in diesen Stadien belegt. Als Salvagetherapie kommen unter anderem auch immunmodulatorische Substanzen wie Cyclosporin A [1, 28] oder Interferon α [20] zum Einsatz, einem kurative Anspruch werden sie jedoch nicht gerecht. Neben diesen etablierten Verfahren werden derzeit neue Ansätze zur kurativen Therapie der klassischen Langerhanszell-Histiozytosen, wie toxin-gekoppelte anti-CD1a-Antikörper [21], Hochdosischemotherapie/Ganzkörperbestrahlung mit nachfolgender Knochenmarkstransplantation [32] und Gentransfer in hämatopioetische Stammzellen [3], entwickelt.

Im Gegensatz zu den klassischen Langerhans-Zell-Histiozytosen des Kindesalters ist die adulte Langerhans-Zell-Histiozytose sehr selten und präsentiert sich klinisch häufig als Hand-Schüller-Christian'sche Erkrankung. Aus diesen Gründen und aufgrund der generell schlechteren Verträglichkeit intensiver chemotherapeutischer Schemata im Erwachsenenalter konnte bisher kein standardisiertes Vorgehen in der Therapie der adulten Langerhans-Zell-Histiozytose etabliert werden. Ein Versuch mit PUVA und/oder Retinoiden ist sicherlich als erstes indiziert [37, 46], evtl. unter gleichzeitiger Gabe von systemischen Steroiden. Einzelne Hautherde können gegebenenfalls radiotherapeutisch angegangen werden. In der letzten Zeit ist darüberhinaus über die erfolgreiche Gabe von Thalidomid berichtet worden [6, 30]; die häufigen, schweren Polyneuropathien unter Thalidomid machen jedoch eine strenge Indikationsstellung und Überwachung der Therapie erforderlich. Reichen diese Maßnahmen nicht aus oder ist der Verlauf der adulten Langerhans-Zell-Histiozytose schwerer, können neben systemischen Steroiden verschiedene Chemotherapeutika, in erster Linie Etoposid (VP-16) [42], aber auch Vinblastin, Chlorambucil, Cyclophosphamid und Methotrexat, zum Einsatz kommen (Übersicht in [6]).

Wie für die adulte Langerhans-Zell-Histiozytose gibt es auch für die meisten Krankheitsbilder aus dem Bereich der *kutanen Non-Langerhans-Zell-Histiozytosen* keine etablierten Therapieschemata, nicht zuletzt, da die Prognose dieser Erkrankungen *quoad vitam* durchweg gut ist. Ob – wie es die alternative Aktivierung der beteiligten Makrophagen nahelegt – eine immunmodulatorische Therapie mit klassischen Makrophagenaktivatoren, wie z.B. IFN-γ oder IL-12, Erfolge bringen kann, bleibt abzuwarten. Insofern keine Spontaninvolution wie bei den *juvenilen Xanthogranulomen* zu erwarten ist, werden störende Hauteffloreszenzen chirurgisch oder laser-chirurgisch abgetragen. Im Rahmen einer Beteiligung innerer Organe aufgetretene Organdysfunktionen werden ebenfalls chirurgisch (Knochen, Weichteile) oder pharmakologisch (zentraler Diabetes insipidus; Vasopressin) angegangen, während eine Chemotherapie mit z.B. Vinblastin und Prednisolon, wie beim *Xanthoma disseminatum* und bei der *Erdheim-Chester-Erkrankung* in Einzelfällen versucht, nur selten zu einer Remission oder Bessserung des Befundes führt.

Im Gegensatz dazu ist die medikamentöse Behandlung der *multizentrischen Retikulohistiozytose* erfolgversprechender. Die subjektiven Beschwerden der Patienten, insbesondere die Gelenkschmerzen, lassen sich mit nicht-steroidalen Antiphlogistika oder mit Steroiden symptomatisch beeinflussen. Dagegen wird unter Behandlung mit alkylierenden Substanzen, insbes. Cyclophosphamid (50 mg/d) [2], oder mit einer Kombination von Methotrexat (bis zu 25 mg/Woche initial) und Glucocorticoiden (z.B. Prednisolon, 40 mg/d initial) [8, 9] eine Rückbildung der synovialen (und weniger der kutanen) Infiltrate selbst gesehen. Bei der Verwendung von Zytostatika sollte eine strenge Indikationsstellung erfolgen, da eine Aggravation eines okkulten Tumorleidens, das bei der multizentrischen Retikulohistiozytose in ca. 30% der Fälle vorliegen kann, nicht gänzlich ausgeschlossen werden kann; diese Einschränkung trifft insbesondere für die multizentrische Retikulohistiozytose in Assoziation mit einer monoklonalen Gammopathie zu.

Literatur

1. Arico M, Colella R, Conter V, Indolfi P, Pession A, Santoro N, Burgio GR (1995) Cyclosporin therapy for refractory Langerhans cell histiocytosis. Med Ped Oncol 25: 12–16
2. Bauer A, Garbe C, Detmar M, Kreuser E-D, Gollnick H (1994) Multizentrische Retikulohistiozytose und myelodysplastisches Syndrom. Hautarzt 45: 91–96
3. Brenner M (1994) Current status of gene transfer into hemopoietic progenitor cells: application to Langerhans cell histiocytosis. Br J Cancer 70: S56–S57
4. Caputo R, Ermacora E, Gelmetti C, Berti E, Gianni E, Nigro A (1987) Generalized eruptive histiocytoma in children. J Am Acad Dermatol 17: 449–454
5. Claudy AL, Misery L, Serre D, Boucheron S (1993) Multiple juvenile xanthogranulomas without foam cells and giant cells. Pediatr Dermatol 10: 61–63

6. Dallafior S, Pugin P, Cerny T, Betticher D, Saurat J-H, Hauser C (1995) Erfolgreiche Behandlung eines Falls von kutaner Langerhanszell-Granulomatose mit 2-Chlorodesoxyadenosin und Thalidomid. Hautarzt 46: 553–560
7. Emile J-F, Wechsler J, Brousse N, Boulland ML, Cologon R, Fraitag S, Voisin M-C, Gaulard P, Boumsell L, Zafrani E-S (1995) Langerhans cell histiocytosis. Definitive diagnosis with the use of monoclonal antibody O10 on routine paraffin-embedded samples. Am J Surg Pathol 19: 636–641
8. Fortier-Beaulieu M, Thomine E, Boullie M-C, Le Loet X, Lauret P, Hemet J (1993) New electron microscopic findings in a case of multicentric reticulohistiocytosis. Am J Dermatopathol 15: 587–589
9. Franck N, Amor B, Ayral X, Lessana-Leibowitch M, Monsarrat C, Kahan A, Escande J-P (1995) Multicentric reticulohistiocytosis and methotrexate. J Am Acad Dermatol 33: 524–525
10. Gadner H, Heitger A, Grois N, Gatterer-Menz I, Ladisch S (for the DAL HX-83 Study Group) (1995) Treatment strategy for disseminated Langerhans cell histiocytosis. Med Ped Oncol 23: 72–80
11. Gianotti R, Alessi E, Caputo R (1993) Benign cephalic histiocytosis: a distinct entity or a part of a wide spectrum of histiocytic proliferative disorders in children? Am J Dermatopathol 15: 315–319
12. Goerdt S, Bhardwaj R, Sorg C (1993) Inducible expression of MS-1 high molecular weight protein by endothelial cells of continuous origin and by dendritic cells/macrophages in vivo and in vitro. Am J Pathol 142: 1409–1422
13. Goerdt S, Fartasch M, Kodelja V, Sorg C (1994) Histiozytosen: Klassifikation und zelluläre Pathobiologie. In: Macher E, Bröcker E-B, Kolde G (eds) Jahrbuch für Dermatologie 1994/95. Biermann, Zülpich, S 175–195
14. Goerdt S, Kodelja V, Schmuth M, Orfanos CE, Sorg C (1996) The mononuclear phagocyte-dendritic cell dichotomy: myths, facts, and a revised concept. Clin Exp Immunol 105: 1–9
15. Goerdt S, Kolde G, Bonsmann G, Hamann K, Czarnetzki B, Andreesen R, Luger T, Sorg C (1993) Immunohistochemical comparison of cutaneous histiocytoses and related skin disorders: diagnostic and histogenetic relevance of MS-1 high molecular weight protein expression. J Pathol 170: 421–427
16. Goerdt S, Kretzschmar L, Bonsmann G, Luger T, Kolde G (1995) Normolipemic papular xanthomatosis in erythrodermic atopic dermatitis. J Am Acad Dermatol 32: 326–335
17. Goerdt S, Walsh LJ, Murphy GF, Pober JS (1991) Identification of a novel high molecular weight protein antigen preferentially expressed by sinusoidal endothelial cells in normal human tissues. J Cell Biol 113: 1425–1437
18. Headington JT (1992) The histiocyte: In memoriam. Arch Dermatol 122: 532–533
19. Henter J-I, Elinder G, Soeder O, Hansson M, Andersson B, Andersson U (1991) Hypercytokinemia in familial hemophagocytic lymphohistiocytosis. Blood 78: 2918–2922
20. Jakobson AM, Kreuger A, Hagberg H, Sundström C (1989) Treatment of Langerhans cell histiocytosis with alpha-interferon. Med Ped Oncol 17: 244–256
21. Kelly KM, Pritchard J (1994) Monoclonal antibody therapy in Langerhans cell histiocytosis – feasible and reasonable? Br J Cancer 70: S54–S55
22. Kodelja V, Goerdt S (1994) Dissection of macrophage differentiation pathways in cutaneous macrophage disorders and in vitro. Exp Dermatol 3: 257–268
23. Kolde G, Bröcker E-B (1986) Multiple tumors of indeterminate cells in an adult. J Am Acad Dermatol 15: 591–597
24. Komp DM (1991) Concepts in staging and clinical studies for treatment of Langerhans cell histiocytosis. Semin Oncol 18: 18–23
25. Ladisch S, Gadner H, Arico M, Broadbent V, Grois N, Jacobson A, Komp D, Nicholson HS (1994) LCH-I: a randomized trial of etoposide vs vinblastine in disseminated Langerhans cell histiocytosis. Med Ped Oncol 23: 107–110
26. Lahey ME (1975) Histiocytosis X: an analysis of prognostic factors. J Pediatr 87: 184–189
27. Lichtenstein L (1953) Histiocytosis X. Integration of eosinophilic granuloma of bone, „Letterer-Siwe Disease“, and „Schüller-Christian Disease“ as related manifestations of a single nosologic entity. Arch Pathol 56: 84–102
28. Mahmoud HH, Wang WC, Murphy SB (1991) Cyclosporin therapy for advanced Langerhans cell histiocytosis. Blood 77: 721–725
29. McDonagh JER (1912) A contribution to our knowledge of the naevo-xantho-endotheliomata. Br J Dermatol 24: 86–99
30. Meunier L, Marck Y, Ribeyre C, Meynadier J (1995) Adult cutaneous Langerhans cell histiocytosis: remission with thalidomide treatment. Br J Dermatol 132: 168
31. Montgomery H, Osterberg AE (1938) Xanthomatosis. Correlation of clinical, histopathologic, and chemical studies of cutaneous xanthoma. Arch Dermatol Syphilol 37: 375–402
32. Morgan G (1994) Myeloablative therapy and bone marrow transplantation for Langerhans cell histiocytosis. Br J Cancer 70: S52–S53
33. Mutter GL, Boynton KA (1995) X chromosome inactivation in the normal female genital tract: implications for identification of neoplasia. Cancer Res 55: 5080–5084
34. Ohga S, Matsuzaki A, Nishizaki M, Nagashima T, Kai T, Suda M, Ueda K (1993) Inflammatory cytokines in virus-associated hemophagocytic syndrome. Interferon-g as a sensitive indicator of disease activity. Am J Pediatr Hematol Oncol 15: 291–298
35. Parker F (1986) Normocholesterolemic xanthomatosis. Arch Dermatol 122: 1253–1257
36. Peters JH, Gieseler R, Thiele B, Steinbach F (1996) Dendritic cells: from ontogenetic orphans to myelomonocytic descendents. Immunol today 17: 273–278
37. Sakai H, Ibe M, Takahashi H, Matsuo S, Okamoto K, Makino I, Oomori Y, Iizuka H (1996) Satisfactory remission achieved by PUVA therapy in Langerhans cell histiocytosis in an elderly patient. J Dermatol 23: 42–46
38. Sallusto F, Cella M, Danieli C, Lanzavecchia A (1995) Dendritic cells use macropinocytosis and the mannose receptor to concentrate macromolecules in the major histocompatibility complex class II compartment: downregulation by cytokines and bacterial products. J Exp Med 182: 389–400
39. Sallusto F, Lanzavecchia A (1994) Efficient presentation of soluble antigen by cultured human dendritic cells is maintained by granulocyte/macrophage colony-stimulating factor plus interleukin 4 and downregulated by tumor necrosis factor α. J Exp Med 179: 1109–1118
40. Segal GH, Mesa VM, Fishleder AJ, Stoler MH, Weick JK, Lichtin AE, Tubbs RR (1992) Precursor Langerhans cell histiocytosis. Cancer 70: 547–553
41. Shapiro PE, Silvers DN, Treiber RK, Cooper PH, True LD, Lattes R (1991) Juvenile xanthogranulomas with inconspicuous or absent foam cells and giant cells. J Am Acad Dermatol 24: 1005–1009
42. Smith PJ, Souès S (1994) Multilevel therapeutic targeting by topoisomerase inhibitors. Br J Cancer 70: S47–S51
43. Steinmann RM, Swanson J (1995) The endocytic activity of dendritic cells. J Exp Med 182: 283–288
44. Tew JG, Thorbecke GJ, Steinman RM (1982) Dendritic cells in the immune response: characteristics and recommended nomenclature. J Reticuloendothel Soc 31: 371–380
45. The Writing Group of the Histiocyte Society (1987) Histiocytosis syndromes in children. Lancet 1: 208–209
46. Tsambaos D, Georgiu S, Kapranos N, Monastirli A, Stratigos A, Berger H (1995) Langerhans cell histiocytosis: complete remission after oral isotretinoin therapy. Acta Derm Venereol 75: 62–64
47. van Furth R, Langevoort HL, Schaberg A (1975) Mononuclear phagocytes in human pathology – proposal for an approach to improved classification. In: Furth R van (ed) Mononuclear phagocytes in immunity, infection, and pathology. Blackwell Scientific Publications, Oxford London Edinburgh Melbourne, pp 1–15
48. Walsh LJ, Goerdt S, Pober JS, Sueki H, Murphy GF (1991) MS-1 sinusoidal endothelial antigen is expressed by factor

XIIIa+, HLA-DR+ dermal perivascular dendritic cells. Lab Invest 65: 732–741
49. Willman CL, Busque L, Griffith BB, Favara BE, McClain KL, Duncan MH, Gilliland DG (1994) Langerhans cell histiocytosis (histiocytosis X) – a clonal proliferative disease. N Engl J Med 331: 154–160
50. Yu RC, Chu C, Buluwela L, Chu AC (1994) Clonal proliferation of Langerhans cells in Langerhans cell histiocytosis. Lancet 343: 767–768
51. Zelger B, Cerio R, Soyer HP (1994) Reticulohistiocytoma and multicentric reticulohistiocytosis (pathological and immunophenotypic distinct entities). Am J Dermatopathol 16: 577–584
52. Zelger BG, Zelger B, Steiner H, Mikuz G (1995) Solitary giant xanthogranuloma and benign cephalic histiocytosis – variants of juvenile xanthogranuloma. Br J Dermatol 133: 598–604
53. Zhu J, Frosch MP, Busque L, Beggs AH, Dashner K, Gilliland DG, Black PM (1995) Analysis of meningiomas by methylation- and transcription-based clonality assays. Cancer Res 55: 3865–3872

Das Merkelzell-Karzinom

I. Moll

Das Merkelzell-Karzinom der Haut wurde zuerst 1972 als trabekuläres Karzinom mit ekkriner Differenzierung von Toker beschrieben. Wenige Jahre später identifizierte dieselbe Arbeitsgruppe anhand ultrastruktureller Befunde den neuroendokrinen Charakter dieses Tumors (Tang u. Toker 1978).

Klinik

Klinisch stellen die Merkelzell-Karzinome weiche, rötlich-violette, halbkugelige, rasch wachsende Tumore dar. Exulzerationen sind selten und nur in Spätstadien vorhanden. Lokalisiert ist das Merkelzell-Karzinom typischerweise im Bereich der lichtexponierten Gesichtshaut und an den distalen Extremitäten.

Lichtmikroskopische und immunhistochemische Befunde

Das Merkelzell-Karzinom ist in der Dermis lokalisiert. Typischerweise sind die Epidermis und die Hautadnexe frei von Tumorinfiltation. Das histologische Erscheinungsbild ist variabel. Es handelt sich um uniforme Rundzellen in verschiedener Ausprägung. Am häufigsten ist der Intermediärzell-Phänotyp, der sich am wenigsten aggressiv darstellt. Zwei weitere Typen lassen sich abgrenzen, der sogenannte kleinzellige Typ, der sich sehr aggressiv verhält und der Typ mit dem trabekulären Wachstumsmuster, wie ursprünglich beschrieben. So ist die Diagnose eines Merkelzell-Karzinoms am Routine-HE-Präparat äußerst schwierig. Die Diagnose und insbesondere die Sicherung der Diagnose beruhte daher auf dem elektronenmikroskopischen Nachweis der typischen zytoplasmatischen neuroendokrinen Granula, welche eine Reihe von Neuropeptiden enthalten. Erst neue Erkenntnisse das Intermediärfilamentsystem betreffend und die Herstellung entsprechender spezifischer Antikörper erlaubt nun die eindeutige lichtmikroskopische Diagnostik eines Merkelzell-Karzinoms. Die Intermediärfilamente, das Zytoskelett aller Zellen aufbauend, bestehen beim Merkelzell-Karzinom aus Zytokeratinen des Drüsenepitheltyps Nr. 8, 18, 19 und 20 und zugleich aus Neurofilamentproteinen und Peripherin, welche typisch für neuronale Differenzierung sind. Daneben sind die Intermediärfilamente bei den Merkelzell-Karzinomen typischerweise in einem paranukleären Plaque angeordnet. So erlaubt der Nachweis von Zytokeratinen (insbesondere CK 20) und in Koexpression mit Neurofilamenten und Peripherin lichtmikroskopisch eine eindeutige Identifizierung eines Merkelzell-Karzinoms (Moll et al., 1986). Diese Befunde ermöglichen eindeutig die Differentialdiagnose von malignen Melanomen und Lymphomen (beide Vimentin-positiv) und insbesondere von kleinzelligen Bronchialkarzinomen (CK 20 negativ).

Prognose

Die Prognose des Merkelzell-Karzinoms ist ungünstig. Es neigt zu Lokalrezidiven, Lymphknotenmetastasierungen und häufig zur generalisierten Metastasierung.

Therapie

Wegen dieser Aggressivität der Merkelzell-Karzinome wurden in den letzten Jahren die Therapiestrategien deutlich geändert. Die chirurgische Exzision des Primärtumors ist mit einem großen Sicherheitsabstand von 2–3 cm zu allen Seiten und bis zur Faszie anzustreben. Ausnahmen hiervon sollten lediglich spezielle Lokalisationen und extrem reduzierte Patienten sein. Die Lymphadenektomie ist bei jedem Hinweis auf eine mögliche Absiedelung unbedingt zu empfehlen, jedoch sind elektive Eingriffe derzeit noch umstritten. Ebenso ist die adjuvante Radiatio der Exzisionsstelle und der drainierenden Lymphknoten noch umstritten, obwohl einige Daten auf einen positiven Effekt schließen lassen. Das Merkelzell-Karzinom ist strahlensensitiv, so daß inoperable Primärtumoren oder Metastasierungen einer Bestrahlung zugeführt werden können. Ebenso ist das Merkelzell-Karzinom chemosensitiv, was früher umstritten war.

In letzter Zeit wurden mehrfach gute Erfolge mit den Schemata Cyclophosphamid/Methotrexat/5-Fluorouracil oder VP16/Cysplatin/Doxorubicin/Bleomycin berichtet. Da bei manchen Merkelzell-Karzinomen Somatostatin-Rezeptoren gezeigt wurden, könnte das Somatostatinanalogon Octreoid ein neues zusätzliches Therapieverfahren eröffnen.

Eine intensive klinisch und apparative Nachsorge postoperativ ist wegen der hohen Rezidiv- und Metastasierungsraten unbedingt nötig und sollte über mehrere Jahre fortgeführt werden.

Literatur

Moll R, Osborn M, Hartschuh W, Moll I, Mahrle G, Weber K (1986) Variability of expression and arrangement of cytokeratin and neurofilaments in cutaneous neuroendocrine carcinomas (Merkel cell tumors). Ultrastruct Pathol 10: 473–495

Tang CK, Toker C (1978) Trabecular carcinoma of the skin: An ultrastructural study Cancer 42: 2311–2321

Toker C (1972) Trabecular carcinoma of the skin. Arch Dermatol 105: 107–110

Ausgewählte Weichteiltumoren – Dermatofibrosarcoma protuberans, Angiosarkom, Epitheloidsarkom

R. Stadler

Dermatofibrosarcoma protuberans (DFSP), Angiosarkome und Epitheloidsarkome sind seltene Weichteilsarkome mit besonderen biologischen Eigenschaften, deren Kenntnis klinischer, histologischer, immunhistologischer Diagnostik und Therapie von eminenter Bedeutung ist. Ihnen gemeinsam ist, daß sie nicht selten mit Verzögerung klinisch diagnostiziert werden, eine hohe Rezidivrate zeigen, wenn sie mit operativen Standardverfahren entfernt werden und in einzelnen Fällen metastasieren [12]. Die Diagnostik dieser Tumoren hat sich in den letzten Jahren schrittweise verbessert, und es lassen sich inzwischen Standardvorgehensweisen in der operativen Versorgung für diese Tumoren formulieren, während adjuvante Therapieansätze für diese seltenen Sarkome zur Zeit keine tragende Bedeutung haben.

Dermatofibrosarcoma protuberans

Häufigkeit, Geschlecht- und Altersverteilung, Lokalisation

Das Dermatofibrosarcoma protuberans (DFSP) ist ein erstmalig von Darier und Ferrand 1924 beschriebene, dermalmesenchymale Neoplasie von niedriger Malignität. Das DFSP wächst pseudopodienartig, infiltrativ mit ausgeprägter Tendenz zu Rezidiven in den ersten 3 Jahren zwischen 20 und 50%. Epidemiologische Erhebungen belegen eine Inzidenzrate von ca. 5 Fällen pro 1 Mio. Einwohner pro Jahr. DFSP manifestiert sich typischerweise im jüngeren bis mittleren Lebensalter zwischen der 3. und 4. Lebensdekade mit einem leichten Überwiegen des männlichen Geschlechtes [2, 9]. DFSP kann in allen Körperregionen auftreten, die bevorzugten Regionen sind der Stamm und die proximalen Extremitäten, gefolgt von der Kopf- und Nackenregion sowie den distalen Extremitäten. Dermatofibrosarkome haben ein oft unterschiedliches klinisches Erscheinungsbild. Im frühen Stadium kann ein DFSP als flacher, sogar atrophischer Plaque einer zirkumskripten Sklerodermie entsprechend imponieren (Abb. 1). Diese Plaques werden mit der Zeit größer, indurierter und zeigen eine bläulich-rötliche bis braune Pigmentierung. Die umgebende Haut zeigt oft eine rötlich-bläuliche Verfärbung. In fortgeschrittenen Stadien imponieren Knoten von dunkelroter bis rötlich-bräunlicher Farbe bis hin zu monströsen multinodalen Tumorproliferaten.

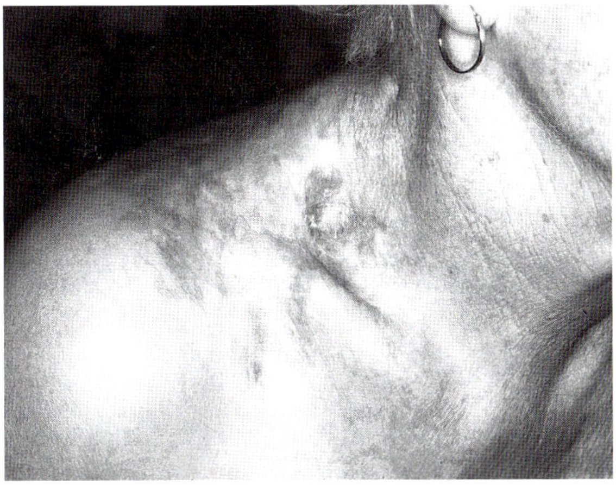

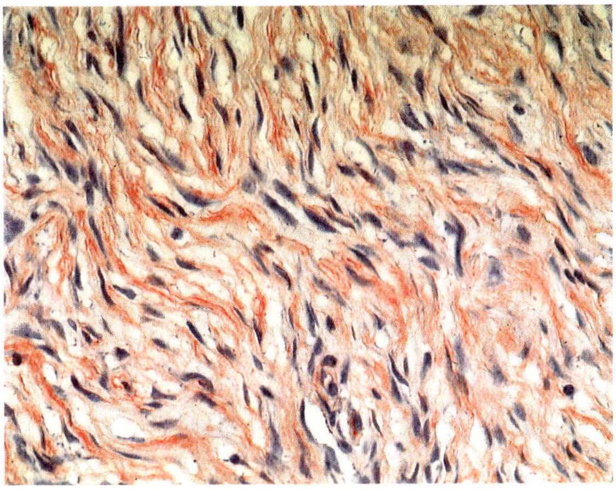

Abb. 1a, b. DFSP, flacher atrophischer Plaque. **b** Immunhistologie: CD34-Markierung, diffuse zytoplasmatische Darstellung, LSAB (Vergr. 200:1)

Histologie

Histologisch imponiert das DFSP als zellreicher, infiltrierend wachsender Tumor mit typisch storiformem Wachstumsmuster. Die fibroblastoiden Zellproliferate wachsen infiltrierend in die Subcutis hinein und durchsetzen komplett die gesamte Dermis bis zur Epidermis reichend. Neben soliden Proliferaten wurden auch myxoide Varianten des DFSP beschrieben. Darüber hinaus tritt in der schwarzen Bevölkerung eine pigmentierte Variante des DFSP auf, die als Bednar-Tumor bezeichnet wird. Es wird angenommen, daß die kleinen Melanin enthaltenden, dendritischen Zellen in diesem Tumor möglicherweise eine sekundäre, melanozytäre Kolonisation ausgehend von der Epidermis, repräsentieren. Die mitotische Aktivität im DFSP ist üblicherweise eher gering. Die darüberliegend Epidermis zeigt gewöhnlich keine Hyperplasie wie beim klassischen Dermatofibrom, auch eine Grenzzone zum Infiltrat ist oft nicht anzutreffen [12].

Immunhistologie

In der immunhistologischen Diagnostik haben sich drei mono-/polyklonale Antikörper bewährt; diese sind gerichtet gegen Faktor XIIIa, CD34 und Metallothionin. Faktor XIIIa wird überwiegend auf dermalen Dendrozyten, Myofibroblasten und glatten Muskelzellen exprimiert, Metallothionin auf Basalzellen der Epidermis, peripheren Adnexepithelien, Myoepithelien und anderen, CD34 auf Endothelzellen und dermalen Dendrozyten. Es konnte von mehreren Arbeitsgruppen gezeigt werden, daß im DFSP überwiegend CD34-Antigen exprimiert wird, während das tief penetrierende Dermatofibrom, welches weniger stark infiltrierend wächst als das DFSP und im übrigen dem gewöhnlichen, kutanen, fibrösen Histiozytom ähnelt, üblicherweise CD34-negativ ist. Es gibt im Ausnahmefall allerdings auch CD34-positive Dermatofibrome; es sind auch CD34-negative Dermatofibrosarcome möglich, was noch einmal unterstreicht, daß immunhistochemische Einzelbefunde nur im Kontext aller diagnostischen Daten interpretiert werden sollten und nicht einzige Basis der Diagnose sein dürfen [14]. Auch die plaqueförmige Fibromatose, wie Narbengewebe, ist durch fehlende Expression des CD34-Antikörpers gegenüber dem Dermatofibrosarkom abgrenzbar. Faktor XIIIa und Metallothionin sind für die weitere immunhistologische Abgrenzung des tief penetrierenden Dermatofibroms wie auch atrophischer Varianten des Dermatofibrosarkoms gegenüber dem DFSP hilfreich. Faktor XIIIa und Metallothionin wurden nur in atrophischen Dermatofibromen wie in tief penetrierenden Dermatofibromen nachgewiesen (Tabelle 1 [13, 14, 25, 26]).

Histogenese

Die Histogenese des DFSP wird nach wie vor kontrovers diskutiert. Nach elektronenmikroskopischen und immunhistologischen sowie Zellkulturuntersuchungen mit Nachweis von Fibronektin und aktiver Kollagensynthese der Tumorzellen wird zur Zeit eine fibroblastoide bzw. myofibroblastoide Herkunft favorisiert. In zytogenetischen Untersuchungen wurden vermehrt Ring-Chromosomen identifiziert mit Translokationen und abnormalem Karyotyp (t17;22) (q22;q13). Diese zytogenetischen Veränderungen wurden besonders in Dermatofibrosarkomen bei Kindern und Heranwachsenden beschrieben [16].

Diagnose, Differentialdiagnose

Die Diagnose des DFSP wird aus dem klinischen, histologischen und immunhistologischen Bild gestellt. Die Differentialdiagnose umfaßt in frühen Läsionen: Narbengewebe, umschriebene zirkumskripte Sklerodermien, plaqueförmige dermale Fibromatosen; in älteren Läsionen: größere Dermatofibrome, und sog. tief penetrierende Dermatofibrome. Bei ausgeprägten DFSP sind maligne Fibrohistiozytome und Fibrosarkome abzugrenzen, auch fibrosarkomatöse Entwicklungen in einem Dermatofibrosarkom wurden beschrieben. Diese treten vermehrt in Rezidivtumoren auf.

Tabelle 1. Immunhistologische Differentialdiagnose

Antikörper	CD34	Faktor XIIIa	Metallo-thionin	Aktin
DFSP	++	–	–	–
plaqueförmige Fibromatose	–	–	ng	+
Narbengewebe	–	ng	ng	ng
tief penetrierendes Dermatofibrom	(+)	++	+	ng

ng nicht gemacht

Klinischer Verlauf und Therapie

Das DFSP wächst infiltrativ aggressiv gegen angrenzende anatomische Strukturen. Das Tumorwachstum folgt hierbei dem geringsten Widerstand und penetriert in tiefer gelegene Strukturen einschließlich Muskulatur und Knochen. Tiefenwachstum wird vor allem bei Rezidivtumoren beobachtet. Das Dermatofibrosarkom metastasiert in weniger als 4% der Fälle. Hingegen zeigt es eine starke Neigung zu Rezidiven, auch bei weiter Exzision. Die in der Literatur berichteten Rezidivraten liegen zwischen 4 und 54%. Sie korrelieren deutlich mit der Exzisionsweite, so berichten Roses et al. über eine Rezidivrate von 41%, wenn die Exzisionsweite geringer als 2 cm betrug, über 20% Rezidivrate bei einer Exzisionsweite von 3 cm. McPeak et al. berichten von einer noch geringeren Rezidivrate von 11%, wenn ein 3 cm-Sicherheitsabstand einschließlich der gesamten Haut und Faszie eingehalten wird [18, 24]. Die Rezidive des DFSP treten zu 75% in den ersten 3 Jahren nach Primärversorgung auf. Spätrezidive werden in Einzelfällen berichtet. Aufgrund der besonderen Wachstumseigenschaften des Dermatofibrosarkoms mit irregulärer Projektion in die angrenzende Dermis ist die klinische Beurteilung der Grenze kaum möglich. Daher wird im allgemeinen ein Sicherheitsabstand von 3 cm einschließlich der Exzision der darunterliegenden Faszie empfohlen [18]. Es ergeben sich jedoch zunehmend Hinweise aus der Literatur, daß man durch Einsatz einer mikrographisch kontrollierten Exzision dem individuellen Wachstumscharakter des Tumors gerecht wird. Hierdurch lassen sich die Mindestresektionsabstände individuell je nach Tumorgröße adaptieren, die zwischen 1 und 3 cm liegen. Durch diese differenzierte und kontrollierte Vorgehensweise können Unter- und Übertherapien durch zu große Exzisionen vermieden werden [1, 4, 23].

Zur Zeit besitzt die Chemotherapie keine Rolle in der Therapie des DFSP. Darüber hinaus ist zu bedenken, daß das DFSP relativ strahlenresistent ist und eine solche Therapie nur unter speziellen Umständen in Betracht kommt. Außerdem muß bedacht werden, daß unter der Radiotherapie fibrosarkomatöse Veränderungen in Dermatofibrosarkomen beobachtet wurden.

Angiosarkom

Häufigkeit, Geschlecht- und Altersverteilung, Lokalisation

Angiosarkome sind seltene, hochgradig maligne Gefäßtumoren, die ca. 2% aller Weichteilsarkome repräsentieren. Angiosarkome haben die schlechteste Prognose unter allen Weichteilsarkomen. Sie können an jeder Körperregion auftreten, manifestieren sich jedoch in über 60 % der Fälle in der Haut. 50 % der kutanen Angiosarkome treten in der Kopf-/Nackenregion auf. Typischerweise manifestieren sie sich in der Kopfhaut des älteren Mannes und zeigen ein hochaggressives Tumorwachstum mit Neigung zu Lokalrezidiven sowie Metastasierung trotz aggressiver Therapieansätze. Das multifokale Auftreten und die sich dem klinischen Blick entziehende subkutane Ausbreitung erschweren die komplette Resektion des Tumors. Die generelle Prognose ist schlecht; die Fünf-Jahres-Überlebensrate liegt bei 10–35 % [8, 17, 19].

Klinik

Die Angiosarkome können in 5 Gruppen nach Enzinger und Weiß unterteilt werden:

1. kutane Angiosarkome nicht mit Lymphödemen assoziiert;
2. kutane Angiosarkome assoziiert mit Lymphödemen – Lymphangiosarkom;
3. Angiosarkome der Brust;
4. Radiotherapie-induzierte Angiosarkome;
5. Angiosarkome des tiefen Weichteilgewebes [8].

Die häufigste Form des Angiosarkoms ist nicht assoziiert mit Lymphödemen und erscheint klinisch als unscharf begrenzte, leicht elevierte Plaque oder Nodus, zum Teil auch ulzerierend. Die Pigmentierung ist rötlich-bläulich bis schwärzlich. Es ist schwer, die einzelnen Läsionen klinisch abzugrenzen. Häufig ist ein multifokales Auftreten mit unterschiedlichen Tumorinseln zu beobachten. In Einzelfällen wird diese Tumorentwicklung von einem deutlichen Gesichtsödem begleitet (Abb. 2).

Histologie

Histologisch sind die Tumorproliferate gekennzeichnet durch irregulär proliferierende Gefäßkanäle, die das gesamte Corium durchsetzen und von Hämorrhagien begleitet sind. In kleinen Kapillaren zeigt sich eine Aufschichtung der Endothelzellen und eine luminale Anordnung einzelner größerer, chromatinreicher Kerne, die eine typische Papillation in das Lumen ausbilden. In entdifferenzierten Angiosarkomen erscheinen diese Tumorzellen pleomorph mit prominenten Nucleoli und ausgeprägter mitotischer Aktivität. Frühe Tumorproliferate sind oft schwierig von benignen, wie z. B. der papillären endothelialen Hyperplasie, abzugrenzen [8].

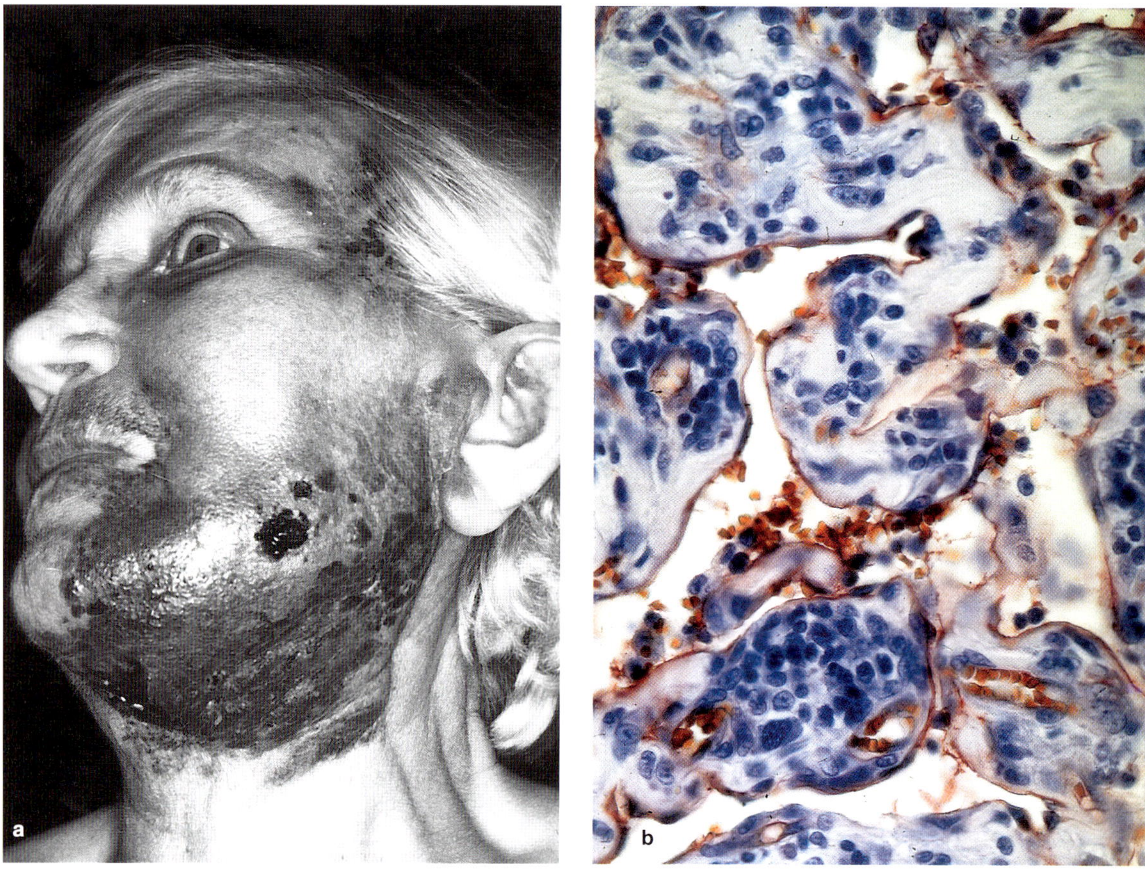

Abb. 2a, b. Angiosarkom mit sekundärem Geswichtsödem. b Immunhistologie: CD31-Markierung der atypischen Endothelzellen, LSAB (Vergr. 200 : 1)

Immunhistochemie

In der immunhistochemischen Diagnose sind in den letzten Jahren verschiedene polyklonale und monoklonale Antikörper (Tabelle 2) eingesetzt worden. Von diesen ist besonders der Antikörper gegen CD31 (PECAM-1) in der Diagnostik von benignen als auch malignen Gefäßproliferationen von Bedeutung. Er wird exprimiert auf Leukozyten, Thrombozyten sowie Endothelzellen und zählt zu den Adhäsionsmolekülen. Innerhalb der Weichteilneoplasien exprimieren alle benigen und malignen Gefäßtumoren dieses Membranprotein, wo hingegen 100 Weichteiltumoren von nicht vaskulärer Genese diesen Marker nicht exprimieren (Tabelle 2 [21, 22]).

Histogenese

Nach histologischen, immunhistologischen und elektronenmikroskopischen Untersuchungen ist eine Tumorzellgenese von Endothelzellen als wahrschein-

Tabelle 2. Immunhistochemische Marker in der Diagnose von Angiosarkomen und Kaposi-Sarkomen

Monoklonale/ polyklonale Antikörper	Angiosarkom der Haut		Kaposi-Sarkom der Haut		
	differenziert	entdifferenziert	Lymphangiom	Angiom	Spindelzellen
FVIII RA	–*	–	–	–	–
UEA-1	+/–	+/–	+/–	+/–	+/–
CD 34	+/–	+/–	++	++	+
CD31	++	+	+/–	+/–	+/–
BMA 120	++	+/–	?	?	?

* = gelegentliche Positivität
** = keine ausreichenden Daten

lich anzusehen, obwohl in entwickelten Angiosarkomen typische ultrastrukturelle Charakteristika von normalen Endothelzellen wie Weibel-Palade-Körperchen, pinozytäre Vesikel nur gelegentlich angetroffen werden. Innerhalb der Angiosarkome besteht eine para- und autokrine Wachstumsstimulation durch endotheliale Wachstumsfaktoren [11]. Darüber hinaus weisen zahlreiche Berichte darauf hin, daß mit einer Latenzzeit von mehreren Jahren Traumata, Strahlentherapien (Pyothorax, Torotrast) aber auch maligne Tumoren wie z.B. der Cervix, des Ovars, des Endometriums, der Brust und Hodgkin-Tumoren wie auch ein chronisches Lymphödem zur Entwicklung eines Angiosarkoms disponieren. Hierbei erscheint der Kontrollfunktion des Immunsystems, der Eradikation von mutanten Zellpopulation eine besondere Bedeutung zuzukommen, da diese in chronischen Lymphödemen eher reduziert ist.

Diagnose und Differentialdiagnose

Die Diagnose stützt sich auf die histologische und immunhistologische Diagnostik, wobei bei der differentialdiagnostischen Abgrenzung gegen andere Sarkome Ulex-Europaeus-Lektin Typ 1, Faktor-VIII-assoziiertes Antigen und insbesondere CD31 bewährt haben [21, 22].

Klinischer Verlauf und Therapie

Die Prognose des kutanen Angiosarkoms ist quoad vitam schlecht. In einer kürzlich publizierten Studie von N. Naka und Mitarbeitern an 55 Angiosarkomfällen konnten in einer multivarianten Analyse die wichtigsten prognostischen Faktoren wie Tumorgröße, Mitosezahl und Therapie herausgestellt werden [20]. Radikale Exzision kombiniert mit Radiotherapie stellt zur Zeit die Therapie der Wahl dar und bietet die größte Chance für eine Langzeitkontrolle dieses aggressiv wachsenden Tumors. Die Bedeutung der Chemotherapie bei diesem Tumor kann zum jetzigen Zeitpunkt noch nicht definiert werden [17, 19].

Epitheloidsarkom

Häufigkeit, Geschlechts- und Altersverteilung, Lokalisation

Das Epitheloidsarkom ist ein von Enzinger 1970 erstmalig definierter, maligner Weichteiltumor mit gehäufter Manifestation an den distalen Extremitäten jüngerer Erwachsener mit einem mittleren Alter von 26 Jahren. Es existieren jedoch auch Einzellfallberichte bei Kindern und im höheren Erwachsenenalter. Junge männliche Erwachsene sind häufiger betroffen als weibliche Erwachsene. Epitheloidsarkome repräsentieren weniger als 1% aller Weichteilsarkome [7].

Klinik

Das Epitheloidsarkom imponiert häufig als fester, schmerzloser, langsam wachsender, dermaler oder subkutaner Knoten oder auch als weniger klar definierter, tief gelegener Tumor verbacken mit der Faszie oder Vene. In oberflächlicher Lokalisation kann der Tumor ulzerieren und erscheint klinisch als indolentes Ulkus z.B. als Ulcus cruris (Abb. 3). Makroskopisch haben die meisten Tumoren einen Durchmesser von 3 bis 6 cm mit knotigem Erscheinungsbild eines gräulich schimmernden Gewebes mit Flecken gelblich nekrotischen Materials [10].

Histologie

Histologisch charakteristisch sind zentrale Nekrosezonen oder bei multiplen Knoten konfluierende Knoten mit sog. geographischer Nekrose, die sich aus Fibrin und degeneriertem Kollagen zusammensetzen. Große, polygonale Epithelzellen mit vesikulären Kernen, prominenten Nucleoli und breitem Zytoplasma sowie spindelförmigen eosinophilen Zellen, die einen ovalären und fusiformen Kern besitzen bilden das Tumorgewebe [7, 10].

Immunhistochemie

Immunhistochemisch ist der Tumor charakterisiert durch Positivität für Zytokeratin und Epitheliales-Membran-Antigen allein oder in Kombination mit Vimentin. Auch elektronenmikroskopisch konnte eine epitheliale Differenzierungstendenz mit Nachweis epithelialer Strukturen bestätigt werden [12].

Histogenese

In den letzten Jahren ist es gelungen, drei humane Epitheloidsarkomlinien in vitro zu etablieren. Die genaue Charakterisierung dieser Zellinien zeigt, daß sie einen gemischten mesenchymalen, epithelialen und neuralen Phänotyp besitzen mit Koexpression von Vimentin, Zytokeratin und Neurofilament-Proteinen[5, 6]. Nach heutigem Kenntnisstand ist von einer pluripotenten, mesenchymalen Stammzellproliferation als Tumorzellgenese auszugehen, wobei eine große Ähnlichkeit zu Synovialzellen besteht, so daß

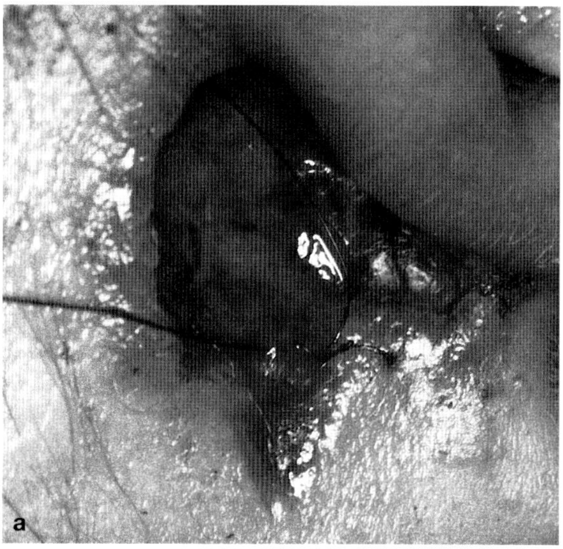

Abb. 3a, b. Apitheloidsarkom bei einem 8jährigen Mädchen, präaurikulärer Ulkus. Universitäts-Hautklinik Graz (Prof. Dr. Helmut Kerl). **b** *links:* Hyperchromatische epitheloidförmige Kerne in Palisadenstellung (HE, Vergr. 200:1); rechts: Zytokeratin-Expression der Epitehloidzellen (Avidin-Biotin, Vergr. 100:1)

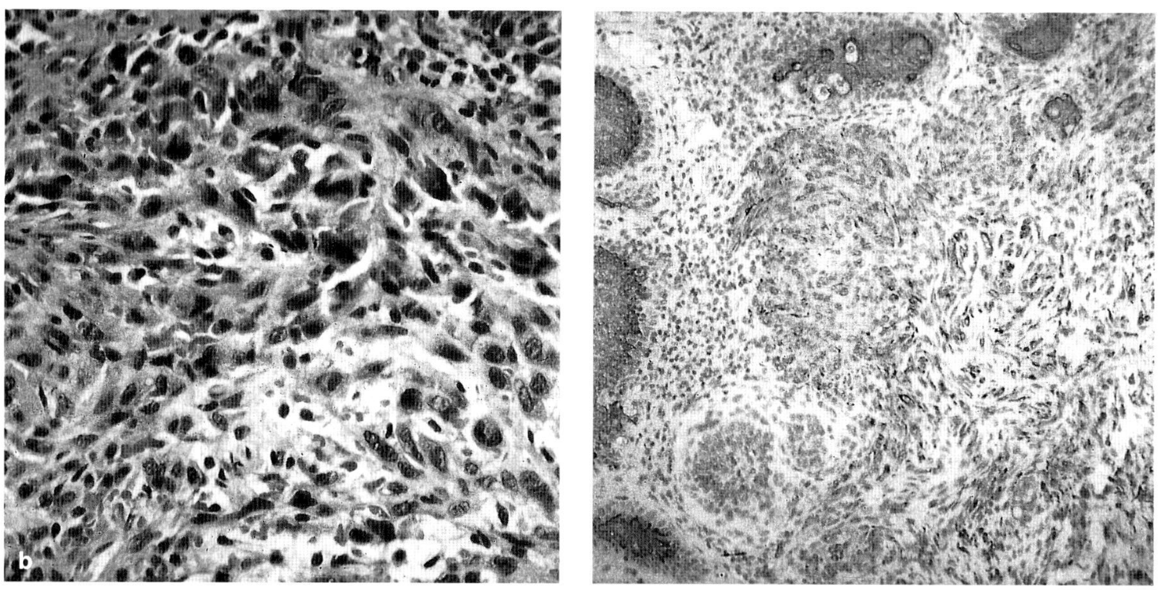

das Epitheloidsarkom auch als besondere Variante des synovialen Sarkoms aufgefaßt wurde [15]. Zudem wurden zytogenetische Translokationen beschrieben [3].

Diagnose und Differentialdiagnose

Die Häufigkeit mit der das Epitheloidsarkom primär als ein benigner Prozeß diagnostiziert wird, entspricht in der Frühphase seinem relativ unauffälligen Erscheinungsbild. Superfiziell lokalisierte Tumoren von geringer Größe mit knotigem und multinodulärem Erscheinungsbild werden als entzündliche Prozesse, insbesondere infektiöse nekrotisierende Granulome, Necrobiosis lipoidica, Granuloma anulare oder Rheumaknoten, verkannt. Selbst hinter einer unscheinbar erscheinenden Dupuytrenschen Kontraktur kann sich bei Veränderungen einer solchen ein Epitheloidzellsarkom verbergen wie auch hinter einem unscheinbar imponierenden Ulcus cruris [7]. Daher ist es besonders wichtig, daß jeder klinisch tätige Dermatologe dieses wichtigste Sarkom der Hände und Unterarme kennt, und der maligne Charakter einer solchen Läsion erkannt wird. Hierbei kommt der feingeweblichen Aufarbeitung eine besondere Bedeutung zu. Die Einzelzellen im Epitheloidsarkom sind schärfer abgegrenzt als die in Granulomen. Sie sind größer, stärker eosinophil und weniger ausgereift in ihrem Erscheinungsbild und werden angefärbt mit Zytokeratin und Epithelialem-Membran-Antigen als auch Vimentin. Der epitheloide Charakter dieses Tumors und sein immunhistologisches Färbeverhalten lassen ihn von der nodulären Fasziitis, fibrösem Histiozytom und anderen Fibromatosen abgrenzen.

Prognose und Therapie

Das Epitheloidzellsarkom ist in vielen Fällen durch ein aggressives biologisches Verhalten charakterisiert. Die Rezidivrate lag in einer retrospektiven klinisch-pathologischen Übersicht der Mayo-Klinik bei 38% und die Metastasierungsrate bei 47%. Bei einer mittleren Nachbeobachtungszeit von 102 Monaten waren 27% der Patient verstorben. Besonders Tumorgröße, Nekrosezonen von mehr als 30% der Gesamtläsion und Gefäßinvasion korrelierten signifikant mit einer schlechteren Prognose [10]. In anderen Studien wird von einer Fünf-Jahres-Überlebensrate von 70% und Zehn-Jahres-Überlebensrate von 50% berichtet, wobei weiblich Patienten in diesen Studien eine bessere Prognose haben als männliche Patienten. Aufgrund des nicht vorhersehbaren, aggressiven biologischen Verhaltes des Epitheloidzellsarkoms wird ein radikales operatives Vorgehen gefordert [10]. Adjuvante Therapien können möglicherweise den Einsatz von Retinoiden beinhalten [6]. Die frühzeitige Diagnosestellung bestimmt in jedem Fall den klinischen Verlauf und stellt eine besondere Herausforderung für jeden klinisch tätigen Dermatologen dar.

Literatur

1. Breuninger H (1997) Die Chirurgie des Deramatofibrosarkoma protuberans (DFPS) mit lückenloser histologischer Schnittrandkontrolle. Z Hautkrankh 72: 10–12
2. Coard K., Branday JM, LaGrenade L (1994) Dermatofibrosarcoma protuberans. West Indian Med J 43: 130–133
3. Cordoba JC, Parham DM, Meyer WH, Douglass EC (1994) A New Cytogenetic Finding in an Epithelioid Sarcoma (8;22)(q22;q11). Cancer Genet Cytogenet 72: 151–154
4. Dawes KW, Hanke CW (1996) Dermatofibrosarcoma Protuberans Treated with Mohs Surgery: Cure Rates and Surgical Margins. Dermatol Surg 22: 530–534
5. Engers R, Gerharz CD, Moll R et al. (1994) Interclonal Heterogeneity in a Human Epitelioid-Sarcoma Cell Line (GRU-1). Int J Cancer 59: 548–553
6. Engers R, van Roy F, Heymer T et al. (1996) Growth inhibition in clonal subpopulations of a human epithelioid sarcoma cell line by retinoid acid and tumor necrosis factor alpha. Br J Cancer 73: 491–498
7. Enzinger FM, Weiss SW (1995) Malignant soft tissue tumors of uncertain type. In: Enziger FM, Weiss SW (eds) Soft tissue tumors, Mosby, St Louis, pp 1076–1093
8. Enzinger FM, Weiss SW (1995) Malignant vascular tumors. In: Enziger FM, Weiss SW (eds) Soft tissue tumors, Mosby, St Louis, pp 641–677
9. Fish FF (1996) Soft tissue sarcomas in dermatology. Dermatol Surg 22: 268–273
10. Halling AC, Wollan PC, Pritchard DJ et al. (1996) Epithelioid sarcoma: A clinicopathologic review of 55 Cases. Mayo Clin Proc 71: 636–642
11. Hashimoto M,. Ohsawa M, Onishi A et al. (1995) Expression of vascular endothelial growth factor and its receptor mRNA in angiosarcoma. Lab Invest 73: 859–863
12. Hollowood K, Fletcher CDM (1995) Soft tissue sarcomas that mimic bening lesions. Semin Diagn Pathol 12: 87–97
13. Hügel H, Kutzner H, Rütten A, Rieß B (1994) Die Unterschiede zwischen der plaqueförmigen Variante des Dermatofibrosarcoma protuberans und der plaqueförmigen dermalen Fibromatose (Dermatomyofibrom). Hautarzt 45: 299–303
14. Katenkamp D, Mentzel T, Kosmehl H (1996) CD34-Nachweis – ein immunhistochemischer Beitrag zur Differentialdiagnose von Weichgewebstumoren. Pathologe 17: 195–201
15. Kerl H (1981) Sarkome der Haut. In: Korting GW (Hrsg) Dermatologie in Klinik und Praxis. Band IV Spezielle Dermatologie, Georg Thieme Verlag Stuttgart New York, S 118–145
16. Mandahl N, Limon J, Mertens F et al. (1996) Ring marker containing 17q and chromosome 22 in a Case of dermatofibrosarcoma protuberans. Cancer Genet Cytogenet 89: 88–91
17. Mark RJ, Poen JC, Tran LM et al. (1996) Angiosarcoma: A report of 67 patients and a review of the literature. Cancer 77: 2400– 2406
18. McPeak CJ, Cruz T, Nicastri AD (1967) Dermatofibrosarcoma protuberans: An analysis of 86 cases – five with metastases. Ann Surg 166: 803–816
19. Naka N, Osawa M, Tomita Y et al. (1995) Angiosarcoma in Japan: A review of 99 cases. Cancer 75: 989–996
20. Naka N, Osawa M, Tomita Y et al. (1996) Prognostic factors in angiosarcoma: A multivariate analysis of 55 Cases. J Surg Oncol 61: 170–176
21. Ohsawa M, Naka N, Tomita Y et al. (1995) Use of immunohistochemical procedures in diagnosing angiosarcoma: Evaluation of 98 cases. Cancer 75: 2867–2874
22. Orchard GE, Jones, EW, Jones RR (1995) Immunocytochemistry in the diagnosis of kaposi's sarcoma and angiosarcoma. Br J Biomed Sci 52: 35–49
23. Parker TL, Zitelli JA (1995) Surgical margins for excision of dermatofibrosarcoma protuberans. J Am Acad Dermatol 32: 233–236
24. Roses DF, Valensi Q, LaTrebnta G et al. (1986) Surgical treatment of dermatofibrosarcoma protuberans. Surg Gynecol Obstet 162: 449–452
25. Zelger BW, Öfner D, Zelger BG (1995) Atrophic variants of dermatofibroma and dermatofibrosarcoma protuberans. Histopathology 26: 519–527
26. Zelger B, Sidoroff A, Stanzl U et al. (1994) Deep penetrating dermatofibrosarcoma versus dermatofibrosarcoma protuberans. Am J Surg Pathol 18: 677–686

Dermatologie und Innere Medizin

Androgenisierungssyndrome

P. Fritsch

Einleitung

Unter Androgenisierung versteht man die verstärkte Wirksamkeit androgener Hormone bei postpubertalen Frauen. Sie ist relativ häufig (5–10% der geschlechtsreifen Frauen) und in der Regel *nicht* mit Virilisierung verbunden (letztere ist als Androgenisierung plus männlichem Körperbau und Genitalveränderungen definiert). Sie beruht in fast 90% der Fälle auf einem polyzystischen Ovarsyndrom (POS) und ist nicht selten mit Stoffwechselstörungen (Insulinresistenz, Diabetes mellitus Typ II, Hyperlipidämie) und deren Folgen assoziiert (Adipositas, koronare Herzkrankheit, Hypertonie). Der Dermatologe ist eine wichtige Anlaufstelle in der Diagnostik der Androgenisierungssyndrome.

Klinik

Klinisch ist die Androgenisierung durch drei kardinale Symptomkreise aus drei verschiedenen Fachdisziplinen gekennzeichnet [12]: Oligo- oder Amenorrhoe und Infertilität; Akne, Hirsutismus und Androgeneffluvium; Insulinresistenz und deren oben genannte metabolischen und klinischen Folgen sowie Pseudoakanthosis nigricans. Die überlappende Fachzuständigkeit hatte zur Folge, daß ein pathophysiologisches Gesamtbild der Androgenisierungssyndrome erst in den letzten Jahren zustandekam und auch heute noch zahlreiche Fragen offen sind. Die Erstvorstellung betroffener Frauen erfolgt häufiger beim Dermatologen als beim Gynäkologen, da die ersten Hautsymptome schon frühzeitig auftreten und andererseits das Ausbleiben oder Schwäche der Menstruation bei pubertierenden Mädchen in der Bevölkerung oft als normal, zumindest nicht bedenklich gilt. Am seltensten erfolgt die Erstvorstellung beim Internisten oder Endokrinologen.

Dermatologische Kardinalsymptome der Androgenisierung sind Seborrhoe, starke und langwierige Akne vulgaris, Hirsutismus und Androgeneffluvium. Die Signalwirkung dieser Symptome hinsichtlich eines Androgenisierungssyndroms ist allerdings unterschiedlich. Verstärkte Talgproduktion wird schon zum Zeitpunkt der Adrenarche (6.–8. Lebensjahr) manifest, bleibt jedoch meist unbeachtet. Die Unterscheidung der „normalen" von einer verstärkten Akne ist Ermessenssache und meist erst dann klar, wenn sich die Aktivität weit in das dritte Lebensjahrzehnt fortsetzt. Ein klinisch eindeutiges Symptom ist jedoch der Hirsutismus (Ausbildung von Langhaaren nach dem männlichen Verteilungsmuster). Dieser stellt sich zur Pubertät ein und ist langsam progredient. Ca. 5–10% der Frauen (abhängig vom ethnischen Hintergrund) sind hirsut; bei ca. 60% liegt ein POS vor, bei zusätzlichem Bestehen von Unregelmäßigkeiten der Menstruation sogar bei ca. 80%. Das Androgeneffluvium ist hingegen ein spätes Symptom (3. Lebensjahrzehnt), bei milderer Ausprägung schlechter objektivierbar und von Telogeneffluvien oft schwer unterscheidbar.

Pathogenese

Dermatologische Zeichen der Androgenisierung beruhen (im Gegensatz zur früheren Lehrmeinung) nur in < 10% der Fälle auf erhöhter Empfindlichkeit des Endorgans („idiopathischer" Hirsutismus). In allen anderen Fällen lassen sich erhöhte Spiegel zirkulierender Androgene nachweisen, die entweder dem Ovar (Hauptmetabolit: Testosteron) oder der Nebennierenrinde (Hauptmetabolit: Dehydroepiandrosteron(sulfat) – DHEA(S)) entstammen [2]. Zugrundliegende ovarielle Störungen sind mit ca. 90% die führende Ursache; verschiedene Pathomechanismen werden unter dem Sammelbegriff des POS zusammengefaßt. Adrenale Störungen machen ca. 10% der Fälle aus; sie werden als congenitale adrenale Hyperplasie (CAH) (früher adrenogenitales Syndrom) bezeichnet. Komplizierend ist, daß ovarielle und adrenale Faktoren sich wechselweise beeinflussen können und daher Mischbilder der Hyperandrogenämie häufig sind. Schließlich kann Androgenisierung auch selten mit anderen endokrinologischen Störungen assoziiert sein (Akromegalie, Cushingsyndrom u. a. m.).

Congenitale adrenale Hyperplasie

Ein autosomal rezessives Erbleiden, das auf Enzymdefekten der Nebennierenrinde beruht (am häufigsten der 21-Hydroxylase, die die Konversion des 17-Hydroxyprogesteron in Hydroxycortisol vermittelt). Die geringe Cortisolproduktion bewirkt durch Fehlen des negativen Feedback eine vermehrte Produktion von CRF („corticotropin releasing factors") aus dem Hypothalamus und von ACTH aus der Hypophyse; die resultierende Stimulierung der Nebennierenrinde wird durch den Enzymblock in Produktion von Androgenen umgeleitet.

Man unterscheidet die seltene und schwere „klassische" CAH von der häufigeren (1/100) und milderen „late onset" CAH (LOCAH), wobei allerdings die Übergänge fließend sind [8]. Bei ersterer ist das Bild durch ausgeprägte genitale Fehlbildungen schon in der Fötalzeit (Scrotalisierung der Labien, Clitoromegalie bzw. Penisvergrößerung), in der Kindheit durch verfrühte Adrenarche, zunächst beschleunigtes Wachstum und dann vorzeitigen Schluß der Epiphysenfugen, und schließlich schwere Hautzeichen der Androgenisierung gekennzeichnet. Bei LOCAH bleiben die Fehlbildungen aus, die übrigen Auswirkungen manifestieren sich später und milder. Das Extrem ist eine sog. „asymptomatische" 21-Hydroxylase-Defizienz, bei der die Entwicklung völlig normal verläuft und der Enzymdefekt lediglich biochemisch nachweisbar ist. LOCAH ist häufig mit einem sekundären POS assoziiert.

Polyzystisches Ovarsyndrom

POS ist ein häufiges (Prävalenz 5–10 % der geschlechtsreifen Frauen), in der Pubertät einsetzendes polyätiologisches Syndrom, das klinisch durch multiple bilaterale Ovarialzysten, Anovulation, Fehlen von Corpora lutea, Oligo- bzw. Amenorrhoe, Endometriumhyperplasie, Infertilität und die dermatologischen Zeichen der Androgenisierung gekennzeichnet ist [5]. Hinzu treten Stoffwechselstörungen (siehe unten). Die Hormonwerte zeigen ein charakteristisches Muster: erhöhtes LH (luteotropes Hormon) mit Verlust der (normalerweise) pulsatilen Sekretion, Erhöhung der Ratio von LH/FSH (follikelstimulierendes Hormon), Erniedrigung von Progesteron bei normalen oder erhöhten Östrogenen, Anstieg der ovariellen Androgene und des freien Testosteron, Erniedrigung des SHBG (sex hormone binding globulin).

Die Pathogenese des POS [3] ist noch nicht gänzlich geklärt. Grundphänomen (Abb. 1) bei schon bestehendem POS ist offenbar eine gesteigerte Androgenproduktion in den Thekazellen des Ovars (ein durch LH stimulierter metabolischer Schritt), die zur Hemmung der Follikelreifung und zur Follikelatresie führt; diese geht wiederum mit zu geringer Konversion von Androgenen in Östrogene in den Granulosazellen einher (ein durch FSH stimulierter metabolischer Schritt). Folge ist eine weitere Erhöhung der ovariellen Androgene (Circulus vitiosus). Zur Ingangsetzung dieses Circulus vitiosus ist offensichtlich ein dispositioneller Faktor, aber auch ein (oder mehrere) Trigger erforderlich.

Nach neueren Untersuchungen könnte der dispositionelle Faktor eine konstitutionelle Hochregulierung der Cytochrom P450c17α sein [11]. Dieses Enzym vermittelt (sowohl im Ovar als auch in der Nebenniere – [9]) die Konversion von Progesteron in Androgene. Überschießende Aktivität kann experimentell bei POS durch LH wie auch durch Insulin ausgelöst werden.

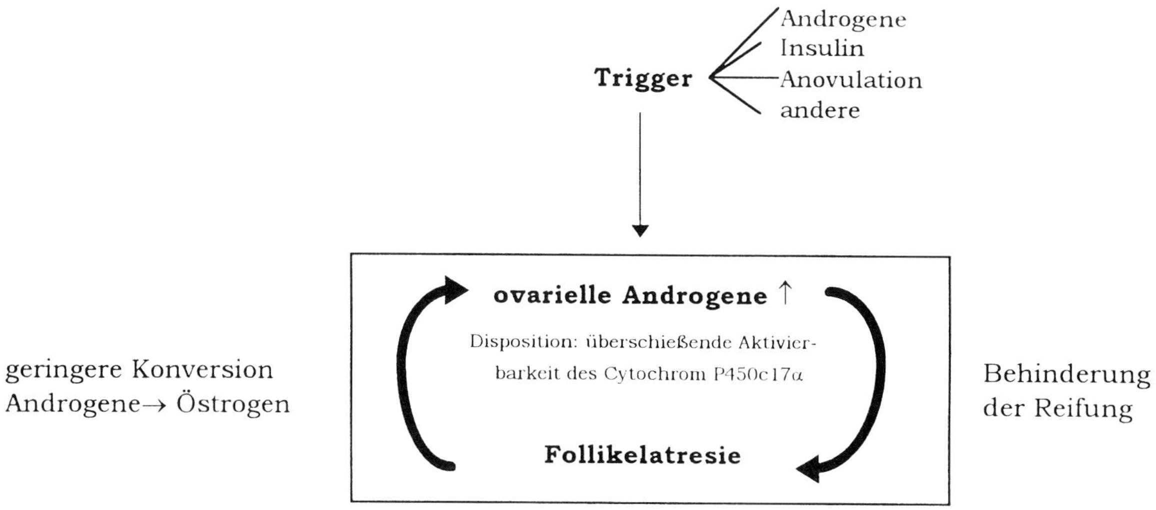

Abb. 1. Circulus vitiosus in der Pathogenese des polyzystischen Ovarsyndroms

Mehrere Trigger sind bekannt, die den genannten Circulus vitiosus auslösen bzw. in Gang halten können [3]. Dies ist zunächst eine primäre LH-Überproduktion, weiters Anovulation (Ausfall des Hypophysen-Feedbacks), erhöhte Spiegel intra- wie extraovarieller, endogener (z.B. bei LOCAH) oder exogener Androgene (Anabolika), Adipositas, Insulinämie und erhöhte Spiegel von ILGF-1 („insulin like growth factor 1"). Auch Medikamente (Valproat) können als Trigger wirksam sein [6]. Bemerkenswert ist, daß nicht nur LOCAH ein sekundäres POS auslösen, sondern auch ein primäres POS sekundär zu erhöhter adrenaler Androgenproduktion führen kann [10].

Der wahrscheinlich bedeutsamste dieser Trigger ist Insulin. Dieses greift an mehreren Punkten in die Pathomechanismen des POS ein. Zunächst stimuliert es die Sekretion von GnRH („gonadotropin releasing hormone") und führt zur Erhöhung der LH-Spiegel. Weiters stimuliert es (wie auch ILGF-1) direkt die ovarielle Androgensynthese über die oben genannte Cytochrom P450c17α, reguliert die ILGF-Rezeptoren im Ovar auf, senkt die SHBG-Spiegel und führt dadurch zu erhöhten Spiegeln von freiem Testosteron. Schließlich senkt es auch die Spiegel des ILGF-Bindungsproteins und führt dadurch zu erhöhten Spiegeln von freiem ILGF-1.

Insulinämie im Rahmen der Insulinresistenz ist daher ein wichtiger Risikofaktor zur Entwicklung des POS. Gleichzeitig erklärt die Insulinämie die Assoziation des POS mit Atherosklerose, erhöhter Cholesterinsynthese, erhöhter LDL-Rezeptoraktivität, verstärkter Atherogenese sowie Adipositas, koronarer Herzkrankheit und dem Begleitsymptom der Pseudoakanthosis nigricans.

Man unterscheidet das primäre (ohne faßbare zu grundeliegende Ursache; ca. 90%) von einem sekundären POS (ca. 10%; häufige Ursachen: LOCAH, Cushingsyndrom, Prolactinämie, Akromegalie, androgenproduzierende Ovarial- und Nebennierenrindentumoren). Innerhalb des primären POS ist die vielfältige Symptomatik oft sehr verschieden gewichtet und gemischt. Man unterscheidet zwei Extreme der klinischen Ausprägung: den hypophysären Typ (LH und LH/FSH-Ratio erhöht, Insulin normal, kein Diabetes mellitus, keine Adipositas, keine koronare Herzkrankheit) und den sogenannten HAIR-AN-Typ [1] (Hirsutismus, Alopecie, Insulinresistenz, Akanthosis nigricans): hier sind die Hypophysenhormonwerte normal, jedoch Insulin und ILGF-1 erhöht, es besteht Adipositas vom androiden Typ (Stammfettsucht), Insulinresistenz, Diabetes mellitus, koronare Herzkrankheit, Lipidanomalien, Atherosklerose.

Die Richtigkeit des Konzepts der Bedeutung des Insulins im Rahmen des POS kann durch entsprechende Therapie untermauert werden: Senkung der Insulinämie durch Diät, Diaxozid (Hemmer der Insulinsekretion) oder Metformin (Milderung der Insulinresistenz) führt zu Senkung der LH-Spiegel, Anstieg des SHBG und Absinken des freien Testosteron, Dämpfung der Cytochrom P450c17α-Aktivität und schließlich zur Besserung des POS.

Diagnostik

Aufgabe des Dermatologen ist, bei Verdacht auf ein Androgenisierungssyndrom orientierende Voruntersuchungen in die Wege zu leiten („Grundprogramm") und für die dermatologische Therapie zu sorgen; exakte Abklärung und Behandlung sind Aufgabe des gynäkologischen bzw. internistischen Endokrinologen. Verdacht ergibt sich bei schwerer und protrahierter Akne, Hirsutismus und androgenetischer Alopecie; Leitsymptom ist zumeist Hirsutismus (siehe oben). Hier sind zunächst durch Anamnese (familiäre Belastung, Beginn und Entwicklung der Symptome, Menstruationsanomalien, Medikamenteneinnahme) und klinische Untersuchung (Quantifizierung des Hirsutismus, Zeichen der Virilisierung, Adipositas vom androiden Typ, Pseudoakanthosis nigricans u. a. m.) der „ethnische" (Frauen „mediterraner" Abkunft) und der familiäre (autosomal dominante) Hirsutismus auszuschließen: beide entsprechen einer erhöhten Androgenempfindlichkeit des Endorgans und zeigen weder andere Zeichen der Androgenisierung noch erhöhte Androgenspiegel. Gleichzeitig wird mittels Unterbauchsonographie ermittelt, ob eine Hypertrophie der Nebenniere oder Ovarialzysten bestehen (nur in ca. 80% von POS nachweisbar!), und eine orientierende Hormonbestimmung angeschlossen (Androgenämie? wenn ja, durch ovarielle oder adrenale Androgene?). Letztere umfaßt zumindest das Gesamt- und das freie Testosteron, DHEA-S, 17α-Hydroxyprogesteron, Prolactin und SHBG; die Bestimmung von LH und FSH sind nicht Teil der ersten Hormonanalyse [2]. Nicht selten sind sowohl ovarielle wie adrenale Androgene erhöht (siehe oben); in solchen Fällen kann eine Differenzierung der Produktionsquelle durch Reduktion bzw. Erhöhung der adrenalen Androgene mittels des Dexamethason-Suppressions- bzw. des ACTH-Stimulationstests erfolgen. Eine wichtige Frage ist, ob die Androgenisierung durch androgenproduzierende Tumoren ausgelöst wurde. Verdachtsmomente hierauf ergeben sich, wenn die Androgenisierung abrupt und spät (im Erwachsenenalter) auftrat und hohe Androgenspiegel vorliegen (z.B. > 2 ng/ml Testosteron oder > 600 ng/ml DHEAS, [2]).

Therapie

Die dermatologischen Zeichen der Androgenisierung sind einer Behandlung zumindest teilweise zugänglich, die therapeutische Skepsis vergangener Jahre ist nicht mehr im vollen Maße berechtigt. Die Chancen sind allerdings nicht gleich verteilt: sie sind am besten für Akne, weniger günstig für Hirsutismus und am mäßigsten für die androgenetische Alopecie. Die Therapie ist eine komplexe Aufgabe und richtet sich nach der Ursache [13]. Ovarielle Androgenisierung kann grundsätzlich durch orale Kontrazeptiva (milder Effekt) [5], Dämpfung der Hypothalamus-Hypophysen-Achse (GnRH-Analoga, z.B. Goserelin) [14] oder Korrektur einer allfällig gegebenen Insulinresistenz (Diät oder medikamentös) erfolgen. Adrenale Androgene werden durch niedrige Dexamethason-Dauertherapie reduziert (z.B. 0,125–0,375 mg abends). Einen Effekt sowohl auf ovarielle wie adrenale Androgene besitzt Ketokonazol (Inhibition des CytochromP45017α). Häufig werden Antiandrogene in Kombination angewendet [4]: kompetitive Rezeptorhemmer wie die schon lange erhältlichen Spironolacton und Cyproteronacetat oder das neue Flutamid, sowie 5-Reductase-Hemmer (Finasterid). Neuentwicklungen der letzten Jahre lassen einen künftigen Durchbruch in der medikamentösen Therapie erwarten [7].

Literatur

1. Barbieri RL, Ryan KJ (1983) Hyperandrogenism, insulin resistence, and acanthosis nigricans: a common endocrinopathy with distinct pathophysiological features. Am J Obstet Gynecol 147: 90–101
2. Demers LM (1995) Biochemistry and laboratory measurement of androgens in women. In: Redmond GP (ed) Androgenic Disorders. Raven, New York
3. Futterweit W (1995) Pathophysiology of polycystic ovarian syndrome. In: Redmond GP (ed) Androgenic Disorders. Raven, New York
4. Grunwald K, Rabe T, Schlereth G et al. (1994) Serumhormone vor und unter Therapie mit Cyproteronacetat und Spironolacton bei Patientinnen mit Androgenisierungserscheinungen. Geburtsh Frauenheilk 54: 634–645
5. Homburg R (1996) Polycystic ovary syndrome – from gynecological curiosity to multisystem endocrinopathy. Hum Reproduct 11: 29–39
6. Isojärvi JI, Laatikainen TJ, Knip M et al. (1996) Obesity and endocrine disorders in women taking valproate for epilepsy. Ann Neurol 39: 579–584
7. Knochenhauer ES, Azziz R (1995) Advances in the diagnosis and treatment of the hirsute patient. Curr Opin Obstet Gynecol 7: 344–350
8. Loche S, New MJ (1995) Adrenal hyperplasia. In: Redmond GP (ed) Androgenic Disorders. Raven, New York
9. Martikainen H, Salmela P, Nuoja-Huttunen S et al. (1996) Adrenal steroidogenesis is related to insulin in hyperandrogenic women. Fertil Steril 66: 564–570
10. McKenna TJ, Cunningham SK (1995) Adrenal androgen production in polycystic ovary syndrome. Eur J Endocrinol 133: 383–389
11. Nestler JE, Jakubowicz DJ (1996) Decreases in ovarian cytochrome P45017α activity and serum free testosterone after reduction of insulin secretion in polycystic ovary syndrome. N Engl J Med 335: 617–623
12. Redmond GP (1995) Clinical evaluation of the woman with an androgenic disorder. In: Redmond GP (ed) Androgenic Disorders. Raven, New York
13. Redmond GP (1995) Treatment of androgenic disorders. In: Redmond GP (ed) Androgenic Disorders. Raven, New York
14. Udoff L, Adashi E (1995) Polycystic ovarian disease: a new look at an old subject. Curr Opin Obstet Gynecol 7: 340–343

Hautzeichen systemischer Erkrankungen: Amyloidose

T. Hawranek, H. Hintner

Definition

Amyloidose bezeichnet die pathogene extrazelluläre Ablagerung von Proteinfibrillen, die aus einer Reihe nicht verwandter sog. Vorläuferproteine des Körpers entstehen. Amyloid zeigt typische Färbeeigenschaften, wie z. B. eine apfelgrüne Doppellichtbrechung in der Kongorot-Färbung im Polarisationsmikroskop. Ultrastrukturell findet man Ablagerungen aus starren, unverzweigten Fibrillen mit 7,5–10 nm Durchmesser und einem Molekulargewicht meist zwischen 10 000 und 20 000 Dalton, die röntgenstrukturanalytisch eine β-Faltblattstruktur aufweisen.

Da die Ablagerungen in praktisch jedem Gewebe vorkommen können, gibt es ein weites Spektrum klinischer Erscheinungsbilder. Amyloid läßt sich im höheren Alter in geringer Menge in vielen Geweben nachweisen, von Amyloidose spricht man aber nur bei Auftreten von klinischen Symptomen aufgrund dieser Ablagerungen.

In diesem Beitrag werden nur jene Amyloidoseformen berücksichtigt, bei denen Hauterscheinungen einen wichtigen Schlüssel zur Diagnose der zugrundeliegenden Systemerkrankung liefern können.

Allgemeines

Die Amyloidose (Übersichtsarbeiten [1–6, 8, 9, 11]) kann mehrere Organe des Körpers betreffen – man spricht dann von *systemischer* Amyloidose – oder bei der *lokalisierten* Amyloidose auf einzelne Organe beschränkt sein. Voraussetzung für die Entstehung von Amyloid ist ein zirkulierendes oder lokal produziertes Vorläuferprotein. Je nach Vorläuferprotein werden Amyloidablagerungen einer der in Tabelle 1 aufgeführten Amyloidoseformen zugeordnet.

Zur *Pathogenese* gibt es mehrere Theorien: die proteolytische Spaltung des Vorläuferproteins durch Enzyme (z. B. der Leichtketten bei Amyloidose L durch Monozytenenzyme), eine Mutation mit Änderung der Aminosäuresequenz (bei familiären Amyloidosen unterscheidet sich das Vorläuferprotein Transthyretin nur in einer Aminosäure vom Amyloidprotein) oder einfach das vermehrte Auftreten des Vorläuferproteins (z. B. der Leichtketten bei myelomassoziierter Amyloidose L, des β_2Mikroglobulins bei Langzeithämodialyse oder die bis zu 1000fach erhöhten Serum-Amyloid A-Protein-Spiegel bei familiärem Mittelmeerfieber). Keiner dieser Mechanismen scheint jedoch allein verantwortlich für die Umwandlung des Vorläuferproteins in Amyloid zu sein, so daß heute eine multifaktorielle Genese angenommen werden muß.

Nichtfibrilläre Amyloid-Proteine

Neben der fibrillären Komponente macht die sog. Amyloid P-Komponente (P = Plasma) bis zu 15% der Amyloidablagerungen aus. Diese stammt von der Serum-Amyloid P (SAP)-Komponente ab, mit der sie identisch ist und die im Blut jedes Menschen als Akute Phase-Protein vorkommt. Neben Amyloid P-Komponente enthalten Amyloidablagerungen stets auch Glykosaminoglykane wie Dermatansulfat und Heparansulfat.

Spezialfärbungen

Triphenyl-Methan, Methyl- und Kristall-Violett (Metachromasie), PAS, Kongorot oder Siriusrot (Polarisationsmikroskop), Thiazole wie Thioflavin T und S (Fluoreszenzmikroskop); immunhistochemische Färbemethoden mit Antikörpern gegen die Amyloid P-Komponente oder Amyloidproteine. Allerdings gibt es keine absolut verläßliche Färbemethode, sodaß man gelegentlich die elektronenmikroskopische Untersuchung zuhilfenehmen muß.

Einteilung

Bei den jeweiligen Formen (Tabelle 1) stehen die Großbuchstaben großteils für das jeweilige Vorläuferprotein, aus dem das Amyloid entsteht, nämlich L für Ig-Leichtketten bei der primär systemischen und myelomassoziierten sowie nodulären lokalisierten

Tabelle 1. Die wichtigsten Amyloidosen und ihre Beziehung zur Dermatologie

Amyloidose	Vorläuferprotein	Systemische Manifestationen	Lokalisierte Manifestationen	Hautbeteiligung
Amyloidose L	monoklonale κ- und λ-Leichtketten (AL_{κ} und AL_{λ})	v.a. Herz, GI-Trakt, Zunge, glatte und quergestreifte Muskulatur, Bänder der Handwurzelregion, Nerven	Noduläre lokalisierte Amyloidose (Haut, Lunge, Urogenitaltrakt)	Petechien, Purpura, Ekchymosen; wächserne, hautfarbene bis gelbliche Papeln, Knoten und Plaques; diffuse Infiltrationen; Makroglossie; selten: Blasen, Nagelveränderungen, strangartige Gefäßverdickungen; seltenes Syndrom: Amyloid-Elastose
Amyloidose A	Serum-Amyloid A-Protein (SAA)	• Sekundäre systemische Amyloidose: v.a. Nieren, Leber, Milz, Nebennieren • Familiäres Mittelmeerfieber: intermittierendes Fieber, Serositis, renale Amyloidose • Muckle-Wells-Syndrom: Fieberschübe, renale Amyloidose, Arthralgien, progressive Schwerhörigkeit	keine bekannt	• Sekundäre systemische Amyloidose: gelegentlich Blutungen; aber: Amyloidnachweis in klinisch unauffälliger Haut (bei bis zu 85%) • Familiäres Mittelmeerfieber: erysipelartige Veränderungen an den US, Urticaria, Vaskulitis. • Muckle-Wells-Syndrom: rez. Urticaria, Vaskulitis
Amyloidose F Familiäre (hereditäre) A.	Transthyretin (Präalbumin); FAP Typ III: Apolipoprotein A1; FAP Typ IV: Gelsolin	• Hereditäre, vorwiegend neuropathische Formen • Hereditäre, vorwiegend cardiomyopathische Formen	keine bekannt	Familiäre Amyloid-Polyneuropathie (FAP): sekundäre trophische Hautveränderungen, gelegentlich Hautblutungen, (Karpaltunnelsyndrom); aber: meist Amyloidnachweis in klinisch unauffälliger Haut; Finnischer Typ IV der FAP: ev. Cutis laxa
Amyloidose S (Senile A.)	Transthyretin (Präalbumin)	Herz, Gelenke, Samenbläschen, Gehirn u.v.a.	Vorhof-Amyloid (Vorläuferprotein: Natriuretischer Vorhoffaktor)	keine bekannt
Amyloidose K	Keratin (?)	keine bekannt	s. Hautbeteiligung	• Primär lokalisierte kutane Amyloidose: Lichen amyloidosus, makulöse Amyloidose, „biphasische Form" • Sekundär lokalisierte kutane Amyloidose
Amyloidose E (Endokrine A.)	• Inselzellamyloid-Polypeptid (IAPP) • Präcalcitonin	keine bekannt	• Inselzellen des Pankreas (Diabetes, Pankreas-Insulinom, Alterspankreas) • medulläres Schilddrüsenkarzinom	keine bekannt
Amyloidose β_2M (A. bei Langzeitdialyse)	β_2Mikroglobulin	keine bekannt	Amyloidablagerung periarticulär, Knochen; manchmal Niere	(Karpaltunnelsyndrom); selten gluteale subkutane Knoten, Hyperpigmentierung, lichenoide Papeln; Amyloid in klinisch unauffälliger Haut in 55%.
Amyloidose B	β-Protein aus Amyloid-Precursor-Protein (APPA4)	keine bekannt	• Familiäre Gehirnblutung: Niederländische Form; Isländische Form (Vorläuferprotein: Cystatin C) • Amyloidose der Hirngefäße und senilen Plaques bei M. Alzheimer, seniler Demenz und Down-Syndrom	keine bekannt

Form, A für Serum-Amyloid A-Protein bei den sekundär systemischen Formen sowie beim familiären Mittelmeerfieber und dem Muckle-Wells Syndrom, K für Keratin bei den rein kutanen Formen wie Lichen amyloidosus und makulöse Amyloidose, β_2M für β_2-Mikroglobulin bei der Amyloidose unter Langzeitdialyse und B für β-Protein bei familiärer Gehirnblutung, Morbus Alzheimer, seniler Demenz und Down-Syndrom. Besonders letztere hat in der Literatur der letzten Jahre das größte Interesse gefunden. Eine Reminiszenz an das ursprüngliche, rein klinische Einteilungsschema stellt das F für familiäre Amyloidosen (hier sind neben Transthyretin noch andere Vorläuferproteine bekannt), das S für senile Amyloidose (auch hier ist Transthyretin das wichtigste Vorläuferprotein) und E für endokrine Amyloidose, bei der Polypeptidhormone wie Inselzellamyloid-Polypeptid oder Präcalcitonin Vorläuferprotein sind, dar.

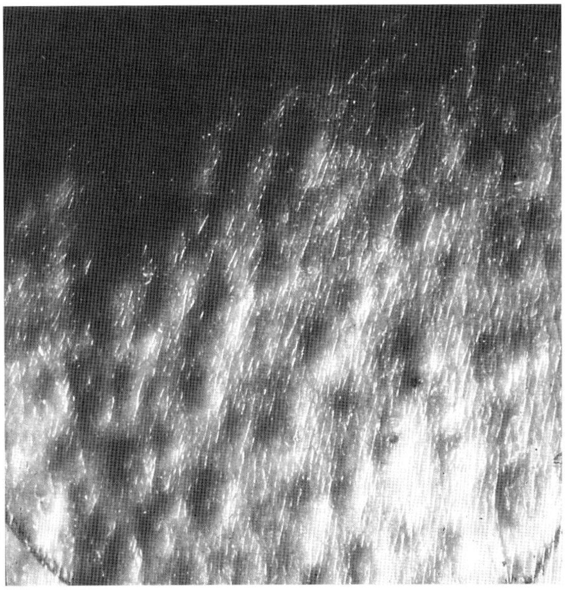

Abb. 1. Typische hautfarbene, teilweise wächsern erscheinende Papeln bei Amyloidose L

Amyloidose L

Vorläuferprotein: monoklonale κ- und λ-Leichtketten (AL_κ und AL_λ) oder deren Teile, sehr selten Schwerketten (dann wird auch von Amyloidose H gesprochen).

Generalisierte Formen

Man unterscheidet eine *primär systemische Amyloidose* von einer *myelomassoziierten* Form, wobei in der Regel im weiteren Verlauf einer primären Form ein Myelom gefunden wird. Bei Amyloidose L sind typischerweise in Herz, Gastrointestinal-Trakt, Zunge, glatter und quergestreifter Muskulatur, Bändern der Handwurzelregion, Nerven und Haut, aber auch in den Nieren Ablagerungen nachweisbar. Von prognostischer Bedeutung ist in erster Linie die Beteiligung von Nieren und Herz, deren Funktionseinschränkung in den meisten Fällen zum Tode führt. Daneben können noch eine Vielzahl von Organen betroffen sein, wobei dies für die unspezifische Vielfalt der klinischen Symptomatik verantwortlich ist. Als „klassische“ Symptomen-Konstellation wird oft das gemeinsame Auftreten von Karpaltunnelsyndrom, Makroglossie, spezifischen mukokutanen Läsionen, Hepatomegalie und Ödemen bezeichnet.

Erkrankungen mit monoklonaler Proliferation von B-Zellen, bei denen das Auftreten einer Amyloidose L beobachtet wurde, sind multiples Myelom, Bence-Jones-Plasmozytom, Morbus Waldenström, Schwerkettenkrankheit, lokalisierte Plasmozytome und maligne Lymphome.

Mukokutane Veränderungen treten bei bis zu 40 % der Patienten auf und können erster Hinweis auf das Grundleiden sein. Am häufigsten sind *Petechien, Purpura und Ekchymosen,* die spontan oder nach Minimaltraumen auftreten (Abb. 2). Ursache ist vor allem die Amyloid-Ablagerung in den Gefäßwänden. Prädilektionsstellen sind Augenlider, Nasolabialregion, Hals, Axillen, Nabel und Anogenitalregion sowie die Mundschleimhaut. Typisch sind eine

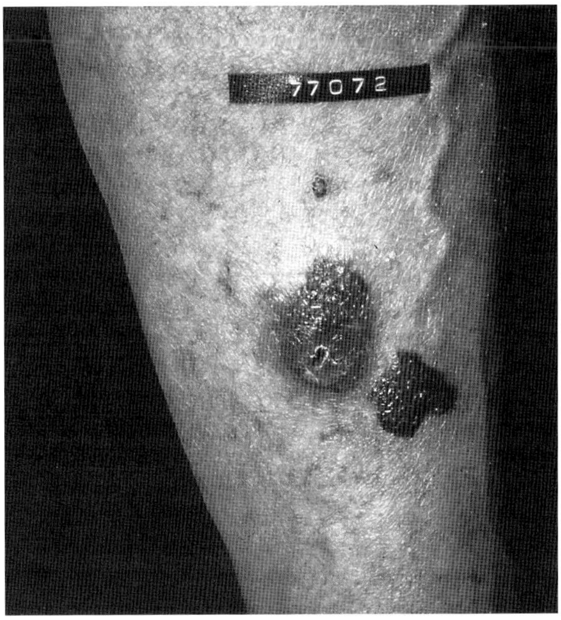

Abb. 2. Hämorrhagie nach Minimaltrauma in Amyloidose-Plaques bei Amyloidose L

Purpura des Augenlides nach Reiben der Augen („pinch purpura") sowie nach forcierter Exspiration.

Weitere meist typische Hauterscheinungen sind hautfarbene bis gelbliche, wächsern erscheinende, glatte, glänzende *Papeln, Knoten und Plaques* (Abb. 1) hauptsächlich im Bereich von Augenlidern, Hals, Nabel, Axillen, retroauriculär sowie anogenital, daneben auch zentrofazial sowie an Lippen, Zunge und Wangenschleimhaut. Im Gegensatz zu den rein kutanen Amyloidosen besteht meist kein Juckreiz. Knoten im Genitoanalbereich können Condylomata plana oder lata ähnlich sehen. Durch *diffuse* Amyloidablagerungen kann es zu sklerodermie-ähnlichen Veränderungen des Gesichtes und zu Immobilität und Kontrakturen an Händen und Füßen, an der Kopfhaut zu Verdickungen ähnlich der Cutis verticis gyrata oder zu diffusem Haarausfall kommen. *Selten* sieht man Blasen an Haut und Schleimhäuten durch Abscherung innerhalb der dermalen Amyloidmassen. Ausgedehnte Ablagerung in den Gefäßwänden oberflächlicher Blutgefäße kann zu strangartigen Verdickungen führen. Nagelveränderungen wie vermehrte Brüchigkeit, subunguale Riffelung und partiale oder komplette Anonychie können Erstsymptom sein.

Die *Amyloid-Elastose* ist ein seltenes Syndrom mit ausgedehntem Befall viszeraler und kutaner Blutgefäße; die Amyloidablagerungen finden sich dabei vor allem im Bereich elastischer Fasern [12]. Progressiver, prognostisch schlechter Verlauf.

Pigmentstörungen: Durch Leberbeteiligung, Herzinsuffizienz (Stauungsleber) oder ausgedehnte Hämorrhagien kann es zu gelblicher Pigmentierung kommen.

Die *Zunge* kann glatt und trocken sein oder übersät mit wächsernen Papeln, Knoten, Plaques oder Blasen. Darüberhinaus treten Fissuren, Geschwüre und Hämorrhagien auf. Aufgrund der erhöhten Konsistenz einer vergrößerten Zunge kann es zu Zahnimpressionen entlang des lateralen Zungenrandes kommen.

Systemische Symptomatik

Nieren (Proteinurie, nephrotisches Syndrom, Urämie); Leber (Hepatomegalie, selten portale Hypertonie, intrahepatische Cholestase); Splenomegalie; Ödeme (infolge nephrotischen Syndroms, dekompensierter Herzinsuffizienz, exsudativer Enteropathie); Herz (in 40% Todesursache; Herzinsuffizienz, Rhythmusstörungen, selten Perikarditis); Respirationstrakt (Dyspnoe); Blutgefäße (Claudicatio intermittens); Gastrointestinaltrakt (Ulzera, Blutungen, Motilitätsstörungen, Malabsorption, Diarrhoe); Karpaltunnelsyndrom; Nervensystem (periphere Neuropathie, manchmal Störung des autonomen Nervensystems mit orthostatischer Hypotonie, Diarrhoe, Blasenkontrollverlust, Impotenz); Muskulatur (Muskelschwäche, Pseudohypertrophie); Lymphadenopathie; Sjögren-Syndrom; Gelenke (Arthralgien); „Schulter-Polster-Zeichen" (Gewebevermehrung durch ausgedehnte Ablagerungen im Schulterbereich); hämatologische Komplikationen (Verminderung einzelner Gerinnungsfaktoren, in erster Linie Faktor X, disseminierte intravasale Gerinnung, Fibrinolyse mit schweren Blutungen).

Laborbefunde

Oft Anämie, erhöhte BSG, erhöhtes Serum-Kreatinin, Proteinurie, erniedrigte IgG-Spiegel, bei Myelom Hypercalcämie; manchmal Thrombozytose, Hypalbuminämie. In der Serum-Elektrophorese ergeben monoklonale Leichtketten selten eine erkennbare Bande (M-Gradient), jedoch zeigt sich in der Immun-Elektrophorese von Serum und Harn bei etwa 2/3 der Patienten ein monoklonales Protein (Leichtketten-λ/κ-Ratio 3:1).

Bei manchen Patienten jedoch läßt sich bei klinischer AL kein Paraprotein nachweisen. Hier haben sich Rearrangement-Untersuchungen von Knochenmark, Blut oder Gewebe selbst bei einem Prozentsatz von < 5% der Zellpopulation zur Aufdeckung „okkulter" monoklonaler B-Zell-Proliferationen bewährt [7].

Histologie

Papulöse Läsionen bei primärer und myelom-assoziierter systemischer Amyloidose zeigen in Hämatoxilin-Eosin-Färbung amorphe schwach eosinophile Massen in der papillären Dermis. In Knoten und Plaques können die Amyloidablagerungen auch die retikuläre Dermis und Subkutis durchsetzen. Typisch sind Amyloidablagerungen in Gefäßwänden und Hautanhangsgebilden sowie als „Amyloid-Ringe" um einzelne Fettzellen der Subkutis.

Lokalisierte noduläre Amyloidose L

Beschrieben für Haut, Lunge, Urogenitaltrakt. Da Übergänge in eine systemische Amyloidose L beschrieben sind bzw. zum Zeitpunkt der Diagnosestellung bereits bei bis zu 15% der Patienten eine systemische Beteiligung vorliegen soll, wird sie manchmal auch den systemischen Amyloidosen zugeordnet. Man nimmt an, daß das Immunglobulin-Leichtketten-Material lokal von monoklonal proliferierenden Plasmazellen gebildet wird. Der Vorstellung der lokalisierten nodulären Amyloidose als extramedulläres Plasmozytom entspricht der Nachweis monoklonal proliferierender Plasmazellen durch Rearrangement-Analyse aus Gewebe eines kutanen Knotens [13].

Klinik

Einzelne oder multiple Läsionen an Rumpf, Extremitäten, Gesicht und Genitale, Millimeter bis einige Zentimeter groß. Gelegentlich zentrale Nekrose und Ulzeration. Meist sind Frauen betroffen, hauptsächlich im Alter zwischen 40 und 70 Jahren. Prolongierter Verlauf über Jahre; später manchmal Entwicklung einer Paraproteinämie bzw. systemischen Amyloidose L, daher sind jährliche klinische Kontrolluntersuchungen angezeigt, ev. mit Rektum- (Sensitivität bis 80%) oder Hautbiopsie (Sensitivität ca. 50%).

Histologie

Diffuse Amyloidablagerungen in der gesamten Dermis (Papillen oft nicht betroffen) und Subkutis sowie manchmal auch den Gefäßwänden; zusätzlich meist dichte Plasmazell-Infiltrate.

Amyloidose A

Vorläuferprotein

Serum-Amyloid A-Protein (SAA), ein Akute-Phase-Protein. SAA wird in der Leber gesunder Menschen synthetisiert und gelangt in der High-Density-Lipoprotein-Fraktion ins Blut. Ein „amyloid enhancing factor" scheint bei sekundären Amyloidosen zusätzlich die verstärkte Bildung von Amyloid zu induzieren.

Amyloid A (AA) findet sich bei sekundären Amyloidosen sowie zwei hereditären Formen, dem familiären Mittelmeerfieber und dem Muckle-Wells-Syndrom.

Sekundäre oder reaktive Amyloidose A bei chronischen Erkrankungen

Bei chronischen Erkrankungen entzündlicher und neoplastischer Natur. Betroffen sind oft Leber, Milz, Nieren und Nebennieren, sehr selten kommt es zu kutanen Manifestationen, jedoch läßt sich meist (bei bis zu 85%) Amyloid in klinisch unbefallener Haut nachweisen. Hauptsymptom ist die Niereninsuffizienz.

Die Assoziation mit einer sekundären systemischen Amyloidose ist für eine ganze Reihe von Krankheitsbildern (akute oder chronische Infektionen, rheumatoide Arthritis , ankylosierende Spondylitis, M. Reiter, M. Behcet, Sjögren-Syndrom, SLE, entzündliche Darmerkrankungen, M. Hodgkin, gewisse Tumoren) beschrieben. Auch Hautkrankheiten (rezidivierende venöse Ulcera, Psoriasis generalisata und arthropathica, Epidermolysis bullosa dystrophicans und acquisita, Hidradenitis suppurativa, Akne conglobata, systemische noduläre Pannikulitis, Lepra lepromatosa) können zu einer systemischen Amyloidose führen.

Familiäres Mittelmeerfieber

Beim autosomal rezessiv vererbten *familiären Mittelmeerfieber*, das bei Bewohnern des Mittelmeerraumes und Armeniern vorkommt, können bei etwa der Hälfte der Patienten erysipelartige Veränderungen an den Unterschenkeln, selten eine Urticaria, eine Schönlein-Henoch - Purpura oder andere Vaskulitiden auftreten. Zusätzlich bestehen intermittierende Attacken einer Peritonitis, Pleuritis, Synoviitis mit Fieber sowie eine renale Amyloidose.

Muckle-Wells-Syndrom

Das *Muckle-Wells-Syndrom* ist gekennzeichnet durch rezidivierende Urticaria, Fieberschübe, allgemeines Krankheitsgefühl und Gelenksschmerzen sowie progressive bilaterale Schallempfindungs-Schwerhörigkeit und renale Amyloidose. Es müssen dabei durchaus nicht immer alle Symptome vorhanden sein.

Familiäre Amyloid-Polyneuropathie (FAP)

Vorläuferprotein

Präalbumin (Transthyretin, TTR). Dabei unterscheidet sich das Amyloid TTR von TTR in vielen Fällen nur in 1 Aminosäure, es sind bisher ca. 40 Mutanten bekannt. Amyloid TTR wird vorwiegend im Herz und in den peripheren Nerven abgelagert.

Bei der FAP können sekundär Hautatrophien und schlecht heilende Ulzera auftreten, gelegentlich kommt es zu Petechien. Da in den meisten Fällen subklinische Amyloidablagerungen in der Haut nachzuweisen sind, eignen sich Hautbiopsien als Screeningmethode bei klinisch gesunden Familienmitgliedern zur Erfassung von Frühstadien [10].

Amyloidose β_2M

Vorläuferprotein

β_2-Mikroglobulin. Amyloid β_2M unterscheidet sich insofern von allen anderen Amyloiden, als es in den Ablagerungen in kompletter, unveränderter Form vorliegt. Voraussetzung, wenn auch wahrscheinlich nicht alleinige Ursache für die Entwicklung einer Amyloidose sind die hohen β_2M-Spiegel (bis über 50 mg/l, Normalwert < 2 mg/l) bei Langzeitdialysepatienten.

Es kommt zu symptomatischen Ablagerungen im Gelenkbereich (Synovia, Knochen, Bindegewebe), häufigste Folge: Karpaltunnelsyndrom bei etwa 50% nach 10 Jahren Dialyse. Sogenannte Amyloidome des Knochenmarks bzw. Knochenzysten können über Arrosion des Knochens zu pathologischen Frakturen führen. Amyloidablagerungen in klinisch unauffälliger Haut wurden in 55% gefunden, vereinzelt wurde über kutane Manifestationen wie Hyperpigmentierung, gluteale subkutane Knoten sowie lichenoid stehende hautfarbene Papeln berichtet.

Therapie

Amyloidose L

Die Gabe von Melphalan und Prednisolon – einer etablierten Therapieform des Myeloms – erscheint logisch bei Myelom-assoziierter Amyloidose. Obwohl durch die Chemotherapie vielleicht eine weitere Progression der Krankheit verhindert werden kann, so hat sie doch meist keine Auswirkungen auf bereits bestehende Amyloidablagerungen. Ist die zugrundeliegende Leichtketten-Synthese durch die Chemotherapie gestoppt, haben vereinzelt durchgeführte Transplantationen von Herz, Nieren und Leber zu teils beeindruckenden Ergebnissen geführt. Bei Herzinsuffizienz beschränkt man sich auf die Gabe von Diuretika, ein Nierenversagen wird mittels Dialyse therapiert. Wird eine Nierentransplantation durchgeführt, kann es zu neuerlichen Ablagerungen in der transplantierten Niere kommen. Da Faktor X vor allem an Amyloid in der Milz gebunden wird, ist bei Faktor-X-Mangel manchmal eine Splenektomie zielführend.

Amyloidose A

Remissionen nach Therapie der zugrundeliegenden Krankheit sind beschrieben. Das kaum toxische Dimethylsulfoxid (DMSO), das in vitro zu einer teilweisen Auflösung von Amyloidfibrillen führt, kann eine Besserung der Nierenfunktion bewirken, die Einsatzmöglichkeiten sind jedoch aufgrund der Entwicklung eines ausgeprägten Foetor ex ore eingeschränkt. Bei Patienten mit familiärem Mittelmeerfieber kann Colchizin (1–1,5 mg tgl.) die Entwicklung v. a. der Nierenamyloidose und die Einschränkung der Nierenfunktion verhindern. Dabei scheint Colchizin bei bereits bestehender Amyloidose weniger effektiv zu sein.

Amyloidose β_2-M

Eine Reduktion des hohen β_2-Mikroglobulin-Spiegels bei Langzeitdialyse läßt sich durch Verwendung von Polysulfon- oder Polyacrylnitril-Filtern bei der Hämodialyse oder Umstellung auf Peritonealdialyse erreichen, inwieweit dies die Entwicklung einer Amyloidose verhindert, ist jedoch ungewiß, da der hohe β_2M-Spiegel nur einen Faktor in der Amyloidogenese darzustellen scheint.

Familiäre Amyloid-Polyneuropathie (FAP)

Da das veränderte Transthyretin in der Leber synthetisiert wird und durch Amyloidablagerungen meist nach 7 bis 15 Jahren zum Tode führt, wurden erste Therapieversuche mit einer Lebertransplantation durchgeführt. Postoperativ ließ sich kein pathologisches Transthyretin im Serum mehr nachweisen [14].

Prognose

Aufgrund der eingeschränkten Therapiemöglichkeiten ist die Prognose der systemischen Amyloidose nach wie vor schlecht, man muß nach 1 bis 4 Jahren mit dem Tod des Patienten rechnen. Todesursache sind meist Herz- und Nierenversagen, Herzarrhythmien, seltener respiratorische Insuffizienz, gastrointestinale Blutungen und sekundäre Infektionen. Die mittlere Überlebenszeit bei primärer Amyloidose L liegt bei 12 bis 20 Monaten, bei myelom-assoziierter Amyloidose sind es nur 5 Monate.

Literatur

1. Black MM (1992) Amyloid and the amyloidoses of the skin. In: Rook AJ, Wilkinson DS, Ebling FJG (eds) Textbook of dermatology. Blackwell, Oyford, pp 2333–2344
2. Braun-Falco O, Plewig G, Wolff H (1995) Amyloidosen. In: Braun-Falco O, Plewig G, Wolff H (Hrsg) Dermatologie und Venerologie. Springer, Berlin Heidelberg New York Tokyo, S 1153–1160
3. Breathnach SM (1993) Amyloidosis of the skin. In: Fitzpatrick T, Eisen A, Wolff K, Freedberg I, Austen K (eds) Dermatology in General Medicine. McGraw-Hill, New York, pp 1845–1854
4. Breathnach SM (1988) Amyloid and amyloidosis. J Am Acad Dermatol 18: 1–16
5. Calkins E (1987) Amyloidosis of the skin. In: Fitzpatrick T, Eisen A, Wolff K, Freedberg I, Austen K (eds) Dermatology in General Medicine. McGraw-Hill, New York, pp 1655–1666
6. Cohen AS (1995) Amyloidose. In: Schmalzl (Hrsg) Harrison's Innere Medizin. McGraw-Hill, Blackwell, New York, pp 1894–1900

7. Grünewald K, Sepp N, Weyrer K, Lhotta K, Feichtinger H, Konwalinka G, Breathnach S, Hintner H (1991) Gene rearrangement studies in the diagnosis of primary systemic and nodular primary localized cutaneous amyloidosis. J Invest Dermatol 97: 693–696
8. Hintner H (1988) Kutane Amyloidosen. In: Fritsch P (Hrsg) Dermatologie. Springer, Berlin Heidelberg New York Tokyo, S 429–431
9. Pepys M (1988) Amyloidosis: some recent developments. Quart J Med, New Series 67: 283–298
10. Rubinow A, Cohen AS (1981) Skin involvement in familial amyloidotic polyneuropathy. Neurology 31: 1341–1345
11. Ruzicka T, Donhauser G, Linke R, Landthaler M, Bieber T (1990) Kutane Amyloidosen. Hautarzt 41: 245–255
12. Sepp N, Pichler E, Breathnach SM, Fritsch P, Hintner H (1990) Amyloid elastosis: Analysis of the role of amyloid P component. J Am Acad Dermatol 22: 27–34
13. Sepp N, Grünewald K, Soyer H-P, Kerl H, Breathnach S, Fritsch P, Hintner H (1992) Typisierung von Infiltratzellen bei primärer, lokalisierter, nodulärer, kutaner Amyloidose, Hautarzt 43: 210–214
14. Skinner M et al. (1993) Liver transplantation in FAP: a report of 7 cases. In: Kisilevsky R, Benson MD, Frangione B, Gauldie J, Muckle TJ, Young ID (eds) Amyloid and amyloidosis Parthenon, pp 441–443

Hepatitis C Virus-Infektion und Lichen planus

M. Imhof, H. Popal, J.-H. Lee, S. Zeuzem, R. Milbradt

Das Hepatitis C Virus (HCV), ein (+)-strängiges RNA-Virus, ist der häufigste Erreger der sogenannten Non-A-, Non-B-Hepatitis. Aufgrund von Sequenzvergleichen können heute weltweit mindestens 6 HCV-Genotypen (Typ 1–6) unterschieden werden, die Nukleotidsequenzunterschiede von über 30% in den Hüllproteinen aufweisen [11, 15].

Eine chronische Infektion mit dem Hepatitis C Virus kann mit verschiedenen extrahepatischen Manifestationen assoziiert sein. HCV-assoziierte dermatologische Erkrankungen stellen Vaskulitiden, insbesondere Kryoglobulin-induzierte Vaskulitiden [8], und die Porphyria cutanea tarda [4] dar. Vereinzelt wurde in der Literatur zudem auf das gemeinsame Auftreten einer HCV-Infektionen mit einer Urtikaria [13], einem Erythema multiforme [1] und einem Erythema nodosum [3] hingewiesen.

Während ein klinischer Zusammenhang zwischen Lichen planus und Lebererkrankungen im allgemeinen schon seit vielen Jahren bekannt ist, konnte Mokni et al. [9] erstmalig 1991 auf einen möglichen Zusammenhang zwischen Lichen planus und HCV-Infektionen aufmerksam machen. Seit dieser Zeit gibt es zunehmend Fallberichte über das gehäufte Auftreten eines Lichen planus bei anti-HCV-Antikörpern positiven Patienten [6]. Kontrollierte Studien bezüglich der Prävalenzrate von anti-HCV-Antikörpern bei Patienten mit Lichen planus liegen dagegen nur wenige vor.

1994 untersuchte Cribier et al. [2] 52 französische Patienten mit Lichen planus auf das Vorliegen von anti-HCV-Antikörper. Bei 2 Patienten konnten anti-HCV-Antikörper (Prävalenz 3,8%) eruiert werden, gegenüber einer Kontrollgruppe (Prävalenz 2,6%) zeigte sich kein statistisch signifikanter Unterschied. Sánchez-Pérez et al. [14] konnte 1996 bei 16 von 78 spanischen Patienten mit Lichen planus anti-HCV-Antikörper (Prävalenz 20%) nachweisen, 13 dieser 16 Patienten waren HCV-RNA positiv. In einer Kontrollgruppe von 82 Patienten wurden dagegen nur bei 2 Patienten anti-HCV-Antikörper (Prävalenz 2,4%) beobachtet. Diese Studie zeigte erstmalig eine statistisch signifikante Assoziation zwischen Lichen planus und HCV-Infektionen. Hierbei muß jedoch berücksichtigt werden, daß die Prävalenz der chronischen HCV-Infektionen in Mittelmeerländern deutlich höher als in mittel- bzw. nordeuropäischen Ländern liegt [10]. Kürzlich führten Imhof et al. [5] Untersuchungen an 84 Patienten mit Lichen planus in Deutschland durch. 13 der 84 Patienten wiesen serologisch anti-HCV-Antikörper (Prävalenz 15,5%) auf. Bei 12 dieser 13 Patienten gelang mittels „reverse transcription-polymerase chain reaction" (RT-PCR) der Nachweis von HCV-RNA, als sicheres Zeichen einer Hepatitis C Virämie. Demgegenüber war in einer Kontrollgruppe von 87 Patienten nur 1 Patient anti-HCV-Antikörper (Prävalenz 1,1%) positiv, was in etwa der Prävalenz der HCV-Infektionen in Deutschland bei Blutspendern (0,4–0,7%) entspricht [7]. Folglich konnte in 2 verschiedenen Studien aus unterschiedlichen Ländern eine statistisch signifikante Assoziation zwischen Lichen ruber und HCV-Infektionen dargelegt werden.

Die hohe Prävalenz von HCV-RNA bei Patienten mit Lichen planus weist auf eine mögliche ätiologische Rolle des Hepatitis C Virus in der Pathogenese des Lichen planus hin. Der genaue Pathomechanismus ist in diesem Zusammenhang noch weitgehend unbekannt. Bestimmte HCV-Genotypen scheinen hierbei keine Rolle zu spielen, da sich das Verteilungsmuster der HCV-Genotypen bei Patienten mit Lichen planus nicht wesentlich von dem bei HCV-RNA-positiven Patienten ohne Lichen planus unterscheidet [5, 12]. Aufgrund der in der Literatur vorliegenden Studienergebnissen sollte allerdings bei allen Patienten mit Lichen planus eine HCV-Infektion serologisch ausgeschlossen werden.

Literatur

1. Antinori S, Esposito R, Aliprandi CA, Tadini G (1991) Erythema multiforme and hepatitis C (Letter). Lancet 337: 428
2. Cribier B, Gamier C, Laustriat D, Heid E (1994) Lichen planus and hepatitis C virus infection: an epidemiologic study. J Am Acad Dermatol 31: 1070–1072
3. Domingo P, Ris J, Martinez E, Casas F (1990) Erythema nodosum and hepatitis C (Letter). Lancet 336: 1377
4. Ferri C, Baicchi U, La Civita L (1993) Hepatitis C virus-related autoimmunity in patients with porphyria cutanea tarda. Eur J Clin Invest 23: 851–855

5. Imhof M, Popal H, Lee JH, Zeuzem S, Milbradt R (1997) Prevalence of hepatitis C virus antibodies and evaluation of hepatitis C virus genotypes in patients with lichen planus. Dermatology 195: 1–5
6. Jubert C, Pawlotsky JM, Pouget F, Andre C, DeForges L, Bretagne S, Mavier JP, Duval J, Revuz J, Dhumeaux D, Bagot M (1994) Lichen planus and hepatitis C virus-related chronic active hepatitis. Arch Dermatol 130: 73–76
7. Kühnl P, Seidel S, Stangl W, Beyer J, Sibrowski W, Flik J (1989) Antibody to hepatitis C virus in German blood donors. Lancet 2: 324
8. Marcellin P, Descamps V, Martinot-Peignoux M (1993) Cryoglobulinemia with vasculitis associated with hepatitis C virus infection. Gastroenterology 104: 272–277
9. Mokni M, Rybojad M, Puppin D Jr, Catala S, Venezia F, Djian R, Morel P (1991) Lichen planus and hepatitis C virus. J Am Acad Dermatol 24: 792
10. Muñoz R, García-Moñzón C, Borque MJ (1992) Hepatitis C virus infection (HCV-RNA) and chronic hepatitis in volunteer blood donors (VBD). Hepatology 16: 73A
11. Okamoto H, Kurai K, Okada S, Yamamoto K, Lizuka H, Tanaka T, Fukuda S, Tsuda F, Mishiro S (1992) Full-length sequence of a hepatitis C virus genome having poor homology to reported isolates: comparative study of four distinct genotypes. Virology 188: 331–341
12. Pawlotsky JM, Benchiki H, Pellet C, Duval J, Dhumeaux D, Revuz J, Bagot M (1995) Lichen planus and hepatitis C virus (HCV)-related chronic hepatitis: evaluation of HCV genotypes. Br J Dermatol 133: 666–667
13. Reichel M, Mauro TM (1990) Urticaria and hepatitis C. Lancet 336: 822–823
14. Sánchez-Pérez J, De Castro M, Buezo GF, Fernandez-Herrera J, Borque MJ, García-Díez A (1996) Lichen planus and hepatitis C virus: prevalence and clinical presentation of patients with lichen planus and hepatitis C virus infection. Br J Dermatol 134: 715–719
15. Zeuzem S, Roth WK, Herrmann G (1995) Virushepatitis C. Z Gastroenterol 33: 117–132

Malignom-assoziierte Genodermatosen

M. Meurer, W. Burgdorf

Einleitung

Zu den Dermatosen, die eine auffällige Assoziation zu internen Malignomen aufweisen, gehören neben den kutanen Paraneoplasien im engeren Sinne, wie z. B. dem Glucagonom-Syndrom, der Dermatomyositis oder dem paraneoplastische Pemphigus, die spontan auftreten und keinen erkennbaren Erbgang zeigen [11], einige Genodermatosen mit autosomal-dominantem oder rezessivem Erbgang. Dieser Beitrag konzentriert sich auf einige relativ seltene Genodermatosen, die autosomal-domimant vererbt werden und klinisch durch die Assoziation mit verschiedenartigen Neoplasien an der Haut und internen Malignomen gekennzeichnet sind. Die kutanen Neoplasien, die im Rahmen dieser Genodermatosen auftreten, sind in der Regel benigner Natur und entwickeln sich meist bevor interne Malignome manifest werden. Die mit diesen Genodermatosen assoziierten internen Malignome können besondere Merkmale aufweisen:

- Sie entwickeln sich häufig in frühen Lebensaltern.
- Sie treten häufig multipel oder bilateral auf.
- Sie zeigen häufig einen prognostischen gutartigen Verlauf mit längeren Überlebenszeiten im Vergleich zu sporadisch auftretenden Tumoren gleicher Gewebespezifität.
- Sie können zusätzlich mit endokrinen Funktionsstörungen, Skelettanomalien oder Entwicklungsstörungen einhergehen [10].

Die wichtigsten Vertreter der autosomal-dominanten, malignom-assoziierten Genodermatosen sind in Tabelle 1 zusammengefaßt.

Tabelle 1. Wichtigste Formen der autosomal-dominanten malignom-assoziierten Genodermatosen

Syndrom	Hautzeichen	Interne Malignome	Weitere systemische Manifestationen
Gorlin-Goltz-Syndrom	Multiple Basaliome Palmo-Plantar-Grübchen akrale Epidermoidzysten	Medulloblastome Ovarialfibrome	Odontogene Kieferzysten Gesichtsdysmaphie Skelettveränderungen u. a.
Gardner-Syndrom	Multiple Epidermoidzysten	Dickdarmkarzinome GI-Karzinome Desmoidtumoren Hepatoblastome u. a.	Adenomatöse Dickdarm- und GI-Polypen Kieferosteome Retinapigmentierung (CHRPE)
Peutz-Jeghers-Syndrom	Lentigines (perioral, bukkal, akral)	GI-Karzinome Pankreastumours Ovarialkarzinome Hodenkrebs	Harmatomartige Dünndarmpolypen
Cowden-Syndrom	Multiple Papillome (Gesicht, perioral, Lippen, bukkal, akral)	Mammakarzinome Schilddrüsen-, GI-Karzinome	Schilddrüsenfunktionsstörungen, Kleinhirnharmatom, GI-Polypen
Carney-Syndrom	Lentigines, blaue Naevi, Gesichtsmyxome	Kardiale Myxome Hodenkarzinom	Hypophysen-, NNR-Adenom bzw. Hyperplasie mit Akromegalie/Cushing-Syndrom, Schwannome
Muir-Torre-Syndrom	Talgdrüsentumoren Keratoakantome	Dickdarm-, Urogenitalkarzinome, weitere Karzinome	–

Gorlin-Goltz-Syndrom

(Synonyme: Basalzellnaevus-Syndrom;
Nevoid Basal Cell Carcinoma Syndrome [NBCCS])

Kutane Manifestationen des Gorlin-Goltz-Syndroms

Bei dem Gorlin-Goltz-Syndrom (NBCCS) kann die Entwicklung von *Basaliomen* bereits in der Kindheit einsetzen (naevoide Phase), nicht selten in klinisch atypischer Ausprägung in Gestalt kleiner Papeln, gestielter Papillome oder an kongenitale Naevuszellnaevi erinnernde Makulae, die sich erst histologisch als Basaliome herausstellen. Im Verlauf des Lebens entwickeln Patienten mit Gorlin-Syndrom Hunderte von Tumoren, dann meist klinisch typisch als Rumpfhautbasaliome, sklerodermiforme, solide oder ulzerierende Basaliome zu erkennen, die allen konventionellen operativen oder sonstigen Behandlungsmethoden zugänglich sind, mit Ausnahme einer Therapie mit Röntgenweichstrahlen, die bei Gorlin-Syndrom häufig zu Rezidiven führt. Typisch sind auch kleinste Basaliome an Handflächen und Fußsohlen, die charakteristische punktförmige Grübchen *(pits)* hinterlassen können. Seltener sind *Epidermoidzysten* im Fingerbereich.

Interne Malignome

Bei Gorlin-Syndrom ist, im Gegensatz zu den anderen paraneoplastischen Genodermatosen, die Assoziation mit internen Malignomen gering ausgeprägt. Diese entwickeln sich in der Regel erst nach dem 20. Lebensjahr (onkogene Phase), können aber bereits bei Kindern auftreten. Dazu gehört das *Medulloblastom* mit einer Häufigkeit von 2–3 %, die im Gegensatz zu den Basaliomen bei Gorlin-Syndrom in der Regel strahlensensibel sind. Noch seltener sind Leiomyosarkome und bilaterale *Ovarialfibrome,* von denen junge Frauen betroffen sein können.

Weitere systemische Manifestationen

Weitaus häufiger und charakteristisch für das Gorlin-Syndrom sind *Zahn- und Skelettanomalien* wie odontogene Mandibularzysten, die mit anderen Zahnanomalien schon im frühen Lebensalter auftreten können, Spina bifida, Gabelrippen, Kyphoskoliose und Kalkablagerungen z.B. an der Falx-cerebri oder an abdominalen Lymphgefäßen. Patienten mit Gorlin-Syndrom können eine charakteristische Schädelform mit Stirnhöckern, Hypertelorismus und Prognathie aufweisen.

Genetische Aspekte

Die genetische Grundlage des Gorlin-Syndroms bildet nach neueren Untersuchungen eine Mutation des PATCH-Gens auf dem langen Arm des Chromosoms 9 [1], das homolog zu einem Gen der Drosophilafliege ist und dort die segmentale Entwicklung reguliert. Möglicherweise stellt das Genprodukt des menschlichen Gens einen Tumorsuppressor dar. Mutationen im Bereich des PATCH-Gens könnten daher sowohl die Entwicklungsanomalien als auch die Tumorentstehung bei Gorlin-Syndrom erklären [12].

Gardner-Syndrom

(Synonyme: Familiäre Adenomatöse Polypose [FAP];
Adenomatöse Polyposis Coli [APC])

Das Gardner-Syndrom ist keine eigenständige Genodermatose, sondern eine Form der familiären adenomatösen Polypose (FAP) mit extraintestinaler Beteiligung.

Kutane Manifestationen des Gardner-Syndroms

Hautveränderungen bei Gardner-Syndrom sind häufig und ermöglichen eine frühzeitige Diagnose. Charakteristisch sind *Epidermoidzysten* im Gesicht oder am Rumpf, die multipel auftreten und große Ausmaße annehmen können. Histologisch kann sich auch das Bild eines Steatozystoms oder eines Pilomatrixoms zeigen. Gelegentlich finden sich auch multipel auftretende *Dermatofibrosarkome.*

Interne Malignome

Das Gardner-Syndrom ist klinisch durch multipel auftretende *adenomatöse Polypen* im Dickdarm und Rektum geprägt. Bleiben diese unbehandelt, beträgt das Risiko einer malignen Entartung fast 100 %. Auch im oberen Gastrointestinaltrakt und Magen können Polypen auftreten, aus denen sich später Adenokarzinome entwickeln.

Bei der Hälfte der Patienten entwickelt sich die intestinale Polypose bereits ab dem 30. Lebensjahr.

Unabhängig von der Polypose besteht ein erhöhtes Risiko für extraintestinale Tumoren *(Medullo- oder Glioblastome),* in der Leber *(Hepatoblastome)* oder, fast ausschließlich bei Frauen mit Gardner-Syndrom, für papilläre *Schilddrüsenkarzinome.* Das gemeinsame Vorkommen von gastrointestinaler Polyposis und Hirntumoren wird auch als *Turcot-Syndrom* bezeichnet.

Nach möglichst frühzeitiger Diagnose eines Gardner-Syndroms wird die prophylaktische Kolektomie und die sorgfältige Überwachung anderer Organbereiche empfohlen. Als postoperative Komplikation nach Kolektomie oder unabhängig davon können sich mesenteriale Fibrome und ausgedehnte abdominale *Desmoidtumoren* entwickeln [9].

Weitere systemische Veränderungen

Charakteristisch und frühzeitig auftretend ist die kongenitale *Hypertrophie des Pigmentepithels* in der Retina (CHRPE) mit bilateralen Ablagerungen von Melanin, die zur Atrophie führen können. Häufig finden sich auch *Zahnveränderungen* in Form von überzähligen Zähnen oder dontogenen Zysten und vor allem im Schädel- und Kieferbereich, Osteome und Exostosen.

Die klinische Symptomentrias *Epidermoidzysten, Osteome* und *intestinale Polyposis* ist charakteristisch für das Gardner-Syndrom.

Auf Grund der autosomal-dominanten Vererbung sollten nach Diagnosestellung auch alle Verwandten ersten Grades klinisch untersucht werden.

Genetische Aspekte

Der mit dem Gardner-Syndrom assoziierte Gendefekt liegt auf dem langen Arm von Chromosom 5 und betrifft das Tumorsuppressor-Gen APC. Das APC-Gen ist möglicherweise an der Regulation der Zelladhäsion und Apoptose beteiligt. Patienten mit Gardner-Syndrom weisen die Deletion eines Allels auf; eine Punktmutation des anderen, vorhandenen Allels reicht aus, um das APC-Gen auszuschalten [3].

Peutz-Jeghers-Syndrom

Hautmanifestationen des Peutz-Jeghers-Syndroms

Wohlbekannte Hautzeichen des Peutz-Jeghers-Syndroms sind fleckige lentiginöse Pigmentierungen an Lippe und Wangenschleimhaut. Gelegentlich zeigen sich die *Lentigines* auch an den Akren.

Interne Malignome

Charakteristisch sind intestinale Polypen, die – anders als bei Gardner-Syndrom – fast immer im Jejunum, seltener an anderen Darmabschnitten auftreten. Das Risiko einer malignen Entartung liegt für diese Darmpolypen bei etwa 50 %. Auch extraintestinale Tumoren können auftreten: dazu gehören Pankreaskarzinome und bilaterale, hormonell aktive Urogenitalkarzinome bei Frauen [6].

Genetische Aspekte

Der dem Peutz-Jeghers-Syndrom zu Grunde liegende Gendefekt ist noch nicht aufgeklärt und betrifft wahrscheinlich ein Gen auf dem Chromosom 5 [6].

Cowden-Syndrom

(Synonym: Multiples Harmatom-Syndrom)

Das Cowden-Syndrom gehört wie das Gardner- und Peutz-Jeghers-Syndrom zu der Gruppe der hereditären intestinalen Polyposen. Anders als beim Gardner-Syndrom ist das Risiko einer intestinalen Karzinomentwicklung bei Cowden-Syndrom gering; weit größer dagegen ist das Risko der Entwicklung extraintestinaler Karzinome, vor allem im Bereich der Brust- und Schilddrüse.

Kutane Manifestationen des Cowden-Syndroms

Charakteristische Hautzeichen des Cowden-Syndroms sind multipel auftretende *warzenähnliche Papeln* im Gesicht und an der Lippen- und Wangenschleimhaut, die pflastersteinartig die gesamte Oberfläche der Lippen und befallenen Schleimhäute bedecken können. Humane Papillomviren sind in diesen Papeln meist nicht nachweisbar; histologisch zeigen sich häufig Trichilemmone oder sklerosierende Fibrome.

Die 1–4 mm großen lichenoiden hautfarben oder etwas bräunlichen Papeln mit glatter Oberfläche finden sich häufig in Mund, Nase und Augenlidern. Häufig sind auch palmoplantare Veränderungen in Form erbsgroßer, spitzkegeliger gelblicher keratotischer Papeln, manchmal mit zentraler Einsenkung. Diese Keratoakanthom-artigen Veränderungen können sich in multipler Aussaat an Hals und Rumpf finden. Auch die Zunge kann von warzenähnlichen Papeln bedeckt sein und tiefe Furchung aufweisen. Als seltenere kutane Manifestationen des Cowden-Syndroms wurden Café-au-lait-Flecken, Vitiligo, Akromelanose, Nageldystrophien sowie die Entwicklung von Basaliomen, spinazellulären Karzinomen und sogar Melanomen beschrieben [7].

Im Gastrointestinaltrakt können hermatomartige Polypen vorkommen, die allerdings nur selten entarten.

Interne Malignome

Klinisch wichtig ist die Assoziation mit einem *Mammakarzinom* bei 25–50 % der betroffenen Patientinnen. Häufig sind duktale Karzinome, die sich aus einer Papillomatose des Milchganges entwickeln, daneben können Karzinome auch aus fibrozystischen Veränderungen des Brustgewebes entstehen.

Weitere systemische Manifestationen

Neben dem Gastrointestinaltrakt und der Brustdrüse können bei Cowden-Syndrom auch Schilddrüse und Kleinhirn betroffen sein: etwa 60% der Patienten entwickeln *Schilddrüsenveränderungen* meist in Form einer Struma oder eines toxischen Adenoms, seltener als Thyreoditis mit Hyper- oder Hypofunktion. Nur sehr selten wurde dagegen über die Entwicklung eines follikulären Schilddrüsenkarzinoms berichtet.

Als *Lhermitte-Syndrom* wird das Zusammentreffen eines Cowden-Syndroms mit einem Kleinhirnharmatom bezeichnet. Patienten mit diesem Syndrom entwickeln Makrozephalie, Epilepsie und geistige Behinderung.

Genetische Aspekte

Obwohl das Cowden-Syndrom zu den familiären Brustkrebssyndromen gehört, ist es nicht mit den Brustkrebsgenen BRCA1- und A2 assoziiert; kürzlich wurde das Gen für das Cowden-Syndrom auf dem langen Arm des Chromosoms 10 lokalisiert [8].

Carney-Syndrom

(Synonyme: NAME-Syndrom, LAMB-Syndrom)

Kutane Manifestationen des Carney-Syndroms

Charakteristisch sind *Lentigines* und blaue Naevi. Lentigines treten, im Gegensatz zu Peutz-Jeghers-Syndrom, nur an den Lippen, dagegen nicht an der Wangenschleimhaut auf. Vor allem am Rücken können ausgedehnte bizarr konfigurierte und begrenzte *Café-au-lait-Flecken* erkennbar sein. Charakteristisch für Carney-Syndrom sind auch multiple blaue Naevi und kutane Myxome, häufig an den Ohrmuscheln oder Augenlidern [2].

Interne Malignome

Klinisch wichtig ist die Assoziation mit *kardialen Myxomen*, die meist multipel und bereits in frühem Lebensalter auftreten und zu Rezidiven neigen. Diese Myxome erweisen sich histologisch meist als benigne Tumoren, auf Grund ihrer Größe können sie allerdings zu schweren kardialen Funktionsstörungen führen, die eine etwa 20%ige Mortalität aufweisen, vor allem nach operativen Eingriffen. Primär maligne Tumoren sind bei Carney-Syndrom seltener; dazu gehören melanozytäre Schwannome und Sertolizelltumoren des Hodens [2].

Weitere systemische Manifestationen

Eine Besonderheit des Carney-Syndroms sind endokrinologisch aktive *Adenome* und eine pigmentierte Hyperplasie der Hypophyse oder der Nebennieren, aus denen sich eine Akromegalie bzw. ein primäres Cushing-Syndrom ohne ACTH-Erhöhung entwickeln kann. Im Serum von Carney-Patienten mit primärem Cushing-Syndrom sind Autoantikörper gegen Nebennierengewebe nachgewiesen worden.

Genetische Aspekte

Die genetische Grundlage des Carney-Syndroms ist noch nicht aufgeklärt.

Muir-Torre-Syndrom

Das Muir-Torre-Syndrom kann ebenfalls mit intestinalen Karzinomen assoziiert sein. Im Gegensatz zu dem Gardner- und Peutz-Jeghers-Syndrom gehört das Muir-Torre-Syndrom zu der Gruppe der hereditären *nicht*polypösen kolorektalen Krebssyndrome.

Kutane Manifestationen des Muir-Torre-Syndroms

Charakteristisch sind *Talgdrüsentumoren* und Keratoakanthome, die sich klinisch häufig ähneln und als Papeln mit zentraler Kruste imponieren. Häufigster Tumor ist das *Talgdrüsenadenom*, das bei 80% der Patienten auftritt; seltener sind Talgdrüsenepitheliome, die ebenso wie die Adenome meist im Kopfbereich, seltener an Rumpf und Extremitäten lokalisiert sind. Die histologische Einordnung der Talgdrüsentumoren kann schwierig sein und Talgdrüsenepitheliome, Adenome, Basaliome mit Talgdrüsendifferenzierung oder Talgdrüsennaevi zeigen. Treten Talgdrüsentumoren frühzeitig, multipel und familiär gehäuft auf, muß an ein Muir-Torre-Syndrom gedacht werden [5].

Seltener als Talgdrüsentumoren sind Keratoakanthome, Basaliome und Plattenepithelkarzinome, häufig mit seboglandulärer oder pilärer Differenzierung. Die Plattenepithelkarzinome können auch in der Mundhöhle und im Larynx-Bereich auftreten.

Interne Malignome

Die Talgdrüsentumoren entarten nur in etwa 20–30%. Viel häufiger sind *Kolonkarzinome* im Bereich des Dickdarms, meist an der Flexura dextra sowie im Urogenitaltrakt. Etwa 50% der Patienten mit Muir-Torre-Syndrom entwickeln ein Kolonkarzinom, etwa 25% ein Urogenitalkarzinom, wobei diese Tumoren meist in jüngeren Lebensjahren als bei der Normalbevölkerung auftreten. Bemerkenswerterweise ist die Prognose dieser Karzinome relativ günstig: Metastasierung und Rezidive nach operativer Entfernung sind seltener als bei spontan auftretenden Karzinomen gleicher Spezifität.

Beim Muir-Torre-Syndrom sind auch gehäuft Uterus- und Mamma-Karzinome, maligne hämatologische Erkrankungen und Lungentumoren beschrieben worden.

Genetische Aspekte

Die genetischen Grundlagen des Muir-Torre-Syndroms beruhen auf einer genetischen Instabilität, die verschiedene Genloci (hMSH1, hMSH2, hPMS1 und hPMS2) auf unterschiedlichen Chromosomen betrifft. Innerhalb dieser Genloci kommt es während der Zellteilung zu DNA-Reparaturstörungen mit Bildung von instabilen Mikrosatelliten, die möglicherweise die Tumorentstehung begünstigen [4].

Literatur

1. Bale AE, Gailani MR, Leffel DJ (1994) Nevoid basal cell carcinoma syndrome. J Invest Dermatol 103: 126S–130S
2. Carney JA (1995) The Carney complex. Dermatol Clin 13: 19–26
3. Davies DR, Armstrong JG, Thakker N et al. (1995) Severe Gardner syndrome in families with mutations restricted to a specific region of the APC gene. Am J Hum Genet 57: 1151–1158
4. Esche C, Kruse R, Lamberti C, Friedl W, Propping P, Lehmann P, Ruzicka T (1997) Muir-Torre-Syndrom: clinical features and molecular genetic analysis. Br J Dermatol 136: 913–917
5. Hartig Ch, Stieler W, Stadler R (1995) Muir-Torre-Syndrom. Hautarzt 46: 107–113
6. Kitagawa S, Townsend BL, Hebert AA (1995) Peutz-Jeghers syndrome. Dermatol Clin 13: 127–133
7. Krasovec M, Elsner P, Burg G (1995) Cowden's syndrome. Hautarzt 46: 472–476
8. Nelen MR, Padberg GW, Peeters EAJ et al. (1996) Localization of the gene for Cowden disease to chromosome 10q22-23. Nat Genet 13: 114–116
9. Perniciaro C (1995) Gardner's Syndrome. Dermatol Clin 13 (1): 51–56
10. Poole S, Fenske NA (1993) Cutaneous markers of internal malignancy. I. Malignant involvement of the skin and the genodermatoses. J Am Acad Dermatol 28: 1–13
11. Poole S, Fenske NA (1993) Cutaneous markes of internal malignancy. II. Paraneoplastic dermatoses and environmental carcinogenes. J Am Acad Dermatol 28: 147–164
12. Wicking C, Shanley S, Smyth I et al. (1997) Most germ-line mutations in the nevoid basal cell carcinoma syndrome lead to a premature termination of the PATCHED protein, and no genotype-phenotype correlations are evident. Am J Hum Genet 60: 21–26

Stevens-Johnson-Syndrom und toxisch epidermale Nekrolyse bei Aids-Patienten: Inzidenz und Medikamentenanamnese

M. Mockenhaupt, J. Schlingmann, W. Schröder, E. Schöpf

Einleitung

Stevens-Johnson-Syndrom (SJS) und Toxisch epidermale Nekrolyse (TEN) sind schwere, oft lebensbedrohende Hautreaktionen mit bislang ungeklärter Pathogenese [4, 14]. Sie wurden gehäuft bei Patienten mit HIV-Infektion beobachtet, wobei nicht selten Sulfonamide als Auslöser der schweren Hautreaktion angeschuldigt werden [3, 8, 9, 11].

Während beim Stevens-Johnson-Syndrom atypische Kokarden und Flecke mit meist stammbetonter Verteilung sowie Blasen und Erosionen von weniger als 10% der Körperoberfläche (KOF) bestehen, finden sich bei der TEN mit Maculae Blasen und Erosionen von mehr als 30% der KOF bei gleichzeitigem Vorliegen von Kokarden bzw. Flecken, welche konfluieren können. Da fließende Übergange beider Reaktionsformen beobachtet werden, wurde eine SJS/TEN-Übergangsform mit Blasenbildung zwischen 10% und 30% der KOF definiert (Abb. 1).

Hämorrhagisch-erosive Schleimhautveränderungen mindestens einer Schleimhaut sind beim Stevens-Johnson-Syndrom immer, bei der Toxisch epidermalen Nekrolyse meist vorhanden (Abb. 2, [1]).

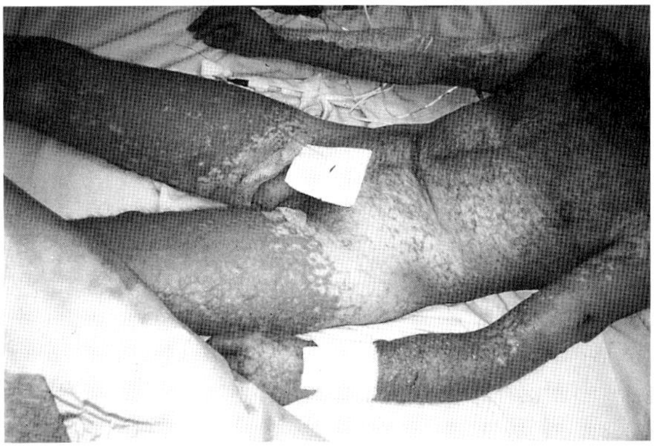

Abb. 1. SJS/TEN-Übergangsform mit konfluierendem, z.T. kokardenförmigen Exanthem und Blasenbildung von ca. 15% der Körperoberfläche bei einem HIV-infizierten Patienten

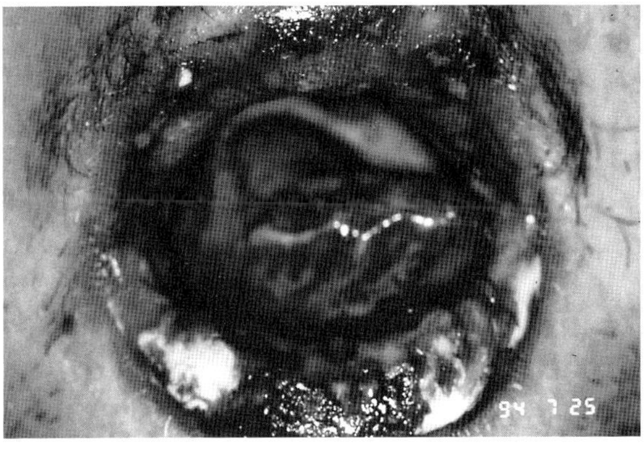

Abb. 2. Hämorrhagisch-erosive Mundschleimheut bei SJS, SJS/TEN-Übergangsform oder TEN

Erfassung schwerer Hautreaktionen

Seit April 1990 werden vom Dokumentationszentrum schwerer Hautreaktionen (dZh) alle hospitalisierten Patienten mit Erythema exsudativum multiforme majus (EEMM), SJS und TEN in der Bundesrepublik Deutschland erfaßt [10]. Während die Erfassung zunächst auf Westdeutschland und Berlin beschränkt war, sind seit Januar 1996 auch die neuen Bundesländer in die Erfassung einbezogen. Die vorliegende Untersuchung bezieht sich auf den Zeitraum vom 01.04.90 bis zum 31.12.94, da u.a. die für die Auswertung notwendigen Referenzdaten des Aids-Zentrums in Berlin für diesen Zeitraum vorliegen.

Im oben genannten Zeitraum von fast fünf Jahren wurden nach anonymisierter, standardisierter Beurteilung durch das Dermatologische Expertengremium des dZh 577 Patienten mit SJS, SJS/TEN-Übergangsform und TEN mit Maculae endgültig in die Studie aufgenommen. 30/577 Patienten (5%) waren HIV-infiziert, wobei 22 von diesen bereits das Vollbild Aids erreicht hatten (Abb. 3).

Inzidenz

Populationsbezogene Daten, wie sie vom dZh erhoben werden, erlauben die Berechnung der Inzidenz von

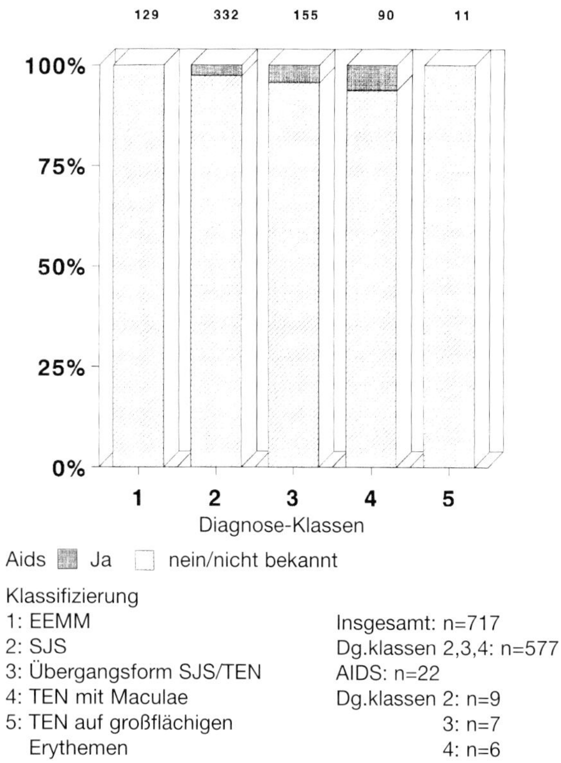

Abb. 3. Nach Beurteilung durch das Expertengremium des Dokumentationszentrums endgültig in die Studie aufgenommene Fälle von schweren Hautreaktionen (01.04.90–31.12.94)

schweren Hautreaktionen bezogen auf die Gesamtbevölkerung des Erfassungsgebietes, während sich die Inzidenz von SJS, TEN und der Übergangsform bei Aids-Patienten mit Hilfe der vom Aids-Zentrum in Berlin registrierten Aids-Fälle berechnen läßt.

Bezogen auf eine Bevölkerung von 64,9 Mio. in Westdeutschland und Berlin ergibt sich für SJS, SJS/TEN-Übergangsform und TEN zusammen eine Inzidenz von 1,82 pro 1 Mio. Einwohner pro Jahr [12]. Dagegen läßt sich für SJS, SJS/TEN und TEN bei Aids-Patienten bezogen auf alle im selben Beobachtungsgebiet registrierten Aids-Fälle eine Inzidenz von etwa 1,08 pro 1000 Aids-Patienten pro Jahr errechnen (Tabelle 1, [2, 5]). Somit liegt die Inzidenz von SJS, TEN sowie der Übergangsform bei Aids-Patienten mehr als 500fach höher als in der Allgemeinbevölkerung. Verglichen mit Prävalenzdaten aus Frankreich [11] und Sambia [3] scheint die Inzidenz in Deutschland deutlich niedriger zu sein, was möglicherweise in der stark selektierten Beobachtungspopulation dieser beiden Studien begründet sein könnte.

Tabelle 1. Inzidenz von SJS, SJS/TEN-Übergangsform und TEN mit Maculae bei Aids-Patienten in Westdeutschland und Berlin (1990–1994)

Jahr	Aids-Population	SJS, SJS/TEN, TEN	Inzidenz pro 1000 Aids-Patienten
1990	3042	3	0,99
1991	3587	7	1,95
1992	4125	2	0,48
1993	4602	6	1,30
1994	5024	4	0,80
Gesamt	20380	22	1,08

Demographische Daten

HIV-infizierte Patienten unterscheiden sich hinsichtlich demographischer Daten deutlich von HIV-negativen Patienten mit schweren Hautreaktionen. Das Durchschnittsalter der 30 HIV-infizierten Patienten lag bei 35,7 Jahren (± 8,0 SD; range 23–53 Jahre) verglichen mit einem Durchschnittsalter von 48,5 Jahren (± 26,4 SD; range 1–94 Jahre) für HIV-negative Patienten mit schweren Hautreaktionen.

90% der HIV-infizierten Patienten waren Männer, dagegen nur 44% der HIV-negativen Patienten mit SJS, SJS/TEN-Übergangsform und TEN mit Maculae [5].

Für 20% der HIV-positiven Patienten hatte die schwere Hautreaktion einen tödlichen Ausgang. Die Letalitätsrate von HIV-negativen Patienten mit SJS, SJS/TEN und TEN zusammen genommen ist mit etwa 18% vergleichbar. Sie unterscheidet sich aber deutlich je nach Schweregrad der Erkrankung: So beträgt sie weniger als 6% bei SJS-, aber mehr als 40% bei TEN-Patienten [6].

Von den 30 HIV-infizierten Patienten entwickelten 11 ein SJS, 8 eine SJS/TEN-Übergangsform und 11 eine TEN mit Maculae, d. h. die leichteste und die schwerste Reaktionsform des Erkrankungsspektrums traten gleich häufig auf. Anders stellt sich die Verteilung bei HIV-negativen Patienten dar, denn hier entwickelten vier mal mehr Patienten ein SJS als eine TEN.

Ein weiterer Unterschied zwischen HIV-positiven und HIV-negativen Patienten besteht im Zeitpunkt des Auftretens der schweren Hautreaktion. Während die Hälfte der HIV-infizierten Patienten die schwere Hautreaktion während eines stationären Aufenthaltes aufgrund anderer Erkrankungen entwickelten, lag der Anteil der stationär entwickelten schweren Hautreaktionen bei HIV-negativen Patienten bei 28% (Ergebnisse des Dokumentationszentrums schwerer Hautreaktionen).

Medikamentenanamnese

Hinsichtlich der Medikamentenanamnese von Aids-Patienten 2 Wochen vor Beginn der Hautreaktion fielen antibakterielle Sulfonamide als die am häufigsten eingenommenen Arzneimittel auf (12/22). Bei den meisten dieser Patienten (8/12) hatte die Therapie mit Sulfonamiden innerhalb von drei Wochen vor Beginn der Hautreaktion begonnen. Unter den 10/22 Aids-Patienten ohne Sulfonamidtherapie konnte häufiger die Medikation mit anderen Arzneimitteln beobachtet werden, die als Auslöser von schweren Hautreaktionen in Frage kommen, z. B. Antikonvulsiva und Metamizol.

Pentamidin wurde hauptsächlich von Patienten angewandt, die erst kurzfristig mit Sulfonamiden behandelt wurden (6/8), aber nicht von Patienten mit lang bestehender Sulfonamidtherapie. Bei Patienten, die keine Sulfonamidtherapie hatten, wurde Pentamidin seltener vor Beginn der schweren Hautreaktion appliziert.

Als einzige anti-retrovirale Medikation bei Aids-Patienten konnte Zidovudin eruiert werden. Die meisten derzeit in Deutschland erhältlichen anti-retroviralen Arzneimittel sind erst seit wenigen Jahren verfügbar, wobei bis Ende 1994 Zidovudin (Retrovir) das sicher am meisten verbreitete war.

Die Einnahme von Fluconazol zur Behandlung von Candida-Infektionen sowie die von Pyrimethamin zur Prophylaxe oder Therapie der Toxoplasmose fand sich häufiger bei Aids-Patienten ohne Sulfonamidtherapie (Ergebnisse des Dokumentationszentrums schwerer Hautreaktionen [5]).

Manche Aids-Patienten nahmen vor Beginn ihrer schweren Hautreaktion eine solche Vielzahl von Arzneimitteln ein, daß es im Einzelfall extrem schwierig sein kann, das verantwortliche Agens zu identifizieren. Da keine verläßlichen in-vivo oder in-vitro Testmethoden existieren, muß man sich bei der Abwägung von Risikofaktoren vor allem auf die detaillierte Medikamentenanamnese verlassen.

Risikobewertung

Hinsichtlich der Risikobewertung für HIV-infizierte bzw. Aids-Patienten mit schweren Hautreaktionen sind epidemiologische Methoden zum Teil problematisch oder nicht durchführbar. Das Hauptproblem des Fall-Kontroll-Studiendesigns ist die Auswahl angemessener Kontrollen, während die Risikobewertung anhand von externen Referenzdaten, wie z. B. Verordnungszahlen in definierten Tagesdosen nur mit Hilfe vieler Annahmen möglich ist [7], da die Prävalenz des Arzneimittelgebrauchs zwar für die Gesamtbevölkerung [13], nicht aber für Untergruppen, wie z. B. Aids-Patienten vorliegt.

Das Aids-Zentrum registriert keine kontinuierliche Medikamenteneinnahme bei den erfaßten Patienten, so daß z. B. die Einnahmeprävalenz für Co-trimoxazol (Trimethoprim/Sulfamethoxazol) nicht vorliegt. Lediglich die prophylaktische Einnahme von Co-trimoxazol von mindestens drei Monaten innerhalb der zwei Jahre vor der Diagnosestellung Aids wird dokumentiert [2].

Hinzu kommt, daß Indikation, Einnahmedauer und Dosis von z. B. Co-trimoxazol bei HIV-positiven und HIV-negativen Patienten stark differieren.

Bei den HIV-infizierten Patienten haben sich die Therapierichtlinien für Sulfonamide, wie z. B. Co-trimoxazol in den letzten Jahren sehr verändert. Während sie bis etwa 1992 hauptsächlich zur Behandlung akuter Infektionen eingesetzt wurden, und die Prophylaxe einer Pneumocystis carinii Pneumonie (PCP) vor allem mit Pentamidin-Inhalationen vorgenommen wurde, sind Sulfonamide heute für die meisten Ärzte das Mittel der Wahl für die Prophylaxe einer PCP oder Toxoplasmose. Da die Zahl der HIV-infizierten Patienten, die Sulfonamide einnehmen, steigt, könnte man von einer Verminderung der für Nebenwirkungsreaktionen empfindlichen Patienten („depletion of susceptibles“) ausgehen.

Alle 1990 und 1991 vom Dokumentationszentrum schwerer Hautreaktionen erfaßten HIV-infizierten Patienten mit SJS, SJS/TEN oder TEN waren bereits im Stadium Aids angelangt, während der Anteil der Aids-Kranken unter den HIV-Infizierten mit einer schweren Hautreaktion im Jahre 1994 bei nur 50% lag. Im Jahr 1995 und 1996 konnten bislang nur jeweils zwei HIV-infizierte, noch nicht an Aids erkrankte Patienten mit einer schweren Hautreaktion dokumentiert werden.

Schlußfolgerung

Zur Evaluierung der Ätiologie von schweren Hautreaktionen bei Aids-Patienten muß sowohl die Dauer der Therapie mit bestimmten Arzneimitteln (z. B. im Fall von Sulfonamiden) als auch deren Komedikation berücksichtigt werden. Neben neueren Aids-spezifischen Arzneimitteln (z. B. anti-retroviralen Substanzen, aber auch Fluconazol) müssen auch opportunistische Infektionen als auslösende Faktoren in Betracht gezogen werden.

Literatur

1. Bastuji-Garin S, Rzany B, Stern RS, Shear N, Roujeau JC (1993) Clinical classification of cases of toxic epidermal necrolysis, Stevens-Johnson syndrome, and erythema multiforme. Arch Dermatol 129: 92–96
2. Hamouda O (1996) Aids-Zentrum des Robert Koch-Instituts, Berlin, persönliche Mitteilung
3. Hira SK, Wadhawan D, Kamanga J, Kavindele D, Macuacua R, Patil PS, Ansary MA, Macher AM, Perine PL (1988) Cutaneous manifestations of human immunodeficiency virus in Lusaka, Zambia. J Am Acad Dermatol 19: 451–457
4. Lyell A (1956) Toxic epidermal necrolysis: an eruption resembling scalding of the skin. Br J Dermatol 68: 355–361

5. Mockenhaupt M, Schlingmann J, Schröder W, Schöpf E (1996) Incidence of severe skin reactions in Aids-patients. The experience of the „Dokumentationszentrum schwerer Hautreaktionen" (German registry of severe skin reactions). Second International Congress on Cutaneous Drug Reactions, 14.–15.11.96, Rom, Programme and Abstract Book
6. Mockenhaupt M, Schöpf E (1996) Epidemiology of drug-induced severe skin reactions. Seminars in Cutaneous Medicine and Surgery 15: 236–243
7. Mockenhaupt M, Rzany B (1997) The epidemiology of serious cutaneous drug reactions. In: Wiliams CH, Strachan DP (eds) The Challenge of DERMATO-EPIDEMIOLOGY. CRC, New York
8. Porteous DM, Berger TG (1991) Severe cutaneous drug reactions (Stevens-Johnson syndrome and toxic epidermal necrolysis) in human immunodeficiency virus infection [letter]. Arch Dermatol 127: 740–741
9. Roujeau JC, Chosidow O, Saiag P, Guillaume JC (1990) Toxic epidermal necrolysis (Lyell's syndrome). Am Acad Dermatol 23: 1039–1058
10. Rzany B, Mockenhaupt M, Baur S, Schröder W, Stocker U, Mueller J, Holländer N, Bruppacher, R, Schöpf E (1996) Epidemiology of erythema exsudativum multiforme majus (EEMM), Stevens-Johnson syndrome (SJS) and toxic epidermal necrolysis (TEN) in Germany (1990–1992). Structure and results of a population based registry. J Clin Epidemiol 49: 769–773
11. Saiag P, Caumes E, Chosidow O, Revuz J, Roujeau JC (1992) Drug-induced toxic epidermal necrolysis (Lyell syndrome) in patients infected with the human immunodeficiency virus. J Am Acad Dermatol 2/26: 567–574
12. Schöpf E, Rzany B, Mockenhaupt M (1994) Schwere arzneimittelinduzierte Hautreaktionen: Pemphigus vulgaris, Bullöses Pemphigoid, Generalized bullous fixed drug eruption, Erythema exsudativum multiforme majus, Stevens-Johnson-Syndrom und Toxisch epidermale Nekrolyse. Fortschr Dermatol Venerol: 89–95
13. Schwabe U, Paffrath D (1991–1996) Arzneiverordnungsreport 1991, 1992, 1993, 1994, 1995, 1996. Fischer, Stuttgart
14. Stevens AM, Johnson FC (1922) A new eruptive fever associated with stomatitis and ophthalmia: report of two cases in children. Am J Dis Child 24: 526–533

Danksagung: Für Ihre Unterstützung bedanken wir uns – bei allen Kliniken und Abteilungen, die seit 1990 mit dem Dokumentationszentrum schwerer Hautreaktionen zusammenarbeiten; – bei den dermatologischen Experten des „Dokumentationszentrum schwerer Hautreaktionen" für die Begutachtung der Fälle: Profs. Bork (Mainz), Haustein (Leipzig), Przybilla (München; bis August 1996), Ring (München), Ruzicka (Düsseldorf; bis Dezember 1992) und PD Dr. Vieluf (Hamburg); – bei Dr. Hamouda vom Aids-Zentrum des Robert Koch-Institutes in Berlin für die Bereitstellung der Aids-Prävalenzzahlen in Westdeutschland und Berlin; – beim Bundesinstitut für Arzneimittel und Medizinprodukte (BfArM) Förderkennzeichen GS 1-68502-200) und den folgenden pharmazeutischen Unternehmen: Bayer AG, Boehringer Ingelheim KG, Cilag GmbH, Glaxo Wellcome GmbH, Gödecke Parke-Davis, Hoechst, Hoffmann-La Roche AG, Marion Roussel, MSD Sharp & Dohme, Novartis (Ciba-Geigy), Pfizer GmbH, Sanofi Winthrop GmbH; – bei der Europäischen Gemeinschaft für die Förderung der Zusammenarbeit im Rahmen der internationalen Fall-Kontroll-Studie schwerer Hautreaktionen (Nr. BMH-CT92-1320).

Systemische Mastozytosen

N. Sepp, G. Topar, Ch. Staudacher, F. Geisen, Ch. Gabl, F. Fend, M. Herold, R. Greil, P. Fritsch

Einleitung

Der Begriff *systemische Mastozytose* wird in der Literatur sehr unterschiedlich verwendet. Eine der Definitionen spricht von systemischer Mastozytose, wenn im Knochenmark eine erhöhte Anzahl von Mastzellen gefunden wird. Andere sprechen von systemischer Mastozytose bei Mastzellinfiltration von mehr als einem Organ oder vermehrten Mastzellen in einem Organ bei gleichzeitigem Vorliegen von typischen Symptomen durch Mastzellenmediatorenfreisetzung. Die Diagnosestellung einer systemischen Mastozytose *ohne Hauterscheinungen* ist oft schwierig und kommt in 10% der systemischen Mastozytosen vor. Die häufigsten dabei auftretenden Symptome sind Angina pectoris und Dyspnoe in 33% der Fälle, Synkopen in 25% der Fälle, gastrointestinale Symptomatik, Intoleranzreaktionen vor allem auf Antiphlogistika und Schmerzmittel sowie Flushsymptomatik nach Alkoholgenuß. Bei einer systemischen Mastozytose ohne Hautbeteiligung findet sich häufig eine Hepatosplenomegalie sowie eine Knochenbeteiligung. Die Urticaria pigmentosa, welche erstmals von Nettleship u. Tay 1869 beschrieben wurde, ist sicher die häufigste Form der Mastozystose, welche durch vorwiegend stammbetonte makulöse bzw. makulopapulöse Hautläsionen gekennzeichnet ist. Systemische Formen der Urticaria pigmentosa mit Beteiligung des Knochenmarks liegen laut Literatur zwischen 10 und 70%. Die Urticaria pigmentosa ist die häufigste kutane Mastozytose und ist histologisch durch perivaskuläre oder diffuse Infiltrate der oberen und mittleren Dermis gekennzeichnet. Seit 1991 gibt es eine in einer Konsensuskonferenz erarbeitete Klassifikation der Mastozytose.

NIH-Klassifikation der Mastozytose

- Indolente Mastozytose:
  - cutane Form: Urticaria pigmentosa,
  - Systemische Form: Mastozytose des Knochenmarks und Gastrointestinaltraktes *mit* oder *ohne* Urticaria pigmentosa;
- Mastozytose mit hämatologischer Erkrankungen:
  - *mit* oder *ohne* Urticaria pigmentosa;
- Mastzelleukämie
- lymphadenopathische Mastozytose mit Eosinophilie:
  - *mit* oder *ohne* Urticaria pigmentosa.

Daraus ergibt sich die Schlußfolgerung, daß die Urticaria pigmentosa ein mögliches Teilsymptom der meisten Formen der Mastozytose sein kann. Die Fragen, die wir uns gestellt haben sind: 1) inwieweit die Urticaria pigmentosa Form einer systemischen Mastozytose ist, 2) wie häufig eine Knochenmarksbeteiligung bei Urtikaria pigmentosa vorkommt, 3) wie häufig hämatologische Erkrankungen mit Urtikaria pigmentosa assoziiert sind.

In einer retrospektiven Studie haben wir 31 Erwachsene, davon 17 weiblich, 14 männlich mit histologisch gesicherter Urtikaria pigmentosa untersucht. Das Alter war durchschnittlich 41 Jahre (22–69 Jahre). Die Krankheitsdauer war durchschnittlich 9,7 Jahre (2–38). Die untersuchten Parameter waren Anamnese und Verlauf, Routinelabor, Knochenröntgen und Szintigraphie, Thoraxröngten, Oberbauchsonographie, Knochenmarksveränderungen sowie Zytokinmuster im peripheren Blut. Bei den *klinischen Symptomen* fand sich in fast der Hälfte der Patienten eine immer wieder auftretende Flushsymptomatik, in 12 der 31 Patienten eine Alkoholintoleranz und immerhin ein Drittel der Patienten litt an einem generalisierten Pruritus sowie an Hitze- und Kälteintoleranz. Eine Aspirinunverträglichkeit fand sich in 4 der 31 Patienten. An gastrointestinalen Beschwerden fanden sich rezidivierenden Diarrhoen (8/31), eine Ulkusanamnese (2/31), ebenso in 2/31 eine chronische Gastritis.

Allergien und Unverträglichkeitsreaktionen fanden sich in einem geringen Ausmaß, am häufigsten eine Pollinose in 4/31 Patienten. Gesamt IgE-Erhöhungen waren in einem Drittel der Patienten feststellbar.

Eine *Splenomeglie* zeigten 10% der Patienten, röntgenologische *Veränderungen des Skelettsystems* fanden sich mit Wirbeleinbrüchen und Höhenreduktion der Wirbelsäule in 2 von 31 Patienten, sowie Zysten in langen Röhrenknöchen in ebenfalls 2 von 31 Patienten. Außerdem fand sich in einem Drittel der Patienten eine ausgeprägte *Osteoporose.*

Bei den *Laborparametern* fand sich eine Leukozytose in 5/31, eine Eosinophilie in 3/31, eine Thrombozytose in 3/31, und eine monoklonale Gammopathie in 1/31 Patienten. Immerhin 7 von 19 Patienten zeigten eine erhöhte *alkalische Leukozytenphophatase.* Zytokinuntersuchungen zeigten in 9/31 erhöhtes Interleukin 6, in 1/31 einen erhöhten Stemcellfaktor, in 6/31 erhöhte GM-CSF-Spiegel und in 6/31 erhöhte TNFα-Spiegel im peripheren Blut.

Bei den *Knochenmarkuntersuchungen* (Histologie, Zytologie und Immunhistochemie) fand sich eine diffuse Mastzellvermehrung in 9 von 28, eine noduläre Mastzellvermehrung in 9 von 28 und ein normales Knochenmark in 10 von 28. Dabei zeigte sich *keine Korrelation von Knochenmarksbefall und klinischen Symptomen,* ebenso keine Korrelation von Knochenmarksbefall und Laborparametern und Ausmaß der Hautinfiltration. An hämatologischen Erkrankungen fand sich ein Immunozytom des Gastrointestinaltraktes nach 38jährigem Bestehen der Urticaria pigmentosa bei 1 Patientin, wobei im Knochenmark eine diffuse Infiltration von Mastzellen zu finden war. Eine Thrombozytose (über 450000/cmm) fand sich in 3/31 Patienten sowie eine Splenomegalie ebenso in 3 von 31 Patienten. Bei der Korrelation von Knochenmarksbefall und Krankheitsdauer zeigte sich, daß mit zunehmender Dauer der Erkrankung ein Knochenmarksbefall statistisch gesehen häufiger war. Das Zytokinmuster korrelierte ebenfalls nicht mit den Knochenmarksergebnissen.

Bei Kenntnis dieser Befunde ist nun bei der Urticaria pigmentosa wie folgt vorzugehen: Am allerwichtigsten ist eine *Aufklärung und die Ausstellung einer Notfallmedikation,* da eine unspezifische Mastzellliberation auf Medikamente wie Acetylsalicylsäure, Narkotika, Codein, Morphin. Polymyxin, Amphotericin, D-Tubocurarin, Quinin, Röntgenkontrastmittel, Scopolamin und Reserpin auftreten kann. Ebenso bei physikalischen Stimuli wie Hitze, Kälte, UV-Licht, mechanische Friktion.

Hinsichtlich eines *Monotoring des Patienten* ist im Blutbild festzustellen, ob es sich um eine Thrombozytose, eine Thrombopenie, eine Leukopenie, eine Leukozytose oder makrozytäre Anämie im Sinne eines beginnenden myelodysplastischen Syndrom handelt. Zeigt sich im Differentialblutbild eine Eosinophilie, so ist das Monotoring strenger zu stellen. Bei Lymphozytose ist an eine begleitende CLL zu denken. Eine Sonographie sollte bei Vorliegen von atypischen Blutbefunden, vor allem bei Erhöhung von Eosinophilen, Basophilen, Thrombozyten und Leukozyten jährlich durchgeführt werden, um festzustellen ob eine Lymphadenopathie oder Hepatosplenomegalie vorliegt. Die Knochenmarksuntersuchung hingegen gibt *keinen Aufschluß* über die Prognose und den Verlauf der Erkrankung, sowie assoziierte klinischen Symptome und assoziierte Hautsymptome. Wichtig und oft vergessen wird eine *Knochenuntersuchung* zur Feststellung einer diffusen Osteoporose, da es nicht selten in der Folge zu Wirbelplatteneinbrüchen kommen kann.

An therapeutischen Maßnahmen sind die PUVA-Therapie, H1- und H2-Blockern, Corticosteroiden und neuerdings auch eine Interferonbehandlung zu nennen.

Zusammenfassung

Das Ausmaß der Knochenmarksinfiltration mit Mastzellen steht in keiner Korrelation zum Ausmaß der Hautläsionen, der Mastzellanhäufungen in der Hauthistologie und vor allem nicht zur klinischen Symptomatik. Danach können *fast zwei Drittel der Patienten, die bei Urticaria pigmentosa eine Knochenmarksbeteiligung aufweisen* als Träger *einer systemischen Mastozytose* bezeichnet werden.

Literatur

1. Metcalfe DD (1991) Classification and diagnosis of mastocytosis: Current status. J Invest Dermatol 96: 2S–4S
2. Longley J, Duffy TP, Kohn S (1995) The mast cell and mast cell disease. J Am Acad Dermatol 32: 545–561
3. Czarnetzki BM, Kolde G, Schoemann A, Urbanitz S, Urbanitz D (1988) Bone marrow findings in adult patients with urtikaria pigmentosa J Am Acad Dermatol 18: 45–51

Pädiatrische Dermatologie

Zunehmend beachtet – die Pädiatrische Dermatologie

H. Albrecht-Nebe

Die Pädiatrische Dermatologie hat sich in den letzten Jahrzehnten international zu einem etablierten Spezialgebiet entwickelt, dem sich Kolleginnen und Kollegen in zunehmendem Maße zuwenden und das durch Fachabteilungen, Arbeitsgemeinschaften, nationale und internationale Fachgesellschaften und ihre Publikationsorgane, durch die steigende Zahl von kinderdermatologischen Fachbüchern, durch regelmäßig stattfindende internationale Kongresse und regionale Tagungen sowie durch eine Vielzahl von Fortbildungsveranstaltungen ausgewiesen wird.

Zu dieser Entwicklung hat die Erkenntnis beigetragen, daß das Hautorgan des Kindes über morphologische und physiologische Besonderheiten verfügt, daß einige Hauterkrankungen ausschließlich, andere bevorzugt im Kindesalter auftreten und viele über eine sich vom Erwachsenen unterscheidende klinische Symptomatik und therapeutische Ansprechbarkeit verfügen. Die sich für das chronisch hautkranke Kind ergebenden Probleme bei der physischen und psychischen Entwicklung, bei der Krankheitsbewältigung und sozialen Integration sowie die sich für die Familie der Kinder ergebenden Anforderungen bei der Betreuung der Kinder und bei der Mitwirkung an ihrer Behandlung rechtfertigen nicht nur eine sich ausschließlich auf das hautkranke Kind bezogene Zuwendung persönlich interessierter Kolleginnen und Kollegen. Sie lassen auch eine gezielte Förderung wissenschaftlicher Aktivitäten sowie eine fachbezogene Festlegung von Maßnahmen zur Weiter- und Fortbildung und die Unterstützung zur Etablierung von international bewährten Betreuungsmodellen perspektivisch angemessen erscheinen.

Die morphologischen und physiologischen Besonderheiten des kindlichen Hautorgans beziehen sich entsprechend den Mitteilungen im Schrifttum vor allem auf Frühgeborene, die über eine schmale Epidermis mit dünnem und nur schwach verhorntem Stratum corneum verfügen, während beim reifen Neugeborenen die Epidermis und ihre Anhangsgebilde denen beim Erwachsenen entsprechen und nur die Dermis über eine dünne Beschaffenheit verfügt. Die okklusiven Bedingungen im Windelbereich begünstigen nicht nur die Entstehung von Dermatosen in dieser Region, sondern sie führen – wie auch die im Verhältnis zum Körpergewicht große Oberfläche bei Neugeborenen und jungen Säuglingen – zu einer erhöhten Resorption auch von solchen Substanzen, die bei ihnen zur Intoxikation führen können, bzw. die mit systemischen Nebenwirkungen einhergehen.

Diese genannten Besonderheiten des kindlichen Hautorgans erfordern nicht nur ihnen angepaßte Reinigungs- und Pflegemaßnahmen, sondern es ergeben sich auch strenge Prinzipien für die topische Behandlung von Dermatosen. Diese schließen vor allem im Säuglings- und frühen Kleinkindalter z. B. den Verzicht auf bestimmte Wirkstoffe, die die Gefahr der Intoxikation bergen, bzw. eine strenge Beachtung von niedriger Konzentration und Applikationsfrequenz kindgerechter Wirkstoffe bei kleiner Applikationsfläche ein. Auch die Entscheidung zur Anwendung anderer Behandlungsverfahren, z. B. der UV-Lichttherapie, und zur systemischen Therapie bei Kindern wird nicht nur durch die Schwere der klinischen Erscheinungsform der vorliegenden Dermatose bestimmt, sondern sollte auch unter Berücksichtigung der Gewährleistung einer unbeeinflußten Entwicklung des kindlichen Organismus sowie des weitgehend physischen und psychischen Wohlbefindens des Kindes erfolgen.

Die Entwicklung neuer und die Anwendung bewährter, kindgerechter dermatologischer Therapieverfahren bei Kindern setzt Erfahrungen voraus, die sich nicht zwangsläufig aus den bei der Behandlung Erwachsener gewonnenen ergeben. Sie setzen vielmehr einen speziellen fachlichen Kenntnisstand und persönliche, durch ärztliche Betreuung hautkranker Kinder gewonnene Erfahrung voraus. Dies ist in gleicher Weise zutreffend für die Sicherung einer frühzeitigen und zutreffenden Diagnose, vor allem bei dem sich in der Neugeborenenperiode ausschließlich manifestierenden Erkrankungen am Hautorgan, wie z. B. den kongenitalen Infektionen (TORCH) oder den sich bei Neugeborenen nicht immer in charakteristischer Weise darstellenden Genodermatosen sowie bei den bevorzugt bei Neugeborenen und Säuglingen auftretenden Neoplasien mit Beteiligung des Hautorgans und unter Berücksichtigung der sich in Lokalisation, klinisch-morphologischem Erscheinungsbild und Akuität vom Erwachsenen unterscheidenden Differentialdiagnosen. Neben der Verfügbarkeit kindgerechter, weitgehend nicht invasiver diagnostischer Methoden setzt die Bewertung ihrer Ergebnisse besondere Erfahrungen, z. B. das Verhalten des Immunsystems, des Stoffwechsels, des Endokriniums im Kindesalter betreffend, voraus.

Dem Bedürfnis aller mit dem kranken Kind befaßten Kolleginnen und Kollegen unterschiedlicher Fachgebiete folgend, zur Lösung wissenschaftlicher Problemstellungen und zur Entwicklung moderner kindgerechter nichtinvasiver diagnostischer Methoden und die Gesamtentwicklung des Kindes nicht oder wenig beeinflussender Behandlungsverfahren in besonderer Weise beizutragen und bei der Durchsetzung von Behandlungsstrategien zur Erhöhung der Lebensqualität der Kinder mit akuten und chronischen Hauterkrankungen und sich am Hautorgan darstellenden Fehlbildungen mitzuwirken, erfolgte am 16.05. 1992 im Rahmen einer in der Dermatologischen Universitätsklinik und Poliklinik des Universitätsklinikums Charité der Humboldt-Universität zu Berlin stattfindenden kinderdermatologischen Tagung die Gründung der Arbeitsgemeinschaft Pädiatrische Dermatologie in der DDG. Ihre Mitglieder führen seitdem jährlich, entweder im Rahmen der Tagungen der DDG oder regionaler dermatolologischer Gesellschaften bzw. eigenständig, ihre wissenschaftlichen Jahrestagungen durch. Im Mittelpunkt der Arbeit der Arbeitsgemeinschaft stehen Untersuchungen zur Erfassung der Basisdefekte von Genodermatosen und von die Manifestation und den Verlauf begünstigenden Faktoren bei genetisch determinierten Erkrankungen der Haut und des Bindegewebes im Kindesalter, die Ermittlung von Umweltfaktoren, die die Erkrankung und Schädigung der Haut bei Kindern verursachen oder begünstigen. Außerdem beteiligen sich die Mitglieder der Arbeitsgemeinschaft an der Erarbeitung von Empfehlungen und Richtlinien zur Vermeidung von Gedeih- und Entwicklungsstörungen und Schädigungen des Kindes durch Umweltschadstoffe. Eine besondere Zuwendung durch die Mitglieder der Arbeitsgemeinschaft erfährt die Entwicklung von Methoden zur Diagnostik und Behandlung von systemischen Infektionen, die von der Haut und von den Schleimhäuten ausgehen bzw. diese einbeziehen. Ein weiteres Anliegen ist die Erarbeitung von Empfehlungen für die topische und systemische Behandlung von Dermatosen bzw. sich an der Haut manifestierenden Systemerkrankungen in Abhängigkeit vom Alter der Kinder. Weiterhin hat sich die Arbeitsgemeinschaft das Ziel gesetzt, Richtlinien für die psychosoziale Betreuung von Kindern mit Genodermatosen, chronischen Hauterkrankungen und ausgedehnten Fehlbildungen des Hautorgans zu erarbeiten und sich in die Koordinierung multizentrischer Studien einzubringen. Die in der Arbeitsgemeinschaft mitwirkenden Kolleginnen und Kollegen betrachteten es außerdem als eine vordringliche Aufgabe, die kinderdermatologische Weiter- und Fortbildung disziplinär durch persönliche Beiträge aktiv zu unterstützen. Im Mittelpunkt der bisher durchgeführten Tagungen der Arbeitsgemeinschaft Pädiatrische Dermatologie (1992 in Berlin, 1993 in Düsseldorf im Rahmen der 37. Tagung der DDG, 1994 in Münster, 1995 in Berlin im Rahmen der 38. Tagung der DDG, 1996 in Würzburg im Rahmen der 126. Tagung der Vereinigung Südwestdeutscher Dermatologen) standen bisher moderne kindgerechte diagnostische und therapeutische Verfahren bei Gedeihstörungen, Genodermatosen, chronischen Bindegewebserkrankungen, blasenbildenden Dermatosen, atopischem Ekzem und Haarerkrankungen sowie epidemiologische Probleme und altersbedingte Besonderheiten der Erscheinungsform und des Verlaufs erregerbedingter Dermatosen im Kindesalter. Das Symposium „Umwelt und kindliche Haut“, das im Rahmen der Tagung „Fortschritte der Allergologie, Immunologie und Dermatologie“ 1993 in Davos stattfand, war dem Nutzen und den Risiken des Einflusses von Umweltfaktoren auf das kindliche Hautorgan gewidmet.

Die internationale fachliche Zusammenarbeit hat seit dem Bestehen der Arbeitsgemeinschaft durch gemeinsame wissenschaftliche Aufgabenstellungen, durch die Einbeziehung von Mitgliedern der Arbeitsgemeinschaft in die Vorbereitung, Durchführung und aktive Gestaltung der wissenschaftlichen Programme internationaler Kongresse, durch die Mitgliedschaft in internationalen Gesellschaften und die Wahrnehmung von Wahlfunktionen in deren Vorständen sowie von Berufungen in entsprechende Fachgremien eine deutliche Intensivierung erfahren. Die seit dem Bestehen der Arbeitsgemeinschaft kontinuierlich steigende Zahl der Mitglieder, die rege Wahrnehmung der Möglichkeit fachlicher Konsultationen, die zunehmende Einbeziehung kinderdermatologischer Themen in Vortragsprogramme, v. a. dermatologischer und pädiatrischer Fachgesellschaften und Berufsverbände, können als Hinweis dafür gelten, daß der Pädiatrischen Dermatologie ein anderen Subdisziplinen innerhalb der Dermatologie entsprechender Stellenwert zukommt und es angemessen erscheint, diese Bedeutung z. B. durch Fachambulanzen, noch stärkere Einbeziehung kinderdermatologischer Themenkomplexe in Aus-, Weiter- und Fortbildungsprogramme auszuweisen.

Die im Rahmen der 39. Tagung der DDG in Karlsruhe stattfindende 6. Jahrestagung der Arbeitsgemeinschaft Pädiatrischer Dermatologie ist bewährten und neuen kindgerechten Therapiekonzepten bei kongenitalen melanozytären Nävi, bei der sich sowohl in der Erscheinungsform als auch im Verlauf vom Erwachsenen unterscheidenden Psoriasis im Kindesalter, bei

Haarerkrankungen, bei mykotischen Infektionen der kindlichen Haut und Schleimhäute sowie bei der Lyme-Borreliose einschließlich kasuistischer Beiträge mit Demonstration auch differentialdiagnostisch bedeutsamer Dermatosen bei Kindern und der Darstellung neuer Erkenntnisse über die klinische Manifestationsform einer seltenen Variante der Ichthyosen, der anulären epidermolytischen Ichthyosis, als Kurzbeitrag sowie den Nutzen und den Risiken der UV-Therapie im Kindesalter gewidmet.

Das wissenschaftliche Programm der 6. Jahrestagung der Arbeitsgemeinschaft Pädiatrische Dermatologie wird von auf dem Gebiet der Kinderdermatologie erfahrenen Referentinnen und Referenten gestaltet und weist die Ergebnisse der Arbeit sowohl engagierter Mitglieder der Arbeitsgemeinschaft als auch sich mit ihr verbunden fühlender Kolleginnen und Kollegen aus. Ihnen sei an dieser Stelle herzlich gedankt für ihre persönliche Bereitschaft zur aktiven Mitgestaltung der Tagung und für die Unterstützung des uns verbindenden Anliegens.

Literatur bei der Verfasserin

Dermatosen bei Kindern im ländlichen Afrika. Erfolgreiche Basisversorgung durch Community Health Workers

W. Schmeller

Einleitung

Während in den westlichen Industrieländern die in den letzten Jahrzehnten erreichten Fortschritte der Therapie von Dermatosen praktisch jedem Betroffenen zur Verfügung stehen, hat immer noch etwa die Hälfte der Menscheit in den überwiegend ländlichen Gebieten der sogenannten Dritten Welt keinerlei Zugang zu einer dermatologischen Versorgung [3, 9].

Die Entwicklungsländer Afrikas südlich der Sahara sind von dieser Situation besonders betroffen; dort zählen Dermatosen zu den häufigsten Krankheiten [3, 7]. Während für „spektakuläre" Erkrankungen wie z.B. die Lepra – u.a. dank kontinuierlicher ausländischer Hilfe – schon seit Jahrzehnten erfolgreiche Bekämpfungsprogramme durchgeführt wurden, werden die „gängigen" Dermatosen dort fast ausschließlich von medizinischem Hilfspersonal ohne dermatologische Ausbildung betreut; sehr viele Hautkrankheiten werden immer noch mit der Verlegenheitsdiagnose „rash" bezeichnet [9, 17] und nicht oder nur insuffizient behandelt.

Afrika ist somit von einer flächendeckenden dermatologischen Versorgung der Bevölkerung noch weit entfernt. Da die Ausbildung einer ausreichenden Zahl von Hautärzten in naher Zukunft aus zeitlichen, finanziellen und logistischen Gründen völlig unrealistisch ist, wird der kurzfristigen Schulung von sogenanntem paramedizinischem Personal im Bereich der bestehenden Basisgesundheitssysteme eine entscheidende Bedeutung beigemessen [4, 5]. Die wenigen vorhandenen epidemiologischen Studien in ländlichen Gebieten – wo immer noch etwa 80% der Bevölkerung leben – zeigen, daß insbesondere den häufig vorkommenden infektiösen Dermatosen die größte Aufmerksamkeit zukommen sollte [1, 14,].

Untersuchungen über die Auswirkungen einer regelmäßigen dermatologischen Betreuung auf Häufigkeit und Schweregrad vorhandener Hautkrankheiten in ländlichen Gebieten standen bisher jedoch nur in äußerst begrenztem Maße zur Verfügung.

Methoden

Nach einer Pilotstudie im Juli 1991 konnte der Autor von Januar bis März 1993 und von Februar bis März 1995 zusammen mit einheimischen Gemeinde-Gesundheitshelfern (Community Health Workers, CHWs) Reihenuntersuchungen an 13 Schulen in vier Gemeinden des ländlichen Kisumu-Distrikts (West-Kenia) durchführen. Während der mehrwöchigen Untersuchungen in den Klassenräumen erfolgte ein „on the spot training" der CHWs, welches in zwei Wochenend-Seminaren ergänzt und vertieft wurde.

Diese Community Health Workers sind von UNICEF im Rahmen des „Primary Health Care"-Konzeptes ausgebildete medizinische Laien. Sie versorgen danach mit 12 Basismedikamenten in abgelegenen Dörfern ohne weitere medizinische Versorgungsmöglichkeiten Patienten, die an Malaria, Durchfällen, Wurmerkrankungen, Skabies, Augeninfektionen, Anämien oder Schmerzen leiden. Im Rahmen dieses Versorgungskonzeptes war in Kenia bezüglich der Dermatosen bisher nur der – oft epidemieartig auftretenden – Skabies eine Bedeutung beigemessen worden.

Das Projekt wurde unterstützt von UNICEF (Kenya Country Office, Nairobi). Es wurde gesponsort von der Cassella-Riedel Pharma GmbH, Frankfurt – jetzt Hoechst Marion Roussel, Bad Soden – und dem 1993 gegründeten gemeinnützigen Verein „Ärzte helfen hautkranken Kindern in Afrika e.V.".

Im Jahr 1994 wurde mit Vereinsspenden ein Dermatologie-Projekt im Studiengebiet gestartet. In 4 Gemeinden besuchten 3 ausgebildete CHWs während der Schulzeit pro Woche eine Schule; sie untersuchten alle Kinder und behandelten die Hautkranken mit vor Ort verfügbaren preisgünstigen Medikamenten. Es handelte sich dabei um Pyoktanin 0,5% für bakterielle Dermatosen, Whitfield's Salbe (Acidum salicylicum 3%, Tinctura Benzoes 6% in Vaseline) für Dermatomykosen, Benzylbenzoat 25% für Skabies und Hydrokortison 1% für Ekzeme. In Einzelfällen stand für tiefe Mykosen (Kerion Celsi) Griseofulvin zur Verfügung. Die Koordinierung des Projekts in den weit auseinanderliegenden Gemeinden erfolgte durch eine einheimische Ärztin mit einer Spezialausbildung in Public

Dermatosen bei 1872 Schulkindern im ländlichen Westkenia (Kisumu-Distrikt) im Jahre 1993

Die Prozentangaben in Klammern beziehen sich auf die Zahl der von diesen Dermatosen betroffenen Kinder. Da häufig mehrere Dermatosen gleichzeitig bestanden, ist die Gesamtzahl größer als 100.

- Bakterielle Infektionen (39 %)
  - infizierte Wunden
  - tropische Ulzera
  - Impetigo
  - Follikulitiden
  - Phlegmonen
  - Abszesse
  - Panaritien
- Mykosen (31 %)
  - Tinea capitis, trockene Form
  - Kerion Celsi
  - Tinea faciei
  - Tinea corporis
  - Tinea pedum
  - Pityriasis versicolor
- Infektionen durch Arthropoden (26 %)
  - Scabies
  - Pediculosis vestimentorum
  - Tungiasis
- Infektionen durch Viren (2 %)
  - Verrucae vulgares
  - Verrucae planae
  - Mollusca contagiosa
  - Herpes simplex
- Ekzeme (5 %)
  - Dermatitis
  - Neurodermitis
  - Pityriasis simplex alba
  - nummuläre Dermatitis
  - seborrhoische Dermatitis
  - Lichen simplex chronicus
  - chronische irritative Dermatitis
  - hyperkeratot. rhagad. Fußekzem
- Hautmanifestationen bei Mangelernährung (25 %)
  - Mosaikartige Fissuren an den Unterschenkeln
  - Cheilosis
  - Perlèche
- Erkrankungen der Adnexe (3 %)
  - Acne vulgaris
  - Acne venenata (Vaseline)
  - periorale Dermatitis
- sekundäre Hautreaktionen (13 %)
  - Exkoriationen
  - Pruritus sine materia
  - papulöse Reaktionen
- seltene Dermatosen (4%)
  - Nävi
  - Vitiligo
  - Granuloma anulare
  - epidermale Zysten
  - Keloide
  - Alopecia areata
  - akzessorischer 6. Finger
  - Lichen ruber
  - Urtikaria
  - aquagener Pruritus

Health. Als Medical Supervisor wurde der Clinical Officer der Chest and Skin Clinic des Distrikt Krankenhauses in Kisumu eingestellt; er besuchte einmal wöchentlich eine der 4 Gemeinden und kontrollierte die von den CHWs durchgeführte dermatologische Versorgung. 1994 wurden insgesamt 17 040 Schulkinder untersucht, von denen 5435 Hautkrankheiten aufwiesen.

1995 – d. h. zwei Jahre nach der Erstuntersuchung und ein Jahr nach Beginn des Dermatologie-Projekts durch Einheimische – konnten vom Autor dieselben 13 Schulen besucht und alle Schüler erneut auf Dermatosen untersucht werden.

Ergebnisse

Von den 1993 untersuchten 5780 Kindern wiesen 1872, d. h. jeder dritte Schüler, eine oder mehrere Hautkrankheiten auf. Es handelte sich vorwiegend um infektiös bedingte Dermatosen. Die Ergebnisse, die bereits an anderer Stelle publiziert wurden [11], sind hier nochmals schlaglichtartig wiedergegeben.

Im Jahre 1995 waren – aufgrund erhöhter Schulgebühren und wegen zunehmender Armut nach einer Mißernte – in denselben 13 Schulen nur noch 4348 Schüler, von denen 1288 Dermatosen aufwiesen. Dies entsprach einem Rückgang der Prävalenz von 32,4 % auf 29,6 %. Die Unterschiede waren statistisch signifikant ($p < 0{,}05$ nach Sokal u. Rohlf). Tabelle 1 zeigt den Rückgang der Prävalenzraten bei den behandelten Dermatosengruppen; lediglich die Skabies wies eine Zunahme auf.

Besprechung

Die im ländlichen Kisumu-Distrikt gefundenen, überwiegend infektiös bedingten „Dermatosen der Armut" [1, 14] sind Folge des niedrigen Lebensstandards, des fehlenden Hygienebewußtseins und der schlechten medizinischen Versorgung. In Europa wurde die Trias Pyodermie, Dermatomykosen und Skabies in ähnlicher Verbreitung und Ausprägung zu Beginn dieses Jahrhunderts gesehen [17].

Tabelle 1. Prävalenzraten [%] der im Kisumu-Distrikt (West-Kenia) behandelten Hautkrankheiten vor (1993) und nach (1995) Beginn des Dermatologie-Projekts

Dermatosen	1993	1995	Signifikanz (p)
Bakterielle Infektionen	12,7	10,8	p < 0,05
Tropische Ulzera	1,2	0,12	p < 0,05
Mykosen	10,1	9,3	n.s.
Tinea capitis	7,8	5,8	p < 0,05
Infektionen durch Arthropoden	8,3	10,5	p < 0,05
Ekzeme	1,7	1,5	n.s

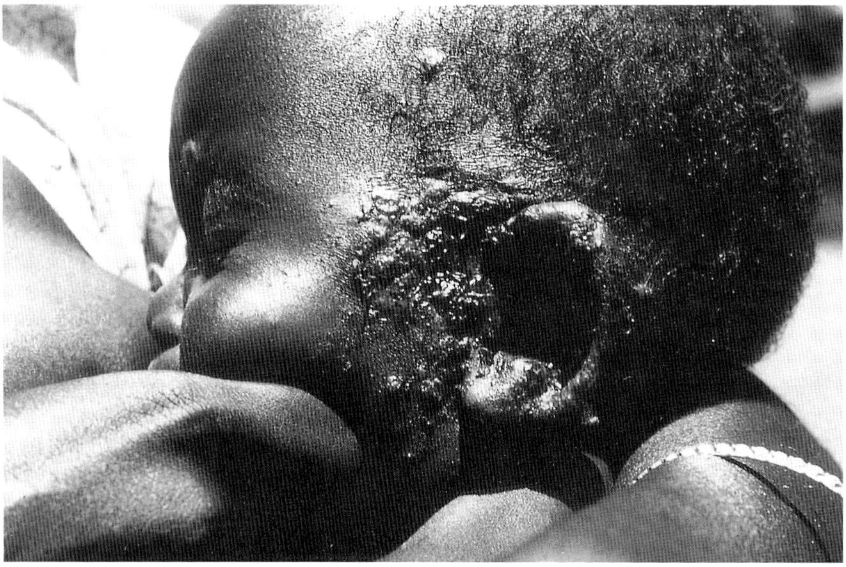

Abb. 1. Impetigo

Zu den häufigsten Dermatosen im Kisumu-Distrikt zählten bakteriell bedingte Erkrankungen wie Impetigo (Abb. 1), infizierte Wunden, tropische Ulzera und Follikulitiden; sie fanden sich bei 39 % der untersuchten Kinder.

Insgesamt werden auf dem afrikanischen Kontinent für bakteriell bedingte Hautinfektionen Prävalenzraten in der Größenordnung von 20 %, bei Kindern bis zum 4. Lebensjahr von 30 % angegeben [3, 14]. Entscheidend ist bei dieser Krankheitsgruppe die antiseptische Therapie bzw. die Wundreinigung und -abdeckung. Verbände und Pflaster waren vor Projektbeginn in den Gemeinden nicht, Antiseptika (Pyoktanin) nur in Ausnahmefällen vorhanden. Auf diese Lokaltherapie – die in Kisumu-Stadt eingekauft werden konnte – sprachen die infizierten Wunden und die Impetigoherde sehr gut an. Dasselbe galt auch für die tropischen Ulzera; innerhalb von 5 Wochen heilten 44 % von ihnen ab, bei 10 % zeigte sich eine deutliche und bei 21 % eine mäßige Verkleinerung. Auch bei den Langzeitergebnissen war beim Vergleich der Prävalenzraten die Abnahme dieser Ulzera von 1993 (1,2 %) zu 1995 (0,12 %) deutlich (Tabelle 1). Die einfache und preisgünstige Lokaltherapie mit Pyoktanin und Verbänden ist somit neben der Therapie auch zur Prävention tropischer Ulzera gut geeignet.

Für Mykosen der Haut liegen die Prävalenzraten in Afrika zwischen 10 und 30 % [6, 8, 13]. Wie in ganz Schwarzafrika war auch im Kisumu-Distrikt die Tinea capitis die bei weitem häufigste Pilzinfektion. Sie wies mit einem Abfall der Prävalenz von 7,8 % im Jahre 1993 auf 5,8 % im Jahre 1995 ebenfalls signifikante Unterschiede auf [12].

Bei der kulturellen Untersuchung der Haare fanden sich in 40 % der Fälle Microsporum langeronii, in 18 % Trichophyton violaceum und in 12 % Microsporum canis [11]. Alle drei Species sind typisch für Ost-Afrika [6]. Aufgrund der hohen Kontagiosität sind insbesondere Kinder in Schulen betroffen. Klinisch ließen sich sowohl oberflächlich schuppende aphlegmasische Formen als auch Varianten mit Alopezie und tiefen Abszessen des Kapillitiums (Kerion Celsi) nachweisen. Bei letzteren wurde Griseofulvin angewandt. Die aphlegmasischen Formen der Tinea capitis und die oberflächlichen Dermatophyteninfektionen des Integumentes wurden mit der in der gesamten Dritten Welt angewandten preisgünstigen Whitfield Salbe behandelt, deren Wirkung mit der einer wesentlich teureren Clotrimazolcreme vergleichbar ist [2]. Kontrolluntersuchungen nach 5 Wochen zeigten klinisch in 24 % der Fälle von T. capitis ein Verschwinden der Erscheinungen; in 25 % der Fälle war eine deutliche und in 29% eine mäßige Besserung feststellbar.

Die Pityriasis versicolor – in manchen afrikanischen Ländern die häufigste Hautkrankheit – fand sich in allen Altersgruppen. In sehr heißen und feuchten Gegenden werden Prävalenzraten bis zu 40 % angegeben [17]. Im Gegensatz zu Europa sind – neben der klassischen Lokalisation am Rumpf – weitere Anteile des Körpers befallen, z. B. Hals, Extremitäten und häufig das Gesicht. Differentialdiagnostisch ist insbesondere die Abgrenzung zur Lepra und Syphilis wichtig.

Bei den Erkrankungen durch Arthropoden fanden sich ausgeprägte Fälle von Tungiasis im Fußsohlen- und Zehenbereich (Abb. 2). Die bei weitem größte Bedeutung hat jedoch die Skabies. Da in ländlichen Gegenden oft bis zu zehn Personen in einem Raum und bis zu vier Kinder in einem Bett schlafen, ist meist die ganze Familie befallen. In der Literatur wird über Befallsraten zwischen 10 und 60 % berichtet [16]. Da die Behandlung einzelner Individuen nur dann erfolgreich ist, wenn gleichzeitig alle Betroffenen der nähe-

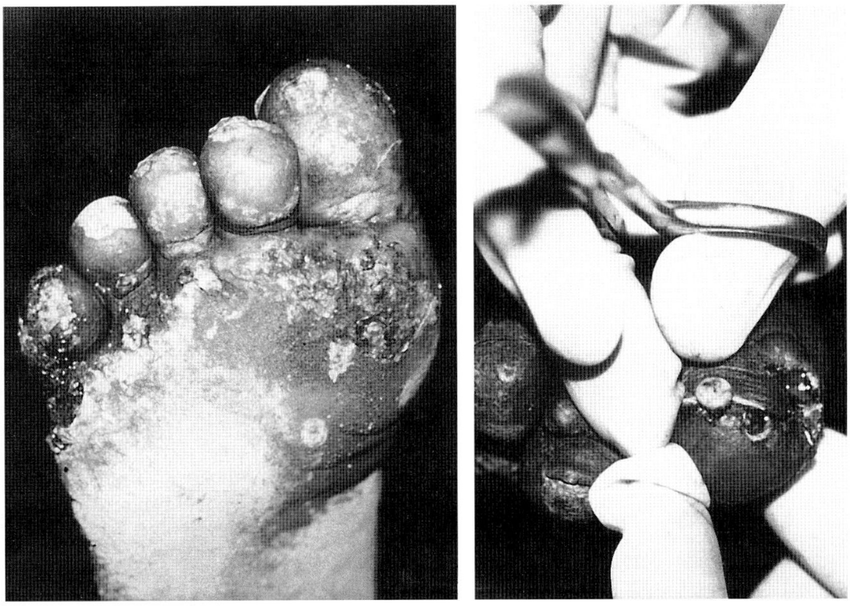

Abb. 2. Tungiasis

ren Umgebung mitbehandelt werden, besteht die Skabies in Afrika aufgrund von Reinfektionen oft viele Jahre lang, angeblich oft lebenslang. Klinisch finden sich dann die so häufig beobachteten sekundären Hautreaktionen mit Exkoriationen und Papeln, die auch durch Läuse, Flöhe, Zecken, Wanzen und Mücken verursacht sein können [17].

Zu Behandlung der Skabies wird in allen armen tropischen Ländern Benzylbenzoat 25% angewandt. Die 1995 gefundene Zunahme der Prävalenz auf 10,5% im Vergleich mit 8,3% im Jahre 1993 kann Folge einer momentanen Epidemie gewesen sein. Trotzdem wiesen die Betroffenen insgesamt wesentlich schwächer ausgeprägte Hautbefunde auf als 1993.

Die Prävalenz von Ekzemen in Afrika ist in Abhängigkeit von Land und Altersgruppe sehr unterschiedlich; so werden Größenordnungen zwischen 0,2 und 29% angegeben [3, 14, 17]. Im Kisumu-Distrikt war ein großer Teil der Ekzeme – wie in Afrika typisch – superinfiziert.

Auffallend häufig war die Neurodermitis mit ihren Varianten Pityriasis simplex alba des Gesichtes, nummulär-atopisches Ekzem bei Kindern und Jugendlichen und Lichen simplex chronicus. Auf die Neurodermitis – in Europa von vielen als „Zivilisationskrankheit" angesehen – entfiel die Hälfte der gefundenen Ekzeme. Obwohl die Prävalenz der Ekzeme erwartungsgemäß durch die Hydrokortisonbehandlung nicht reduziert werden konnte, fanden sich 1995 wesentlich weniger großflächige und superinfizierte Formen als 1993.

Die überwiegende Mehrzahl der untersuchten Kinder wies eine offensichtlich herabgesetzte individuelle Abwehrlage auf. Neben einer Anämie durch rezidivierende Malaria und intestinale Parasiten und neben schweren Diarrhoen spielte hierbei auch der Nahrungsmangel eine wichtige Rolle. Im Kisumu-Distrikt waren Hautveränderungen als Folge einer sogenannten marginalen Mangel- bzw. Fehlernährung feststellbar; hierbei werden insbesondere Vitamine nicht in ausreichender Menge aufgenommen. Klinisch zeigten sich ichthyosiforme Hauterscheinungen mit oberflächlichen Fissuren als Folge eines Vitamin A-Mangels, insbesondere in der Altersklasse der 6- bis 10jährigen. Vereinzelt bestand auch eine Cheilosis mit schmerzhaften Rötungen und Exfoliationen der Lippen; sie entsteht durch den Mangel von Vitamin B2 (Riboflavin). Häufig sah man ferner eine Perlèche, die u.a. bei B6-Mangel beschrieben wird. Diese drei Vitamine finden sich zum überwiegenden Teil in tierischem Eiweiß wie Milch, Käse, Eier und Leber. Diese Nahrungsmittel standen vielen Kindern nicht zur Verfügung. Auch im Jahre 1995 fanden sich solche Hautveränderungen unverändert häufig.

Die vorliegende Untersuchung demonstriert eindrucksvoll, daß in West-Kenia – wie auch in anderen afrikanischen Ländern [1] – nicht die sogenannten klassischen Tropendermatosen wie Lepra, Onchozerkose, Leishmaniasis oder tiefe Mykosen, sondern die gängigen, überwiegend auch in Europa gefundenen Hautkrankheiten am weitesten verbreitet sind. Aufgrund ihrer Häufigkeit und ihres Ausprägungsgrades haben sie eine große sozialmedizinische Bedeutung.

Ferner konnte nachgewiesen werden, daß eine erfolgreiche Behandlung durch kurzzeitig ausgebildete Gesundheitshelfer im Rahmen des etablierten Basisgesundheitssystems (Community Based Health System) möglich ist. Da in ländlichen Gebieten bei einer großer Absolutzahl an Dermatosen insgesamt nur ein kleines Spektrum fast ausschließlich infektiöser Hauterkrankungen vorliegt, kann in einem begrenzten Gebiet durch eine Kurzausbildung von Community Health Workers relativ schnell der große Bedarf an dermatologischer Betreuung gedeckt werden. Die vorherrschenden Hauterkrankungen sind mit dem bloßen Auge ohne weitere technische oder labormäßige Hilfsmittel leicht zu diagnostizieren. Dadurch ist eine Versorgung auch in abgelegenen Gegenden durch ausgebildetes medizinisches Hilfspersonal möglich [4, 10].

Es kann sich dabei – je nach den örtlichen Bedingungen – um Krankenschwestern und -pfleger, Hebammen, Community Health Workers oder auch um sogenannte Community Teams (Mütter, Lehrer, Gemeindevorsteher, Freiwillige) handeln [3]. Entscheidend für den Erfolg der Maßnahmen sind ferner vor Ort erhältliche, preisgünstige und für die Betroffenen erschwingliche Medikamente. Während der ersten Jahre des Dermatologie-Projektes wurden die notwendigen Externa kostenlos an die hautkranken Kinder bzw. deren Eltern oder Geschwister verteilt. Derzeit wird versucht, über eine geringe Gebühr Einnahmen zu erzielen, um das Projekt von auswärtiger Hilfe unabhängiger zu machen. In einer Gesellschaft, wo Geld fast auschließlich für lebensbedrohliche Erkrankungen zur Verfügung steht, wird den schmerzhaften (Ulcus tropicum) oder durch chronisch irritierenden Juckreiz (Skabies, Ekzeme) die Lebensqualität enorm beeinträchtigenden Dermatosen jedoch meist nicht die Bedeutung beigemessen, die ihnen zukommt.

Wichtige Aktivitäten zur Verbesserung der Situation in Afrika

Die unter der Ägide von WHO und UNICEF entwickelte und 1978 auf der Konferenz in Alma Ata vorgestellte primäre Gesundheitsfürsorge durch Basisgesundheitsdienste (Primary Health Care, Community Based Health System) wird heute als die wichtigste Möglichkeit angesehen, dem von der WHO proklamierten Ziel „Health for all by the year 2000" näher zu kommen.

Um dieses Ziel bei den Hautkrankheiten zu erreichen, wurde im Jahre 1987 in Berlin anläßlich des 17. Weltkongresses für Dermatologie die „International Foundation for Dermatology (IFD)" der „International Society of Dermatology" gegründet. Sie fördert – unter maßgeblicher deutscher Beteiligung (Dr. H. Grossmann) – die dermatologische Ausbildung von Gesundheitspersonal in den Entwicklungsländern. Das erste Ausbildungszentrum wurde in Afrika, dem Kontinent mit dem heute immer noch geringsten Angebot an Hautärzten, gegründet. Es handelt sich um das „Regional Dermatology Training Centre" des „Kilimanjaro Christian Medical Centre" (KCMC) in Moshi (Tanzania). Dort werden in zweijährigen Kursen Medical Officers, Clinical Officers und Family Nurse Practitioners, d.h. medizinisches Personal mit nichtakademischer Arztausbildung, aus 12 afrikanischen Ländern Ost-, Zentral- und Südafrikas ausgebildet. Die „Dermatology Officers" kehren anschließend in ihre Heimatländer zurück, um dort ihr Wissen weiterzugeben und eine dermatologische Grundversorgung aufzubauen. Leider sehen sie sich dann oft großen finanziellen Problemen ausgesetzt, die insbesondere Lehrmittel und Medikamente betreffen [3, 15].

In Ergänzung zu diesen äußerst sinnvollen, aber langfristigen Maßnahmen wurde vom Autor in der Bundesrepublik Deutschland im September 1993 der gemeinnützige Verein „Ärzte helfen hautkranken Kindern in Afrika e.V." ins Leben gerufen.

Er versucht, als sogenannte Nicht-Regierungs-Organisation (Non Government Organisation, NGO), durch Kurzausbildungen von Einheimischen in Form mehrwöchiger Kurse die größte Not vor Ort - insbesondere bei der am schlimmsten betroffenen Gruppe der Kinder - zu lindern. Dieses Vereinsziel wird in enger Zusammenarbeit mit UNICEF und den örtlichen Gesundheitsbehörden verwirklicht. Bisher wurden in West-Kenia 21 Community Health Workers innerhalb des bereits etablierten Basisgesundheitssystems in Diagnostik und Therapie der häufigsten und wichtigsten Dermatosen ausgebildet. Seit März 1994 werden in inzwischen 9 „Modellgemeinden" mit insgesamt ca. 70 000 Einwohnern regelmäßig sämtliche Schulen von Community Health Workers besucht und hautkranke Kinder behandelt. Die Zahl der untersuchten Kinder betrug 1994 17 040, 1995 29 775 und 1996 27 063.

Es werden ausschließlich vor Ort vorhandene Dermatika angewandt, die aus Vereinsmitteln gekauft werden. Sämtliche Aktivitäten des Dermatologie-Projekts (Diagnostik, Therapie und Ausbildung) sind integriert in das bereits etablierte Konzept des Public bzw. Basic Health Systems in Kenia. Die vorliegende Studie belegt den Erfolg der bisherigen Maßnahmen.

Um dieses Projekt fortsetzen zu können, ist der gemeinnützige Verein auch weiterhin auf eine breite finanzielle Unterstützung angewiesen. Spenden werden erbeten auf das

Konto Nr. 866 555
Frankfurter Sparkasse
BLZ 500 502 01

Weitere Informationen können Sie erhalten über:

„Ärzte helfen hautkranken Kindern in Afrika e.V."
Postfach 1227
65796 Bad Soden am Taunus

Literatur

1. Gibbs S (1996) Skin disease and socioeconomic conditions in rural Africa: Tanzania. Int J Dermatol 35: 633–639
2. Gooskens V, Pönninghaus J, Clayton Y et al. (1994) Treatment of superficial mycoses in the tropics: Whitfield's ointment versus Clotrimazole. Int J Dermatol 33: 738–742
3. Grossmann H, Warning D (1988) Dermatology in Basic Health Services. Proceedings of the International Workshop. Zentralstelle für Wirtschafts- und Sozialentwicklung, Berlin. Marcotty Publication Services, Düsseldorf
4. Lombardi C (1994) Dermatology and primary health care. Int J Dermatol 33: 863–865
5. Lomholt G (1987) Dermatology in a developing country. Int J Dermatol 26: 52–54
6. Lubwama SW (1986) Dermatophytoses in East Africa: a review. E Afr Med J 63: 485–491
7. Parish LC, Millikan LE (1994) Global Dermatology. Diagnosis and Management According to Geography, Climate, and Culture. Springer, Berlin Heidelberg New York
8. Robertson VJ, Wright S (1990) A survey of tinea capitis in primary school children in Harare, Zimbabwe. J trop Med Hyg 93: 419–422
9. Ryan TJ (1990) A fresh look at the management of skin diseases in the tropics. Int J Dermatol 29: 413–415
10. Ryan TJ (1994) Healthy skin for all. Int J Dermatol 33: 829–835
11. Schmeller W (1995) Dermatosen als Indikator sozioökonomischer Lebensbedingungen. Eine Untersuchung bei Schulkindern im ländlichen Kenia. Akt Dermatol 21: 139–146
12. Schmeller, W (in press) Community Health Workers reduce skin diseases in East African children. Int J Dermatol
13. Simpania MF (1989) A contribution to the study of tinea capitis in Lusaka, Zambia. E Afr Med J 66: 269–275
14. Stingl P (1987) Hautkrankheiten in Sierra Leone. Hautarzt 38: 146–154
15. Stingl P (1997) Dermatologie für Afrika. Das Regional Dermatology Training Centre in Tanzania. Hautarzt 48: 136
16. Taplin D, Porcelain SL, Meinking TL et al. (1991) Community control of scabies: a model based on use of permethrin cream. Lancet 337: 1016–1018
17. Verhagen ARHB (1982) Skin diseases. In: Vogel LC, Muller AS, Odingo RS et al. (eds) Health and disease in Kenya. East African Literature Bureau, Nairobi, Dar es Salam, Kampala, pp 499–507

Kosmetische Dermatologie

Symposium „Kosmetische Dermatologie" – zusammenfassender Bericht

J. Fluhr, M. Gloor

Die diesjährige Sitzung der Arbeitsgemeinschaft Dermatologische Kosmetologie auf der 39. Tagung der Deutschen Dermatologischen Gesellschaft in Karlsruhe hatte drei Schwerpunkte:

- galenische Erneuerungen und deren Auswirkung auf Wirkstofffreigabe, Barrierefunktion und Feuchtigkeitsgehalt des Stratum corneums;
- Lichtschutzmittel, kritische Bewertung und Kombination von äußerem und innerem Lichtschutz;
- Bewertung klinischer Untersuchungsmethoden bei verschiedenen Epilationstechniken.

Beeinflussung der epidermalen Differenzierung durch Liposomen

Darüber berichtete J. Wohlrab, Klinik und Poliklinik für Hautkrankheiten der Martin-Luther-Universität, Halle-Wittenberg. Die bewußte Beeinflussung der epidermalen Differenzierung mit dem Ziel der Bildung einer Lipidbarriere erscheint nicht nur zur Therapie unterschiedlichster Dermatosen wichtig, sondern auch unter dem Aspekt der Funktionserhaltung des Hautorgans im Alterungsprozeß. Durch topische Therapieansätze konnte bisher nur in begrenztem Umfang eine Wirkung über einen längeren Zeitraum erzielt bzw. erhalten werden. Herkömmlich verwandte Lipide in der Externatherapie stellen keine echte Substitution der mangelnden Lipide dar. Es wird lediglich eine Beschichtung des Stratum corneums durchgeführt. Durch liposomale Lipide, wird neben einer externen Substitution auch eine direkte Beeinflussung der Lipidsynthese in Keratinozyten möglich. Dies kann zu einer Substitution von Lipiden durch keratinozytäre Stoffwechselleistungen führen.

Die Art der Einflußnahme kann sehr gering oder nicht nachweisbar sein wie z. B. bei Eilecithinliposomen. Der Autor fand trotz einer liposomalen Konzentration bis 1,0 Masse-% und einer Inkubation über 72 Stunden keine nachweisbare Veränderung der Proliferationsrate bei HaCaT-Zellen. Bei verschiedenen Sojaphospholipiden hingegen zeigte sich bei unhydriertem und teilhydrierte Sojaphospholipid (Konzentrationen < 0,25 Masse-%) eine nach 48 und 72 Stunden reversible Proliferationshemmung. Diese könnte auf eine zeitlich begrenzte aktivierungsspezifische Funktion schließen lassen, die vermutlich der Verstoffwechselung der Lipide dient. Höhere Konzentrationen derselben Lipide könnten in einem mehrphasigen Verlauf eine irreversible Proliferationshemmung bewirken. Dies wird vermutlich durch eine substrataktivierte biochemische Transformation der Keratinozyten zu Corneozyten bewirkt, die der Induktion der Apoptose entspricht. Zu echten toxischen Effekten führen vollhydrierte Sojaphospholipide bereits bei niedrigen Konzentrationen. Hierfür sind entweder direkte toxische Einflüsse der Lipide, vermutlich aber eher deren Abbauprodukte (Lysolecithin) verantwortlich. Inwieweit in diesem Zusammenhang die Bildung freier Fettsäuren und eine Kaliumkanalblockade am Keratinozyten von Bedeutung sind, bleibt zu klären.

Strukturveränderungen von Emulsionen auf der Haut und Okklusivität derselben

Über dieses Thema berichteten M. Gloor, St. Schlierbach und L. Lehmann von der Hautklinik am Klinikum der Stadt Karlsruhe. Strukturuntersuchungen von W/O-Emulsionen haben gezeigt, daß die lipophile äußere Phase aus strukturgebenden gelartigen Strukturen und aus flüssigen Lipiden besteht. In die flüssigen Lipide eingelagert finden sich lipophile Emulgatoren. Diese sind in der Lage, Wasser in einer inneren dispersen Phase zu binden. Nicht bekannt war bisher, ob diese Struktur nach Auftragen auf die Haut Bestand hat. Die Untersuchungen zeigen, daß die geprüften W/O-Emulsionen unabhängig vom Wassergehalt auf der Haut Wasser freisetzen und somit instabil sind. O/W-Emulsionen mit hohem Wassergehalt und Multilayersysteme haben eine äußere wäßrige Phase und setzen deshalb verständlicherweise Wasser frei. Erstaunlich stabil ist eine O/W-Emulsion mit niederem Wassergehalt (50%). Es ist anzunehmen, daß das Wasser darin in gebundener Form vorliegt. Die verbliebene Struktur auf der Haut, nach Verdunsten des freien Wassers, bestimmt die Okklusivität. Erwartungsgemäß fand sich für Vaseline eine Hemmung des transepidermalen Wasserverlustes, die jedoch keinesfalls vollständig war. Auch die anderen geprüften Grundlagen zeigten eine zum Teil sehr ausgeprägte Okklusivität, die jedoch meist deutlich geringer war als bei Vaseline. Die einzige Ausnahme war eine wasserarme W/O-Emulsion (15% Wasser), deren Okklusivität ähnlich groß wie bei Vaseline war. Wichtig ist, daß die Okklusivität einer wasserreichen W/O-Emulsion in der gleichen Größenordnung lag, wie die der geprüften O/W-Emulsion. Praktische Relevanz leitet sich daraus für die Behandlung der Neurodermitis ab. Wasserreiche W/O-Emulsionen, die gut Wasser frei setzten, damit eine Hydratation des Stratum corneums bewirken und darüberhinaus eine geringe Okklusivität zeigen, erweisen sich als optimal.

Neue galenische Entwicklungen in der Kosmetik

Dieses Thema hatten H. Mintel und M. Albrecht, Langenfeld. Sie stellten ein neues DMS-System (Derma Membrane Structure) vor. In ihrer Zusammensetzung ähneln die verwendeten Lipide den Hautlipiden. Durch besondere Techniken gelingt es die Lipide in lamelärer Anordnung in eine wäßrige Grundlage einzuarbeiten, ohne daß Emulgatoren verwendet werden müssen. Es wird diskutiert, daß die nach Verdunsten der Wasserphase verbleibenden Lipide eine ähnliche Funktion wie die physiologischen Hornschichtlipide zeigen.

Galenische pharmakokinetische Bedingungen zum tropischen Einsatz von Biotin

Hierüber berichteten Chr. Huschka, W. Wohlrab und R. Neubert von der Hautklinik der Martin-Luther-Universität Halle-Wittenberg und dem Fachbereich Pharmazie der selben Universität. Das Anliegen der vorgestellten Untersuchungen bestand in der Optimierung des Penetrationsverhaltens von Biotin aus Standardvehikeln (O/W- und W/O-Emulsionen) mit kolloidalen Arzneistoffträgersystemen. Für den hydrophilen Wirkstoff Biotin wurde eine Mikroemulsion konzipiert und diese für die dermale Applikation modifiziert (variabler Gehalt von Cholesterol). Ferner wurde das Verhalten von Keratinozyten gegenüber dem Wirkstoff untersucht.

Anhand von Szintillationsmessungen von C-14-Biotin und der Quantifizierung des Biotins durch HPLC-MS wurden die penetrierten Mengen an Wirkstoffen in humane Haut erfaßt. Des weiteren erfolgte die Beurteilung der Proliferation unter Einfluß von unterschiedlichen Biotinkonzentrationen durch den Einbau von H-3-Thymidin in die DNA von HaCaT-Zellen.

Die Penetrationsprofile zeigten, daß durch den Einsatz der Mikroemulsion mit 2% Cholesterol im Vergleich zu den Standard-Vehikeln und der einfachen Mikroemulsion, signifikant erhöhte Mengen Biotin in die lebenden Hautschichten penetrierten. Dabei diente das erzielte Wirkstoffdepot im Stratum corneum als Reservoir für den ständigen Nachschub von Biotin. Die Erhöhung des Cholesterinanteils auf 5%, hatte im Vergleich zur Mikroemulsion mit 2% Cholesterin keinen Unterschied im Penetrationsergebnis zur Folge. Bei der W/O-Emulsion ergaben sich durchweg die niedrigsten Konzentrationen an Wirkstoff in der Haut. Das Proliferationsverhalten von Keratinozyten wurde nach 24 Stunden Einwirkzeit von Biotin nicht verändert. Nach 48 Stunden kam es zu einer Hemmung, die jedoch nach 72 Stunden als reversibel anzusehen war.

Beeinflussung der Hornschichtfeuchtigkeit und Barrierefunktion von Ölbädern

J. W. Fluhr, M. Gloor, J. Bettinger und W. Gehring aus der Hautklinik am Städtischen Klinikum Karlsruhe berichteten über dieses Thema. Es sollte die Frage beantwortet werden, ob sich mit einem unterschiedlich hohen Tensidgehalt eines nichtionogenen Tensids in Badeöllösungen Hornschichtfeuchtigkeit und Barrierefunktion der Hornschicht beeinflussen lassen. Weiterhin sollte geklärt werden, ob der Charakter eines Ölbades als Spreitungs- beziehungsweise Dispersionsölbad einen Einfluß auf die oben genannten beiden Parameter hat. Es wurden dabei drei Waschlösungen mit Wasser verglichen. Die Waschlösungen enthielten entweder nur Mandelöl und Wasser (Spreitungsölbad) oder einen unterschiedlich hohen Gehalt an Tween 20, Mandelöl und Wasser (Dispersionsölbäder).

Nach einer standardisierten Messung wurden über zwei Stunden die TEWL sowie die Corneometerwerte verfolgt. Beim transepidermalen Wasserverlust führte das Spreitungsbad und das Ölbad mit niedrigem Tensidgehalt zu einem Okklusionseffekt. Im Gegensatz dazu führte das Ölbad mit hohem Tensidgehalt und das Wasserbad zu einem erhöhten transepidermalen Wasserverlust und damit zu einer Barriereschädigung. Der Unterschied des Spreitungsbades zu dem Ölbad mit niedrigem Tensidgehalt ist gering. Das Wasserbad unterscheidet sich vom Bad mit hohem Tensidgehalt nicht eindeutig. Der Hydratationszustand des Stratum corneums konnte folgendermaßen beeinflußt werden: Ein Dehydradationseffekt (Abnahme der Kapazitätswerte) findet sich für die reine Wasserlösung und bei der Badelösung mit hohem Tensidgehalt. Eine Hydratation hingegen weist die Gruppe mit dem Spreitungsbad und mit dem Ölbad mit niedrigem Tensidgehalt auf. Somit führen Wasserbäder und Ölbäder mit hohem Gehalt eines nichtionogenen Tensids zu einer Exsikkation und Barriereschädigung. Hingegen führen Ölbäder mit niedrigem Anteil eines nichtionogenen Tensids beziehungsweise noch ausgeprägter Spreitungsölbäder zu einer Zunahme der Hydratation des Stratum corneums und zu einer Abnahme des transepidermalen Wasserverlustes im Sinne einer Okklusivwirkung. Praktische Bedeutung hat dies bei Neurodermitispatienten. Diese sollten Ölbäder mit niedrigen Tensidgehalt oder besser noch Spreitungsbäder ohne Tenside verwenden.

Neue Entwicklungen zum Lichtschutz und zur Bewertung von Lichtschutzmitteln

Zu diesem Thema nahm H. Tronnier, Witte/Herdecke, Stellung. Das für die akuten UV-Schäden an der Haut verantwortliche Aktionsspektrum zeigt eine hohe UV-Empfindlichkeit der Haut im kurzwelligen Bereich (UVB) mit einem relativ steilen Abfall bei 310–320 nm. Zum Schutz gegenüber der erythemwirksamen UV-Bestrahlung der Haut enthalten die Sonnenschutzmittel absorbierende Lichtfilter oder reflektierende Zusätze, deren Wirksamkeit vorzugsweise im UVB-Bereich liegt. Zu einer experimentellen Prüfung des Sun Protective-Factor (SPF) an der menschlichen Haut wurden international vergleichbare Bedingungen hinsichtlich des zu verwendeten UV-Spektrums und der Schicht der Sonnenschutzmittel auf der Haut festgelegt. Vor allem wegen der unphysiologischen Schicht von 2 mg/cm^2 Haut, die in der Praxis einem Verbrauch von 20–30 ml eines Lichtschutzmittels bei einem einmaligen Eincremen am Körper entsprechen würde, sind die SPF-Werte im Vergleich zur praktischen Anwendung der Sonnenschutzmittel zu hoch, und zwar um den Faktor 3, d.h. ein SPF von 30 entspricht einer tatsächlichen Lichtschutzwirkung von etwa 10. Aber auch ein solch korrigierter Schutzfaktor stellt immer noch das Maximum des Notwendigen dar, wenn man für den Hauttyp II–III von einer Erythemschwellenzeit von 20 Minuten im Sommer um die Mittagszeit im Mittelmeerraum ausgeht. Dies ergäbe dann einen Sonnenschutz für 3 1/2 Stunden. Dieser Wert müßte in der Praxis nochmals verdoppelt werden, da das Maximum der UVB-Einstrahlung mit der zeitlichen Entfernung von 12 Uhr Mittag stark abnimmt, so daß sich eine Schutzzeit von etwa 7 Stunden ergibt. Da auch längerwelliges UVA-Licht für die chronischen Lichtschäden der Haut mit verantwortlich ist, werden absorbierende UVA-Filtersubstanzen in Sonnenschutzpräparaten verwandt. Mikronisierte Pigmente, vorzugsweise Titanoxyd penetrieren im Gegensatz zu chemischen Lichtfiltern nicht die Haut und können so als toxikologisch unbedenklich eingestuft werden. Die generelle Verwendung von Lichtfiltern in Tageskosmetika wird derzeit noch kontrovers diskutiert. Lichtfilter sind in einer Reihe von Sonnenschutzmitteln instabil und deren Abbauprodukte können irritative oder sensibilisierende Eigenschaften haben.

Systemischer UV- Lichtschutz durch Beta-Carotin

Über dieses Thema berichtete H. Gollnick, Klinik und Poliklinik für Dermatologie an der Otto-von-Guericke-Universität Magdeburg. Die vorgestellte Studie ging der Frage nach, ob durch systemische antioxidative Substanzen eine Verbesserung des Lichtschutzes erzielt werden kann. In zwei Studien wurden jeweils im Doppelblinddesign Placebo gegenüber unterschiedlichen Dosierungen zwischen 15 und 30 mg Beta-Carotin pro Tag an gesunden Normalpersonen des Hauttyps II–III in definierten Zeiträumen von 12–14 Tagen sowohl mit natürlichem Sonnenlicht als auch künstlichem UVB/A und UVA-Bestrahlung untersucht.

Die UV-Erythemschwelle wird unter systemischer Präsupplementation von 8–10 Wochen mit Beta-Carotin verbessert. Die UV-schädigende Wirkung auf die Langerhanszellen wird vermindert. Die Recall-Antigenantwort (Multitest – Merieux) bleibt unter Beta-Carotin erhalten. UVA-Strahlung vermindert ebenfalls die Serumspiegel von Beta-Carotin. Parallel mit einem Abfall der Beta-Carotin-Spiegel unter allen Bestrahlungsarten sieht man eine Reduktion von Alpha-Tocopherolwerten im Serum und in der Epidermis. Bei äußerlicher Anwendung von Lichtschutzcremes mit dem Faktor LSF > 20 plus innerlicher Gabe von Beta-Carotin wird ein besserer Lichtschutz erreicht, als mit Beta-Carotin bzw. mit Lichtschutz alleine. Deshalb kann gefolgert werden, daß eine Kombination von äußerem Lichtschutz und innerlicher Antioxidantiensupplementation als UV-Lichtschutz zu empfehlen ist.

Ergebnisse klinischer Untersuchungsmethoden bei verschiedenen Epilationstechniken

W.-I. Worret, Klinik für Dermatologie in der TU München, stellte die Ergebnisse vor. Histologisch untersucht wurden elektrische Epilation, mechanische Epilation sowie die Epilation mit dem Photoderm-Laser. Bei der elektrischen Epilation fanden sich Verbrennungen im Follikelausführungsgang. Es scheinen Spätreaktionen für den Erfolg wichtig zu sein im Sinne von Entzündung und Vernarbung. Bei der mechanischen Epilation sah man lediglich anagene Haarwurzeln, was lokalisationsbedingt ist. Die Photoderm-Laser-Epilation zerstörte den Haarbulbus, was einem optimalen Epilierungserfolg am nächsten kommt. Die Photoderm-Laser-Epilation ist aber nicht bei allen Haarfarben einsetzbar. Optimale Erfolge erzielt man bei pigmentierten Haaren mit möglichst hellem Hauttyp.

Kosmetika als Überträger von BSE

G. Albrecht

Einleitung

Im März 1996 – vielleicht viel zu spät – wurde vom Bundesministerium für Gesundheit die Verordnung zum Schutz der Verbraucher vor der bovinen spongiformen Encephalopathie (BSE) herausgegeben. Sie verbietet alle Stoffe oder Stoffgemische, die bei der Herstellung von Lebensmitteln und kosmetischen Mitteln von geschlachteten Rindern aus dem Vereinigten Königreich Großbritannien, Nordirland oder aus der Schweiz gewonnen werden. Allein in Großbritannien sind seit 1987 ca. 160 000 Rinder an BSE erkrankt [12]. Trotz dieses Einfuhrverbotes sind auch in Deutschland BSE-Fälle aufgetreten.

Die neue Variante der Creutzfeldt-Jakob-Erkrankung (nvCJD)

Damit wird jene menschliche Erkrankung bedrohlicher, die mit dem „Rinderwahn" in Zusammenhang gebracht wird. Die neue Variante der Creutzfeldt-Jacob-Krankheit (nvCJD). Will et al. [13] beschrieben zunächst 10 Patienten in England, Chazo et al. [2] einen in Frankreich. Obwohl bisher in Deutschland kein derartiger Fall beobachtet wurde, kommen in England und Frankreich neue Fälle hinzu, die Incidenz ist jedoch bisher nicht so rasant wie schon befürchtet [6]. Diese atypische Form unterscheidet sich von der bisher bekannten Creutzfeldt-Jacob-Krankheit (CJD) durch ein wesentlich jüngeres Erkrankungsalter (unter 40 Jahre), frühzeitig auftretende Verhaltensstörungen sowie ataktische und sensible Störungen [7]. EEG-Veränderungen lassen sich nicht nachweisen. Erst im weiteren Verlauf kommt es dann zu der progressiven Demenz und dem Auftreten von Myoklonien und Choreoathetosen wie bei der klassischen CJD. Eine Therapie gibt es nicht. Die Krankheit endet immer tödlich. Bei der histologischen Untersuchung des Gehirns nach Autopsie werden die charakteristische spongiforme Vakuolisierung der grauen Substanz, eine reaktive Hyperplasie der faserigen Astroglia sowie Amyloid-Fibrillen, jedoch kein entzündliches Infiltrat gefunden. In den amyloiden Ablagerungen bei BSE-infizierten Organismen konnte das Scrapie-Prionprotein (s. w. u.) mit Hilfe von Antikörpern nachgewiesen werden [12].

Zur Epidemiologie

Es ist zwar nicht bewiesen, aber es kann auch nicht ausgeschlossen werden, daß die atypische Form der CJD auf BSE-infizierte Rinder zurückzuführen ist. Bei einer durchschnittlichen Inkubationszeit von 5 Jahren ist es kaum möglich, nachzuweisen, ob der Verzehr von Fleischprodukten infizierter Rinder eine Hirnerkrankung bei Menschen hervorrufen kann. Intensiv Interviews mit den Angehörigen dieser Patienten ergaben keine Hinweise: Die erkrankten Personen bevorzugten nicht ausgesprochen Rindfleisch für ihre Mahlzeiten, einer soll sogar Vegetarier gewesen sein. Sie hatten auch keine Berufe (Züchter, Bauern, Tierärzte, Pathologen etc.), die sie besonders viel in die Nähe zu Rindern brachten.

Demgegenüber gibt es eine Menge von Hinweisen, die von anderen sog. Prionenerkrankungen stammen und von denen hier nur einige erwähnt werden können: So können Schafe und Ziegen durch intracerebrale Inokulation und durch orale Verabreichung (allerdings weit weniger effektiv) von Homogenaten von BSE-Rinderhirnen nachgewiesenermaßen infiziert werden. Von medizinhistorischem Interesse ist, daß die sog. Kuru-Krankheit (Papua-Neuguinea) durch rituellen Kannibalismus verbreitet wurde. Für den experimentellen Beweis der Übertragung von Kuru und CJD auf Affen sowie zahlreiche andere Untersuchungen wurde D. Carleton Gajdusek bereits 1976 der Nobelpreis verliehen [5]. Was BSE anbelangt so muß heute davon ausgegangen werden, daß die Krankheit über die Zufütterung von Tiermehl an die an sich vegetarisch lebenden Rinder verbreitet wurde. Das Tiermehl stammte von Schafen, die an der in England bereits seit dem 18. Jahrhundert bekannten Scrapie („to scrape") erkrankt waren. Anfang der 80er Jahre hatte das britische MAFF (Ministry of Agriculture, Fisheries and Food) zugelassen, die Verarbeitungstemperatur für die Herstellung von Tiermehl von

130 auf 110 °C herabzusetzen [5, 12]. Man nimmt deshalb heute an, daß durch ungenügende Sterilisation eines bis dato unbekannten Erregers die Speziesbarriere durchbrochen wurde, d.h. die Infektion von Schafen auf das Rind erfolgte.

Die Prionhypothese

Nachdem man lange an Viren oder Viroide geglaubt hatte, gewinnt die sog. „Prionhypothse“ immer mehr an Gewicht. Bei Prionen [8], „proteinaceus infectious agent“, handelt es sich um die krankmachende infektiöse Isoform (PrP^{sc}) eines chemisch identischen Proteins (PrP^{c}) aus 253 Aminosäuren, welches physiologischerweise auch beim Menschen vorkommt. Prione sind somit keine Nucleinsäuren. PrP^{c} wird bevorzugt an die Oberfläche von neuralen Zellen gebunden. Seine Funktion ist noch weitgehend unbekannt. Experimente mit sog. Knock-out-Mäusen (Entfernung des Priongens, welches PrP^{c} codiert) zeigen, daß das PrP^{c} für vielfältige Gehirnfunktionen von entscheidender Bedeutung ist. Durch das krankmachende PrP^{sc} werden Gehirnzellen zerstört und führen zu einer Reihe seltener Erkrankungen, auch beim Menschen (Tabelle 1).

Um aus dem physiologischen Eiweißmolekül (PrP^{c}) ein infektiöses Agens (PrP^{sc}) entstehen zu lassen, scheint lediglich eine Änderung der dreidimensionalen Konfiguration notwendig zu sein. PrP^{sc} unterscheidet sich physikalisch von der normalen zellulären Isoform PrP^{c} durch die Bevorzugung einer sog. β-Faltblattstruktur (sonst α-Faltblattstruktur, [9]). Als Hypothese stellt man sich vor, daß beim Eindringen von infektiösem PrP^{sc} in den menschlichen Organismus die im Gehirn vorhandenen, chemisch identischen Proteine PrP^{c} „umklappen“ und somit eine Infektionskette initiiert wird. Die krankmachende Form ist in ihrer dreidimensionalen Struktur so modifiziert, daß sie außerordentlich resistent ist gegenüber proteolytischen Enzymen. Prione weisen darüber hinaus eine hohe Hitze- und Strahlenresistenz auf und lassen sich weder durch Formaldehyd noch Alkohol inaktivieren [3]. Der Organismus ist nicht in der Lage, mit einer spezifischen Immunantwort zu reagieren.

Bewertung der Inaktivierungsmaßnahmen für Prione [3]

- Unzureichend
  - Alkohol,
  - Formaldehyd/Formalin,
  - Glutaraldehyd,
  - jodhaltige Mittel,
  - phenolhaltige Mittel,
  - kochen,
  - H_2O_2,
  - β-Propilacton,
  - Ethylenoxid,
  - UV und radioaktive Bestrahlung.
- Geeignet
  - Autoklavieren bei 134 °C, 1 h,
  - Behandlung mit 1 M NaOH, 24 h,
  - Behandlung mit 2,5–5 % Natriumhypochlorit, 24 h,
  - Kochen in 3 % Natriumdodecylsulfat (SDS), mindestens 10 min,
  - Behandlung mit 3–6 M Guanidiumisothiocyanat (3 M: 4 h, 4 M: 1 h, 6 M: 15 min).

Tabelle 1. Die Prionerkrankungen des Menschen

Name der Erkrankung	Ätiologie
Kuru	Infektion Mensch (Fore)
Creutzfeldt-Jakob-Krankheit (CJD)	
iatrogen	Infektion
sporadisch	unbekannt
familiär	PrP-Mutation (Codon 200, 178, Octapeptid 51–91)
atypische Variante	Infektion?
Gerstmann-Sträussler-Schenker-Syndrom (GSS)	PrP-Mutation (Codon 117, 102, 198 etc.)
Fatal Familial Insomnia (FFJ)	PrP-Mutation (Codon 178 und 129)

Ob bei der Umwandlung in die pathologische Isoform sog. molekulare Chaperone als Kofaktoren eine Rolle spielen, ist noch nicht ganz geklärt. Bei Chaperonen handelt es sich um Proteine, die anderen Proteinen helfen, sich schnell in ihre funktionelle Struktur zu falten [12]. PrP^{c} wird auf dem kurzen Arm des Chromosom 20 beim Menschen kodiert.

Mittlerweile ist bekannt, daß seltene Mutationen auf diesem Abschnitt, den PRNP-Genlocus, die erbliche Form der CJD auslösen können. Man postuliert, daß derartige Mutationen dazu führen, daß nicht das normale, stabile PrP^{c}-Protein synthetisiert wird, sondern eine Form, die sich schneller in das pathologische PrP^{sc} umwandelt. Interessanterweise zeigen alle Patienten aus England mit der nvCJD keine Mutation des PRNP-Gens. Die Erkrankung ist somit nach heutiger Kenntnis sicher nicht auf Mutation zurückzuführen.

Infektiosität

Obwohl, wie bereits oben aufgeführt, Prione schwer zu sterilisieren sind, liegt noch kein nachgewiesener Fall einer direkten Übertragung auf das medizinische Personal vor. Heute sind z.B. bei neurochirurgischen Eingriffen spezielle Desinfektionsmaßnahmen vorgeschrieben, die auch Prione erfassen. Seit längerem ist bekannt, daß durch menschliches, gepooltes Wachstumshormon sowie nach Transplantationen von Cornea und Dura CJD iatrogen übertragen wurde.

Da es bis heute keine diagnostischen Tests zur Routinewendung [6] gibt, können Patienten mit einer latenten CJD nicht identifiziert werden. Theoretisch kann auch nicht ausgeschlossen werden, daß die sehr kleinen Prione durch die Haut permeieren und percutan den menschlichen Organismus infizieren können.

Kosmetika und BSE

Kosmetische Mittel sind im Gegensatz zu Arzneien nicht zulassungspflichtig. Bei Arzneimitteln (sinngemäß auch für dermatologische Rezepturen) liegen für Stoffe, die aus Tieren gewonnen werden, Maßnahmen zur BSE-Sicherheit vor [1]. Die Herstellung der Pharma-Gelatine ist z.B. in der Methode der Gelatin Manufactures of Europe (GMD) exakt festgelegt, so daß auch potentielle Prionen inaktiviert werden würden. Deshalb gilt Gelatine ebenso wie Talg als sicher hinsichtlich der Vermeidung einer Übertragung von BSE-Erregern auf den Menschen. Sie sind deshalb vom allgemeinen Exportverbot für britische Rinderprodukte ausdrücklich ausgenommen [14].

Bei kosmetischen Mitteln werden Rinderprodukte bzw. tierische Substanzen angesichts der großen Anzahl an synthetischen Substanzen bzw. Pflanzenextrakten für Kosmetika wenig (und immer weniger) genutzt [14]. Durch Milch wird BSE nachgewiesenermaßen sowieso nicht übertragen. Auch werden Kollagen und Elastin chemisch und physikalisch so verändert, daß eine Infektion durch Prione unwahrscheinlich erscheint. Schon seit langem hat der IKW (Industrieverband Körperpflege und Waschmittel e.V.) freiwillig und in Übereinstimmung mit dem Europäischen Dachverband Colipa der kosmetischen Industrie strenge Auflagen für die Verarbeitung von tierischen Ausgangsmaterialien in einer Art Selbstkontrolle geübt. Diese wurde seit 1994 zunächst als Empfehlung herausgegeben und sind seit (1996) (s. oben) gesetzlich verankert. Nach der 6. Änderung der EG-Kosmetikrichtlinie vom 14.6.1993, die ab 1.1.1997 in Kraft tritt, müssen die Inhaltsstoffe von kosmetischen Mitteln angegeben werden und nach Art. 7a ist sogar die Verfügbarkeit der Produktangabe (Zusammensetzung des Erzeugnisses, Angaben der Rohstoffe etc.) vorgeschrieben. Darüber hinaus wurde empfohlen, auf die Verwendung von Rindergewebe der WHO-Klasse I (Gehirn, Rückenmark, Auge) generell zu verzichten.

Die Collagenimplantate Zyderm I/II und Zyplast gelten seit neuesten als Medizinprodukte und werden aus sog. geschlossenen Herden aus USA (bis dato BSE-frei) hergestellt.

Leider gibt es noch viele Wissenslücken über BSE, Prione und die nvCJD. Durch die Tatsache, daß kriminelle Machenschaften nicht ausgeschlossen werden können, kann eine letzte Garantie, sich durch Kosmetika nicht zu infizieren, nicht gegeben werden. Nach dem heutigen Kenntnisstand erscheint eine Infektion durch das Hautorgan jedoch sehr, sehr unwahrscheinlich.

Literatur

1. Arzneimittelkommission (1996) PZ 16: 1367
2. Chazot G, Broussolle E, Lapras CI, Blättler T, Aguzzi A, Kopp N (1996) New variant of Creutzfeldt-Jacob disease in a 26 year old French man. Lancet: 1181
3. Epidemiologisches Bulletin, RKI (1996) Creutzfeldt-Jakob-Krankheit: Desinfektion und Sterilisation von chirurgischen Instrumenten. Empfehlung einer Expertenberatung 27: 182–184
4. Koch K (1996) Der praktische Nutzen ist begrenzt. Neue Testverfahren für CJD und BSE. Dtsch Ärztebl 93: 2028
5. Kretzschmar H, Kretschmar A, Dahme E (1990) BSE. Die spongiformen Encephalopathien und die Prionhypothese. Dtsch Ärztebl 87: 2797–2804
6. Mertens S, Koch K (1996) Humane Infektion mit BSE immer wahrscheinlicher. Dtsch Ärztebl 93: 1699–1700
7. Poser S, Weber T, Zerr J, Giese A, Gefeller O, Felgenhauer K, Kretzschmar H (1996) Keine Häufung der Creutzfeldt-Jakob-Krankheit in der Bundesrepublik Deutschland. Dtsch Ärztebl 93: 1699–1700
8. Prusiner SB (1982) Novel proteinaceus infectious particles cause scrapie. Science 216: 136–144
9. Prusiner SB (1996) Prion Prion Prion. Springer, Berlin Heidelberg New York Tokyo
10. Schulz-Schaeffer WJ, Windl O, Kretzschmar HA (1996) Rinderwahn und Creutzfeldt-Jakob-Erkrankung. Dtsch Ärztebl 93: 902–904
11. Weber T, Poser S, Kretzschmar HA (1994) Prionkrankheiten – heutiger Wissensstand. Dtsch Ärztebl 91: 3021–3030
12. Weiss S (1996) Prionen-Erkrankungen: Wie hoch ist das Übertragungsrisiko? PZ 141: 1693–1706
13. Will RG, Ironside JW, Zeidler M, Cousens SN, Estibeiro L, Alperovitch A, Poser S, Pocchiari M, Hofmann A, Smith PG (1996) A new variant of Creutzfeldt-Jakob disease in UK. Lancet 347: 921–925
14. Worret W-I (1996) Kosmetika und BSE (Bovine spongiforme Enzephalopathie). Kosmet Med 17/2: 128–132

Beeinflussung der Hornschichtqualität durch glycerinhaltige Externagrundlagen*

M. Gloor, J. Bettinger, W. Gehring

Glycerin gilt als Hilfsstoff und nicht als Wirkstoff. Trotzdem sind eine Reihe von pharmakologischen Effekten für Glycerin nachgewiesen worden.

Untersuchungen aus der Literatur

Die lipophilen Anteile der Hornschichtlipide befinden sich entweder in einem kristallinen oder in einem flüssigkristallinen Zustand. Nur im flüssigkristallinen Zustand sind sie für Wasser und wahrscheinlich auch für polare Wirkstoffe permeabel. Die Anwendung von Glycerin führt dazu, daß der Übergang in die festkristalline Phase erschwert wird. Die charakteristische Funktion der Hornschicht wird also zum mindesten unter bestimmten Bedingungen durch eine Glycerinanwendung optimalisiert.

Glycerin wirkt außerdem hydratisierend auf die Hornschicht infolge des hygroskopischen Effektes, der allerdings nur bei höherer Luftfeuchtigkeit zum Tragen kommt. Vermutlich wird Glycerin in die Barrierelipide eingelagert und bedingt eine vermehrte Einlagerung von Wasser in die hydrophilen Schichten der lamellären Lipidstrukturen.

Glycerin hat auch eine Wirkung auf die mechanischen Eigenschaften der Haut. Es begünstigt den Abbau der zwischenzelligen desmosomalen Verbindungen in der Hornschicht. Daraus resultierend bedingt es eine Begünstigung der Hautdeformation bei repetitiven Saugversuchen. Nachgewiesen ist eine vermehrte Desquamation der Hornschicht infolge einer verminderten interzellulären Kohäsion. Daraus resultiert auch ein glättender Effekt auf die Hornschicht.

Eigene Untersuchungen

Schwerpunkt der eigenen Untersuchungen war die hydratisierende Wirkung. Wir konnten zeigen, daß Glycerin eine wesentlich stärkere hydratisierende Wirkung als Harnstoff aufweist. Die Wirkung von Glycerin erweist sich als optimal, wenn eine Anwendung in O/W-Systemen erfolgt. Dabei besteht eine deutliche Dosisabhängigkeit und es kann eine wesentliche Verbesserung der hydratisierenden Wirkung bei einer Konzentrationssteigerung von Glycerin von 5 auf 10 % beobachtet werden. Die hydratisierende Wirkung ist besser als die von Harnstoff, als optimal kann eine Kombination von 5% Glycerin und 5% Harnstoff gelten.

In eigenen Untersuchungen haben wir uns außerdem mit der Hornschichtrauhigkeit beschäftigt. Es konnte gezeigt werden, daß nach Vorbehandlung mit einer glycerinhaltigen Emulsion und anschließender Waschung die Rauhigkeit der Haut geringer war, wenn mit der glycerinhaltigen Emulsion behandelt wurde, als wenn die glycerinfreie Salbengrundlage zur Anwendung kam.

Ein weiterer Schwerpunkt unserer Untersuchungen stellt die Schutzfunktion dar. Wir konnten beim einfachen Waschversuch zeigen, daß durch eine vorausgegangene Behandlung mit O/W-Emulsionen keinerlei Schutzeffekt gegen Tensidwaschungen zu erreichen war. Wurde jedoch Glycerin der O/W-Emulsion hinzugegeben, so kam es zu einem ausgeprägten Schutz gegen die Exsikkation. Diese Untersuchungen konnten durch repetitive Waschversuche bestätigt werden. Es konnte gezeigt werden, daß die repetitive Waschung ohne Anwendung einer Schutzcreme zu einer erheblichen Vermehrung des transepidermalen Wasserverlustes, der Exsikkose der Hornschicht und der irritativen Hyperämie im subpapilären Gefäßplexus führt. Wurde intermittierend zwischen den Waschungen eine Behandlung mit einer glycerinhaltigen O/W-Emulsion durchgeführt, so konnte der Anstieg der Exsikkation, des transepidermalen Wasserverlustes und der irritativen Hyperämie in einem erheblichen Umfang vermindert werden. Eigene Untersuchungen haben darüber hinaus deutlich gemacht, daß durch den hygroskopischen Effekt von Glycerin ein Flux aus der Tiefe der Epidermis zur Oberfläche hin ausgelöst wird, der möglicherweise einen Triggermechanismus für die Barriererestitution darstellt. Glycerin bedingt also

* Kurzfassung: Eine ausführliche Publikation ist im HAUTARZT vorgesehen.

einen regenerativen Hautschutz und nicht einen protektiven Hautschutz im klassischen Sinn. Die Schutzfunktion von Glycerin bezieht sich nicht nur auf Tensideinwirkungen sondern auch auf die Einwirkung lipophiler Schadstoffe.

In eigenen Untersuchungen haben wir uns darüber hinaus beschäftigt mit der Wirkstoffpenetration nach Glycerinanwendung. Es wurde analog zu Literaturuntersuchungen eine Schädigung der Hornschicht mit Acetonextraktion bzw. Tape-Stripping vorgenommen. Anschließend wurde unter einer Okklusivfolie Glycerin, respektive Wasser appliziert. Im Anschluß daran wurden Barrierebelastungstests mit dem DMSO-Test, mit dem Alkaliresistenztest und dem Natriumlaurylsulfat-Irritationstest vorgenommen. Alle diese Tests zeigten, daß Glycerin zu einer Verbesserung der Barriere und damit zu einem verminderten irritativen Effekt führt. Außerdem wurde die Penetration von Hexylnikotinat durch die Hornschicht untersucht. Bemerkenswerter Weise fand sich trotz der verbesserten Schutzfunktion der Hornschicht eine verbesserte Wirkstoffpenetration von Hexylnikotinat.

Die Untersuchungen mit Glycerin zeigen, daß eine weitgehende Parallelität der Wirkungen von Harnstoff und Glycerin besteht. Glycerin weist eine Vielzahl von pharmakologischen Wirkungen auf und sollte deshalb in der Dermatotherapie, besonders bei der Neurodermitis, evtl. in Kombination mit Harnstoff gezielt angewendet werden (Literatur in der ausführlichen Publikation im HAUTARZT).

Berufsdermatologie

Zusammenstellung berufsspezifischer Epikutantestreihen

J. Geier, A. Schnuch

Einleitung

Die allergologische Diagnostik von Berufsdermatosen ist mit mehreren Schwierigkeiten behaftet. Die Berufsbezeichnung charakterisiert das Noxenumfeld des erkrankten Arbeitnehmers, das ja abhängig von seiner individuellen Tätigkeit ist, nur unzureichend. Die Zusammensetzung der beruflichen Kontaktstoffe unterliegt nicht nur durch den technischen Fortschritt einem ständigen Wandel. Auch durch den Gebrauch der Arbeitsstoffe ist eine Änderung der chemischen Zusammensetzung möglich; man denke in diesem Zusammenhang z. B. an gebrauchte Kühlschmieremulsionen. Oft ist schwer zu ermessen, ob der Arbeitnehmer tatsächlich einen für die Entstehung einer Hautkrankheit relevanten Kontakt mit einem Arbeitsstoff hat, oder ob die Kontaktmöglichkeiten durch persönliche oder technische Schutzmaßnahmen soweit minimiert sind, daß im Einzelfall keine krankheitsauslösende Exposition gegeben ist. Schließlich und endlich erfordert die Aufklärung einer Berufsdermatose profunde Kenntnisse über die irritativen Eigenschaften und die allergene Potenz der einzelnen Arbeitsstoffe.

Idealerweise sollten im Rahmen einer dermatologischen Begutachtung bei Verdacht auf eine Berufsdermatose die berufliche Exposition und die relevanten Kontaktmöglichkeiten durch eine sorgfältige Anamnese, ggf. ergänzt durch Anfragen beim Werksarzt oder Betriebsleiter, vollständig erfaßt werden. An diesen Angaben hat sich die nachfolgende allergologische Diagnostik zu orientieren. Die Praxis jedoch zeigt, daß es in den meisten Fällen unmöglich ist, die berufliche Exposition vollständig zu eruieren. Die vollständige, individuelle Aufklärung der Allergenexposition in jedem Einzelfall ist wegen des damit verbundenen Personal- und Zeitaufwandes einerseits und wegen des oft lückenhaften Wissens der Patienten andererseits schlechterdings unmöglich; daher wird immer eine gewisse Restunsicherheit bleiben.

Um dennoch eine möglichst valide allergologische Diagnostik betreiben zu können, sind als grobe Richtlinie berufsspezifische Epikutantestreihen eine wünschenswerte Hilfe.

Berufsspezifische Epikutantestreihen

Für die Zusammenstellung berufsspezifischer Epikutantestreihen bieten sich 4 Informationsquellen an:

1. Daten zur Epidemiologie der Kontaktallergie: In der Datenbank des Informationsverbundes Dermatologischer Kliniken (IVDK) sind die Berufe der Patienten und die Ergebnisse der Epikutantestung enthalten. Mit diesen Daten kann in erster Näherung das Allergenspektrum eines Berufes bzw. einer Berufsgruppe ermittelt werden. Einschränkend ist allerdings festzuhalten, daß die individuelle Tätigkeit des Patienten hier noch nicht erfaßt ist.
2. Auswertung von Gutachten: Bei berufsdermatologischen Begutachtungen werden in der Regel die individuelle Tätigkeit und die individuelle berufliche Exposition genauer erfaßt als bei der Routinediagnostik einer Kontaktallergie. Durch die systematische Auswertung der hier erfaßten Daten, z. B. in Form einer prospektiven Studie, wäre eine genauere Erfassung der beruflichen Exposition und der relevanten Allergenexposition bei bestimmten Tätigkeiten möglich, wie dies Gutachten-Auswertungen im Raum Nordbayern bereits gezeigt haben [2].
3. Literatur, Informationen von Herstellern: Die Auswertung der entsprechenden berufsdermatologischen Literatur ist selbstverständlich eine unabdingbare Ergänzung. Hierbei sind jedoch regionale und zeitliche Unterschiede zu berücksichtigen. Zur Beschreibung der aktuellen Exposition in bestimmten Berufen ist die Literaturauswertung meist weniger geeignet. Hier können nur neue Informationen von den Herstellern relevanter Berufsstoffe weiterhelfen.
4. Arbeitsplatz-Analysen: Die unter 1. Bis 3. genannten Ansätze müssen ergänzt werden durch eine differenzierte Analyse hautgefährdender Arbeitsplätze mit ausführlicher Darstellung der einwirkenden Noxen und der ergriffenen Schutzmaßnahmen. Eine solche differenzierte Untersuchung übersteigt sicherlich die Möglichkeiten des begutachtenden Dermatologen wie auch des betroffenen

Patienten und fällt eher in das Aufgabengebiet der Technischen Aufsichtsdienste der Berufsgenossenschaften.

Beispiele

Im folgenden sollen einige Beispiele berufsspezifischer Epikutantestreihen dargestellt werden.

Metallverarbeitende Industrie

Die Deutsche Kontaktallergie-Gruppe hat bereits 1989 eine Testreihe für die metallverarbeitende Industrie zusammengestellt, wobei zunächst hauptsächlich Literaturangaben und Erfahrungen aus den Kliniken berücksichtigt wurden. Aufgrund der im IVDK erfaßten Ergebnisse mit dieser Testreihe [14, 15] und in Zusammenarbeit mit Vertretern der zuständigen Berufsgenossenschaften wurde dieser Testblock aktualisiert. Angesichts der Tatsache, daß die Zusammensetzung und die Verbreitung der in diesem Bereich oft relevanten Kühlschmieremulsionen einem stetigen Wandel unterworfen sind, und die Hersteller oft recht zurückhaltend mit Informationen zur Zusammensetzung der Emulsionen sind, ist ein kontinuierliches Monitoring in dieser Testreihe auch weiterhin erforderlich.

Friseurhandwerk

Die Zusammensetzung der seit vielen Jahren etablierten Friseur-Reihe der DKG wurde seit einer Auswertung der IVDK-Daten [9] 1992 nicht verändert, da bislang keine durchgreifende Änderung der beruflichen Exposition festzustellen war. In einigen Punkten zeichnet sich aber jetzt ein Wandel ab. Da die großen Hersteller den als Allergen bekannten Wirkstoff Glycerylmonothioglykolat (in sauren Dauerwellen) vom Markt genommen haben, ist anzunehmen, daß in Zukunft Sensibilisierungen gegen GMT zurückgehen werden. Derzeit erscheint es aber noch zu früh, diese Substanz aus einer entsprechenden Berufstestreihe zu streichen. Neuere, sogenannte „esterfreie" Dauerwellprodukte enthalten zum Teil Thiomilchsäure oder Ammoniumthiolactat, die beide als Kontaktallergene beschrieben wurden [12, 13]. Die optimale Testkonzentration ist derzeit noch Gegenstand von Untersuchungen der Deutschen Kontaktallergie-Gruppe. Nach Abschluß dieser Studien wäre die Friseurstoffreihe entsprechend zu erweitern. Pyrogallol darf seit 1993 laut Kosmetikaverordnung nicht mehr in diesem Bereich verwendet werden. Bislang konnte sich die DKG nicht zu einer Streichung dieser Substanz aus der Testreihe entschließen, um sich die Möglichkeit offenzuhalten, eventuelle Alt-Sensibilisierungen zu erfassen.

Maurer, Betonbauer, Fliesenleger und verwandte Berufe (Bau-Hauptgewerbe)

In Zusammenarbeit mit dem arbeitsmedizinischen Dienst der Bau-Berufsgenossenschaft Hannover wurde aufgrund von Literaturangaben und den im IVDK erfassten Epikutantestergebnissen bei Maurern und verwandten Berufen ein Epikutantestblock für das Bau-Hauptgewerbe erstellt, der in Ergänzung zur Standardreihe, die ja bereits wichtige, in diesen Berufen vorkommende Allergene (Dichromat, Kobalt, Exoxidharz etc.) enthält, getestet werden sollte [5, 6]. Bei der Diskussion dieser Testreihe in der DKG wurde der Verdacht geäußert, daß die Isocyanate, die bei der Herstellung von Polyurethan-Ortsschäumen auftreten, möglicherweise deswegen so selten zu allergischen Reaktionen im Epikutantest führen, weil die Testzubereitung mit 0,1% in Vaseline zu niedrig konzentriert ist. Aufgrund dieser Anregung hat ein großer deutscher Hersteller von Epikutantestsubstanzen die Konzentration auf 1% in Vaseline angehoben. Auch in diesem Bereich wird ein kontinuierliches Monitoring erforderlich sein. Außerdem empfahl die DKG, in den Testblock zusätzlich Methylmethacrylat und Benzoylperoxid aufzunehmen, die beide in Klebern ein relevantes Allergen im Bau-Hauptgewerbe darstellen können. Die Relevanz positiver Reaktionen auf Benzoylperoxid 1% in Vaseline ist allerdings sehr kritisch zu beurteilen, da es nicht selten zu wahrscheinlich irritativen Reaktionen kommt, die auch bei der 72-Stunden-Ablesung wie eine einfach positive Reaktion (Erythem, Infiltrat) imponieren können. Außerdem wurde nach Diskussion innerhalb der DKG Diazolidinylharnstoff in die Testreihe aufgenommen, das nicht selten zur Konservierung von Hautschutzpräparaten eingesetzt wird. Der gegenüber der genannten Publikation [6] überarbeitete Testblock ist in Tabelle 1 widergegeben.

Lederverarbeiter

Das Allergenspektrum in der lederherstellenden und lederverarbeitenden Industrie, in der Schuhindustrie und bei Schuhmachern ist an den einzelnen Arbeitsplätzen sicherlich sehr unterschiedlich. Die Auswertung von Daten des IVDK, die intensive Analyse von 22 Krankenakten entsprechender Patienten sowie Informationen zum Einsatz der verschiedenen Substanzen vom Prüf- und Forschungsinstitut für die Schuhherstellung, Pirmasens, führten schließlich zur Empfehlung eines 13 Substanzen umfassenden Testblockes

Tabelle 1. Vorschlag für eine Epikutantestreihe für das Bau-Hauptgewerbe, in Ergänzung zur Standardreihe zu testen. (DKG, mod. nach [6])

Substanz	Konzentration (Vehikel: Vaseline) [%]	mögliches Vorkommen der Substanz im Bau-Hauptgewerbe
4,4'-Diaminodiphenylmethan	0,5	Härter für Epoxidharze
Diethylentriamin	0,5	Härter für Epoxidharze
Triethylentetramin	0,5	Härter für Epoxidharze
Ethylendiamin-di-HCl	1	Härter für Epoxidharze
Diethanolamin	2	Katalysator für Polyurethanprodukte
Triethanolamin	2,5	Mahlhilfe in Zement Aushärtungsbeschleuniger in Beton Katalysator für Polyurethanprodukte
Benzoylperoxid	1	Verarbeitung von Polyesterharzen
Phenol-Formaldehydharz (Novolak)	5	Kleber
Phenol-Formaldehydharz (Resol)	5	Kleber
Melamin-Formaldehydharz	7	Kleber, Beton
Harnstoff-Formaldehydharz	10	Kleber, Isolierungen
Chloracetamid	0,2	Konservierungsmittel in Hautschutzsalben
Bronopol	0,5	Konservierungsmittel in Hautschutzsalben
Methylmethacrylat	2	Verstärkungen in Beton
Diazolidinylharnstoff	2	Konservierungsmittel in Hautschutzsalben
Diphenylmethan-4,4-diisocyanat	1	in Polyurethan-Ortsschäumen
Toluylendiisocyanat	1	in Polyurethan-Ortsschäumen
Benzisothiazolinon	0,1	Konservierungsmittel in Klebern

(s. Tabelle 2) für die entsprechende Berufsgruppe [7]. Aufgrund der vergleichsweise geringen Patientenzahlen in diesem Bereich kann jedoch auch diese Testreihe nur als vorläufig angesehen werden. Eine weitere Überwachung, insbesondere eine Überprüfung der Testergebnisse mit diesem Block, erscheint unbedingt erforderlich.

Weitere Berufe

Auch für weitere Berufe wurden Allergenspektren analysiert; nicht immer mündete eine solche Analyse in die Empfehlung einer Testreihe. Grundlage entsprechender Untersuchungen waren meist Literaturauswertungen und Daten des IVDK. Darüber hinaus steuerten einzelne Berufsgenossenschaften wichtige Informationen bei.

In einer 1994 erschienenen Übersichtsarbeit werden Kontaktallergien in medizinischen Berufen dargestellt, wobei auf die spezielle Exposition von Ärzten, Zahnärzten, Krankenschwestern und Zahntechnikern eingegangen wird [11]. Die medizinischen Berufe sind derzeit Gegenstand einer umfangreicheren IVDK-Datenanalyse.

Berufsdermatosen bei Zahntechnikern untersucht derzeit eine Arbeitsgruppe der Dortmunder Hautklinik. Erste Ergebnisse, darunter auch eine Epikutantestreihe für Zahntechniker, wurden bereits veröffentlicht [8, 10]. Auch Auswertungen entsprechender Daten des IVDK wurden bereits publiziert [3, 4].

Kontaktallergien bei Raumpflegerinnen wurden wiederum in Zusammenarbeit mit der Bau-Berufsgenossenschaft Hannover und auf der Basis von IVDK-Daten untersucht [1].

Tabelle 2. Vorläufiger Vorschlag für eine Epikutantestreihe für Lederverarbeiter. (Mod. nach [7])

Substanz	Konzentration und Vehikel [%]		mögliches Vorkommen der Substanz bei der Lederverarbeitung
Bismark Braun (Basic Brown 1)	0,5	Vas.	in Lederfarben
Chlorcresol	1	Vas.	Biozid in Leder
1,3-Diphenylguanidin	1	Vas.	Beschleuniger in Gummi und Polyurethan
Formaldehyd	1	Aqu.	beim Gerben oder Nachgerben
Glutardialdehyd	0,3	Vas.	beim Gerben oder Nachgerben
Kaliumdichromat	0,5	Vas.	aus dreiwertigem Chrom, z. B. beim Broschieren
Mercaptobenzothiazol	2	Vas.	in Gummibestandteilen (?)
Metanil Gelb (Acid yellow 36)	1	Vas.	Lederfarben
Nickelsulfat	5	Vas.	in Applikationen, Werkzeug (?)
Octylisothiazolinon	0,25	Vas.	Biozid im Leder
p-Aminoazobenzol	1	Vas.	in Lederfarben
p-Phenylendiamin	1	Vas.	in Lederfarben
p-tert.-Butylphenol-Formaldehydharz	1	Vas.	in Neoprenklebstoffen

Tabelle 3. IVDK 1994–1996*: Auswahl der aktuellen Berufe von Patienten mit Berufsdermatose (n = 4397, entsprechend 15% von 28 957 insgesamt erfaßten Patienten)

Beruf	[%] von 4397
Krankenschwester, -pfleger	10,0
Friseur	6,3
Raumpfleger	4,0
Zahntechniker	2,2
Maurer	1,9
Koch	1,8
Zahnarzthelferin	1,8
Dreher (Metall)	1,4
Arzthelferin	1,3
Bäcker	1,2
Maler, Lackierer	1,2

* Das Jahr 1996 noch nicht vollständig ausgewertet

Diskussion

Für einige Berufsgruppen wurden bereits Epikutantestreihen zusammengestellt, wobei die eingangs erwähnten, optimalen Grundlagen für eine solche Zusammenstellung in keinem Fall vollständig vorhanden waren. Im Interesse der Qualitätssicherung und -verbesserung der berufsdermatologischen Diagnostik ist es wünschenswert, daß diese Voraussetzungen geschaffen werden, damit auch in Zukunft valide berufsspezifische Epikutantestreihen erstellt, überwacht und entsprechend den Änderungen der Exposition angepaßt werden können.

Die zunächst in dieser Hinsicht zu bearbeitenden Berufe ergeben sich aus Tabelle 3, in der die häufigsten Berufsgruppen derjenigen im IVDK erfaßten Patienten genannt sind, bei denen mutmaßlich eine Berufsdermatose vorliegt.

Literatur

1. Darsow U, Geier J, Struppek K, Rakoski J, Ring J (in Vorbereitung) Kontaktallergien bei Raumpflegerinnen. Ergebnisse des Informationsverbundes Dermatologischer Kliniken (IVDK) und der Deutschen Kontaktallergie-Gruppe (DKG). Derm Beruf Umwelt
2. Diepgen TL, Schmidt A, Schmidt M, Fartasch M (1991) Epidemiologie berufsbedingter Hautkrankheiten in Nordbayern. Z Hautkrankh 66: 935–938
3. Gebhardt M, Geier J (1996) Evaluation of patch test results with a denture material series. Contact Dermatitis 34: 191–195
4. Geier J, Schnuch A (1994) Nachrichten aus dem IVDK: Kontaktallergene bei Dentalberufen. Dermatosen in Beruf und Umwelt 42: 253–255
5. Geier J, Schnuch A (1995) A comparison of contact allergies among construction and non-construction workers attending contact dermatitis clinics in Germany: Results of the Information Network of Departments of Dermatology from november 1989 to july 1993. American Journal of Contact Dermatitis 6: 86–94
6. Geier J, Struppek K (1995) Anamnese-Auxilium für die berufsdermatologische Untersuchung von Maurern, Betonbauern, Fliesenlegern und Angehörigen verwandter Berufe. Dermatosen in Beruf und Umwelt 43: 75–80
7. Koch P, Nickolaus G, Geier J (1996) Kontaktallergien bei Lederherstellern, Lederverarbeitern und in der Schuhindustrie. Fünf-Jahres-Analyse auf der Grundlage von Daten des Informationsverbundes Dermatologischer Kliniken (IVDK). Dermatosen in Beruf und Umwelt 44: 257–262
8. Peiler D, Rustemeyer Th, Frosch PJ (1996) Dermatosen bei Zahntechnikern – Irritantien und Allergene. Allergologie 19: 93–94
9. Peters KP, Frosch PJ, Uter W, Schnuch A et al. (1994) Typ IV-Allergien auf Friseurberufsstoffe. Dermatosen in Beruf und Umwelt 42: 50–57
10. Rustemeyer T, Frosch PJ (1996) Occupational skin diseases in dental laboratory technicians (I) Clinical picture and cuasative factors. Contact Dermatitis 34: 125–133
11. Rustemeyer T, Pilz B, Frosch PJ (1994) Kontaktallergien in medizinischen Berufen. Hautarzt 45: 834–844
12. Straube M, Uter W (1996) Von Glycerylmonothioglykolat zu Thiomilchsäure? In: Schwanitz HJ, Uter W, Wulfhorst (B) (Hrsg) Neue Wege zur Prävention – Paradigma Friseurekzem. Universitätsverlag Rasch, Osnabrück, S 78–80
13. Straube M, Uter W, Schwanitz HJ (1996) Occupational allergic contact dermatitis from thiolactitc acid contained in „ester-free" permanent waving solutions. Contact Dermatitis 34: 229–230
14. Uter W, Geier J, Ippen H (1996) Nachrichten aus dem IVDK: Aktuelle Sensibilisierungshäufigkeiten bei der DKG-Testreihe „Metallverarbeitung". Dermatosen in Beruf und Umwelt 44: 34–36
15. Uter W, Schaller S, Bahmer FA, Brasch J. et al. (1993) Contact allergy in metal workers – a one-year analysis based on data collected by the „Information Network of Dermatological Clinics" (IVDK) in Germany. Dermatosen in Beruf und Umwelt 41: 220–227

Prävention und Rehabilitation von Berufsekzemen

T. L. Diepgen

Berufsekzeme sind sozialmedizinisch und gesundheitsökonomisch bedeutsam

Seit vielen Jahren stehen berufsbedingte Hauterkrankungen an der Spitze der angezeigten Berufserkrankungen und stellen ein großes gesundheitsökonomisches und sozialmedizinisches Problem dar. Meistens handelt es sich um Kontaktekzeme (90–95%), wobei je nach Ätiologie subtoxisch-kumulative (=irritative) und allergische Kontaktekzeme unterschieden werden können. Die gesundheitsökonomischen und sozialmedizinischen Problem der Berufsekzeme sind dadurch gegeben, daß

- häufig sehr lange Behandlungszeiten notwendig sind,
- meistens sehr junge Menschen betroffen sind, die am Anfang ihrer beruflichen Laufbahn stehen,
- eine Tätigkeitsaufgabe mit daraus resultierenden hohen Umschulungskosten oft unvermeidbar ist,
- die Prognose auch nach Tätigkeitsaufgabe häufig sehr schlecht ist.

Trotz der großen Bedeutung berufsbedingter Ekzeme gibt es kaum bevölkerungsbezogene epidemiologische Untersuchungen. Die meisten Studien beziehen sich auf Klinikpatienten oder Gutachtenfälle und lassen aufgrund selektionsbedingter Verzerrungen nur eingeschränkte epidemiologische Aussagen zu. Die zur Verfügung stehenden amtlichen Statistiken genügen nicht den gestellten Anforderungen, sind unvollständig und aus gewerbedermatologischer Sicht mit Mängeln behaftet. Seit 1990 haben wir daher systematisch ein Berufskrankheitenregister „Haut" aufgebaut, in dem alle angezeigten Berufserkrankungen nach BK 5101 in Nordbayern erfaßt werden [4]. Die daraus gezogenen Erkenntnisse sind für gezielte Ansätze zur Verbesserung der primären und sekundären Prävention und Rehabilitation wichtig. Erste Analysen lassen sich wie folgt kurz zusammenfassen:

- Fast 80% der berufsbedingten Hautkrankheiten kommen aus 7 Berufsgruppen (Friseur-, Metall-, Heil- und Pflege-, Nahrungsmittel-, Bau-, Reinigungs-, Malerberuf).
- Von berufsbedingten Hautkrankheiten sind besonders junge Altersgruppen betroffen. (Altersmedian Frauen: 22 Jahre, Männer: 31 Jahre).
- Berufsbedingte Hautkrankheiten treten häufig bereits nach relativ kurzer Expositionszeit auf.
- Eine atopische Hautdiathese ist ein wesentlicher Kofaktor.
- Allergische und irritative Kontaktekzeme sind insgesamt etwa gleich häufig.
- Präventivmaßnahmen sind bisher nicht ausreichend.

Allgemeine Grundsätze der Prävention von arbeitsbedingten Hauterkrankungen

Im beruflichen Alltag können sehr unterschiedliche und vielfältige Gefährdungen der Haut auftreten. Daher müssen Maßnahmen zur Vermeidung von Hautschäden immer der jeweiligen Einzelsituation angepaßt werden, wobei die Rangfolge von Schutzmaßnahmen zu beachten ist. An erster Stelle ist zu prüfen, ob der schädigende Arbeitsstoff durch einen weniger hautgefährdenden ersetzt, an zweiter Stelle, ob durch technische Maßnahmen der Hautkontakt mit diesem unterbunden werden kann (no-touch technique). Erst an dritter Stelle stehen organisatorische Maßnahmen. So schreibt z.B. die Technische Regel für Gefahrstoffe im Friseurhandwerk (TRGS 530) vor, Arbeitsabläufe so zu gestalten, daß ein ständiger Wechsel zwischen Naß- und Trockenarbeit gewährleistet ist und nicht einzelne Beschäftigte (z.B. Auszubildende) ständig mit einseitiger Feuchtarbeit (z.B. Haarwäschen) belastet werden. Die neue TRGS 613 schreibt Ersatzstoffe, Ersatzverfahren und Verwendungsbeschränkungen für chromathaltige Zemente vor (u.a. Zugabe von Eisen(II)-sulfat). In den letzten Jahren wurden neue hautphysiologische Untersuchungsverfahren (Messung des transepidermalen Wasserverlustes mittels Evaporimetrie) entwickelt, mit denen die irritative Schädigung durch Arbeitsstoffe bereits vor dem Auftreten sichtbarer Hautschäden bestimmt werden kann [7, 8]. Erst dann kommt der Einsatz persönlicher Schutzausrüstung zum Tragen. An letzter Stelle steht in der Rangfolge von Schutzmaßnahmen die Auswahl des geeigneten Personenkreises.

Hierbei könnte das Jugendarbeitsschutzgesetz eine entscheidende Rolle spielen, wenn es nicht in seiner bisherigen Form aus mehreren Gründen aus dermatologischer Sicht versagen würde (5).

Neue Richtlinien zur Prävention von Berufsekzemen

In den letzten Jahren sind bedeutende Schritte für eine Verbesserung der Prävention arbeitsbedingter Ekzeme unternommen worden. Es wurden Technische Regeln für Gefahrstoffe (TRGS) in Berufs- und Tätigkeitsfeldern mit hoher Hautbelastung erarbeitet und der Berufsgenossenschaftliche Grundsatz für die arbeitsmedizinische Vorsorgeuntersuchung G 24 „Hauterkrankung (mit Ausnahme von Hautkrebs)“ novelliert. Nachfolgend sollen der neue G 24 und die TRGS 531 „Gefährdung der Haut durch Arbeiten im feuchten Milieu (Feuchtarbeit)“ vorgestellt werden.

Der Berufsgenossenschaftliche Grundsatz G 24 „Hauterkrankung (mit Ausnahme von Hautkrebs)“

Im Gegensatz zum Jugendarbeitsschutzgesetz kann der inzwischen vollständig überarbeitete berufsgenossenschaftliche Grundsatz G 24 „Hauterkrankungen (mit Ausnahme Hautkrebs)“ einen wichtigen Beitrag zur Prävention von berufsbedingten Hauterkrankungen leisten. Dieser Grundsatz wurde vollständig überarbeitet und trägt dabei neueren berufsdermatologischen Forschungsergebnissen Rechnung.

Der G 24 soll Anhaltspunkte für Vorsorgeuntersuchungen von Versicherten geben, die beruflich einem erhöhten Hauterkrankungsrisiko ausgesetzt sind. Bisher ist er leider nicht rechtsverbindlich für die besonders gefährdeten Berufsgruppen vorgeschrieben. Er ist in seiner Struktur wie alle Grundsätze aufgebaut und gliedert sich in die Punkte:

- Anwendungsbereich
- Untersuchungsarten
- Erstuntersuchung
- Nachuntersuchungen
- Ergänzende Hinweise

Der überarbeitete G 24 stellt den Gedanken der Prävention und nicht der Selektion in den Vordergrund. Daher werden auch irritative Verursachungsmechanismen, die gerade in der Frühphase von entscheidender Bedeutung sind, stärker als bisher berücksichtigt. Konstitutionelle Parameter, wie die atopische Disposition werden differenzierter untersucht und adäquat der jeweiligen Belastungssituation gewertet. Das Prinzip der Prävention kommt insbesondere dadurch zum Ausdruck, daß je nach Hautgefährdung unterschiedliche Nachuntersuchungsfristen gewählt werden, um rechtzeitig geeignete Präventionskonzepte ergreifen bzw. deren Wirksamkeit überprüfen zu können. Die Beratung zum Hautschutz sollte entsprechend der Arbeitsplatzsituation und der individuellen Hautkonstitution verbindlich vorgeschrieben sein.

Im Gegensatz zu der weit verbreiteten Meinung, ist eine vorbestehende Sensibilisierung (Typ-IV) generell nicht mit einem erhöhten Risiko für ein Berufsekzem verbunden. Natürlich sollte jemand mit einer bestimmten Typ-IV Sensibilisierung nicht einen Beruf ergreifen oder in einen solchen umgeschult werden, in dem Kontakt mit dem betreffenden Allergen besteht. Gerade bei Bestehen einer Nickelallergie hat man früher angenommen, daß damit auch ein erhöhtes Handekzemrisiko in vielen Berufen (z. B. Friseurhandwerk, Krankenpflege) verbunden sei. Dies trifft jedoch im allgemeinen nicht zu. Es ist daher grundsätzlich von einer Allergietestung vor Berufsantritt abzuraten, auch wenn dies leider immer wieder gefordert und auch durchgeführt wird. Eine sogenannte prophetische Testung gibt es nicht, d. h, es läßt sich nicht vorhersagen, ob eine Person gegenüber einer Berufssubstanz gegenüber der er oder sie erst im späteren Berufsleben exponiert sein wird, eine erhöhte Sensibilisierungsbereitschaft hat. Ebenso läßt sich nicht unbedingt bei Vorliegen einer bestimmten Typ-IV Sensibilisierung darauf schließen, daß auch für andere Substanzen eine erhöhte Sensibilisierungsbereitschaft besteht. Daher sollten Epikutantestungen nur dann durchgeführt werden, wenn der Verdacht auf ein allergisches Kontaktekzem besteht.

Personen mit atopischer Hautkonstitution sind gefährdet, bei entsprechender Feuchtbelastung sowie bei Umgang mit irritativen Substanzen sog. subtoxisch-kumulative Handekzeme und in der Folge davon unter Umständen auch allergische Typ IV-Kontaktekzeme und/oder Typ I-Kontaktallergien zu entwickeln. Dieser Personengruppe, die häufig zu pauschal beurteilt wird, trägt der neue G 24 in differenzierter Weise Rechnung.

Bei berufsberatenden Maßnahmen und Vorsorgeuntersuchungen kommt es darauf an, Personen zu erkennen, für die in bestimmten Berufen eine besondere Gefahr besteht, daß sie sich eine Hautkrankheit zuziehen bzw. sich bei ihnen eine vorbestehende Hautkrankheit verschlimmert [6]. Es handelt sich dabei jedoch stets um Risikoabschätzungen, d.h. es kann nicht mit Bestimmtheit vorausgesagt werden, welche individuelle Person mit einer bestimmten Befundkonstellation erkranken wird. Will man zu einer rationalen Beurteilung kommen, die alle Fälle nachvollziehbar gleich behandelt, muß man die Erkrankungswahrscheinlichkeit zu Grunde legen. Als Hilfe zur

Tabelle 1. Merkmalskriterien bei Vorsorgeuntersuchungen nach dem Berufsgenossenschaftlichen Grundsatz G 24.

Merkmale 1. Ordnung:
- Schweres atopisches Ekzem mit längerer oder wiederholter Beteiligung der Hände
- Ausgeprägtes, chronisches oder chronisch-rezidivierendes subtoxisch-kumulatives oder allergisches Handekzem
- Klinisch relevante Sensibilisierung gegenüber Allergenen, deren Kontakt bei der geplanten Tätigkeit nicht zu meiden ist,
- Berufsbedingte Hauterkrankung, die aufgrund einer anlagebedingten Minderbelastbarkeit der Haut zur Tätigkeitsaufgabe gezwungen hat
- Schwere therapieresistente Psoriasis der Hände bei mechanisch oder chemisch stark belastender Tätigkeit (Köbner Phänomen).

Kriterien 2. Ordnung:
- Atopisches Ekzem ohne Beteiligung der Hände (besonders Beugenekzem)
- Leichtere Ekzemmanifestationen der Hände (z. B. Dyshidrose),
- Metallsalzreaktionen in Kombination mit atopischer Hautdiathese
- Allergische Rhinitis oder allergisches Asthma bei Berufen, bei denen erhöhte Gefahr besteht, Typ-I - Allergien zu entwickeln (z. B. Bäcker)
- Psoriasis palmaris bei manuell stark belastenden Tätigkeiten.

Kriterien 3.Ordnung:
- Hinweise für eine verstärkte Irritationsbereitschaft der Haut: Wollunverträglichkeit, Juckreiz beim Schwitzen, Sebostase (besonders in Verbindung mit anderen Minorkriterien des atopischen Ekzems).

Besondere Dermatosen:

Die folgenden zum Teil sehr seltenen Erkrankungen sollen im individuellen Fall von einem erfahrenen Berufsdermatologen beurteilt werden:

a) erbliche Verhornungsstörungen der Haut wie schwere Verläufe der autosomal dominanten oder X-chromosomalen Ichthyosis vulgaris, Ichthyosis congenita, bullöse ichthyosiforme congenitale Erythrodermie, Pachyonychia congenita und Palmoplantarkeratosen mit Neigung zur Blasenbildung, Epidermolysen, erbliche Immundefekte (z. B. chronische mukokutane Candidose)

b) Dermatosen mit erhöhter Lichtempfindlichkeit bei beruflicher UV-Exposition: Lupus erythematodes integumentalis, ggf. visceralis, Porphyrien, persistierende Lichtreaktionen, Albinismus, ausgeprägte Vitiligo.

Beurteilung arbeitsmedizinischer Vorsorgeuntersuchungen für Tätigkeiten in einem hautbelastenden Beruf schlägt der neue G 24 vor, Befunde in Merkmale 1., 2., und 3. Ordnung einzuteilen (Tabelle 1). Ferner finden sich im Anhang noch Hinweise auf andere, aber wesentlich seltenere berufsdermatologisch relevante Hauterkrankungen. Entsprechend der vorgeschlagenen Merkmalseinteilung kann die Eignung bzw. Nichteignung je nach zu erwartender beruflicher Hautbelastung ausgesprochen werden. Wie bei allen derartigen Empfehlungen dürfen die Kriterien nicht starr-schematisch angewandt werden, sondern stellen Anhaltspunkte dar. Maßgeblich sind stets die individuellen Verhältnisse des Einzelfalles.

Tabelle 2. Berufsdermatologisch wichtige TRGSen für die Prävention von berufsbedingten Ekzemen.

- TRGS 530 „Friseurhandwerk“
- TRGS 613 „Ersatzstoffe, Ersatzverfahren, und Verwendungsbeschränkungen für chromathaltige zementhaltige Zubereitungen“
- TRGS 531 „Gefährdung der Haut durch Arbeiten im feuchten Milieu (Feuchtarbeit)“

Technische Regeln für Gefahrstoffe (TRGS)

Grundsätzlich können in Deutschland Maßnahmen des Arbeitsschutzes auf zwei Wegen rechtlich umgesetzt werden:

a) über staatliche Gesetze und Verordnungen (insbesondere die Arbeitsstättenverordnung sowie die Gefahrstoffverordnung auf der Basis des Chemikaliengesetzes und

b) über die von den gesetzlichen Unfallversicherungsträgern nach §708 Abs. 1 RVO (Reichsversicherungsordnung) erlassenen Unfallverhütungsvorschriften (VBG 1 §2 und §4) [3].

Durch die Technischen Regeln für Gefahrstoffe (TRGS) werden die in §17 Abs.1 GefStoffV genannten Regeln und Erkenntnisse inhaltlich näher bestimmt. Eine Übersicht über die technischen Regeln gibt die TRGS 003 „Allgemein anerkannte sicherheitstechnische, arbeitsmedizinische und hygienische Regeln“. Die in Tabelle 2 dargestellten TRGSen sind für die Prävention von berufsbedingten Ekzemen wichtig.

Vermutlich geht die zahlenmässig bedeutsamste Hautgefährdung von der Feuchtarbeit aus. Feuchtarbeit liegt ensprechend der Definition in der neuen TRGS 531 vor, falls Tätigkeiten verrichtet werden, bei denen die Beschäftigten
- einen erheblichen Teil ihrer Arbeitszeit, d. h. regelmäßig täglich mehr als ca. 1/4 der Schichtdauer (ca. 2 Stunden), mit ihren Händen Arbeiten im feuchten Milieu ausführen oder
- einen entsprechenden Zeitraum feuchtigkeitsdichte Handschuhe tragen oder
- häufig bzw. intensiv ihre Hände reinigen müssen (d. h. zwanzig Mal als Richtwert, bei entsprechend aggressiven Hautreinigungsmaßnahmen können auch weniger häufige Händereinigungen den gleichen Effekt haben).

Der Aufbau der TRGS 531 orientiert sich an der Reihenfolge der Schutzmaßnahmen und geht auf folgende wichtige Punkte ein:
- Anwendungsbereich
- Ersatzstoffprüfung
- Technische und organisatorische Schutzmaßnahmen
- Persönliche Schutzmaßnahmen

- Handschuhe
- Arbeitsmedizinische Vorsorge

Auch wenn der Ersatz irritativer und allergener Stoffe angesprochen ist, so fehlt doch bisher die Einstufung und Kennzeichnung für irritative Stoffe und die Kennzeichnung allergener Zubereitung ist erst ab 1% vorgeschrieben.

Besonders wichtig ist die arbeitsmedizinische Vorsorge. Hier wird definitiv auf den G 24 verwiesen, was von erheblicher Bedeutung ist. Es wird auf die Notwendigkeit der Aufklärung über besondere persönliche Gefährdungen hingewiesen und darauf, daß die Auswahl und Anwendung von Hautschutz individuell zu optimieren ist. Bislang fehlen epidemiologische Interventionsstudien, um die in den TRGSen vorgeschlagenen Präventionsmaßnahme hinsichtlich ihrer Umsetzung und Wirksamkeit zu überprüfen und weiter zu verbessern.

In einer dänischen Studie [1] konnte gezeigt werden, daß die Chromatallergie bei Zementexponierten in den letzten Jahren von 11% auf 3% zurückgegangen ist. Es wird nach wie vor kontrovers diskutiert, ob dies in erster Linie auf den Zusatz von Eisen(II)sulfat zurückzuführen ist.

Dem Hautschutz kommt eine große Bedeutung bei der Prävention von Berufsekzemen zu. In allen TRGSen wird auf Hautschutzmaßnahmen großer Wert gelegt. Dennoch existieren bislang keine epidemiologischen Untersuchungen über den Einsatz und die Wirksamkeit von Hautschutzmaßnahmen. Auch die eingesetzten experimentellen Methoden zum Wirksamkeitsnachweis von Hautschutzpräparaten werden kontrovers diskutiert, ein allgemein anerkanntes, standardisiertes Verfahren existiert zur Zeit nicht. Dies ist jedoch sehr wichtig, zumal es nur ca. 50,– bis 60,– DM kostet, um einen Arbeitnehmer für ein Jahr mit Hautschutz zu versorgen.

Erwähnt werden muß natürlich noch die TRGS 150 „Unmittelbarer Hautkontakt mit Gefahrstoffen“, die sich jedoch in erster Linie auf systemisch wirkende (toxikologisch relevante) sowie krebserzeugende Stoffe bezieht und ausdrücklich unter 4.5 „nicht auf Stoffe, die die Haut direkt schädigen oder sensibilisieren“. Ferner steht hier: „Eine Auslöseschwelle kann für solche Stoffe nicht definiert werden. Es sind alle erforderlichen technischen, organisatorischen, arbeitshygienischen und arbeitsmedizinischen Maßnahmen (gemäß §17 und §19 GefStoffV) anzuwenden, um Hautschädigungen zu vermeiden.“

Ausblick: Verbesserung der Rehabilitation von Berufsekzemen

Die praktischen Erfahrungen der letzten Jahre haben gezeigt, daß medizinisch-berufliche Rehabilitationsverfahren häufig zu spät eingeleitet werden und der Ablauf nicht selten sowohl organisatorische als auch qualitative Defizite aufweist. Außerdem bestehen zwischen den einzelnen Rehabilitationskliniken zum Teil erhebliche Qualitätsunterschiede. Hier ist eine erhöhte Effizienz, insbesondere in Anbetracht der immensen Kosten, die daraus resultieren, dringend erforderlich.

Durch Anwendung eines sachgemäßeren Hautschutzes, rechtzeitige Einleitung einer adaequaten dermatologischen Therapie, bessere Aufklärung sowie aktive Mit- und Zusammenarbeit der Betroffenen könnte vielen Versicherten der Verbleib im Beruf ermöglicht werden. Darüber hinaus sollten schon im Rahmen der Frühprävention wirksamere Konzepte etabliert werden, um die Entstehung berufsbedingter Hauterkrankungen und Allergien zu verhindern.

Seit Anfang 1997 führen wir daher ein Projekt zur Optimierung des medizinisch-beruflichen Heilverfahrens und zur Standardisierung des Rehabilitationsverfahrens durch. Vorrangiges Ziel ist es, den Versicherten mittels moderner effektiver dermatologischer Therapiekonzepte, begleitend durchgeführter gesundheitspädagogischer Maßnahmen (z.B. Einzelgespräche, Gruppenseminare, individuelles, hautschonendes Arbeitstraining) sowie ambulanter Nachbetreuung den Verbleib in ihrem Beruf zu ermöglichen. Dabei müssen die Patienten über die Entstehungsmechanismen ihrer berufsbedingten Erkrankung aufgeklärt und auf die Gefahren in ihrem beruflichen und privaten Umfeld aufmerksam gemacht werden. Vermutlich würde in vielen Fällen eine rechtzeitige Aufklärung und Schulung der Versicherten hinsichtlich Hautschutz und individueller Schutzmaßnahmen am Arbeitsplatz dazu führen, daß die Beschäftigten in ihrem Beruf verbleiben könnten.

Literatur

1. Avnstorp C (1989) Prevalence of cement eczema in Denmark before and since addition of ferrous sulfate to Danish cement, Acta Derm Venereol (Stockh) 69: 151–155
2. Diepgen TL (1994) Epidemiologie des atopischen Ekzems. In: Fuchs E, Schulz K-H (Hrsg.) Manuale Allergologicum. Dustri Verlag, München-Deisenhofen V.14.2 S. 1–32
3. Diepgen TL, Schmidt A (1994) Rechtliche Rahmenbedingungen des Hautschutzes in Deutschland. Dermatosen 42:5–9
4. Diepgen TL, Schmidt A, Schmidt M, Fartasch M (1994) Berufsekzeme und Berufskrankheitsverfahren – epidemiologische Aspekte. Allergologie 17: 84–89
5. Diepgen TL, Bork K (1995) Jugendarbeitsschutzuntersuchungen: berufsdermatologische und allergologische Aspekte. Arbeitsmedizin, Sozialmedizin, Umweltmedizin 30:461–463
6. Diepgen TL, Schmidt A, Berg A, Plinske W (1996) Medizinische Hinweise für die berufliche Rehabilitation von hautkranken Beschäftigten. Dt Ärztebl 92:A-31–40
7. Fartasch M, Hüner A, Tepe A, Funke U, Diepgen TL (1993) Hautphysiologische Untersuchungsmethoden in der Berufsdermatologie. Allergologie 16:25–34 (1993)
8. Hüner A, Fartasch M, Hornstein OP, Diepgen TL (1994) The irritant effect of different metalworking fluids. Contact Dermatitis 31:220–225

Hautschutzcremes – Update 1997*

M. Gloor

Hautschutzcremes beschäftigen Dermatologen seit vielen Jahrzehnten, jedoch erst die letzten Jahre haben fundierte Daten über die Anwendung von Hautschutzcremes erbracht.

Von Malten wurde das Konzept über die Entstehung des kumulativen toxischen Handekzemes entwickelt. Dieses fußt darauf, daß eine Irritation der Haut, wenn sie einmalig ist, zu einer Schädigung der Hornschicht führt, die jedoch durch Reparationsmechanismen ohne nachhaltigen Schaden ausgeglichen werden kann. Kommt es jedoch zu Schädigungen der Haut in so kurzem Zeitabschnitt, daß nach der vorausgegangenen Schädigung noch keine vollständige Regeneration der Hornschicht erfolgt ist, so kumulieren die Schädigungen und erreichen letztendlich eine Schwelle, die zur Entstehung des kumulativ-toxischen Handekzemes führt. Diese theoretische Konzeption wurde inzwischen durch eigene Untersuchungen experimentell belegt. Dieses Konzept bedarf jedoch einer Ergänzung. In den letzten Jahren konnte von verschiedenen Autorengruppen gezeigt werden, daß es zunächst zu einer Kumulation des Schadeffektes kommt, daß jedoch nach einer gewissen Zeit ein Maximum erreicht wird und in der Folgezeit eine Stabilisierung der Hornschichtfunktionswerte erzielt wird oder sogar eine Normalisierung derselben. Es liegt also ein Trainingseffekt vor, der allerdings bei der atopischen Haut nicht im gleichen Umfang beobachtet wird wie bei der Haut gesunder Kontrollen.

Das klassische Konzept der Hautschutzcreme ist der protektive Hautschutz. Man stellt sich vor, daß sich eine Schutzschicht auf der Haut bildet, die den Schadstoff an der Permeation in die lebende Epidermis hindert. Ein derartiger Mechanismus scheint tatsächlich bei W/O-Emulsionen vorzuliegen. Wir konnten in eigenen Untersuchungen zeigen, daß die Anwendung von W/O-Emulsionen vor einer standardisierten Waschung die Exsikkation durch die Tensideinwirkung weitgehend zu verhindern imstande ist. Kein derartiger Effekt wurde bei O/W-Emulsionen und auch bei amphiphilen Emulsionen beobachtet. Der Nachteil der W/O-Emulsion, die an und für sich einen optimalen Hautschutzeffekt aufweist, ist es jedoch, daß durch den fettenden Effekt die Akzeptanz beeinträchtigt wird und die Hautschutzcreme nicht in hinreichendem Umfang verwendet wird.

Ein neues Konzept ist der regenerative Hautschutz. Wir haben in eigenen Untersuchungen zeigen können, daß nach einer Hornschichtbarriereschädigung durch Tape-Stripping oder Acetonextraktion und anschließender Anwendung von Glycerin unter einer Okklusivfolie im Vergleich zur Anwendung von Wasser unter einer Okklusivfolie eine wesentliche Verbesserung der Schutzfunktion der Hornschicht durch Glycerin erreicht werden kann. Dies dürfte durch den hygroskopischen Effekt bedingt sein, der einen Flux von Flüssigkeit aus der Tiefe der Epidermis bedingt, der seinerseits einen Triggermechanismus für die Auslösung einer Barriereregeneration darstellt. Ein ähnlicher Effekt könnte möglicherweise von anderen hygroskopisch wirkenden Agenzien, beispielsweise von Harnstoff erwartet werden.

Auch im In-vivo Versuch haben sich Moisturizer glänzend bewährt bei der Komposition regenerativer Hautschutzcremes. Wir konnten zeigen, daß eine Vorbehandlung mit O/W-Emulsionen vor einer standardisierten Waschung nicht gegen die typische Exsikkation der Hornschicht durch die Tensidlösung schützt. Wurde jedoch der O/W-Emulsion Glycerin oder Harnstoff hinzugegeben, so konnte der Exsikkationseffekt weitgehend verhindert werden. Auch in repetitiven Waschversuchen konnte diese These bestätigt werden. Es wurde über 8 Tage 3mal täglich eine Tensidwaschung durchgeführt. Zwischen den Tensidwaschungen wurden Hautschutzcremes intermittierend aufgetragen. Es konnte gezeigt werden, daß bei fehlender Behandlung mit Hautschutzcremes die repetitive Waschung eine starke Zunahme der Exsikkose, des transepidermalen Wasserverlustes und der reaktiven Hyperämie bedingt. Wurde jedoch Glycerin in einer O/W-Emulsion intermittierend appliziert, so war die kumulative Schädigung der Hornschicht in einem unvergleichlich geringerem Maße nachweisbar. Es ist also ein regenerativer Hautschutz auch unter In-vivo

* Ausführliche Publikation: Kosm. Med. 18, 116–121, 1997

Bedingungen nachweisbar. Vorteil einer O/W-Emulsion mit Glycerin oder Harnstoff gegenüber einer W/O-Emulsion ist die wesentlich bessere Akzeptanz bei etwa gleichwertigem Effekt. Hinzuzufügen ist, daß auch für lipophile Schadstoffe ein guter Schutzeffekt von O/W-Emulsionen mit Glycerin oder Harnstoff aufgezeigt werden konnte.

Ein weiterer Ansatz für einen regenerativen Hautschutz stellt die Anwendung von Nachtkerzensamenöl dar. Nachtkerzensamenöl enthält wie auch andere Öle Linolsäure. Linolsäure ist ein Bestandteil von Ceramid 1, das als einziges Ceramid beim Atopiker erheblich vermindert ist. Man könnte sich vorstellen, daß die Applikation von Nachtkerzensamenöl zu einer verbesserten Synthese von Ceramid 1 führen kann. In der Tat haben Untersuchungen verschiedener Autoren gezeigt, daß die topische Anwendung von Nachtkerzensamenöl imstande ist, Barrierefunktionsprüfungen im Sinn einer Verbesserung der Barriere zu beeinflussen. Ein weiterer Weg, der in die gleiche Richtung führt, ist die Anwendung von Ceramiden. Allerdings ist der Effekt stark abhängig von der Art der behandelten Personen sowie von der galenischen Verabreichungsform. Eine wesentliche Verbesserung der Hornschichtfunktion konnten wir nur bei Atopikern nachweisen. Die Anwendungskonzentrationen, die benötigt wurden, waren zwischen 0,5 und 2%. Effekte konnten nur bei einer liposomalen Applikation nachgewiesen werden. Immerhin bleibt die Feststellung, daß Nachtkerzensamenöl oder auch andere Öle die Linolsäure enthalten sowie Ceramide unter Umständen imstande sind, einen regenerativen Hautschutz zu bedingen.

Unser Konzept der Behandlung mit Hautschutzcremes besteht also in der Anwendung einer amphiphilen Emulsion oder auch eventuell einer O/W-Emulsion, die Glycerin oder Harnstoff, möglichst darüber hinaus auch noch Nachtkerzensamenöl enthält. Unsere Vorstellung ist es, daß man neben einer optimalen Akzeptanz einen optimalen regenerativen Hautschutz erreicht. Zum mindesten bei der Anwendung gegen hydrophile Schadstoffe entfällt damit zwar die protektive Funktion einer Schutzschicht auf der Haut wie bei W/O-Emulsionen. Dem steht jedoch die wesentlich bessere Akzeptanz von O/W-Emulsionen, die Moisturizer, Nachtkerzensamenöl oder Ceramide enthalten, gegenüber. Dieses neue Konzept erlaubt es, einen optimalen Hautschutz bei Tensideinwirkungen zu erreichen.

Interdigitalraumekzem in Feuchtberufen – Früherkennung und Therapie kumulativ-subtoxischer Handekzeme

H. J. Schwanitz, W. Uter

Einleitung

Die sekundäre Prävention berufsbedingter Hauterkrankungen ist besonders effektiv, wenn frühe Hautveränderungen erkannt werden. Bei den berufsbedingten Handekzemen ist insbesondere das Stadium einer noch nicht chronischen toxischen Schädigung ohne Kontaktsensibilisierungen prognostisch außerordentlich günstig. Deshalb haben wir uns im Rahmen der Osnabrücker prospektiven Kohortenstudie bemüht, den Beginn der Friseurekzeme nicht nur zeitlich, sondern auch bezüglich der Lokalisation möglichst exakt zu bestimmen. Bereits in einer Vorstudie zeichnete sich 1992 in einem Kollektiv von 144 Friseurauszubildenden ab, daß bei fünfzig Personen mit Hautveränderungen diese in 34 Fällen die Interdigitalräume der Hände betrafen [1]. Wir haben daraufhin 1993 für diese Hautveränderungen den Begriff „interdigitales Schwimmhautfaltenekzem" vorgeschlagen [2]; zwischenzeitlich haben wir diesen Begriff jedoch verlassen, weil der Begriff „Interdigitalraumekzem" prägnanter bei gleicher Präzision ist.

Im folgenden wird der Frage nachgegangen, ob sich der 1992 beobachtete Trend bei Auswertung der prospektiven Kohortenstudie bestätigen läßt.

Methodik

Zwischen 1992 und 1994 wurden an 15 Berufsschulen in Nordwestdeutschland 2351 Friseurlehrlinge zu Beginn ihrer Lehre standardisiert befragt und klinisch-dermatologisch untersucht. Die Methodik dieser prospektiven Kohortenstudie sowie einzelne Ergebnisse wurden andernorts differenziert dargestellt [3–5].

Ergebnisse

Von den insgesamt 2351 Friseurlehrlingen der Jahrgänge 1992, 1993 und 1994 hatten – wie Tabelle 1 zu entnehmen ist - 35,9 % Hautveränderungen (HV). In Tabelle 2 ist die Lokalisation näher charakterisiert und es ist offensichtlich, daß das Ekzem der Interdigitalräume (IDR), das zu 80 % beobachtet wird, der typische Vorläufer des Friseurekzems ist. Mit großem Abstand folgen Ekzeme der Handrücken, Fingerseitenkanten, der Palmar- und Periungualregion.

Tabelle 1. Hautveränderungen *(HV)* der Hände bei Friseurlehrlingen. *IDR* Interdigitalräume

	Gesamt	Prozent
Teilnehmer	2351	100,0
Keine HV	1507	64,1
IDR-Ekzem	674	28,6
Andere Ekzeme/HV	170	7,2

Tabelle 2. Lokalisation der Hautveränderungen *(HV)*. *IDR* Interdigitalräume

	Gesamt	Prozent
Teilnehmer	844	100,0
IDR-Ekzem	674	79,9
Handrückenekzem	74	8,8
Fingerseitenkantenekzem	30	3,6
Palmarekzem	18	2,1
Periungualekzem	13	1,5
Unklassifiziertes Ekzem	25	3,0
Sonstige HV	10	1,2

Klinik

Typischer Beginn ist eine Schuppung ohne Entzündungszeichen. Es folgen einzelne Papeln. Abbildung 1 zeigt ein mäßiges Interdigitalraumekzem, dieses kann später in ein starkes Interdigitalraumekzem mit Beteiligung des Handrückens übergehen.

In Tabelle 3 zeigt sich bezüglich der Verteilung des Atopie-Scores zwischen den Personen ohne Hautver-

Tabelle 3. Korrelation zwischen Atopie-Score und Hautbefund

Atopie-Score	bis 4	4 bis 7,5	über 7,5
Keine HV	38,6 %	34,4 %	27,0 %
IDR-Ekzem	35,1 %	34,0 %	30,9 %
Andere HV	17,1 %	35,0 %	47,9 %

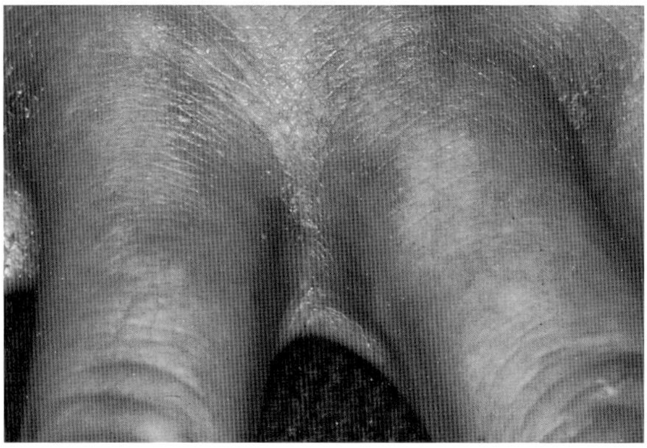

Abb. 1. Interdigitalraumekzem

änderungen, denen mit Interdigitalraumekzem und denen mit anderen Ekzemformen bzw. Hautveränderungen zweierlei:

1. Die Gruppen mit Hautveränderungen haben einen erhöhten Atopie-Score (χ^2-Test: $p < 0{,}001$).
2. Die Personen mit Interdigitalraumekzem haben im Vergleich zu denen mit anderen Hautveränderungen einen relativ niedrigeren Atopie-Score.

Diskussion

Aufgrund der obigen Ergebnisse kann das Interdigitalraumekzem als gesicherter Vorläufer der Friseurekzeme bezeichnet werden, mit Wahrscheinlichkeit darüber hinaus als Vorläufer aller toxischen Kontaktekzeme in Feuchtberufen. Diese Schlußfolgerung stützt sich zum einen auf die absolute Häufigkeit im Vergleich zu den anderen Hautveränderungen. Zum anderen handelt es sich bei dem Interdigitalraumekzem nicht um die typische primäre Hautverändung bei Personen mit atopischer Hautdisposition, da letztere sich relativ häufiger in den anderen Ekzemformen manifestiert.

Daß toxische Schäden primär in den Interdigitalräumen zu klinischen Befunden führen, ist zum einen durch die besondere Empfindlichkeit dieser Handregion bedingt. Im histologischen Bild zeigen die Schwimmhäute eine im Vergleich zur Haut des Handrückens verdünnte Epidermis, der transepidermale Wasserverlust ist in gesunder Haut in den Interdigitalräumen im Vergleich zur Haut des Handrückens signifikant erhöht [2]. Ein zweiter ungünstiger Faktor kann in dem potentiellen Okklusionseffekt in dieser anatomischen Region gesehen werden, was immer dann relevant ist, wenn Friseurchemikalien aufgrund unzureichender Hautreinigung in den Interdigitalräumen verbleiben.

Deshalb ist im Rahmen der primären Prävention Friseuren dringend zu empfehlen, ihre Fingerzwischenräume vor Arbeitsbeginn durch Hautschutzcremes protektiv zu behandeln, indem das Externum auf den Handrücken aufgetragen wird und dann in die Fingerzwischenräume einmassiert wird. Nach der Verrichtung von Feuchtarbeiten ohne Handschuhschutz sollten die Fingerzwischenräume gründlich in einer Handwäsche gereinigt, vollständig abgetrocknet und – zumindest nach Arbeitsschluß – mit einem Externum gepflegt werden [4].

Im Rahmen der sekundären Prävention ist die Früherkennung des Interdigitalraumekzems in zweierlei Hinsicht notwendig: Die meisten Friseurauszubildenden nehmen auch ein bereits mäßig ausgeprägtes Interdigitalraumekzem nicht wahr. Selbst schwere Verlaufsformen werden subjektiv nicht als Krankheit gewertet. Zudem ist das kumulativ-toxisch provozierte Interdigitalraumekzem ein idealer Schrittmacher für sekundäre Sensibilisierungen. Der Interdigitalraum ist zwar der Locus minoris resistentiae der Hände; das sich hier primär manifestierende Ekzem gestattet aber – frühzeitig erkannt – eine Restitutio ad integrum. Interdigitalraumekzeme stellen therapeutisch kein Problem dar, sie verschwinden häufig innerhalb von zehn Tagen. Dennoch sollte aufgrund unserer Erfahrungen eine stärkere Hautbelastung in dieser Region nicht früher als drei Wochen nach der Diagnosestellung erfolgen, um Rezidive zu vermeiden.

Literatur

1. Keller K, Koehn R, Schwanitz HJ (1993) Atopiemerkmale, Hautschutz und Hautbelastung bei Friseurauszubildenden. Akt Dermatol 19: 100–102
2. Keller K, Koehn R, Steinebrunner B, Schwanitz HJ (1993) Das interdigitale Schwimmhautfaltenekzem – oder: So beginnen Friseurekzeme. 37. Tagung der DDG, Düsseldorf, 14.–18. 07. 1993
3. Schwanitz HJ (1993) Prävention chronischer Friseurekzeme. Allergologie 16: 408–412
4. Uter W, Gefeller O, Schwanitz HJ (1995) Frühe irritative Hautschäden bei Friseurlehrlingen. Hautarzt 46: 771–778
5. Uter W, Gefeller O, Schwanitz HJ (1996) Epidemiologe. In: Schwanitz HJ, Uter W, Wulfhorst B (Hrsg) Neue Wege zur Prävention – Paradigma Friseurekzem. Rasch, Osnabrück, S 81–91

Psychosomatische Dermatologie

Psychosomatische Dermatologie

K.-M. Taube, U. Gieler

Die psychosomatische Dermatologie beschäftigt sich mit Hautkrankheiten, bei denen Ursachen, Folgen oder Begleitumstände einen wesentlichen und therapeutisch bedeutsamen Einfluß haben. Dermatosen werden in dieser Hinsicht unter einem bio-psychosozialen Modell ganzheitlich gesehen. Psychosomatische Dermatologie ist im engeren Sinne jeder Aspekt der intra- und interpersonellen Probleme von Hautkrankheiten und die psychosomatischen Auslösemechanismen bzw. Krankheitsverarbeitung von Dermatosen. Therapeutische Ansätze beinhalten die Betrachtung der Arzt(Arzthelferin)-Patient-Beziehung, Compliance-Faktoren, Lebensqualität des Hautpatienten und Psychohygiene des Hautarztes sowie Maßnahmen, die im Rahmen des Praxismanagements und der psychosomatischen Grundversorgung einschl. der Indikation zur Fachpsychotherapie in der Hautarztpraxis umsetzbar sind.

Psychische Faktoren spielen bei einer Vielzahl dermatolgischer Probleme eine große Rolle. Zu nennen ist nicht nur der bei chronisch-rezidivierenden Dermatosen zu beobachtende Einfluß psychischer Belastungen auf den Krankheitsverlauf. Auch die Bewältigung der Symptome wie z.B. Juckreiz und Kratzen und anderer sekundärer Folgen, insbesondere der sichtbaren Hauterscheinungen und der hieraus resultierenden sozialen Probleme, sind Probleme, die im Einzelfall eine psychosomatische/psychotherapeutische Unterstützung erfordern. Zusätzlich können Patienten dermatologische Beschwerden präsentieren, die jedoch im wesentlichen psychologische bzw. psychiatrische Ursachen haben (Gieler & Stangier 1995).

Während sich die Indikationen für psychosomatische Hilfsangebote durch die Weiterentwicklung der Behandlungsansätze zunehmend ausweiten, ist die Umsetzung der Behandlungsmöglichkeiten in die psychosomatische Versorgungspraxis nach wie vor verbesserungsbedürftig. Die Ergebnisse einer Umfrage von Schubert und Bahmer im Jahr 1989, die die zurückhaltende Einstellung zur psychosomatischen Dermatologie von Leitern dermatologischer Kliniken belegt, gilt sicherlich auch in der Gegenwart. Die Ursachen für diese ungünstige Versorgungssituation liegen möglicherweise nicht nur in den Rahmenbedingungen für eine psychosomatische Grundversorgung (Köhle et al. 1995), sondern auch in dem schwierigen Übergang zur psychotherapeutischen Versorgung. Trotz zahlreicher Hautärzte, die sich inzwischen in der psychosomatischen Grundversorgung weitergebildet haben, bestehen große Probleme in der Umsetzung der täglichen Kassenpraxis.

Problemstellung

Die genannte Definition psychosomatischer Aspekte in der Dermatologie im Sinne des biopsychosozialen Krankheitsmodells impliziert, daß bei jedem Patienten und jedem Symptom diese Faktoren betrachtet werden müssen. Trotzdem sollen Problembereiche, bei denen häufig oder implizit psychosomatische Grundkenntnisse notwendig sind, für die Hautarztpraxis definiert werden:

Strukturqualität des Dermatologen

Jeder Facharzt für Dermatologie soll nach abgeschlossener Weiterbildung und Gebietsanerkennung in der Lage sein, die in der Definition genannten Inhalte zu beherrschen und diese adäquat in der Praxis umsetzen zu können.

Dies beinhaltet i.d.R. eine von der jeweiligen Landesärztekammer festgelegte *Ausbildung in psychosomatischer Grundversorgung*. Diese kann bei den Fortbildungsakademien der Landesärztekammern, an Psychotherapeutischen Weiterbildungsinstituten oder im Baukastenprinzip durch den „Arbeitskreis Psychosomatische Dermatologie der DDG“ erworben werden.

Für die Dermatologie werden außerdem mindestens 5 durch *Supervision-Seminare* dokumentierte *Patientenfälle* psychosomatischer Hautpatienten erwartet.

Darüber hinaus sind *Kenntnisse der theoretischen Aspekte* speziell von Hautpatienten (taktile Entwicklungspsychologie, Affekt der Scham, Nähe-Distanz-Konflikt etc.) erforderlich.

Die Strukturqualität kann auch durch *langjährige Erfahrung* und Anwendung psychosomatischer Grundkenntnisse (d.h. dokumentierte regelmäßige Durchführung von Gesprächsleistungen) gesichert werden. Sie wird durch vom Berufsverband für Dermatologen ernannte Ausbilder zertifiziert.

Prozeßqualität einzelner Problembereiche

Psychosomatische Hauterkrankungen im engeren Sinne werden in 3 Gruppen eingeteilt:

- *Psychosomatische Dermatosen:* Hautkrankheiten, bei denen psychosomatische Aspekte in der Entstehung oder Verarbeitung eine bedeutende Rolle spielen; diese Gruppe beinhaltet die häufigsten Hauterkrankungen Neurodermitis, Psoriasis, Kontaktdermatitis, Akne, Urtikaria u.a.
- *Psychiatrische Hauterkrankungen:* Hauterkrankungen, bei denen psychopathologische Aspekte im Vordergrund stehen; hier werden Hauterkrankungen beschrieben, die unter dem Begriff somatoforme Störungen, chronisch vorgetäuschte Störungen oder Wahnsyndrome klassifiziert werden können.
- *Somatopsychische Dermatosen:* Hauterkrankungen, bei denen somatische Aspekte im Vordergrund stehen; in dieser Gruppe werden Hauttumoren, physikalische Reaktionen bei Hauterkrankungen und Hautinfektionen dargestellt.

Für die einzelnen Erkrankungen sei auf die einschlägige Fachliteratur hingewiesen (z.B.Gieler & Stangier 1995). Weitere Problembereiche werden genauer definiert, darin enthalten sind Patientenführung, Arzt-Patient-Arzthelferin-Interaktionen, Compliance-Probleme, der „schwierige" Patient, Psychohygiene des Dermatologen, Differentialindikationen, Balintgruppen, psychodermatologische Begutachtung, Selbsthilfegruppen, Prävention und Schulungsprogramme und psychosomatische Therapie in der Hautarzt-Praxis.

Literatur

Gieler U. und U. Stangier: „Dermatologie". In: von Uexküll T. et al (Hrsg.): Psychosomatische Medizin, 5. Aufl., Urban & Schwarzenberg, Stuttgart, 1995

Köhle, K, Janssen, PL, Richter R (1996) Fort- und Weiterbildung. In:von Uexküll T. et al (Hrsg.): Psychosomatische Medizin, 5. Aufl., Urban & Schwarzenberg, Stuttgart, 1995, 1087-1101

Schubert, H.-J. Und Bahmer, F (1989) Stellenwert und Berücksichtigung klinisch-psychologischer Erkenntnisse in der Dermatologie. Aktuelle Dermatologie 15:69-72

Evaluation psychosozialer Parameter im Rahmen von alternativ-therapeutischen Therapieansätzen

H. Walach

Einführung

Grundprinzip jeglicher Evaluation ist eine adäquate Erfassung der Zielparameter, die durch eine Therapie verändert werden sollen [25,26]. Dies bedeutet mehreres:

- Der Zielbereich, der durch die Therapie verändert werden soll, muß angemessen ausgewählt werden. Es sollte bei der Planung der Evaluation sorgfältig überlegt werden, in welchen Bereichen eine Therapie Veränderungen bewirken kann und in welchen nicht.
- Der Zielbereich muß angemessen operationalisiert werden. Die Konstrukte, deren Veränderungen abgebildet werden sollen, müssen valide und reliabel erfaßt werden können.
- Die Breite der Operationalisierung muß der Breite des zu verändernden Zielbereichs entsprechen. Ein Konstrukt, welches sehr breit ist – wie etwa die Lebensqualität –, muß durch angemessene Verfahren erfaßt werden. Ein Konstrukt, welches eher schmal ist – wie die Veränderung des Kratzverhaltens bei atopischer Dermatitis –, muß durch entsprechend gezielte Erfassung genau des erwünschten Zielparameters operationalisiert werden.

Häufige Fehler bei der Planung und Durchführung von Evaluationsstudien bestehen u.a. darin,

- daß der Zielbereich der Therapie zuwenig klar beschrieben ist,
- daß Veränderungen in Bereichen erfaßt werden, in denen sie von der Theorie her gar nicht zu erwarten sind,
- daß wenig valide oder unreliable Maße verwendet werden oder solche, deren Validität und Reliabilität unbekannt sind,
- daß sehr globale und wenig differenzierte Maße erfaßt werden.

Zusätzlich zu diesen allgemeinen, forschungsmethodischen Gesichtspunkten wurde in der letzten Zeit im medizinischen Bereich der Schwerpunkt von der Erfassung rein klinischer oder objektiver Maße verlagert auf die subjektive Bewertung von Therapiemaßnahmen und ihrer Wirkung auf die Patienten [13].

Bei der Bewertung komplementärmedizinischer Maßnahmen stellt sich ein zusätzliches Problem: In aller Regel sind solche Therapieansätze schlecht evaluiert. Ihre Anwendung beruht oft auf unsystematischer Erfahrung an Kranken. Systematische Anwendungsbeobachtungen und kontrollierte Studien liegen selten vor. Und wenn solche Therapien rigider Kontrolle unterzogen werden, so zeigen sich nicht selten lediglich unspezifische Effekte [20]. Daraus ergibt sich ein forschungsmethodisches Problem: Im Grunde liegt nämlich in den seltensten Fällen komplementärmedizinischer Anwendungen eine gut begründete und empirisch gestützte Theorie vor, die klare Voraussagen darüber machen würde, welche Zielkriterien von der Therapie wirklich verändert werden. Stattdessen machen solche Therapien eher allgemeine Aussagen wie: durch xy-Therapie verändert sich der Fluß der Energien, die Lebenskraft würde durch yz wieder reguliert die Selbstheilungskräfte durch vw-Maßnahmen stimuliert, usw.

Daraus und aus den oben kurz umrissenen forschungsmethodischen Überlegungen leitet sich das Prinzip ab, daß man bei der Bewertung solcher Therapiemaßnahmen, ob in kontrollierten klinischen Vergleichsuntersuchungen oder in Beobachtungsstudien, verstärkt auf die Erhebung psychosozialer Parameter zurückgreifen sollte, um die vermutete allgemeine und unspezifische Wirkung gut abbilden zu können.

Psychosoziale Maße zur Evaluation alternativ-therapeutischer Ansätze

Solche zunächst rein theoretischen Überlegungen werden auch von einem empirischen Befund unserer Arbeitsgruppe gestützt. Wir führten eine katamnestische Nachbefragung zur Evaluation einer komplementärmedizinischen stationären Behandlung der atopischen Dermatitis (AD) durch, die aus Heilfasten, Diätumstellung und klassisch-homöopathischer Konstitutions-Therapie bestand [22]. Abgesehen davon, daß ein Drittel der Patienten nach bis zu dreijähriger Entlassungszeit von einer anhaltenden, sehr guten subjektiven Verbesserung der Symptomatik berichteten, ist in diesem Zusammenhang von besonderem Interesse, daß die selbstberichtete Verbesserung von AD-Symptomen deutlich und signifikant mit dem selbstberichteten Wohlbefinden (r = 0,52) und der Zufriedenheit mit sich selbst (r = 0,42) korreliert.

Zur Erfassung solcher Konstrukte in größerer Breite und mit höherer Reliabilität, als wir dies in unserer Untersuchung aus praktischen Gründen tun konnten, eignen sich eine Reihe von Instrumenten zur Erfassung des Gesundheitszustandes, der Lebensqualität oder der Lebenszufriedenheit, die ich im folgenden kurz erläutern will. (Es gibt selbstverständlich noch eine Fülle anderer Verfahren; einen guten Überblick gibt [24].) Das Konstrukt der Krankheitsverarbeitung, das vor allem im Bereich der psychologischen Theorien und Therapieansätze zur Erfassung und Veränderung krankheitsrelevanter Kognitionen von Bedeutung ist [4], ist bei der Bewertung komplementärer Maßnahmen nur selten zielführend, da bei diesen Interventionen in der Regel keine impliziten oder expliziten Veränderungen kognitiver Faktoren angestrebt werden. Man könnte dieses Konstrukt als Zielkriterium verwenden, wenn man die Hypothese hätte, daß die Wirkungen einer komplementärmedizinischen Therapie auf impliziten psychotherapeutischen, kognitionsverändernden Prozessen beruhen.

Allgemeine Maße

Generell kann man unterscheiden zwischen allgemeinen und krankheitsspezifischen Maßen. Die allgemeinen Maße erfassen breitere Konstrukte, wie Lebenszufriedenheit, Lebensqualität, allgemeinen Gesundheitszustand oder krankheitsübergreifende Lebensqualität. Der Vorteil breiter Konstrukte besteht darin, daß eher in die Breite wirkende, unspezifische Verfahren möglicherweise besser abgebildet werden. Der Nachteil ist möglicherweise eine mangelnde spezifische Sensitivität solcher Verfahren.

MOS-SF 36

Diese erst unlängst auf deutsch publizierte Skala [1,2] basiert auf umfänglichen Forschungsarbeiten im Rahmen der großen Medical Outcome Study [18] und integriert eine Fülle von Vorgängerinstrumenten und -ansätzen. Ihr Hauptvorteil ist wohl der, daß die Skala in mittlerweile 20 Ländern breit angewandt wird. Sie mißt die Dimensionen körperliche Funktionen, Rollenfunktionen in körperlicher Hinsicht, Schmerz, allgemeine Gesundheitswahrnehmung, Vitalität, soziale Funktionsfähigkeit, Rollenfunktion in emotionaler Hinsicht, psychisches Wohlbefinden. Leider sind die Antwortformate der Items unterschiedlich, was bei Patienten leicht Verwirrung auslösen und bei der Kodierung Fehler verursachen kann. Aber die Copyright-Vereinbarungen lassen keine Änderungen am Layout zu. Es liegen noch wenig publizierte Erfahrungen im deutschen Sprachraum vor. Wir selbst verwenden die Skala als Zielkriterium in einer fünfjährigen Beobachtungsstudie an 3000 Patienten bei Akupunkturbehandlung [19] und haben bislang recht gute Erfahrungen damit gemacht, was aber vor allem an dem heterogenen Patientengut unserer Studie liegt. In einer Studie zur Erfassung der Prädiktoren für Erfolg einer onkologischen Rehabilitationsmaßnahme konnten alle bis auf die Skalen Schmerz und Rollenfunktion in körperlicher Hinsicht Veränderungen abbilden. Eine Studie an 255 Rückenschmerzpatienten zeigte psychometrische Schwächen des Instrumentes [27]: zwei Skalen sind nicht eindimensional, vor allem bei stationären Aufenthalten führen die Antwortformate zu vielen fehlenden Werten, die Skalen emotionale und physische Rollenfunktion eignen sich nicht zur Veränderungsmessung. Positive Eigenschaften hingegen weisen die Skalen Vitalität, allgemeiner Gesundheitszustand und psychisches Wohlbefinden auf. Gerade diese Konstrukte sind jedoch bei der Bewertung komplementärmedizinscher Ansätze von Bedeutung, weswegen mir die Skala trotz mancher problematischer Elemente in diesem Bereich wertvoll erscheint. Außerdem besteht die Möglichkeit zu breitem und vor allem internationalem Vergleich mit Patienten anderer Studien und Länder.

FPI-Lebenszufriedenheit

Wenn man lediglich die Lebenszufriedenheit als Zielkriterium erfassen will, dann bietet sich die Skala 1 „Lebenszufriedenheit" des Freiburger Persönlichkeitsinventars an [7]. Sieben Items zur allgemeinen Zufriedenheit mit dem Leben, dem Beruf, der Partnerschaft und zu positiver Grundstimmung erfassen das Konstrukt auf reliable (α = .78) und bewährte Weise. Die Skala ist nicht auf maximale Veränderungssensitivität hin konstruiert, so daß man sie einsetzen sollte, wenn man klare und deutliche Verbesserung der Lebenszufriedenheit erwartet und gleichzeitig das Konstrukt aus anderen Gründen nur mit möglichst wenig Items abbilden will. Der Vorteil der Skala besteht in der Bewährtheit und dem großen Vergleichspool an Daten. Nachteilig ist das Herauslösen der Items aus dem umfänglichen Inventar und eine neue Layoutverarbeitung. Wenn man allerdings ohnehin eine eigenen Meßbatterie konstruiert, wäre dies der Mühe wert.

Individualisierte Ansätze: SEIQoL und FLZ

Joyce hat unlängst einen Vorschlag zur individuellen Erfassung der Lebensqualität (SEIQo"L-schedule for the evaluation of individual quality of life") gemacht

[13, 15]. In diesem an sich einfachen Verfahren wird mit jedem Patienten ein Gespräch geführt, in dem die fünf wichtigsten Lebensbereiche herausgearbeitet werden, die für den Patienten im Rahmen seiner Erkrankung betroffen sind und die er sich verändert wünscht. Daraus werden individuelle Skalen konstruiert, die anhand vorgegebener Beispielfälle noch numerisch gewichtet werden analog einem Verfahren der Urteilsanalyse. Diese gewichteten Skalen werden zur Erfolgsbewertung einer Therapie jeweils individuell bewertet und am Schluß zu einem Summenwert aufaddiert. Der Vorteil dieses Ansatzes liegt auf der Hand: Die individuelle Bedeutung dessen, was Lebensqualität für den einzelnen Patienten und im Zusammenhang mit einem bestimmten Krankheitsbild darstellt, wird maximal ausgeschöpft. Die Kosten und der Aufwand allerdings sind durch das persönliche Gespräch mit jedem Patienten und die individuelle Gewichtung nicht unerheblich. Möglicherweise ist dieser Aufwand jedoch durch die größere Validität des Maßes gerechtfertigt

Einen Mittelweg zwischen allgemein-breiter Erfassung und individualisierter Bewertung geht der Fragebogen zur Lebenszufriedenheit von Henrich u. Herschbach [10–12]. In einem allgemeinen Teil werden zunächst acht Bereiche (Freunde, Freizeit, Gesundheit, Einkommen, Beruf, Wohnsituation, Familienleben, Partnerschaft) auf die subjektive Wichtigkeit hin eingestuft und sodann auf die Zufriedenheit in diesen Bereichen. In einem gesundheitsbezogenen Teil werden acht Bereiche aufgegliedert (körperliche Leistungsfähigkeit, Entspannungsfähigkeit, Energie, Fortbewegungsfähigkeit, Seh- und Hörvermögen, Angstfreiheit, Beschwerdefreiheit, Unabhängigkeit von Hilfe) und zunächst in ihrer subjektiven Bedeutung gewichtet und anschließend die Zufriedenheit eingestuft. Der Fragebogen wurde mittlerweile an einer großen Zahl von 4 500 Patienten erprobt und weitere krankheitsbezogene Module sind in Arbeit. Auch eine computergestützte Version des allgemeinen Teils ist erhältlich. Der Vorteil dieses Verfahrens ist zweifelsohne die Möglichkeit, nach subjektiver Bedeutung gewichtete Einstufungen zu treffen, wodurch der individuellen Spannweite des Konstruktes Lebenszufriedenheit Rechnung getragen wird. Problematisch könnte die mathematische Gewichtungsformel sein, weil für diese eigentlich keine apriori einsichtige Begründung vorliegt. Nichtsdestoweniger scheint dieses Instrument gerade auch dem individualisierenden Ansatz verschiedener komplementärmedizinischer Maßnahmen Rechnung zu tragen.

Es gäbe noch verschiedene Verfahren zur Erfassung des Wohlbefindens, der Stimmung und Befindlichkeit, die in [24] ausführlich beschrieben sind. Sie sind indes hier weniger von Interesse, weil sie teilweise eher kurzfristig veränderliche Konstrukte erfassen, wie das „Profile of Mood States" (POMS), oder weil relevante Konstrukte bereits in anderen bewährten Instrumenten aufgehen. Dennoch entbindet die hier vorgenommene Gewichtung den Forscher oder Kliniker nicht, im Einzelfall sorgfältig zu prüfen, ob das ins Auge gefaßte Instrumentarium wirklich dazu geeignet ist, den Zielbereich einer Therapie gültig und zuverlässig abzubilden und ob die Therapie auch wirklich den intendierten Zielbereich zu beeinflussen imstande ist.

Krankheitsspezifische Maße

Der Vorteil krankheitsspezifischer Maße ist eine möglicherweise größere Sensitivität des Instrumentes, welches dann auch kleinere, klinisch relevante Veränderungen abbilden kann.

Der Marburger Neurodermitis Fragebogen MNF

Der MNF ist ein krankheitsspezifischer Fragebogen für Hauterkrankungen (vor allem für AD und Psoriasis verwendbar [16]). Er erfaßt die Konstrukte Stigmatisierung (z. B. „Ich habe Angst davor, von Fremden wegen meiner Hauterkrankung abgelehnt zu werden"), Leidensdruck (z. B. „Mein Juckreiz macht mich fertig"), allgemeine emotionale Belastung (z. B. „Ich fühle mich nervös"), krankheitsbezogenes Problembewußtsein (z. B. „Ich müßte eigentlich mehr über meine Hauterkrankung wissen") und Einschränkung der Lebensqualität (z. „Wegen meiner Hauterkrankung kann ich bestimmte Berufe nicht ausüben"). Damit erfaßt er wesentliche Bereiche der psychosozialen Betroffenheit durch die Krankheit, mit 42 Items durchaus ökonomisch und mit zufriedenstellender Reliabilität (α =.65 bis .89, je nach Skala). Die Skala hat sich in Teilbereichen als durchaus veränderungssensitives Maß zur Erfassung von Therapieeffekten psychologischer Therapien erwiesen [5, 17]. Für den Einsatz bei der Evaluation komplementärmedizinischer Ansätze wäre anhand einzelner Items und ihrer Skalenzugehörigkeit zu prüfen, ob jede der Skalen ein therapierelevantes Konstrukt abbildet. So wäre zu vermuten, daß das krankheitsbezogene Problembewußtsein durch manche Maßnahmen (z. B. Diätetikberatung) verändert wird, durch andere unverändert bleibt.

FBL – Haut

Die Freiburger Beschwerdeliste (FBL [6]) ist eine auf rein subjektive Empfindungen und Beschwerden abhebende, sehr veränderungssensitive Liste. Die Besonderheit dieser Liste besteht darin, daß sie zum einen unlängst an einer repräsentativen Normpopulation geeicht wurde, so daß aktuelle Vergleichs- und Normdaten vorliegen, was meines Wissens für keines der eben besprochenen Instrumente außer für den FPI zutrifft. Sie hat in der Form FBL-G eine eigene Skala für Hautbeschwerden, neben den anderen spezifischen (z. B. Kopf, Magen-Darm, Herz-Kreislauf) oder allgemeinen (allgemeine Beschwerden, Anspannung, emotionale Reaktivität). Weil die Skala allgemein kaum mit nosologischen Diagnosekategorien korreliert, aber die individuelle Belastung durch Beschwerden empfindlich und reliabel erfaßt, eignet sie sich besonders gut zu einer Erfassung der Veränderung von subjektiven Beschwerden, die nicht unbedingt mit einer nosologischen Krankheitseinheit verknüpft sein müssen.

Maße für Kinder

Kinder sind häufig in der Forschungsliteratur unterrepräsentiert, obwohl sie gerade im Bereich der atopischen Erkrankungen besonders betroffen sind. Auch hier legt sich die Erfassung der Lebensqualität als ein allgemeines Konstrukt nahe. Es gibt hierfür im deutschsprachigen Raum vor allem zwei konkurrierende Ansätze:

KINDL und FALK

Der KINDL-Fragebogen [3] erfaßt die gesundheitsbezogene Lebensqualität von Kindern. Er hat sich in einer großen Studie an Kindern, die unter Fluglärm litten bzw. davon entlastet wurden als gutes Maß erwiesen. Wir haben bei genauer Durchsicht inhaltliche Lücken entdeckt, die vor allem darauf zurückgehen, daß er entlang der theoretischen Konzeption von Lebensqualität für Erwachsene konzipiert ist, und daß wesentliche Bereiche, wie Familie, Schule und Freizeit, die für Kinder von Bedeutung sind, unterrepräsentiert sind. Deswegen haben wir uns zu einer Neukonstruktion eines Fragebogens zur Erfassung der allgemeinen Lebensqualität bei Kindern (FALK) entschlossen. Die Konstruktion wurde unter Einbezug von Kindern und von Material, das Kinder uns zur Verfügung stellten, durchgeführt. Der Fragebogen hat sich in ersten Analysen als brauchbar erwiesen und trennt soziale Extremgruppen von Kindern von gesunden Schulkindern [21, 23]. Wir erarbeiten derzeit, ob er sich zur Abbildung von Therapieverläufen eignet.

Persönlichkeitsmerkmale von Patienten in komplementärmedizinischer Behandlung

Patienten in komplementärmedizinischer Behandlung unterscheiden sich von solchen in konventioneller Behandlung, wie Furnham in einer Reihe von Studien und mittlerweile auch in Deutschland zeigen konnte [9]. Sie unterscheiden sich zwar, was ihren medizinischen Befund angeht, kaum von den Patienten orthodoxer Ärzte. Sie sind aber stärker enttäuscht von konventioneller Behandlung, haben eine eher ganzheitlich-ökologische Lebenseinstellung und messen psychologischen Faktoren bei der Entstehung und Aufrechterhaltung von Krankheit eine größere Bedeutung bei. Außerdem sind sie tendenziell gebildeter und weisen einen höheren Frauenanteil auf. In anderen Untersuchungen hat sich überdies gezeigt, daß sie der eigenen Verantwortung mehr Bedeutung bei der Erhaltung der Gesundheit zuschreiben als Ärzten oder dem Zufall.

Diese Befunde legen nahe, daß der Erfolg und der Sog komplementärmedizinischer Behandlungen auch in einer besseren Arzt-Patienten-Passung zu suchen ist. Anders ausgedrückt: Die Patienten suchen sich diejenige Art von Behandlung, deren therapeutischer Mythos besser zu ihrem Weltbild paßt. Dadurch sind natürlich die Chancen für das Auftreten eines durchaus ernstzunehmenden, unspezifischen Therapieeffektes wesentlich besser, weil sich die Patienten angenommen fühlen und weil durch die geweckte Hoffnung ein Ende der Demotivation durch die Krankheit in Sicht ist [8].

Aus diesem Grunde wäre es sinnvoll, bei der Evaluation komplementärmedizinischer Maßnahmen nicht nur auf die Erfolgskontrolle der Zielparameter zu achten, sondern auch darauf, welche Eigenschaften die Patienten haben. Hinweise hierfür finden sich in [9]. Konstrukte wie Gesundheitsbezogene Kontrollüberzeugungen [14] bieten sich als bislang erfolgreiche Differenzierungsmöglichkeit an. Möglicherweise sind auch Persönlichkeitseigenschaften und andere Einstellungen hilfreich. Aber unser Wissen hierüber ist gering, so daß wir nur Vermutungen anstellen können. Mögliche Konstrukte wären Erfolgserwartungen von Patienten oder Maße zur Güte der Arzt-Patientenbeziehung. Zu diesem Thema liegt bedauerlicherweise wenig Material vor. Jedenfalls sind diese Themen bei der Planung von Studien zur Evaluation komplementärmedizinischer Maßnahmen zu berücksichtigen.

Literatur

1. Bullinger M (1995) German translation and psychometric testing of the SF-36 health survey: preliminary results from the IQOLA project, Soc Sci Med 41: 1359–1366
2. Bullinger M, Kirchberger I, Ware J (1995) Der deutsche SF-36 Health Survey. Übersetzung und psychometrische Testung eines krankheitsübergreifenden Instruments zur Erfassung der gesundheitsbezogenen Lebensqualität, Z Gesundheitswissensch 3: 21–36
3. Bullinger M, Mackensen S von, Kirchberger I (1994) KINDL – ein Fragebogen zur Erfassung der gesundheitsbezogenen Lebensqualität von Kindern, Z Gesundheitspsychol 2: 64–77
4. Ehlers A, Stangier U, Dohn D, Gieler U (1993) Kognitive Faktoren beim Juckreiz: Entwicklung und Validierung eines Fragebogens, Verhaltenstherapie 3: 112–119

5. Ehrlers A, Stangier, U, Gieler, U (1995) Treatment of atopic dermatitis: A comparison of psychological and dermatological approaches to relapse prevention, J Consult Clin Psychol 63: 624–635
6. Fahrenberg J (1994) Die Freiburger Beschwerdeliste (FBL). Form FBL-G und revidierte Form FBL-R. Hogrefe, Göttingen
7. Fahrenberg J, Hampel R, Selg H (1989) Das Freiburger Persönlichkeitsinventar FPI. Revidierte Fassung FPI-R und teilweise geänderte Fassung FPI-A1. Hogrefe, Göttigen
8. Frank J.D (1989) Non-specific aspects of treatment: the view of a psychotherapist. In: Shepherd M, Sartorius N (eds) Non-Specific Aspects of Treatment. Huber, Bern, pp. 95–114
9. Furnham A, Kirkcaldy B (1996). The health beliefs and behaviours of orthodox and complementary medicine clients, B J Clin Psychol 35: 49–61
10. Henrich G, Herschbach P (1996) FLZ – Fragen zur Lebenszufriedenheit. Kurzbeschreibung, Normdaten, München, (UnPub)
11. Henrich G, Herschbach P (in Vorbereitung) Questions on Life Satisfaction (FLZ) – Psychometric properties of a new questionnaire on subjective quality of life. Qual Life Res
12. Herschbach P, Henrich G (1991) Der Fragebogen als methodischer Zugang zur Erfassung von 'Lebensqualität' in der Onkologie. In: Schwarz R (Hrsg) Lebensqualität in der Onkologie. Zuckschwerdt, München, S 34–46
13. McGee H.M, O'Boyle CA, Hickey A, O'Malley K, Joyce CRB (1991) Assessing the quality of life of the individual: the SEIQoL with a healthy and a gastroenterology unit population, Psychol Med 21: 749–759,
14. Muthny FA, Tausch B (1994) Adaption der Multidmiensional Health Locus of Control Sclaes (MHLC) für den deutschen Sprachraum. Z Diff Diag Psychol 15: 3–15
15. O'Boyle CA, McGee H, HIckey A, O'Malley K, Joyce CRB (1992) Individual quality of life in patients undergoing hip replacement, Lancet 339: 1088–1091
16. Stangier U, Gieler U, Ehlers A (1993) Der Marburger Neurodermitisfragebogen (MNF) – Entwicklung eines Fragebogens zur Krankheitsverarbeitung bei Neurodermitis. In Hauterkrankungen in psychologischer Sicht. In: Gieler U, Stangier U, Brähler E (Hrsg) Jahrbuch der Medizinischen Psychologie 9. Hogrefe, Göttingen S 115–134
17. Stangier U, Gieler U, Ehlers A (1996) Neurodermitis bewältigen: Verhaltenstherapie, Dermatologische Schulung, Autogenes Training. Springer, Berlin Heidelberg
18. Stewart AL, Ware JE (1992) (Eds.) Measuring Functioning and Well-Being – The Medical Outcomes Study Approach., Duke University Press, Durham
19. Walach H, Brednich A, Heinrich S, Esser P (1996) Das Erprobungsverfahren der Innungskrankenkassen zu Homöopathie und Akupunktur. Evaluationskonzept und erste Erfahrungen, Forschende Komplementärmedizin 3: 12–2
20. Walach H, Gaus W, Haeusler W, Lowes T, Mussbach D, Schamell U, Springer W, Stritzl W, Haag G (1997) Classical homoeopathic treatment of chronic headaches. A double-blind, randomized, placebo-controlled study, Cephalalgia 17: 119–126
21. Walach H, Koch V, Zabel S, Bengel J (1997) FALK – Fragebogen zur Erfassung der allgmeinen Lebensqualität bei Kindern. Validierung des Instrumentes, Hamburg, 7. Rehabilitationswissenschaftliches Kolloquium 255–256. (Abstract)
22. Walach H, Linsenmann E, Reisenegger I (1994) Wirksamkeit einer komplementärmedizinischen stationären Behandlung der atopischen Dermatitis – Ergebnisse einer katamnestischen Fragebogenstudie, Forschende Komplementärmedizin 1: 216–224
23. Walach H, Zabel S (1996) FALK – Fragebogen zur Erfassung der allgemeinen Lebensqualität bei Kindern. Neuentwicklung und psychometrische Eigenschaften (Abstract). In Evaluation in der Rehabilitation. 6. Rehabilitationswissenschaftliches Kolloquium (ed. Verband Deutscher Rentenversicherungsträger), pp. 192VDR, Frankfurt
24. Westhoff G (1993) Handbuch psychosozialer Messinstrumente. Ein Kompendium für epidemiologische und klinische Forschung zu chronischer Krankheit. Hogrefe, Göttingen
25. Wittmann W (1985) Evaluationsforschung. Aufgaben, Probleme und Anwendungen. Springer, Berlin
26. Wittmann WW (1990) Brunswik-Symmetrie und die Konzeption der Fünf-Datenboxen – Ein Rahmenkonzept für umfassende Evaluationsforschung, Zeitschrift für Pädagogische Psychologie 4: 241–251
27. Zwingmann, C., Metzger, D. and Jäckel, W.H (1997) Der deutsche SF-36 Health Survey: Psychometrische Analysen bei chronischen Rückenschmerzpatienten, Hamburg, 7. Rehabilitationswissenschaftliches Kolloquium 139-140. (Abstract)

Angiologie

Neue Aspekte in der Angiologie

W. Schmeller

Im folgenden wird über die 14. Tagung der Arbeitsgemeinschaft für Dermatologische Angiologie (ADA) am 23.04.1997 berichtet, die sich mit neuen diagnostischen und therapeutischen Aspekten befaßte.

Die von V. Blazek, Aachen, und seiner Arbeitsgruppe entwickelten Methoden für transkutane Messungen der peripheren Hämodynamik sind in den letzten Jahren unverzichtbare Bestandteile der Routinediagnostik geworden. Das standardmäßig etablierte Verfahren der Photoplethysmographie (PPG) hat jedoch den Nachteil, daß lokal unterschiedliche Variationen der Hautperfusion nicht erfaßt werden können.

An der RWTH Aachen konnte nun eine neue Imaging-Methode für die Gefäßdiagnostik entwickelt werden. Mit einer externen Infrarotbeleuchtung und moderner CCD-Kamera können erstmals oberflächliche Venenstrukturen visualisiert und als funktionelle PPG-Bilder dem Arzt dargeboten werden. Das System besteht aus einer Beleuchtungseinheit, einer Schwarzweiß-CCD-Kamera, einer Digitalisiereinheit für das Bildsignal, einem PC und der entsprechenden Software. Die Infrarot-Imagingtechnik wurde bei der funktionellen Überprüfung der globalen venösen Pumpleistung der Beine und bei der berührungslosen Quantifizierung der venösen Abstromverhältnisse in Muskelruhe getestet. Bei diesen Tests wird jeweils eine Serie von Bildern im etwa 1-Sekunden-Rhythmus aufgenommen und jedes Bild mit der visualisierten Gefäßstruktur in einem Hautareal von 120 x 120 mm in 100 Bildbereiche aufgeteilt. Damit kann erstmals durch die Analyse der Kontraständerung in den einzelnen Bereichen die Venodynamik zeit- und ortsaufgelöst dargestellt werden. Erste Ergebnisse zeigen die Eignung der IR-CCD-Technik zur funktionellen berührungslosen Visualisierung oberflächennaher Gefäßstrukturen. Da alle Systemkomponenten bis auf die Software Standardprodukte sind, kann die neue optische Imaging-Technik kostengünstig realisiert werden.

Über die nichtinvasive Darstellung der peripheren Perfusion berichteten S. Schuller-Petrovic und S. Reischle, Graz. Die Laser Doppler Flowmetrie ist seit vielen Jahren eine anerkannte nichtinvasive Methode zur Messung der peripheren Durchblutung. Dabei wird kontinuierliches Laserlicht im Gewebe von sich bewegenden Erythrozyten reflektiert. Die Bewegung der Erythrozyten führt zu einer von ihrer Geschwindigkeit abhängigen Frequenzverschiebung. Der Parameter „Flux" ist das Produkt aus durchschnittlicher Flußgeschwindigkeit und Konzentration der Erythrozyten. Mit Hilfe der Laser Doppler Flowmetrie können jedoch nur Punkt- oder kleine Flächenmessungen durchgeführt werden.

Demgegenüber ermöglicht der Laser Doppler Perfusion Imager eine höhere Auflösung sowie eine variable und größere Meßfläche. Mittels eines Helium-Neon-Lasers wird die Hautoberfläche mit einem defokussierten Strahl bis zu einer maximalen Tiefe von 2 mm sequentiell abgetastet. Das reflektierte Licht wird von einem Photodetektor aufgefangen, in ein elektronisches Signal umgewandelt und für jeden Meßpunkt getrennt berechnet und farbkodiert. Das so entstehende Perfusionsbild wird – je nach Gerät und Einstellung – aus bis zu 65 536 Meßpunkten aufgebaut, so daß sich Hautareale von 2 x 2 bis 50 x 50 cm Größe beurteilen lassen. Damit sind Aussagen über den gesamten oberflächlichen Hautplexus im arteriellen und venösen Schenkel möglich.

Der Laser Doppler Perfusion Imager erlaubt eine gute Beurteilung der peripheren Mikrozirkulation bei Erkrankungen oder Zuständen, welche mit einer Änderung der Perfusion einhergehen. So sind Störungen der Hautperfusion z. B. bei Sklerodermie, M. Raynaud, peripherer arterieller Verschlußkrankheit und diabetische Angiopathie ebenso gut meßbar wie Veränderungen der Durchblutung nach Verabreichung vasoaktiver Substanzen. Der Zustand der Haut nach Verletzungen wie Combustio, Congelatio, Verätzungen und Quetschungen ist quantifizierbar und der Therapieverlauf ist gut dokumentierbar.

In der Phlebologie ermöglicht der Laser Doppler Perfusion Imager durch die großflächige Meßmöglichkeit und die variable Meßfeldgröße eine gute Beurteilung der Perfusion und der Wundheilung bei ausgedehnten Ulcera crurum. So können z. B. neue experimentelle Behandlungsmethoden auf ihre Wirksamkeit im Bereich der Mikrozirkulation reproduzierbar dokumentiert und kontrolliert werden.

M. Peschen, Freiburg, sprach über die Analyse der Transkripte bei unterschiedlichen Stadien der chronischen Veneninsuffizienz. Ziel seiner Untersuchungen war es, die Expression von Adhäsionsmolekülen und Wachstumsfaktoren unterschiedlichen Stadien der CVI zuzuordnen.

Bei insgesamt 72 Hautbiopsien von CVI Patienten mit verschiedenen Stadien der CVI wurde mittels Polymerase-Kettenreaktion die Expression der Adhäsionsmoleküle ICAM-1, VCAM-1, LFA-1 und VLA-4 sowie der Wachstumsfaktorrezeptoren PDGF-α und β, VEGF-flt-1 und KDR und KGF untersucht.

In Frühstadien der CVI zeigten sich insgesamt niedrige Expressionslevel der Adhäsionsmoleküle. Ein deutlicher Anstieg der Expression war im Stadium des Stauungsekzems zu verzeichnen. Während es bei Patienten mit Hyperpigmentierung wieder zu einem leichten Fall der Expressionswerte kam, stiegen diese bei Patienten mit Dermatoliposklerose wieder auf den Level der Werte der Stauungsekzeme an; bei Patienten mit Ulcus cruris zeigte die Expression einen deutlichen Peak.

Bei der Expression der Wachstumsfaktoren zeigten sich für PDGF-α und β sowie für VEGF ähnliche Expressionsverläufe wie bei den Ahäsionsmolekülen. Bei der Expression des KGF-Rezeptors fanden sich jedoch bereits in den Frühstadien hohe Werte; im Stadium des Ulcus cruris wurde dieser Rezeptor allerdings nicht exprimiert.

Zusammenfassend ließ sich ein biphasischer Prozeß der Expressionswerte für die Adhäsionsmoleküle zeigen. Daraus kann geschlossen werden, daß die Migration von Leukozyten in den perivaskulären Raum eine wesentliche Rolle bei den pathophysiologischen Prozessen der chronischen Veneninsuffizienz spielt. Möglicherweise kann aufgrund der Berücksichtigung der unterschiedlichen Expressionslevel der Wachstumsfaktorrezeptoren ein verbesserter Ansatz für Prophylaxe bzw. Therapie der Ulzera cruris gefunden werden.

U. Schultz-Ehrenburg, Berlin, berichtete über die Sklerosierung genuiner Varizen; sie wurden früher vor allem nach blickdiagnostischen Gesichtspunkten verödet. Mit der quantitativen Photoplethysmographie (D-PPG) steht heute eine nichtinvasive Technik zur Verfügung, die es erlaubt, die hämodynamische Bedeutung der einzelnen Schritte bei der Varizenbehandlung exakt aufzuschlüsseln. In zwei prospektiven Studien wurde die funktionelle Auswirkung der einzelnen Teilschritte einer alleinigen Sklerosierungsbehandlung nach Tournay ($n = 22$) und einer kombinierten Sklerosierungsbehandlung im Anschluß an eine partielle Saphenektomie ($n = 69$) analysiert. Bei der alleinigen Verödungsbehandlung verbesserte sich die mittlere venöse Auffüllzeit sowohl nach der Krossenverödung als auch nach Verödung der insuffizienten Perforansvenen des Unterschenkels jeweils signifikant ($p < 0{,}0001$). Injektionen in andere Regionen zeigten keine funktionelle Auswirkung, optimierten jedoch das kosmetische Resultat. Bei der kombinierten Sklerosierungsbehandlung konnte sowohl durch die partielle Saphenektomie als auch durch die anschließende Verödungsbehandlung jeweils eine signifikante Verbesserung der mittleren venösen Auffüllzeit ($p < 0{,}0001$) erreicht werden.

Die Ergebnisse belegen deutlich, daß die hämodynamisch orientierte Sklerosierungstherapie genuiner Varizen eine sehr effiziente Behandlungsmethode ist, die allein oder in Kombination mit einer vorausgegangenen Varizenoperation die Venenfunktion deutlich verbessern kann. Daraus ergibt sich die Konsequenz, daß eine Varikosis so lange mittels Sklerotherapie behandelt werden sollte, bis die Venenfunktion entweder normal ist oder sich im Tourniquet-Test nicht mehr weiter verbessern läßt.

Über diagnostische und technische Schwierigkeiten bei der operativen Therapie der Varikose berichtete A. Fratila, Bonn. Ziel der operativen Behandlung der primären Varikose ist die Besserung oder – wenn möglich – die Beseitigung von Stauungsbeschwerden. Zusätzlich sollen durch diese Therapie Komplikationen der Erkrankung möglichst verhindert werden; dazu zählt die Thrombophlebitis, die Varizenblutung, das Ulcus cruris, die sekundäre Leitveneninsuffizienz und auch das arthrogene Stauungssyndrom. Da der elektive Eingriff der Varizenoperation also einen prophylaktischen Charakter hat, wird empfohlen, den Eingriff unter Berücksichtigung von möglichen postoperativen Komplikationen in einem vertretbaren Verhältnis zum erwartenden Erfolg durchzuführen. Dies setzt eine effiziente Diagnose voraus, die bei den inkompletten Form der Varikose u. U. schwierig sein kann. Hier sind die dopplersonographisch nachgewiesenen atypischen Refluxe differentialdiagnostisch gründlich zu prüfen. Aber auch die komplette Stammvarikose mit zunehmendem Reflux nach distal oder die unsystematisierte Seitenastvarikose mit multiplen insuffizienten Perforansvenen können sowohl diagnostische als auch therapeutische Schwierigkeiten bereiten. Operationstechnische Probleme sind insbesondere beim fortgeschrittenen Krankheitsbild in Kombination mit ausgeprägter Adipositas oder mit bereits bestehenden trophischen Störungen zu erwarten. Die Patienten müssen einerseits darüber, andererseits aber auch über das Fortschreiten der Erkrankung bei unterlassener chirurgischer Therapie aufgeklärt werden. Wichtig ist in diesem Zusammenhang auch, auf die Rezidivfreudigkeit der Erkrankung bei bereits fortgeschrittenem Krankheitsbild mit tiefer Leitveneninsuffizienz bzw. bei bekannter familiärer Disposition hinzuweisen.

G. Sattler, Darmstadt, sprach über endoskopische Operationen bei Venenerkrankungen. Bei bisher 1250 Patienten, die mittels endoskopischer Operationsverfahren behandelt wurden, konnten bei niedrigen Komplikationsraten ausgezeichnete Ergebnisse bei der Diagnostik und Behandlung insuffizienter Perforansvenen und trophischer Hautveränderungen erzielt werden.

Der Subfaszialraum wird dabei durch Einführung eines starren Endoskops über eine 2 cm große Hautinzision im Bereich der gesunden Haut des proximalen Unterschenkeldrittels dargestellt. Es folgt die Diagnose, die exakte Lokalisation und die optisch kontrollierte Diszision insuffizienter Perforansvenen, unter Umständen in Verbindung mit einer Fasziotomie.

Das Verfahren ermöglicht die gezielte Ausschaltung der entsprechenden Insuffizienzpunkte der Perforansvenen im Subfaszialraum und führt dadurch zu einem verbesserten Rücktransport des venösen Blutes.

Über eine neue und erfolgversprechende Behandlungsmethode bei arthrogenem Stauungssyndrom berichtete T. Klyscz, Tübingen. Bei dem Verfahren der biomechanischen Stimulationstherapie (BMS) werden niedrigfrequente longitudinale Schwingungen (12–38 Hz) mit einer kleinen Amplitude (max. 4 mm) unter passiver Mobilisierung durch den Physiotherapeuten auf den Fuß des Patienten übertragen. Durch die vibrationsbedingte Stimulation von Golgi-Sehnenorganen kommt es zu einer Relaxation der beteiligten Muskulatur sowie zu einer verbesserten Dehnbarkeit des Kapsel-Bandapparates, die sich bereits nach kurzfristiger Applikation einstellt. Erste Untersuchungen wurden bei 6 Patienten (5 weiblich, 1 männlich, mittleres Alter 67,8 Jahre) mit einem ausgeprägten Stauungssyndrom durchgeführt. Die Ausgangsbeweglichkeit im oberen Sprunggelenk betrug max. 5 Grad bei Spitzfußstellung. Insgesamt wurden je 10 einstündige BMS-Behandlungen über 2 Wochen durchgeführt.

Nach Abschluß dieser Zeit fand sich eine signifikante Zunahme ($p < 0,05$) der Gelenkbeweglichkeit von durchschnittlich 18 (± 12) Grad. Dies führte zu einer deutlichen Verbesserung der venösen Abpumpleistung.

Die biomechanische Stimulationstherapie, die bislang nur in einer technisch modifizierten Vorläuferversion im Leistungssportbereich der ehemaligen Sowjetunion eingesetzt wurde, könnte sich möglicherweise zu einer neuen wichtigen physikalischen Therapieform bei Patienten mit langjährig bestehendem arthrogenem Stauungssyndrom entwickeln.

Ambulatorische kapilläre Hypertonie – eine wesentliche Ursache der Stauungsdermatose bei chronischer Veneninsuffizienz

M. Hahn, F. Noll, B. Märtterer, U. Pittl, T. Klyscz, A. Steins, D. Zuder, M. Jünger

Einleitung

Eine Schlüsselrolle in der Pathogenese der chronisch venösen Insuffizienz (CVI) spielt die schon im Frühstadium nachweisbare Mikroangiopathie. Die Störung der kutanen Mikrozirkulation korreliert im Gegensatz zur Störung der venösen Makrozirkulation eng mit der Ausprägung der Stauungsdermatose. Die klinische Symptomatik mit Beinschwellung und Schweregefühl im Frühstadium der Erkrankung führt über Pigmentstörungen, Induration und Atrophie blanche zu floriden und abgeheilten Ulcera crura im Stadium 3 nach Widmer. Begleitet werden diese klinischen Veränderungen von einer entsprechend zunehmenden Mikroangiopathie. Die Ursache dieser stadienabhängigen Mikroangiopathie ist bis heute nicht geklärt. Als mögliche Ursachen für die pathogenetisch bedeutsame Mikroangiopathie und damit für die trophischen Hautveränderungen werden derzeit verschiedene Theorien diskutiert. Eine Fibrinmantelumscheidung könnte aufgrund einer Exsudation von Plasma und Fibrinogen infolge einer gestörten transkapillären Barrierefunktion entstehen und dabei zu Polymerisation von Fibrin außerhalb der Kapillare mit anschließender Sauerstoff-Diffusionsstörung führen [1]. Eine andere Theorie geht von einem reduzierten arterio-venösen Druckgradienten in den Kapillaren aus. Dieser soll zu einem vermehrten sogenannten „Leukozytentrapping" mit Ausschüttung von Entzündungsmediatoren führen, welche Gewebeschäden verursachen. Den Konzepten liegt die These einer sogenannten ambulatorisch venösen Hypertonie infolge von Refluxen in den Venen bei Klappeninsuffizienz zugrunde [2]. Dieser intermittierend erhöhte Druck bei fehlender oder mangelhafter Muskelpumpenfunktion könnte auch direkt die Kapillarfunktion beeinträchtigen und zu den beobachteten Dilatationen, Torquierungen, Verlängerungen und Rarefizierung der Hautkapillaren führen. Eine Mikroangiopathie infolge unphysiologischer Druckschwankungen in der Endstrombahn wird auch bei der Entstehung der diabetischen Mikroangiopathie diskutiert. Die hier vorgestellten Studien hatten zum Ziel die Theorie eines erhöhten Blutdrucks in den Kapillaren erstmals experimentell zu untersuchen.

Methode

Untersucht wurde der Blutdruck in Nagelfalzkapillaren unter Ruhebedingungen bei 26 Patienten, davon 7 (4 weiblich, 3 männlich, 55 ± 14,3 Jahre) mit primärer Varikose und 19 (8 w, 11 m, 51 ± 11,6 Jahre)mit sekundärer Varikkose infolge einer tiefen Beinvenenthrombose im Vergleich zu 20 (10 w, 16 m, 26 ± 7 Jahre) gesunden Probanden. In einer zweiten Untersuchung wurden an 8 Patienten (4 w, 4 m, Alter: 49 ± 11 Jahre) mit tiefer Leitveneninsuffizienz und 8 gesunden Probanden (7 w, 1 m, 29 ± 8 Jahre) der Einfluß einer einmaligen Muskelkontraktion, simuliert durch äußere Kompression mit 60 mmHg, auf den Blutdruck in den Hautkapillaren untersucht. Damit sollte der Effekt einer Muskelkontraktion auf den Kapillardruck in einem ersten Ansatz studiert werden. Untersucht wurde jeweils das symptomführende Bein. Die Patienten lagen auf einer höhenverstellbaren Liege, mit dem Unterschenkel 90° gebeugt und der Fuss kam auf einem speziellen Mikroskopiertisch zu stehen.

Druckmesstechnik in Kapillaren

Übliche manometrische Techniken, wie sie z.B. zur Überwachung des intraarteriellen Blutdrucks in größeren Gefäßen Verwendung finden, können für die Messung in Kapillaren nicht eingesetzt werden. Die extrem kleinen Dimensionen der Pipettenöffnung von wenigen μm erlauben keinen schnellen Druckausgleich zwischen der Kapillare und dem Pipettenlumen, wie es für dynamische Messungen erforderlich wäre. Die dynamische, blutige Kapillardruckmessung, basierend auf der servo-nulling Methode umgeht diese Limitierung [3]. Abbildung 1 zeigt schematisch den Aufbau des Systems. Die Kapillaren wurden im Bereich des Nagelfalzes der Großzehe unter videomikroskopischer Kontrolle punktiert. Aufgrund ihres anatomisch günstigen Verlaufs, haarnadelförmig und nahezu parallel

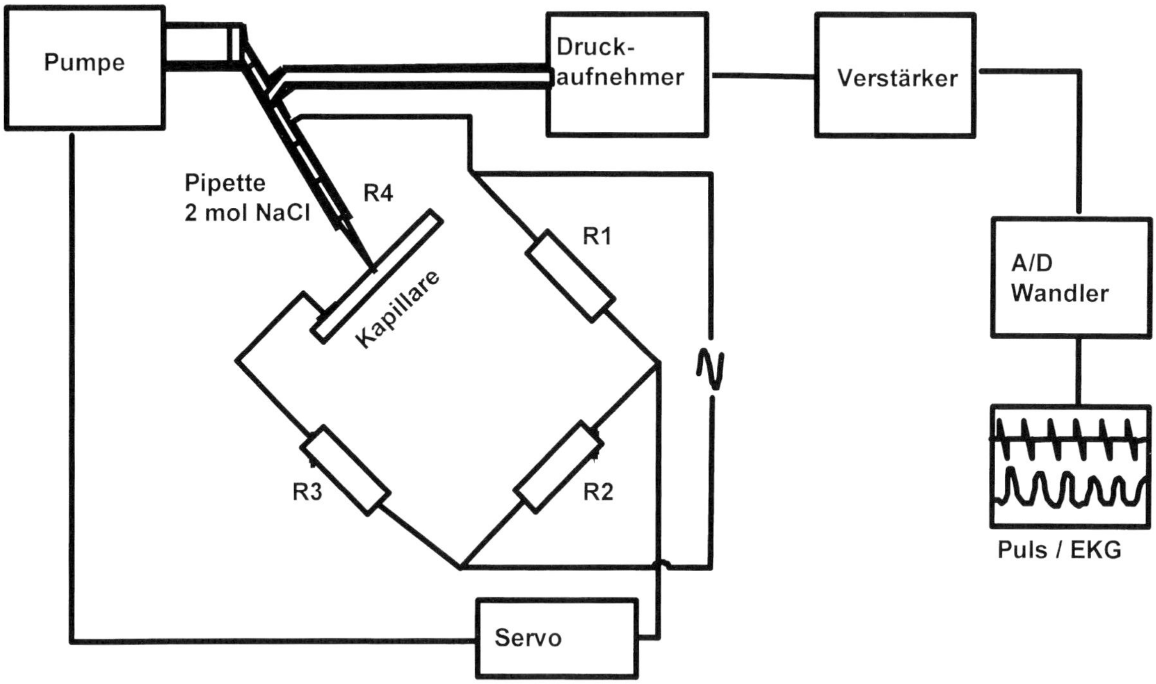

Abb. 1. Prinzipieller Aufbau der Servo-nulling-Meßeinrichtung

zur Hautoberfläche, sind Nagelfalzkapillaren für die Kapillardruckmessung am ehesten geeignet. Sowohl der arterielle Schenkel als auch der Scheitel und der venöse Schenkel können kapillarmikroskopisch betrachtet werden. Als Punktionsstelle wählten wir den Kapillarscheitel. Diese Stelle läßt sich bei Wiederholung der Messung relativ exakt wieder auffinden, und auch ein interindividueller Vergleich ist so eher gewährleistet [5]. Punktionen des arteriellen oder venösen Schenkels parallel zu ihrem Verlauf sind zwar einfacher, allerdings können die Meßwerte, insbesondere die Pulswellenamplitude, aus hydrodynamischen Gründen falsch hoch oder niedrig ausfallen und ein reproduzierbares Wiederauffinden derselben Punktionsstelle entlang des Schenkels ist nahezu unmöglich.

Für die eigentliche Punktion verwendeten wir einen Mikromanipulator mit der Möglichkeit der feinen Vertikal-, Horizontal- und Axialbewegung (Leica, Wetzlar). Das Gewebe war bis auf die Öffnung an der Pipettenspitze durch das Glas elektrisch von der 2 molaren Flüssigkeit in der Pipette getrennt. Der Referenzwiderstand im Servo-nulling Gerät wurde vor der Punktion mit dem elektrischen Widerstand über die Pipette, welche in eine 0,9% NaCl-Lösung bei Atmosphärendruck taucht, ausbalanciert. Nach erfolgreicher Punktion einer Kapillare drang Blut in die Pipettenspitze ein. Da die Leitfähigkeit des Blutes einer 0,9% Kochsalzlösung entspricht, stieg der elektrische Widerstand über die Pipettenspitze an. Das Rückkopplungssystem erzeugte nun über eine Pumpe einen Druck im System, um das Blut aus der Pipette wieder herauszudrücken und damit die Ausgangsleitfähigkeit wiederherzustellen. Der dafür erforderliche Druck entsprach dem unbekannten Kapillardruck. Dies geschah so rasch, daß Frequenzen von bis zu 12 Hz nachgebildet werden konnten. Das Signal des Druckaufnehmers wurde verstärkt und nach einer Tiefpaßfilterung mit einer Eckfrequenz von 20 Hz (Mammendorfer Institut für Physik und Medizin, Hattenhofen) digitalisiert (DT 2836, Data-Translation, Marlboro/MA, USA). Die Daten wurden mittels einer Datenerfassungssoftware (DAGO-PC, Gesellschaft für Strukturanalyse, Aachen) erfaßt und abgespeichert. Abbildung 2 zeigt eine Originalregistrierung. Die computergestützte Meßwerterfassung erlaubte eine detaillierte Analyse der Meßwerte. Die Abtastrate von 100 Hz für EKG und Kapillardruck ermöglichte über die Berechnung des mittleren Kapillardrucks hinaus die Bestimmung verschiedener Kenngrößen wie z.B. Pulswellenlaufzeit (Zeit zwischen dem elektrophysiologischen Signal der Herzaktion, R-Zacke, und der Ankunft der Pulswelle), Anstiegssteilheit, Zeit bis zum Erreichen des Pulswellengipfels, Höhe des Pulswellengipfels. Die Analyse erforderte die Entwicklung einer eigenen Software für die Datenauswertung, dabei wurden die Kenndaten für jede einzelne Pulswelle automatisch ermittelt und eine mittlere Pulswelle für die jeweilige Messung berechnet [4]. Der mittlere Nulldruck vor und nach erfolgter Punktion wurde automatisch mitberücksichtigt.

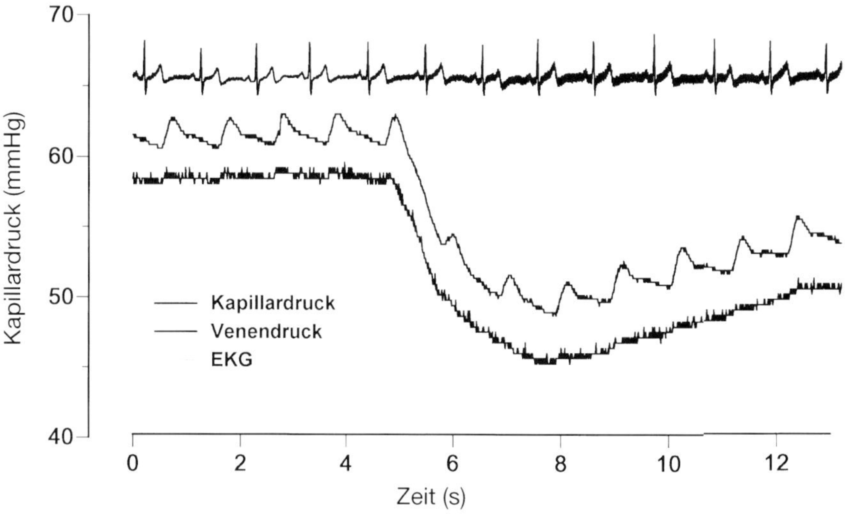

Abb. 2. Synchrone Messung des Blutdrucks in einer Fußrückenvene und in einer Hautkapillare während einer raschen Druckänderung. Es zeigt sich ein enger zeitlicher Zusammenhang zwischen beiden Meßgrößen

Simultan zum Kapillardruck und EKG wurde die Hauttemperatur registriert. Der Systemdruck wurde in regelmäßigen Abständen von 10 Minuten automatisch bestimmt und ebenfalls mitaufgezeichnet (Critikon, Dinamap, Norderstedt). Zusätzlich wurde bei einigen Messungen der Druck in einer Fußrückenvene synchron dazu aufgezeichnet.

Ergebnisse

Bei 26 Patienten, 7 mit primärer Varikose (Median: 13,4; 25% Quantile: 11,8; 75% Quantile: 18,0 mmHg), 19 mit postthrombotische Varikose(11,5; 10,6; 13,2 mmHg), zeigte sich gegenüber 26 Gesunden (11,7; 12,3; 12,7 mmHg) kein signifikant erhöhter mittlerer Kapillardruck (Abb. 3).

Bei 8 Patienten (Hauttemperatur 30,2 ± 1,6 °C, Systemdruck: 116 ± 10/74 ± 8 mmHg, hydrostatische Druck: 30,4 ± 1,8 mmHg) mit postthrombotischem Syndrom und 8 gesunden Probanden [28,4 ± 2,4 °C (n.s.), 105 ± 10 (n.s.)/63 ± 5 (p < 0,007) mmHg, 28,3 ± 2,3 mmHg (n.s.)] zeigten sich unter Simulation einer Muskelkontraktion signifikante Unterschiede im dynamischen Verhalten. Der unter plötzlichem Druckaufbau von 60 mmHg im Bereich der Wadenmuskulatur erhöhte Venendruck war bei Patienten signifikant schneller (Anstiegszeit: 11,4 ± 7,4 s, Anstiegsgeschwindigkeit: 2,4 ± 1,5 mmHg/s) in den Kapillaren nachweisbar gegenüber gesunden Probanden (47,4 ±

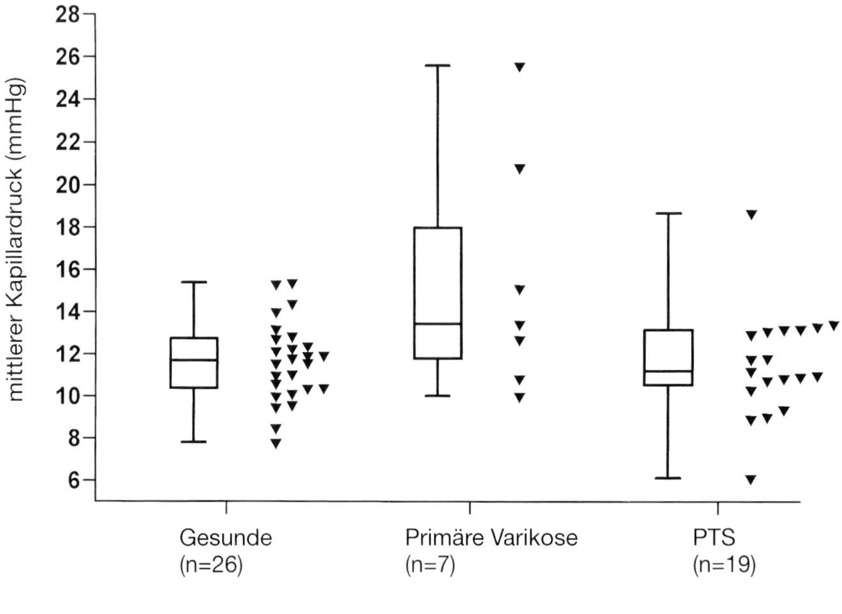

Abb. 3. Vergleich des Blutdrucks in Hautkapillaren unter Ruhebedingungen. Es zeigt sich zwischen gesunden Probanden, Patienten mit primärer Varikose und Patienten mit einem postthrombotischen Syndrom kein signifikanter Unterschied

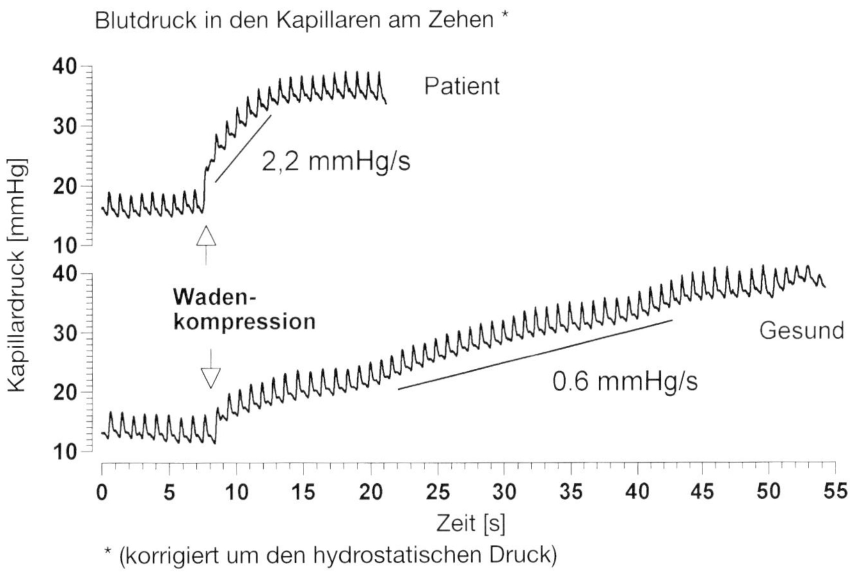

Abb. 4. Unter dynamischen Blutdruckänderungen, wie sie während einer Muskelkontraktion auftreten, zeigte sich ein signifikant rascherer Anstieg des Blutdrucks in den Hautkapillaren bei Patienten im Vergleich zu gesunden Probanden. Damit gelang der erste Nachweis eines ambulatorischen Hochdrucks in Hautkapillaren bei Patienten mit postthrombotischem Syndrom

19,6 s, $p < 0{,}004$; 0,4 ± 0,3 mmHg/s, $p < 0{,}004$; Abb. 4). Der absolute Druckanstieg war zwischen Patienten und Probanden nicht verschieden (19,3 ± 5,4 vs. 18,5 ± 6,4 mmHg, n.s.). Bei einigen Untersuchungen wurde synchron der Venendruck in einer Fußrückenvene und der Blutdruck in einer Kapillare gemessen. Dabei zeigte sich eine enge zeitliche Korrelation der Druckänderungen (Abb. 2).

Schlußfolgerung

Unter Ruhebedingungen war zwar eine Tendenz bei Patienten mit primärer CVI zu erhöhten Druckwerten in den Hautkapillaren vorhanden, aber kein signifikanter Unterschied im Vergleich zu Gesunden nachweisbar. Die eigentliche, pathophysiologisch vermutlich bedeutsame Druckerhöhung zeigte sich unter dynamischen Bedingungen. Die nachgeahmte Muskelkontraktion mittels externer Kompression bewirkte einen signifikant rascheren Anstieg des Blutdrucks in den Hautkapillaren der Patienten im Vergleich zu gesunden Probanden. Damit gelang der erste experimentelle Nachweis eines ambulatorischen Hochdrucks in den Hautkapillaren. Diese unphysiologischen Druckspitzen könnten die Ursache für die bei der CVI nachweisbaren Mikroangiopathie und damit der trophischen Störungen im Bereich der Haut sein. Inwieweit eine konservative Therapie mit Kompressionsstrümpfen oder eine chirurgische Intervention dies bessert, müssen weitere Studien zeigen.

Literatur

1. Burnand KG, Whimster I, Naidoo A, Browse NL (1982) Pericapillary fibrin in the ulcer-bearing skin of the leg: the cause of lipodermatosis and venous ulceration. BMJ 285: 1071–1072
2. Coleridge Smith PD, Thomas PRS, Scurr JH, Dormandy JA (1988) Causes of venous ulceration: a new hypothesis. BMJ 296: 1726–1727
3. Hahn M, Klyscz T, Jünger M (1996) Direkte Bestimmung des Blutdrucks in Hautkapillaren am Menschen. Phlebologie 25: 165–172
4. Hahn M, Klyscz T, Shore AC, Jünger M (1996) Newly developped software for capillary blood pressure analysis in microcirculatory research. Int J Microcirc Clin Exp 16: 129–136
5. Shore AC, Sandeman DD, Tooke JE (1995) Capillary pressure, pulse pressure amplitude, and pressure waveform in healthy volunteers. Am J Physiol 268: H147–H154

Akrale Durchblutungsstörungen

M. Jünger, T. Klyscz, A. Steins, D. Zuder, M. Hahn

Verschlüsse akraler Arterien führen nicht selten zu Störungen der Hauttrophik bis hin zur Nekrose, weil diese Arterien Endstrombahngebiete versorgen und sich funktionsfähige Kollateralen nur unzureichend ausbilden. Bei der diagnostischen Abklärung akraler ischämischer Krankheitsbilder geht es daher insbesondere darum, organische Arterienverschlüsse, durch die akrale Nekrosen entstehen können, zu erkennen und davon das primäre vasospastische Syndrom („Primäres Raynaud Phänomen"), das als Funktionsstörung zu keiner Bedrohung der Hauttrophik führt, zu unterscheiden.

Auch organisch fixierte Durchblutungsstörungen von Finger und Zehen haben häufig eine vasospastische Komponente, die zu kälteausgelöster, zyanotischer Verfärbung oder Leichenblässe führt. Der Turgor der Fingerbeeren kann so stark abnehmen, daß die Haut schlaff und gefältelt erscheint. Im Unterschied zu den organisch bedingten akralen Ischämien ist beim funktionellen primären (vasospastischen) Raynaud-Phänomen ein symmetrischer Befall der Finger die Regel, aber nicht obligat. Oft blassen beim primären Raynaud-Phänomen in wechselnder Folge verschiedene oder sämtliche Langfinger ab, der Daumen ist meist nicht betroffen. Fingerkuppennekrosen sprechen gegen ein primäres Raynaud-Phänomen, das sich klinisch hauptsächlich durch die Raynaud-Attacken (die Aufeinanderfolge von Abblassung der Haut, zyanotische Verfärbung und anschließender reaktiver Rötung) zeigt. Diese Gefäßspasmen werden durch lokalen Kältereiz, allgemeine Unterkühlung, aber auch durch emotionale Faktoren ausgelöst.

Wegweisende klinische Befunde für eine organische Ursache der akralen Ischämie:

- Einseitigkeit des Befundes z.B. des Pulsverlustes, der Raynaud Attacken
- akrale trophische Störung (z.B. Fingerkuppennekrose)
- einseitige verzögerte reaktive Hyperämie der Faustschlußprobe und des Allentests
- einseitige Erniedrigung des Blutdrucks (>20 mmHg)
- frühzeitiger Pulsverlust während forcierter Retraktion der Schultern bei hängenden Armen, bei henkelförmigem Hochschlagen des Armes sowie Kopfdrehen zur kontralateralen Seite infolge Verengung des kosto-klavikulären Raumes, bei Drehung des Kopfes zu homolateralen Seite und nach hinten (Adson-Test) infolge Verengung der Skalenuslücke und bei Hyperabduktion und Elevation des Armes infolge einer Verengung zwischen M. pectoralis minor und der ersten Rippe.

Apparative Diagnostik

Die weitergehenden diagnostischen Schritte zielen auf die Differenzierung organischer, arterieller Obliterationen von funktionellen Gefäßspasmen. Obliterationen der mittelgroßen, noch eher proximalen Arterien, Arteria ulnaris, Arteria radialis, Arteria tibialis posterior, Arteria dorsalis pedis, werden über die Analyse der *Doppler-Ultraschall-Kurven* und über die Messung des *systolischen arteriellen* Druckes mit Hilfe der *cw-Dopplersonographie* und Druckmanschetten erkannt.

Über die Perfusion der akralen Arterien von Finger und Zehen läßt sich rasch ein Überblick mit Hilfe der akralen Finger- und Zehenoszillographie gewinnen. Indem diese Untersuchungen auch nach einer Kälteexposition, Erwärmung oder einem Vasodilatator (Nitrate, Calciumantagonisten) der Hände und Füße durchgeführt werden, kann zwischen rein vasospastischen und eher organisch fixierten Arterienobliterationen unterschieden werden (s. Abb. 1).

Kurzstreckige Obliterationen entgehen den vorgenannten Verfahren häufig. Die Arterien des Hohlhandbogens und der Finger sind jedoch der *hochauflösenden farbkodierten Duplexsonographie* [11] zugänglich. Kurzstreckige segmentale Fingerarterienverschlüsse, häufig bei Patienten mit systemischer Sklerodermie, oder typisch korkenzieherartig gewundene Kollateralen im Verlauf der peripheren okkludierten Arterien (s. Abb. 2) von Patienten mit Thrombangiitis obliterans werden vom geübten Untersucher zuverlässig erkannt. Die so erhobenen morphologischen Informa-

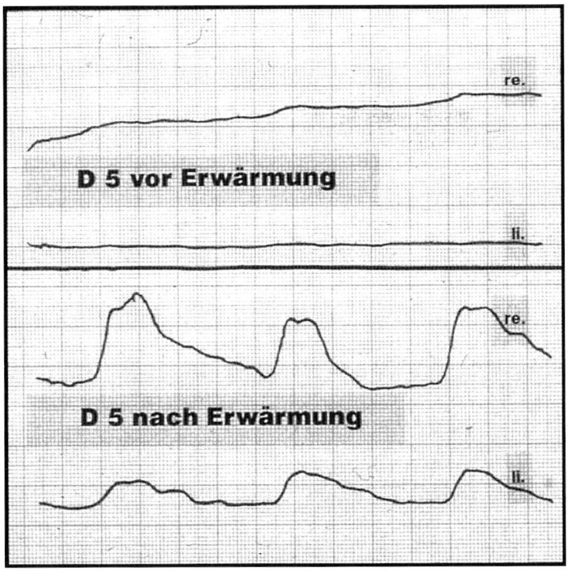

Abb. 1. Arterielle Pulskurven, die mit der akralen Oszillographie am Fingerendglied des 5. Fingers beidseits abgeleitet wurden. Bei spontaner Hauttemperatur, in der oberen Bildhälfte dargestellt, ließen sich nur rechts schwache Pulsationen nachweisen, links keine Pulsation. Nach einer 15minütigen Erwärmung der Hände wurde eine weitgehend normale Pulsation (untere Bildhälfte) abgeleitet. Die normale Pulsation nach einer Wärmeanwendung spricht gegen arterielle oranische Verschlüsse und für ein vasospastisches Geschehen im Rahmen eines primären Raynaud-Syndromes

tionen über die periphere arterielle Perfusion stimmen meist mit den angiographischen Darstellungen der akralen Arterien überein.

Bei Verdacht auf akrale arterielle Obliterationen besteht die Indikation zur Angiographie, die den entscheidenden diagnostischen Baustein, die Morphologie und Verteilungsmuster der peripheren arteriellen Verschlüsse, am besten dokumentiert.

Auf Besonderheiten einiger häufiger Krankheitsbilder wird im Folgenden eingegangen.

Kollagenosen

Über 90% der Patienten mit systemischer Sklerodermie leiden an Raynaud-Attacken. Es können organisch fixierte Obliterationen vorliegen, zu denen sich Gefäßspasmen hinzuaddieren. Die akralen Pulskurven normalisieren sich nach einer Wärmeanwendung daher nicht. Da die Gefäßläsionen bereits initial entstehen, finden sich klinisch wegweisende Symptome der Haut- und Schleimhautfibrosierung häufig nicht. Mit einer Sensitivität und Spezifität von über 90% werden Sklerodermie-typische morphologische Veränderungen an den Nagelfalzkapillaren erkannt: Riesenkapillaren, avaskuläre Felder, Mikroblutungen und inhomogene Kapillaranordnung („scleroderma like pattern" [4]). Auch an morphologisch noch unauffälligen Nagelfalzkapillaren weisen typische Farbstoffaustritte bei der Fluoreszenz-Videomikroskopie auf die systemische Sklerodermie als Ursache der akralen Ischämie hin [9]. Auch bei juvenilen Patienten konnte die Sklerodermie-typische Mikroangiopathie nachgewiesen werden [6].

Zu wichtigen Blutuntersuchungen gehört der Nachweis von Sklerodermie-typischen Autoantikörpern, Antizentromer-Antikörper, Anti-Scl-70-Antikörper; bei etwa 25% der Patienten finden sich Kälteagglutinine, selten Kryoglobuline.

Da bei Vorliegen akraler arterieller Verschlüsse Erkrankungen der Finger- und Zehenendglieder wie eine Onychomykose oder ein Bagatelltrauma eine wesentlich ernsthaftere Bedeutung erhalten, sollten die akralen Verschlüsse einmal angiographisch gesichert worden sein.

Zum therapeutischen Spektrum der akralen Durchblutungsstörungen bei systemischer Sklerodermie gehören Schutz vor Kälte und Nässe und vor Traumen jeglicher Art. Ganz im Vordergrund stehen physikalische Maßnahmen, mit denen die Fingerfunktion erhalten wird: Krankengymnastische Bewegungsübungen, biomechanische Stimulationstherapie [7] und manuelle Lymphdrainage. Von individuell unterschiedlicher Wirkung sind vasospasmolytische medikamentöse Therapiemaßnahmen, Pentoxyphyllin, Prostaglandin E1, Iloprost, Hämodilution, Serotonin-Antagonisten, ACE-Hemmer. Die Plasmapherese kann insbesondere bei Vorliegen von Kälteagglutininen und Kryoglobulinen zur monatelangen Beschwerdefreiheit während der kalten Jahreszeit führen [10]. Zumindest eine vorübergehende Erwärmung der Hände läßt sich durch die zervikale Sympathektomie erreichen. Alternativ steht die peridurale Elektrostimulation des Rückenmarks im Zervikalbereich zur Verfügung.

Akrale Verschlüsse finden sich im Vergleich zur systemischen Sklerodermie bei anderen Kollagenosen wie dem Lupus erythematodes oder der Dermatomyositis wesentlich seltener.

Vibrationstrauma

Raynaud-Attacken der ulnaren Finger und des Kleinfingerballens, eine pathologische Faustschlußprobe und ein pathologischer Allen-Test in diesem Bereich können durch das *Hypothenar-Hammer-Syndrom* verursacht sein. Entscheidend sind anamnestische Angaben wie häufige Verwendung der Hand als Schlaginstrument. Insbesondere Zimmerleute sind gefährdet. Genaue Angaben zur Tätigkeit am Arbeitsplatz oder bei Freizeitbeschäftigungen können überraschende Ursachen offenlegen. So wird z.B. die Hand auch als Schlagwerkzeug beim Einpassen von Türen bei der Autoherstellung verwendet.

Zu den diagnostisch wichtigen apparativen Befunden gehören: Pathologische Oszillographie von D V bis D III, Farbduplex-sonographische und angiographischer Nachweis von arteriellen Obliterationen im Kleinfingerballenbereich und der Finger D V bis D III, arterielle Obliterationen der digitalen Arteria ulnaris.

Die langjährige Vibration handgeführter Werkzeuge, Kettensäge, Preßlufthammer, pneumatische Meißel des Steinmetzes können zu vasomotorischen Störungen von Minuten- bis Stundendauer insbesondere im Winterhalbjahr führen. In fortgeschrittenen Stadien treten die Raynaud-Attacken auch unabhängig von Kälte und von Arbeitsbelastung auf. Die Symptome können auch nachts auftreten, wenn unter Ruhebedingungen die Kreislauf- und Stoffwechselaktivität abnimmt und die Patienten durch die vasospastischen Attacken erwachen. Gefäßverengungen sind in Einzelfällen beobachtet worden. Diagnostisch wegweisend sind hier die anamnestischen Angaben über das Vibrationstrauma. Seit kurzem steht ein einfacher Expositionstest zur Verfügung. Die akralen Pulsationen werden während einer Vibrationsbelastung der Hände abgeleitet. Die Schwingungen variabler Amplitude und variabler Frequenz werden durch einen Schwingungsgenerator, einer umgebauten Oberfräse, erzeugt. Während oder nach der Vibrationsbelastung kommt es im Gegensatz zu Gesunden bei den Patienten mit „vibration white finger syndrome" zu einer deutlichen Verkleinerung der Pulswellenamplitude [5].

Die therapeutische Konsequenz, die sich aus dem Zusammenhang zwischen Vibrationstrauma und den akralen arteriellen Schäden ergibt, ist für die Patienten oft mit schwierigen beruflichen Umstellungen verbunden. Adjuvant zur Meidung des Vibrationstraumas kommen vasospasmolytische medikamentöse Therapien zur Anwendung.

Neurovaskuläres Schultergürtel-Kompressionssyndrom

Müdigkeit, Schweregefühl und Kraftlosigkeit insbesondere bei typischen Tätigkeiten wie Schirmtragen, Wäsche aufhängen, Fenster putzen, Tätigkeiten in Armhochhaltestellung, Schlafen mit abgewinkeltem Arm zeigen auf eine Einengung des Gefäßnervenbündels in der Skalenuslücke, im kostoklavikulären Raum oder im Bereich des Ansatzes des M. pectoralis minor hin.

Der frühzeitige Pulsverlust in einer der oben bereits genannten Funktionsstellungen objektiviert die Einengung des Gefäßnervenbündels. Mit einfachen diagnostischen Hilfsmitteln läßt sich die Kompressionswirkung in Funktionsstellung auf die Arteria subclavia objektivieren. Dies gelingt z. B. mit der akralen Oszillographie, mit Doppler Ultraschall oder mit plethysmographischen Verfahren. Bildlich kann die Kompression durch die Arteriographie in entsprechender Armstellung dargestellt werden. Neben diesen Untersuchungen der Hämodynamik ist eine gründliche Untersuchung der Halswirbelsäule inklusive radiologische Abklärung indiziert. Eine Röntgenaufnahme der oberen Thoraxapertur ermöglicht nicht nur die Diagnose einer Halsrippe, sondern erfaßt auch Veränderungen in den Lungenspitzen (z. B. „pancoast"-Tumoren), Callusbildungen an Clavikula und erster Rippe nach Frakturen und die sog. Sterno-Costoclavikuläre Hyperostose. Differentialdiagnostisch sind neurologische Krankheiten auszuschließen (z. B. intrameduläre Prozesse). Auch an das häufige Karpaltunnelsyndrom ist zu denken.

Die Therapie des Schultergürtelkompressionssyndroms [2] sollte mit einem konservativen Versuch eingeleitet werden, wenn nicht organisch-vaskuläre Komplikationen (arterio-arterielle Embolien) vorliegen. Im Vordergrund steht ein Übungsprogramm zur Kräftigung und Lockerung des Schultergürtels. Persistieren heftige Beschwerden, ist die transaxilläre Resektion der ersten Rippe indiziert. Dabei wird die Insertion des M. scalenus anterior mitresiziert.

Organische vaskuläre Komplikationen des Syndroms erfordern eine invasive Abklärung und eine gefäßchirurgische Therapie.

Thrombangiitis obliterans

Das Vollbild der Krankheit ist durch akrale Verschlüsse der Gliedmaßenarterien bei jungen Rauchern und durch rezidivierende Venenentzündungen der Form saltans oder migrans gekennzeichnet. Die Erkrankung betrifft die kleinen und mittelgroßen muskulären Arterien sowie oberflächliche Venen. Die arterielle Thrombose ist sekundäre Folge der entzündlichen Wandveränderungen, die sich vorwiegend an der Intima abspielen.

Farbduplex-sonographisch (s. Abb. 2) und angiographisch findet sich ein typisches Bild der okkludierten Arterien: Im Lumen der betroffenen verschlossenen Arterien verlaufen korkenzieherartig langstreckig Kollateralgefäße. Eine Beteiligung der akralen Arterien der oberen Extremität, die zu Fingerkuppennekrosen führen kann, ist häufig.

Die Histologie einer Probebiopsie, die aus einer entzündeten Vene entnommen wurde, erbringt den Befund der Panphlebitis chronica, die die Diagnose stützt.

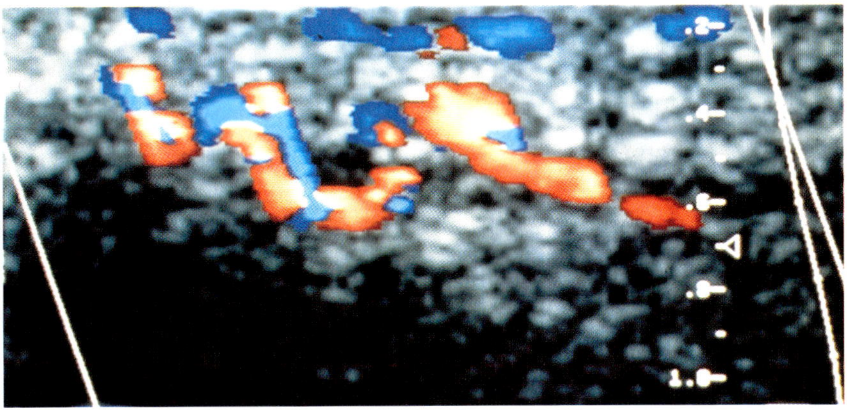

Abb. 2. Farbduplexsonographie (ATL HDI 9, 10 MHz-Schallkopf) einer korkenzieherartig gewundenen Fingerarterie, die rot markiert ist, und einer unauffälligen Fingervene, hier blau markiert. Dieser Befund ist typisch für die Arterien von Patienten mit Thrombangiitis obliterans. Bei diesen korkenzieherartigen Arterien handelt es sich wahrscheinlich um Kollateralen, die typischerweise in der okkludierten Arterie verlaufen.

Mit Ausnahme des Nikotinkonsums treten die Risikofaktoren der arteriellen Verschlußkrankheit in den Hintergrund. Typischerweise verläuft die Endangiitis obliterans in Schüben.

Im therapeutischen Spektrum steht die Nikotinabstinenz an oberster Stelle [8]. Unter den medikamentösen Maßnahmen stehen entzündungsdämpfende Medikamente wie hohe Dosen von Acethylsäure (1,5–3 g/d) oder die Gabe von Prednison (30 mg/d) im Vordergrund, weil die thrombotischen Verschlüsse von entzündlichen Veränderungen der Gefäßwände, die nicht durch eine Antikoagulation unterdrückt werden, ausgehen. Bei weiterbestehendem Nikotinabusus sind durchblutungsfördernde Maßnahmen (z. B. Prostaglandine, [3]) kaum wirksam. Ein therapeutisches Potential kommt möglicherweise auch der Akupunkturtherapie [1] zu.

Hauptsächlich wegen fortgeführtem Nikotinabusus ist die Prognose für den vollständigen Erhalt der Extremitäten mit einer Amputationsfrequenz von 10–24% innerhalb von 5 Jahren für diese Patienten eher ungünstig.

Erkrankungen, die akrale arterielle Vasospasmen verursachen können („sekundäres Raynaud-Syndrom")

Arterielle Verschlußkrankheit:

- Arteriosklerose
- Thrombangiitis obliterans
- Embolie (kardial, arterio-arteriell, z. B. bei neurovaskulärem Schultergürtelkompressionssyndrom oder Tumorleiden)

Vibrationstrauma:

- Vibration white finger syndrome
- Hypothenar-Hammer-Syndrom

Kollagenosen:

- Systemische Sklerodermie
- Lupus erythematodes
- Chronische Polyarthritis
- Dermatomyositis
- Mischkollagenose
- Sjögren-Syndrom
- Wegener-Granulomatose
- Panarteriitis nodosa

Hämatogene Erkrankungen:

- *Kälteagglutinine*
- *Kryoglobuline*
- *Polyzythämie*
- *Paraproteinämie des Plasmozytoms*
- *Thrombozytose*

Lebererkrankungen:

- Leberzirrhose

Chronische Intoxikationen:

- Schwermetalle (Arsen, Blei)
- Ergotamin
- Pilze
- Polyvinylchlorid (PVC)
- Serotonin
- Zyanamid

Medikamente:

- Sympathikomimetika
- β-Rezeptoren-Blocker
- Sekalealkaloide
- hormonelle Antikonzeptiva
- Clonidin
- Zytostatika (Bleomycin, Vincaalkaloide)

Arteriovenöse Kurzschlüsse:

- arterio-venöse Fistel
- Cimino-Shunt

Paraneoplastische Syndrome
Neurologische Erkrankungen:

- Multiple Sklerose
- Neuritis
- Poliomyelitis
- Syringomyelie
- spinale Tumoren
- apoplektischer Insult
- Karpaltunnelsyndrom

Wirbelsäulenerkrankungen:

- Skoliose
- Arthrose der Halswirbelsäule

Primäres Raynaud-Syndrom

Das primäre Raynaud-Syndrom kann nach Ausschluß der sekundären Formen des Raynaud-Syndroms (siehe Übersicht) diagnostiziert werden. Für dieses Krankheitsbild spricht der symmetrische Befall der Langfinger durch Raynaud-Attacken. Die meist weiblichen Patienten neigen zu Hypotonie und Migräne. Meist setzen die Symptome in der postpubertären Phase allmählich ein. Fehlt der frühe Beginn oder ist die Anamnese kurz, so muß eine Grundkrankheit besonders sorgfältig ausgeschlossen werden, auch durch Nachkontrolle in größeren Abständen.

Die Therapie des primären Raynaud-Syndroms beginnt mit einer Aufklärung über die harmlose Natur des Leidens und über die Bedeutung des Kälteschutzes. Oft genügen diese einfachen Maßnahmen. Bei jungen Mädchen ist eine entsprechende Berufsberatung sinnvoll. Das individuelle Ansprechen auf eine medikamentöse Therapie ist nicht vorhersehbar. In Frage kommen Medikamente, die in den Kathecholaminhaushalt eingreifen z. B. Reserpin, daneben werden Mutterkornalkaloide, Alpha-Methyldopa, Guanetidin, Pentoxyphyllin und eigentliche Vasodilatatoren empfohlen. Blutdrucksenkende Medikamente können die Neigung zu Hypotonie und zu orthostatischen Beschwerden jedoch fördern, so daß durch diese Nebenwirkungen die Verwendung vasodilatierender Therapiemaßnahmen begrenzt wird.

Seltenere Ursachen akraler Durchblutungsstörungen

Differentialdiagnostisch kommen als Ursachen vasospastischer Syndrome in Frage:

- Erfrierungen,
- Sudeck-Dystrophie,
- Therapie mit β-Rezeptorenblockern.

Vasospastische Phänomene spielen bei Erfrierungen eine wesentliche Rolle. In der Auftauphase persistieren Vasospasmen in weniger geschädigten Arealen. Die Gefäße der stark betroffenen Gebiete reagieren mit einer Vasodilatation, die zu einem perikapillären Ödem und zu einer intravasalen Aggregation der Erythrozyten führt. Einzelne Gefäße thrombosieren. Es liegt ein Nebeneinander von obliterierenden und vasospastischen Vorgängen vor.

Nach dem entzündlichen Initialstadium treten bei gewissen Patienten mit **Sudeck-Dystrophie** Vasospasmen auf. Eine eindeutig nachweisbare Seitendifferenz der peripheren Durchblutung läßt eine Sympathektomie oder eine medikamentöse Sympathikolyse als ratsam erscheinen.

Temperaturdifferenzen zwischen Extremitäten werden auch bei **neurologischen Affektionen** beobachtet. So kann der Beinschmerz verbunden mit kühlem Fuß bei einer Diskopathie zur Fehldiagnose einer arteriellen Durchblutungsstörung verleiten.

Unter den **medikamentös-bedingten Vasospasmen** spielt die Behandlung kardiovaskulärer Erkrankungen mit **β-Rezeptorenblockern** zahlenmäßig eine wichtige Rolle, gelegentlich die Einnahme ergotamintartrathaltiger Medikamente („Ergotismus").

Akrale vasospastische Phänomene kommen bei etwa der Hälfte der **Dialysepatienten** vor.

Literatur

1. Blum A, Rauschenberger A, Klyscz T, Hahn M, Duda S, Steins A, Rassner G (1996) Akupunktur-Therapie bei Thrombangiitis obliterans mit Raynaud-Attacken. Phlebologie 25: 245–249
2. Dale WA, Lewis MR (??) Management of thoracic outlet syndrome. Ann Surg 181: 575–580
3. Fiessinger JN, Schäfer M (1990) Trial of iloprost versus aspirin treatment for critical limb ischaemia of thrombangiitis obliterans. Lancet 335: 555–557
4. Kenik JG, Maricq HR, Bole GG (1981) Blind evaluation of the diagnostic specifity of nailfold capillary microscopy in the connective tissue disease. Arthritis Rheum 24: 885–891
5. Klyscz T, Blazek V, Jünger M, Rassner G (1995) Neuartige apparative Untersuchungsmethode beim vibrationsabhängigen vasospastischen Syndrom (VVS). Akt Dermatol 21: 312–316
6. Klyscz T, Breuer J, Jünger M, Rassner G (1997) Systemic scleroderma in a 16-year-old boy: the diagnostic relevance of capillaroscopy and fluorescence video microscopy. Eur J Dermatol 7: 381–384
7. Klyscz T, Ritter-Schempp C, Jünger M, Rassner G (1997) Biomechanische Stimulationstherapie (BMS) zur physikalischen Behandlung des arthrogenen Stauungssyndroms. Hautarzt 48: 318–322
8. Mills JL (1994) Buerger's disease: current status. Vascular Medicine Review 5: 139–150
9. Moneta G, Vollenweider U, Dubler B, Bollinger A (1986) Diagnostic value of capillaroscopy with and without fluorescent dyes to detect early connective tissue disease. VASA 15: 143–149
10. Schmid-Schönbein-H, Goebel-W, Perkkio-J, Polster-H, Jacobs-M, Lemmens-HA (1989) Rheology of giant capillary occlusion in secondary Raynaud's phenomenon within the scope of systemic sclerosis. Vasa-Suppl. 27: 61–63
11. Steins A, Hahn M, Volkert B, Duda S, Schott U, Jünger M (1987) Farbduplexsonographie der Fingerarterien. Hautarzt (zur Publikation angenommen)

Aufnahme atmosphärischen Sauerstoffs durch die Haut als Maß für die epidermale Sauerstoffversorgung*

M. Stücker, L. Schulze, K. Hoffmann, P. Altmeyer, D. W. Lübbers

Einleitung

Es ist seit langem bekannt, daß die normale Haut über ihre Oberfläche Sauerstoff (O_2) aus der Umgebungsluft aufnimmt (Gerlach 1851), und zwar ca. 0,5–2% des Ruhesauerstoffverbrauchs des Gesamtorganismus. Das sind bei einem Verbrauch von 250 ml O_2/min etwa 1,3–5 ml O_2/min (Fitzgerald 1957). Während diese von außen aufgenommene O_2-Menge für den Gesamtorganismus nur eine geringe Bedeutung hat, sehen die Verhältnisse für die Haut ganz anders aus. Dies wird deutlich, wenn man den O_2-Partialdruck in der Haut in Abhängigkeit von der Hauttiefe betrachtet (Baumgärtl et al. 1987). Das ist möglich, indem man eine Elektrode zur O_2-Partialdruckmessung senkrecht zur Hautoberfläche in die Haut einsticht (Abb. 1).

Der Hautoberflächen-O_2-Partialdruck (pO_2) ist bei der vorliegenden Messung mit 78 Torr niedriger als der Luftwert, da die Haut mit einem Wasserfilm bedeckt wurde. Von der Hautoberfläche sinkt der pO_2 mit zunehmender Hauttiefe zunächst steil ab und erreicht unter den gegebenen Bedingungen ein Minimum in ca. 100 µm Tiefe, also etwa im Bereich der dermoepidermalen Junktion, und steigt mit weiter zunehmender Tiefe hin wieder auf einen Wert an, der dann relativ konstant bleibt. Da der O_2-Transport entlang eines Gradienten von höheren zu niedrigeren O_2-Drücken per diffusionem erfolgt, beweist das pO_2-Profil, daß in diesem Fall die Umgebungsluft die äußere Schicht der Haut bis zu einer Tiefe von ca. 100 µm mit Sauerstoff versorgt. Die Lage des Minimums zeigt an, welche Teile der Haut aus der Umgebungsluft und welche vom Blut her mit O_2 versorgt werden. Aus der Größe des O_2-Druckabfalles ΔpO_2 über eine Gewebeschicht der Dicke d und der O_2-Leitfähigkeit K läßt sich die O_2-Menge berechnen, die durch Diffusion durch diese Schicht transportiert wird, der sogenannte *Sauerstoff-Flux J(O_2)*.

$$J(O_2) = (K/d)\,\Delta pO_2$$

Um dieses Phänomen messen zu können, wurden fluoreszenzoptische Sensoren entwickelt (Lübbers u.

* Gefördert durch die DFG; AZ: Al 389/ 4-1.

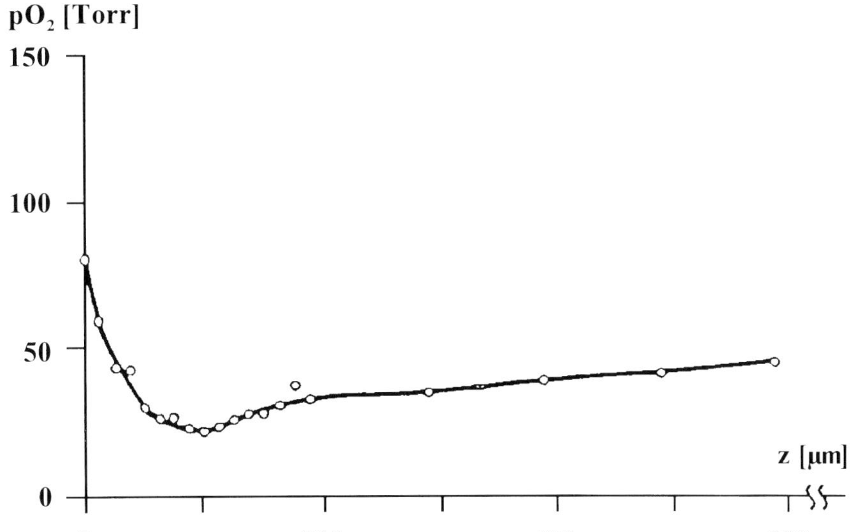

Abb. 1. Sauerstoffdruckprofil bei senkrecht geführtem Stich in die Haut
Ordinate: pO_2 in Torr, *Abszisse:* Einstichtiefe der pO_2-Nadelelektrode in µm (Hautoberfläche bei 0 µm). Der Oberflächen-pO_2 wurde mittels eines Wasserfilmes auf 78 Torr eingestellt. Das pO_2-Profil hat dabei ein deutliches Minimum in etwa 100 µm Tiefe, also etwa im Bereich der dermoepidermalen Junktion (Baumgärtl et al. 1987)

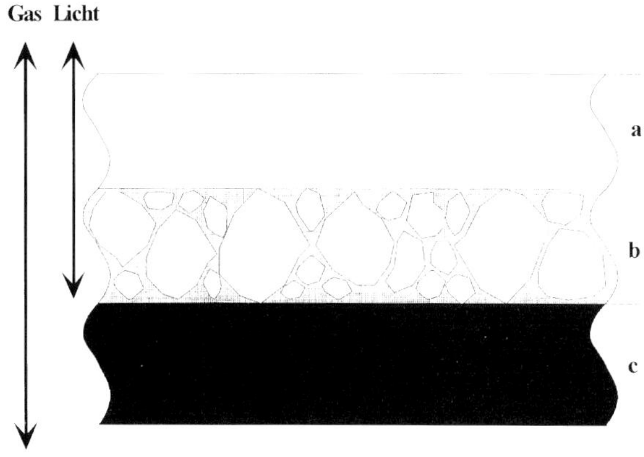

Abb. 2 a–c. Sauerstoff-Flux-Optodenmembran im Querschnitt. **a** Diffusionstestmembran, **b** Silikonmembran mit Kieselgelpartikeln, auf denen der Farbstoff adsorbiert ist, **c** Silikon-schicht mit Rußpartikeln

Opitz 1975; Opitz u. Lübbers 1987; Lübbers 1992). Ein derartiger Sensor besteht aus einer flexiblen Diffusionstestmembran, einer Farbstoffschicht, die den O_2-Indikator enthält sowie einer optischen Isolierung (Abb. 2). Da die *gesamte Membran* O_2-durchlässig ist, deckt ein solcher Sensor im Gegensatz zu den polarographischen Sauerstoffsensoren die Haut nicht gasdicht ab (Lübbers 1987, 1992).

Theoretische Überlegungen und Computersimulationen zum Gasaustausch der Haut

Zur Simulation des Gasaustausches der Haut wurde ein Kapillarschlingenmodell entwickelt (Lübbers u. Grossmann 1983; Abb. 3). Für die Modellbetrachtung wird angenommen, daß die Haut aus gleichen Gewebsblöcken, den mikrozirkulatorischen Einheiten, zusammengesetzt ist. Eine mikrozirkulatorische Einheit besteht aus 3 Schichten, deren Eigenschaften im Modell variiert werden können. Die unterste Schicht, das Stratum papillare, wird von einer schlingenförmigen Kapillare (mit arteriellem Schenkel, kapillärem Dom und venösem Schenkel) mit Blut versorgt. Es folgt eine lebende und eine tote epidermale Schicht. Über die obere Fläche des Stratum corneums, der toten Schicht, ist der Gasaustausch mit der Umgebungsluft möglich.

Abbildung 4 zeigt pO_2- und pCO_2-Felder, wie sie für die mikrozirkulatorischen Einheiten berechnet wurden. Der Gewebeschnitt wurde längs des arteriellen Schenkels der Kapillare gelegt. Auf der Abszisse bezeichnet $z = 0$ den arteriellen Einstrom in der Tiefe des Stratum papillare; die Kapillarschlinge reicht bis $z = 190$ µm. Man sieht, daß sich zwischen arteriellem Einstrom und Hautoberfläche („skin surface“, $z = 240$ µm) ein pO_2-Minimum ausbildet. In der toten Schicht (ed), für die in diesem Falle eine relativ kleine O_2-Leitfähigkeit angenommen wurde, entsteht durch die Sauerstoffaufnahme aus der Umgebungsluft ein starker pO_2-Abfall von der Oberfläche zur Tiefe hin. In der Abbildung ist außerdem der Verlauf des pCO_2-Profils angegeben. Dieser Verlauf zeigt, daß CO_2 durch die Hautoberfläche abgegeben wird.

Abbildung 5 zeigt, in welcher Form sich der O_2-Flux mit steigender Durchblutung bei kleiner O_2-Leitfähigkeit der toten Schicht verändert. Der O_2-Flux wurde für einen konstanten Umgebungs-pO_2 von 160 mmHg und für 3 verschiedene arterielle pO_2-Werte (60 mmHg, 90 mmHg und 180 mmHg) berechnet. Bei allen 3 arteriellen pO_2-Werten nimmt der O_2-Flux mit steigender Durchblutung ab (Abb. 5; Lübbers 1994).

Wenn bei der Messung des O_2-Fluxes die O_2-Flux-Optodenmembran auf die Haut gelegt wird, verändert

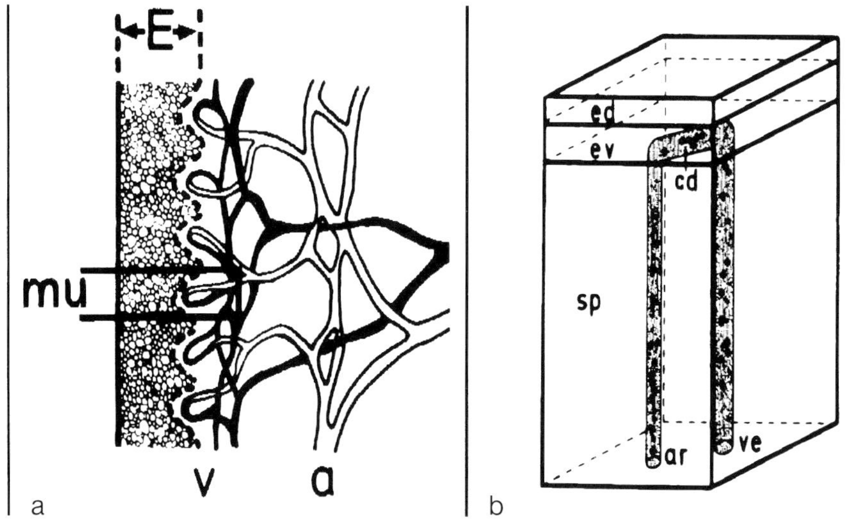

Abb. 3 a, b. Simulationsmodell für den Gasaustausch der Haut. **a** Schema der Gefäßversorgung (*E* Epidermis, *v* venöser Plexus, *a* arterieller Plexus, *mu* mikrozirkulatorische Einheit). **b** Modell der mikrozirkulatorischen Einheit (Kapillarschlingenmodell). Kapillarschlinge: *art* arterieller Schenkel, *cd* Kapillardom, *ven* venöser Schenkel, *sp* (Stratum papillare) und *ev* (Stratum basale, Stratum spinosum und z. T. Stratum granulosum): lebende Schichten, *ed* (Stratum corneum und z. T. Stratum granulosum): tote Schicht

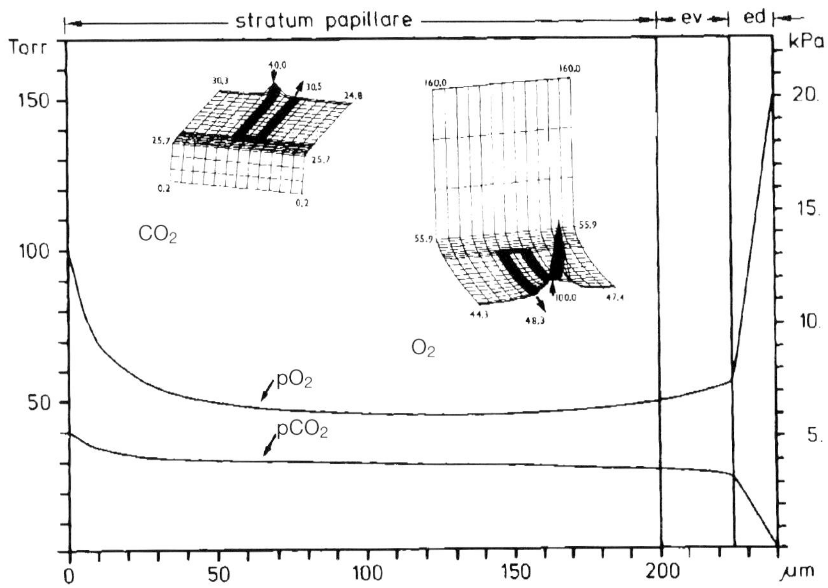

Abb. 4. pO_2- und pCO_2-Verteilung in der mikrozirkulatorischen Einheit. *Abszisse:* Höhe der mikrozirkulatorischen Einheit, 0 µm = arterieller Einfluß, 240 µm = Hautoberfläche. *Ordinate:* Gasdruck. Arterieller pO_2 = 100 mmHg, Durchblutung = 1 ml/(1 ml/100 g · min). Die dreidimensionalen Druckfelder der Verteilung von pO_2 und pCO_2 im Gewebe sowie entlang der Kapillarschlingen sind als Zusatzbilder eingefügt

sich das pO_2-Profil durch den O_2-Druckabfall in der Testmembran (Optodenmembran) wie in Abbildung 6 dargestellt. Da aber der Aufbau des neukonstruierten Sensorkopfes es erlaubt, den pO_2 oberhalb der Diffusionstestmembran auf einen bestimmten Wert einzustellen, kann relativ leicht dafür gesorgt werden, daß der pO_2 der Hautoberfläche z.B. gleich dem pO_2 der Luft ist (Holst 1994). Durch die Veränderung des externen pO_2 lassen sich weitere wichtige Informationen über die aktuelle O_2-Versorgung der Haut gewinnen. Wird z.B. der O_2-Flux zu Null (mittlere Kurve), so entspricht der eingestellte pO_2 dem aktuellen transkuta-

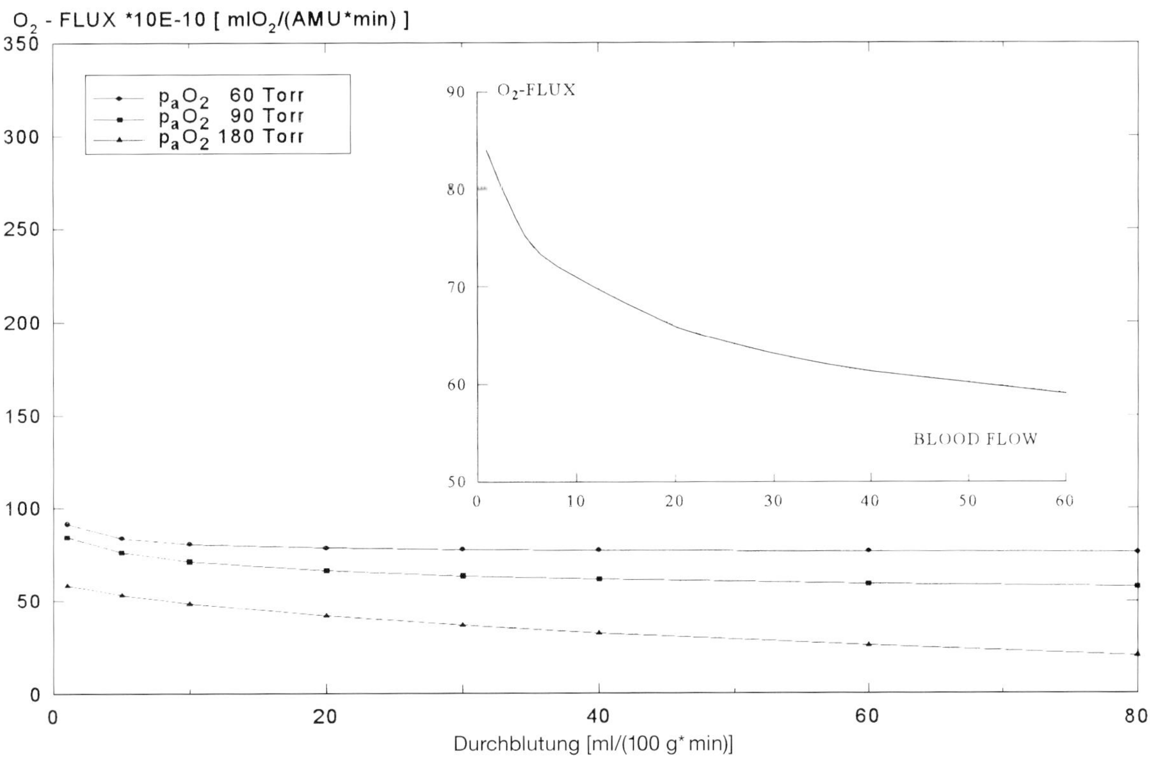

Abb. 5. Abhängigkeit des O_2-Fluxes von der Durchblutung bei verschiedenen Werten des arteriellen pO_2 und bei konstantem Umgebungs-pO_2; kleine Sauerstoffleitfähigkeit der toten Hautschicht. *Zusatzbild:* vergrößerte Skala bei einem arteriellen pO_2 von 90 mmHg. Bei zunehmender Durchblutung kommt es zu einer Abnahme des O_2-Fluxes

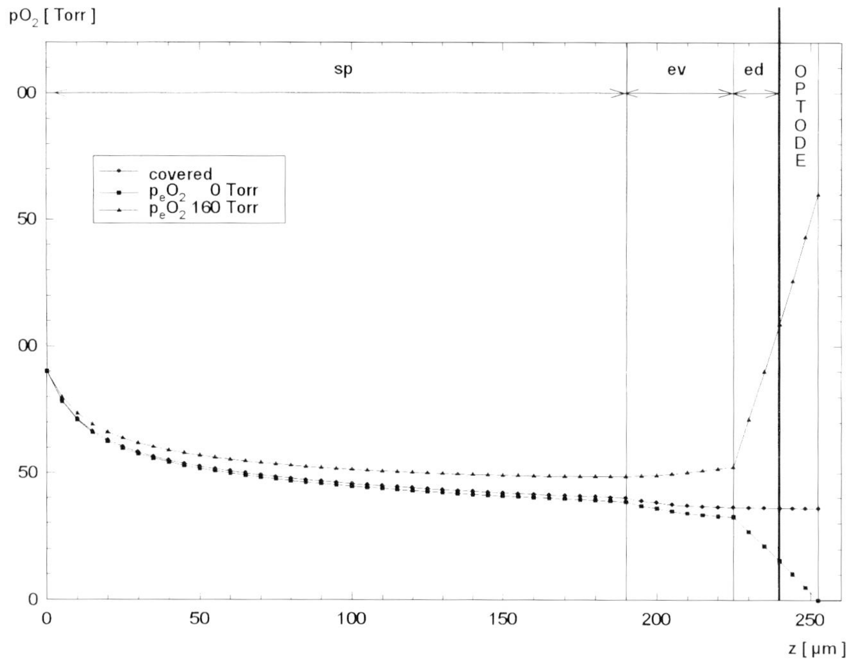

Abb. 6. pO_2-Profile in der mikrozirkulatorischen Einheit bei Messung des O_2-Fluxes mit einer O_2-Flux-Optode. Der O_2-Flux kann durch Änderung des Umgebungs-pO_2 stark beeinflußt werden

nen pO_2. Der maximale O_2-Flux aus der Haut, die mögliche O_2-Reserve, ergibt sich aus dem O_2-Flux, der bei einem externen pO_2 von 0 mmHg (unterste Kurve) gemessen wird (Holst 1994; Lübbers 1994).

Erste experimentelle Untersuchungen zum O_2-Flux

Um die Möglichkeiten und Grenzen der neu entwickelten Meßmethode der Sauerstoff-Fluxmetrie (Holst 1994) abschätzen zu können, führten wir zunächst Messungen bei gesunden Probanden durch und untersuchten die Auswirkungen einer suprasystolischen Okklusion. Über 5 min erfolgte eine Okklusion am Oberschenkel, die Messung selbst wurde am medialen Unterschenkel durchgeführt.

In der demonstrierten Messung (Abb. 7) wurde zunächst der O_2-Partialdruck der Luft gemessen (155 mmHg). Nach Aufsetzen des chemooptischen Sensors kommt es zu einem Abfall des pO_2 an der Hautseite der Diffusionstestmembran, der mit einem chemooptischen Sensor nachgewiesen wird (Holst et al. 1993; Holst 1994). Die Differenz ΔpO_2 zwischen Luft-pO_2 und Hautoberflächen-pO_2 ist entsprechend $J(O_2) = (K/d)\ \Delta pO_2$ proportional dem O_2-Fluß aus der Umgebungsluft in die Haut. Führt man nun eine suprasystolische Stauung durch, steigt während der Okklusion die Differenz zwischen Umgebungs-pO_2 und Hautoberflächen-pO_2 unter der Diffusionstestmembran an. Dies ist darin begründet, daß die Epidermis kompensatorisch Sauerstoff von der Hautoberfläche in gesteigertem Ausmaß aufnimmt, wenn die O_2-Versorgung über die Blutgefäße durch die suprasystolische Stauung blockiert ist. Nach Lösen der suprasystolischen Stauung kommt es zu einer überschießenden Durchblutung, der sog. reaktiven Hyperämie (Huch et al. 1981; Franzeck 1986). Parallel zu der vermehrten Sauerstoffversorgung über das Blutsystem sinkt die epidermale Aufnahme von Sauerstoff aus der Atmosphäre. Dies zeigt sich in einem verminderten ΔpO_2 zwischen Luft-pO_2 und Hautoberflächen-pO_2.

Ausblick

Da es vor unseren Untersuchungen nicht möglich war, den O_2-Flux in kleine definierte Hautareale zu messen, war bislang nicht bekannt, welche klinische Bedeutung der kutane O_2-Flux von außen für die O_2-Versorgung der Haut hat. Unsere Messungen belegen, daß sich bei Durchblutungsstörungen der O_2-Flux kompensatorisch verändert, d. h. zunimmt, wenn die Durchblutung abnimmt. Offensichtlich steht die O_2-Versorgung der Epidermis in einem Gleichgewicht aus kapillär und atmosphärisch zugeführtem Sauerstoff. Damit steht ein neues, sensibles Verfahren zur Verfügung, um lokale Änderungen der kutanen Mikrozirkulation und ihre Auswirkungen auf die Epidermis zu quantifizieren. Folgende Studien müssen die Möglichkeiten dieses neuen Verfahrens weiter untersuchen. Hier ist insbesondere an Erkrankungen wie die chronische Veneninsuffizienz zu denken, bei der die Messung des transkutanen pO_2 erst dann zu pathologischen Werten führt, wenn es bereits zu schweren Hautkomplikationen gekommen ist (Stücker et al. 1995).

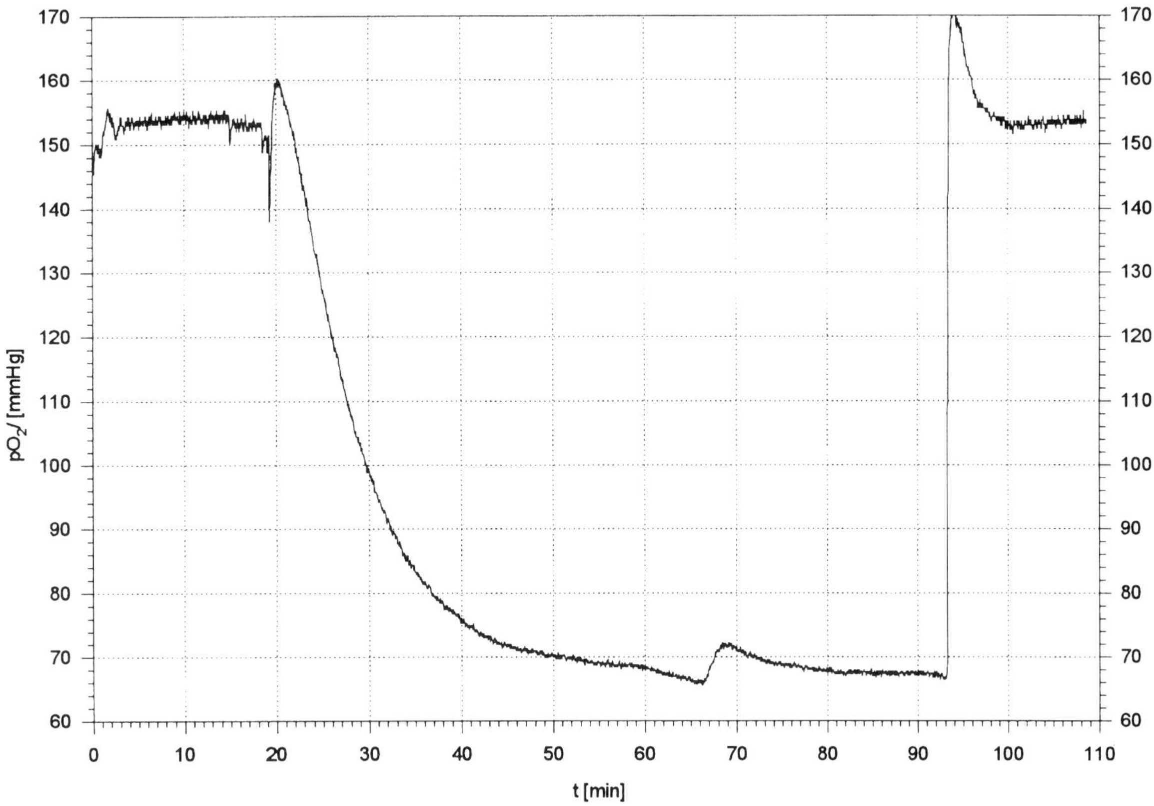

Abb. 7. O_2-Flux beim Gefäßgesunden. Zu Beginn und am Ende der Messung wurde jeweils der pO_2 an der Luft gemessen. Bei t = 20 min Aufsetzen des Meßkopfes auf die Hautoberfläche. Während der 61.–66. Minute wurde eine suprasystolische Okklusion vorgenommen. Reaktive Hyperämie von der 67. bis 74. Minute. Meßort: medialer Unterschenkel, 10 cm proximal des Malleolus medialis

Literatur

1. Baumgärtl H, Ehrly AM, Saeger-Lorenz K, Lübbers DW (1987) Initial results of intracutaneous measurements of PO2 profiles. In: Ehrly AM, Hauss J, Huch R (eds) Clinical Oxygen Pressure Measurement. Springer, Berlin Heidelberg New York, pp 121–128
2. Fitzgerald LR (1957) Cutaneous respiration in man. Physiology Revue 37: 325–345
3. Franzeck UK (1986) Transkutaner Sauerstoffpartialdruck ($tcpO_2$) – Messungen mit neuen Elekrodentypen. In: Mahler F, Meßmer K (Hrsg) Methoden der klinischen Kapillarmikroskopie. Karger, Basel, pp 107–123
4. Gerlach (1851) Über das Hautathmen. Arch Anat Physiol 431–479
5. Holst G, Lübbers DW, Voges E (1993) O_2-flux-optode for medical application. SPIE 1825-1885 Proc. Advances in Fluorescence Sensing Technology, Biomedical Optics '93, Los Angeles
6. Holst G (1994) Entwicklung und Erprobung einer Sauerstoff-Flux-Optode mit einem Sauerstoff-Sensor nach dem Prinzip der dynamischen Fluoreszenzlöschung. Fortschr.-Ber. VDI Reihe 17 Nr. 111. VDI, Düsseldorf, pp 1–105
7. Huch R, Huch A, Lübbers DW (1981) Transcutaneous pO_2. Thieme, Thieme-Stratton Inc, Stuttgart New York
8. Lübbers DW, Opitz N (1975) Die pCO_2-/pO_2-Optode: eine neue pCO_2- bzw. pO_2-Meßsonde zur Messung des pCO_2 oder pO_2 von Gasen und Flüssigkeiten. Z Naturforsch 30c: 532–533
9. Lübbers DW, Grossmann U (1983) Gas exchange through the human epidermis as a basis of $tcpO_2$ and $tcpCO_2$ measurements. In: Huch R, Huch A (eds) Continuous transcutaneous blood gas monitoring. Marcel Dekker, Inc., New York
10. Lübbers DW (1992) Transcutaneous measurements of skin O_2 supply and blood gases. Adv Exp Med Biol 316: 49–60
11. Lübbers DW (1992) Fluorescence based optical sensors. In: Tuner APF (ed) Advances in Biosensors, vol. 2. JAI Press Ltd., London-Greenwich, pp 215–260
12. Lübbers DW (1994) Microcirculation and O2 exchange through the skin surface. A theoretical analysis. Adv Exp Med Biol 361: 51–60
13. Opitz N, Lübbers DW (1987) Theory and development of fluorescence-based optochemical oxygen sensors: Oxygen optodes. In: Tremper KK, Barker SJ (eds) Advances in Oxygen Monitoring, Int. Anesthesiology Clinics, 25 (3). Little, Brown & Company, Boston, pp 177–197
14. Stücker M, Schöbe MC, Hoffmann K, Schultz-Ehrenburg U (1995) Cutaneous microcirculation in skin lesions associated with chronic venous insufficiency. Dermatol Surg 21: 877–922

Neue Aspekte zur Diagnose und Therapie der Beinvenenthrombose

H. Partsch, B. Kechavarz, W. Mayer, G. Menzinger, C. Bialonczyk, A. Mostbeck, H. Köhn

Einleitung

In einer phlebologischen Ambulanz gehört die tiefe Beinvenenthrombose zu den häufig gestellten Diagnosen. Ein besonders schwieriges und verantwortungsvolles Problem ist in diesem Zusammenhang der Ausschluß einer Thrombose bei zugewiesenen Patienten mit verschiedenartigen Beinbeschwerden.

Im folgenden soll kurz unser eigenes Prozedere hinsichtlich Diagnose und Therapie dargestellt und eine Analyse des Krankengutes präsentiert werden, welches zwischen 1992 und 1995 unter der Diagnose Thrombose an unserer Abteilung aufgenommen war.

Diagnostik

Aufgrund einer kürzlich durchgeführten Analyse von 108 unter dem Verdacht auf eine Beinvenenthrombose zugewiesenen Patienten konnte diese Diagnose nur bei 33 (31%) bestätigt werden [3]. Diese „Trefferquote" stimmt auch mit den Ergebnissen von anderen Autoren überein und beleuchtet die berechtigtermaßen großzügige Zuweisungsbereitschaft der Kollegen.

Die klinische Diagnostik ist bei sorgfältiger Differenzierung nach Anamnese, Inspektion und Palpation bei symptomatischen Patienten besser als ihr Ruf. Unter Berücksichtigung verschiedener Haupt- und Nebenkriterien wurde von einer Treffsicherheit von über 80% berichtet [5].

Als *nicht-invasive Suchmethoden* haben sich die *CW-Doppleruntersuchung,* die *Plethysmographie* und die *Telethermographie* bewährt. Die erstgenannten beiden Methoden weisen für proximale Thrombosen eine Sensitivität von über 80% auf.

Im Nebenschluß befindliche Thrombosen (z.B. Wadenmuskelsinusthrombosen) können durch diese flußabhängigen Methoden nicht nachgewiesen werden. Hier sind eher die *Telethermographie,* eventuell unterstützt durch nuklearmedizinische Verfahren *(Tc-Plasmintest)* aussagekräftig [4].

Besonders in der Fragestellung nach der Floridität einer Thrombose zeigte sich in den letzten Jahren der D-Dimer-Test *Simpli-Red* als einfaches und recht zuverlässiges Bedside-Verfahren gegenüber einem etablierten ELISA als überlegen [3].

Für den *Thrombosenachweis* sind heute eine *Duplexuntersuchung* bzw. eine *Röntgenphlebographie* zu fordern [4].

Mit Hilfe der Kompressionssonographie, bevorzugt mit einem farbkodierten Duplexgerät, können heute Thromben auch in Venenabschnitten nachgewiesen werden, welche sich einer Routinebeurteilung durch eine Phlebographie entziehen (Soleus- und Gastrocnemiusvenen, Vena femoralis profunda, Saphena magna Mündung).

Eine Fußrückenphlebographie führen wir heute nur mehr in jenen selten Fällen durch, in denen ein klinisch schwerwiegender Verdacht durch Duplex und Simpli-Red nicht eindeutig verifiziert werden kann, wo sich mit den beiden genannten Methoden suspekte Befunde bei negativer Klinik finden und wo zur Beurteilung einer thrombusbeseitigenden Maßnahme eine Dokumentation gewünscht wird [1].

Therapie

Fibrinolyse und Thrombektomie als thrombusbeseitigende Maßnahmen stehen für uns nur bei massiven, proximalen Thrombosen bzw. bei Vorliegen einer hämodynamischen Instabilität aufgrund einer Pulmonalembolie [2], bei jungen Patienten (unter 60) und bei kurzer Anamnese (möglichst unter 3 Tage) zur Diskussion. Die genannten einschränkenden Kriterien werden im eigenen Krankengut von nur 10% aller Patienten erfüllt.

Die erheblich höheren Komplikationen und Risiken müssen in einem aufklärenden Gespräch mit dem Patienten diskutiert werden, wobei als möglicher Benefit der Behandlung lediglich die Reduktion der Häufigkeit von Spätkomplikationen im Sinne eines postthrombotischen Syndroms veranschlagt werden kann, nicht aber eine verringerte Lebensbedrohung. Letztere ist durch die Risiken von Lyse und Thrombektomie deutlich höher als die der konservativen Therapie [4].

Die konservative Therapie von mobilen Patienten besteht bei uns in 3 Hauptkomponenten:

- Antikoagulation,
- Kompressionsverband,
- Gehübungen.

Für die *Antikoagulation* ist zumindest in der Initialphase Heparin unerläßlich.

Unfraktioniertes Standardheparin kann entweder als intravenöse Dauerinfusion oder in Form von subkutanen Injektionen verabreicht werden.

Entscheidend ist nicht die Applikationsform, sondern die Erreichung eines wirksamen APTT-Wertes vor allem in den ersten 24 Stunden nach Therapiebeginn. Die APTT-Kontrolle erfolgt jeweils 4 bis 6 Stunden nach Infusionsbeginn bzw. nach Injektion, angestrebt wird eine Verlängerung über das 1,5fache.

Möglichkeiten der initialen Heparinbehandlung mit unfraktioniertem Heparin

- Intravenös
  - 5000 IE Bolus i.v. (bzw. 80 IE/kg)
  - 18 IE/kg KG/h bzw. mindestens 30000 IE/24 h (je nach Blutungsrisiko) [2]
  - In den ersten 24 Stunden APTT-Kontrollen alle 4 bis 6 Stunden, optimaler Wert 55 bis 85 Sekunden.
- Subkutan
  - 5000 IE Bolus i.v.
  - weiter 3mal 12500 oder 2mal 17500 IE Depotheparin s.c. [2]
  - APTT-Kontrollen wie oben.

Dauer der initialen Heparinisierung: mindestens 5 Tage.

Niedermolekulares Heparin

In Österreich ist seit 1991 Dalteparin (Fragmin) für die Therapie von tiefen Venenthrombosen zugelassen. Die empfohlene Dosis beträgt entweder 1 mal täglich 200 Einheiten pro Kilogramm Körpergewicht oder 2mal täglich 100 Einheiten pro Kilogramm. Heute stehen auch Enoxaparin (Lovenox) sowie Nadroparin (Fraxiparin) für die Behandlung zur Verfügung.

Spezifische Laborkontrollen sind nicht erforderlich. Die Thrombozyten sollten vor Beginn der Behandlung sowie weiterhin 2mal wöchentlich ebenso wie bei unfraktioniertem Heparin kontrolliert werden.

Aufgrund der eindeutigen, in mehreren Studien belegten klinischen Überlegenheit des niedermolekularen Heparins im Vergleich zum Standardheparin mit einem wesentlich günstigeren Verhältnis zwischen Antikoagulation und Blutungsrisiko sowie der subkutanen Applikationsmöglichkeit ohne Laborkontrollen behandeln wir unsere Thrombosepatienten in der Initialphase praktisch ausschließlich nur mehr mit niedermolekularem Heparin.

Orale Antikoagulation

Mit oralen Vitamin-K-Antagonisten (Marcoumar, Sintrom) kann unter Prothrombinzeit- bzw. Thrombotestkontrollen schon in den ersten Tagen nach Diagnosestellung begonnen werden (z.B. 1.–2. Behandlungstag: 3 Tabletten, nächster Tag: 2 Tabletten, nächster Tag: 1 Tablette, dann INR-Kontrolle und entsprechende Weiterdosierung). Nach Erreichen eines INR-Wertes zwischen 2,0 und 3,0 sollte 2 Tage lang mit Heparin überlappt werden. Nach einer Behandlungsdauer von mindestens 5 Tagen können die Heparininjektionen abgesetzt werden.

Die orale Antikoagulation wird derzeit bei der unkomplizierten Ersthrombose für 3 Monate durchgeführt, nach Rezidivthrombosen sowie nachgewiesener Thrombophilie ist eine Dauerantikoagulation zu empfehlen.

Mögliche Interaktionen mit anderen Medikamenten sind zu bedenken. Bei Vorliegen einer Kontraindikation gegen eine orale Antikoagulation empfehlen wir die Verabreichung von niedermolekularen Heparinen als Sekundärprophylaxe durch 3 Monate (z.B. täglich 5000 Einheiten Fragmin, eventuell als Selbstinjektion).

Kompressionsbehandlung

Ein exakt angelegter, unnachgiebiger Kompressionsverband (Fischerverband) führt zu einer sofortigen Schmerzerleichterung und zu einem raschen Rückgang des Ödems. Dadurch ist es möglich, mobile Patienten auch dann weiter mobil zu halten, wenn hochgradige Beinschmerzen bestehen [4].

Die Verbände müssen jeweils nach Lockerung erneuert werden (anfangs alle 1 bis 2 Tage), später erfolgen Verbandwechsel in wöchentlichem Abstand bis zu 4 Wochen. Der anschließend verordnete medizinische Kompressionsstrumpf der Klasse II–III sollte solange getragen werden, wie ein Ödem bzw. subjektive Beschwerden bestehen.

Gehübungen: Die von uns stationär aufgenommenen Thrombosepatienten werden zum Gehtraining aufgefordert (Rahmen: 3mal 20 Minuten gehen pro Tag).

Eigene Erfahrungen

Seit Jahren werden alle stationär bei uns aufgenommenen Patienten mit der Diagnose Thrombose konsekutiv durch EDV erfaßt. Die Endpunkte der laufenden prospektiven Studie sind:

- Prävalenz einer Pulmonalembolie (PE) bei der Aufnahme (Q/V-Lungen-Scan),

Tabelle 1. Klinische Hauptcharakteristika von 746 konsekutiven mobilen Krankenhauspatienten mit tiefer Venenthrombose (Mai 1992–Dezember 1996)

(n)		746	
(Wiederaufnahme wegen Rezidivs)		26	
Männer/ Frauen		370/376	
Proximale Ausdehnung:			
	iliofemoral	222	Medianes Alter (Jahre): 73 (14–98)
	popliteofemoral	388	68 (23–92)
	Unterschenkel	136	61,5 (22–91)
Links/rechts/bilateral		402/341/3	
Thromboseanamnese		201 (26,9%)	
Derzeitige Anamnese (Tage): Median (Min-Max)		5 (0–30)	

Tabelle 2. Antikoagulation

Initiales Heparin	
Fragmin 200 U /kg KG s.c. 1mal täglich (n)	440
Fragmin 100 U /kg KG s.c. 2mal täglich (n)	268
Certoparin, Enoxaparin (Multicenterstudien) (n)	36
Standardheparin i.v. (n)	1
Hirudin (HIT II nach Dalteparin) (n)	1
Dauer der therapeutischen Heparinisierung (Tage): Median (Minimum-Maximum)	10 (1–41)
Weitere Sekundärprophylaxe (3 Monate oder mehr)	
Orale Antikoagulation (n)	539
Fragmin 5000 E 1mal täglich (n)	139
Fragmin 10000 E 1mal täglich (n)	41

Tabelle 3. Prävalenz und Inzidenz von Pulmonalembolien, Todesfällen sowie Frequenz maligner Erkrankungen und Blutungskomplikationen

	a) Iliofemoral	b) Femoropopliteal	c) Unterschenkel	Signifikanz p χ^2 Test
1. Prävalenz PE (erster Q/V-Scan)	110/217 (50,7%)	194/384 (50,5%)	43/134 (32%)	p < 0,01 (a/c, b/c)
symptomatische PE	40/110 (36,4%)	75/194 (38,7%)	18/43 (41,9%)	n.s.
2. Inzidenz neuer PE (zweiter Scan)	11/217 (5,1%)	20/384 (5,2%)	6/134 (4,5%)	n.s.
3. Todesfälle (alle obduziert)	6[x]	3[x]	0	
Tödliche PE	2[y]	0	0	n.s.
4. Malignome	49/222 (22,1%)	58/388 (14,9%)	13/136 (9,6%)	p < 0,01 (a/c)
Neu entdeckt	13 (26,5%)	28 (50,9%)	4 (7,7%)	
5. Blutungen	10	18	3	n.s.
„major bleeding“	3[z]	1[z]	0	

[x] Todesursache (Autopsie in allen Fällen): Malignome 5, Myokardinfarkt 1, Pulmonalembolie 2, Pneumonie 1.
[y] Tödliche PE: 98 Jahre alter Mann, Tag 0 *vor* Therapie, 87 Jahre alte Frau, dritter Tag, 4 cm langer Embolus und alte Myokardschwiele.
[z] Gastointestinalbutungen, Blutkonserven-bedürftig.

- Inzidenz neuer Embolien nach ca 10 Tagen (2. Lungen-Scan),
- Todesfälle (Autopsie aller stationär aufgetretenen Todesfälle),
- Malignomhäufigkeit (Durchuntersuchung),
- Blutungskomplikationen.

Die Durchuntersuchung beinhaltet neben der Laborroutine ein Thorax-Röntgen, abdominellen Ultraschall, eine gynäkologische bzw. urologische Untersuchung (inklusive PSA) sowie eine Stuhluntersuchung auf okkultes Blut.

Tabelle 1 zeigt die wichtigsten klinischen Charakteristika unserer Patienten.

In Tabelle 2 sind die Modalitäten der Antikoagulation sowie in der Tabelle 3 das Ergebnis bei Spitalsentlassung zusammengefaßt.

Zusammenfassung

Der Verdacht auf eine Beinvenenthrombose muß durch visualisierende Verfahren (farbkodierte Duplexuntersuchung, Phlebographie) bestätigt oder ausgeschlossen werden. Eine wertvolle diagnostische Hilfe stellt ein neuer D-Dimer-Bedside-Test dar (SimpliRed).

Die konservative Behandlung der Thrombose ist heute einfach geworden: Sie besteht bei uns in der Verabreichung von niedermolekularem Heparin in fixer Dosierung nach Körpergewicht (z.B. 1 x täglich 200 E/kg Fragmin s.c.) und in Kompressionsverbänden mit Gehübungen, so weit es sich um mobile Patienten handelt. Der exakten Antikoagulation im Anschluß an die Akutphase sowie einer konsequenten Kompressionsbehandlung bis zum Verschwinden des Ödems bzw. bis zur völligen Beschwerdefreiheit kommt eine wesentliche Bedeutung im Hinblick auf die Vermeidung von postthrombotischen Spätschäden zu.

Literatur

1. Blättler W, Partsch H, Hertel T (1996) Leitlinien zur Diagnostik und Therapie der tiefen Bein-Beckenvenenthrombose. Phlebologie; 25: 199–203
2. Ginsberg JS (1996) Management of venous thromboembolism. NEJM 335: 1816–1828
3. Mayer W, Hirschwehr R, Hippmann G, Odpadlik H, Bayer P, Partsch H (1997) Whole-blood immunoassay (SimpliRED) versus plasma immunoassay (NycoCard) for the diagnosis of clinically suspected deep vein thrombosis. VASA 26: 97–101
4. Partsch H (1996) Diagnose und Therapie der tiefen Venenthrombose. VASA [Suppl 46]
5. Wells PS, Hirsh J, Anderson D, Lensing AWA et al. (1995) Accuracy of clinical assessment of deep-vein thrombosis. Lancet 345: 1326–1330

Die Varikophlebitis der unteren Extremitäten – harmloses Krankheitsbild oder lebensbedrohlicher Zustand?

E. Rabe

Einleitung

Die Varikophlebitis gehört in die große Gruppe der oberflächlichen Venenentzündungen bzw. der Thrombophlebitis superficialis [12]. Hierbei handelt es sich um eine inhomogene Gruppe von akuten Krankheitsbildern im oberflächlichen Venensystem, die mit einer Entzündung der Venenwand und mehr oder weniger ausgeprägter Thrombenbildung einhergehen. Hierzu gehören u.a. die Thrombophlebitis saltans, die Mondor-Phlebitis und paraneoplastische Phlebitiden [12].

Die Varikophlebitis

Der häufigste Vertreter der oberflächlichen Thrombophlebitiden ist mit ca. 90% die Varikophlebitis. Hierunter versteht man eine akute Venenentzündung mit Thrombenbildung in einer varikös veränderten oberflächlichen Vene. Ganz im Sinne der Virchow'schen Trias liegt die Ursache zumeist in geringen Traumen im Varizenbereich in Kombination mit der durch die zugrundeliegenden Krankheit verlangsamten Blutströmung. Hinzu kommen die bei der Varikose ohnehin veränderten Wandstrukturen in den Varizen. Pathologisch anatomisch handelt es sich hier um eine Varikothrombose mit primärer Thrombenbildung und sekundärer Wandreaktion [12].

Üblicherweise gilt die Varikophlebitis als harmloses Krankheitsbild, das eine typische Komplikation der Varikose mit ca. 30–44% bei schwerer und 11–20% bei leichter Varikose darstellt [13]. Sie ist in der Regel selbst limitierend und rein klinisch zu diagnostizieren (Abb. 1). Sie imponiert typischerweise in Form eines druckschmerzhaften, geröteten, deutlich tastbaren Strangs im Varizenbereich. Der Altersgipfel für dieses Krankheitsbild liegt zwischen dem 50. und 60. Lebensjahr. Rezidive sind häufig. In einer größeren Zahl der Fälle kommen zusätzliche Risikofaktoren wie Bettlägerigkeit oder Schwangerschaft hinzu.

Die üblicherweise propagierte Therapie besteht in der Anlage eines Kompressionsverbandes und der Mobilisation des Patienten sowie in der eventuellen Gabe eines Antiphlogistikums und der zusätzlichen Inzision und Thrombusexpression im Bereich des betroffenen Varizensegmentes.

Allerdings wurden schon früh, in Einzelfällen auch tödliche, Komplikationen des Krankheitsbildes beschrieben, so veröffentlichte Hosemann 1914 einen Fall von tödlicher Lungenembolie bei Varikophlebitis [9].

Komplikationen der Varikophlebitis

Komplikationen sind neben der Möglichkeit der Infektion des Thrombus vor allen Dingen die Aszen-

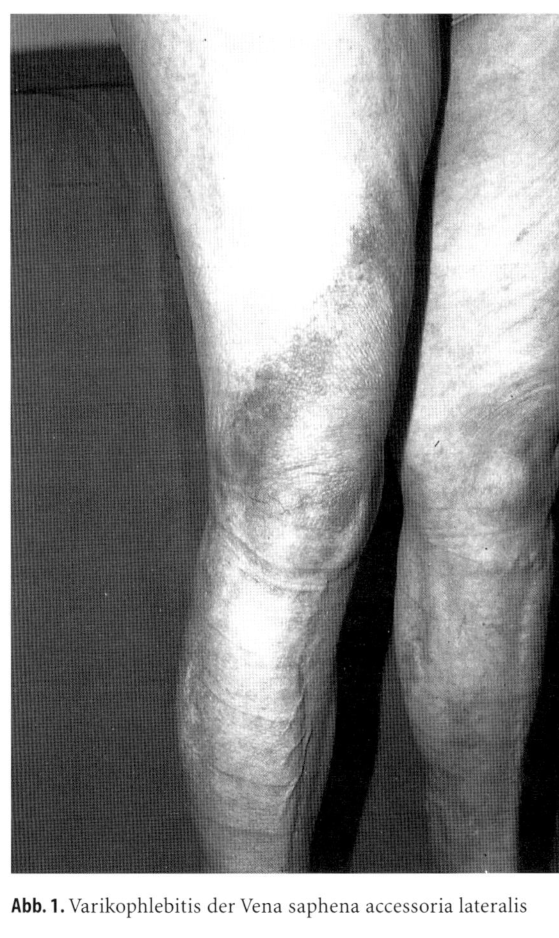

Abb. 1. Varikophlebitis der Vena saphena accessoria lateralis

sion bis in den Krossenbereich hinein und das Einwachsen des Thrombus über die Krosse der Vena saphena magne und/oder parva sowie über insuffiziente Perforansvenen in das tiefe Venensystem. Zusätzlich wurden autochthone tiefe Beinvenenthrombosen ohne Kontinuität zur Varikophlebitis und Lungenembolien beschrieben.

Komplikationen der Varikophlebitis

- Infektion,
- Aszension des Thrombus,
- Einwachsen des Thrombus ins tiefe Venensystem,
- Autochthone tiefe Beinvenenthrombose,
- Lungenembolie.

Für die Frage nach der Bedeutung der Varikophlebitis spielt die Häufigkeit der Komplikationen eine wesentliche Rolle.

Die Infektion muß heute als ausgesprochen seltene Komplikation der Varikophlebitis gelten, die beispielsweise im Rahmen eines infizierten Ulcus cruris einmal beobachtet werden kann. Bakteriell infizierte Thrombophlebitiden treten im Rahmen von Katheter- oder Injektionsphlebitiden mit unsteriler Nadel auf und haben hier eventuelle lebensbedrohliche Bedeutung.

Ganz anders sieht es mit der Aszension des Thrombus im Venenverlauf bis hin in den Krossenbereich der Stammvenen aus. Zu dieser Frage gibt es nur sehr wenige Literaturangaben. Allerdings weisen viele Untersucher, die mit der Duplex-Sonographie gearbeitet haben, darauf hin, daß das klinische Bild und die tatsächliche Thrombusausdehnung nur unzureichend miteinander korrelieren [7]. In einer eigenen prospektiven Untersuchung haben wir 22 konsekutive Patienten mit einer Varikophlebitis im Bereich der Vena saphena magna oder parva bzw. im Bereich stammnaher Seitenäste klinisch und duplexsonographisch untersucht. Das mittlere Alter der Patienten lag bei 57 Jahren. Bei 12 der 22 Patienten differierte die Thrombuslänge im klinischen und duplexsonographischen Befund deutlich. Bei einer klinischen Dauer der Varikophlebitis über 7 Tage war dies deutlich häufiger, bei 8 von 10 Patienten mit einer durchschnittlichen Differenz von 21 cm, bei einem klinischen Alter unter 7 Tagen deutlich seltener mit 4 von 12 Patienten und einer durchschnittlichen Differenz von 8 cm. Bei 7 der 22 Patienten kam es zu einer Aszension des Thrombus in den Krossenbereich hinein. Auch hier gab es eine deutliche Differenz in Abhängigkeit vom Thrombusalter. Bei Anamnese über 7 Tage konnte die Aszension bei 5 von 10 Patienten beobachtet werden, bei einem Thrombusalter unter 7 Tagen nur bei 2 von 12 Patienten. Diese Ergebnisse zeigen, wie wenig zuverlässig die klinische Diagnostik bezüglich der Thrombuslänge

Tabelle 1. Häufigkeit der Mitbeteiligung des tiefen Venensystems bei der Varikophlebitis

Autor	Methode	Anteil tiefer Thrombosen (n)	[%]
Jorgensen 1993	Duplex	10/44	23
Lutter 1991	Duplex	44/186	34
Blättler 1993	Duplex & Phlebographie	11/25	44
Skillman 1990	Verschiedenes	5/42	12

und bezüglich der Aszension des Thrombus in den Krossenbereich hinein ist und wie häufig ein solches Ereignis eintritt.

Eine entscheidende Rolle für die Folgen der Varikophlebitis spielt die Mitbeteiligung des tiefen Venensystems (Tabelle 1).

In der älteren Literatur beschreibt beispielsweise Hafner 1964 und Husni 1982 Häufigkeiten für autochthone tiefe Beinvenenthrombosen in einer Größenordnung zwischen 0,3 und 7% [8, 10]. Diese Arbeiten basieren allerdings lediglich auf klinischen Untersuchungen. Erst aus jüngerer Zeit liegen systematische Arbeiten zu dieser Fragestellung vor. In einer prospektiven Untersuchung mit bis zu 6 Monate zurückliegender Varikophlebitis konnte Bergquist 1985 eine Mitbeteiligung des tiefen Venensystems in 16% der Fälle dokumentieren [1]. Skillman fand 1990 in einer retrospektiven Untersuchung, bei der allerdings keine bildgebenden Verfahren eingesetzt wurden, in 12% der Fälle eine Mitbeteiligung des tiefen Venensystems [16].

Drei umfangreichere Untersuchungen aus der jüngsten Zeit basieren auf der Duplex-Sonographie. So fand Lutter 1991 in einer retrospektiven duplexsonographischen Untersuchung in 28% der Fälle eine Mitbeteiligung des tiefen Venensystems bei der Varikophlebitis [14], Blättler beschrieb 1993 in einer prospektiven Untersuchung bei ambulanten Patienten mit der Duplex-Sonographie und der Phlebographie kontrolliert in 44% der Fälle eine Mitbeteiligung des tiefen Venensystems und Jorgensen fand ebenfalls 1993 in einer prospektiven Untersuchung bei ambulanten Patienten mit der Duplex-Sonographie in 23% seiner Patienten eine klinisch stumm verlaufende Mitbeteiligung des tiefen Venensystems [2, 11].

Insgesamt wurde in den drei letztgenannten Arbeiten darauf hingewiesen, daß die Mehrzahl der Veränderungen im tiefen Venensystem ohne Kontinuität zur Varikophlebitis bestanden und seltener durch Einwachsen des Thrombus beispielsweise im Krossenbereich hervorgerufen wurden. Die tiefen Beinvenenthrombosen fanden sich überwiegend im Bereich der Unterschenkelvenen oder im Bereich der Vena poplitea und verliefen in der Regel klinisch stumm.

Blättler weist in diesem Zusammenhang darauf hin, daß sich im Bereich des Thrombus ein fibringebundenes noch aktives Thrombin befindet, das nach Freisetzung weiter aktiv ist und an anderer Stelle zur Thrombenbildung führen kann [3, 5].

Lutter fand in seinem Patientengut Risikofaktoren für die Mitbeteiligung tiefer Venen bei bilateralem Befall, Alter > 60 Jahre, männliches Geschlecht, Bettlägerigkeit und Infektion. Andere Autoren konnten dies nicht bestätigen [14].

Die Häufigkeit von Lungenembolien bei der Varikophlebitis wird in der älteren Literatur mit einer Häufigkeit zwischen 1 und 4,5% angegeben [6]. Auch Lutter fand in seiner retrospektiven Untersuchung 1991 eine Häufigkeit von 4% [14]. Die einzige mir bekannte prospektive Untersuchung wurde von Partsch 1979 mit der Lungenszintigraphie durchgeführt. Er fand hier immerhin 34% Lungenembolien, die in der Regel klinisch stumm verliefen [15].

Konsequenzen

Die Varikophlebitis als Sonderform der oberflächlichen Thrombophlebitiden stellt keineswegs ein harmloses Krankheitsbild dar. Bei etwa einem Viertel der Patienten muß mit einer Beteiligung des tiefen Venensystems entweder im Sinne eines Einwachsens des Thrombus über die Krossen oder Perforanten oder offensichtlich noch häufiger im Sinne einer autochthonen Thrombose meist im Unterschenkelbereich gerechnet werden. Die Mitbeteiligung des tiefen Venensystems läuft in der Regel klinisch stumm ab.
Lungenembolien sind nicht selten aber in der Regel ebenfalls klinisch stumm. Das tatsächliche Ausmaß der Varikophlebitis kann zumindest bei längerer Anamnese klinisch nicht sicher erfaßt werden.

Hieraus ergeben sich diagnostische und therapeutische Konsequenzen wie sie auch zunehmend in der aktuellen Literatur beispielsweise bei Blättler und Guex sowie in den Leitlinien der Deutschen Gesellschaft für Phlebologie gefordert werden [3, 4, 7].

1. Das Ausmaß der Varikophlebitis muß exakt erfaßt werden.
2. Bei Verdacht auf Aszension des Thrombus, bei ausgedehnteren Befunden, bei bettlägerigen Patienten oder bei klinischem Verdacht auf Mitbeteiligung tiefer Venen soll eine definitive Diagnostik des gesamten oberflächlichen und tiefen Venensystems mit der Duplex-Sonographie und/oder der Phlebographie angestrebt werden.
3. Bei kurzstreckigen Varikophlebitiden reicht als Basistherapie die Kompressionsbehandlung mit Mobilisation des Patienten aus. Eventuell können Antiphlogistika eingesetzt werden und größere Thrombusanteile können durch Inzision und Expression beseitigt werden.
4. Bei langstreckigen Befunden sollte eine zusätzliche systemische Antikoagulation erwogen werden.
5. Bei Mitbeteiligung des tiefen Venensystems ist eine solche systemische Antikoagulation selbstverständlich obligat.
6. Beim Einwachsen des Thrombus im Krossenbereich kommt zusätzlich die Krossektomie und Thrombektomie in Betracht. Man sollte sich allerdings hierbei vor Augen halten, daß zusätzlich mit tiefen Beinvenenthrombosen im Unterschenkelbereich gerechnet werden muß.
7. Wegen der relativ häufigen Rezidive der Varikophlebitis sollte eine Sanierung des oberflächlichen varikös veränderten Venensystems angestrebt werden.

Die Empfehlung zur systemischen Antikoagulation bei langstreckigen Varikophlebitiden beruht überwiegend auf prinzipiellen Überlegungen in Analogie zur tiefen Beinvenenthrombose. Prospektive Untersuchungen zum Nutzen des Patienten bei einem solchen Vorgehen und zur Frage ob die Antikoagulation über einen kurzen Zeitraum oder über 3 Monate indiziert ist, liegen nicht vor. Diese Defizite sollten möglichst bald geschlossen werden.

Zusammenfassung

Die Varikophlebitis ist als Sonderform der oberflächlichen Thrombophlebitiden keineswegs als harmloses Krankheitsbild zu betrachten. Bei etwa einem Viertel der Patienten muß mit einer Beteiligung des tiefen Venensystems entweder im Sinne des Einwachsens des Thrombus über die Krossen oder Perforanten oder eher noch häufiger im Sinne einer autochthonen Thrombose meist im Unterschenkelbereich gerechnet werden. Die Mitbeteiligung des tiefen Venensystems läuft in der Regel klinisch stumm ab. Lungenembolien sind nicht selten, aber in der Regel ebenfalls klinisch stumm. Das tatsächliche Ausmaß der Varikophlebitis kann klinisch nicht sicher erfaßt werden.

Im diagnostischen Bereich ist eine exakte Abklärung des tatsächlichen Ausmaßes der Varikophlebitis und eine Beurteilung des tiefen Venensystems zu fordern. Bei ausgedehnten Varikophlebitiden sollte eine Antikoagulantientherapie und bei Einwachsen des Thrombus eine Operation in Erwägung gezogen werden.

Literatur

1. Bergquist D, Jaroszewski H (1986) Deep vein thrombisis in patients with superficial thrombophlebitis of the leg. Br Med J 292: 658–659

2. Blättler W (1993) Komplikationen der Thrombophlebitis superficialis. Schweiz Med Wochenschr 123: 223–228
3. Blättler W (1996) La Phlébite superficielle, la thrombose profonde et l'embolie pulmonaire sont des manifestations d'une même maladie. Phlebologie 49: 63–66
4. Blätter W, Bulling B, Hertel T, Rabe E (1996) Leitlinien zur Diagnostik und Therapie der Thrombophlebitis superficialis. Phlebologie 25: 197–198
5. Francis CW, Markham RE, Barbour GH, Florack TM, Dobrzynski DM, Marder VJ (1983) Thrombin activity of fibrin thrombi and soluble plasmic derivates. J Lab Clin Med 102: 220–230
6. Galloway JMD, Karmody AM, Mavor GE (1969) Thrombophlebitis of the long saphenous vein complicated by pulmonary embolism. Br J Surg 56: 360–361
7. Guex JJ (1996) Thrombotic complicatioins of varicose veins. Dermatol Surg 22: 378–382
8. Hafner CD, Cranley JJ, Krause RJ, Strasser ES (1964) A method of managing superficial thrombophlebitis. Surgery 55: 201–206
9. Hosemann (1914) Fulminante Lungenembolie aus dem Saphenagebiet. DMW 22: 1122 –1123
10. Husni EA, Williams WA (1982) Superficial thrombophlebitis of lower limbs. Surgery 91: 70–73
11. Jorgensen JO, Hanel KC, Morgan AM, Hunt JM (1993) The indidense of deep venous thrombosis in patients with superficial thrombophlebitis of the lower limbs. J Vasc Surg 18: 70–73
12. Leu HJ (1994) Phlebitides – a survey. VASA 23: 289–298
13. Leu AJ, Hoffmann U, Franzeck KK, Marby B, Bollinger A (1996) Varikophlebitis und Thrombophlebitis saltans sive migrans. DMW 121: 527–531
14. Lutter KS, Kerr TM, Roedersheimer LR, Lohr JM, Sampson MS, Cranley JJ (1991) Superficial thrombophlebitis diagnosed by duplex scanning. Surgery 110: 42–46
15. Partsch H, Mostbeck A (1979) Lungenembolien bei oberflächlicher Phlebitis? Acta med Austriaca 6: 159–160
16. Skillman JJ, Kent KC, Porter DH, Kim D (1990) Simultaneous occurence of superficial and deep vein thrombophlebitis in the lower extremity. J Vasc Surg 11: 818–824

Angiologie – die chronische periphere arterielle Verschlußkrankheit

N. Zinnagl

Einleitung

Unser Zeitalter ist aus medizinischer Sicht unter anderem durch ein Phänomen gekennzeichnet, nämlich die in den letzten Jahrzehnten in unseren westlichen Gesellschaften ständig zunehmende Lebenserwartung der Bevölkerung. Noch nie konnte eine Generation sich berechtigter Weise so viel Hoffnung machen wie die jetzige, ein hohes Lebensalter zu erreichen. Leider kann aber nicht jeder ältere Mensch davon ausgehen, dieses hohe Lebensalter bei voller Gesundheit zu erreichen, so daß uns Abnützungserkrankungen in zunehmendem Maße Probleme bereiten.

Zu diesen Abnützungserkrankungen zählt in vorderster Linie auch die Arteriosklerose, von der Statistiker annehmen, daß sie in den nächsten Jahrzehnten bei der älteren Bevölkerung das medizinische Problem Nummer 1 darstellen wird. Die Arteriosklerose des Menschen befällt im wesentlichen drei arterielle Gefäßgebiete, nämlich die Hirnarterien, die Herzkranzgefäße und von den peripheren Arterien die Beingefäße. Dieser Artikel soll sich mit chronisch peripheren Durchblutungsstörungen beschäftigen, so daß wir uns aus praktischen Gründen auf die Verschlußkrankheit der Beine beschränken wollen.

Risikofaktoren

Die Risikofaktoren der Arteriosklerose sind uns heute recht gut bekannt.

Auffallend ist, daß bei allen drei oben erwähnten Gefäßbezirken diese Risikofaktoren eine Rolle spielen, daß jedoch bei den einzelnen verschiedenen Gefäßbezirken verschiedene Risikofaktoren an Bedeutung gewinnen oder verlieren.

Als heute gesicherte Risikofaktoren der peripheren arteriellen Verschlußkrankheit (paVK) gelten:

- *Lebensalter,*
- *genetische familiäre Belastung,*
- *männliches Geschlecht,*
- *Hypertonie,*
- *Rauchen (Zigaretten rauchen),*
- *Diabetes mellitus,*
- *Hypercholesterinämie,*
- *Hypertriglyceridämie,*
- *(Hyperfibrinogenämie).*

Jede Anamneseerhebung eines auf eine paVK verdächtigen Patienten wird sich also zunächst mit diesen Risikofaktoren beschäftigen müssen, bzw. durch einfache Laboruntersuchungen die letzten 4 Risikofaktoren ein- oder ausschließen müssen.

Klinik der paVK

Die paVK wird seit langer Zeit nach Fontaine in 4 Stadien eingeteilt:

Stadieneinteilung nach Fontaine:

I: keine oder uncharakteristische Beschwerden,
II: eingeschränkte Gehstrecke (Claudicatio intermittens, Schaufensterkrankheit),
III: Ruheschmerz,
IV: Gewebsnekrose.

Pathophysiologisch bedeuten diese 4 klinischen Stadien folgende Befunde.

- **Stadium I:** Noch volle Kompensation der Durchblutungsleistung trotz bereits bestehender Einengungen oder Verschlüsse der arteriellen Strombahn.
- **Stadium II:** Insuffizienz der arteriellen Versorgung bei üblicher, durch Gehen verursachter Belastung.
- **Stadium III:** Insuffizienz der arteriellen Versorgung bereits in Ruhe (bei Bettruhe).
- **Stadium IV:** Steigerung der Ruheinsuffizienz mit dem Ergebnis eines örtlichen Gewebstodes.

Auf diese 4 klinischen Stadien wird sich das anamnestische Hauptaugenmerk richten müssen. Dabei sollte bedacht werden, daß bei einer bedeutenden Gruppe der Patienten mit paVK, nämlich den Diabetikern, die Stadieneinteilung häufig verwischt wird, indem beim Diabetiker neben der Verschlußkrankheit auch eine Erkrankung des peripheren Nervensystems, die sogenannte diabetische Neuropathie auftritt. Diese führt über Fehlempfindungen zu Taubheitsgefühlen, so daß beim Diabetiker häufig die Schmerzphänomene geschwächt oder gar nicht auftreten.

Gleich anschließend soll hier vermerkt werden, daß die paVK des Diabetikers sich auch in anderer Hinsicht von der paVK des Arteriosklerotikers unterscheidet. Wir stellen generell fest, daß die arterielle Verschlußkrankheit des Sklerotikers sich mehr im Oberschenkel- und Beckenbereich, während die paVK des Diabetikers sich zunächst an den Unterschenkelgefäßen manifestiert. Dies bedeutet auch in Hinsicht auf die Therapie beträchtliche Unterschiede.

Diagnostik der paVK

Nach einer sorgfältigen Anamnese muß nun auf die Diagnostik übergegangen werden. Diese Diagnostik wird sich zunächst mit der **Inspektion** (Betrachtung) der Beine und Füße beschäftigen. Es ist kaum zu erwarten, daß im *Stadium I oder II* nach Fontaine bereits deutliche, sichtbare Veränderungen an den Beinen auftreten.

Erst ab dem *Stadium III,* das ja durch Ruheinsuffizienz der Durchblutung gekennzeichnet ist, können wir einerseits deutliche Temperaturunterschiede zwischen den Beinen erfühlen und andererseits bei genauerer Betrachtung manchmal Farbunterschiede in Richtung Abblassen oder leicht bläulicher Verfärbung, sowie eine Verringerung der Behaarung des betroffenen Beines feststellen. Darüber hinaus ist es wichtig, sich auch über die Hautbeschaffenheit, das Vorhandensein von Beinödemen, Bagatellverletzungen, oder auch an sich banalen Hauterkrankungen, wie Zwischenzehenmykosen ein Bild zu machen, da von diesen in einem späteren Stadium ernsthafte Schwierigkeiten ausgehen können.

Das *Stadium IV,* das ja durch Nekrosen gekennzeichnet ist, ist natürlich der klinischen Untersuchung besonders leicht zugänglich.

An diese sorgfältige klinische Untersuchung schließt sich die **Pulspalpation** an. Wesentlich ist hier das Ertasten der Armpulse, sowie der Pulse in den Leisten, Kniekehlen, Knöchel- und Fußrückenregionen. Im wesentlichen geht es um die Frage des Vorhanden- oder Nichtvorhandenseins der Pulse. Gelegentlich läßt sich auch bereits bei dieser Palpation, vor allem im Bereiche der Handgelenke ein klinisch deutlicher Aufschluß über das Vorhandensein von stärkerer Arteriosklerose (Gänsegurgelarterien) erheben.

Viel zu wenig bekannt erscheint, daß neben der **Pulstastung** auch die **Auskultation von Arterien** mittels eines Stethoskopes Aufschlüsse erbringt. Es entstehen nämlich bei höhergradigen Einengungen der arteriellen Strombahn Geräusche, die distal der Einengungsstelle mit dem Stethoskop abgehört werden können, und die damit die Diagnose einer höhergradigen Arterieneinengung (Arterienstenose) liefern. Wesentlich sind hier die Areale in der Leisten- und Oberschenkelgegend zu nennen.

Anschließend kann die **Lagerungsprobe nach Ratschow** durchgeführt werden. Hier geht es darum, daß der Patient zunächst die Beine mit Hilfe des Arztes drei Minuten in senkrechter Position nach oben hält und dabei im Sprunggelenk Übungen vollführt, die wir üblicherweise mit Dorsal- und Plantarflexion bezeichnen. Nach diesen drei Minuten setzt sich der Patient schlagartig auf und läßt die Beine herabhängen. Es kommt bei normaler Durchblutung in etwa drei bis fünf Sekunden zu einem Einschießen des Blutes mit Rotfärbung der Extremität und nach fünf bis zwölf Sekunden zu einer deutlichen Füllung der Hautvenen. Wenn diese Zeiten deutlich überschritten werden, und dies vor allem an einem Bein erfolgt, ist die Diagnose einer peripheren arteriellen Verschlußkrankheit gut abzusichern.

Eine weitere, relativ einfache und vor allem aufschlußreiche diagnostische Methode erfordert das Vorhandensein einer Blutdruckmanschette und einer kleinen, nicht direktionalen Dopplersonde, wie sie heute schon in vielen Praxen vorhanden ist. Diese beiden Geräte dienen zur Bestimmung des sogenannten Ischämie-Indexes. Wir gehen dabei von der Tatsache aus, daß der mittels des üblichen Blutdruckmessung nach Riva-Rocci erhobene Armblutdruck und der mit einer Blutdurchmanschette, die knapp oberhalb der Knöchel angelegt wird, und einer Dopplersonde erhobene Beinblutdruck in einem Verhältnis zueinander stehen. Unter normalen Umständen ist der Beinblutdruck dabei gleich hoch oder höher als der Armblutdruck. Eine mathematische Bruchrechnung, die aus dem Beinblutdruck gebrochen durch den Armblutdruck erhoben wird, wird daher im Normalfall Werte von 1,0 oder über 1,0 ergeben.

Im Falle einer peripheren arteriellen Durchblutungsstörung, sei sie durch Stenosen oder durch Verschlüsse bedingt, sinkt der Beinblutdruck schon in relativ frühen Stadien (Stadium II) ab. Dies bedeutet, daß auch der sogenannte *Ischämie-Index unter den Wert von 1,0 sinkt.* Wir können davon ausgehen, daß im *Stadium II* (Claudicatio intermittens) der *Ischämie-Index* etwa *zwischen 0,7 und 0,9* liegen wird, während in den bedrohlich werdenden *Stadien III und IV* die Werte *darunter* absinken, im *Stadium IV* üblicherweise bereits deutlich *unter 0,5.* Diese nicht invasive und für den Patienten nicht belastende Untersuchung läßt sich insbesondere auch nach therapeutischen Eingriffen zur Wiederherstellung der Strombahn gut zur Messung des Therapieerfolges heranziehen. Neben der Messung unter Ruhebedingungen (Lagerung auf der Liege) wird die Absenkung des Ischämie-Index noch deutlicher, wenn der Patient das Gefäßsystem belastet, wie etwa durch 30 Zehenstände.

Einschränkend muß dabei festgehalten werden, daß diese Ischämie-Index-Werte vom Vorhandensein schwellungsfreier Unterschenkel abhängen und bei heftigen Schmerzen in der Extremität im Stadium III und IV Patienten gelegentlich diese Messung nicht tolerieren.

Die größte und regelmäßigste **Ausnahme** besteht allerdings wiederum im Bereiche der Diabetiker. Die diabetische Makroangiopathie ist durch die sogenannte Mediasklerose gekennzeichnet, d. h. eine Verhärtung und Verkalkung der Arterienwand im Bereiche der mittleren Arterienschicht. Diese bewirkt, daß Arterien eines Diabetikers sich nicht mehr komprimieren lassen und daher falsche Werte bei der Bestimmung des Ischämie-Index auftreten. Es kommt hier häufig vor, daß trotz Aufblasens der Blutdruckmanschette bis an ihre Grenze bei etwa 270 bis 300 mmHg immer noch Arteriengeräusche hörbar sind, so daß die Auswertung unmöglich wird.

Weitere diagnostische Verfahren werden wohl auch in Zukunft nur in angiologisch spezialisierten oder interessierten Praxen möglich sein. Es gibt eine Reihe von Untersuchungsmethoden, auf die ich im Detail hier nicht eingehen möchte. Dazu gehört die einfache mechanische Oszillographie, die wegen der Robustheit und Einfachheit der Geräte auch heute noch unentbehrlich ist, um Kurvenformen zu erhalten und zu vergleichen. Eine Verbesserung der **mechanischen Oszillographie** ist die **elektronische Oszillographie,** die das Kurvenbild deutlich vergrößert und leichter auswertbar macht. Bei der Frage der arteriellen Verschlußkrankheit an Fingern und Zehen spielt die elektronische **akrale Oszillographie** eine zentrale Rolle.

Vor allem für die **Diagnostik des Stadium II** nach Fontaine ist uns die **Laufbandergometrie** unersetzlich. Hier geht der Patient unter normierten Bedingungen eine leichte Steigung hinauf und gibt uns an, wann der erste Schmerz in der Wadenmuskulatur auftritt und wann der Schmerz unerträglich wird. Beide Werte werden anhand der zurückgelegten Gehstrecke in Metern festgehalten, auch hier läßt sich ein therapeutischer Erfolg durch die deutliche Steigerung der gemessenen Gehstrecke festhalten.

Die **Venenverschlußplethysmographie** spielt vorwiegend im wissenschaftlichen Bereich eine Rolle. Es geht hier um die objektive Messung der innerhalb einer Zeiteinheit in das Bein einströmenden Blutmenge.

Zur orientierenden Untersuchung, die heute bereits deutliche Schlüsse auf das einzuschlagende Therapieverfahren liefert, gehört die **farbkodierte Duplexsonographie** der peripheren Arterien. Mit Hilfe dieser auch heute noch sehr teuren Geräte läßt sich einerseits ein morphologisches Bild der arteriellen Situation (B-Bild) erheben und gleichzeitig mit Hilfe der Farbcodierung deutlich die Form der arteriellen Strombahn darstellen. Zugleich liefert dieses Gerät aus den Ultraschallsignalen des strömenden Blutes resultierende Kurven, die sich bei gesunden und bei erkrankten Arterien deutlich unterscheiden.

Besonders aufschlußreich ist die Untersuchung mit dem Duplexultraschallgerät im Bereiche der Becken- und der Oberschenkelarterien, während sich an den Unterschenkelarterien nur noch die Tatsache der vorhandenen oder nicht vorhandenen arteriellen Durchblutung feststellen läßt.

Jedenfalls können wir heute davon ausgehen, daß viele Patienten im Stadium II mit einer farbkodierten Duplexuntersuchung entweder einer *konservativen Therapie* oder einer *radiologisch-interventionellen Therapie* zugeführt werden können, ohne die nächste Untersuchung, nämlich die **invasive radiologische Arteriographie** anwenden zu müssen.

Diese Methodik, die mit einer Punktion der Arterien und meist mit dem Einführen von Kathetern in die Arterie verbunden ist, hat durch die heute üblichen nicht ionischen Kontrastmittel viele Risiken verloren. Insbesondere sind damit die Schmerzen der Untersuchung und die Allergieneigung mancher Patienten auf das Kontrastmittel stark zurückgegangen, so daß man letztlich mit der heute vorhandenen Methodik unbefangener umgehen kann als vor etlichen Jahren.

Notwendig erscheint eine angiographische Abklärung auf jeden Fall in den für das Bein bedrohlichen Stadien III und IV (kritische Ischämie), weil hier meistens ohne eine direkte Intervention am Gefäß, sei es radiologisch-interventionell oder gefäßchirurgisch, das Auslangen nicht mehr gefunden werden kann. Es ist verständlich, daß vor einer gefäßchirurgischen Operation ein genaues morphologisches Bild des Gefäßsystems vorliegen muß.

Zu guter Letzt ist unter diagnostischen Methoden noch die **Thermographie** anzuführen. Leider hat sie die in sie gesetzten Erwartungen, die uns besonders bei der Frage der Amputationshöhe eines Beines als letzten Ausweg einer therapeutischen Bemühung behilflich sein sollte, weitgehend nicht erfüllt. Dennoch ist sie nicht ganz ohne Bedeutung, vor allem bei funktionellen Durchblutungsstörungen, wie dem *Raynaud'schen Formenkreis.*

Therapie

Leider ist bis heute eine kausale Therapie weder für die fortschreitende Arteriosklerose noch für den Diabetes mellitus bekannt. In diesem Fall ist daher ein besonderes Gewicht auf die Prophylaxe der Erkrankung zu legen. Nachdem, wie oben beschrieben, die Risikofaktoren der chronischen peripheren Verschlußkrankheit relativ gut bekannt sind, können wir auf diesem Sektor ansetzen.

Es geht also im wesentlichen darum, den Patienten vom häufigen Nikotinmißbrauch wegzubringen. Diabetes mellitus und Hypertonie sollten optimal eingestellt werden. Hypercholesterinämie und Hypertriglyceridämie sind einerseits durch konsequente Diät und andererseits in vielen Fällen auch medikamentös zu verbessern.

Mit diesen Maßnahmen wird man im symptomfreien *Stadium I,* das ja üblicherweise einen Zufallsbefund darstellt, das Auslangen finden.

Im *Stadium II* nach Fontaine ist anerkannter Maßen ein gezieltes **Gehtraining** des Patienten anzustreben. Es kommt hierdurch zu einer deutlichen Erweiterung der eingeschränkten Gehstrecke und andererseits hat das Gehtraining auch *positive Einflüsse auf Diabetes mellitus und andere Stoffwechselstörungen.* Allerdings ist die Therapie vorwiegend eingeschränkt auf das Vorliegen von Oberschenkelverschlüssen, während im Falle von Beckenarterien- und Unterschenkelarterienverschlüssen hier nur ein geringer Nutzen erwartet werden kann.

Leider eignet sich auch bei weitem nicht jeder der meist älteren Patienten mit paVK für ein solches Training. Erkrankungen wie etwa *Hüftgelenksarthrosen, Herzerkrankungen, chronisch obstruktive Lungenerkrankungen* lassen ein vernünftiges Training nicht erwarten. Trotz dieser Einschränkungen besteht heute allgemein die Ansicht, daß das Stadium II mit seiner zunächst noch nicht bedrohlichen Situation für den Erhalt der Extremität ein Gebiet für **konservative Therapiemaßnahmen** darstellt.

Hier gewinnen die sogenannten **vasoaktiven Medikamente** eine gewichtige Rolle. Darunter versteht man mehrere Substanzen, wie *Pentoxyphyllin, Buflomedil und Naftidrofuryl,* die über lange Zeit in Tablettenform eingesetzt werden können. Die ersten beiden können auch initial in Infusionsform verabreicht werden, wodurch ebenfalls nachgewiesene Gehstreckensteigerungen, etwa im Ausmaß einer gezielten Gehtrainingstherapie, erzielbar sind. Optimal für die Patienten wäre die Kombination zwischen aktivem Gehtraining und vasoaktiven Substanzen.

Nach langjährigen Erfahrungen stellt das *Stadium II* keine Indikation für einen gefäßchirurgischen Eingriff, etwa im Sinne einer **Thrombendarteriektomie** oder eines **Bypasses** dar, weil damit die Langzeitergebnisse nicht befriedigend erscheinen. Hingegen verwenden wir recht häufig die Möglichkeit der radiologisch-interventionellen Gefäßdilatation, die percutane transluminale Angioplastie. Hier kann heute bereits die Indikation mittels der farbcodierten Duplexsonographie gestellt werden, so daß in manchen Fällen die invasive Angiographie nicht notwendig erscheint.

Wenn wir in die *Stadien III und IV* der Extremitätenischämie fortschreiten, kommen wir in die akute Gefährdung des Beines hinein. Hier sollte nach angiographischer Abklärung unbedingt die Möglichkeit einer **gefäßchirurgischen Intervention** geprüft werden. Leider stellen wir immer wieder fest, daß nur etwa ein Drittel unserer Patienten in diesen gefährlichen Stadien tatsächlich für solche Maßnahmen in Betracht kommen. So muß hier einerseits häufig der Weg der interventionellen Radiologie oder andererseits der konservativen Therapie beschritten werden.

An konservativen Methoden stehen uns über die oben erwähnten vasoaktiven Substanzen heute in Form der **Prostaglandine** wirksame Substanzen zur Verfügung, die entsprechend hoch dosiert eine Besserung des gefährlichen Zustandes erzielen lassen.

Ganz allgemein können wir davon ausgehen, daß Patienten in diesem Stadium multimorbid sind, und somit kommen allgemein medizinische Maßnahmen, wie *Verbesserung des Flüssigkeitshaushaltes* (häufig gestört bei alten Leuten), *Stabilisierung der Herzfunktion, Ausschwemmung von Ödemen* und wiederum *optimale Einstellung von Diabetes und Hypertonie* grundsätzliche Bedeutung zu.

Außerdem müssen in diesen bedrohlichen Stadien die Tieflagerung der Extremität zur Verbesserung der Extremitätendurchblutung allein durch die Schwerkraft und im Stadium IV gezielte, meist vorsichtig austrocknende lokaltherapeutische Maßnahmen angewendet werden.

In ganz ausgewählten Fällen läßt sich in diesen Stadien der kritischen Ischämie Besserung auch mit lokaler oder systemischer Fibrinolyse erzielen. Bis heute in der Wirksamkeit umstritten ist die sogenannte **iso- oder hypervolämische Hämodilution.**

Hier geht es darum, bei solchen Patienten häufig hohe Hämatokrit-Werte und damit schlechtere Fließfähigkeit des Blutes durch Zuführen von Hydroxyäthylstärke in Infusionsform zu verbessern. Bei nur geringfügig erhöhtem Hämatokrit-Wert wird man dies in *einfacher Infusionsform* machen, bei deutlich hohem Hämatokrit-Wert geht einer solchen Infusion *ein Aderlaß* voraus, dies bezeichnen wir als *isovolämische Hämodilution.*

In den letzten Jahren hat auch eine weitere konservative Methode an Bedeutung gewonnen, nämlich die retrograde **intra- oder transvenöse Perfusion einer Extremität.** Das Prinzip besteht darin, daß man am Fußrücken unter Bierscher Sperre (Absperrung des Oberschenkels mit einem Manschettendruck von 300 mm Quecksilber) nach Injektion eines Lokalanästhetikums zur Beherrschung der durch die Ischämie auftretenden Schmerzen entweder vasoaktive Substanzen oder noch häufiger lokale Antibiotika zuführen kann.

Es entstehen dann in der an sich schlecht durchströmten Extremität medikamentöse Wirkspiegel, wie sie mit keiner anderen Methode erreicht werden können. Diese Methodik hat vor allem auf dem Gebiete der diabetischen akuten Gangrän eine gewisse Bedeutung erlangt, wenn sie in einem solchen Fall technisch anwendbar erscheint. Wie weit sich die Methodik auf lange Sicht bewähren wird, ist derzeit noch Gegenstand von Studien.

Zusammenfassung

Die periphere arterielle Verschlußkrankheit (paVK) ist eine aufgrund der steigenden Lebenserwartung ständig im Zunehmen begriffene Erkrankung, die uns in Zukunft medizinisch noch größere Probleme verursachen wird als schon heute.

Die Arbeit geht zunächst auf die klinische Symptomatik und Diagnostik der paVK ein, wobei vor allem Wert auf die auch außerhalb angiologisch spezialisierter Zentren mögliche Diagnostik gelegt wird. Die klinische Abklärung, die in den fortgeschrittenen Stadien der paVK unzweifelhaft nötig erscheint, kommt in einem weiteren Abschnitt zum Tragen.

Schließlich bildet die Diskussion der möglichen Therapieformen eine Abrundung des Krankheitsbildes.

Mykologie

Mykosen

F. A. Bahmer

Einleitung

In vielen Ländern der sogenannten Dritten Welt sind Armut, Unwissenheit und Krankheit in einem Teufelskreis miteinander verbunden [7]. Auch Hautkrankheiten machen davon keine Ausnahme. Unterernährung, schlechte hygienische Bedingungen, lokal durch Kriege und Flüchtlinge extrem gesteigerte Überbevölkerung, zusammen mit dem Mangel an Ärzten und medizinischem Personal sowie minimalen Ausgaben für das Gesundheitswesen lassen wenig Hoffnung auf eine Verbesserung der Situation hautkranker Menschen dieser Länder in naher Zukunft. Über die Epidemiologie vieler Hautkrankheiten ist nur wenig bekannt, in Anbetracht der extrem geringen Anzahl von Dermatologen in diesen Ländern nicht verwunderlich. So gibt es in 25 von 50 afrikanischen Ländern überhaupt keine Dermatologen, in Nigeria, dem bevölkerungsreichsten Land Afrikas mit über 100 Millionen Einwohnern gerade 20, wovon die Mehrheit in einer der großen Städte arbeitet [8].

Mykosen gehören zu den häufigsten Hautkrankheiten in tropischen und subtropischen Ländern aller Erdteile [4]. Für deren Entstehung spielen außer den oben genannten Faktoren auch klimatische Bedingungen eine wichtige Rolle [4, 7, 17].

Oberflächliche Mykosen

Oberflächliche Mykosen, vor allem durch Dermatophyten, weniger durch Hefen, sind in diesen Ländern außerordentlich häufig. Da fundierte epidemiologische Erhebungen aufwendig sind und die Differentialdiagnose nicht einfach, müssen Zahlenangaben vorsichtig interpretiert werden. Die Praevalenzraten für Tinea aller Lokalisationen liegen für tropische und subtropische Regionen zwischen 8 % (Äthiopien) und 20 % (Mexiko), in London dagegen bei nur 3 % (Tabelle 1). Das klinische Bild ist vielgestaltig, die Differentialdiagnose vor allem unter den dort herrschenden Bedingungen nicht einfach. Auffällig ist, daß die besonders in den ärmsten Ländern häufige Scabies [11] in vielen Statistiken nicht auftaucht. In älteren Arbeiten [5] wird die Scabies dagegen als häufigste Dermatose aufgeführt (Tabelle 2). Möglicherweise ist dies auch durch das atpyische Bild der Scabies ohne deutliche Milbengänge bedingt, oder durch die häufige Superinfektion, die zur Diagnose Pyodermie führt [15].

Das Erregerspektrum oberflächlicher Mykosen unterscheidet sich von Kontinent zu Kontinent (Tabelle 3). Bei der Tinea capitis überwiegen T. viola-

Tabelle 2. Häufigkeit wichtiger Dermatosen in Lagos (Nigeria) in den 50er Jahren. (Aus [5])

Dermatose	[%]
Skabies	25,0
Tinea (alle Formen)	20,6
Yaws (Framboisie)	7,3
Impetigo	5,4
Furunkulosis	4,8
(Tinea capitis)	4,2
Dermatitis (verschiedene)	3,1
Mangelernährung	2,8
Lepra	2,4
Sonstige	28,6
Gesamt	100,0

Tabelle 1. Häufigkeit wichtiger Dermatosen in verschiedenen Ländern in %. (Aus [1])

Hautkrankheit	Sambia	Kalkutta	Kenia	Mexiko	Äthiopien	London	Abu Dhabi
Dermatitis	14,7	15–20	28,1	8-12	23,0	35,6	21,0
Akne vulgaris	2,1	3,5	3,9	3	5,0	5,6	9,1
Tinea	10,8	15–20	9,5	13	7,8	3,2	8,5
Vitiligo	1,4	4	2,9	4	–	–	3,2
Psoriasis	1,0	0,5–1,5	3,2	–	–	5,6	4,5
Pyodermie	20,3	30–40	6,4	6,5	7,1	4,6	2,6

Tabelle 3. Geographische Verteilung der Dematophyten. (Aus [9])

Klinik	Afrika	Asien	Südamerika
Tinea capitis	T. violaceum T. audouini T. ferrugineum T. soudanense	T. violaceum M. canis T. ferrugineum T. schoenleinii	T. tonsurans M. canis
Tinea corporis	T. soudanense T. ferrugineum M. canis T. rubrum	T. rubrum M. canis T. mentagrophytes T. mentagrophytes	M. canis T. rubrum T. tonsurans
Tinea pedis	T. rubrum T. mentagrophytes	T. rubrum T. mentagrophytes	T. rubrum

ceum in Afrika und Asien, in Südamerika dagen T. tonsurans. Häufigster Erreger der Tinea corporis in Asien ist, wie in Europa auch, T. rubrum, in Afrika dagegen T. soudanense und in Südamerika M. canis. Die Tinea pedis dagegen wird auf allen Kontinenten am häufigsten durch T. rubrum verursacht.

Besondere oberflächliche Mykosen tropischer und subtropischer Gebiete sind die *Tinea imbricata* durch T. concentricum, die vor allem in Brasilien, Mittelamerika und auf pazifischen Inseln vorkommt, und die *Tinea nigra* in Lateinamerika, Indien und Südostasien, hervorgerufen durch Phaeoannellomyces werneckii. Auch die *Tinea nodosa* der Haare (schwarze Piedra durch Piedraia hortae, und weiße Piedra durch verschiedene Trichosporon-Arten) kommt vor allem in Lateinamerika vor, nach neueren Untersuchungen ist die weiße Piedra aber auch in Äquatorialafrika heimisch [16].

Oberflächliche Hefemykosen sind hauptsächlich von Faktoren des Wirtsorganismus abhängig, kosmopolitisch und keine typischen Mykosen tropischer und subtropischer Länder. Eine Darstellung erübrigt sich deshalb an dieser Stelle.

Bei der Diagnostik der Dermatophytosen muß man sich, vor allem in ländlichen Gegenden, auf den mikroskopischen Nachweis von Hyphen in Schuppenmaterial beschränken, da die Speziesdiagnostik aufwendig, teuer und vor allem in feuchtheißem Klima nicht unproblematisch ist [13]. Außerdem ist eine eindeutige Klassifizierung der Erreger nicht in jedem Fall möglich [11]. Die Versendung von Untersuchungsmaterial an Referenzlaboratorium verursacht zusätzliche Kosten, die nur im Rahmen von Studien akzeptabel sind.

Moderne Antimykotika, die in den entwickelten Ländern fast ausschließlich zur Behandlung oberflächlicher Pilzinfektionen eingesetzt werden, sind in vielen Ländern unerschwinglich. Pönnighaus et al. konnten im Doppelblindversuch zeigen, daß die einfache und preiswerte Whitfield-Salbe (enthält 3% Salizylsäure und 6% Benzoesäure) ebenso wirksam ist wie eine kommerzielle Clotrimazol-Zubereitung [12]. An sich gut wirksame Farbstoffzubereitungen wie Castellani-Lösung werden oft aufgeführt, jedoch wenig eingesetzt. Wie bei anderen Hautkrankheiten in diesen Regionen spielen auch Probleme der Patienten mit der korrekten Anwendung und fehlende Anleitung und Kontrolle eine Rolle, außerdem die mangelhafte oder fehlende Behandlung von Familienmitgliedern.

Tiefe Mykosen

Diejenigen tiefen Mykosen, die in gemäßigten Klimazonen selten oder nie beobachtet werden, gelten als die eigentlichen tropischen Mykosen [14].

Besonders häufig sind *Myzetome* („Madurafuß"), die jedoch überwiegend durch bakterielle Erreger (Aktinomyzes-Spezies) und nicht durch Eumyzeten (u.a. Madurella-, Exophiala-, Fusarium-Spezies) verursacht werden. Der Erregertyp ist stark vom Mikroklima abhängig [3]. Das klinische Bild ist, unabhängig vom Erreger, recht ähnlich. Die tiefreichenden, Haut, Muskulatur, Bänder und Knochen zerstörenden, extrem chronisch-suppurativen Entzündungen führen häufig zur Invalidität, da bei Extremitätenbefall oft nur die Amputation bleibt. Bei Befall des Thorax kann die Erkrankung auch letal verlaufen.

Die *Chromomykose* zählt ebenfalls zu den tiefen Mykosen, obwohl sie auf die Haut beschränkt bleibt. Erreger sind verschiedene dimorphe Pilze, vor allem Phialophora und Fonseca-Spezies. Die schon früh ausgesprochen verrukösen Hautveränderungen finden sich vor allem an den Extremitäten und anderen exponierten Stellen. Die Diagnose läßt sich durch den mikroskopischen Nachweis der Pilzelemente oder durch eine histologische Untersuchung stellen anhand der typischen dickwandigen, braunen „Sklerotialzellen" [2].

Ähnliche Hautveränderungen verursacht auch die *Nordamerikanische Blastomykose* (Gilchrest) durch Blastomyces dermatitidis, in der Regel primär eine Lungenmykose mit Ausbreitung in andere Organe wie die Haut. Diese Mykose kommt nicht nur in Nordamerika vor, sondern auch in Mittel- und Lateinamerika sowie in Afrika.

Die *Kokzidioidomykose* der Haut kommt ebenfalls fast ausschließlich durch die Disseminierung einer primären Lungenmykose zustande. Der Erreger, Coccidioides immitis, wird vorwiegend mit Staub inhaliert, eine primäre Inokulation in die Haut ist selten. Die Hautveränderungen in Form von Abszessen mit Granulombildung finden sich vor allem über betroffenen Gelenken und Knochen [2].

Weit verbreitet ist die *Histoplasmose,* verursacht durch Histoplasma capsulatum, in Afrika durch H. duboisii. Bei der Infektion mit H. capsulatum sind Hautveränderungen eher die Ausnahme, bei der afrikanischen Histoplasmose dagegen finden sich häufig Ulzera, Granulome, Fisteln und Abszesse [6].

Die *Sporotrichose* durch Sporothrix schenckii kommt zwar auch gelegentlich in gemäßigten Klimazonen vor, ist aber in tropischen und subtropischen Ländern viel häufiger. Bei der häufigsten Form kommt es zur Abszeßbildung entlang der Lymphbahnen, vor allem an den oberen Extremitäten [2, 4, 14]. Zeigen andere mykotische oder bakterielle Infektionen diese Anordnung, ist von „sporotrichoid" die Rede.

Die *Paracoccidioidomykose* (durch Paracoccidioides brasiliensis) kommt fast ausschließlich in Lateinamerika, vor allem in Brasilien, vor. Auch bei dieser Mykose werden Schleimhäute und Haut zumeist von der Lungeninfektion ausgehend betroffen [4, 14].

Andere, teils sehr seltene Mykosen tropischer und subtropischer Gegenden sind die *Lobomykose* durch Loboa loboi, die *Phaeohyphomykose* durch verschiedene Spezies, vor allem Exophiala jeanselmei, die *Rhinosporidiose* durch Rhinosporidium seeberi [4].

Zusammenfassung

Oberflächliche Mykosen gehören zu den häufigsten Hautkrankheiten in tropischen und subtropischen Ländern. Das Erregerspektrum ist von Region zu Region, von Land zu Land und von Kontinent zu Kontinent verschieden, zum Teil als Folge taxonomischer Probleme. Über die sozialmedizinische Bedeutung dieser Erkrankungen für diese Länder ist wenig bekannt. Tiefe Mykosen sind viel seltener als oberflächliche Mykosen, wegen der gesundheitlichen Auswirkungen aber individualmedizinisch besonders wichtig, da sie zur Invalidität führen können. Die Therapie oberflächlicher und tiefer Mykosen ist, wie die zahlreicher anderer Dermatosen in den armen Ländern dieser Welt, problematisch und wegen der mangelhaften Infrastruktur und den Kosten der Behandlung nur punktuell möglich.

Größtes infrastrukturelles Problem ist wohl die geringe Zahl von Dermatologen und dermatologisch geschulter Ärzte. In den entwickelten Ländern müßte deshalb die Tropendermatologie einen wesentlich höheren Stellenwert in der Ausbildung der Ärzte bekommen als bislang üblich. An sich ist es erfreulich, daß die koloniale Ära Deutschlands viel früher beendet war als die anderer europäischer Staaten. Die Kehrseite dieser Medaille ist, daß tropische Hautkrankheiten hierzulande stiefmütterlich behandelt werden – an keiner einzigen deutschen Universitäts-Hautklinik existiert mehr ein entsprechender Schwerpunkt! Mit der Emeritierung von Prof. Stüttgen und dem Unfalltod des unvergessenen Prof. G. Klingmüller war dieser Bereich in der universitären Dermatologie in Deutschland Vergangenheit. Die dermatologische Kompetenz auf diesem Sektor verkümmert; in absehbarer Zeit wird diese Kompetenz, wenn überhaupt, nur noch in Tropeninstituten angesiedelt sein. Der schon 1983 ausgesprochene Wunsch von Parish et al. [10] „Call it what you may ... tropical, geographic, international, regional ... the fact is tropical dermatology does exist. It should be a respected part of the curriculum and continuing medical education training of those in all parts of the world." hat sich bislang weder in den USA noch in Deutschland erfüllt.

Literatur

1. Abu Share_ah AM (1994) Chap. 43. In: Parish LC, Millikan LE (eds) Global dermatology. Diagnosis and management according to geography, climate, and culture. Springer, Berlin Heidelberg New York Tokyo, pp 301–305
2. Bahmer FA (1984) Tropische Dermatologie. Beiträge zur Dermatologie, Bd 10. Perimed, Erlangen
3. Buot GP, Lavalle P, Mariat F, Suchil P (1987) Etude épidemiologique des mycétomes au mexique. A propos de 502 cas. Bull Soc Pathol Ex 80: 329–339
4. Canizares O, Harman R (eds) (1992) Clinical tropical dermatology. 2nd edn. Blackwell, Cambridge
5. Clarke GHV (1959) Skin diseases in the African. Lewis, London
6. Flegel H, Kaben U, Westphal H-J (1980) Afrikanische Histoplasmose. Hautarzt 31: 50–52
7. George AO(1988) Skin diseases in tropical Africa. Medical, social, and economic implications. Int J Dermatol 27: 187–189
8. George AO (1994) Africa. Chap. 13. In: Parish LC, Millikan LE (eds) Global dermatology. Diagnosis and management according to geography, climate, and culture. Springer, Berlin Heidelberg New York Tokyo, pp 54–70
9. Mahgoub El-S (ed) (1989) Dermatophytosis in the tropical mycoses. Janssen Research Council, Janssen
10. Parish LC, Millikan LE, Witkowski JA (1983) Thoughts on tropical dermatology. Int J Dermatol 22: 18
11. Pönnighaus JM, Clayton Y, Warndorff D (1996) The spectrum of dermatophytes in northern Malawi (Africa). Mycoses 39: 293–297
12. Pönnighaus JM, Gooskens V, Clayton Y, Mkandawire P, Sterne J (1994) Zur Behandlung oberflächlicher Mykosen in den Tropen. Ergebnisse einer Doppelblindstudie im Karonga-Distrikt, Malawi. Mycoses 37 [Suppl 1]: 101–104
13. Rieth H (1991) Einrichtung eines Pilzlabors in den Tropen. Hautnah 3: 162–164
14. Schaller KF (ed) (1994) Colour atlas of tropical dermatology and venerology. Springer, Berlin Heidelberg New York Tokyo
15. Taplin D, Allen AM, Meinking TL, Porcelain SL (1992) The effects of global warming on skin infections and infestations. In: Marks R, Plewig G (eds) The Environmental Threat to the Skin. Chap. 58. Dunitz, London, pp 351–358
16. Thérizol-Ferly M, Kombila M, Gomez de Diaz M, Duong TH, Richard-Lenoble D (1994) White piedra and Trichosporon species in equatorial Africa. I. History and clinical aspects: an analysis of 449 superficial inguinal specimens. Mycoses 37: 249–253
17. Wiest L (1994) Climatology. Chap. 4. In: Parish LC, Millikan LE (eds) Global dermatology. Diagnosis and management according to geography, climate, and culture. Springer, Berlin Heidelberg New York Tokyo

Andrologie

Wissenschaftliche Sitzung des Arbeitskreises Andrologie (AAD): „Behandlung der männlichen Infertilität"*

W. Krause

Prophylaxe

G. Schreiber (Jena): Maldescensus testis – fertilitätsprognostische Ergebnisse der Frühbehandlung

Fragestellung

Die Häufigkeit von über 8% ein- oder beidseitigem Maldescensus testis (M.t.) in Anamnese oder Befund bei Patienten der andrologischen Sprechstunde stellt die Bedeutung des Krankheitsbildes für die Fertilität heraus. Eine empfohlene Frühbehandlung bis zum 2. Lebensjahr ist bisher in ihrer Effizienz nicht überprüft worden.

Methode

In einer retrospektiven Analyse von über 2700 Patienten fanden sich über 220 M.t.-Fälle. Das Behandlungsalter verteilte sich mit einem Gipfel zwischen dem 6. und 15. Lebensjahr, lediglich unter 15% gehörten der jüngsten Altersklasse (≤ 5 Jahre) an. Als Behandlungsmethode waren die chirurgische Korrektur, eine HCG-Therapie allein oder vor einer Operation genannt worden. Hodenvolumina, spermatologische Daten sowie FSH, LH und Gesamtserumtestosteron dienten der Ergebniskontrolle im Vorstellungsalter von 27 ± 6 Jahren.

Ergebnisse

Die klinischen und spermatologischen Behandlungsergebnisse sind nur in einem Viertel bzw. einem Fünftel der Patienten normal ausgefallen, zuungunsten der bilateralen M.t.-Fälle. Frühbehandelte Patienten ließen keine eindeutig besseren Befunde erkennen als solche mit spät erfolgter Therapie. In 35% der einseitigen und 83% der beidseitigen Fälle zeigten sich FSH-Abweichungen als Ausdruck einer Sertolizell-Insuffizienz, die als fertilitätsprognostisch ungünstig einzuschätzen ist; eine Besserungstendenz bei frühbehandelten Patienten ließ sich ebenfalls nicht sichern.

Schlußfolgerungen

Theoretische Erwartungen zu höherer Effizienz einer Frühbehandlung des M.t. lassen sich aus unseren Patientennachbeobachtungen statistisch nicht bestätigen.

P. Schramm, P. Gutjahr (Universitäts-Hautklinik und Universitäts-Kinderklinik Mainz): Auswirkung von Cytostatikagaben während der Kindheit auf die Fertilität junger Männer

Einleitung

Daß Zytostatica die Spermiogenese negativ beeinflussen, ist ärztliches Grundwissen. In der Literatur findet man Spermiogrammdaten von kleineren Gruppen nachuntersuchter Patienten mit Unterschreitung der bekannten Referenzwerte.

In Zusammenarbeit mit der Kinderklinik wurde nun ebenfalls eine relativ kleine Gruppe von 12 Patienten untersucht, welche in der Kindheit wegen einer lymphatischen Leukämie oder einem Non-Hodgkin-Lymphom mit dem gleichen Therapieschema behandelt wurden.

Material und Ergebnis

Von den 12 Patienten im Alter von jetzt 25 Jahren liegen bei 7 zwei Spermiogramme vor, sonst ein Spermiogramm (Idealkarenz). Gefunden wurden: eine Normozoospermie, 3mal Astheno- mit zum Teil mäßiger Teratozoospermie, 3mal OAT-Syndrom, 2mal Kryptozoospermie und 3mal Azoospermie.

Schlußfolgerung

Von den Patienten wird maximal jeder dritte ein Kind zeugen können, unter Inanspruchnahme von ICSI und TESA, vermutlich sogar 2 von 3. Die genetische Dimension wird dabei nicht diskutiert. Die Frage, ob die Vulnerabilität der praepubertären gonadalen Stammzellen gegen das angewendete Zytostaticaregime geringer ist, also die jugendlichen Krebspatienten be-

* Zusammenfassung der Abstracts der einzelnen Autoreferate.

züglich der Fertilitätsminderung günstiger abschneiden als z. B. adolsecente Hodgkin-Patienten, ließ sich durch diese Untersuchung nicht klären, erscheint aber nicht ganz abwegig.

H.-C. Schuppe, F.-M. Köhn (Hautklinik der Heinrich-Heine-Universität Düsseldorf und Zentrum für Dermatologie und Andrologie, Justus-Liebig-Universität, Gießen): Umwelteinflüsse auf die männliche Fertilität

Eine mögliche Beeinträchtigung der männlichen Fertilität durch Umweltfaktoren ist Gegenstand aktueller Diskussionen. Retrospektive Studien und Metaanalysen, die auf eine Abnahme der Spermatozoenkonzentration hinweisen, sind jedoch aufgrund methodischer Mängel in Frage zu stellen. Auch die Hypothese, daß eine vermehrte Exposition gegenüber Östrogenen und östrogenartig wirkenden Fremdstoffen diesen Trend verursacht, konnte bisher nicht sicher belegt werden. Andererseits wurde für einzelne Noxen eine Schädigung der männlichen Fertilität gezeigt. Dosisabhängig führt ionisierende Strahlung zu einer Störung der Hodenfunktion. Auch beruflich oder durch Lebensgewohnheiten bedingte Hitze-Exposition verursacht eine Reduktion der Spermaqualität. Unter Genußmitteln und Drogen wurde insbesondere der negative Einfluß von Alkohol und Nikotin charakterisiert. Mögliche Folgen einer arbeitsplatzbedingten Exposition mit Chemikalien werden am Beispiel von Dibromchlorpropan deutlich, das je nach Expositionsdauer eine irreversible Schädigung der Spermatogenese auslöst. Auch für andere Pestizide, polyzyklische aromatische Kohlenwasserstoffe, Phthalate, organische Lösungsmittel u. a. wird eine reproduktionstoxische Wirkung diskutiert. Unter den Schwermetallen beeinträchtigen vor allem Blei und Quecksilber die Spermaqualität. Die reproduktionstoxische Wirkung von Umweltnoxen kann prätestikulär, testikulär oder posttestikulär entstehen. Eine zentrale Rolle nimmt die Schädigung der Spermatogenese ein, wobei sowohl direkte zytotoxische und gentoxische Effekte als auch Störungen der Sertoli- oder Leydig-Zellfunktionen sowie lokale Immunreaktionen zu berücksichtigen sind. Für einige Chemikalien wurde gezeigt, daß erst ihre reaktiven Metaboliten eine Wirkung entfalten. Die Induktion oder Inhibition fremdstoff-metabolisierender Enzyme kann auch eine veränderte Verstoffwechselung endogener Substrate zur Folge haben. Endokrine Wirkungen sind andererseits durch Interaktionen der Noxen mit Steroidhormonrezeptoren zu erklären. Zur Erkennung von Störungen der Fertilität durch Umwelteinflüsse sind neben einer ausführlichen Berufs- bzw. Expositionsanamnese im Praxisalltag prospektive Datenerhebungen mit Hilfe standardisierter Fragebögen und einheitlicher andrologischer Laboranalysen sowie verbesserte reproduktionstoxikologische Prüfungen von Substanzen vor ihrer Zulassung erforderlich.

F.-M. Köhn, W.-B. Schill (Zentrum für Dermatologie und Andrologie, Justus-Liebig-Universität, Gießen): Kryokonservierung humaner Ejakulate

Fragestellung

Die Kryokonservierung menschlicher Spermatozoen wird seit mehr als 20 Jahren erfolgreich eingesetzt. Schwangerschaften sind mit mehr als 10 Jahre eingelagerten Proben beschrieben worden. In dem Übersichsreferat werden neue Entwicklungen und Indikationen für die Kryospermakonservierung dargestellt.

Methode

Vor dem Gefriervorgang in flüssigem Stickstoff (–196°) werden die Ejakulate mit einem Kryoprotektivum versetzt, das eine intrazelluläre Eiskristallbildung und osmotische Schäden der Spermatozoen reduziert. Die Lagerung der Proben erfolgt in kleinen Ampullen oder Röhrchen („straws“, „pailetten“). Der Einfriervorgang kann manuell, halbautomatisch oder computer-gesteuert ablaufen. Zum Auftauen werden die Kryogefäße bei 37 °C aufgetaut. Grundsätzlich empfiehlt sich eine Überprüfung der Gefrierfähigkeit durch kurzfristiges Auftauen einer Probe des Ejakulates. Neben ejakulierten Spermatozoen können auch epididymale und testikuläre Spermatozoen kryokonserviert werden.

Ergebnisse

Bei erheblicher intra- und interindividueller Schwankungsbreite muß mit einem Motilitätsverlust von ca. 40 % gegenüber des Ausgangsbefundes gerechnet werden. Der Qualitätsverlust ist bei Proben mit eingeschränkten Ejakulatparametern noch höher. Mindestanforderungen an die Ejakulatqualität gibt es seit Etablierung der intrazytoplasmatischen Spermatozoeninjektion (ICSI) nicht mehr. Wesentliche Indikationen für die Kryospermakonservierung sind bisher potentielle iatrogene Schädigungen der Ejakulatqualität (z. B. durch Zytostase) und Lagerung vor heterologer Insemination bis zum Ausschluß einer HIV-Infektion gewesen. Darüber hinaus erlaubt die Lagerung von Hodengewebe oder Nebenhodenaspirat die Durchführung der ICSI in zeitlicher Unabhängigkeit von der operativen Gewinnung des Materials. Dabei scheint die Kryokonservierung die Fertilisierungsraten mit ICSI nicht wesentlich zu verringern.

Schlußfolgerung

Die Indikationen für die Kryokonservierung männlicher Gameten haben sich angesichts neuer reproduktionsmedizinischer Techniken erweitert. Seit Einführung von ICSI sind Mindestanforderungen an die Spermaqualität nach dem Auftauen in den Hintergrund getreten.

Pharmakologische und operative Therapie

G. Haidl (Universitäts-Hautklinik Rheinische Friedrich-Wilhelms-Universität Bonn): Medikamentöse Stimulation der Spermatogenese

Die Erfolge der neuen Behandlungsmethoden der assistierten Fertilisation gerade bei Fällen hochgradiger Einschränkung der männlichen Fertilität haben die medikamentöse Therapie in den Hintergrund gedrängt. Medikamentöse Therapieversuche können – vor allem bei weniger ausgeprägten Störungen – trotzdem sinnvoll sein: Sie können eingesetzt werden zur kausalen Therapie (Hormonsubstitution, antientzündliche Therapie); meist handelt es sich jedoch um empirische Ansätze, da entsprechende Therapiestudien nicht vorliegen. Je nach Art und Schweregrad der zugrundeliegenden Störung können Behandlungsversuche mit Antioestrogenen, Pentoxifyllin, Kallikrein und Zink vorgenommen werden. Die Therapie mit hochdosiertem FSH kann bislang noch nicht als sicher wirksam eingestuft werden. Neue Berichte weisen auf einen guten Effekt einer kombinierten Antioestrogen/Androgen-Therapie hin. Darüber hinaus steht möglicherweise zukünftig durch die Bestimmung des Inhibin B im Serum eine Markersubstanz zur Verfügung, mittels der die Behandelbarkeit einer Spermatogenesestörung besser vorhergesagt werden kann.

H. Wolff (Dermatologische Klinik und Poliklinik der Ludwig-Maximilians-Universität München): Therapie von Spermatozoen-Antikörpern

Antikörper gegen Spermatozoen (Sp-Ak) lassen sich bei etwa 5–10% der Infertilitätspatienten nachweisen. Sp-Ak können zur Agglutination und Immobilisation von Spermatozoen führen, in seltenen Fällen auch die Akrosomreaktion stören. Ob Sp-Ak therapiert werden sollen, hängt von der Samenqualität, der Akrosomreaktion und dem Spermatozoen-Zervixmukus-Kontakttest ab.

Innerliche Kortikosteroide haben einer kritischen Ergebnisanalyse nicht standgehalten und sind heute weitgehend verlassen worden. Andere immunsuppressiva wie z. B. Ciclosporin A sind angesichts der Nebenwirkungen in der Regel nicht angezeigt. Bei akzeptabler Samenqualität sind intrauterine Inseminationen Therapie der ersten Wahl. Als letztes Mittel steht die so gut wie immer erfolgreiche Spermatozoen-Eizell-Mikroinjektion (ICSI) zur Verfügung.

F. R. Ochsendorf (Universitätshautklinik, Klinikum der J. W. Goethe-Universität Frankfurt/Main): Antibiotikatherapie in der Andrologie

Methode

Durch Identifikation der pathophysiologisch relevanten Krankheitserreger, Analyse der pharmakologischen Daten verschiedener Antibiotika sowie der Prüfung ihrer möglichen die Spermiogenese hemmenden Eigenschaften sollen die am besten zur Behandlung von Urogenitalinfektionen geeigneten Antibiotika definiert werden.

Ergebnisse

Vor Therapiebeginn muß geklärt werden, ob eine therapiebedürftige Infektion oder nur eine Kolonisation vorliegt. Behandlungsbedürftige Infektionen werden ab Keimzahlen von 10^3 KbE/ml für gramnegative und von 10^4 KbE/ml für grampositive Keime angenommen. Obligat pathogen sind u. a. N. gonorrhoeae, M. tuberculosis, Chl. trachomatis, Trichomonas vaginalis. Vor jeder Therapie ist eine mikrobiologische Diagnostik unerläßlich, um die begonnene Therapie zu überprüfen.Empirisch können folgende Therapien empfohlen werden: *akute Urethritis* (N. gonorrhoeae: Ceftriaxon, Chl. trachomatis, Ureaplasma urealyt: Doxycyclin 2 x 100 mg 10 Tage; Trichomonaden, Anaeorbier: Metronidazol (1 g/D,5d). *Akute Prostatitis:* Ofloxacin, Ciprofloxacin. *Epididymitis:* Ofloxacin, Ciprofloxacin; < 35 J. auch Doxycyclin. *Orchitis:* Therapie d. Allgemeininfektion, evtl. Gyrasehemmer. Beim Nachweis von M. tuberculosis 3- oder 4fach Kombinationstherapie.

Bei menschlichen Spermatozoen wurden negative Effekte auf die Spermatozoenmotilität durch Makrolide und Tetrazykline nachgewiesen, Aminoglykoside und Sulfonamide sowie deren Derivate können die Spermiogenese beeinträhtigen. Ofloxacin verminderte zwar vorübergehend die Spermatozoenkonzentration, zeigte aber bezüglich der Motilität günstige Effekte.

Schlußfolgerung

Bei der Adnexitis des Mannes, insbesondere der Prostatitis sind Gyrasehemmer die Mittel der Wahl. Für Nebenhodenentzündungen jüngerer Männer bzw. Urethritiden ist Doxycyclin indiziert.

S. Engel (Dermatologische Klinik und Poliklinik der Medizinischen Fakultät (Charité) der Humboldt-Universität, Berlin): Symptomatik und Therapie der Varikozele

Die „sicht- und tastbare Erweiterung der Venen des Plexus pampiniformis" (WHO-Definition der Varikozele) ist mit einer überregionalen Häufigkeit von mindestens 10 % ein weitverbreiteter Zustand mit umstrittenem Krankheitswert.

Subjektiv wird nur sehr selten Schwere- oder Spannungsgefühl im Hodenbereich, noch seltener ziehender Schmerz angegeben.

Die objektiven Symptome sind weder obligat noch ausschließlich, d.h. nicht „Varikozelen-spezifisch". Beschrieben werden palpatorische, dopplersonographische, endokrinologische, funktionelle, mikroskopische/submikroskopische und biochemische Befunde. Insbesondere bei den spermatologischen Befunden ist vorausschauend nicht zu entscheiden, ob die registrierten Abweichungen von der Norm der Varikozele oder einem anderen ggf. unentdeckten oder unbekannten Schädigungsfaktor anzulasten sind.

Damit relativiert sich die Indikation zur Therapie wegen eines normabweichenden Spermiogrammbefundes bei Kinderwunsch per se. Da subjektive Beschwerden sehr selten und nicht mit Sicherheit zuzuordnen sind, die Indikation normabweichender Spermiogrammbefund bei Kinderwunsch zumindest fragwürdig und eine andere Indikation nicht zu erkennen ist, erhebt sich die Frage, ob die Varikozele überhaupt der Behandlung bedarf.

Therapeutisch sind gegenwärtig wohl die laparaskopische Ligatur der V. spermatica interna bzw. des testikulären Gefäßbündels, die retrograde Embolisation oder Sklerosierung der Vene und die antegrade Embolisation oder Sklerosierung der Vene und die antegrade Sklerosierung der Skrotalvenen selbst die überwiegend praktizierten und sowohl hinsichtlich Belastung des Patienten als auch Rezidivrate zu empfehlenden Methoden.

Andere Therapieformen

I. Schroeder-Printzen, M. Ludwig, W. Weidner (Urologische Klinik der Justus-Liebig-Universität Gießen): Operative Therapie der Verschlußazoospermie

Bei den Verschlüssen der ableitenden Samenwege kann zwischen dem epididymalen Verschluß, einem Verschluß des Ductus deferens und dem zentralen Verschluß unterschieden werden. Ätiologisch kommen für alle drei Lokalisationen kongenitale, entzündliche oder iatrogene Ursachen in Betracht.

Die präoperative Diagnostik kann in eine Basisdiagnostik (körperliche Untersuchung, Hodensonographie mit Volumenbestimmung, 2mal Hormonanalyse, 2mal Spermiogramm nach WHO-Kriterien) und eine erweiterte Diagnostik (Gutron-Test, Duplexsonographie, transrektaler Ultraschall [TRUS], Infektdiagnostik) unterteilt werden. Die Hodenbiopsie sollte heute nur noch erfolgen, wenn die Möglichkeit einer Kryokonservierung des nicht benötigten Hodengewebes möglich ist.

Bei den refertilisierenden Eingriffen ist die mikrochirurgische Vasovasostomie (VV) der am häufigsten durchgeführte Eingriff. Die Erfolgsaussichten, bezogen auf die Schwangerschaftsrate, sind abhängig von dem Zeitintervall zwischen Vasektomie und VV. Sie liegen zwischen 30–70 %. Bei der Tubulovasotomie werden zwar dieselben Durchgängigkeitsraten (ca. 75–90 % wie bei der VV) erreicht, die Schwangerschaftsrate liegt aber nur bei 30 %. Die Ursachen dieser Differenz zwischen Durchgängigkeit und Schwangerschaft sind bis heute nicht vollständig geklärt.

Die Therapie des zentralen Verschlusses ist komplex. Intraoperativ erfolgt die Samenwegsdarstellung über eine mikrochirurgisch angelegte Vasotomie. Anschließend erfolgt die transurethrale Aufresektion der Zyste oder des Verschlusses. Bei 50 % der Patienten kommt es zu einer Spermiogrammverbesserung, dabei ist die Prognose beim Vorliegen von Utriculuscysten deutlich besser als bei Ductus ejaculatorius Verschlüssen. Die Schwangerschaftsrate ist gering, aus diesem Grund sollte bei schlechtem Spermiogramm eine Kryokonservierung des Ejakulates mit einer ICSI kombiniert werden.

Waren refertilisierende Maßnahmen erfolglos oder nicht möglich (z.B. bei der kongenitalen Ductusaplasie) kommt die mikrochirurgische epididymale Spermatozoenaspiration zum Einsatz. Zusammen mit der intracytoplasmatischen Spermatozoeninjektion lassen sich akzeptable Schwangerschaftsraten erreichen.

T. Strowitzki (Frauenklinik Klinikum Großhadern, LMU München): Intracytoplasmatische Spermieninjektion ICSI – Differenzierte Indikationsstellung und Technik

Die intracytoplasmatische Spermieninjektion zur Therapie bei shwerwiegendem andrologischem Faktor hat seit ihrer Einführung 1992 rasche Verbreitung gefunden. Ziel ist es, im Rahmen der IVF ein Spermatozoen mit Mikroinjektion direkt in die Oocyte zu injizieren. Als Indikation werden derzeit die Kryptozoospermie und die ausbleibende Fertilisation in vorangegangenen IVF-Versuchen gesehen. Ergänzend kann ICSI auch bei schweren Akrosomdefekten zum Einsatz kommen. In Verbindung mit der Punktion des Nebenhodens (MESA) oder der Spermiengewinnung aus Hodenbiopsien (TESE) ist selbst bei Azoospermie unterschiedlicher Genese Fertilisation möglich. Eine Chromosomenanalyse vor ICSI wird zumindest bei ausgeprägtem OAT, Verdacht auf genetisch bedingte Erkrankungen, nicht obstruktiver Azoospermie oder bei kongenitalem Verschluß der ableitenden Samenwege (CBAVD) empfohlen.

Methode

Nach standardisierter Gonadotropinstimulation werden die Oocyten durch transvaginale Punktion analog der IVF gewonnen, mechanisch und mit Hyaluronidase von den Granulosazellen befreit und unter Paraffinöl in 5 µl Mediumtropfen inkubiert. Die Spermien werden durch swim up präpariert und mit PVP in 5 µl Tropfen verbracht. der Außendurchmesser der Injektionspipetten beträgt etwa 7 µm. Nach Justieren der Oocyte mit einer Haltepipette wird ein einzelnes Spermatozoen in das Ooplasma injiziert. 16–18 Stunden nach der Injektion werden die Oocyten auf das Vorhandensein von Vorkernen beurteilt. 2 Tage nach Oocytengewinnung werden maximal 3 Embryonen transferiert.

Ergebnisse

Die Zahl der ICSI in Deutschland stieg von 5856 im Jahre 1994 auf 13162 ICSI-Zyklen 1995. Die Schwangerschaftsrate pro Punktion 1995 betrug bundesweit 22 %, pro Embryotransfer 24%. In Großhadern wurden 1995 mit den ersten 100 Zyklen 20% pro Punktion und 23,2 % Schwangerschaften pro Transfer (ET) erzielt. Für MESA und TESE sind die Schwangerschaftsraten pro ET vergleichbar. Belege für ein erhöhtes Fehlbildungsrisiko finden sich derzeit nach mehr als 5000 weltweit geborenen Kindern nicht, dennoch sollte eine pränatale genetische Diagnostik empfohlen werden.

Schlußfolgerung

Obwohl keine Kausaltherapie der männlichen Infertilität stellt ICSI bei diesen sonst aussichtslosen Fällen eine etablierte, erfolgreiche therapeutische Option, auch in Kombination mit MESA und TESE, dar.

H.-J. Vogt, M. W. Dahm (Klinik und Poliklinik für Dermatologie und Allergologie am Biederstein, Technische Universität München): Indikationen zur TESE

Fragestellung

Bei einer Verschluß-Azoospermie ist zu prüfen, ob durch mikrochirurgische Refertilisierung eine Rekanalisierung der Samenwege möglich ist. Ist eine entsprechende Operation nicht sinnvoll oder nicht erfolgreich, stellt sich die Frage nach einer testikulären Spermatozoen-Entnahme (TESE).

Methode

Ist bei klinisch unauffälligem Tastbefund und einem Hodenvolumen innerhalb des Normbereichs spermatologisch eine Azoospermie nachgewiesen, sollte duch endokrine Parameter ein höhergradiger Schaden des samenbildenden Gewebes ausgeschlossen werden. Differentialdiagnostisch ist zu unterscheiden ein Sertoli cell only-Symdrom und ein Samenwegsverschluß. Bei klinisch und endokrin auffälligen Befunden ist zu entscheiden, ob noch eine restliche Spermiogenese vorhanden ist. Die Hoden-histologische Befundung – am besten im Semidünnschnitt-Technik – klärt ab, in welchen Fällen eine TESE sinnvoll durchgeführt werden kann. Die Gewinnung der Samenzellen erfolgt durch Hodenbiopsie. Nativverarbeitung ist ebenso möglich wie Kryokonservierung der Spermatiden/Spermatozoen nach Aufarbeitung.

Ergebnisse

Erst nach Einführung der intrazytoplasmatischen Spermatozoeninjektion (ICSI) ist TESE eine sinnvolle therapeutische Option. ISCI nach TESE nativ und nach Kryokonservierung erlauben in > 90% einen Embryotransfer mit einer Graviditätsrate um 30%.

Schlußfolgerung

ICSI nach TESE ist eine zusätzliche therapeutische Option mit einer überraschend hohen Erfolgsrate. Da die Risiken noch keineswegs sicher abzuschätzen sind, muß die Indikation zu ICSI nach TESE sorgfältig abgewogen und das Ehepaar ausführlich aufgeklärt werden.

B. Tuschen-Caffier (Fachbereich Psychologie, Philipps-Universität Marburg): Psychologische Therapie bei männlicher idiopathischer Infertilität: Ein Streßreduktionsmodell

Ungewollte Kinderlosigkeit stellt für die davon betroffenen Paare eine erhebliche psychische Belastung dar. So ergeben sich Hinweise darauf, daß depressive Reaktionen, Selbstwertprobleme, Beeinträchtigungen in der Sexualität oder Partnerschaftsprobleme als Folge des unerfüllten Kinderwunsches auftreten können. Diese psychischen Probleme können ihrerseits negative Auswirkungen auf die Fertilität haben.

Gezielte psychotherapeutische Interventionen zur Streßreduktion können dazu beitragen, daß die Paare eine entspannbare Haltung gegenüber dem Kinderwunsch entwickeln. Ferner können Verhaltensänderungen angeregt werden, die dazu beitragen, das allgemeine und das auf die Partnerschaft bezogene Wohlbefinden zu steigern. Unter dieser Zielperspektive wurde ein psychologisches Therapiekonzept entwickelt und evaluiert, das im wesentlichen drei Therapiekomponenten umfaßt:

1. Streßreduktion und Optimierung der Fertilitätschancen durch Veränderung des sexuellen Verhaltens und Erlebens;
2. Kognitive Strategien zur Veränderung dysfunktionaler Gedanken und Gefühle;
3. Verhaltensänderungen, die das allgemeine und partnerschaftsbezogene Wohlbefinden steigern.

Den bisherigen Ergebnisse zufolge hat das Behandlungsprogramm einen günstigen Einfluß auf die Entwicklung angemessener Kognitionen im Umgang mit der Kinderlosigkeit. Darüber hinaus zeichnen sich bei einemTeil der Männer Verbesserungen der Fertilitätsparameter ab.

Charakterisierung von Spermatozoenantigenen

C. Bohring, W. Krause

Einführung

Die Charakterisierung der Spermatozoenantigene ist von klinisch relevanter Bedeutung im Zusammenhang mit den humanen spontan auftretenden Autoantikörpern im Seminalplasma bei Männern.

Die Bindung von Antikörpern an die Spermatozoenoberfläche beeinflussen die Motilität (Barratt et al. 1989), die Akrosomreaktion (Tung et al. 1980) sowie die Penetration (Morgan et al. 1977; Jager et al. 1979) Auch eine Beeinträchtigung der Sperm-Oocyten-Interaktion (Mahoney u. Alexander 1991) und der Sperm-Oocyten Fusion (Clarke et al. 1985; Bronson et al. 1989) wurde beobachtet.

Eine Antikörperbindung gegen innere Zellbestandteile muß durch eine geeignete Methode ausgeschlossen werden.

Eine genaue Zuordnung von Antikörpern zu den definierten Antigenen muß sichergestellt sein.

Material und Methoden

Aufreinigung der Spermatozoen Membran

Für die Gewinnung von Spermatozoenproteinen wurden nach den WHO Kriterien untersuchte Ejakulate von Spendern verwendet und mit PBS Puffer (pH 7,4) 2mal gewaschen (10 min, 300 g). Die über die *Swim up* Präparationstechnik gewonnen Spermien wurden 1 h in einem hypoosmotischen Medium bei 37 °C inkubiert. Die Spermatozoenmembran wurde danach in einem Potter mit Hilfe eines Ultrathurax (2 min, 1200 U/min) abgestreift und die Suspension 30 s in einem Ultraschallbad belassen. Die größeren Zellfragmente wurden bei 4000 g abzentrifugiert (15 min, 4 °C) und der Überstand nochmals 10 min, 4 °C, bei 10 000 g in der Ultrazentrifuge (Beckmann, Rotor 70.1 Ti) abzentrifugiert. Die Gewinnung der Membranproteine erfolgte über den letzten Ultrazentrifugationsschritt bei 100 000 g (2 h, 4 °C). Das verbleibende Pellet wurde je nach Verwendungszweck in PBS Puffer oder IEF Puffer aufgenommen. Nach jedem Aufreinigungsschritt wurden aliquote Proben entnommen, um die Membranisolierung zu dokumentieren.

Proteinbestimmung

Die Proteinbestimmung der Proben erfolgte mit dem BCA Detektionskit von Pierce.

Elektrophorese

Die eindimensionale Elektrophorese wurde nach Laemmli (1970) in einem Polyacrylamid-Minigel mit einem Gradienten von 4–20 % durchgeführt.

Die zweidimensionale Elektrophorese nach (Görg et al. 1987) wurde mit der Multiphor-II-Einheit der Fa. Pharmacia ausgeführt. Die isoelektrische Fokussierung (IEF) erfolgte auf *Immuno-dry-strip*-Acrylamidgelen mit dem pH-Gradienten 4–7 (T = 15 °C, 40 kVh). In der zweiten Dimension wurden die Proteine auf einem 12 %igen Acrylamidgel (10 x 13 cm; Dicke: 1 mm) aufgetrennt.

Elektrophoresestandards

SDS Prestained Standard der Fa. Sigma
2-D Standard der Fa. Bio Rad

Gelfärbung

Coomassie- oder Silberfärbung nach Heukeshoven et al. 1985.

Seminalplasmaproben

Die Seminalplasmaproben stammten von Patienten, welche unsere Fertilitätssprechstunde aufgesucht hatten. Der Nachweis von Antikörpern im Seminalplasma erfolgte mit dem direkten und indirekten SpermMar Test basierend auf Jaeger u. Kremer (1978). Proben mit einem Testergebnis ≥ 15 % wurden für die Versuchsreihen verwendet. Als Kontrollproben dienten Seminalplasmen von gesunden Spendern.

Westernblot

Die Gele wurden *semi dry* mit einer Apparatur der Fa. Pharmacia mit einer Stromstärke von 0,8 mA/cm auf eine Immobilon Membran der Fa. Millipore transferiert. Im Western blot wurde die Antikörperbindung durch einen Peroxidase markierten Zweitantikörper (Ziege anti Human IgG + IgM (H+L) von dianova mit dem ECL *(Enhanced Chemoluminescence)* Kit auf Hypobond Film nach Anleitung der Fa. Amersham detektiert.

Ergebnisse

Die Fraktionen der Proteinaufreinigungsschritte wurden auf einem Minigel (4–20%) aufgetrennt und mit Coomassie gefärbt. Innerhalb der verschiedenen Isolierungsschritte vom gesamten Spermatozoenlysat bis hin zur aufgereinigten Membranfraktion sind deutliche Veränderungen des Proteinmusters erkennbar. Bestimmte Banden werden schärfer aufgesplittet oder sind erst aufgrund von Anreicherungsprozessen oder fehlenden Überlagerungen sichtbar.

Die eindimensionale Elektrophorese ermöglicht nur eine Auftrennung der Proteine nach der Größe, wohingegen mit der zweidimensionalen Electrophorese zusätzlich noch eine Isolierung über den isoelektrischen Punkt (IEP) erfolgen kann.

Abbildung 1 zeigt ein silbergefärbtes 2-D Gel der gereinigten Spermatozoenmembranproteine, wobei Molekulargewicht und IEP über ein parallel laufendes 2-D-Standardgel ermittelt wurden. Die IEP der Membranproteine liegen hauptsächlich im pH-Bereich von 4–7, die Molekülgröße umfaßt den Bereich von 10–100 k Dalton.

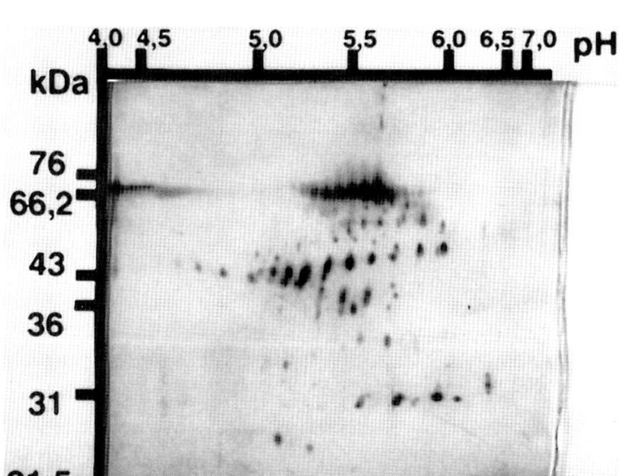

Abb. 1. Silbergefärbtes 2-D-Gel der gereinigten Spermatozoen-Membranproteine

Die Detektion der spezifischen Antigen erfolgte mit Antikörpern aus Seminalplasma Proben. Die sehr gute Reproduzierbarkeit der 2-D Gele ermöglicht einen Vergleich der IEP Werte und Molekulargewichte zwischen den Silbergelen und den ECL detektierten Blots.

Eine 2-D-Auftrennung des Spermatozoenlysates, einschließlich innerer Zellbestandteile ermöglicht keine eindeutige Aussage, denn auch das Kontroll-Seminalplasma zeigt gegen dieses Antigenmuster ein Bindungsverhalten. Dies beruht auf der Tatsache, daß in jedem Seminalplasma Antikörper gegen innere Zellbestandteile der Spermatozoen vorhanden sind (Rousseaux-Prevost et al. 1992).

Eine eindeutige Bindung gegen Oberflächenantigene kann nur mit den aufgereinigten Membranproteinen erfolgen.

Das Kontrollseminalplasma zeigt keine Interaktion mit Membranproteinen. Die bisher getesteten Seminalplasmen detektierten sehr häufig Membranantigene im IEP-Bereich von 5 bis 6 und einem Molekulargewicht um 55 k Da.

Schlußfolgerung

Die Methode der Membranisolierung und die Proteinseparation durch die 2-D Elektrophorese ermöglichen eine sichere Identifizierung der korrespondierenden Spermatozoenantigene zu den spontan auftretenden Autoantikörpern im Seminalplasma bei Männern.

Dadurch wird eine Sequenzierung der Proteinspots möglich und ist sicherlich hilfreich, um klinisch relevante Schritte in der Problematik der immunologischen Fertilitätsstörungen einleiten zu können.

Literatur

Bandoh R, Yamano S, Kamada M, Daitoh T, Aono T (1992) Effect of sperm-immobilizing antibodies on the acrosome reaction of human spermatozoa. Fertil Ster 57: 387–392

Baratt CLR, Havelock LM, Harrison PE, Coke ID (1992) Antisperm antibodies are more prevalent in men with low sperm motility. Hum Repr 7: 95–98

Bronson RA, Cooper GW, Phillips DM (1989) Effects of antisperm antibodies on human sperm ultrastructure and function. Hum Repr 4: 653–657

Clarke GN, Lopata A, McBain JC, Baker HWG, Johnston WIH (1985) Effect of sperm antibodies in males on human in vitro fertilization (IVF). Am J Reprod Immunol 8: 62–66

Görg A, Postel G, Günther S, Friedrich C (1988) Horizontal two-dimensional electrophoresis with immobolized pH gradients using PhastSystem. Electrophoresis 9/57: 531–546

Jager S, Kremer J (1978) A simple method of screening for antisperm antibodies in the human male. Int J Fertil 23: 12–21

Jager S, Kremer J, Van Slochteren-Draaisma T (1979) Presence of sperm agglutinating antibodies in infertile men and inhibition of in vitro sperm penetration into cervical mucus. Int J Androl 2: 117–130

Laemmli UK (1970) Cleavage of structural proteins during the assembly of head of bacteriophage T4. Nature 227: 680–685

Mahony MC, Alexander NJ (1919) Sites of antisperm antibody action. Hum Reprod 6: 1426–1430
Morgan H, Stedronska J, Hendry WF, Chamberlin GVP, Dewhurst C.J. (1977) Sperm/cervical mucus crossed hostility testing and antisperm antibodies in the husband. Lancet i: 1228–1230
Rousseaux-Prevost R, Almeida M, Jouannet P (1992) Auto-Antibodies to human sperm basic nuclear proteins in infertile and vasectomized men: Characterization of antigens and epitopes recognized by antibodies. Molecul Immunol 29/7, 8: 895–902
Tung KSK, Okada A, Yanagimachi R (1980) Sperm autoantigens and fertilization. 1. Effects of antisperm antibodies on rouleaux formation, viability and 2. acrosom reaction of guinea pig sperm. Biol Reprod 23: 84–88

Aktivierung der Spermien-Adhäsionsmoleküle durch Progesteron und humane Follikelflüssigkeit

H.-J. Glander, J. Schaller, A. Jahreis

Einleitung

Der Vorgang der Eizell-Fertilisierung verlangt vom Spermium die alternierende Absolvierung von Adhäsions- und Penetrationsvorgängen. Daraus resultiert die Notwendigkeit von dynamischen und regulierbaren Adhäsionsprozessen. Auf Grund der bisher bekannten Eigenschaften würden Spermien-Adhäsionsmoleküle (AM) z.B. Integrine und Matrixproteine mit Integrin-Ligandenfunktion diese Bedingung erfüllen. Die Beteiligung dieser Moleküle bei Spermien-Oozyten-Adhäsionen ist hochwahrscheinlich [1, 2]. Verschiedene α- und β-Ketten der β1-, β3- und β4-Integrine, aber auch Matrixproteine z.B. Laminin und Fibronektin können auf humanen ejakulierten Spermatozoen und Spermatogenese-Zellen nachgewiesen werden [3, 10]. Integrine sind Transmembranproteine, die sowohl statische Bindungen als auch dynamische Adhäsionsprozesse vermitteln. Die Integrine sind Heterodimere mit einer untergruppenspezifischen β-Kette und einer variablen α-Kette, die sowohl eine zytoplasmatische als auch eine extrazelluläre Domäne aufweisen [4]. Die Akrosomen-Reaktion (AR) ist durch die Fusion der Plasmamembran mit der äußeren Akrosomenmembran der Spermatozoen charakterisiert wobei die intraakrosomalen Proteasen aktiviert und die innere Akrosomenmembran exponiert wird. Das Akrosom repräsentiert eine spermienspezifische Lysosomenmodifikation. Die AR kann artifiziell durch verschiedene Methoden in vitro stimuliert werden. Die Inkubation mit humaner Follikelflüssigkeit (hFF) oder Progesteron (P) haben sich dabei als physiologische Methoden [7, 8, 9] bewährt. Die AR-assoziierten Veränderungen der Spermienmembran lassen Einflüsse auf die Adhäsionsmoleküle (AM) von Humanspermien erwarten. Aus diesem Grund wurden Humanspermien hinsichtlich ihrer AR, flowzytometrisch nachweisbarer AM-Expression und AM-Lokalisation in der Fluoreszenz-Mikroskopie nach Einwirkung unterschiedlicher Konzentrationen von P und hFF mit monoklonalen anti-AM-Antikörpern untersucht.

Material und Methoden

Stimulationen der Akrosomen-Reaktion (AR)

Ausgangspunkt der Untersuchungen waren gewaschene Spermatozoen aus normalen Spermaproben [13], die auf eine Konzentration von 10 mal 10^6 Spermien/ml eingestellt wurden.

Stimulation der AR durch Progesteron, P

Die in Kulturmedium (hTF) mit P-Konzentrationen von 0,01 bis 100 µg/ml resuspendierten Spermien wurden bei 37 °C und 5 % CO_2 0,1,3,6,8, bzw. 20 h inkubiert.

Stimulation der AR durch humane Follikelflüssigkeit, hFF

Diese Untersuchungen wurden analog zur P-Stimulation duchgeführt wobei anstelle von Progesteron 10 bis 50 Vol.-% hFF eingesetzt wurden. Die Progesteronkonzentration in der gepoolten hFF betrug etwa 8 µg/ml.

Monitoring des Akrosomen-Status

Der Akrosomen-Status wurde anhand des Spermien-Fluoreszenzmusters nach Bindung von FITC konjugiertem Pisum sativum Agglutinin (FITC-PSA) mikroskopisch erfaßt [6] wobei zwischen 3 verschiedenen Fluoreszenzmustern unterschieden wurde [12]:

a) Fluoreszenz der gesamten akrosomalen Region (intaktes Akrosom),
b) keine Fluoreszenz der akrosomalen Region (Zustand nach AR) und
c) Fluoreszenz des gesamten Spermienkopfes oder der postakrosomalen Region (avitales Spermium).

Präparation der Spermatozoen und flowzytometrischer AM-Nachweis

Die Spermatozoen wurden mittels Dichtegradienten-Zentrifugation und Waschprozeß separiert und auf eine Konzentration von 2,0 mal 10^6 Spermatozoen/ml

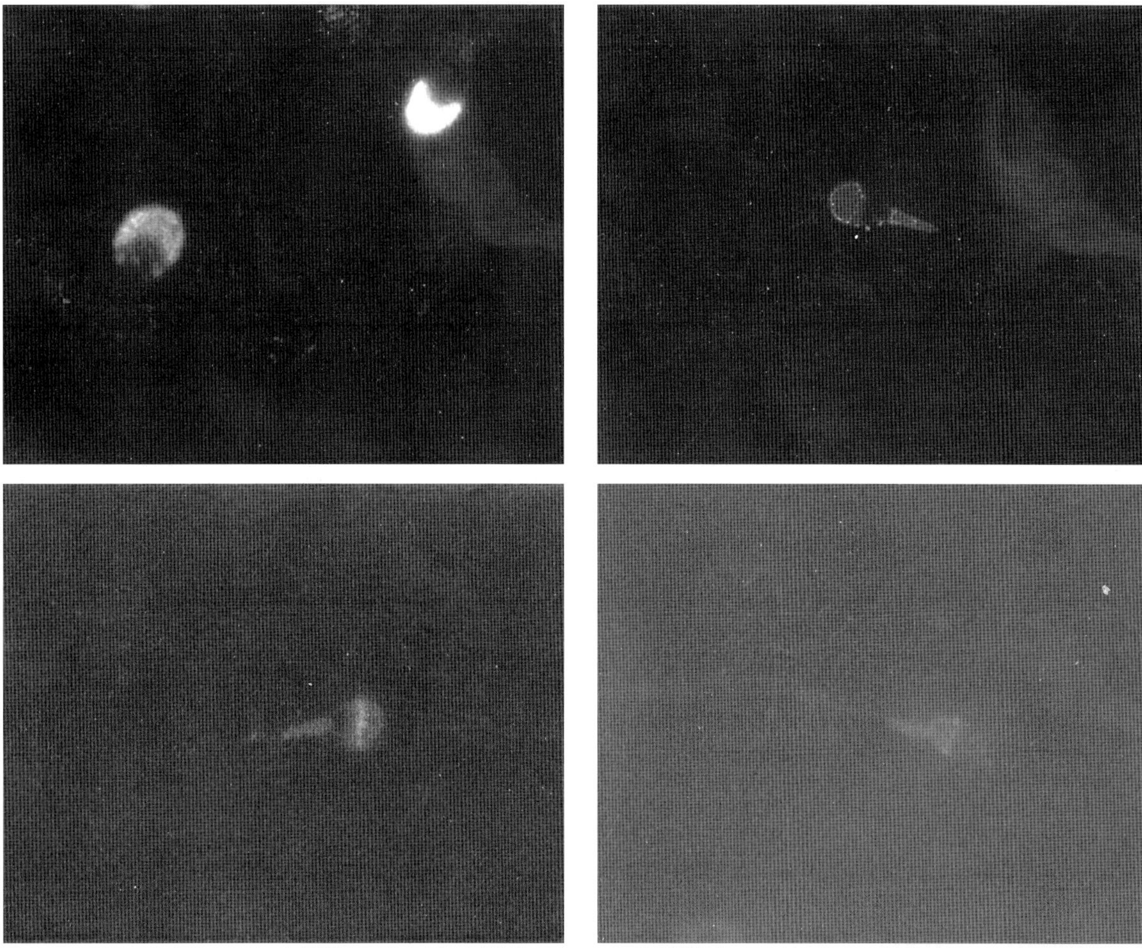

Abb. 1a–d. Beispiele für die unterschiedliche Lokalisation der Spermien-AM. **a** auf dem Akrosom (Laminin), **b** auf Akrosom und Mittelstück (VLαA5 unter 1 μg/ml Progesteron), **c** auf dem Äquatorialsegment (Fibronektin), **d** auf postakrosomaler Region und Mittelstück (αv)

eingestellt. Es wurden in der indirekten Immunfluoreszenztechnik analog der an anderer Stelle beschriebenen Methodik [3] monoklonale Antikörper (mAk) verwendet, die mit folgenden Strukturen reagierten: VLAα3-, VLAα4-, VLAα5-, VLAα6-, αv-, β3- und β4-Kette sowie Laminin und Fibronektin. (Dianova-Immunotech, Chemicon, BRD/Frankreich/USA).

Fluoreszenzmikrosokopische Beurteilung der AM-Lokalisation

Die Spermienpräparation und AM-Markierung wurde analog der Flowzytometrie durchgeführt. Die Beurteilung erfolgte in der *flüssigen Phase* im Fluoreszenzmikrosokop (AXIOLAB; ZEISS; Jena). Beispiele sind in Abbildung 1 dargestellt.

Ergebnisse

Sowohl Progesteron als auch hFF beeinflussen die AR von Spermien [7–9]. Die maximale Induktion der AR konnten wir bei einer Konzentration von 1 μg/ml P oder 30 Vol-% hFF nach einer Inkubation über 3–5 h ermitteln. Eine Konzentration von 1 μg P/ml führte zu einer flowzytometrisch nachweisbaren Zunahme der Expression von VLAα3, 4 und 6 sowie αv, β3, β4, Laminin und Fibronektin auf den Spermatozoen (Abb. 2, 3). Die VLAα5-Expression steigerte sich nicht signifikant. Zwar konnte auch ohne Zusatz von P im Kulturmedium eine Zunahme dieser AM beobachtet werden aber die Inkubation mit P beschleunigte die maximale Expression von VLAα3, 4, 6 und αv. Die Expression von Fibronektin, Laminin, β3, β4 wurden durch P nur gering stimuliert. Die verschiedenen AM zeigten eine unterschiedliche Kinetik ihrer Expression und eine differente Sensitivität gegenüber P.

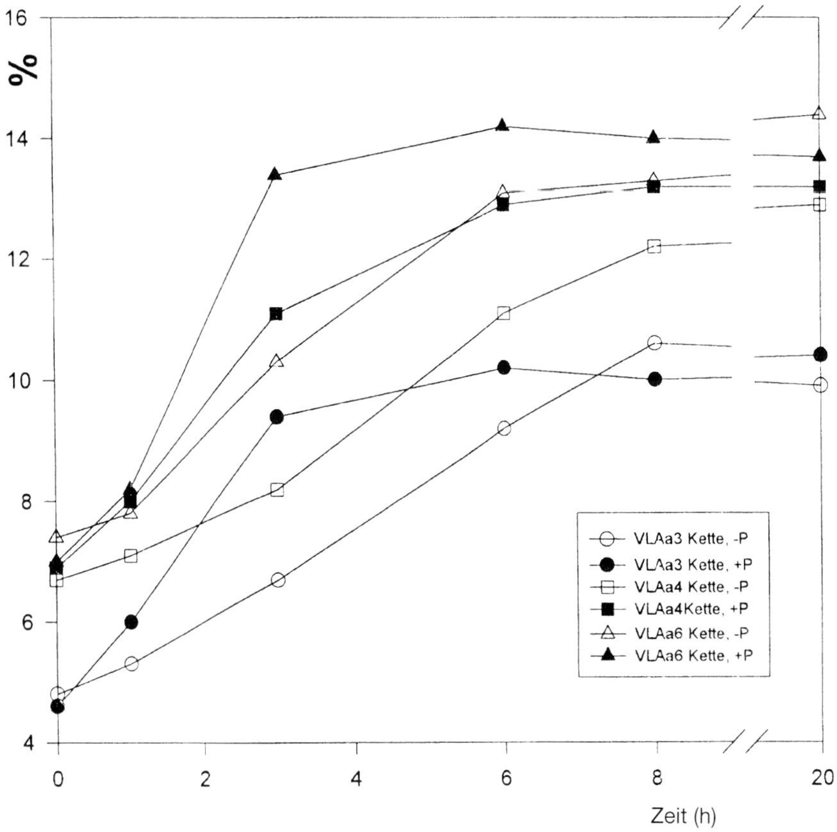

Abb. 2. Prozentanteil AM-positiver Spermien (VLAα3, 4 und 5) während einer 20stündigen Inkubation ohne und mit 1 μg/ml Progesteron (n = 23 Spermaproben)

Auch hFF induzierte einen konzentrationsabhängigen Anstieg der AM-Markierungsrate, insbesondere für VLAα3, 4, 5, Fibronektin und Laminin. Ein Unterschied hinsichtlich der Kinetik der AM-Expression zwischen Stimulation mit hFF und Kontrollansatz konnte nur für VLAα3, Laminin und Fibronektin nachgewiesen werden. Es ergaben sich keine signifikanten Unterschiede mit den verschiedenen Methoden der Stimulation der AR für VLAα3, 4 und β4. Die Zunahme der AM-Expression war mit einer Veränderung der dominierenden Lokalisation der AM auf der Spermienoberfläche assoziiert. Die Akrosomenkappe exprimierte hauptsächlich VLAα3, 4 und Laminin. Auf dem Äquatorialsegment konnten vorwiegend VLAα5, β4 und Fibronektin nachgewiesen werden. VLAα6, αv und β3 wurden auf dem postäquatorialen Segment und dem Mittelstück gefunden. Nach Stimulation der AR durch P fiel eine Verlagerung der dominierenden Lokalisation bei verschiedenen AM auf. Die Expression von VLAα3 und Laminin verminderte sich auf dem Akrosom, VLAα5 und 6 entwickelten sich hauptsächlich auf dem Akrosom, einem der dominanten Areale des Progesteronrezeptors und β4 auf dem postakrosomalen Segment (Tabelle 1).

Tabelle 1. Lokalisation der Adhäsionsmoleküle (AM) auf der Spermienoberfläche. *A* Akrosomenkappe, *P* postakrosomales Segment, *ÄS* Äquatorialsegment, *M* Mittelstück, *n.s.* nicht signifikant

Adhäsions moleküle	Lokalisation	AM-positive Spermien [%]	Nach Progesteron-einfluß
VLAα3	A	80	n.s.
	P + M	20	
VLAα4	A	95	unverändert
	P	5	
VLAα5	ÄS + M	75	A + M 75%
	P	25	P 25%
VLAα6	P	60	A 70%
	A	40	P 30%
αv	P + M	50	unverändert
	M	50	
β3	P + M	90	unverändert
	A	10	
β4	ÄS + M	60	A 60%
	A	40	P + M 40%
Laminin	A	100	A 30%
			ÄS 20%
			M 0%
Fibronektin	ÄS + M	70	A 70%
	A	30	M 30%

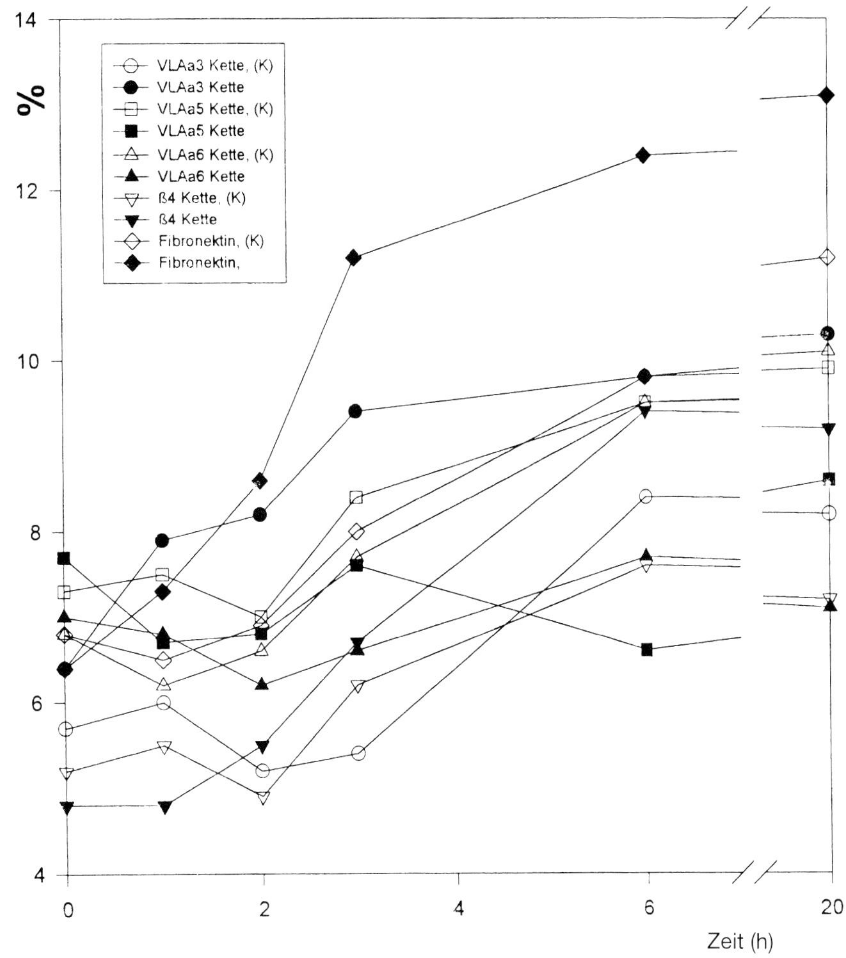

Abb. 3. Prozentanteil AM-positiver Spermien (VLAα3, 5, 6, β3, β4 und Fibronektin) während einer 20stündigen Inkubation ohne und mit 30 Vol.-% humaner Follikelflüssigkeit (n = 6 Spermapools)

Diskussion

Bei dem Vorgang der Fertilisierung werden eine Vielzahl von Aktivierungsprozessen beider Gameten und Adhäsionsmechanismen zwischen ihnen initiiert. Verschiedene Beobachtungen sprechen für eine Beteiligung von Adhäsionsmolekülen bei der Oozyten-Fertilisierung [1, 2]. Die Bindungen der Spermien an die Eizelle müssen durch die Mikroumgebung der Plasmamembran dynamisch regulierbar sein, z.B. über Steroide, divalente Kationen, Zytokine, Wachstumsfaktoren u.a. Diese Anforderungen werden von Integrinen und ihren Liganden erfüllt [4]. Sie können unterschiedliche Konformationszustände mit differenten Aktivierungsgraden einnehmen, sie haben häufig mehrere Bindungsregionen und können durch Ca^{2+} aktiviert werden [4]. In unseren Experimenten zeigte sich eine Zunahme der Bindung monoklonaler Antikörper, die Integrine und Matrixproteine erkennen, nach Inkubation im Kulturmedium (hTF). Diese Bindung wurde durch Progesteron, P oder humane Follikelflüssigkeit, hFF akzeleriert. Humane Follikelflüssigkeit übte als Ausdruck der spezifischen Sensitivität einen unterschiedlichen Effekt auf die einzelnen AM aus. Die Zunahme der Matrixproteine auf den Spermien unter hFF-Einfluß kann entweder Ausdruck einer aktiven Expression sein oder Folge einer Aktivierung der Bindungsdomänen für Matrixkomponenten. Eine Unterscheidung dieser beiden Mechanismen ist jedoch derzeit nicht möglich. Für eine Vielzahl von Molekülen konnte gezeigt werden, daß sie fertilisierungsrelevante Ereignisse induzieren, z.B. Kapazitation und AR. Wahrscheinlich stellen diese Moleküle Liganden von Membranrezeptoren der Spermien dar. Jedoch sind die derzeitigen Erkenntnisse über diese Moleküle noch unvollständig. Progesteron und hFF können die Spermienoberfläche beeinflussen und die AR stimulieren [7, 8, 9, 11]. Eine damit verbundene Veränderung der Bindungsdomänen der Spermienmembran erscheint wahrscheinlich. Die Kapazitation, die durch P initiiert wird und zur AR führt, wird durch Steroid-Rezeptor-Interaktionen beeinflußt. Progesteron induziert auch dann eine prompte Signaltransduktion über die Spermienmembran wenn es den Intrazellularraum nicht erreicht, evtl. über direkte Bindung an einen Steroid Rezeptor/Cl^- Kanal Komplex

[8]. Die Expression eines funktionell aktiven Plasmamembran-Progesteron-Rezeptors scheint auf eine relativ kleine Subpopulation von Spermatozoen begrenzt zu sein, die während der Kapazitation zunimmt. Es ist bis heute ungeklärt ob P an *verschiedene* Rezeptoren der Spermien bindet. Inwieweit dabei das Progesteron-bindende Protein in der hFF eine Rolle spielt, kann z.Z. nicht beantwortet werden. Dieses Protein ist identisch mit dem Kortison-bindenden-Protein [7]. Es bindet Steroide und setzt diese nach erfolgter akrosomaler Proteolyse frei. HFF stimuliert aber auch den Kalziumeinstrom in humane Spermatozoen [11]. Möglicherweise initiiert dieser Effekt eine Aktivierung von Integrinen durch Ca^{2+}. Der Ca^{2+} Influx ist sowohl eine Voraussetzung für die Aktivierung der Integrine als auch für die Akrosomen-Reaktion. Die Verschiebung der dominierenden Lokalisationen der AM in Richtung Äquatorialsegment und postakrosomaler Region entspricht den physiologischen Bindungsstellen im Ablauf der Fertilisierung. Äquatorialsegment und Akrosom sind aber auch die bevorzugten Areale des Progesteronrezeptors. Die Zahl der Spermien, die eine AR absolvierten, war geringer als die Zuwachsrate AM-positiver Spermien, d.h. eine Aktivierung der AM ist bereits vor der AR zu vermuten.

Zusammenfassung

Progesteron (P) und humane Follikelflüssigkeit (hFF) beeinflussen die Fertilisierung von Oozyten über eine Stimulierung der Akrosomen-Reaktion (AR) der Spermien. Die AR-assoziierten Veränderungen der Spermienmembran lassen Einflüsse auf die Adhäsionsmoleküle (AM) von Humanspermien erwarten. Aus diesem Grund wurden Humanspermien hinsichtlich ihrer AR, flowzytometrisch nachweisbarer AM-Expression und AM-Lokalisation in der Fluoreszenz-Mikroskopie nach Einwirkung unterschiedlicher Konzentrationen von P und hFF mit monoklonalen anti-AM-Antikörpern untersucht. Die AM-Expression erhöhte sich bei einer Inkubation mit P oder hFF. Kontrollinkubation in artifizieller Tubarflüssigkeit (hTF) ohne P oder hFF führte zwar ebenfalls zu einer erhöhten Expression der AM aber mit einer Verzögerung um 1–2 h bis zum Maximum. Die einzelnen AM zeigten eine unterschiedliche Kinetik und Sensitivität. Die mittels Flowzytometrie nachweisbare Zunahme der AM-Expression war mit einer Veränderung der dominanten AM-Lokalisation kombiniert. Die Zuwachsrate der AM-positiven Spermien war höher als die Zunahme der Spermien mit echter AR. Es kann deshalb geschlußfolgert werden, daß Progesteron und humane Follikelflüssigkeit die Bindungsareale auf der Spermienoberfläche zeitabhängig vergrößern und ihre Topographie verändern. Diese AM-Modifikationen scheinen auf der Spermienoberfläche z.T. bereits vor der AR stattzufinden.

Literatur

1. Blobel CP, Wolfsberg TG, Turck CW, Myles DG, Primakoff P, White JM (1992) A potential fusion peptide and an integrin ligand domain in a protein active in sperm-egg fusion. Nature 356: 248–252
2. Bronson RA, Fusi E (1990) Evidence that an arg-gly-asp adhesion sequence plays a role in mammalian fertilization. Biol Reprod 43: 1019–1025
3. Glander HJ, Schaller J (1993) Beta1-integrins of spermatozoa: a flow cytophotometric analysis. Internat J Androl 16: 105–111
4. Hynes RO (1992) Integrins: Versatility, modulation, and signalling in cell adhesion. Cell 69: 11–25
5. Quinn P, Kerin JF, Warnes GM (1985) Improvement pregnancy rate in human in vitro fertilization with the use of a medium based on the composition of human tubal fluid. Fertil Steril 44: 493–498
6. Mendoza C, Carreras A, Moos J, Tesarik J (1992) Distinction between true acrosome reaction and degenerative loss by a one-step staining method using Pisum sativum agglutinin. J Reprod Fertil 95: 755–763
7. Miska W, Fehl P, Henkel R (1994) Biochemical and immunological characterization of the acrosome reaction-inducing sustance (ARIS) of HFF. Biochem Biophys Res Comm 199: 125–129
8. Sabeur K, Edwards DP, Meizel S (1996) Human sperm plasma membrane progesterone receptor(s) and the acrosome reaction. Biol Reprod 54: 993–1001
9. Saragueta P, Lanuza G, Miranda PV, Tezon JG, Baranao JL (1994) Immunoglobulins from human follicular fluid induce the acrosome reaction in human sperm. Mol Reprod Develop 39: 280–288
10. Schaller J, Glander HJ, Dethloff J (1993) Evidence of $\beta 1$ integrins and fibronectin on spermatogenic cells in human testis. Human Reprod 8: 1873–1878
11. Shiomi M, Yamano S (1996) Characteristics of calcium ion influx induced by human follicular fluid in individual human sperm. Arch Androl 37: 79–86
12. Tesarik J, Mendoza C, Carreras A (1993) Fast acrosome reaction measure: a highly sensitive method for evaluating stimulus-induced acrosome reaction. Fertil Steril 59: 424–430
13. WHO (1992) Laboratory manual for the examination of human semen and semen-cervical mucus-interaction. 3rd edn. Cambridge Univ Press, Cambridge

Testikuläre Spermatozoen für die intracytoplasmatische Spermieninjektion

H. Prieur, M. Montag, K. J. Friedrich, K. Schirren, H. van der Ven, G. Haidl

Einleitung

Die Diagnostik und Therapie der männlichen In- und Subfertilität mit ihrer ganzen Komplexität wird seit Jahrzehnten von Dermatologen vorangetrieben, insbesondere die praktische Spermaanalyse ist Schwerpunkt ihrer Arbeit. Auf der anderen Seite wurden durch die Veterinärmedizin und die Gynäkologie Möglichkeiten der assistierten Befruchtung entwickelt. Diese eröffneten auch Männern mit schlechten Spermiogrammparametern die Chance auf ein eigenes Kind. Durch Steptoe und Edwards kam es 1978 zur ersten erfolgreichen In-vitro-Fertilisation bei einem Menschen [9]. Diese Methoden wurden laufend verfeinert. So kamen Verfahren wie GIFT („**g**ametes **i**ntra **f**allopian **t**ube **t**ransfer"), ZIFT („**z**ygote **i**ntra **f**allopian **t**ube **t**ransfer") und SUZI („**Su**b**z**onale **I**nsemination") hinzu.

Seit einigen Jahren wurden die Techniken der assistierten Reproduktion durch die Intracytoplasmatische Spermatozoeninjektion (ICSI) erweitert [2, 7]. Hierbei wird ein einzelnes Spermatozoon mittels Mikropipette durch das Oolemma der Eizelle, welches die letzte Barriere zum Zytoplasma darstellt, injiziert.

Durch diese Methode wurde es möglich, kinderlosen Ehepaaren, bei denen die Ursache der Sterilität in einer hochgradigen Oligoasthenoteratozoospermie oder Kryptozoospermie des Mannes liegt, eine Chance auf eine eigenes Kind zu bieten. Die Ergebnisse zeigen hohe Erfolgsraten [1, 12].

Im Verlauf der Entwicklung zeigte sich, daß bei Patienten mit Azoospermie sogar die Extraktion von testikulären Spermatozoen und Spermatiden für eine anschließende ICSI möglich ist [3, 8]. Für dieses Verfahren hat sich die Bezeichnung TESE („**t**esticular **s**permatozoa **e**xtraction") durchgesetzt.

Die Anzahl der Spermatozoen in den histologischen Präparaten und in den für TESE gewonnenen Material scheinen in bezug auf das ICSI-Ergebniss nicht miteinander zu korrelieren [10]. Es kann somit keine Voraussage getroffen werden, ob im Hodengewebe Spermatozoen gefunden werden, wenn die Histologie negativ war.

Es soll im folgenden über die eigenen Erfahrungen der Bonner Gruppe mit TESE und ICSI berichtet und den internationalen Erfahrungen gegenübergestellt werden.

Durchführung

Nach hormoneller Stimulation durch FSH über 12 bis 14 Tage und Terminierung der Ovulation mittels HCG erfolgt transvaginal die ultraschallgesteuerte Follikelpunktion. Zum gleichen Zeitpunkt wird in unserer Klinik eine Hodenbiopsie in einer Kombination aus percutaner und Infiltrationsanästhesie zur Gewinnung der Spermatozoen und/oder Spermatiden gemacht. Konnte eine ausreichende Anzahl an Spermatozoen gewonnen werden, so wurde das nicht benötigte Material für einen ggf. späteren Injektionszyklus kryokonserviert. Nach enzymatischer Befreiung der Eizelle von den Cumuluszellen und Freipräparation der Spermatozoen/Spermatiden (TESE) wird unter lichtmikroskopischen Bedingungen (200facher Vergrößerung) ein einzelnes Spermatozoon/Spermatide in die Eizelle injiziert. Zur Injektion werden ausschließlich reife Oozyten der Metaphase II verwendet. Im Durchschnitt wurden 7–9 Oocyten injiziert und anschließend im Brutschrank für ca. 16–18 h aufbewahrt. Zeigen sich dann 2 Vorkerne pro Oozyte, werden maximal 3 fertilisierte Oozyten (Embryonen) nach weiteren 24 h konventionell intrauterin transferiert.

Wurden mehr als 3 Oozyten fertilisiert, werden die Überzähligen kryokonserviert und für eine erneute Reproduktionsmaßnahme des Ehepaares bereitgehalten.

Zusätzlich wurde bei den Hodenbiopsien Material zur histologischen Diagnostik gewonnen, die mittels Dünnschnittverfahren und HE-Färbung weiterverarbeitet wurden.

Ergebnisse

In Zusammenarbeit mit der Universitäts Frauenklinik Bonn wurden in den Jahren 1995 und 1996 durch die Kombination von TESE und ICSI insgesamt 23 Ehepaare behandelt.

Dabei wurden 35 Hodenbiopsien bei Männern und 35 Follikelpunktionen bei Frauen durchgeführt. In 34 Fällen konnten Spermatozoen und/oder Spermatiden isoliert werden, diese konnten in 275 Oozyten injiziert werden. Dabei kam es zu 142 befruchteten Eizellen (52%), von denen wurden anschließend 77 Eizellen intrauterin transferiert. Es kam zu 8 Schwangerschaften (25%), wobei eine nur biochemisch nachweisbar war. Zur Zeit bestehen 3 Schwangerschaften und im September 1996 wurde das erste gesunde Mädchen durch die Kombination TESE und ICSI in Bonn geboren, dem 3 weitere folgten. Insgesamt konnte bei 7 von 23 Paaren eine intakte Schwangerschaft erzielt werden.

In unseren Untersuchungen bestätigte sich, daß die Anzahl der Spermatozoen im histologischen Präparat und im Hodengewebe für TESE nicht korrelierten [6].

Diskussion

Die Kombination von testikulären extrahierten Spermatozoen/Spermatiden mit nach-folgender Intracytoplasmatischer Spermieninjektion ermöglicht kinderlosen Ehepaaren, bei denen der Mann an einer Azoospermie leidet, ein eigenes Kind zu bekommen. Ursachen für die Azoospermie können Verschlüsse der ableitenden Samenwege, die kongenitale Aplasie von Teilen des Nebenhodens und Ductus deferentes oder eine hochgradige Spermatogenesestörung bis hin zum Sertoli-cell-only-Syndrom sein. Da die kongenitale Aplasie der Vasa deferentia mit Mutationen des CTFR-Gens (zystische Fibrose) assoziiert ist und bei Männer mit schweren Fertilitätsstörungen zytogenetische Anomalien sowie Aberrationen am Y-Chromosom gehäuft beobachtet werden, sind vor einer derartigen Therapie zyto- und ggf. molekulargenetische Untersuchungen erforderlich [11]. Wenn bei der TESE keine Spermatozoen isoliert werden können, ist eine Fertilisation auch unter Verwendung von Spermatiden möglich. Nach heutigen Kenntnisstand muß eine für die Aktivierung der Eizelle notwendige Organelle, nämlich die proximale Zentriole , angelegt sein, dies ist bei der späten Spermatide der Fall. Eine prognostische Hodenbiopsie vor der assistierten Reproduktion ist zum jetzigen Zeitpunkt nicht indiziert, da sie unserer Meinung nach nicht wegweisend im Bezug auf die ICSI-Ergebnisse sind. Darum planen wir in unserem Zentrum TESE und ICSI zum gleichen Zeitpunkt, auch wenn man für eine ICSI kryokonserviertes Hodengewebe einsetzen kann [3, 4].

Die Fertilisationraten und Schwangerschaftsraten unserer Gruppe sind gut mit den internationalen Ergebnissen zu vergleichen. Bei dieser Form der assistierten Befruchtung sind erhöhte Mißbildungsraten bis jetzt nicht beobachtet worden [5].

Literatur

1. Al-Hasani S, Diedrich K, Küpker W, Diedrich C, Bauer O, Sturm R, Yilmaz A (1995) „Mini-swim-up" technique and the outcome of the intracytoplasmic sperm injection in a consecutive series for severe male factor infertility. Hum Reprod 10: (Abstr Book) 2,21
2. Devroey P, Liu J, Nagy Z, Goossens A, Tournaye H, Camus M, Van Steirteghem A, Silber S (1995) Pregnancies after testicular sperm extraction and intracytoplasmic injection in non-obstructive azoospermia. Human Reprod 10/6: 1457–1460
3. Fishel S, Green S, Bishop M (1995) Pregnancy after intracytoplasm injection of spermatid. Lancet 345: 1641–1642
4. Gil-Salmom M, Romero J, Minguez Y, Rubio C, De los Santos MJ, Remohi J, Pellicer A (1996) Pregnancies after intracytoplasmic sperm injection with cryopreserved testicular spermatozoa. Human Reprod 11/6: 1309–1313
5. Meschede D, De Geyter C, Nieschlag E (1995) Genetic risk in micromanipulative assisted reproduction. Hum Reprod 47: 2880–2886
6. Montag M, Haidl G, Ved S, Friedrich KJ, van der Ven H, Krebs D, Schmutzler A (1996) Correlation of the diagnostic evaluation of testicular tissue with therapeutic treatment by testicular sperm extraction and ICSI. Hum Reprod 11: (Abstract Book) 1
7. Palermo J, Joris H, Derde MP, Casmus M, Devroey P, Van Steirteghem A (1993) Sperm characteristics and outcome of human assisted fertilization by subzonoal insemination and intracytoplasmatic sperm injection. Fertil Steril 59/4: 826–835
8. Silber S, Van Steirtegham A, Nagy Z, Tournaye H, Devroey P (1996) Normal pregnancies resulting from testicular sperm extraction and intracytoplasmic sperm injection for azoospermia due to maturation arrest. Fertil Steril 66/1: 110–117
9. Steptoe PC, Edwards RG (1978) Birth after re-implantation of human embryo. Lancet 1978: 366
10. Tournaye H, Liu J, Nagy P (1996) Correlation between testicular histology and outcome after intracytoplasmic sperm injection using testicular spermatozoa. Hum Reprod 11: 127–132
11. van der Ven K, Montag M, Peschka B, Leygraaf J, Schwanitz G, Haidl G, Krebs D, van der Ven H (im Druck) Combined cytogenetic and Y-chromosome microdeletion screening in 204 patients with azoospermia and severe to moderate oligozoospermia. Hum Reprod
12. Van Steirtghem A, Nagy Z, Joris H, Liu J, Staessen C, Smitz J (1993) Higher succes rate by intracytoplasmic sperm injection than by subzonal insemination: report of a second series of 300 consecutive treatment cycles. Hum Reprod 8: 1055–1060

Operative Dermatologie

Operative Dermatologie

R. P. A. Müller

Die operative Dermatologie ist ein festes, unveräußerliches Teilstück der allgemeinen dermatologischen Klinik und Dermatotherapie!

H. C. Friederich, J. Petres und R. P. A. Müller (1984)

Wie alle anderen Fächer der Medizin, so hat sich auch die Dermatologie an den sich ständig neu ergebenden Bedingungen hinsichtlich der Diagnostik und Therapie orientiert und differenziert. Waren es gestern noch etliche Erkrankungen, welche zwar diagnostiziert werden aber keiner effektiven Therapie unterzogen werden konnten, so sind es heute neue Aufgaben und Herausforderungen, welche vom „Organfach" Dermatologie bewältigt werden müssen. Daß dabei das Organfach zum „Integrationsfach" mutierte, liegt einerseits in der komplexen Wechselwirkung der Haut mit anderen Organen und andererseits in den modernen, fächerübergreifenden Technologien von Diagnostik und Therapie begründet.

Die klinische Ausbildung des deutschen Medizinstudenten war und ist getragen vom Grundgedanken der „Haupt- und Nebenfächer" - einem Prinzip, das sich durchaus in der Ausbildung und vor dem Hintergrund didaktischer Überlegungen bewährt hat, sich aber nicht zwangsläufig im Alltag des ärztlichen Berufes widerspiegelt.

Schon direkt nach dem Studium der „Kernfächer und Spezialitäten" wählt der frisch approbierte Arzt sein Fach für die Weiterbildung - leider wird heute diese Wahl sehr häufig von einer „einzigen sich bietenden Möglichkeit" bestimmt! Fiel die Wahl auf das Fach Dermatologie, dann wird dem Neuen sehr schnell klar, daß dieses Fach enorm facettenreich und in den einzelnen Subdisziplinen extrem fächerübergreifend ist. Hier kann jeder, seiner Neigung und Ausbildung entsprechend, eine – seine – Nische finden. Einen anderen Pool sich weiterbildender Dermatologen stellen die „Fachwechsler" oder bereits „Fachärzte anderer Richtungen" dar. Sie bringen Kenntisse und Fertigkeiten aus anderen Medizinbereichen mit in ihre Ausbildung ein. Ein dritter Aspekt dieser ausbildungsdeterminierenden Problematik sind die „Spezialitäten und Kapazitäten" der jeweiligen Ausbildungsstätten.

All diese persönlichen oder systemimmanenten Komponenten stehen auf der Basis der „Weiterbildungsordnung" für das Fach Haut- und Geschlechtskrankheiten, verabschiedet 1992 auf dem 95. Deutschen Ärztetag zu Köln und müssen mit dieser Ordnung konform gehen. Die Weiterbildungsordnung definiert zum einen die Inhalte und zum anderen stellt sie die Weichen für die Ausübung der Tätigkeiten des Dermatologen – formal und monetär! Und dann gelten die Grundsätze:

- „Weiterbildungsordnung bedeutet auch Berufsausübungsordnung" und
- „Was nicht zertifiziert ist, dies kann und wird nicht abgerechnet"!

Operative und onkologische Dermatologie sind heute integrale Bestandteile der Weiterbildungsordnung und werden sowohl durch Beschreibung als auch durch einen Operationskatalog eindeutig festgelegt. J. Petres (Kassel) und seinem langjährigen Engagement als Referent für Weiterbildungsfragen ist es zu verdanken, daß gerade diese Inhalte in der Weiterbildungsordnung, oft gegen erheblichen Widerstand, verankert wurden. Erkennung, Behandlung, Prävention und Rehabilitation innerhalb der dermatologischen Onkologie werden ebenso gefordert, wie Indikationsstellung und Durchführung der operativen Dermatologie. So ist es definiert, beschlossen und amtlich festgeschrieben.

Unverantwortlich und törricht wäre es, dieses Terrain aufs Spiel zu setzen, denn es gibt zahlreiche „Mitbewerber" in den verschiedensten Fachdisziplinen. Allerdings haben bis heute einige Verantwortliche innerhalb der Dermatologie noch nicht damit begonnen die notwendigen Strukturen zur strikten Erfüllung dieser Weiterbildungsordnung zu etablieren – gleichwohl fordern sie aber die volle Weiterbildungsermächtigung. Diese Tatsache bleibt auch den Kritikern und Gegnern nicht verborgen und so liefern wir die stärksten Argumente gegen uns selbst.

- „Will die Dermatologie in Deutschland ihren operativen – und zwangsläufig auch ihren onkologischen – Zweig in Zukunft nicht verlieren, muß sie sich in der Weiterbildung zum Dermatologen mit den Standards anderer operativer Fächer messen können und lassen" (K. Eichhorn, Leipzig, 1996).

Betrachtet man das „Ertragsfeld": Operative Therapie der Haut. Dann stellt man fest,daß fünf Fachrichtungen daran partizipieren – Dermatologie, HNO, Mund-Kiefer- und Gesichtschirurgie, Chirurgie und Allgemeinmedizin.

Von den rund 280 000 approbierten, berufstätigen Ärzten sind 113 000 (40,4%) niedergelassen, 135 000 (48,2%) arbeiten in Kliniken und 32 000 (11,4%) sind in Ämtern u.ä. beschäftigt. Den 1,5% Dermatologen (d. h. 2,9% aller Niedergelassene und 0,5% aller Kliniker) stehen auf diesem Ertragsfeld 23,2% der übrigen vier Fachrichtungen (39,9% aller Niedergelassene und 10,7% aller Kliniker) gegenüber (Info: BÄK 12.96).

Verdeutlicht man sich diese Zahlen und setzt sie in Relation zu den aktuellen gesundheitspolitischen Problemen, dann ist unschwer zu erkennen und abzuleiten, was auf die Minorität, die Dermatologen, zukommen kann. Vor diesem Hintergrund ist es wichtiger denn je, sich auf eine klare Weiterbildungsordnung berufen zu können und dies kann nur geschehen, wenn sie in vollem Umfang erfüllt wird!

Die Weiterbildung zum Arzt für Haut- und Geschlechtskrankheiten muß eine definierte Ausbildung in operativer und onkologischer Dermatologie beinhalten. Denn was heute in einem Fach nicht mehr gelehrt und angeboten wird, dies ist morgen dem Fach verloren und findet sich dann sehr rasch in anderen Fächern wieder!

Die Vereinigung für Operative und Onkologische Vereinigung – VOD – hat sich in den vergangenen 20 Jahren unter der Leitung ihrer Präsidenten, H. Tritsch (Köln), J. Petres (Kassel) und B. Konz (München), satzungsgemäß um die Förderung der Aus- und Weiterbildung in der dermatologischen Chirurgie und der dermatologischen Onkotherapie bemüht. Zahlreiche Publikationen und Kongresse aus der Vergangenheit legen beredtes Zeugnis hinsichtlich dieser Förderung ab. Nahezu alle Themen zur operativen und onkologischen Dermatologie wurden bei den 19 Jahrestagungen berücksichtigt und abgehandelt. Aktuell ist die Vereinigung bestrebt, ein Förder- und Koordinationsprogramm für die operative Aus- und Weiterbildung zu etablieren.

- „Auf dem Felde der operativen Dermatologie gibt es einen Pflicht-Arbeitsbereich und eine Kür. Unerläßlich sind Ausbildungsmöglichkeiten, die es dem Nachwuchs gestatten, die Pflicht der operativen Therapie des Faches zu erlernen und ihm bei längerer klinischer Tätigkeit auch einen Einblick in die Kür vermitteln."

So formulierte 1984 H. E. Kleine – Natrop, erstes Ehrenmitglied der VOD, die Bedingungen der operativen Ausbildung in der Dermatologie. Rund vierzehn Jahre später hat diese Forderung noch ihre volle Berechtigung, nur, daß sich heute noch materielle Zwänge hinzu addieren. Operative Dermatologie muß man erlernen. Und dazu bedarf es einer kompetenten Anleitung und Ausbildung, d.h. Bereitstellung oder Schaffung entsprechend ausgestatteter Ausbildungsstätten und adäquat dotierter Stellen, heute und in Zukunft.

Histographisch kontrollierte operative Dermatologie in der Klinik

W. Gehring

Durch histographisch kontrollierte Operation soll bei einer Vielzahl von Hauttumoren – insbesondere bei Basaliomen – die Excision in sano sichergestellt werden. Dazu bieten sich methodisch unterschiedliche Vorgehensweisen an, die grob in intraoperative Kryostatschnittverfahren und zum operativen Eingriff zeitlich versetzte Paraffineinbettungen unterschieden werden können.

Übersicht über übliche Verfahren

Etablierte Methoden sind das *Verfahren nach Mohs*, die *Randstreifen-Methode* (Tübinger Torte) und das *Münchner Modell*. Das Verfahren nach Mohs und das Münchner Modell können im Kryostatschnittverfahren durchgeführt werden. Die Randstreifenmethode wird herkömmlich an Paraffinschnitten beurteilt.

Bei dem *Verfahren nach Mohs* wird der Tumor scheibenförmig excidiert, so daß ein flaches Präparat entsteht. Für die Excision setzt man das Skalpell im Winkel von 45° an, so daß die Ebene, die durch den tiefsten Punkt des Präparates führt mit der flachen Epidermis einen spitzen Winkel bildet. Für die Kryostatschnittaufarbeitung werden einzelne Segmente so aufgeblockt, daß die tiefen Areale mit dem Epidermisrand eine Ebene bilden. So läßt sich die gesamte Randzone in einer Ebene beurteilen.

Für die *Randstreifen-Methode* sollte das Excidat die Form einer runden Torte haben. Das Gewebestück wird lückenlos in Segmente geteilt, die senkrecht zur Epidermis im Winkel von 90° Grad geschnitten werden. Damit ist eine zirkuläre Untersuchung des gesamten Tumorrandgebietes möglich.

Die *Münchner Methode* zeichnet sich dadurch aus, daß das Excidat nach seiner Entnahme um 180° gedreht wird und auf der Epidermis liegend eingebettet wird. Die Schnittebenen liegen parallel zur Epidermis und beginnen in der Tiefe. In Stufen von 150–200 μm wird das gesamte Gewebe bis zur Epidermis hin aufgearbeitet.

Modifizierung der Randstreifenmethode als Kryostatschnittverfahren

In *Modifizierung der Randstreifenmethode* untersuchen wir im *Kryostatschnittverfahren* unmittelbar intraoperativ selektiv sämtliche Tumorränder. Entsprechend der Tumorgröße ergibt sich eine unterschiedliche Anzahl von Randsegmenten, die senkrecht zur Epidermis geschnitten werden. Die Randsegmente sollen Epidermis, Dermis und Fettgewebe enthalten. Zusätzlich wird der Wundgrund mit paralleler Schnittführung zur Epidermis untersucht.

Ergebnisse

Nach diesem Verfahren haben wir in den Jahren 1991–1996 in der Hautklinik Karlsruhe insgesamt 2129 Basaliome untersucht. Davon wurden 7,9 % primär nicht in sano excidiert, so daß unmittelbar nachexcidiert werden mußte. Von den primär nicht in sano excidierten Basaliomen war die Nachexcision in 15,4 % der Fälle wiederum nicht in sano (Abb. 1). Erst die zweite Nachexcision ließ vollständige Exstirpation des Basaliomes erkennen. Bislang konnten wir in unserem Kollektiv noch keine Spätrezidive des Basaliomes feststellen. Damit diesbezüglich eine entgültige Aussage möglich ist, muß noch ein größeres Zeitintervall der Nachbeobachtung abgewartet werden.

Diskussion

Alle beschriebenen Verfahren erhöhen die Sicherheit der Tumorentfernung. Dabei hat sich auch die von uns praktizierte intraoperative selektive Kryostatschnittuntersuchung von Randsegmenten, bei der das eigentliche Tumorgewebe für spätere Paraffineinbettung erhalten bleibt, in hohem Maß bewährt. Prinzipiell kommt allen Kryostatschnittverfahren eine große gesundheitsökonomische Bedeutung zu, da intraoperativ mit einem raschen Untersuchungsverfahren die Entfernung im Gesunden wahrscheinlich gemacht werden kann und ein sofortiger Wundverschluß möglich ist,

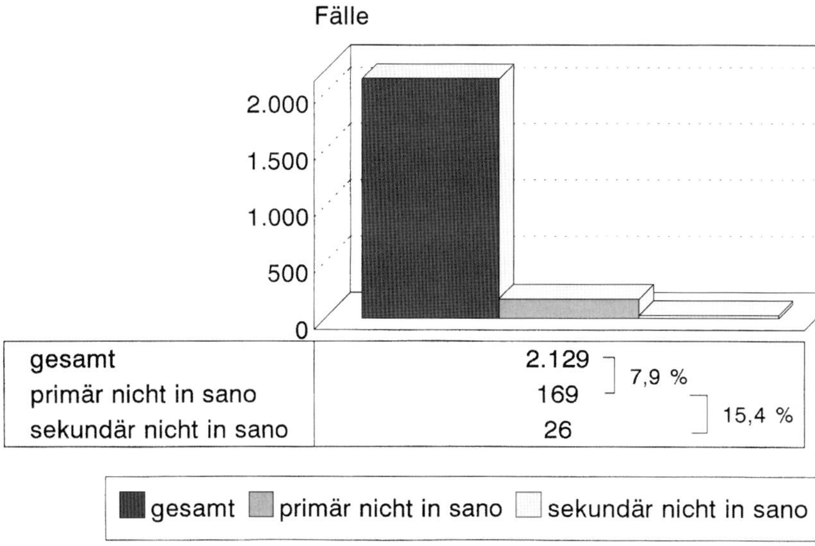

Abb. 1. Histographisch kontrollierte Chirurgie in der Hautklinik Karlsruhe – Randstreifenmethode im Kryostatschnittverfahren

der stationäre Behandlungen verkürzt. Mit dem personell und apparativ aufwendigen Kryostatschnittverfahren steht ein Verfahren zur Verfügung, das in erster Linie in Kliniken praktikabel ist.

Literatur

Kopke LLF, Konz B (1995) Mikrographische Chirurgie – Eine methodische Bestandsaufnahme. Hautarzt 46: 607–614

Flachexzision von Nävuszellnävi

E. Haneke

Einleitung

Melanozytäre Nävi sind die häufigsten benignen Tumoren des Menschen. Während manche nur wenige Pigmentmale aufweisen, sind andere mit Hunderten von Nävi übersät. In Anbetracht der besorgniserregenden Zunahme maligner Melanome besteht nicht selten die Befürchtung, daß ein Muttermal die Vorstufe eines „schwarzen Hautkrebses" sein könnte, weshalb die Entfernung gewünscht wird. Oft erfolgt die Operation auch aus kosmetischen Gründen, wegen ungünstiger Lokalisation, bei chronischer Irritation oder diagnostischer Unsicherheit. Bestimmte Lokalisationen führen unweigerlich zu unschönen Narben, die oft wesentlich auffälliger sind, als es die Pigmentmale vorher waren. Insbesondere am Rücken werden die Narben meist dehiszent. Werden perkutane Fäden gelegt, müssen sie nach 10 bis 14 Tagen entfernt werden; es entstehen häßliche Stichmarken, und trotzdem geht die Operationswunde auseinander, weil sie nach etwa 2 Wochen erst weniger als 10% der Festigkeit der umgebenden Haut aufweist. Deshalb wurde schon seit langem nach Methoden gesucht, die eine möglichst unauffällige Narbe nach Nävusentfernung hinterlassen. Viele Patienten, jedoch eigenartigerweise auch manche Ärzte, glauben, daß die Laserentfernung keine Narben hinterlassen würde. Die Laserbehandlung von melanozytären Nävi verbietet sich jedoch im allgemeinen, weil damit entweder die Pigmenttumoren komplett hitzezerstört werden und somit nicht mehr histologisch untersucht werden können oder die Laserexzision ebenfalls einen Defekt erzeugt, der wie eine Skalpellexzision vernäht werden muß. Eine Alternative zur tiefen Exzision ist die tangentiale Entfernung oberflächlich der Haut aufsitzender Veränderungen, die als Shave-, Schäl- oder Flachexzision bekannt ist. Sie ist eine einfache und schnelle, sehr nützliche Methode zur Behandlung seborrhoischer und aktinischer Keratosen, superfizieller Basalzellkarzinome, von Akrochordonen, aber auch von superfiziellen Pigmentveränderungen [3, 5]. Bei der Entfernung melanozytärer Nävi mittels Shave-Exzision wird oft die Frage gestellt, ob eine möglicherweise inkomplette Entfernung ein Risiko für den Patienten darstellen kann.

Indikationen und technische Durchführung

Die Tangentialexzision eignet sich besonders zur Entfernung nicht oder wenig pigmentierter papulöser Nävi im Gesicht, lentiginöser, erhabener und papillomatöser Nävi am Stamm, ganz besonders am Rücken und auf dem behaarten Kopf, prinzipiell jedoch praktisch am gesamten Integument. Sie ist nicht geeignet für tief reichende Nävi, z. B. congenitale melanozytäre Nävi ab dem Kleinkindesalter.

Nach gründlicher Desinfektion des Operationsgebietes wird der Eingriff in Lokalanästhesie vorgenommen. Durch die Injektion des Lokalanästhetikums wird die Basis des Nävus verfestigt und leicht angehoben, so daß sich die tangentiale Abtragung leichter durchführen läßt. Die leichte Blutung des Wundgrundes wird von uns nicht mit einem Hämostyptikum gestillt, weil dadurch der Wundgrund kauterisiert, die Wundheilung deutlich verzögert und die Narbenbildung wesentlich ungünstiger wird [8]. Wir versorgen die Flachexzisionswunde nur mit einem dicken gepolsterten Salbenverband, der das Blut aufnehmen und nach 24 Stunden durch ein kleines Salbenpflaster ersetzt werden kann. Postoperative Schmerzen sind selten und äußerst gering. Die weitere Wundversorgung wird vom Patienten selbst vorgenommen: das Pflaster wird täglich gewechselt und die Wunde mit einer Fettcreme vor Austrocknung geschützt. Duschen mit klarem Wasser ist erlaubt, anschließend wird der Verband erneuert. Die Wundheilung ist mit der einer Schürfwunde vergleichbar (Abb. 1).

Das Flachexzisat wird vom Skalpell auf eine feuchte Mullplatte mit der Oberseite nach unten abgestrichen und von dort mit Filterpapier aufgenommen. Die feuchte Schnittfläche des Exzisates haftet gut am Filterpapier, mit dem es in das Formalingläschen gebracht wird. So gibt es ein gestrecktes, nicht eingerolltes Präparat, das ideal für die histologische Bearbeitung und Diagnostik ist. Das dünne Shave-Präparat ist sehr schnell durchfixiert, was die histologische Aufarbeitung abkürzen kann [5, 9].

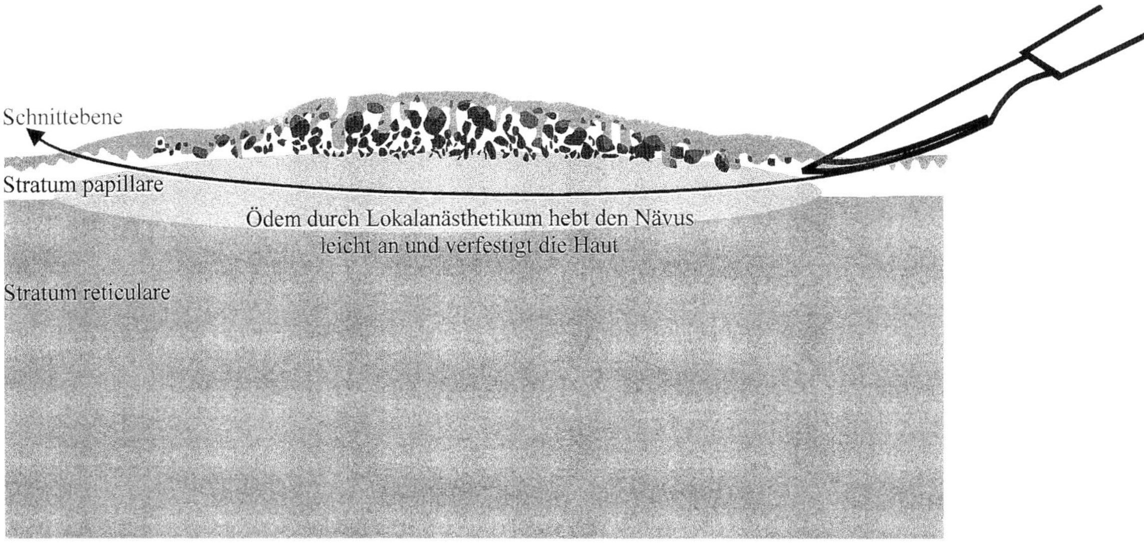

Abb. 1. Schematische Darstellung der Technik der Flachexzision eines melanozytären Nävus

Ergebnisse

Die Wundheilung ist im allgemeinen innerhalb von 10 bis 14 Tagen abgeschlossen, die Dauer hängt jedoch von der Exzisionstiefe und der Lokalisation ab. Sie ist bedeutend schneller auf dem Kopf und im Gesicht als an Unterschenkeln und Füßen. Die Narben sind meist sehr unauffällig, allenfalls leicht hypopigmentiert. Sie sind ungünstiger, wenn der Wundgrund zur Blutstillung verschorft wurde [8].

Eine fleckige oder bizarr konfigurierte Repigmentierung tritt bei weniger als 2% der Patienten auf [13]. Selbst wenn noch einzelne Nävuszellkomplexe in den unteren Abtragungsrand hineinreichen, sind Rezidive nach Flachabtragung papulöser dermaler Nävi sehr selten. Besonders im Gesicht sind diese Nävi oft hautfarben, die pigmentierten Nävuszellen nur ganz oberflächlich lokalisiert. Waren die Nävi behaart, muß eventuell später eine gezielte Epilation vorgenommen werden.

Die histologische Untersuchung zeigt, daß die meisten Pigmentmale, insbesondere die sogenannten dysplastischen Nävi, am Rücken sehr oberflächlich lokalisiert sind und nicht in die retikuläre Dermis hinabreichen. Da bei der Flachexzision die mechanisch widerstandsfähige Dermis nicht in ganzer Dicke inzidiert wird, wird eine solche Narbe nicht dehiszent Deshalb bringt die Flachexzision insbesondere am Rücken kosmetisch weitaus bessere Ergebnisse als die übliche Skalpellexzision, selbst wenn sie die Tiefe eines Spalthauttransplantates erreicht. Hypertrophische Narben sind extrem selten [15].

Die Shave-Exzision ist technisch einfach, sehr schnell durchführbar und für den Patienten angenehm, weil sie bereits nach 24 Stunden praktisch keine Einschränkung täglicher Aktivitäten verursacht.

Diskussion

Die tangentiale Entfernung von Pigmentmalen ist in Deutschland nicht unumstritten. Zum einen besteht z.T. immer noch die Befürchtung, die inkomplette Exzision eines melanozytären Nävus könnte für den Patienten schädliche Folgen haben – nicht nur in Laienkreisen hört man die für viele Patienten fatale Meinung, daß man an Pigmentmalen nicht rühren dürfe. Dagegen haben viele fundierte Untersuchungen gezeigt, daß aus einem benignen Nävus kein malignes Melanom wird und daß die Nachexzision im Falle eines Melanoms bei weitem besser ist als keine Therapie. Die Nachuntersuchung flach exzidierter dysplastischer Nävi hat ebenfalls keine „Malignisierung" gezeigt [1]. Die Entfernung der oberflächlichen pigmentierten Schicht kongenitaler Riesennävi in den ersten Lebenstagen ist inzwischen eine etablierte Methode, die nicht nur von enormer psychologischer und kosmetischer Bedeutung ist, sondern vermutlich auch das Melanomrisiko senkt [12, 14], wenn auch nicht völlig [7].

Als weiteres Argument gegen die Flachexzision wird oft angeführt, daß ein Rezidivnävus histologisch das Bild des sog. Pseudomelanoms [11] zeigen kann. Rezidive nach Flachexzision treten in ca. 2–15% auf [10, 13]. Die Auswertung 189 nachexzidierter sog. atypischer melanozytärer Nävi ergab, daß bei einem Viertel noch Nävuszellen im Nachexzisat vorhanden waren; Nävusreste waren signifikant häufiger nach Stanzexzision (36%) als nach Shave- (22%) und spindelförmiger Exzision (11%), und nur ein Nachexzisat enthielt Melanomzellen, während lediglich atypische Nävuszellen im Erstexzisat nachgewiesen wurden [2]. Rezidivnävi scheinen häufiger nach inkompletter

Skalpellexzision zu sein als nach Shave-Exzision [6]. Probleme bei der histologischen Interpretation solcher Rezidive kommen gelegentlich vor [4]. Pseudomelanome können von unerfahrenen Pathologen als maligne Melanome fehlgedeutet werden mit der Konsequenz einer nachfolgenden inadäquaten Übertherapie. Die histologische Untersuchung mehrerer Tausend flach exzidierter Nävi und vieler Nachexzisionen nach vorangegangenem Shaving oder Exkoriation hat jedoch gezeigt, daß Nävusrezidive mit superfizieller Narbenbildung im histologischen Schnitt eindeutig von einem Melanom zu unterscheiden sind. Sollte der einsendende Dermatologe Zweifel an der Versiertheit des Histopathologen haben, wäre der klinische Hinweis auf eine vorangegangene Exzision sinnvoll.

Weiterhin wird diskutiert, daß die Flachexzision einen zu geringen Sicherheitsabstand einhalte. Dieser Nachteil wird dadurch ausgeglichen, daß es sich um die Entfernung gutartiger Veränderungen handelt [9]. Eine britische Untersuchung hat gezeigt, daß tiefe Shave-Exzisionen die Nävi in 72% komplett entfernten und die Narbenbildung geringer war als bei spindelförmiger Exzision [15].

Bei kritischer Anwendung und histologischer Kontrolle ist die Flachexzision benigner melanozytärer Nävi eine für Klinik und Praxis geeignete, einfache, Zeit sparende und sichere Methode, die der Skalpellexzision mit Naht kosmetisch meist überlegen und für den Patienten angenehmer ist.

Literatur

1. Cockerell C J, Berson DS (1985) A restropspective look at dysplastic nevi. What were they in 1978 and how have they fared since. 12th Ann Meet Soc Cut Ultrastruct Res & 6th Int Coll Soc Dermatopathol, Florenz
2. Cohen LM, Hodge SJ, Owen LQ, Callen JP (1992). Atypical melanocytic nevi. Clinical and histopathologic predictors of residual tumor at reexcision. J Am Acad Dermatol 27: 701–706
3. Cott RE, Wood MG, Johnson BL (1987) Use of curettage and shave excision in office practice. Microscopic confirmation of removal. J Am Acad Dermatol 16: 1243–1251
4. Duray PH, Livolai VA (1984) Recurrent dysplastic nevus following shave excision. J Dermatol Surg Oncol 10: 1107–1108
5. Haneke E (1988) Exzisions- und Biopsieverfahren. Z Hautkr 63 [Suppl 2]: 17–19
6. Haneke E (1990) Therapiekonzepte bei melanozytären Hautveränderungen. In: Braun-Falco O, Ring J (Hrsg) Fortschritte der praktischen Dermatologie und Venerologie 12. Springer, Berlin Heidelberg New York Tokyo, S 499–500
7. Haneke E (1993) Bone formation in a metastatic balloon cell melanoma arising in a giant congenital melanocytic nevus. 14th Cong Int Soc Dermatol Surg, Sevilla. Book of Abstracts, p 104
8. Haneke E (1995) New developments and techniques in general dermatologic surgery. Curr Opin Dermatol 2: 129–136
9. Happle R (1995) Neue Therapieansätze in der pädiatrischen Dermatologie. In: Tebbe B, Goerdt S, Orfanos CE (Hrsg) Dermatologie – Heutiger Stand. Thieme, Stuttgart New York, S 334–336
10. Hudson-Peacock MJ, Bishop J, Lawrence CM (1995) Shave excision of benign papular naevi. Br J Plast Surg 48: 318–322
11. Kornberg R, Ackerman AB (1975) Pseudomelanoma: recurrent melanocytic nevus following partial surgical removing. Arch Dermatol 111: 1588–1590
12. MacKie RM (1992) Melanocytic naevi and malignant melanoma. In: Rook A, Wilkinson DS, Ebling JFG (eds) Textbook of Dermatology, 5th edn. Blackwell, Oxford, p 1542
13. Meisel CW, Landthaler M, Stolz W (1997) Shave-Exzisionen von Pigmenttumoren – eine kritische Stellungnahme. In: Hohenleuter U, Landthaler M (Hrsgb) Operative Dermatologie im Kindes- und Jugendalter. Fortschritte der operativen und onkologischen Dermatologie 12. Blackwell Wiss Verl, Berlin Wien, S 68–72
14. Petres J, Müller RPA, Kunze J, Hundeiker M (1983) Zur Problematik der Dermabrasion ausgedehnter Pigmentnaevi bei Neugeborenen. Hautarzt 34 [Suppl VI]: 356–357
15. Porter JM, Treasure J (1993) Excision of benign pigmented skin tumors by deep shaving. Br J Plast Surg 46: 255–257

Danksagung: Herrn Dr. Claus Meisel, Nürnberg, danke ich für wertvolle Hinweise.

Naevuszellnaevi: In-toto-Exzision

H. Winter, H. Audring

Einleitung

Die In-toto-Exzision von Naevuszellnaevi zählt zu den häufigsten ambulanten Eingriffen in der operativen Dermatologie. Hauptindikationsgruppe bilden die sogenannten dysplastischen (atypischen) Naevi. Demgegenüber haben operative Entfernungen von Naevuszellnaevi aus ästhetischen oder funktionellen Gründen in unserem Fachgebiet nur eine untergeordnete Bedeutung.

Bei Vorsorgeuntersuchungen, aber auch im Rahmen der Melanomnachsorge, werden zunehmend häufiger dysplastische Naevi diagnostiziert. Trotz entsprechender diagnostischer Erfahrung und unter Berücksichtigung auflichtmikroskopischer Befunde sind bei melanozytären Bildungen klinische Fehldiagnosen bekanntlich nicht selten (Abb. 1, 2). Nach gegenwärtigem Wissensstand sollten derartige atypische Naevi nicht nur aus prophylaktischen Erwägungen sondern auch im Zusammenhang mit der Früherkennung maligner Melanome operativ entfernt und histopathologisch untersucht werden [1, 2, 3]. Zunehmend wird bekannt, daß unterschiedlichste melanozytäre Naevi laser- und elektrochirurgisch (Abb. 3), durch Kürettage oder durch andere inadäquate Behandlungstechniken beseitigt werden, vereinzelt schon mit ersten juristischen Konsequenzen [4]. Demgegenüber ist nur bei vollständiger Exzision eine exakte histopathologische Beurteilung möglich. Deshalb ist die Frage der Notwendigkeit der In-toto-Exzision von Naevuszellnaevi von aktueller klinischer Bedeutung, um mögliche klinische Fehldiagnosen durch die nachfolgende histopathologische Untersuchung des Exzisionspräparates revidieren zu können.

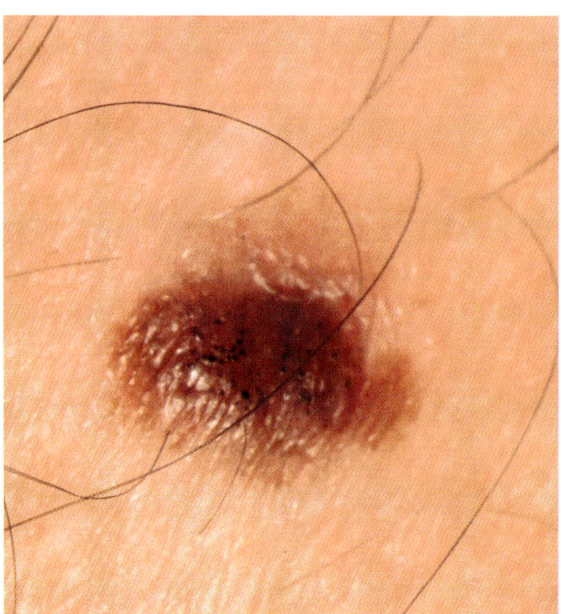

Abb. 1. 49jähriger Patient mit der klinischen Diagnose eines irritierten Naevuszellnaevus am rechten Oberschenkel. Histopathologischer Befund: SSM (Tumordicke: 0,63 mm, Clark-Level II)

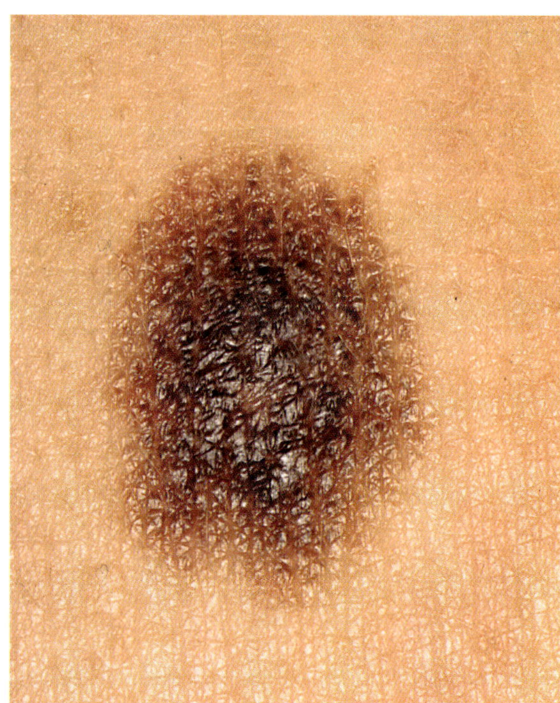

Abb. 2. 36jährige Patientin mit der klinischen Diagnose eines kongenitalen Naevus am linken Oberschenkel. Histopathologischer Befund: SSM (Tumordicke: 0,62 mm, Clark-Level III)

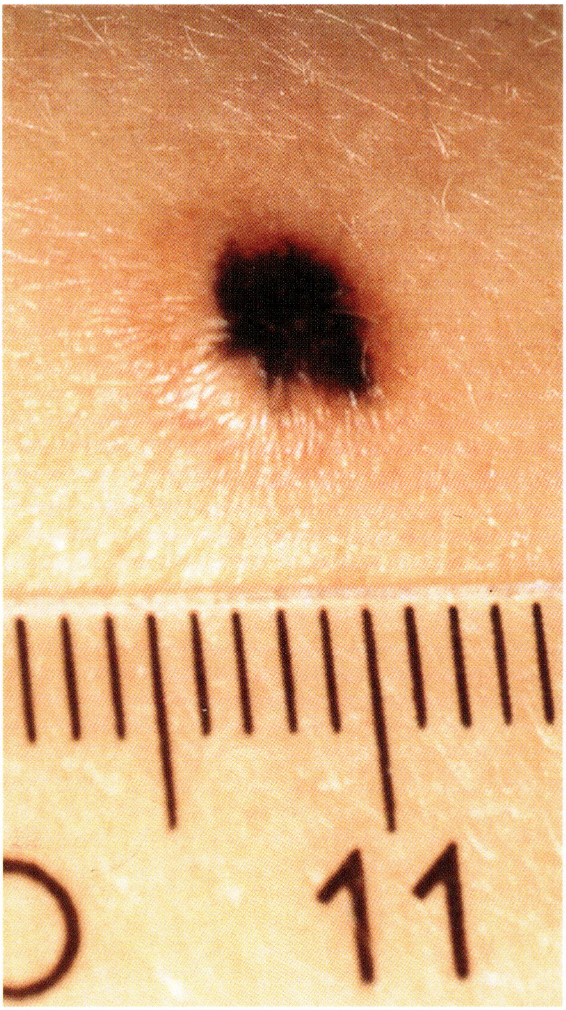

Abb. 3. 26jährige Patientin mit histologisch gesichertem Naevusrezidiv (sog. Pseudomelanom Ackerman) am Rücken nach elektrochirurgischer Entfernung eines „blutenden" Naevus vor 6 Monaten in auswärtiger Praxis

Patienten

Um diese für die Praxis wichtige Frage beantworten zu können, wurden insgesamt 2595 Exzisionen von Naevuszellnaevi bzw. dysplastischen Naevi bei 1607 Patienten der Universitäts-Hautklinik der Charité des Jahres 1996 kritisch ausgewertet. Mit 1938 In-toto-Exzisionen waren die dysplastischen Naevi die Hauptindikationsgruppe (75%). Bei 615 Patienten wurde jeweils nur ein Naevus entfernt. Demgegenüber handelte es sich bei 742 Patienten um die Exzision von 2 und bei 250 Patienten um mehr als 2 Naevuszellnaevi.

Tabelle 1. Histopathologische Diagnosen. In-toto-Exzisionen von Naevuszellnaevi (Universitäts-Hautklinik Charité, Berlin 1996)

Diagnosen	(n)	[%]
Naevuszellnaevus (einschl. dysplastischer Naevus)	2547	98,15
Spitz-Naevus	10	0,39
Malignes Melanom	31	1,19
Maligner blauer Naevus	1	0,04
Pigmentiertes Basaliom	6	0,23
Gesamt	2595	100,00

Ergebnis und Diskussion

In Tabelle 1 sind die histopathologischen Diagnosen zusammengestellt. Mit 98,15% (2547 Exzisionspräparate) waren Naevuszellnaevi (einschl. dysplastischer Naevi) die häufigste Diagnosegruppe. Beim klinischen und histopathologischen Vergleich zeigte sich, daß die klinische Diagnose eines dysplastischen Naevus (1938 Naevi) nur in 68% histopathologisch bestätigt wurde (1317 Exzisionspräparate). Diese Auswertung unterstreicht die Notwendigkeit einer histopathologischen Befundung, da erwartungsgemäß die klinische Diagnose dysplastischer (atypischer) Naevus häufiger gestellt wird.

Bedeutsam ist der Anteil der histopathologisch diagnostizierten 31 malignen Melanome (1,19% der untersuchten Exzisionspräparate, 1,93% der Patienten). Bei fehlender histopathologischen Befundung könnten diese klinischen Fehldiagnosen zu schwerwiegenden Folgen für einige der betroffenen Patienten führen. Trotz entsprechender Erfahrung der Mitarbeiter unserer Klinik auf dem Gebiet der Melanomfrüherkennung wurden auch unter Beachtung auflichtmikroskopischer Befunde diese melanozytären Veränderungen unter unterschiedlichen klinischen Diagnosen exzidiert (Tabelle 2). Histopathologisch konnte bei 11 Patienten ein Melanoma in situ, bei 16 Patienten ein SSM, bei 3 Patienten ein NM und bei 1 Patienten ein LMM diagnostiziert werden. Die Klassifikation der Melanome ergab neben den 11 Patienten mit pTis 15 pT1-Tumoren und 5 pT2-Tumoren. Nach Revision der klinischen Diagnose wurden diese Patienten dem Melanomchirurgiekonzept der Universitäts-Hautkli-

Tabelle 2. Maligne Melanome (n = 31). Auswertung von 2595 Exzisionspräparaten bei 1607 Patienten (Universitäts-Hautklinik Charité, Berlin 1996)

Exzision unter der klinischen Diagnose	Anzahl (n)
Dysplastischer NZN	15
NZN	10
Irritierter NZN	5
Kongenitaler NZN	1

nik entsprechend behandelt. Bei zusätzlicher Beachtung der histopathologischen Diagnosen maligner blauer Naevus und pigmentiertes Basaliom zeigt sich, daß an der Universitäts-Hautklinik der Charité in Berlin im Jahre 1996 von den 2595 In-toto-Exzisionen unter der klinischen Diagnose Naevuszellnaevus bzw. dysplastischer Naevus 38 (1,46%) maligne und semimaligne Tumoren histopathologisch gefunden wurden. Bezogen auf die Gesamtzahl der 1607 Patienten betrug der Anteil dementsprechend 2,36%.

Schlußfolgerungen

Trotz entsprechender diagnostischer Erfahrung und unter Berücksichtigung auflichtmikroskopischer Befunde sind bei melanozytären Bildungen klinische Fehldiagnosen nicht auszuschließen. So konnten innerhalb eines Jahres an der Universitäts-Hautklinik der Charité bei 2,3% der operierten Patienten erst durch die abschließende histopathologische Befundung maligne und semimaligne Tumoren festgestellt werden. Jede Entfernung von melanozytären Pigmentläsionen ohne nachfolgende histopathologische Untersuchung ist abzulehnen. Besonders klinisch fehldiagnostizierte maligne Melanome stellen in diesem Zusammenhang eine unverantwortliche Gefährdung für den Patienten dar und können darüber hinaus zu juristischen Konsequenzen führen. Fragwürdig bleiben auch Operationstechniken, bei denen häufig der Naevuszellnaevus nicht in toto entfernt wird und dementsprechend mit einer hohen Rezidivrate gerechnet werden muß. Nachexzisionen verbunden mit einer unnötigen psychischen Belastung des Patienten sind dann nicht selten die Folgen einer derartigen Vorgehensweise.

Die In-toto-Exzision eines Naevuszellnaevus ist ein einfacher und wenig aufwendiger operativer Eingriff. Die Belastung für den Patienten ist geringfügig. Bei adäquater atraumatischer Operationstechnik sind Komplikationen kaum zu erwarten und auch die ästhetischen Spätergebnisse sind ansprechend. Aus diesen Gründen sollte die vollständige Exzision, besonders der suspekten Naevuszellnaevi, mit anschließender histopathologischer Untersuchung, wie bisher, zum Therapiestandard gehören.

Literatur

1. Braun-Falco O, Plewig G, Wolff HH (1995) Dermatologie und Venerologie. 4. Aufl. Springer, Berlin Heidelberg New York Tokyo, S 1256–1262
2. Kaufmann R (1997) Operative Therapie kutaner Melanome. Z Hautkr 72: 161–167
3. MacKie RM (1990) Benigne und maligne Tumoren der Haut. Hippokrates Verl, Stuttgart, S 171–172
4. Radermacher D (1997) Behandlung eines Naevus pigmentosus. Z Hautkr 72: 68

Freie Transplantate und Lappenplastiken in der Klinik

R. Rompel, S. Scholz, J. Petres

Einleitung

In vielen medizinischen Bereichen wird aus der *Forderung* nach mehr ambulant durchzuführenden Operationen auch eine *Förderung*. Spezielle Nachweisverfahren für die Qualitätssicherung des ambulanten Operierens sollen zu einer stärkeren Verlagerung von Operationen in den ambulanten Sektor führen, die entsprechend vergütet werden. Die zunehmend frühere Diagnosestellung zahlreicher Erkrankungen, insbesondere von Tumorerkrankungen, bringt eine erleichterte Therapie mit sich, wodurch aufwendige und ausgedehnte Operationen zum Teil vermieden werden. Dennoch ist die stationäre operative Therapie auch in der Dermatologie unverzichtbarer Bestandteil des Fachgebiets [1, 2].

Die Grenzen zwischen klinischen und ambulanten Eingriffen im Rahmen der operativen Dermatologie sind fließend. Kleine und mittlere operative Eingriffe können meist unproblematisch ambulant durchgeführt werden. Größere operative Eingriffe am Integument werden jedoch der Klinik vorbehalten bleiben [2]. Neben der Größe des Eingriffes spielen zahlreiche weitere Parameter eine Rolle, so daß der Operateur individuell die Entscheidung zu fällen hat, ob der Eingriff stationär erfolgen sollte oder ambulant durchgeführt werden kann.

Eigene Daten und Ergebnisse

Um einen Überblick der Operationszahlen und -indikationen zu erhalten, analysierten wir die im Jahr 1995 in der Hautklinik der Städtischen Kliniken Kassel durchgeführten lokalen Lappenplastiken und freien Transplantate. Insgesamt wurden bei 2503 Patienten die Operationen stationär durchgeführt. Davon entfielen 244 (9,7%) auf Lappenplastiken und Transplantate. 206 Operationen (84,4%) wurden in Lokalanästhesie, 32 (13,1%) in Allgemeinanästhesie und 6 (2,5%) in lokaler und Stand-by-Anästhesie durchgeführt. Das Durchschnittsalter der Patienten betrug 64,2 Jahre. Die häufigsten Indikationen waren maligne Tumoren (Basalzellkarzinom: 44,6%, malignes Melanom: 23,8%, Plattenepithelkarzinom: 9,4%, sonstige Tumoren: 1,2%), gefolgt von Präkanzerosen (7,8%) und chronisch-entzündlichen oder posttraumatischen Hautveränderungen (5,3%) (sonstige Indikationen: 7,8%). Die häufigsten Lokalisationen waren die Nase (25,8%) und der Bereich von Stirn, Schläfen und Wangen (14,3%). Tabelle 1 gibt einen Überblick über die Häufigkeit der einzelnen operativen Techniken. Die Rekonstruktion richtete sich einerseits nach der Lokalisation andererseits aber insbesondere nach der Größe der Defekte (Tabelle 2).

Die durchschnittliche Liegezeit der Patienten, bei denen freie Transplantate oder lokale Lappenplastiken zur Anwendung kam, betrug 14,2 Tage und lag somit deutlich über der Liegezeit bei anderen operativen Indikationen (8,3 Tage) bzw. dem Gesamtdurchschnitt aller in 1995 stationären Patienten (8,9 Tage). Höhere Liegezeiten waren bei aufwendigeren Rekonstruktionstechniken wie z. B. Expandertechnik oder gestielten Lappenplastiken (15–18 Tage) zu verzeichnen, während bei einfachen Verschiebeplastiken oder Schwenklappen die Liegezeit durchschnittlich etwa 12

Tabelle 1. Übersicht der verwendeten Rekonstruktionstechniken.

Technik	Anzahl (n)	[%]
Verschiebeplastik	72	29,5
Schwenklappenplastik	9	3,7
Rotationsplastik	21	8,6
gestielte Lappenplastik	5	2,0
Insellappenplastik	13	5,3
Kombinationsplastik	12	4,9
Expandertechnik	2	0,8
Spalthauttransplantat	61	25,0
Vollhauttransplantat	43	17,6
Meshgraft	6	2,5

Tabelle 2. Größe der Defekte vor Verwendung von lokalen Lappenplastiken und Transplantaten

Größe [cm]	Anzahl (n)	[%]
≤ 2,0	82	33,6
2,1–5,0	94	38,5
5,1–10,0	61	25,0
> 10,0	7	2,9

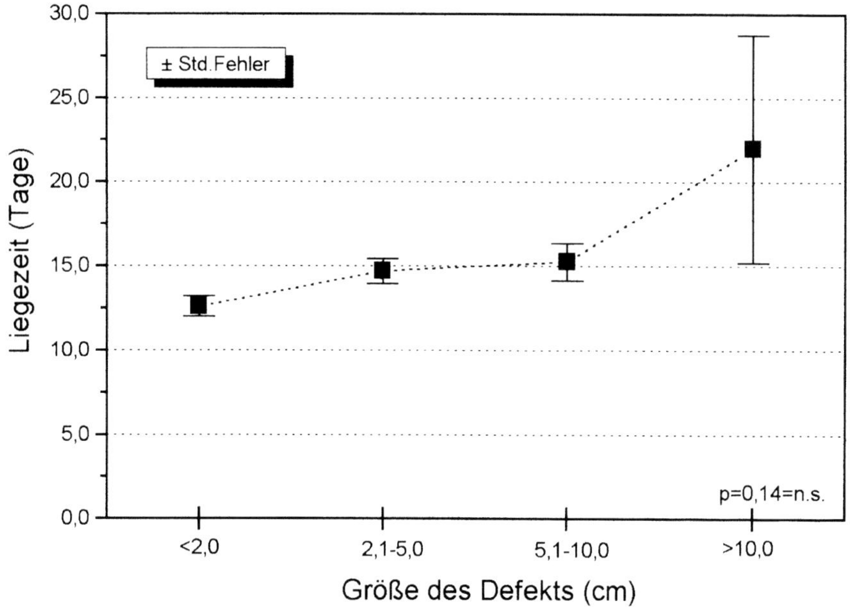

Abb. 1. Stationäre Verweildauer in Abhängigkeit von der Größe des Defekts. Hautklinik Kassel in 1995: alle Patienten, die mit lokalen Lappenplastiken und freien Transplantaten versorgt wurden

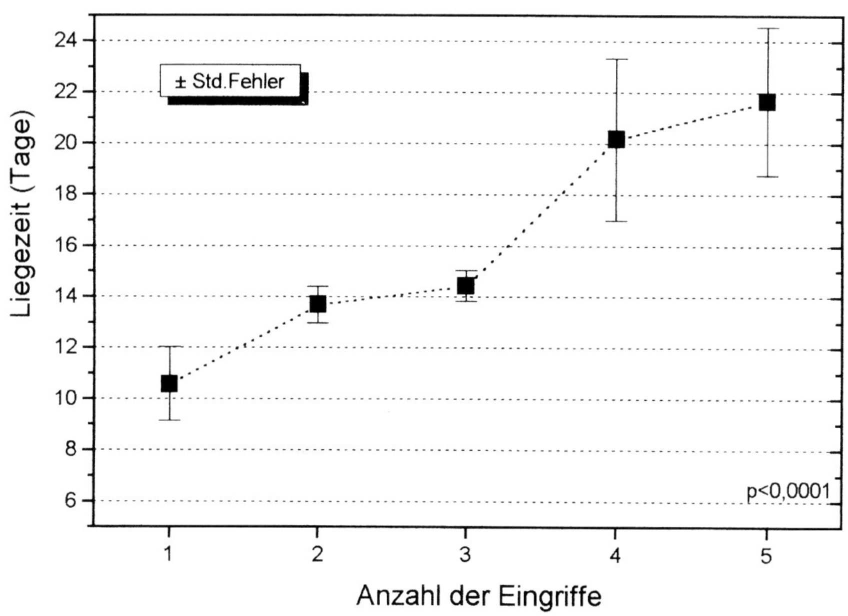

Abb. 2. Stationäre Verweildauer bei ein- und mehrzeitigen Operationen

Tage betrug. Die Größe des Defekts hat in hohem Maße Einfluß auf die Liegezeit (Abb. 1). Mehrere Eingriffe im stationären Verlauf, wie sie z.B. bei der histographisch kontrollierten Chirurgie oder bei der mehrphasigen stadiengerechten Melanomchirurgie die Regel sind, beeinflussen die Liegedauer deutlich (Abb. 2). Bezogen auf die Diagnosen, fanden sich höhere Liegezeiten bei den chronisch-entzündlichen Hautveränderungen (z.B. Acne inversa, operative Ulkustherapie), wodurch deren spezifische Problematik in der operativen Versorgung verdeutlicht wird (Abb. 3). In 12 Fällen traten im Anschluß an die Rekonstruktion Komplikationen auf; davon 9 revisionsbedürftige Komplikationen (3,7%). In letzteren Fällen erhöhte sich naturgemäß die durchschnittliche Liegezeit auf knapp 23 Tage. Betrachtet man das Alter der Patienten, so fielen höhere Liegezeiten in der vierten sowie der achten und neunten Lebensdekade auf. In der vierten Lebensdekade herrschen die Diagnosen Acne inversa und malignes Melanom vor, die dies erklären. In den höheren Lebensdekaden, kommen jedoch Grundkrankheiten wie z.B. Diabetes mellitus oder kardiovaskuläre Erkrankungen zum tragen, so daß Operationsvorbereitungszeit und postoperative Nachbeobachtungszeit im stationären Verlauf einzuberechnen sind.

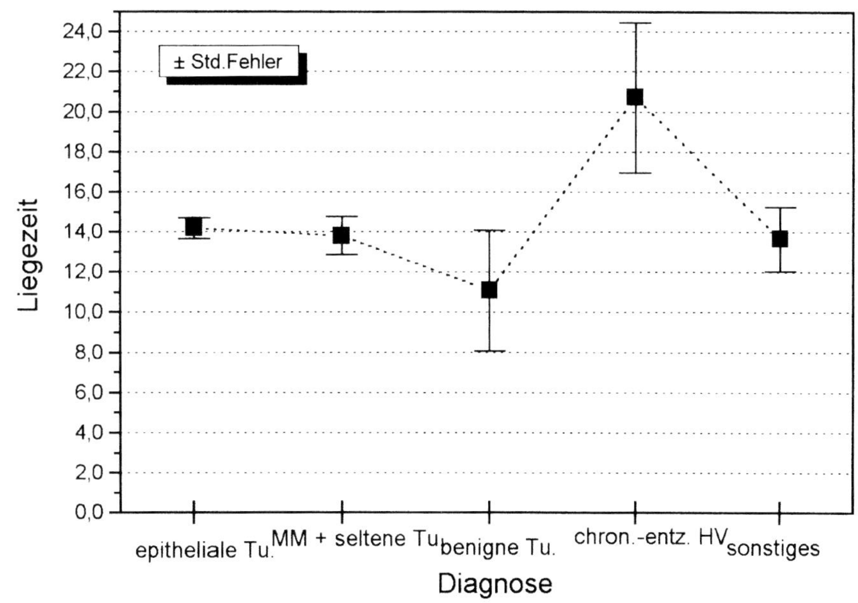

Abb. 3. Stationäre Verweildauer in Abhängigkeit von der zugrundeliegenden Diagnose

Diskussion

Im Vordergrund des klinischen Indikationsspektrums stehen die malignen Tumoren der Haut; seltener werden auch bei benignen Tumoren oder chronisch-entzündlichen Prozessen wie etwa der Acne inversa lokale Lappenplastiken oder freie Hauttransplantate erforderlich. In Abhängigkeit von Tumortyp, Lokalisation und Größe des Tumors sind mehr oder minder aufwendige Rekonstruktionen durch freie Transplantate, lokale und regionale Lappenplastiken oder kombinierte Plastiken erforderlich. Im Einzelfall muß daher die Entscheidung über die stationäre oder ambulante Therapie getroffen werden. Den Ergebnissen unserer in 1995 bundesweit an allen Hautkliniken durchgeführten Umfrage zufolge, lag der Anteil der stationären Eingriffe bei 48,11%, gemessen an der Gesamtzahl ambulanter und stationärer Operationen (Abb. 4). Dies verdeutlicht die Bedeutung der stationären Behandlung innerhalb der operativen Dermatologie.

Die eigenen Daten aus unserer Klinik zeigen, daß Umfang und Größe der Operation, mehrzeitige Eingriffe und diagnosebezogene Besonderheiten die stationäre Verweildauer entscheidend beeinflussen. Mögliche unmittelbar postoperative Komplikationen, wie Nachblutungen, Hämatome, Wundinfektionen,

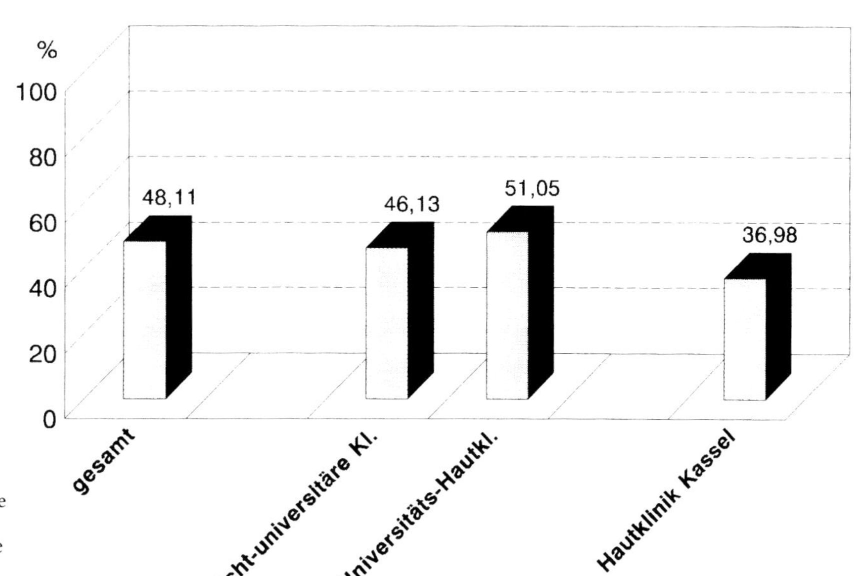

Abb. 4. Prozentualer Anteil stationärer Operationen in bezug auf die Gesamtzahl aller stationären und ambulanten Operationen. Umfrage an 72 bundesdeutschen Hautkliniken

Nahtdehiszenzen, Lappennekrosen, Transplantatuntergang etc., können im stationären Verlauf frühzeitig erkannt und behandelt werden [3]. Mit zunehmender Ausdehnung des Eingriffes im Rahmen der Rekonstruktion empfiehlt sich naturgemäß die stationäre Behandlung. Insbesondere kombinierte Lappenplastiken sowie mehrzeitige Rekonstruktionsverfahren wie zum Beispiel gestielte regionale Lappenplastiken oder die Expandertechnik bergen die Gefahr von Komplikationen. Ferner bieten bestimmte Lokalisationen eine erhöhte Komplikationsgefahr wie zum Beispiel im Kopf-Hals-Bereich die periorbitale, periorale und aurikuläre Region, am übrigen Integument vor allem die Akren und die Genitoanalregion.

Alter und der Allgemeinzustand des Patienten sowie Grunderkrankungen spielen eine wichtige Rolle für die Frage der stationären Therapie. Ältere und kardiopulmonal vorbelastete Patienten sollten auch nach Eingriffen in Lokalanästhesie stationär nachbeobachtet werden.

Eine optimale postoperative Behandlung mit engmaschigen Wundkontrollen zu Vermeidung beziehungsweise Früherkennung lokaler oder allgemeiner Komplikationen ist optimal unter stationären Bedingungen gegeben. Die Verzahnung mit einer frühen poststationären ambulanten Nachbehandlung sowie einer weiteren Förderung des ambulanten Operierens stellen die Zukunft der operativen Dermatologie dar.

Literatur

1. Petres J, Rompel R (1994) Stellenwert der operativen Dermatologie in Klinik und Praxis. Hautarzt 45: 133–139
2. Petres J, Rompel R (1995) Möglichkeiten und Grenzen der klinischen Dermatochirurgie. In: Winter H, Bellmann KP (Hrsg) Operative Dermatologie – Standortbestimmung. Fortschritte der operativen Dermatologie, Bd 9. Springer, Berlin Heidelberg New York Tokyo, S 123–128
3. Rompel R, Lustig A, Petres J (1996) Wundheilung in der operativen Dermatologie. TW Dermatologie 26: 40–46

Erfolgreiche Behandlung sogenannter therapieresistenter bzw. chronisch rezidivierender venöser Ulzera durch Shave-Therapie

W. Schmeller

Einleitung

Das Ulcus cruris venosum ist definiert als ein Substanzdefekt von Epidermis, Dermis und Subkutis als Folge einer trophischen Störung in pathologisch verändertem Unterschenkelgewebe bei chronischer Veneninsuffizienz [1]. Mittels 20 MHz-Sonographie, Computer- und Magnetresonanztomographie konnte nachgewiesen werden, daß sich venöse Ulzera nur auf dem Boden einer Dermatoliposklerose, d.h. einer Induration von Dermis und Subkutis, entwickeln [10, 11, 20]. Diese Induration manifestiert sich zunächst in der oberen und anschließend in der tiefen Dermis; im Laufe von Jahren werden dann auch die oberflächliche und die tiefe Subkutis und – in besonders ausgeprägten Fällen – die Faszie in diese Sklerosierung einbezogen (Dermatolipofasziosklerose) [14].

Klinisch imponiert dieser Bereich als oft hyperpigmentierter und palpatorisch mäßig bis stark indurierter Bezirk in der distalen Unterschenkelhälfte [5]. Die Ulzeration findet sich meist im zentralen Anteil der Sklerose.

Morphologisch zeigen sich mittels Histologie und Elektronenmikroskopie im Ulkusrand und im Ulkusgrund charakteristische Veränderungen. Die rarefizierten Gefäße der indurierten Dermis und Subkutis zeigen glomerulumartige Deformationen, Wandverdickungen und Endothelzellschwellungen mit „gap formations". Zusätzlich bestehen Mikrothromben und Mikroinfarkte. Perikapillär finden sich azelluläre und zelluläre Gefäßumscheidungen aus Fibrin, Perizyten und Fibroblasten [17].

Funktionell lassen sich in der indurierten Ulkusumgebung ausgeprägte Beeinträchtigungen der Mikrozirkulation mit Erhöhung des Laser-Doppler-Flux und Erniedrigung des kutanen Sauerstoffpartialdrucks nachweisen [9, 12, 13].

Pathophysiologisch entscheidend für die Ulkusentstehung ist die ambulatorisch venöse Hypertonie als Folge einer Insuffizienz des oberflächlichen, des tiefen und/oder des Perforansvenensystems. Ulzera entstehen bei der sekundären Varikose, d.h. im Rahmen des postthrombotischen Syndroms, wesentlich schneller als bei der primären Varikose; sie sind meist auch wesentlich stärker ausgeprägt.

Therapeutisch können konservative und operative Verfahren zum Einsatz kommen. Die Wahl der Behandlung ist von vielen Faktoren abhängig. Dazu zählen sowohl Alter, Wünsche und Compliance der betroffenen Patienten als auch Erfahrungen und Therapiemöglichkeiten des behandelnden Arztes. Entscheidend sind ferner Lokalisation und Ausmaß der pathologischen veränderten Venen an der betroffenen Extremität.

Insuffiziente Abschnitte des epifaszialen Systems (insbesondere Seitenäste und retikuläre Varizen) und des transfaszialen Systems (insbesondere kleine Gefäße) können z.B. mittels *Sklerosierung* ausgeschaltet werden; bei größeren Gefäßdurchmessern und bei der Stammvarikosis sollte die *operative Entfernung* bevorzugt werden. Nach Beseitigung der pathologischen Refluxes kommt es zur Rückbildung der trophischen Veränderungen und damit zur Ulkusheilung [16].

Demgegenüber sind bei einer subfaszialen Veneninsuffizienz mit Dilatation durch eine primäre Varikose oder mit irreversibler Klappenzerstörung bei postthrombotischem Syndrom operative Maßnahmen an den betroffenen Gefäßen nicht durchführbar. Hier steht die konservative Behandlung in Form von *Kompressionsverbänden* im Vordergrund.

Ulzera bei subfaszialer Veneninsuffizienz gehen fast immer mit einer ausgeprägten Dermatoliposklerose einher; bei Gamaschenulzera nimmt diese die gesamte Unterschenkelzirkumferenz ein. Solche Ulzera sind – trotz sachgerecht durchgeführter und konsequenter Kompressionsbehandlung – häufig ausgesprochen therapieresistent bzw. weisen nach Abheilung eine hohe Rezidivneigung auf.

Zusätzlich zur Kompression können bei diesen Ulzera auch operative Verfahren angewandt werden. Dazu zählen z.B. die endoskopische oder die perkutane *Dissektion* insuffizienter Perforansvenen. Unabhängig davon können aber auch Operationen am Ulkus oder in der Ulkusumgebung durchgeführt werden. Bei medial gelegenen Ulzera kann die *paratibiale Fasziotomie* mit Perforansdissektion [3, 4, 18, 19] und bei lateral gelegenen bzw. bei Gamaschenulzera die *Ulkusexzision* mit oder ohne Mitnahme der Faszie durchgeführt werden [4,7,14]. Über gute Ergebnisse wurde auch nach flächenhafter Abtragung der Ulzera suprafaszial mit gleichzeitiger Entfernung der umgebenden Dermatoliposklerose berichtet [2]. Eigene Erfahrungen der letzten 3 1/2 Jahre bestätigen die hohe Erfolgsquote dieses relativ leicht erlernbaren und als *Shave-Therapie* bezeichneten operativen Verfahrens [13].

Shave-Therapie

Bei der Shave-Therapie werden die Ulzera in Intubationsnarkose oder rückenmarksnaher Anästhesie zusammen mit der sie umgebenden Dermatoliposklerose mit dem Handdermatom von Schink (Klingenlänge 10 cm) entfernt. Dabei sollte möglichst das gesamte indurierte, d.h. trophisch gestörte Gewebe schichtweise abgetragen werden, bis in tieferen Anteilen, d.h. in Fasziennähe, besser durchblutetes und palpatorisch deutlich weicheres Gewebe erkennbar ist; bei den Extremitäten mit Gamaschenulzera betrifft die Abtragung die gesamte Zirkumferenz des Unterschenkels. Die Operation kann mit oder ohne Blutleere durchgeführt werden. Die Defekte werden in derselben Sitzung mit Spalthaut von z.B. 0,4 oder 0,5 mm Dicke (1:3 gemesht) gedeckt. Sie wird in typischer Weise mit dem Elektrodermatom vom Oberschenkel entnommen. Bei Bedarf wird die Operation mit der Entfernung von insuffizienten epifaszialen oder transfaszialen Venen kombiniert.

Patienten

Die Shave-Therapie wird seit Januar 1994 in der Lübecker Hautklinik bei „Problemulzera" bzw. bei den sogenannten therapieresistenten Formen eingesetzt. Als therapieresistent werden Ulzera bezeichnet, die unter optimaler Therapie innerhalb von 3 Monaten keine Heilungstendenz zeigen bzw. innerhalb von 12 Monaten nicht abgeheilt sind [1].

1994 und 1995 wurden insgesamt 26 Beine bei 18 Patienten behandelt; deren Durchschnittsalter betrug 69,5 (42 bis 87) Jahre, die durchschnittliche Ulkusdauer 25 (2 bis 46) Jahre. Bei 2 Patienten war – u.a. wegen rezidivierender Erysipele – bereits die Ablatio

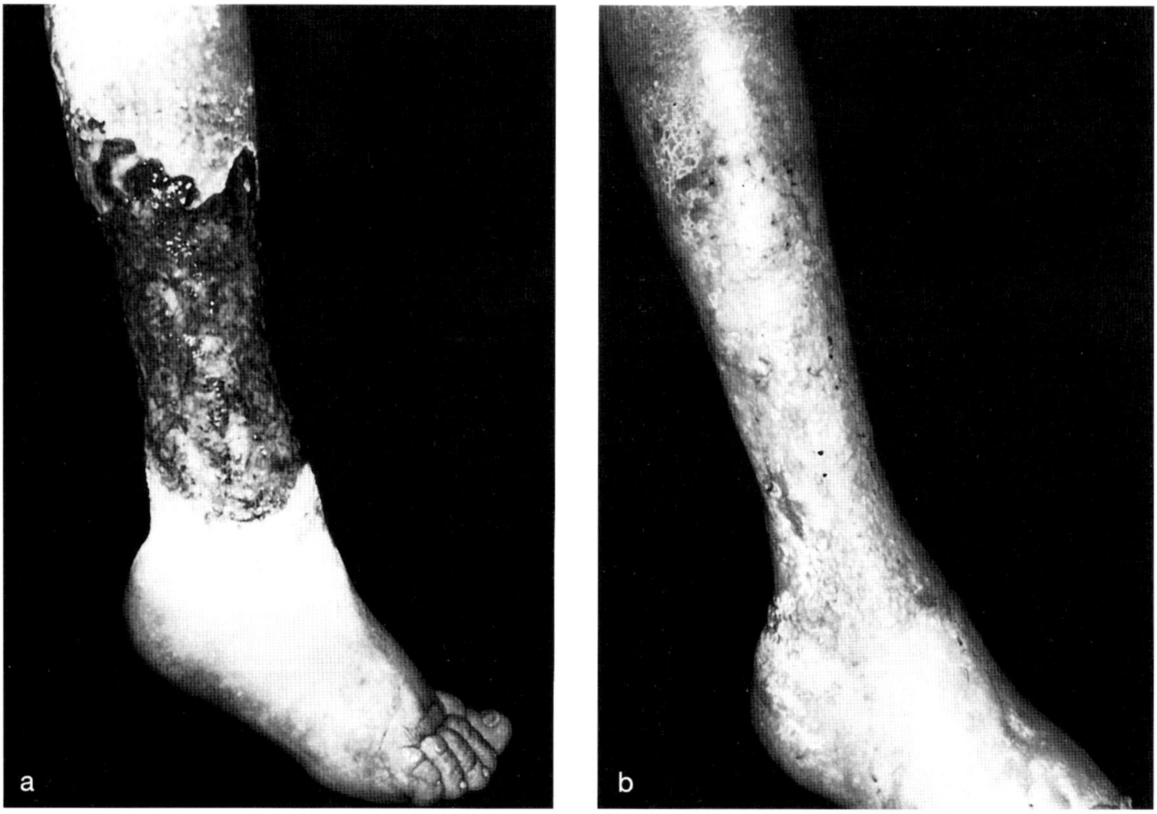

Abb. 1a, b. 72jährige Patientin mit tiefer Veneninsuffizienz rechts ohne Hinweis für postthrombotisches Syndrom. Seit 10 Jahren rezidivierende Ulzera rechts, seit 5 Jahren Gamaschen-Ulkus; ausgeprägtes arthrogenes Stauungssyndrom; **a** präoperativ, **b** postoperativ nach 3 Monaten

der betroffenen Beine diskutiert worden. 1996 wurden weitere 30 Patienten (37 Beine) gleicher Altersklasse mit Ulzera gleichen Schweregrades operiert. In allen Fällen konnten mittels Doppler- und Duplexsonographie pathologische Refluxe im subfaszialen Venensystem, häufig im Rahmen eines postthrombotischen Syndroms, nachgewiesen werden.

Kurzzeitergebnisse

Die postoperativen Verläufe waren – bis auf Temperaturanstiege bei 2 Patienten – komplikationslos. Die bei den ersten 6 Patienten durchgeführte perioperative Antibiotikaprophylaxe wird inzwischen nicht mehr durchgeführt. Seitdem wir überwiegend in Blutleere operieren, sind auch keine Transfusionen mehr – wie bei 4 Patienten im Jahre 1994 – erforderlich. Die Spalthauttransplantate wuchsen bei allen Patienten während des stationären Aufenthaltes zu über 80 Prozent an; fast sämtliche Restdefekte reepitelisierten langsam in den folgenden Wochen. Lediglich bei einer Patientin, welche postoperativ eine Myasthenia gravis entwickelte und auf Imurek und Prednisolon eingestellt werden mußte, kam es zu einer Verschlechterung des Befundes mit Vergrößerung des Ulkus.

Langzeitergebnisse

Obwohl Langzeitergebnisse bei der Ulkusbehandlung bekanntlich nicht nur von den angewandten Therapieverfahren, sondern ganz wesentlich auch von der Compliance (konsequent und sachgerecht durchgeführte Kompression) abhängen, werden auch einmalig angewandte operative Verfahren u.a. anhand von Langzeitbefunden beurteilt [19].

Im Rahmen einer vorläufigen Auswertung wurden daher die ersten 18 mittels Shave-Therapie behandelten Patienten aus den Jahren 1994 und 1995 im Februar, März und April 1997 nachuntersucht (Abb. 1, 2). Von den 10 im Jahre 1994 operierten chronisch Venenkranken (durchschnittliche Nachbeobachtung 32,3 Monate) wiesen 8 ein reizloses Spalthauttransplantat auf. Bei 2 Patienten traten nach zunächst vollständiger Abheilung kleine Rezidive im Transplantat

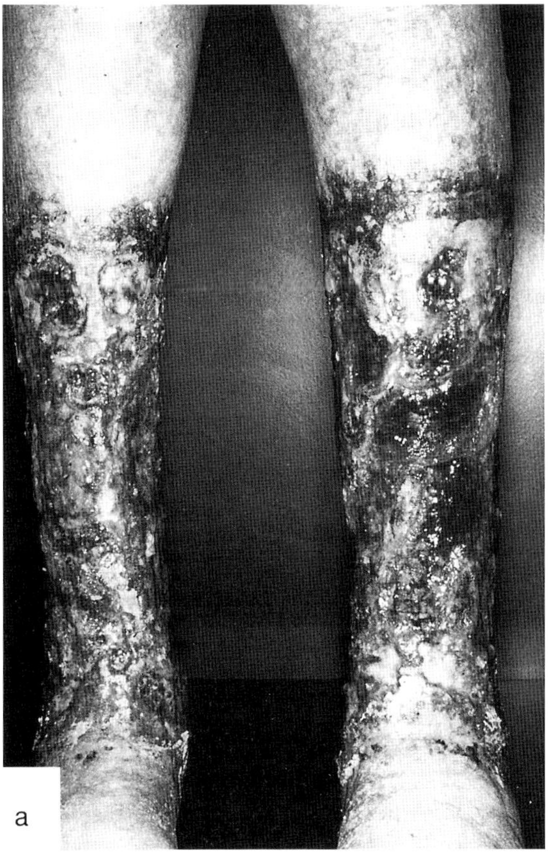
a

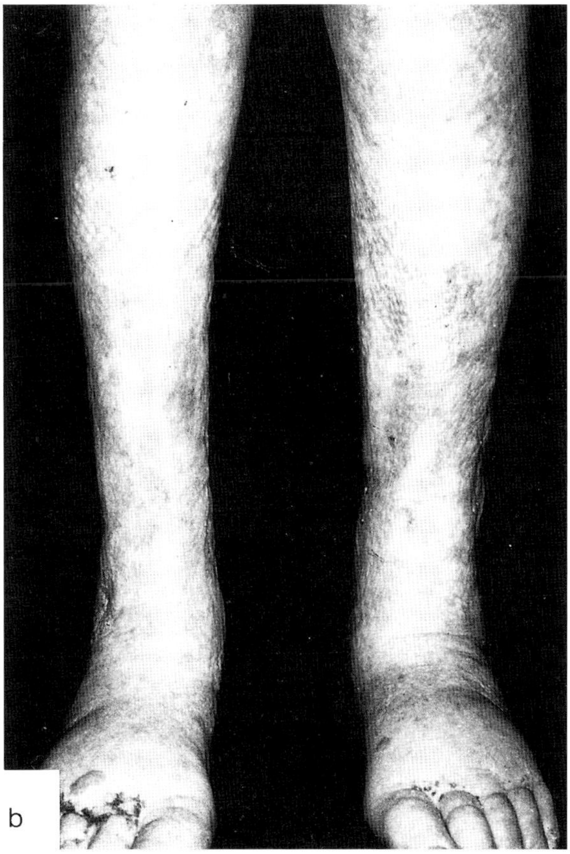
b

Abb. 2a, b. 88jährige Patientin mit seit über 20 Jahren bestehenden Gamaschen-Ulzera beidseits. Zustand nach Beckenvenenthrombose rechts und Entfernung eines Fibrosarkoms an der Wade rechts; rezivierende Unterschenkel-Erysipele bds.; **a** präoperativ, **b** postoperativ nach 2 1/2 Jahren auf. Von den 8 im Jahre 1995 Operierten (Nachbeobachtung 20 Monate) waren bei 7 die Ulzera abgeheilt, ein Patient hatte ein Ulkusrezidiv.

Sämtliche 18 Patienten waren mit dem Operationsergebnis sehr zufrieden. 10 gaben bei genauerem Nachfragen geringgradige Veränderungen der Sensibilität im transplantierten Bereich an; dies wurde jedoch nicht als störend bezeichnet.

Besprechung

Operative Maßnahmen am Ulkus und in der Ulkusumgebung wurden schon seit vielen Jahrhunderten durchgeführt (Übersicht bei [13]). Ein entscheidender Durchbruch bei den in der (indurierten) Ulkusumgebung angreifenden Operationsmethoden gelang mit dem Anfang der 80er Jahre von Hach im deutschen Sprachraum propagierten Verfahren der *paratibialen Fasziotomie* [3]. Diese Methode fand – nach anfänglicher Skepsis – eine weite Verbreitung [18, 19], erwies sich jedoch nur bei umschriebenen, medial gelegenen venösen Ulzera erfolgreich. Bei am Außenknöchel gelegenen Ulzerationen wurde eine laterale *Muskeltranspositionsplastik*, bei großflächigen zirkulären Ulzera die krurale Fasziektomie mit nachfolgender Hautverpflanzung empfohlen [4].

In den letzten Jahren wurde über gute Erfahrungen insbesondere mit dem letzteren Verfahren berichtet [14]; es entspricht der *Ulkus-Narben-Faszienexzision* [7]. Durch die Entfernung der mit der Subkutis verwachsenen Faszie wird das oberflächliche und das tiefe dorsale Unterschenkelkompartment eröffnet. Dies wird als wesentlich erachtet, da einem chronischen Kompartmentsyndrom bzw. einem venösen supramalleolären Konstriktionssyndrom des Unterschenkels eine pathogenetisch entscheidende Bedeutung bei der Ulkusentstehung bzw. -persistenz beigemessen wird [8]. Untersuchungen der Kompartmentdrücke prä- und postoperativ haben in der Tat ergeben, daß nach Fasziotomie bzw. Faszienresektion ein Druckabfall bzw. eine Normalisierung in den oberflächlichen und tiefen Muskelkompartimenten nachweisbar ist [6, 14]. Ob Operationsverfahren mit Eröffnung der Faszie einen besseren Heilungserfolg haben als Verfahren ohne Faszieneröffnung, ist derzeit Gegenstand einer vergleichenden Untersuchung durch die Klinik für Dermatologie und Venerologie in Lübeck und die William-Harvey-Klinik in Bad Nauheim.

In Lübeck hat sich bei großflächigen supramalleolär gelegenen Ulzera und insbesondere bei den Gamaschenulzera die flächenhafte Ulkus- und Dermatoliposklerose-Abtragung ohne Faszieneröffnung in Form der *Shave-Therapie* gut bewährt [13]. Sie kann auch bei inframalleolär gelegenen Ulzera angewandt werden, da als Folge der ausgeprägten CVI die Bisgaard'sche-Kulisse verschwindet und man auch retromalleolär einen abgerundeten Extremitätenanteil vorfindet. Daher läßt sich die Shave-Therapie auch in unmittelbarer Umgebung der Achillessehne anwenden.

Bei diesem Verfahren werden schichtweise die obersten, trophisch am meisten veränderten Gewebeanteile entfernt; die Abtragung wird solange fortgesetzt, bis in der Tiefe palpatorisch weich(er)es und makroskopisch besser durchblutetes Gewebe gefunden wird. Dies kann sowohl mit einem Elektrodermatom als auch mit einem Handdermatom durchgeführt werden. Es hat sich jedoch gezeigt, daß mit letzterem deutlich schneller und mit wesentlich mehr Gefühl gearbeitet werden kann. Auf den geeignete(re)n Wundgrund werden in derselben Sitzung gemeshte Spalthauttransplantate aufgebracht. Durch die Shave-Therapie erfolgt somit eine *Verlagerung der Wundheilung* von einem mehr oberflächlich gelegenen Areal mit ausgeprägten trophischen Störungen in ein tiefer gelegenes Areal mit wesentlich geringeren Störungen der Mikrozirkulation.

Die *Verbesserung der Mikrozirkulation* konnte bei den ersten 8 Patienten (10 Beine) 3 Monate postoperativ nachgewiesen werden. Signifikante Unterschiede zum präoperativen Befund fanden sich beim Laser-Doppler-Flux, beim transkutan gemessenen Sauerstoffpartialdruck bei 44 °C Elektrodentemperatur und beim intrakutan gemessenen Sauerstoffpartialdruck [13].

Die Shave-Therapie unterscheidet sich somit prinzipiell von der sogenannten Anfrischung des Wundgrundes, z. B. mittels Dermabrasion; dabei wird lediglich der Wundgrund planiert, ohne die darunter befindliche und pathogenetisch entscheidende Sklerose zu beseitigen. Dasselbe gilt für die plastische Ulkusdeckung nach konservativer Vorbehandlung des Wundgrundes, die ebenfalls schnell und häufig Rezidive aufweist [15].

Die Shave-Therapie sollte möglichst durch weitere operative Maßnahmen ergänzt werden, welche die pathologischen Refluxes vermindern helfen. Dies kann in Einzelfällen die Entfernung oberflächlicher oder die Unterbindung bzw. Dissektion transfaszialer Venen sein. Zur Prophylaxe einer erneuten Induration bzw. eines Ulkusrezidivs bei der ja nur symptomatisch behandelten tiefen Veneninsuffizienz ist auf jeden Fall weiterhin eine *konsequente Kompressionstherapie* notwendig. Unsere bisherigen Nachkontrollen zeigten, daß es nach mehreren Monaten bzw. Jahren zu einer erneuten Dermatosklerosebildung – und vereinzelt auch zu einem Ulkusrezidiv – im Transplantatbereich kommt.

Die von einigen Patienten erst bei genauem Nachfragen angegebenen *postoperativen Komplikationen* in

Form geringgradiger Sensibilitätsstörungen im Transplantatbereich wurden als nicht störend bezeichnet. Sie entsprechen den Veränderungen, wie sie z. B. auch nach Melanomoperationen am Unterschenkel mit Tumorexzision bis zur Faszie und anschließender Spalthautdeckung gesehen werden.

Aufgrund eigener Erfahrungen mit ersten Langzeitergebnissen bei Nachbeobachtungen von inzwischen bis zu 3 1/2 Jahren kann gesagt werden, daß die Shave-Therapie bei konservativ „ausbehandelten Ulkus-Problempatienten" eine wesentliche Erweiterung des therapeutischen Spektrums bietet. Aufgrund zum Teil spektakulärer Heilungserfolge wurde das Verfahren - von einigen uns Patienten zuweisenden Ärzten - als der größte Fortschritt in der Therapie der CVI der letzten 10 Jahre bezeichnet.

Literatur

1. Gallenkemper G, Bulling BJ, Kahle B et al. (1996) Leitlinien zur Diagnostik und Therapie des Ulcus cruris venosum. Phlebol 25: 254–258
2. Galli KH, Wolf H, Paul E (1992) Therapie des Ulcus cruris venosum unter Berücksichtigung neuerer pathogenetischer Gesichtspunkte. Phlebol 21: 183–187
3. Hach W, Vanderpuye R (1985) Operationstechnik der paratibialen Fasziotomie zur Behandlung des chronisch-venösen Stauungssyndroms bei schwerer primärer Varikose und beim postthrombotischen Syndrom. medwelt 36: 1616–1618
4. Hach W (1994) Operative Therapie. In: Rabe E (Hrsg) Grundlagen der Phlebologie. Kagerer Kommunikation, Bonn, S 193–219
5. Kirsner RS, Pardes JB, Eaglstein WH, Falanga V (1993) The clinical spectrum of lipodermatosclerosis. J Am Acad Dermatol 28: 623–627
6. Langer C, Fuhrmann J, Grimm H, Vorpahl U (1995) Orthostatische Kompartmentdruckmessung nach endoskopischer Fasziotomie. Phlebol 24: 163–167
7. Lehnert W, Winter H, Bellmann KP (1993) Radikale Ulkus-Narben-Faszienexzision bei schweren und schwersten Formen der chronischen Bein-Beckenveneninsuffizienz. Tagungsbericht der Deutschen Dermatologischen Gesellschaft. Zentralbl Haut Geschl Kr 162 [Suppl]: 204
8. Pflug JJ (1995) Operative Behandlung des supramalleolären medialen Konstriktionssyndroms bei nicht oder schlecht heilenden Ulcera cruris venosa. Phlebol 24: 36–43
9. Roszinski S, Köser T, Wilhelm KP, Schmeller W (1993) Untersuchungen der Oxygenierung von Dermis und Subkutis bei Dermatoliposklerose. Vasa 22/4: 297–305
10. Schmeller W, Rosenthal N, Gmelin E, Tichy P, Busch D (1989) Computertomographische Untersuchungen der Unterschenkel bei Patienten mit chronischer Veneninsuffizienz und arthrogenem Stauungssyndrom. Hautarzt 40: 281–289
11. Schmeller W, Gmelin E, Rosenthal N (1989) Veränderungen des Retromalleolarraums bei chronisch venösem und arthrogenem Stauungssyndrom. Ergebnisse computertomographischer und magnetresonanztomographischer Untersuchungen. Phlebol Proktol 18: 175–181
12. Schmeller W, Maack A (1990) Multilokuläre Sauerstoffpartialdruckmessung („oxygen mapping") an der unteren Extremität Venengesunder und Venenkranker. Akt Dermatol 16: 181–186
13. Schmeller W, Roszinski S (1996) Shave-Therapie zur operativen Behandlung persistierender venöser Ulzera mit großflächiger Dermatoliposklerose. Hautarzt 47: 676–681
14. Schwahn-Schreiber C (in Vorbereitung) Chirurgische Therapie persistierender Ulcera crurum venosa unter besonderer Berücksichtigung der Fasziektomie. Phlebol
15. Sebastian G (1994) Die Rolle der Hauttransplantation im Behandlungsplan venöser (postthrombotischer) Ulzera cruris. Wien Med Wochenschr 144: 269–272
16. Stieler W, Hoffmann K, Stadler R (1993) Phlebochirurgische Maßnahmen bei venösen Ulcera cruris. H+G 68: 223–229
17. Tronnier M, Schmeller W, Wolff HH (1994) Morphological changes in lipodermatosclerosis and venous ulcers: light microscopy, immunohistochemistry and electron microscopy. Phlebology 9: 48–54
18. Vanscheidt W, Peschen M, Kreitlinger J, Schöpf E (1994) Paratibial fasciotomy. A new approach for treatment of therapy-resistant venous leg ulcers. Phlebol 23: 45–48
19. Vanderpuye R (1994) Die paratibiale Fasziotomie. Wien Med Wochenschr 144: 262–263
20. Welzel J, Schmeller W, Plettenberg A (1994) Dermatoliposklerose in der 20 MHz-Sonographie. Hautarzt 45: 630–634

Rationelle Methoden der Defektdeckung in der Praxis

H. Schulz

Einleitung

In eigener Hautarztpraxis mit einem Einzugsgebiet von mehr als 50 000 Einwohnern wurden mit steigender Tendenz pro anno durchschnittlich 155 maligne Hautveränderungen operativ versorgt. Über 70 % aller technisch aufwendigen dermatochirurgischen Eingriffe konnten ambulant, entweder in der Praxis oder in einem nahegelegenen Krankenhaus-OP vorgenommen werden. Etwa 200 gutartige Tumoren im Jahr erforderten umfangreichere chirurgische Maßnahmen. Hierbei fand in weniger als 5 % der Fälle eine Behandlung im Krankenhaus-OP statt. Dank der vermehrten öffentlichen Aufklärungsarbeit von Hauttumorzentren und Medien wird bei betroffenen Patienten immer häufiger der Wunsch geweckt, sich vorsorglich einer gründlichen dermatologischen Untersuchung zu unterziehen, um möglichst frühzeitig verdächtige Läsionen zu erkennen und entfernen zu lassen. Da in der Praxis eines Niedergelassenen der Zeitfaktor eine wesentliche Rolle spielt, wurden verschiedene „zeit- und gewebesparende" Varianten der Exzisions-, Deckungs- und Nahtverfahren praktisch erprobt mit dem Ziel, dem operierenden Kollegen Vorschläge für ein optimiertes und rationelles Prozedere zu vermitteln.

Allgemein bekannte Methoden zur rationellen Defektdeckung

V-Y-Entlastungsplastik

Die V-Y-Plastik zur Gewinnung verschiebbaren Gewebes, bei zu starker Wundrandspannung eines primären Verschlusses, ist ein seit langem geübtes dermatochirurgisches Verfahren. Die V-förmige Entlastungsinzision läßt sich uni- oder bilateral anlegen. Wenn der Winkel des „V" 90° nicht wesentlich unter- oder überschreitet und der Abstand der Inzisionsschenkel vom elliptischen, horizontal verlaufenden Exzisionsareal etwa der größten Exzisionsbreite entspricht, genügt eigentlich immer die zeitsparende unilaterale Methode, z. B. am Unterarm [6, 7, 8].

Rhomboidlappen

In Gesichtsregionen besaßen Rhomboid-Plastiken gegenüber anderen Deckungsverfahren den Vorteil einer Flächenverringerung der zu transponierenden Haut. Die Dufourmentel-Technik war insofern dem Limberg-Lappen überlegen, als die maximale Lappenspannkraft sich über ein größeres Areal verteilte, was auch die dog-ear-Neigung verringerte. Die Richtung der maximalen Lappen-Spannkraft, erprobt am Papier- oder noch besser am Tierhautmodell, sollte möglichst senkrecht auf den Hautentspannungslinien (RSTL) stehen. Mit der entsprechenden Pfeilrichtung versehene Schablonen auf Klarsichtfolie dienten der Erleichterung einer Lappenplanung [3, 4, 8].

Präaurikuläre Vollhauttransplantation

Defekte von knorpel- oder knochengestützten Geweben, z. B. Nase, Ohrmuschel, boten ideale Voraussetzungen für eine präaurikuläre Vollhauttransplantation. Technisch und zeitlich sehr aufwendige Verfahren waren hierdurch häufig zu umgehen. An dieser Stelle zu betonen ist die unbedingte Notwendigkeit der lückenlosen Kontrolle einer vollständigen Tumorentfernung durch die 3-D-Histologie, am rationellsten mittels der von Breuninger und Holzschuh [1] entwickelten „Flundertechnik".

Zur Methodik der Transplantation: der Tumor wird bis auf das Perichondrium bzw. Periost kreisrund oder ovalär exzidiert. Eine präaurikuläre Transplantatentnahme erfolgt ellipsenförmig, im nichtbehaarten Areal, vor dem Tragus. Auf einer feuchten Kochsalzkompresse als Unterlage wird mit feiner gebogener und spitzer Schere das subkutane Fett vom Transplantat abpräpariert. Anschließend schneidet man die entnommene Vollhaut mit dem Skalpell zu, etwa 80 % der Defektgröße entsprechend. Das Einnähen des Transplantates geschieht mittels Allgöwer-Rückstichnaht. Der Knoten liegt jeweils im fixierten Hautbereich. Ein Einbinden von Kompressen ist an der Nase oder Ohrmuschel unnötig. Hierdurch wäre eine Kontrollmöglichkeit während der ersten kritischen

Tage (Hämatom, Serom, Infektion!) des Anwachsens erschwert [7, 8]. Nachbeobachtungszeiten von mehr als 10 Jahren liegen vor. Störende Narben oder funktionelle Nachteile wurden nicht beobachtet.

Neuere Methoden zur rationellen Exzisions-, Naht- und Deckungstechnik

„Defektverkleinernde" gebogene T-Plastik

Eine selbst entwickelte „zeit- und gewebesparende" Deckungsmethode stellte die sogenannte defektverkleinernde gebogene T-Plastik dar. Der Eingriff bestand aus der Kombination einer Dreieckennaht mit einem kleinen Rotationslappen. Hierbei unterminiert man den dreieckförmigen Exzisionsdefekt im Bereich des äußeren Winkels. Die kurze Dreieckseite ist sodann im Sinne eines Rotationslappens bogig zu verlängern. Eine Ecknaht, von der langen Inzisionslinie im unterminierten Winkel ausgehend, erfaßt subepidermal die Rotationslappenspitze und endet als Rückstichnaht im gegenüberliegenden Wundrand am Ausgangspunkt. Der Narbenverlauf gestaltet sich gebogen T-förmig. Das Adjektiv „defektverkleinernd" umschreibt die Tatsache, daß das Exzisionsareal zum Teil primär verschlossen wird und der Restdefekt durch Umgebungsmobilisation, die einen verhältnismäßig kleinen Lappen benötigt, zu decken ist. Der Einsatz dieser Methode ist vor allem sinnvoll am Handrücken, im Bereich des äußeren und inneren Augenwinkels, am seitlichen Nasenabhang und in der Retroaurikularregion (Abb. 1).

Entgegen der allgemeinen Annahme besitzt die Haut des Handrückens, obwohl von der Unterlage leicht in Falten abhebbar, relativ geringe verschiebbare Partien, so daß bei Lappenplastiken oft eine Spalthauttransplantation des Sekundärdefektes erforderlich wäre. Die Technik der gebogenen T-Plastik erleichtert die Schließung der Exzisatfläche, indem sich der Umfang der zu mobilisierenden Partien verkleinert, Spannungsentlastung die Gefahr einer Lappenspitzennekrose verringert und die Neigung zur dog-ear-Bildung minimiert.

Ebenso wie die primäre Dreiecknaht bei der gebogenen T-Plastik hat sich ein sukzessives Vorgehen bewährt, z. B. im Bereich des seitlichen Nasenabhangs und im Nasen-Augenwinkel. Hierbei wird zunächst die kraniale Ecke, gebildet aus der langen und einer kurzen Dreieckseite, verkleinert und anschließend der Rotationslappen geschnitten [8].

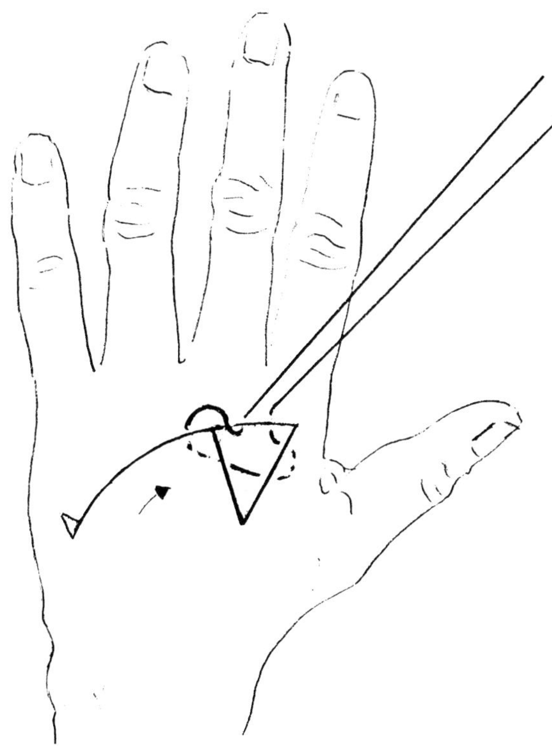

Abb. 1. „Defektverkleinernde" gebogene T-Plastik am Handrücken

Dzubow-Variante von Nahlappen

Diese Technik unterscheidet sich von der gebogenen T-Plastik dadurch, daß die Größe des primären Exzisionsareals vor der endgültigen Deckung nicht reduziert wird. Die proximale Schnittlinie, z. B. eines Rotationslappens, ist dabei stufenförmig über das Exzisionsdreieck hinaus zu verlängern, ausgehend von der langen Dreieckseite. Mit diesem Kunstgriff verringert sich die maximale Spannkraft im Lappen und die Gefahr von Lappenspitzennekrosen wird gebannt [3, 4, 8].

Schräg verlaufende horizontale Dermalnaht und Scheitelpunkt-Hautnaht

Die von Stewart [9] vorgeschlagene Technik der horizontalen Dermalnaht dient einer Verkürzung der Exzisionslinie und einer Verringerung der Narbenbildung. Sie ist zeitsparend und minimiert Komplikationen. Wichtigste Indikationen sind Runddefekte bis zu 2 cm im Durchmesser an Wangen, Nacken, Stirn, Präaurikularregion und Oberlippe. Bei der Planung unterteilt man den Runddefekt mittels Farbstiftstrich („apex line") im Verlauf der Hautentspannungslinien (RSTL) in zwei Hälften. Nach der Tumorexzision wird, im Zentrum der Wunde beginnend, eine atraumatische Nadel mit resorbierbarem Faden 1 bis 2 mm vom Wundrand entfernt, von unten kommend, in schräg ansteigendem Verlauf U-förmig durch die Dermis geführt. Die Nadel tritt in Höhe der papillären Dermis am oberen Wundpol aus und bewegt sich spiegelbildlich horizontal U-förmig durch den gegenüberliegenden Wundrand. Das Zusammenziehen und Verknoten des Fadens erfolgt in Wundmitte. Mögliche Hauttaschenbildungen lassen sich mittels der Scheitelpunkt-Hautnaht ausgleichen.

Im 45°-Winkel zur Scheitelpunktlinie und 3 bis 4 mm vom Wundrand entfernt, führt man die Nadel in die Dermis, etwas parallel zur Linie, dann durch die papilläre Dermis der Hauttasche, spiegelbildlich zur anderen Seite zurück durch die Haut und verknotet den Faden an der Oberfläche. Hierbei zieht sich die dog-ear-Bildung zurück [5].

Aus der gering verschieblichen Haut des Handrückens war ein 2cm im Durchmesser messender Defekt für diese Technik bereits zu groß. In dieser Region eignete sich die gebogene T-Plastik besser. Über der Klavikula beispielsweise bereitete die horizontale Dermalnaht auch bei größeren Defekten keine Probleme.

Rationeller Einsatz des Ringskalpells

Das Ringskalpell der Firma Stiefel, mit Durchmessern von 4 und 7 mm, hat sich in Problemlokalisationen außerordentlich gut bewährt. Neben den von Breuninger [2] aufgeführten Indikationen, z.B. En-bloc-Exzisionen kleiner epithelialer Hauttumore und Nävuszellnävi mit Durchmessern < 5 mm und geringem vertikalen Wachstum, wurde das Gerät vor allem bei kleinen Tumoren der Interdigitalräume und bei atrophischen Rundnarben des Gesichtes eingesetzt. Die auch zur Tiefe hin messerscharf abgetragenen Exzisate ermöglichten eine lückenlose dreidimensionale histologische Aufarbeitung.

Auflichtmikroskopische Randkontrolle

Eine unmittelbar vor der Exzision praktizierte auflichtmikroskopische Randkontrolle ermöglichte bei sämtlichen, in der Praxis operativ behandelten Basaliomen die sichere Entfernung in toto. Als Kontrollbereich diente eine Strichmarkierung, ca. 2 mm von der klinisch sichtbaren Basaliomgrenze entfernt. Mit dem 80fach vergrössernden Auflichtmikroskop wurden grenzüberschreitende Basaliomanteile gut identifiziert (typische Gefäßmerkmale, Pigmentanomalien, Keratosen) und anschließend in den Exzisionsbereich einbezogen. Die Einteilung der runden oder ovalären Exzisatflächen in Segmente nach Art eines Zifferblattes erwies sich als praktikabel.

In schwieriger zugänglichen Lokalisationen, z.B. Interdigitalräumen, erfolgten die auflichtmikroskopischen Randkontrollen am Exzisat. Glatte Schnittränder nach Ringskalpellexzision erleichterten die Beurteilung. Selbstverständlich ersetzt die auflichtmikroskopische Methode nicht die am Exzisat zu erfolgende 3-D-Histologie. Zur besseren Absicherung eines ausreichenden Exzisionsabstandes in der Horizontalebene hat sich die Auflichtmikroskopie hervorragend bewährt (Abb. 2).

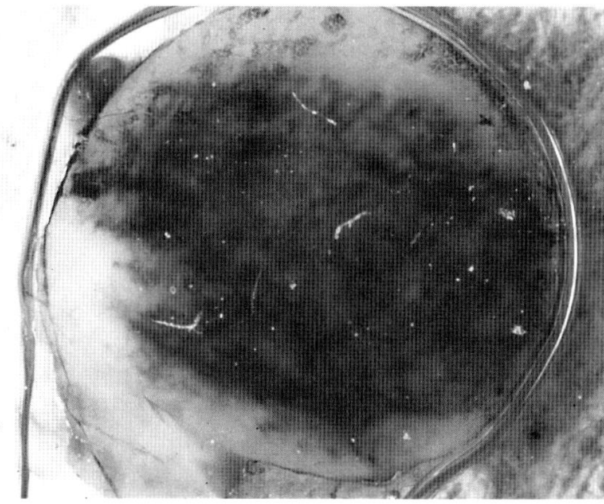

Abb. 2. Auflichtmikroskopische Randkontrolle eines Ringskalpell-Exzisates aus dem III.Interdigitalraum des Fußes (Compoundnävus, nach rechts randüberschreitend)

Zusammenfassung

Bei der allgemein zunehmenden Inzidenz maligner Hauttumoren und dem wachsenden Bedürfnis der Patienten, sich von einem fachkompetenten, qualifizierten Dermatologen behandeln zu lassen, stellte sich die Frage nach der risikoärmsten, rationellsten und zeitsparendsten praxisfähigen Defektdeckungsmethode. Von den bereits seit langem und allgemein bekannten Techniken waren für die ambulante Praxis folgende besonders geeignet: V-Y-Entlastungsplastiken, Rhomboidlappenplastiken, präaurikuläre Vollhauttransplantationen. Zu den neueren bewährten Methoden gehörten: die selbst entwickelte „defektverkleinernde" gebogene T-Plastik, die Dzubow-Variante von Nahlappenplastiken und gewebesparende Eingriffe nach Stewart wie die schräg verlaufende horizontale Dermalnaht und die Scheitelpunkt-Hautnaht. Neu erprobt wurde der Einsatz des Ringskalpells und die präoperative auflichtmikroskopische Schnittrandkontrolle vor der Basaliomexzision.

Literatur

1. Breuninger H, Holzschuh J (1994) Die lückenlose histologische Darstellung der Schnittränder eines Hauttumorexzisates (3-D-Histologie) in einer Schnittebene mittels der „Flundertechnik". Akt Dermatol 20: 7–10
2. Breuninger H (1996) Zum Einsatz der Ringkürette (Ringskalpell) in der Dermatologie. Dtsch Derm 44: 366–369

3. Dzubow LM (1987) The dynamics of flap movement : effect of pivotal restraint on flap rotation and transposition. J Dermatol Surg Oncol 13: 1348–1353
4. Dzubow LM (1991) Flap dynamics. J Dermatol Surg Oncol 17: 116–130
5. Haneke E (1994) Developments and techniques in general dermatologic surgery. In : Dahl MV, Lynch PJ (eds) Current opinion in dermatology. Current Science, Philadelphia, pp 145–151
6. Kaufmann R, Landes E (1992) Dermatologische Operationen. Thieme, Stuttgart New York
7. Petres J, Rompel R, Robins P (1996) Dermatologic surgery. Springer, Berlin Heidelberg New York Tokyo
8. Schulz H, Altmeyer P, Stücker M, Hoffmann K (1997) Ambulante Operationen in der Dermatologie. Hippokrates, Stuttgart
9. Stewart JB (1992) Tissue sparing repair: a new approach to shorten excisional lines. J Dermatol Surg Oncol 18: 822–826

Dermatohistologie

Qualitätssicherung in der Dermatohistologie

E. Haneke, H.-J. Schulze

Einleitung

Die Dermatohistologie ist in Deutschland praktisch ebenso alt wie die Dermatologie als selbständiges Fach. Sowohl in Deutschland als auch international ist Paul Gerson Unna mit seinen Werken *Die Histopathologie der Hautkrankheiten* (1894) und *Histologischer Atlas zur Pathologie der Haut* (1910) als der Begründer einer wissenschaftlich fundierten Dermatohistologie anzusehen. Im deutschsprachigen Raum finden sich noch viele Dermatologen, die sich um die histologische Untersuchung von Hautkrankheiten verdient gemacht haben; um nur einige Lehrbuchautoren zu nennen: Albert Jesionek (*Biologie der gesunden und kranken Haut,* 1916), Walter Frieboes (*Grundriß der Histopathologie der Hautkrankheiten,* 1921), Josef Kyrle (*Vorlesungen über Histo-Biologie der menschlichen Haut und ihre Erkrankungen* I/1925, II/1928) Oscar Gans und Gerd Klaus Steigleder (*Histologie der Hautkrankheiten,* 2. Aufl., 1955), Richard Frühwald und Werner Höfer (*Histologie der Hauterkrankungen. Ein Atlas für Studierende und Ärzte,* 1958), Heinz Gartmann und Helmut Tritsch (*Histopathologie der Haut, ein Lehrbuch der speziellen pathologischen Anatomie,* 1968), Urs W. Schnyder (*Haut und Anhangsgebilde. Spezielle Histopathologie,* 1973), Theodor Nasemann und Mitarbeiter (*Histopathologie der Haut,* 1982), Günter Burg und Otto Braun-Falco (*Lymphomas of the Skin,* 1983), aber auch die infolge unglückseliger Umstände emigrierten Dermatologen Walter Lever (*Histopathology of the Skin,* 7 Auflagen, 1949–1990) und Hermann Pinkus (*A Guide to Dermatohistopathology,* 1969) [3–16]. Darüber hinaus gibt es noch viele weitere, in die Geschichte der Dermatologie eingegangene Forscher, die wertvolle Beiträge zur Morphologie und zum Verständnis von Hautkrankheiten geliefert haben. In jüngster Zeit sind dank internationaler Kooperation mehrere von österreichischen und deutschen Autoren zusammen mit amerikanischen Autoren herausgegebene Werke erschienen. Bis jetzt hat sich die Dermatohistologie im deutschen Sprachraum im europäischen Vergleich hervorragend entwickelt. Mit Recht kann man behaupten, daß die moderne Dermatologie zum großen Teil auf den Ergebnissen der histologischen Untersuchungen unserer dermatologischen Vorväter begründet ist, auch wenn heute in der Forschung die Untersuchungen in „weniger statischen" Methoden, z.B. der Immunologie, dominieren. Es ist nicht übertrieben festzustellen, daß die histologische Untersuchung von Biopsien und Exzisaten die für die Dermatologie bei weitem wichtigste Laboruntersuchung in der Praxis darstellt und auch in mit wissenschaftlichen Laboratorien reichlich ausgestatteten Universitätskliniken für die Diagnostik von Hautkrankheiten unerläßlich ist.

Anforderungen an die in der Dermatohistologie tätigen Dermatologen

Damit die Histologie innerhalb der Dermatologie ihre überragende Stellung behalten kann, müssen die sie Ausführenden ebenso wie die sie Veranlassenden einige Grundvoraussetzungen erfüllen.

Die Dermatohistologie ist eine klinische Labormethode. Sie setzt profunde Kenntnisse der klinischen Dermatologie beim Histologen voraus. Es ist kaum vorstellbar, daß der Histologe am Schnittpräparat Krankheitsbilder erkennen kann, die ihm nicht auch klinisch bekannt oder zumindest aus seiner täglichen Beschäftigung mit dem Patienten als Differentialdiagnose oder vom Studium großer Lehr- und Handbücher und der wissenschaftlichen Literatur vertraut sind. Selbstverständlich ist es erforderlich, daß der klinisch tätige Dermatologe weiß, wo innerhalb der Haut sich der von ihm vermutete Krankheitsprozeß abspielt. Ebenso ist es auch wünschenswert, daß der biopsierende und einsendende Kollege Grundkenntnisse der dermatologischen Histologie besitzt, damit der Histologe das erforderliche Biopsiematerial in der notwendigen guten Qualität erhält. Andernfalls ist die histologische Diagnostik oft erschwert, in ihrer Aussagekraft eingeschränkt, oder eine zuverlässige Diagnose ist überhaupt nicht möglich [1].

Die Arbeitsgruppe „Qualitätssicherung in der Dermatohistologie" der Arbeitsgemeinschaft für Dermatologische Histologie (ADH) der Deutschen Dermatologischen Gesellschaft hat unter der Leitung von H.-J. Schulze, damals noch in Köln, in Zusammenarbeit mit H. Kutzner, Friedrichshafen, P. Kind, München, G. Kolde, Berlin, C. Schmoeckel, München, und W. Weyers, Gießen, ein Diskussionspapier mit „Empfehlungen zur Durchführung der Qualitätssicherung in Dermatohistologie" erarbeitet. *Es definiert die Dermatohistologie als Beurteilung und diagnostische Zuordnung mikromorphologischer Veränderungen der Haut (Epidermis, Dermis, subkutanes Fettgewebe, Hautanhangsgebilde, angrenzende Schleimhäute) und Hoden (im Rahmen der andrologischen Fertilitätsdiagnostik) durch Fachärzte für Dermatologie und Venerologie.*

Die Qualitätssicherung in der dermatologischen Histopathologie verbessert die medizinische Versorgung und dient somit allein den Interessen der Patienten. Ein gleichmäßig hoher Standard bei der Beurteilung mikromorphologischer Veränderungen der Haut und ihrer Adnexe kennzeichnet eine leistungsfähige Dermatohistologie. Nur die gleichbleibend hohe Sicherheit in der Diagnostik von Hautkrankheiten wird dem Anspruch gerecht, Grundlage einer wissenschaftlich begründeten, optimalen Behandlung zu sein. Dieser Standard wird nur erreicht durch laufende kritische ärztliche Kooperation zwischen Einsender und Histologen, kontinuierliche Fort- und Weiterbildung und die Bereitschaft des Histologen zur Korrektur und Selbstkritik. Die Bedeutung der Kooperation von Einsender und Histologen für die Qualitätsverbesserung kann nicht hoch genug eingeschätzt werden.

Bereiche der Qualitätssicherung

Die Qualitätssicherung der dermatologischen Histologie umfaßt 3 Bereiche:

- Sicherung der Strukturqualität,
- Sicherung der Prozeßqualität,
- Sicherung der Ergebnisqualität.

Strukturqualität

Hinsichtlich der Strukturqualität sind die dem jeweiligen Stand der Wissenschaft und Technik entsprechenden Rahmenbedingungen bezüglich Qualifikation von Ärzten, technischem Personal und Laborausstattung sicher zu stellen.

Die personelle Struktur eines dermatohistologischen Labors umfaßt medizinisch-technische Assistentinnen, die spezielle Kenntnisse der Probleme der Bearbeitung von Proben der Haut, angrenzenden Schleimhäute, Hautanhangsgebilde und ggf. Hoden, aller wichtigen Färbeverfahren und zunehmend auch von fluoreszenzmikroskopischen und immunhistochemischen Techniken haben, sowie von Fachärzten für Dermatologie und Venerologie mit spezieller Ausbildung und Erfahrung in der dermatologischen Histologie. Es ist anzustreben, daß der Nachweis der Kompetenz für den in der Dermatohistologie tätigen Hautarzt bald wieder in der Weiterbildungsordnung unseres Faches festgeschrieben wird; die jetzige Forderung von lediglichem Erwerb von Kenntnissen in der mikroskopischen Untersuchung von Hautkrankheiten ohne die Forderung nach eingehenden Kenntnissen, die auch nachgewiesen werden müssen, ist für unser Fach nicht mehr ausreichend.

Die histologische Beurteilung beruht auf einer klinisch-pathologischen Korrelation. Das bedeutet für den Histologen, daß er über Anamnese, Befund, Diagnose und eventuelle Differentialdiagnosen, vorausgegangene Therapien und Prozeduren informiert sein sollte und selbst eine Diagnose stellen sowie ebenfalls Hinweise zu möglichen Differentialdiagnosen und eventuell zur Therapie geben muß. Darüber hinaus muß er die Indikation zu weitergehenden immunhistochemischen und/oder fluoreszenzmikroskopischen Untersuchungen im Einzelfall sowie für gänzlich andere klinische und paraklinische Untersuchungsmethoden stellen können. Die Ausstattung eines dermatohistologischen Labors muß die Bearbeitung aller Biopsien und Exzisionen auch unter dem Gesichtspunkt einer eventuellen späteren immunhistologischen Untersuchung ermöglichen.

Prozeßqualität

Die Prozeßqualität in der Dermatohistologie bestimmt die Abläufe der methodischen und diagnostischen Maßnahmen.

Die Sicherung der technischen Prozeßqualität soll histologische Schnitte gleichbleibend guter Qualität garantieren. Die ADH hat zur Realisierung dieser Forderung zunächst freiwillige, jährliche Ringversuche vorgeschlagen, bei denen die Teilnehmer frisch fixierte Hautbiopsien erhalten, von denen sie in ihrem Labor Schnitte anfertigen. Die technische Qualität dieser Schnitte wird im Referenzlabor überprüft. Bei mangelhafter Schnittqualität erhält das Labor Hinweise zur Mängelbeseitigung. Die Durchführung der Ringversuche obliegt dem Ringversuchsleiter und einem Expertengremium aus in der Praxis und in der Klinik tätigen Dermatohistologen (Mitgliedern der Qualitätssicherungskommission).

Die diagnostische Qualitätssicherung umfaßt die Aufarbeitung und Untersuchung von Biopsien unter Anwendung der dazu geeigneten und standardisierten Präparations- und Färbeverfahren, die Beschreibung der für die Diagnose wichtigen mikroskopischen Befunde und die Formulierung der sich daraus ergebenden histologischen Diagnose und eventuell Differentialdiagnose(n). Auch der Grad der diagnostischen Sicherheit ist dabei anzugeben; oft sind die mikroskopisch erkennbaren Veränderungen nicht eindeutig einer speziellen Diagnose zuzuordnen oder die im Schnittpräparat vorhandenen Veränderungen sind nicht pathognomonisch. Der Dermatohistologe muß dann dafür sorgen, daß sein Befund nicht überinterpretiert wird, und er sollte für Rückfragen und Anregungen seitens des Klinikers immer offen sein. Zur Sicherheit sind formalinfixiertes Restmaterial für mindestens 4 Wochen und in Paraffin eingebettete Gewebsblöckchen für mindestens 2 Jahre aufzubewahren, um auch später eventuell weiteren Fragen nachgehen zu können. Die berufsrechtlichen Bestimmungen fordern darüber hinaus die Aufbewahrung der schriftlichen Befunde und der histologischen Schnittpräparate über 10 Jahre. Auch die Mitarbeit an Diagnoseregistern, multizentrischen Studien, speziellen Arbeitsgemeinschaften, Krebsregistern und Statistiken dienen der Qualitätskontrolle.

Ergebnisqualität

Die Ergebnisqualität umfaßt die Prüfung der Ergebnisse der methodischen und diagnostischen Maßnahmen einschließlich ihrer Reproduzierbarkeit, z. B. durch Vergleich definierter Maßstäbe.

Zur laufenden Verbesserung der Ergebnisse der histologischen Untersuchung von Hautbiopsien ist eine kontinuierliche interne Fortbildung der medizinisch-technischen Mitarbeiter und der histologisch tätigen Ärzte erforderlich. Weiterhin sollten die MTAs die Gelegenheit zur Weiterbildung auch außerhalb des eigenen Labors erhalten, wobei sowohl neue Methoden als auch die „Routine" zu üben sind. Konferenzen am Diskussionsmikroskop und die gezielte Vorstellung der Patienten verbessern die klinisch-pathologische Korrelation, letzteres läßt sich besonders einfach in der Klinik realisieren. Das Anlegen von Schnittboxen mit allen dermatologischen Diagnosen – auch den „ganz banalen" und daher nur im Ausnahmefall biopsierten –, von besonders eindrucksvollen und instruktiven Fällen, selbst von Fehldiagnosen, die gelegentlich sehr charakteristisch sind, ist besonders für den Selbstunterricht von unschätzbarem Wert. Die Teilnahme an Schnittseminaren, Symposien, Tutorials und anderen klinisch-histologischen dermatologischen Veranstaltungen ist für den Dermatohistologen selbstverständlich. Geplant ist auch die Nutzung des Internets, um die bei den Schnittseminaren vorgestellten Fälle für alle Interessierten zugänglich zu speichern (W. Uehrlich, Bonn). Erste Versuche einer Telekommunikation auf dermatohistologischem Gebiet laufen bereits zwischen Duisburg und Friedrichshafen. Die schon erwähnte Mitarbeit bei Studien, Diagnose- und Krebsregistern und spezialisierten Arbeitsgemeinschaften erhöht weiterhin die Qualität.

Diagnostische Ringversuche und einzelne regionale Qualitätszirkel finden bereits statt. Für die Ringversuche erhält der Teilnehmer einmal jährlich ein Set mit 20 Schnittpräparaten zur Beurteilung. Bei Rücksendung wird ihm ein fertiges Antwortheft mit Erläuterungen zugesandt. Die Gebühren sind von den Teilnehmern zu tragen und umfassen lediglich die Herstellungs- und Versandkosten.

Zusammenfassung

Der Gesetzgeber hat die Qualitätssicherung in der Medizin zur Pflicht gemacht (SGB V, §§ 112, 113, 135–139). Die Durchführung wurde den Ärztekammern und der Kassenärztlichen Bundesvereinigung übertragen. Die Fachgesellschaften und ihre Arbeitsgemeinschaften haben die Aufgabe, vernünftige und praktikable Lösungen für eine sinnvolle, allgemein akzeptierte Qualitätssicherung zu erarbeiten. Da die Qualitätssicherung gesetzlich vorgeschrieben ist, sollte die Teilnahme an Qualitätssicherungsmaßnahmen schriftlich nachweisbar gemacht werden.

Die überragende Bedeutung der Dermatohistologie nicht nur für die klinische, sondern für die gesamte Dermatologie macht Maßnahmen für ihre Sicherung als Bestandteil der Dermatologie zwingend notwendig. Da die bereits 1995 einvernehmlich mit den Pathologen beschlossene Einführung einer „Fachkunde Dermatohistologie" in der Dermatologie leider kürzlich am Veto eines Präsidenten einer einzigen Landesärztekammer (der Pathologe ist) gescheitert ist, muß sie wieder fester in der Weiterbildungsordnung verankert werden. Vermittlung und Nachweis eingehender Kenntnis der Dermatohistologie müssen wieder gefordert werden. Auf längere Sicht ist zu überlegen, ob nicht im Interesse einer Harmonisierung für künftige „Dermatohistologen" von Dermatologen ein halbes Jahr Pathologie und für Pathologen ebenso ein halbes Jahr klinische Dermatologie vorgeschrieben werden sollte. Die Verweigerung der Dermatohistologie für Dermatologen aus finanziellen Gründen und Fachegoismus widerspricht dem Interesse unserer Patienten und sollte von der gesamten Ärzteschaft nicht unterstützt werden.

Qualtitätssicherung in der Dermatohistologie ist kein Selbstzweck. Sie dient der Erfassung und Überwindung eventueller Mängel. Deshalb gehört sie trotz der unablässig zunehmenden Belastung mit aufgezwungenen bürokratischen Aufgaben zur ärztlichen Tätigkeit [2]. Im Interesse unserer Patienten ist die Qualitätssicherung daher für alle Mitglieder der ADH eine Selbstverständlichkeit.

Literatur

1. Ackerman AB (1975) Biopsy: Why, when, where, how. J Dermatol Surg 1: 21–23
2. Bundesärztekammer (1996) 4. Gemeinsame Fachkonferenz „Qualitätssicherung" von Bundesärztekammer und Arbeitsgemeinschaft der Wissenschaftlichen Medizinischen Fachgesellschaften. Köln
3. Burg G, Braun-Falco O (1983) Lymphomas of the Skin. Springer, Berlin Heidelberg New York
4. Burgdorf WHC, Nasemann T, Jänner M, Schütte B (1984) Dermatopathology. Springer, New York Berlin Heidelberg Tokyo
5. Frieboes W (1921) Grundriß der Histopathologie der Hautkrankheiten. FCW Vogel, Leipzig
6. Gans O, Steigleder GK (1955) Histologie der Hautkrankheiten, 2. Aufl., Springer, Berlin Göttingen Heidelberg
7. Frühwald R, Höfer W (1958) Histologie der Hauterkrankungen. Ein Atlas für Studierende und Ärzte. JA Barth, Leipzig
8. Gartmann H, Tritsch H (1968) Histopathologie der Haut; in Staemmler M: Lehrbuch der speziellen pathologischen Anatomie. W de Gruyter, Berlin
9. Jesionek A (1916) Biologie der gesunden und kranken Haut. FCW Vogel, Berlin
10. Kyrle J (1925/1928) Vorlesungen über Histo-Biologie der menschlichen Haut und ihre Erkrankungen I, II. Springer, Wien Berlin
11. Lever W (1949) Histopathology of the Skin. Lippincott, Philadelphia London Montreal
12. Nasemann T, Jänner M, Schütte B (1982) Histopathologie der Hautkrankheiten. Springer, Berlin Heidelberg New York Tokyo
13. Pinkus H, Mehregan A (1969) A Guide to Dermatohistopathology. Appleton-Century-Crofts, New York
14. Schnyder UW (1973) Haut und Anhangsgebilde. Spezielle Histopathologie. In: Doerr W, Seifert G, Uehlinger E (Hrsg) Spezielle pathologische Anatomie Bd 7. Springer, Berlin Heidelberg New York
15. Unna PG (1894) Die Histopathologie der Hautkrankheiten. Hirschwald, Leipzig
16. Unna PG (1910) Histologischer Atlas zur Pathologie der Haut. Voss, Hamburg Berlin

Dermatologische Rehabilitation

Das Zusammenwirken von Niederlassung, Klinik und Rehabilitationseinrichtung in der Dermatologie

N. Sönnichsen

Im Gesundheitswesen der Bundesrepublik Deutschland vollziehen sich eine Reihe struktureller Veränderungen, die nicht nur aus dem zunehmenden wirtschaftlichen Druck auch auf das Sozial- und Gesundheitswesen resultieren. Die Dermatologie wird in die allgemeine Problematik einbezogen und hat gleichzeitig spezifische Fragestellungen.

Der Berufsverband der Deutschen Dermatologen hat in einer offiziellen Erklärung (veröffentlicht in DT Derm/44/1996, 556) auf die Situation in den dermatologischen Facharztpraxen hingewiesen. Anläßlich des Treffens der dermatologischen Ordinarien und Chefärzte im Nov. 1996 in Berlin stand u.a. die stationäre Versorgung auf der Tagesordnung. Wenn schließlich eine Approbationsordnung ohne zwingende und prägende Aussagen zur Dermatologie existieren sollte, ergeben sich daraus langfristig unübersehbare Konsequenzen für unsere Disziplin. Hinzu kommt, daß begehrliche Blicke anderer Fachgebiete auf uns eigene Arbeitsfelder wie Allergologie, Andrologie, physikalische Therapie, Dermatochirurgie, Phlebologie u.a. immer zwingender werden.

In einer solchen Situation ist konstruktives Denken und Zusammenwirken gefragt.

In Deutschland erfolgt die ärztliche Versorgung traditionell auf 3 Ebenen:

- akute stationäre Versorgung,
- ambulante ärztliche Versorgung,
- Rehabilitation.

Die akute stationäre Versorgung erfolgt neben den Universitäten in einer Reihe unterschiedlich zugeordneter Krankenhäuser.

Die Universitätskliniken haben als spezifische Aufgaben nicht nur die studentliche Ausbildung, sondern vor allem den wissenschaftlichen Verlauf für die Disziplin als eigenes Wissenschaftsgebiet zu leisten.

Ohne kontinuierlichen wissenschaftlichen Verlauf kann keine Disziplin existieren und wird es auch keine Dermatologie geben. Wissenschaftlicher Vorlauf sollte dabei letztlich in Beziehung zur klinische Aufgabenstellung stehen. Gleichzeitig haben die „universitären" Einrichtungen die ganze Breite unserer Disziplin zu vertreten. Andernfalls wird es sehr schwer, die Breite der Disziplin in der Praxis vertreten zu wollen. Der stationäre Sektor wird sich in den nächsten Jahren weiter verkleinern. Man mag dies bedauern, man wird es aber nicht verhindern können.

Der Weg, zunächst kleinere Einrichtungen zu schließen, muß nicht unbedingt richtig sein. Vielleicht wäre es besser, sie im Verbund mit niedergelassenen Kollegen zu führen.

Letztlich kann es nur darum gehen, Dermatologen als qualifizierte Fachkräfte zu stärken und einer anders orientierten Umschichtung auch von Finanzmitteln entgegen zu wirken.

Es wäre schon gut, wenn es eine grundsätzliche Standortbestimmung der „stationären Dermatologie" gäbe, die den objektiven Bedürfnissen entspricht und sich durch Struktur- und Prozeßqualität auszeichnet. Daraus muß sich keine Konkurrenz entwickeln, sondern es könnte ein partnerschaftliches Verhältnis zwischen fachärztlicher Niederlassung und stationärer Einrichtung entstehen. Dies wäre nicht nur von beiderseitigem Nutzen sondern wäre zugleich eine Front gegen Interessenausweitung anderer Disziplinen.

Bei der 3. Ebene der ärztlichen Versorgung, der Rehabilitation, sind die aktuellen Entwicklungen besonders dramatisch und längst zur existentiellen Frage geworden. Dabei sollte man sich ins Gedächtnis rufen, daß der Anteil der Dermatologie in der Rehabilitation insgesamt nur 1% beträgt. Gegen ein Prozent zu polemisieren macht wenig Sinn, könnte aber dazu führen, den von uns betreuten chronischen Kranken und besonders schwer Betroffenen eine Ebene ihrer Genesung oder doch zumindest der Verbesserung ihrer Lebensqualität zu nehmen.

Rehabilitationsmedizin ist keine Akutmedizin. Sie stellt besonders Anforderungen an ein komplexes und interdisziplinäres Vorgehen, hat spezielle Schulungs- und Trainingsprogramme zu absolvieren und erfordert immer eine sozialmedizinische Beurteilung.

Eine Analyse des dermatologischen Krankengutes entsprechender Reha-Kliniken macht deutlich, daß der größere Teil der Patienten nicht mehr aus dermatologischen Niederlassungen sondern aus anderen Facharztpraxen und besonders von Allgemeinpraktikern kommen. Dahinter verbergen sich verschiedene Probleme. Der chronisch Hautkranke – das trifft für Neurodermitiker und Psoriatiker in gleicher Weise zu – will heute mehr als nur die Haut behandelt haben. Ganzheitliche Konzepte, Gesprächsrunden, Entspannungstraining, Schulungen u.a. werden gefordert. Wird diesen Bedürfnissen nicht nachgegeben, werden die Patienten nicht nur vom Dermatologen sondern überhaupt aus der „Schulmedizin" weiter abwandern. Andere teils obskure Einrichtungen stehen bereit.

Um dieser Entwicklung entgegen zu treten, sollte die Rehabilitation besser in die Dermatologie integriert und auch von ihr genutzt werden.

Bedauerlicherweise hat es bis in die Gegenwart hinein zur Rehabilitation nicht wenig Mißverständnisse gegeben. Nicht selten werden Rehabilitation und „Kur" verwechselt, und natürlich hat es auch Mißbrauch gegeben. Damit haben sich fast zwangsläufig natürliche Angriffsflächen geboten.

Wenn die Abschaffung des „Kurunwesens" gefordert wird, kann diesem uneingeschränkt zugestimmt werden. Keineswegs sollten aber die Dermatologen auf die Möglichkeiten der Rehabilitation als solche verzichten. Weder sollte man den Betroffenen eine für chronisch Hautkranke wichtige Form der Betreuung nehmen noch dies nicht unbedeutende Krankengut aus der dermatologischen Betreuung möglicherweise in andere Disziplinen abdrängen.

Wollen wir alle therapeutischen Möglichkeiten für chronisch Hautkranke erhalten und zudem in eigener dermatologischer Verantwortung weiterführen, so scheinen uns für eine moderne Rehabilitation folgende Überlegungen sinnvoll:

- Strenge Prüfung der Indikationsstellung für stationäre Reha-Verfahren;
- frühzeitige Einleitung von indikationsgerechten Reha-Maßnahmen insbesondere auch bei Jugendlichen;
- Flexibilisierung der Zeitdauer in Abhängigkeit vom Krankheitsbild. Ob nun 3 oder 4 Wochen, dies ist eine formale weder diagnose- noch personenbezogene Entscheidung, die individuell flexibel gefunden werden muß.
- Flexibilisierung der Fristen zwischen den Reha-Maßnahmen. Auch hier muß flexibel gehandelt werden. Bei manchen Patienten sind kurzfristige Wiederholungen notwendig. Andere Patienten bedürfen überhaupt keiner Wiederholung, auch nicht nach 3 Jahren.
- Ausschließliche Belegung von Kliniken mit nachgewiesenem hohen Qualitätsstandard (Struktur-, Prozeß- und Ergebnisqualität).
- Entwicklung und Nutzung von Modellen für eine wohnortnahe ambulatne Rehabilitation, dies könnte zugleich eine innovative Phase zur Überlegung auch noch anderer Varianten der Rehabilitation sein.
- Stärkere Berücksichtigung der Einheit von Prävention, Rehabilitation und Nachsorge;
- Entwicklung von Modellen für das Zusammenwirken von Niederlassung, Autkrankenhaus und Reha-Einrichtungen.

So würde das Beispiel der Entwicklung ambulanter Rehabilitation das Betätigungsfeld des Dermatologen erweitern und gleichzeitig die Chance eröffnen – vergleichbar dem Modell der Photo-Balneotherapie – neue Möglichkeiten der Vergütung zu erarbeiten.

In der gegenwärtigen Phase struktureller Veränderungen ist die Taktik der Verteidigung von Positionen unzureichend. Innovatives Denken und die Entwicklung neuer Modelle sind gefragt.

Es kann doch nicht sein, daß die Zunahme der Hautkrankheiten offensichtlich ist, dies sich aber in der Entwicklung der Dermatologie nicht niederschlägt.

Wenn die Dermatologen ihre Kräfte bündeln wird es einfach sein, den Hautkranken eine optimale fachärztliche Betreuung angedeihen zu lassen und auch existentiellen Bedrängnissen entgegen zu treten.

Dies kann der Dermatologie in ihrer Gesamtheit als Disziplin nur förderlich sein.

Neue Entwicklungen der dermatologischen Phototherapie

Neue Entwicklungen in der Phototherapie und Balneophototherapie

J. C. Simon, S. Muchenberger, C. M. Schempp, J. M. Weiss, E. Schöpf

Photosensibilisierung durch Photosole- und Bade-PUVA-Therapie

Bis vor kurzem war wenig über die Photosensibilisierung nach 8-MOP-Bädern bekannt. Deshalb untersuchten wir bei 10 Probanden (Hauttyp II und III) die Dosisabhängigkeit, den Zeitverlauf und die Induzierbarkeit des Bade-PUVA-Erythems durch Bestrahlung zu verschiedenen Zeitpunkten nach dem Bad. Mit einer Bade-PUVA-Lichttreppe (0,5–5,0 J/cm² UVA) wurde eine dosisabhängige Zunahme der Erythemstärke beobachtet, das Maximum des Erythems wurde erst nach 72 h erreicht. Die Bestrahlung mit 3 J/cm² zu verschiedenen Zeitpunkten nach dem Bad (sofort, nach 15, 30, 60, 180 und 360 min) zeigte, daß nur innerhalb der ersten 30 min nach dem 8-MOP-Bad ein deutliches Erythem ausgelöst werden kann [14]. Ähnliche Ergebnisse wurden zeitgleich von Neumann und Degitz publiziert [2, 9]. Dies hat praktische Konsequenzen für die Durchführung der Bade-PUVA-Therapie. Zum einen ist vor allem zu Beginn der Therapie wegen der protrahierten Erythementwicklung und der Gefahr kumulativ toxischer Erytheme Vorsicht bei Dosissteigerungen geboten, zum anderen ist die kurze Zeit der Photosensibilität nach dem Bade für den Patienten im Vergleich zur systemischen PUVA-Therapie ein Vorteil.

Über die photosensibilisierenden Eigenschaften der Photosoletherapie wurde zwar immer viel spekuliert, umfassende diesbezügliche Untersuchungen wurden aber bis heute kaum durchgeführt [1]. Deshalb untersuchten wir die photosensibilisierenden Eigenschaften verschiedener Salzlösungen an 10 Probanden (Hauttyp II und III). Nach Bestimmung der MED-UVB wurden an den Unterarmen 5 cm² große Testfelder mit einer speziellen Technik für 15 Minuten mit je 10 ml folgender Lösungen inkubiert: NaCl, Salz aus dem Toten Meer (TMS), und den synthetischen Badesalzen Psori-Sal und Phumasol in den Konzentrationen von 1 %, 3 %, 5 % und 15 %. Nach der Einwirkperiode wurden die Testfelder abgetrocknet und unmittelbar danach mit 1.8 MED UVB bestrahlt. Als Kontrolle diente Leitungswasser + UVB, und UVB allein. Die Erytheme wurden nach 6, 24, 48 und 72 h mittels einer standardisierten visuellen Skala abgelesen und mittels Varianzanalyse (BMDP-Software) ausgewertet.

Die verwendete Salzart ($p < 0,05$), die verwendete Konzentration ($p < 0,001$) und der Zeitpunkt der Ablesung ($p < 0,001$) hatten jeweils einen signifikanten Einfluß auf die Erythemstärke. Signifikante Wechselwirkungen zeigten sich auch zwischen Salz und verwendeter Konzentration. Bei 3 von 4 der Salze wurde mit der 5 %igen Lösung der stärkste photosensibilisierende Effekt erzielt. Beim Vergleich der 5 %igen Salzlösungen mit UVB und H_2O + UVB wurden in allen gebadeten Testfeldern im Vergleich zu UVB erhöhte Erythemwerte gemessen. Die stärksten Erytheme wurden jedoch mit Süßwasser ($p < 0,05$) und 5 % Psorisal ($p < 0,001$) erreicht.

Unsere Ergebnisse zeigen klar, daß Baden der Haut die Empfindlichkeit gegenüber nachfolgender UVB-Bestrahlung erhöht. Die 4 verwendeten Salze unterscheiden sich jedoch deutlich bezüglich ihrer photosensibilisierenden Eigenschaften. Am stärksten photosensibilisierend wirkte die 5 %ige Psori-Sal-Lösung und Süßwasser. Zusammenfassend läßt sich festhalten, daß abhängig von Salz und verwendeter Konzentration, die Lichtempfindlichkeit der Haut durch Solebäder differenziert erhöht wird.

Nebenwirkungen der Balneophototherapie

Im wesentlichen können die Nebenwirkungen der Balneophototherapie in 3 Gruppen eingeteilt werden: Bei Patienten mit kardiopulmonalen Erkrankungen sollte die Balneophototherapie nur nach internistischer Abklärung erfolgen, da es durch Vollbäder in warmem Wasser eine erhebliche Kreislaufbelastung darstellen können. Ferner kann es im Rahmen der Balneophototherapie zum Auftreten von phototoxischen und photoallergischen Reaktionen kommen. Wie bereits oben erwähnt, ist die Bestimmung der MPD (minimale phototoxische Erythemdosis) vor der Therapie für die Dosierung des UV-Lichts von großer Bedeutung. Eine ausführliche Medikamentenanamnese vor Therapiebeginn und ggf. eine Umstellung der Therapie können weiterhin dazu beitragen, das Risiko einer phototoxischen bzw. photoallergischen Hautreaktion zu verringern. Die dritte Gruppe von Nebenwirkungen kann unter dem Begriff der Wasser-unverträglichkeit der Haut zusammengefaßt werden. Hierzu zählen Störungen der Barrierefunktion, Unverträglichkeit von im Wasser gelösten Stoffen, aquagener Pruritus (Ausschlußdiagnose), physikalische Urtikaria und beim Baden übertragene Hautinfektionen, wie z. B. staphylogene, streptogene Pyodermien, die Pseudomonasdermatitis, das Schwimmbadgranulom, virale und mykotische Infektionen.

Kombination einer Bade-PUVA-Therapie mit oralen Retinoiden oder Methotrexat in der Behandlung der schweren, therapieresistenten Psoriasis

Eine Kombination von oralen Retinoiden oder MTX und systemischer PUVA-Therapie ist bereits seit einigen Jahren eine etablierte Behandlung bei schweren, therapieresistenten Formen der Psoriasis [8]. In einer Pilotstudie mit 4 Patienten erwies sich die Kombination einer Bade-PUVA-Therapie und oralen Retinoiden ebenfalls als wirksam. Bei allen Patienten konnte innerhalb von 3 bis 5 Wochen eine Verbesserung des PASI > 90 % erzielt werden [11]. Auch die Kombination von Methotrexat und Bade-PUVA wurde bei einem Patienten mit psoriatrischer Erythrodermie mit gutem Erfolg angewendet. Nach insgesamt 16 Behandlungen waren die Hauterscheinungen fast vollständig abgeheilt. Zusammenfassend handelt es sich bei einer Kombinationstherapie von Bade-PUVA mit Retinoiden, respektive Methotrexat um effektive Behandlungsmöglichkeiten, die möglicherweise über eine Reduzierung der UV-Gesamtdosis auch das karzinogene Risiko vermindern könnten. Weitere Studien sind jedoch notwendig, um die Wirksamkeit, das Nebenwirkungs-spektrum und Therapieprotokoll anhand von größeren Patientenkollektiven festzulegen.

UVA1-Therapie bei atopischer Dermatitis

Die Anwendung von topischen, in Ausnahmefällen auch von systemischen Kortikosteroiden, gilt bis heute als Standardbehandlung der akut-exazerbierten atopischen Dermatitis (AD). Aufgrund der möglichen Nebenwirkungen einer längerfristigen Steroidtherapie ist die Entwicklung neuer, alternativer Therapien von entscheidender Bedeutung. Die von Krutmann et al. erstmals beschriebene hochdosierte Therapie mit langwelligem UVA1 (340–400 nm) brachte einen erheblichen Fortschritt [6]. Durch den Wegfall der kurzwelligen Strahlung können im Vergleich zu der konventionellen UVA/B-Therapie bedeutend höhere UV-Dosen verwendet werden. In der Folge berichteten auch andere Zentren über positive Erfahrungen mit der UVA1-Therapie, wobei z. T. erheblich niedrigere UVA1-Dosierungen verwendet wurden [10]. An der Universitäts-Hautklinik Freiburg wurden in den letzten 5 Jahren 200 Patienten mit dieser neuen Therapieform behandelt. Der hierbei beobachtete Anteil von 25 % Non-Respondern war Anlaß für eine retrospektive Studie, in der zwei vergleichbare Gruppen von je 20 Respondern bzw. Non-Respondern verglichen wurden [15]. Keine signifikanten Unterschiede wurden zwischen beiden Gruppen hinsichtlich folgender Parameter beobachtet: Hauttyp, Minimale Erythemdosis, Einzeldosen und kumulative Dosen von UVA1, Eosinophile im peripheren Blut. Hingegen zeigte sich, daß die Non-Responder gegenüber den Respondern einen signifikant erhöhten Atopie-Score, erhöhte Titer von Gesamt-IgE und von spezifischem IgE aufweisen. Außerdem wurde bei den Non-Respondern vergleichsweise häufiger eine starke Keimbesiedelung der Haut mit *Staphylokokkus aureus* und des Darmes mit *Candida albicans* festgestellt. Diese Befunde zeigen, daß die high-dose UVA1-Therapie nicht bei allen Patienten mit atopischer Dermatitis wirksam ist. Non-Responder sind einerseits durch ein besonders schweres Atopiesyndrom und andererseits durch komplizierende Superinfektionen charakterisiert. Deshalb könnte für diese Patienten eine Kombination der hochdosierten UVA1-Therapie mit anderen potenten Therapien (Corticosteroide etc.) oder, im Falle von Superinfektionen, mit einer antibiotischen oder antimykotischen Behandlung von Nutzen sein.

UVA1-Therapie bei zirkumskripter Sklerodermie und disseminiertem Granuloma anulare

Neben der atopischen Dermatitis wurden in letzter Zeit auch andere Erkrankungen, wie z. B. die zirkumskripte Sklerodermie und das disseminierte Granuloma anulare mit gutem Erfolg behandelt. Kerscher et al. und Steege et al. [4, 16] berichteten über eine Abheilungsrate von über 80 % nach 24 Behandlungen mit niedrig oder hoch dosierter UVA1-Bestrahlung. Erklärt wird dieser positive Effekt der UVA1-Bestrahlung auf sklerotische Plaques über eine Induktion der Kollagenaseaktivität, die in sklerotischen Läsionen vermindert zu sein scheint [13, 17].

Erst kürzlich konnten wir zeigen werden, daß die UVA1-Hochdosis-Therapie zu einer deutlichen Verbesserung, z. T. sogar zur Abheilung der Läsionen bei disseminiertem Granuloma anulare führt [12]. Die Patienten erhielten an Tag 1 60 J/cm², an Tag 2 90 J/cm² und über 13 weitere Sitzungen 130 J/cm² (Gesamtdosis: 1840 J/cm²). Die Therapie erfolgte täglich mit Ausnahme der Wochenenden über insgesamt 3 Wochen.

Bei 2 Patienten konnte eine komplette Abheilung der mit UVA1 bestrahlten Hautareale erzielt werden, bei den anderen beiden Patienten zeigten 70% der Hautveränderungen eine deutliche Abblassung und Abflachung, während 30% der Herde völlig abheilten. Gegenwärtig wird beim disseminierten Granuloma anulare das pathogenetische Konzept einer Immunreaktion von verspäteten Typ IV diskutiert [7]. Möglicherweise wird diese durch die UVA1-Bestrahlung gehemmt [3].

Zusammenfassung

In den letzten Jahren hat sich das Spektrum der von Dermatologen angewandten phototherapeutischen Verfahren deutlich erweitert. Neben einer Renaissance der Balneophototherapie (z.B. Photosole- oder Bade-PUVA-Therapie) wurden neue phototherapeutische Verfahren unter Verwendung von Schmalspektrum UVB-Licht (311–313 nm, TLO1) und langwelligem UVA-Licht (340–400 nm, UVA1-Therapie) sowie die extracorporale Photopherese (ECP) und die photodynamische Therapie (PDT) eingeführt. Im Rahmen dieser kurzen Übersicht soll besonders eingegangen werden auf: die Photosensibilisierung nach Balneophototherapie, die Nebenwirkungen der Balneophototherapie, die Kombination einer Balneophototherapie mit anderen Psoriatika z.B. mit oralen Retinoiden oder Methotrexat in der Behandlung der schweren, therapieresistenten Psoriasis und auf die UVA1-Phototherapie von Patienten mit atopischer Dermatitis, lokalisierter Sklerodermie und disseminiertem Granuloma anulare.

Literatur

1. Boer J, Schothorst AA, Boom B et al. (1982) Influence of water and salt solution on UVB irradiation of normal skin and psoriasis. Arch Dermatol 273: 247–259
2. Degitz K, Plewig G, Röcken M et al. (1996) Rapid decline in photosensitivity after methoxyspsoralen bathwater delivery. Arch Dermatol 132: 1395
3. Grewe M, Gyufko K, Schöpf E et al. (1994) Lesional expression of interferon-gamma in atopic eczema. Lancet 343: 25–26
4. Kerscher M, Dirschka T, Volkenandt M (1995) Treatment of localised scleroderma by UVA1 phototherapy. Lancet 346: 1166
5. Kowalzick L, Kleinheiz A, Weichenthal M et al. (1995) Low Dose vs medium dose UV-A1 treatment in severe atopic eczema. Acta Derm Venerol (Stockh) 75: 43–45
6. Krutmann J, Czech W, Diepgen T et al.(1992) High-dose UVA1 therapy in the treatment of patients with atopic dermatitis. J Am Acad Dermatol 26: 225–230
7. Krystof D, Winkelmann RK (1989) Generalized granuloma anulare: Clinical and laboratory findings in 100 patients. J Am Acad Dermatol 20: 39–47
8. Lauharanta J, Juvakosky T, Lassus A (1981) A clinical evaluation of the effects of an aromatic retinoid (Tigason), a combination of retinoid and PUVA, and PUVA alone in severe psoriasis. Brit J Dermatol 104: 325–332
9. Neumann NJ, Ruzicka T, Lehmann P et al. Rapid decrease of phototoxicity after PUVA bath therapy with 8-methoxypsoralen. Arch Dermatol 132: 1394
10. Meffert H, Sönnichsen N, Herzog M et al. (1992) UVA1-Kaltlichttherapie des akut exazerbierten, schweren atopischen Ekzems. Dermatol Monatsschr 178: 291–296
11. Muchenberger S, Schöpf E, Simon JC (in press) The combination of oral acetretin and bath PUVA for the treatment of severe psoriasis. Brit J Dermatol
12 Muchenberger S, Schöpf E, Simon JC (in press) UVA1phototherapy for the treatment of disseminated granuloma anulare. Arch Dermatol
13. Scharffetter K, Wlaschek M, Hogg A et al. (1991) UVA irradiation induces collagenasein human dermal fibroblasts in vitro and in vivo. Arch Dermatol Res 283: 506–511
14. Schempp CM, Schöpf E, Simon JC (1996) Phototesting in bath-PUVA: marked reduction of 8-methoxypsoralen (8-MOP) activity within one hour after an 8-MOP bath. Photodermatol Photoimmunol Photomed 12: 100–102
15. Schempp CM, Effinger T, Czech W et al. (1997) Charakterisiserung von Non-Respondern bei der hochdosierten UVA1-Therapie der akut exazerbierten Atopischen Dermatitis. Hautarzt 48: 94–99
16. Stege H et al. (in press) J Am Acad Dermatol
17. Taketa K, Hatamochi A, Ueki H et al. (1994) Decreased collagen expression in cultured systemic sclerosis fibroblasts. J Invest Dermatol 103: 359–363

Balneophototherapie

V. Streit

Balneophototherapie

Therapie am Toten Meer

Die Balneophototherapie als kombinierte Anwendung von Bädern mit nachfolgender Sonnen-bestrahlung oder künstlicher Bestrahlung mit UV-Lichtquellen ist ein altbewährtes Therapieverfahren bei der Behandlung von chronisch-entzündlichen Dermatosen.

Die moderne Balneophototherapie begann 1959, als eine Studie von Patienten mit Psoriasis von Dostrovksy und Mitarbeitern durchgeführt wurde, die eine vollständige Abheilung nach einem mehrwöchigen Aufenthalt am Toten Meer zeigte [1]. Zu den Besonderheiten des Toten Meeres zählt neben der geographischen Lage von 390 m unter dem Meeresspiegel auch eine gesättigte Salzkonzentration von 30 % Salzgehalt. Die UV-Strahlung im Gebiet des Toten Meeres ist durch die besondere geographische Lokalisation unterhalb des Meeresspiegel und die Bildung einer Dunstglocke über dem See mit einer Reduzierung der einfallenden UVB-Strahlung verbunden [2].

Das Therapieregime am Toten Meer besteht aus täglichen Bädern bis zu einer Gesamtzeit von einer Stunde pro Tag, die Sonnenexposition wird von wenigen Minuten bis zu einem Maximum von sechs Stunden pro Tag je nach Hauttyp des Patienten gesteigert. Die durchschnittliche Behandlungsdauer beträgt 28 Tage [3]. Patienten mit Psoriasis stellen den Hauptanteil der Patienten vor.

In einer großen Gruppe von 1448 Patienten mit Psoriasis konnten Abels und Mitarbeiter zeigen, daß 58 % der Patienten während des 28tägigen Behandlungszeitraumes vollständig abheilten. Mehr als 88 % der Patienten zeigten eine klinische Besserung von über 80 % nach Beendigung der Therapie [4]. In einer kürzlich veröffentlichten Arbeit von Even-Paz et al. konnte gezeigt werden, daß es bei ausschließlicher Behandlung mit Bädern im Toten Meer ohne kombinierte Sonnenexposition zu einer Verbesserung im PASI-Score von 23% kommt, bei alleiniger Sonnenexpositionen stellt sich eine Verbesserung von 75 % im PASI-Score dar. Den größten Erfolg mit einer Besserung im klinischen Score von 87 % läßt sich durch die kombinierte Anwendung von Bädern mit nachfolgender Sonnenexposition am Toten Meer bei Patienten mit Psoriasis erzielen.

Balneophototherapie in Deutschland

Im Jahre 1974 wurde die Solebad-Therapie mit nachfolgender künstlicher UV-Bestrahlung bei Patienten mit Psoriasis durch M. Ständer in Deutschland erstmals in Bad Bentheim etabliert [5]. Der Vorteil von Therapieeinrichtungen wie in Bad Bentheim liegt in der Einhaltung eines standardisierten Therapieregimes, da die Therapie unabhängig vom Klima, der Jahreszeit oder dem täglichen Sonnen-stand erfolgen kann. Während eines 4- bis 6wöchigen Behandlungszyklus zeigen 83 % der Patienten mit Psoriasis eine sehr gute Besserung bzw. vollständige Abheilung, 13 % ein gutes Ansprechen auf die Therapie, während es bei 3 % der Patienten nur zu einer geringfügigen oder keiner klinischen Verbesserung kommt [6].

Die Behandlung der Psoriasis mittels Balneophototherapie hat sich als sehr erfolgreich am Toten Meer und in spezialisierten Behandlungszentren wie Bad Bentheim erwiesen. Im Jahre 1994 wurde das Erprobungsmodell „Ambulante Balneophototherapie" mit dem Ziel gestartet, ein einheitliches Therapiekonzept für die Balneophototherapie im ambulanten Bereich zu erarbeiten [7]. Im Rahmen des Erprobungsmodell wurden bisher 8500 Patienten behandelt, darunter 5665 Patienten mit Psoriasis. 3777 Patienten mit Psoriasis haben die Behandlung inzwischen beendet. Die vorliegenden Behandlungszahlen stammen zu 15 % aus dem Jahre 1994, 50 % entfallen auf das Jahr 1995, die verbliebenen 35 % auf das Jahr 1996. Das Durchschnittsalter der Patienten liegt bei 44 Jahren, das Beginnalter bei 22 Jahren. 47 % der Patienten geben einen Schub pro Jahr an und 51 % erleiden zweimal pro Jahr einen Schub ihrer Erkrankung. Der Anteil an ebenfalls erkrankten Angehörigen mit Psoriasis liegt bei dieser Patientengruppe bei 35 %, davon haben 10 % sogar mehrere Angehörige mit Psoriasis im Familienverband.

Unter der kombinierten Sole/UVB-Behandlung sank bei Patienten mit Psoriasis der durchschnittliche Körperoberflächenbefall von 35% auf einen Median von unter 10%. Der PASI-Score verbessert sich von 18 auf unter 3 bei Ende der Initialtherapie. Im Rahmen der Erhaltungstherapie, die aus 1 bis 2 Bädern pro Woche nach Beendigung der Initialphase bestehen, stabilisiert sich der PASI in einem Bereich von 2. So betrug der PASI-Score nach zweimonatiger Erhaltungstherapie 2 (n = 1100) und verblieb nach sechs Monaten ebenfalls bei einem Score von 2 (n = 215).

Unter der Sole/UVB-Therapie kommt es während der Initialphase bei 8% der Patienten zu einem Rezidiv, während der Erhaltungstherapie sind es 17%. Die Angaben zur Rezidivquote müssen vor dem Hintergrund der Patienten gesehen werden, die während der Initial- und Erhaltungstherapie eine Therapiepause von bis zu sechs Wochen einlegen. Der Anteil dieser Patienten, die aus beruflichen oder privaten (Urlaub) Gründen nicht behandelt werden, liegt im Rahmen des Erprobungsmodells bei 25%. Nach Beendigung der Therapiepause ist bei 52% der Patienten der Hautzustand schlechter als vor der Therapiepause.

Eine Zusatztherapie erfolgt in Form von Vitamin D-haltigen Externa oder Kortikosteroiden bei 30% der Patienten. In der Endauswertung für das Erprobungsmodell wird diese Patientengruppe getrennt von den übrigen 70% ausgewertet, die keine Zusatztherapie erhalten haben.

Im Rahmen von Qualitätssicherungsmaßnahmen konnte gezeigt werden, daß 85% der Psoriatiker bei einem Rezidiv die Balneophototherapie im ambulanten Bereich erneut als Therapie der ersten Wahl betrachten würden. Eine positive Bewertung der Behandlungsmethode wurden von 98% der teilnehmenden Dermatologen abgegeben. Bei einer Überprüfung von 194 Praxen und Kliniken durch den Medizinischen Dienst zeigten sich die Prüfer in 184 Fällen mit der Art der Durchführung und der technischen Ausrüstung der Teilnehmer zufrieden bis sehr zufrieden.

Insgesamt ist das Erprobungsmodell „ambulante Balneophototherapie" mit 451 Teilnehmern, darunter 21 Universitäts-Hautkliniken sowie 21 Städtischen Häusern, das derzeit größte und erfolgreichste Erprobungsmodell in der Bundesrepublik. Die Evaluierungsphase für dieses Modell wurde zum 01.04.1997 beendet und die Zentralstelle in Kiel wird einen entsprechenden Bericht bis Ende 1997 vorlegen. Es ist zu hoffen, daß die Balneophototherapie sich als nebenwirkungsarme und gut akzeptierte Standardtherapie weiter in der täglichen Behandlung von Patienten mit Psoriasis etablieren wird.

Literatur

1. Dostrovsky A, Sagher F, Even-Paz Z (1959) Preliminary report: the therapeutic effect of the hot springs of Zohar (Dead Sea) on some skin diseases. Harefuah 57: 143–145
2. Kushelevsky AP, Slifkin MA (1975) Ultraviolet light measurements at the Dead Sea and at Beer-Sheva. Isr J Med Sc 11: 488–490
3. Even-Paz Z, Shani J (1989) The Dead Sea and psoriasis, historical and geographic background. Int J Dermatol 28: 1–9
4. Abels DJ, Rose T, Bearman JE (1995) Treatment of Psoriasis at the Dead Sea dermatologic clinic. Int J Dermatol 33: 134–137
5. Ständer M (1983) Die Thermalsole-Phototherapie bei Psoriasis vulgaris. Fortschr Med 101: 933–936
6. Ständer M (1988) Ein neuer Weg der Psoriasisbehandlung: Die Thermalsole – Phototherapie. Dtsch Derm 36: 149–153
7. Streit V, Henseler T, Christophers E (1995) Erste Erfahrungen mit dem Erprobungsmodell „Ambulante Balneophototherapie". Dtsch Derm 43: 1005–1008

PUVA-Bad – Photochemotherapie der Psoriasis vulgaris

M. Volkenandt

Seit ihrer Erstbeschreibung durch Parrish et al. im Jahre 1974 [15] hat sich die systemische Photochemotherapie, bestehend aus der peroralen Gabe des Photosensibilisators 8-Methoxypsoralen (8-MOP) und nachfolgender UVA-Bestrahlung (PUVA-Therapie), zu einer weit etablierten und effektiven Therapiemodalität der Psoriasis vulgaris und anderer Dermatosen entwickelt. Bei dieser konventionellen, systemischen PUVA-Therapie wird etwa zwei Stunden vor der Applikation von UVA-Strahlen der Photosensibilisator 8-MOP peroral in Form von Tabletten verabreicht. Bei meist guter klinischer Wirksamkeit kann diese Therapieform jedoch mit akuten Nebenwirkungen verbunden sein und vom Patienten eine erhebliche Einschränkung seiner normalen Lebensgewohnheiten verlangen [10].

Nebenwirkungen und Probleme der PUVA-Photochemotherapie

- Gastrointestinale Resorption:
  - Übelkeit und Erbrechen,
  - unterschiedliche Wirkspiegel;
- Photosensibilisierung der gesamten Haut;
- Photosensibilisierung über mehrere Stunden;
- UVA-Schutzbrille erforderlich.

So kann es aufgrund der gastrointestinalen Resorption des 8-MOP bei einem nicht unerheblichen Teil der Patienten zu Übelkeit und Erbrechen kommen, die so ausgeprägt sein können, daß die Therapie abgebrochen werden muß. Auch kann die Resorption und Metabolisierung des 8-MOP individuelle Unterschiede aufweisen und so zu unterschiedlichen Wirkspiegeln im Serum und zu therapeutisch relevanten Unterschieden im Ausmaß der Photosensibilisierung führen. Weiterhin führt die orale Aufnahme des 8-MOP zu einer Photosensibilisierung des gesamten Integumentes, die ganztägig andauern kann. Der Patient muß also ganztägig eine stärkere Sonnenexposition konsequent meiden. Schließlich ist aufgrund der Photosensibilisierung im Linsenbereich und des Risikos der Entstehung einer Katarakt während der gesamten Behandlungsdauer ganztätig eine Brille mit UVA-filterndem Glas zu tragen. Alle diese Eigenschaften können die klassische orale PUVA-Therapie zu einer aufwendigen und den Patienten in seinen Lebensgewohnheiten beeinträchtigenden Therapieform werden lassen.

Angesichts dieser Grenzen der peroralen PUVA-Therapie wurde 1986 von Lowe et al. eine PUVA-Bad-Photochemotherapie eingeführt und in ihrer Wirksamkeit mit einer peroralen PUVA-Therapie verglichen [14]. Schon 1976 waren in Skandinavien Bäder mit Trimethylpsoralen, einem in Deutschland nicht zugelassenen Photosensibilisator, mit nachfolgender UVA-Bestrahlung kombiniert worden [2]. Da jedoch mit der peroralen PUVA-Therapie eine sehr wirksame Behandlungsform zur Verfügung stand, wurde der topischen Applikation von 8-MOP in Form eines Bades zunächst kaum Beachtung geschenkt, und erst vor kurzem wurde das Konzept der PUVA-Bad-Photochemotherapie wieder aufgegriffen und wurden detaillierte Konditionen zur Durchführung erarbeitet [4].

Praktische Durchführung

Bei der PUVA-Bad-Photochemotherapie wird das 8-MOP nicht mehr peroral zugeführt, vielmehr badet der Patient über 20 Minuten in einem 8-MOP-haltigen Vollbad [4, 10, 13, 16]. Die optimale Temperatur des Badewassers beträgt 37° Celsius. Niedrigere Temperaturen führen zu einer geringeren Photosensibilisierung; höhere Temperaturen erhöhen nicht die Photosensibilisierung, steigern aber das Risiko kardiopulmonaler Nebenwirkungen des Vollbades. Die Konzentration des 8-MOP beträgt 0,5 mg pro l Badewasser, wobei von einigen Gruppen auch Konzentrationen von 1 mg/l verwendet werden. Das Handelspräparat Meladinine mit einer 0,15 % 8-MOP-Lösung ist derzeit auf dem deutschen Markt nicht mehr erhältlich; es war jedoch auch bisher aus Kostengründen für 8-MOP-haltige Vollbäder kaum geeignet. Es kann jedoch 8-MOP als kristalline Reinsubstanz in Arzneimittelqualität aus Österreich bezogen werden (Gerot, Wien), und eine 0,5% 8-MOP-haltige alkoholische Lösung kann durch einen Apotheker hergestellt werden [4]. Ein Liter dieser Stammlösung kostet etwa 200,– DM. Für ein Vollbad mit 150 Litern werden für eine Konzentration von 0,5 mg 8-MOP/l 15 ml dieser Lösung benötigt, so daß der Preis für ein Bad etwa 3,– DM beträgt. Im Unterschied zu Starksolebändern, deren Entsorgung aufgrund des hohen Salzgehaltes und der Gefahr von Korrosionen an Abwasserrohren nur über spezielle Aufarbeitungsanlagen erfolgen darf, kann Badewasser mit dem Medikament 8-MOP in den genannten Konzentrationen problemlos über das Abwasser entsorgt werden. Dennoch können auch bei 8-MOP-haltigen Bädern zur Volumenreduktion Folienbäder verwendet werden [18].

Unmittelbar im Anschluß an das Bad erfolgt die UVA-Bestrahlung. Studien zur Kinetik der Photosensibilisierung zeigten, daß die Photosensibilisierung unmittelbar nach dem Bad am ausgeprägtesten ist [1, 11]. Nach zwei Stunden, spätestens nach drei Stunden, ist keine Photosensibilisierung mehr gegeben [11]. Dies bedeutet, daß der Patient relativ kurz nach dem Bad wieder normalen Lebensgewohnheiten nachgehen kann. Das schnelle Nachlassen der Photosensibilisierung bedeutet aber auch, daß die Behandlung rasch, unmittelbar nach dem Bad erfolgen sollte. Das Bad sollte am Ort der Bestrahlung stattfinden, um Zeitverzögerungen und vor allem Variationen des zeitlichen Abstandes zwischen Bad und Bestrahlung zu vermeiden.

Vor der ersten Behandlung muß die individuelle Photosensibilität nach 8-MOP-haltigem Bad bestimmt werden. Hierzu werden kleine Hautareale nach dem Bad mit UVA-Licht in aufsteigenden Dosen bestrahlt. Nach drei Tagen, wenn das Maximum der phototoxischen Reaktion erreicht ist, erfolgt die Bestimmung der minimalen phototoxischen Dosis (MPD), und die erste Dosis für die UVA-Ganzkörperbestrahlung sollte etwa 30% der MPD betragen. Aufgrund der im Vergleich zu einer UVB-Therapie verzögert einsetzenden maximalen phototoxischen Reaktion muß bei einer PUVA-Therapie immer nach zwei Behandlungstagen eine mindestens eintägige Behandlungspause erfolgen.

Vorteile der PUVA-Bad-Photochemotherapie im Vergleich zur peroralen, systemischen PUVA-Photochemotherapie

Da bei der PUVA-Bad-Photochemotherapie keine gastrointestinale Resorption des 8-MOP stattfindet, kommt es nicht zu Übelkeit oder Erbrechen nach Applikation des Medikamentes [10].

> **Vorteile der PUVA-Bad-Photochemotherapie**
>
> - Keine gastrointestinale Resorption:
>   - keine Übelkeit, kein Erbrechen,
>   - keine unterschiedlichen Wirkspiegel;
> - keine Photosensibilisierung der gesamten Haut;
> - nur kurz anhaltende Photosensibilisierung;
> - UVA-Schutzbrille nicht erforderlich.

Unterschiede in den Wirkspiegeln von 8-MOP im Plasma aufgrund variabler Aufnahme oder Metabolisierung entfallen. Nach einem 8-MOP-haltigen Bad treten keine meßbaren oder nur äußerst niedrige Plasmaspiegel von 8-MOP auf [12]. Während bei der klassischen oralen Therapie mit 8-MOP 90 Minuten nach Gabe des Medikamentes Plasmaspiegel zwischen 45 und 360 ng/ml gemessen wurden, traten bei 23/26 Patienten nach einem 8-MOP-haltigen Vollbad keine meßbaren Spiegel auf. Bei 3 Patienten mit großflächiger Psoriasis fanden sich äußerst niedrige 8-MOP-Spiegel im Plasma (5–7 ng/ml).

Ein weiterer Vorteil besteht darin, daß die Photosensibilisierung nur in den gebadeten Hautarealen erfolgt. Dies bedeutet beispielsweise, daß die Gesichtshaut, die meist nicht erkrankt ist und tagsüber kaum vor Sonnenlicht zu schützen ist, nicht photosensibilisiert wird. Andererseits kann eine selektive Photosensibilisierung erkrankter Hautareale erfolgen. Dies ist insbesondere bei Erkrankungen der Hände und Füße von Interesse, wie etwa bei der Psoriasis palmoplantaris. Nach einem Hand- und Fußbad mit 8-MOP-haltiger wässeriger Lösung (1 mg 8-MOP/l Badewasser) erfolgt die Applikation von UVA-Strahlen mittels speziell für diese Indikation eingerichteten Bestrahlungsgeräten („Hand- und Fußbox") [5]. Ein neues und sehr interessantes Verfahren zur selektiven Photosensibilisierung umschriebener Hautareale stellt die Creme-PUVA-Photochemotherapie dar [17]. Hierbei wird 8-MOP-haltige Creme auf erkrankte Hautareale vor der Applikation von UVA-Strahlen aufgetragen.

Ein weiterer Vorteil der PUVA-Bad-Photochemotherapie besteht in der bereits oben erwähnten Kürze der Photosensibilisierung [1, 11]. Auch Patienten, die beispielsweise aus beruflichen Gründen nicht ganztägig eine Sonnenexposition vermeiden können, können behandelt werden.

Aufgrund des Fehlens von signifikanten Plasmaspiegeln von 8-MOP und somit ausbleibender Akkumulation von 8-MOP in der Linse kann auf das Tragen einer Brille mit UVA-Schutz während des Tages verzichtet werden.

Die aufgeführten Vorteile und Eigenschaften der PUVA-Bad-Photochemotherapie erlauben es dem

Patienten, weitgehend normalen Lebensaktivitäten nachzugehen und erklären die hohe Akzeptanz dieser Therapiemodalität. Ein in Einzelfällen bedeutsamer Aspekt ist auch die Tatsache, daß auch Kinder, bei denen ein konsequentes Meiden eines Aufenthaltes im Freien und das ganztägige Tragen einer UVA-Schutzbrille kaum erreicht werden kann, bei entsprechender Indikation behandelt werden können [19]. Auch Patienten ohne Compliance bezüglich Lichtschutz und Patienten mit gastrointestinalen oder hepatischen Vorerkrankungen können behandelt werden.

Indikationen

Die Indikationen der PUVA-Bad-Photochemotherapie entsprechen grundsätzlich denen der klassischen peroralen PUVA-Therapie. So kommt diese Therapie am häufigsten bei Patienten mit schwerer Psoriasis vulgaris und ausgedehntem Befall der Haut zum Einsatz. Neben weiteren Indikationen, wie zum Beispiel kutane T-Zell-Lymphome, lymphomatoide Papulose und Lichen ruber [8], kann die PUVA-Bad-Therapie auch bei Patienten mit zirkumskripten Sklerodermien zu einer sehr eindrucksvollen Verbesserung des Hautbefundes führen [6, 9]. Für schwere Formen dieser Erkrankung stand bisher kaum eine effiziente Therapie mit akzeptablen Nebenwirkungen zur Verfügung. Auch eine Monotherapie mit langwelligen UVA-Strahlen (UVA_1-Strahlen) ohne vorherige Photosensibilisierung der Haut hat sich bei dieser Erkrankung als wirkungsvoll erwiesen [7].

Auch mit der PUVA-Bad-Photochemotherapie könnte, wie mit der klassischen oralen PUVA-Therapie, ein langfristig erhöhtes Risiko des Auftretens von spinozellulären Karzinomen und Basaliomen gegeben sein. Bei einer Therapie mit photosensibilisierenden Bädern mit der in Deutschland nicht zugelassenen Substanz Trioxsalen (3,5-Trimethylpsoralen) scheint ein vergleichsweise niedrigeres karzinogenes Risiko gegeben zu sein [3]. Ob dieser günstige Langzeiteffekt auch bei 8-MOP-haltigen Bädern gegeben ist, muß durch sorgfältige Langzeitstudien evaluiert werden.

Literatur

1. Degitz K, Plewig G, Röcken M (1996) Rapid decline in photosensitivity after 8-methoxypsoralen bathwater delivery. Arch Dermatol 132: 1394–1395
2. Fischer T, Alsins J (1976) Treatment of psoriasis with trioxsalen baths and dysprosium lamps. Acata Derm Venerol 56: 383–390
3. Hannuksela A, Pukkala E, Hannuksela M, Karvonen J (1996) Cancer incidence among Finnish patients with psoriasis treated with trioxalen bath PUVA. J Am Acad Dermatol 35: 685–689
4. Kerscher M, Lehmann P, Plewig G (1994) PUVA Bad Therapie: Indikationen und praktische Durchführung. Hautarzt 45: 526–528
5. Kerscher M, Plewig G, Lehmann P (1994) PUVA-Bad-Therapie mit 8-Methoxypsoralen zur Behandlung von palmoplantaren Dermatosen. Zeitschr f Hautkr 69: 110–112
6. Kerscher M, Volkenandt M, Meurer M, Lehmann P, Plewig G, Röcken M (1994) Treatment of localised scleroderma with PUVA bath photochemotherapy. Lancet 343: 1233
7. Kerscher M, Dirschka T, Volkenandt M (1995) Treatment of localised scleroderma by UVA_1 phototherapy. Lancet 346: 1166
8. Kerscher M, Volkenandt M, Lehmann P, Plewig G, Röcken M (1995) PUVA-bath photochemotherapy of lichen planus. Arch Dermatol 131: 1210–1211
9. Kerscher M, Meurer M, Sander C, Volkenandt M, Lehmann P, Plewig G, Röcken M (1996) PUVA bath photochemotherapy for localized scleroderma. Arch Dermatol 132: 1280–1282
10. Kerscher M, Volkenandt M, Plewig G (1996) Die PUVA-Bad Photochemotherapie. Prinzip und Indikationen. Dtsch Ärzteblatt 93: A 1538–1541
11. Kerscher M, Gruss C, Kobyletzki G, Volkenandt M, Neumann NJ, Altmeyer P, Lehmann P (1997) Time course of 8-MOP induced skin photosensitization in PUVA bath photochemotherapy. Br J Dermatol 136: 473–474
12. Kobyletzki G, Gruss C, Reuther T, Altmeyer P, Kerscher M (1996) Plasma levels of 8-Methoxypsoralen following PUVA-bath photochemotherapy. J Invest Dermatol 107: 510 (Abstract)
13. Lehmann P (1995) Bade-UVA: Eine Alternative zur konventionellen PUVA-Therapie? In: Tebbe B, Goerdt S, Orfanos CE (Hrsg) Dermatologie – Heutiger Stand. Ergebnisse und Berichte der 38. Tagung der Deutschen Dermatologischen Gesellschaft. Thieme, Stuttgart New York, S 339–341
14. Lowe N, Weingarten D, Bourget T et al. (1986) PUVA therapy for psoriasis: comparison of oral and bath-water delivery of 8-methoxypsoralen. J Am Acad Dermatol 14: 754–760
15. Parrish JA, Fitzpatrick TB, Tanenbaum L et al. (1974) Photochemotherapy of psoriasis with oral methoxsalen and long wave ultraviolet light. N Engl J Med 291: 1207–1212
16. Röcken M, Kerscher M, Volkenandt M, Plewig G (1995) Balneophototherapie – Prinzip und Indikationen. Hautarzt 46: 437–450
17. Stege H, Berneburg M, Ruzicka T, Krutmann J (1997) Creme-PUVA-Photochemotherapie. Hautarzt 48: 89–93
18. Streit V, Wiedow O, Christophers E (1996) Treatment of psoriasis with polyethylene sheet bath PUVA. J Am Acad Dermatol 35: 208–210
19. Volkenandt M, Kerscher M, Sander C, Meurer M, Röcken M (1995) PUVA-bath photochemotherapy resulting in rapid clearance of lymphomatoid papulosis in a child. Arch Dermatol 131: 1094

Kinetik der Photosensibilisierung für die Balneophotochemotherapie mit 8-Methoxypsoralen

T. Reuther, S. Behrens, C. Gruss, G. v. Kobyletzki, P. Altmeyer, N. Neumann, P. Lehmann, M. Kerscher

Einleitung

Die Balneophotochemotherapie mit 8-Methoxypsoralen (8-MOP) stellt aufgrund der fehlenden systemischen Nebenwirkungen wie Übelkeit und Erbrechen sowie der Möglichkeit der Photosensibilisierung umschriebener Hautareale eine interessante, sich insbesondere in Europa zunehmender Verbreitung erfreuende Alternative zur peroralen PUVA-Therapie dar. Jedoch fehlen derzeit noch standardisierte Behandlungsprotokolle auf dem Boden eines genau erforschten Phototoxizitätsprofils für diese neue Therapiemodalität. Zur Etablierung exakter Therapierichtlinien für die PUVA-Bad-Therapie untersuchten wir die Kinetik der Photosensibilisierung der Haut nach 8-MOP-Medikamentenbad mit Hilfe von UVA-Lichttreppen bei hautgesunden Probanden.

Material und Methoden

Zur Evaluierung der praktisch-klinisch äußerst relevanten Dauer der Lichtempfindlichkeit sowie des Zeitpunktes der maximalen Photosensibilisierung des Integumentes nach 8-MOP-Bad wurden bei 12 hautgesunden Probanden mit Hauttyp II und III in unterschiedlichen Zeitintervallen nach einem Psoralenvollbad UVA-Lichttreppen in ansteigenden UV-Dosen zur Bestimmung der jeweiligen minimalen phototoxischen Dosis (MPD) durchgeführt. Die Testfeldgröße an der Glutealregion betrug jeweils 2 cm^2.

Unmittelbar nach einem 20minütigen Medikamentenbad mit einer 8-MOP-Konzentration von 0,5 mg/l und 37 °C Wassertemperatur erfolgte die erste UVA-Lichttreppe mit jeweils 0,5; 1,0; 2,0; 3,0 und 5,0 J/cm^2. Weitere Lichttreppen nach oben genanntem Schema wurden 1, 2, 3 und 5 Stunden nach dem Psoralenbad durchgeführt. Die Ablesung der MPD, definiert als niedrigste, ein deutlich sichtbares und scharf abgegrenztes Erythem induzierende UVA-Dosis, erfolgte bei allen Probanden 72 Stunden nach der Bestrahlung.

Ergebnisse

Direkt nach dem Medikamentenbad war die Photosensitivität bei allen Probanden am höchsten, die MPD in den unmittelbar nach der 8-MOP Applikation bestrahlten Feldern lag bei 0,5 bis 2,0 J/cm^2. Demgegenüber zeigte sich ein deutlicher Anstieg der MPD (entspricht einer Abnahme der Photosensitivität) bereits 60 Minuten nach dem Psoralenbad. Die Werte reichten hier von 2,0 bis 5,0 J/cm^2. Zwei Stunden nach dem Medikamentenbad entwickelten nur 2 von 12 Probanden ein scharf begrenztes, hellrotes Erythem bei einer UV-A-Dosis von 5,0 J/cm^2. Bei Bestrahlung drei und fünf Stunden nach der Psoralenapplikation konnte mit den verwendeten UVA-Dosen bei keinem Probanden ein Erythem erzeugt werden.

Zur weiteren Charakterisierung des Ausmaßes der Photosensibilisierung wurde zudem die absolute Anzahl der bei einer definierten UVA-Dosis aufgetretenen Erytheme der Probanden addiert und in Abb. 2 graphisch dargestellt.

Bei der Evaluierung der maximalen Photosensibilisierung anhand des Erythemsummenscores, der aus dem fünfgliedrigen Erythemscore errechnet wurde, ergab sich, daß der Erythemsummenscore unmittelbar nach dem Psoralenbad mit 7,0 am höchsten war (Abb. 3). Wurde erst eine Stunde nach Psoralenapplikation bestrahlt, fiel der Erythemsummenscore um 49% auf 3,60. Bei einer UVA-Exposition zwei Stunden nach 8-MOP-haltigem Bad betrug der Erythemsummenscore mit 0,20 nur 1/35 des direkt nach Psoralenapplikation ermittelten Wertes. Bei den 3 sowie 5 Stunden nach dem Medikamentenbad durchgeführten Lichttreppen war der Erythemsummenscore 0.

Diskussion

Die Untersuchung der Kinetik der Photosensibilisierung nach Psoralenapplikation in Form eines 8-MOP-haltigen Medikamentenbades ergab, daß die UVA-Sensibilisierung der gebadeten Haut unmittelbar nach dem Vollbad am höchsten ist. Somit liegt der

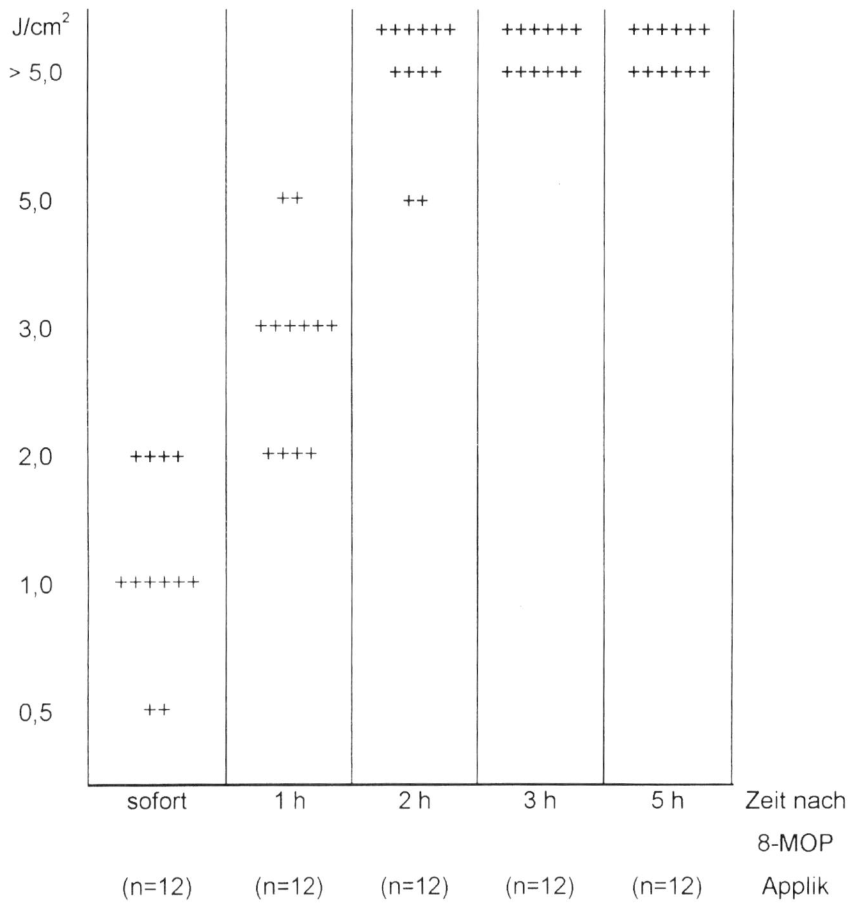

Abb. 1. MPD in Abhängigkeit vom Bestrahlungszeitpunkt (unmittelbar, 1, 2, 3 und 5 Stunden) nach Applikation von 8-MOP

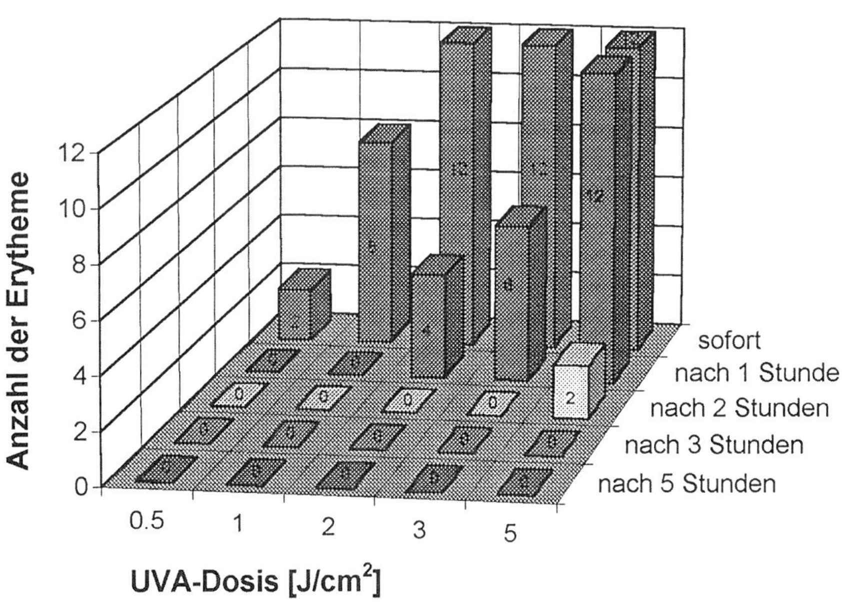

Abb. 2. Absolute Anzahl der Erytheme bei UVA-Exposition in aufsteigenden Dosierungen sofort sowie 1, 2, 3 und 5 Stunden nach dem Medikamentenbad mit 8-MOP

optimale Zeitpunkt der UVA-Bestrahlung beim therapeutischen Einsatz der Balneophotochemotherapie direkt im Anschluss an das Psoralenbad. Das heißt, daß die Therapie nur in Kliniken oder Praxen durchgeführt werden sollte, in denen die Möglichkeit eines Psoralenbades vorhanden ist. Die immer wieder dis-

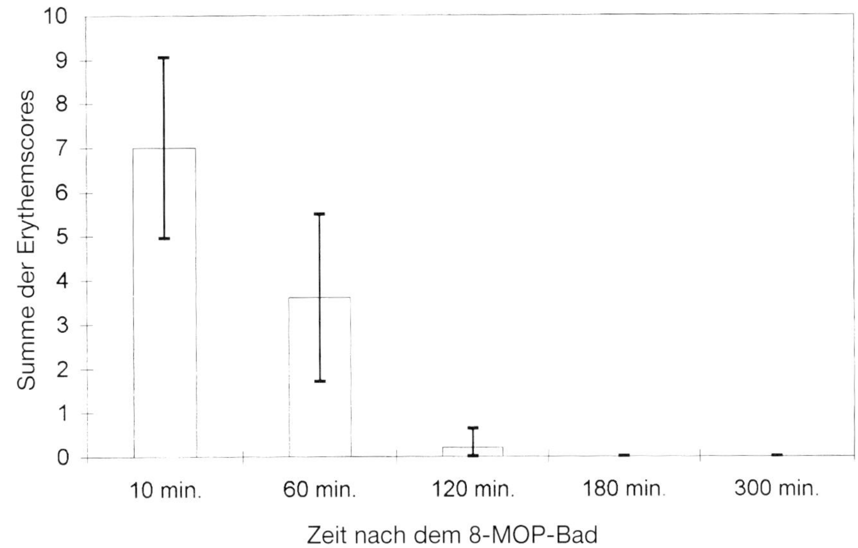

Abb. 3. Erythemsummenscore (Mittelwert und Standardabweichung) unmittelbar sowie 1, 2, 3 und 5 Stunden nach Applikation von 8-MOP (Punktwerte: 0: kein Erythem; 1: gerade noch erkennbare erythematöse Verfärbung mit scharfen Rändern; 2: hellrosa Erythem; 3: deutliches, rotes Erythem, kein Ödem; 4: tiefrotes Erythem mit Ödem, Schmerzhaftigkeit, evtl. Blasenbildung)

kutierte Variante, den Patienten zu Hause baden zu lassen und anschließend die UVA-Bestrahlung in der dermatologischen Klinik oder Praxis durchzuführen, kann aus diesen Gründen nicht empfohlen werden.

Bereits nach 2 Stunden kam es zu einem nahezu vollständigen Rückgang der vorher extrem gesteigerten Photosensibilität. Gerade für ambulante Patienten ist dies ein entscheidener Vorteil gegenüber der peroralen Photochemotherapie. So weisen bei der PUVA-Bad-Therapie die Patienten nicht nur an nicht gebadeten Arealen keine gesteigerte Photosensibilität auf, sondern die unmittelbar nach dem Psoralenbad extrem hohe Photosensibilität der gebadeten Haut, die für einen optimalen therapeutischen Effekt erforderlich ist, normalisiert sich bereits nach sehr kurzer Zeit (weniger als drei Stunden) weitgehend. Dies bedeutet, daß der Patient auch während der Therapie seinem gewohnten Lebensrhythmus nachgehen kann und nicht – wie bei der peroralen Variante – bis zu 12 Stunden nach Psoralenadministration gezwungen ist, sich konsequent vor einer UVA-Exposition, nicht nur des gesamten Integumentes sondern, auch der Augen, zu schützen.

Aufgrund dieser extrem kurzen, aber hohen Photosensibilität ist die Balneophotochemotherapie eine relativ gut steuerbare Therapiemodalität, bei der bei sachgerechter Durchfühung und vorheriger Ermittlung der MPD ein sehr geringes Risiko der Induktion akzidenteller phototoxischer Reaktionen besteht.

Zusammenfassung

Aufgrund der fehlenden systemischen Nebenwirkungen sowie der Möglichkeit der Photosensibilisierung umschriebener Hautareale stellt die Balneophotochemotherapie mit 8-Methoxypsoralen (8-MOP) eine interessante Alternative zur peroralen PUVA-Therapie dar. Zur Etablierung eines Phototoxizitätsprofils dieser neuen Therapiemodalität untersuchten wir die Kinetik der Photosensibilisierung mit Hilfe von UVA-Lichttreppen bei 12 gesunden Probanden. Dazu wurden unmittelbar nach dem 20-minütigen Psoralenvollbad (8-MOP-Konzentration 0,5 mg/l, 37 °C Wassertemperatur) sowie 1, 2, 3 und 5 Stunden nach 8-MOP-Applikation Lichttreppen in ansteigenden UVA-Dosierungen von jeweils 0,5; 1; 2; 3 und 5 J/cm² auf dem Gesäß der Probanden durchgeführt. Die Ablesung der minimalen phototoxischen Dosis (MPD) erfolgte nach 72 Stunden. Bei allen Probanden war die Photosensitivität mit MPD-Werten von 0,5–2 J/cm² unmittelbar nach dem Bad am größten. Eine Stunde nach dem Vollbad konnte ein Erythem mit UVA-Dosen von 2–5 J/cm² erzeugt werden. Zwei Stunden nach 8-MOP-Applikation war nur noch bei zwei Probanden ein Erythem mit jeweils 5 J/cm² auszulösen, nach drei und fünf Stunden konnte mit den verwendeten Bestrahlungsdosen in keinem Fall ein Erytem mehr erzeugt werden. Die Untersuchung zeigt, daß, um optimale therapeutische Effekte zu erzielen, die UVA-Bestrahlung unmittelbar im Anschluß an das Psoralenbad erfolgen muß. Die schnell eintretende, hohe sowie kurz anhaltende Photosensibilisierung läßt die Balneophotochemotherapie zu einer gut steuerbaren Therapiemodalität mit geringem Risiko unerwünschter phototoxischer Reaktionen werden. Auch wird deutlich, daß strenge Beschränkungen bezüglich einer Sonnenexposition nur in den ersten drei Stunden nach dem Psoralenbad erforderlich sind und die Behandlung dem Patienten ein Fortführen seiner normalen Lebensgewohnheiten ermöglicht.

Literatur

1. British photodermatology group (1994) Guidelines for PUVA. Br J Dermatol 130: 246–255
2. Collins P, Rogers S (1991) Bath-water delivery of 8-methoxypsoralen therapy for psoriasis. Clin Exp Dermatol 16: 165–167
3. Fischer T, Alsins J (1976) Treatment of psoriasis with trioxsalen baths and dysprosium lamps. Acta Dermatovener 56: 383–390
4. Konya J, Diffey B, Hindson T (1992) Time course of activity of topical 8-methoxypsoralen on palmoplantar skin. Br J Dermatol 127: 654–659
5. Parrish JA, Fitzpatrick TB, Tannenbaum L, Pathak MA (1974) Photochemotherapy of psoriasis with oral methoxsalen and long wave ultraviolet light. N Engl J Med 291: 1207–1211
6. Weber G (1974) Combined 8-methoxypsoralen and black light therapy of psoriasis. Br J Dermatol 90: 317–323

UVA 1-Therapie der zirkumskripten Sklerodermie

J. Krutmann, H. Stege

Einleitung

Die hochdosierte UVA1 Therapie („high-dose UVA1") stellt ein neues phototherapeutisches Prinzip zur Behandlung entzündlicher Hauterkrankungen dar, das erstmals 1991 von Krutmann und Schöpf zur Behandlung der atopischen Dermatitis eingesetzt wurde [5]. Zur hochdosierten UVA1 Therapie werden Bestrahlungsgeräte verwendet, die entweder eine Ganz- oder aber eine Teilkörperbestrahlung mit UV Strahlung im langwelligen UVA-Bereich, d.h. UVA1 (> 340 nm) in einem Dosisbereich bis zu 130 J/cm² UVA1 erlauben [7]. Die therapeutische Effektivität der hochdosierten UVA1-Therapie für die atopische Dermatitis wird mittlerweile als gesichert angesehen [6, 8]. Die Identifizierung der photoimmunologischen Wirkmechanismen, die der therapeutischen Effektivität der hochdosierten UVA1-Therapie zugrunde liegen, hat in der Folgezeit zudem zu einer Erweiterung des Indikationsspektrums geführt. Diese Entwicklung deutet darauf hin, daß die hochdosierte UVA1-Therapie sich in den nächsten Jahren zu einem integralen Bestandteil der modernen photodermatologischen Therapie entwickeln könnte. So ist die anfängliche Beschränkung der Durchführung der UVA1-Therapie auf einige ausgewählte Universitäts-Hautkliniken bereits aufgehoben, d.h. die UVA1-Therapie wird nicht mehr nur von der Mehrzahl der Hautkliniken im Inland und zunehmend auch im europäischen Ausland, sondern auch von dermatologischen Praxen mit photodermatologischem Schwerpunkt angeboten. Die zunehmende Verbreitung der hochdosierten UVA1-Therapie erfordert daher eine kritische Betrachtung der mit diesem noch jungen phototherapeutischen Verfahren verbundenen Möglichkeiten und Risiken.

Die hochdosierte UVA1 Therapie wird zur Zeit vor allem zur Behandlung der atopischen Dermatitis eingesetzt. Kürzlich durchgeführte Pilotstudien weisen jedoch darauf hin, daß der UVA1 Therapie auch eine große Bedeutung bei der Behandlung der Urtikaria pigmentosa [13] sowie der zirkumskripten Sklerodermie [14] zukommt. Im Folgenden soll auf die letztgenannte Indikation näher eingegangen werden.

UVA 1-Therapie der zirkumskripten Sklerodermie

Bei der zirkumskripten Sklerodermie kommt es zur Entwicklung fibrotischer Hautveränderungen, die je nach Ausdehnung und Lokalisation zu einer erheblichen Beeinträchtigung der Patienten führen können und in schweren Fällen mit der Ausbildung von Muskelatrophien, Beugekontrakturen und Deformierungen einhergehen [1]. Effektive kurative oder symptomatische Behandlungsmöglichkeiten existieren bislang nicht, und die Anwendung von Penizillin, Penizillamin, Antimalariamitteln, Cyclosporin A, Interferon-γ und topisch oder systemisch applizierten Glukokortikosteroiden hat die Erwartungen bei weitem nicht erfüllt. Die Sklerosierung der Hautveränderungen wird auf eine gesteigerte Synthese von Typ-I- und Typ-III-Kollagen durch dermale Fibroblasten zurückgeführt, die wiederum Folge einer verminderten Expression des Kollagen-abbauenden Enzyms Kollagenase in diesen Zellen sein könnte [1, 15]. Interessanterweise läßt sich die Kollagenase I Expression in dermalen humanen Fibroblasten sowohl in vitro als auch in vivo durch eine UVA1-Bestrahlung induzieren [10, 11]. Wir spekulierten daher, daß eine hochdosierte UVA1-Therapie bei Patienten mit zirkumskripter Sklerodermie zu einer Reduktion der Größe und Zahl sklerotischer Hautveränderungen führen könnte. Im Rahmen einer Pilotstudie wurden 10 Patienten mit histologisch gesicherter und zum Teil seit mehreren Jahren bestehender zirkumskripter Sklerodermie einer hochdosierten UVA1-Therapie unterzogen [14]. Es zeigte sich, daß es nach Durchführung von 30 Bestrahlungen mit je 130 J/cm² UVA1 bei allen Patienten zu einer Reduktion der Dicke und Größe sklerotischer Plaques kam (Abb. 1). In 4 Patienten bildeten sich die Hautveränderungen vollständig zurück. Diese Effekte waren nicht die Folge theoretisch möglicher Spontanremissionen, da sie bei denselben Patienten nur in UVA1-bestrahlten, nicht jedoch in unbestrahlten sklerotischen Plaques beobachtet werden konnten. Eine Dickenabnahme gesunder Hautareale ließ sich weder klinisch noch mittels 20 MHZ Sonographie nachweisen.

Die mit der hochdosierten UVA1 Therapie erzielten Erfolge konnten bei 9 von 10 Patienten auch noch 3 Monate nach Absetzen der Therapie in unverändertem

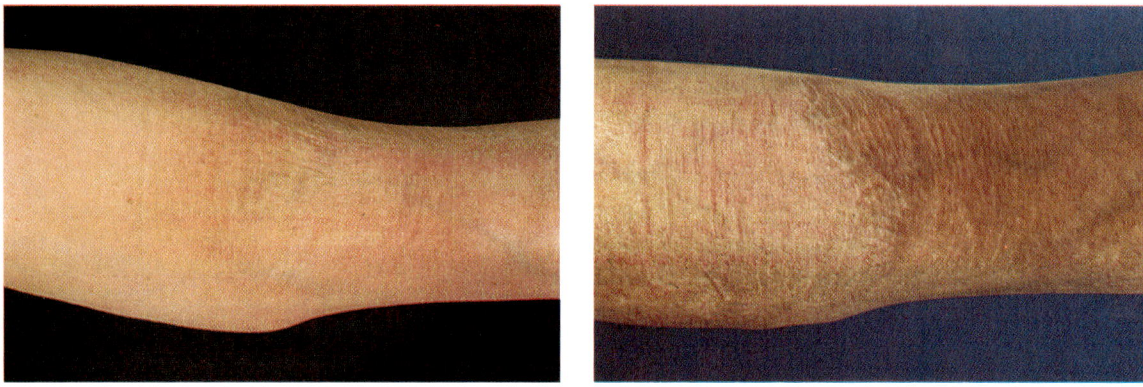

Abb. 1a, b. Sklerotische Hautveränderungen in der Armregion einer Patientin mit pansklerotischer Murphea vor **a** und nach **b** Durchführung einer hochdosierten UVA1-Phototherapie (30mal 130 J/cm² UVA1)

Ausmaß nachgewiesen werden. Bei einem der behandelten Patienten kam es zu einer teilweisen Verschlechterung des Hautbefundes nach Absetzen der Therapie. Bei keinem der Patienten wurde nach Beendigung der Phototherapie eine weitere Verbesserung des Hautzustandes beobachtet [35].

Die hochdosierte UVA1-Therapie wurde von allen Patienten gut toleriert.

Dosisabhängigkeit des Therapieeffektes

Die therapeutische Effektivität der UVA1-Therapie bei der zirkumskripten Sklerodermie ist UVA1-dosisabhängig [14]. So führte eine bei insgesamt 7 Patienten durchgeführte niedrigdosierte UVA1 Therapie (30 x 20 J/cm² UVA1) klinisch nur zu einer gering ausgeprägten Besserung der Hautsymptomatik, es wurden keine kompletten Remissionen beobachtet, und die sonographisch nachweisbare Reduktion der Plaquedicke war im Vergleich zur hochdosierten UVA1-Therapie (30 x 130 J/cm² UVA1) nach einer niedrigdosierten Bestrahlung signifikant geringer ausgeprägt. Somit ist eine Hochdosis einer Niedrigdosis UVA1 Therapie bei dieser Indikation überlegen [4].

Potentielle Wirkmechanismen

Die Rückbildung der sklerotischen Hautveränderungen könnte möglicherweise tatsächlich auf einer Induktion der Kollagenase I Expression beruhen, da eine erfolgreiche hochdosierte UVA1-Therapie zu einer ca. 20fachen Steigerung der Kollagenase I mRNS Expression in den sklerotischen Hautveränderungen der Patienten führte [14]. Inwieweit es sich hier um eine direkte Induktion der Kollagenase Expression durch UVA1-Strahlung oder aber um durch UVA1-Strahlung induzierbare, durch parakrin oder autokrin wirkende Zytokine vermittelte Effekte handelt, bleibt zu untersuchen. Theoretisch denkbar ist zudem, daß der Therapieerfolg auf einer Reduktion des entzündlichen Infiltrates in läsionaler Haut beruht, z.B. durch die Induktion von Apoptose in UVA1 bestrahlten T-Zellen.

Risiken der UVA1-Therapie

Die hochdosierte UVA1-Therapie kann nicht in Patienten mit UVA-sensitiven Hauterkrankungen, z.B. einer UVA-sensitiven atopischen Dermatitis oder einer polymorphen Lichtdermatose durchgeführt werden. Diese Kontraindikationen werden routinemäßig im Rahmen der vor Einleitung der hochdosierten UVA1-Therapie durchgeführten Lichttreppe und Photoprovokationstestung ausgeschlossen. Weitere akute Nebenwirkungen sind die Exazerbation bakterieller oder viraler Superinfektionen. In einigen wenigen Patienten mit atopischem Ekzem konnte beispielsweise die Entwicklung eines Eczema herpeticatum unter hochdosierter UVA1-Therapie beobachtet werden. UVA1-Therapiegeräte der neuen Generation besitzen mittlerweile integrierte Infrarotfilter und Kühlsysteme, die bei korrekter Installation der Apparatur die mit der hochdosierten UVA1 Therapie verbundene Wärmebelastung deutlich reduzieren. Insbesondere bei der Verwendung von UVA1-Geräten älteren Herstellungsdatums ist jedoch darauf zu achten, daß durch das Fehlen von Infrarotfiltern oder die ungenügende klimatechnische Entsorgung der warmen Abluft eine erhebliche Wärmebelastung auftritt, die vor allem bei Patienten mit kardiovaskulären Erkrankungen berücksichtigt werden muß.

Über die mit einer hochdosierten UVA1-Therapie möglicherweise verbundenen Langzeitnebenwirkungen läßt sich zur Zeit nur spekulieren [8]. Neben der Ausbildung einer eventuell kosmetisch bedeutsamen Lichtalterung der Haut (Photoageing) ist hier vor allem an eine Erhöhung des Hautkrebsrisikos zu denken. Es bestehen heute keine Zweifel mehr daran, daß auch die langwellige UVA-Strahlung, d.h. die UVA1-Strahlung, in der Lage ist, kanzerogen zu wirken. Eine alleinige Bestrahlung mit sehr hohen, kumulativen Dosen von UVA1-Strahlung führte in haarlosen Albinomäusen zum Auftreten epithelialer Tumore. Inwieweit eine UVA1-Bestrahlung auch zu einer Erhöhung des Melanomrisikos führt, ist zur Zeit nicht bekannt. Es sollte aber auf keinen Fall vergessen werden, daß tierexperimentelle Untersuchungen darauf hinweisen, daß gerade der UVA-Bereich für das Entstehen von malignen Melanomen von besonderer Bedeutung sein könnte. Zusammengenommen unterstreichen diese Befunde die Notwendigkeit, die Indikation zur Durchführung der hochdosierten UVA1-Therapie nur nach einer sehr sorgfältigen und kritischen Nutzen/Risiko Abwägung zu stellen.

Ausblick

Es sei darauf hingewiesen, daß in letzter Zeit, vor allem in Form von Einzelfalldarstellunegn, mehrfach über den erfolgreichen Einsatz einer systemischen oder topischen PUVA Therapie bei der Behandlung von Patienten mit zirkumskripter oder systemischer Sklerodermie berichtet wurde [3, 9, 12]. Es wird daher interessant sein, in zukünftigen Untersuchungen die hochdosierte UVA1-Phototherpie mit der PUVA-Therapie bzgl. therapeutischer Effektivität, aber auch unerwünschter Nebenwirkungen zu vergleichen. Zumindest in vitro führt eine PUVA-Behandlung, nicht jedoch eine hochdosierte UVA1-Bestrahlung, zu einer terminalen Ausdifferenzierung dermaler Fibroblasten [2]. Dies könnte ein Hinweis darauf sein, daß die PUVA-Therapie mit einem größeren Risiko behaftet ist, Lichtschäden im Sinne des Photoageings an der menschlichen Haut hervorzurufen. Zusammengenommen weisen diese Untersuchungen daraufhin, daß eine photo(chemo)therapeutische Behandlung von Bindegewebserkrankungen erfolgreich sein kann.

Literatur

1. Fleischmajer R (1993) Localized and systemic scleroderma. In: Lapiere CM, Krieg T (eds) Connective tissue diseases of the skin. Dekker, New York, pp 295–313
2. Herrmann G, Wlaschek M, Brenneisen P, Wenk J, Schubert E, Krieg T, Goerz G, Scharfetter-Kochanek K (1996) PUVA (8-Methoxypsoralen + UVA) treatment enhances fibroblast differentiation along a terminal pathway. J Invest Dermatol 107: 511
3. Kerscher M, Volkenandt M, Meurer M, Lehmann P, Plewig G, Röcken M (1994) Treatment of localized scleroderma with PUVA bath photochemotherapy. Lancet 343: 1233
4. Kerscher M, Dirschka T, Volkenandt M (1995) Treatment of localized scleroderma by UVA1 phototherapy. Lancet 346: 1166
5. Krutmann J, Czech W, Diepgen T, Niedner R, Kapp A, Schöpf E (1992) High-dose UVA_1 therapy in the treatment of patients with atopic dermatitis. J Am Acad Dermatol 26: 225–230
6. Krutmann J (1996) Phototherapy for atopic dermatitis. Dermatol. Therapy 1: 24–31
7. Krutmann J, Stege H (1997) Ultraviolett-A1-Therapie entzündlicher Hautkrankheiten. In: Krutmann J, Hönigsmann H (eds) Handbuch der dermatologischen Phototherapie und Photodiagnostik. Springer, Berlin Heidelberg New York Tokyo, pp 245–258
8. Krutmann J (in press) Therapeutic photomedicine: Phototherapy. In: Freedberg IM, Eisen AZ, Wolff K et al. (eds) Fitzpatrick's dermatology in General Medicine. 5th ed. McGrawHill, New York
9. Morita A, Sakakibara S, Sakakibara N, Yamauchi R, Tsuji T (1995) Successful treatment of systemic sclerosis with topical PUVA. J Rheumatol 22: 2361–2365
10. Petersen MJ, Nasen C, Craig S (1992) Ultraviolet A irradiation stimulates collagenase production in cultured human fibroblasts. J Invest Dermatol 99: 440–442
11. Scharffetter K, Wlaschek M, Hogg A, Bolsen K, Schothorst A, Goerz G, Krieg T, Plewig G (1991) UVA irradiation induces collagenase in human dermal fibroblasts in vitro and in vivo. Arch Dermatol Res 283: 506–511
12. Scharfetter-Kochanek K, Goldermann R, Lehmann P, Hölzle E, Goerz G (1995) PUVA therapy in disabling pansclerotic morphea of children. Br J Dermatol 132: 830
13. Stege H, Schöpf E, Ruzicka T, Krutmann J (1996) High-dose-UVA1 for urticaria pigmentosa. Lancet 347: 64
14. Stege H, Humke S, Berneburg M, Klammer M, Grewe M, Grether-Beck S, Dierks K, Goerz G, Ruzicka T, Krutmann J (1997) High-dose ultraviolet A1 radiation therapy of localized scleroderma. J Am Aacd Dermatol 36: 938–944
15. Takeda K, Hahamochi A, Ueki H, Nakata M, Oishi Y (1994) Decreased collagenase expression in cultured systemic sclerosis fibroblasts. J Invest Dermatol 103: 359–363

Behandlung von benignen venösen Malformationen mit dem PhotoDerm VL

E. Maushagen-Schnaas, C. Raulin

Einleitung

Die Behandlung ausgedehnter und tiefsitzender venöser Gefäßmißbildungen gestaltet sich oft schwierig und unbefriedigend. Zu den bisherigen Therapiemöglichkeiten zählen neben der chirurgischen Exzision, der systemischen hochdosierten Glukokortikoidtherapie die Sklerosierung und – in einigen selten Fällen – die Radiatio.

Mit der Entwicklung des PhotoDerm VL bietet sich eine nicht-invasive und erfolgreiche Behandlungsmöglichkeit an. Durch die Variabilität von Wellenlängenspektrum, Impulsdauer, Impulssequenzen und Energiedichten ergibt sich eine große Auswahl an individuell wählbaren Behandlungsparametern. Sowohl oberflächliche als auch tiefer gelegene vaskuläre Hautveränderungen lassen sich mit dieser hochenergetischen Blitzlampe erfolgreich behandeln. Bei benignen venösen Malformationen sehen wir es derzeit als die Therapiemethode der Wahl.

Methode

Anhand eines Kollektivs von 9 Fällen mit vaskulären Malformationen unterschiedlicher Größe, Flächen- und Tiefenausdehnung sowie Lokalisation wurden die erforderlichen Behandlungsparameter des PhotoDerm VL untersucht.

Im Gegensatz zu Lasersystemen wird nicht-kohärentes Licht in einem kontinuierlichen Wellenlängenspektrum von 515 nm bis 1200 nm emittiert. Durch Vorschalten verschiedener cut-off-Filter (515 nm, 550 nm, 570 nm, 590 nm) wurde der jeweils kürzerwellige Lichtanteil eliminiert. Die Impulsdauer wurde variabel zwischen 0,5 ms und 25 ms gewählt. Je nach Energiedichte (3–90 J/cm^2) erfolgte neben der Monoapplikation auch das Splitten mit Zwei- und Dreifachimpulsen. Die Pausen zwischen den einzelnen Impulsen war flexibel von 10 ms bis 500 ms wählbar. Im sog. „Long-pulse-Modus“ werden besonders hohe Energien und hohe Wellenlängen (> 590 nm) mit längeren Impulsdauern und Dreifachimpulsen kombiniert.

Um Verbrennungen der Epidermis zu verhindern und darüber hinaus die optische Brechung des Lichtes an der Patientenhaut zu optimieren, ist eine ausreichende kühlende Gelapplikation auf dem zu behandelnden Areal erforderlich.

Die Behandlung des jeweils gesamten Areals erfolgte im Abstand von 2 bis 4 Wochen.

Ergebnisse

Mit dem Einsatz des PhotoDerm VL konnten wir rückblickend venöse Malformationen unterschiedlicher Größe (bis 0,8 cm) und Tiefe (bis 1,0 cm), in durchschnittlich 10 Sitzungen erfolgreich behandeln. Zum Erreichen tieferliegender Zielstrukturen eignet sich der 590 nm-cut-off-Filter, bei oberflächlichen der 550 nm- und 570 nm-Filter. Um die erforderlichen hohen Energiedichten von 45–85 J/cm^2 ohne Schädigung des umliegenden Gewebes applizieren zu können, werden Zwei- und Dreifach-Impulse mit längeren Pausenzeiten verwendet. Bei großen und tieferen Gefäßen sind höhere Wellenlängen (590 nm-Filter), längere Pulszeiten (20–100 ms) und hohe Energien (bis 90 J/cm^2) erforderlich, deren Applikation im sog. „Long-pulse-Modus“ erfolgt. Die Spotgröße von 2,8 cm^2 ermöglicht die entsprechende Eindringtiefe im gesamten Behandlungsareal.

Nach der Behandlung entstehen bis zu 48 Stunden anhaltende Erytheme mit leichter Schwellung, bei hohen Energiedichten auch transiente Purpura und diskrete Krusten.

Darüber hinausgehende Nebenwirkungen wie Nekrosen oder Narbenbildungen sollten bei sachgemäßer Vorgehensweise nicht auftreten.

Diskussion

Gepulste Lasersysteme haben sich in der Behandlung vaskulärer Hautveränderungen als sehr sicher und effektiv erwiesen [3, 7]. Das Photoderm VL, eine hochenergetische Blitzlampe, arbeitet ebenfalls nach dem Prinzip der selektiven Photothermolyse, bei der in ausgewählten Hautläsionen durch das applizierte Licht Hitze (> 80 °C) erzeugt wird, die zu einer thermischen Schädigung und damit zur Koagulation der Gefäße führt. Die Impulsdauer sollte gleich oder etwas kürzer als die thermale Relaxationszeit sein, um eine effektive Ausnutzung der Energie zu erzielen sowie das umliegende Gewebe nicht zu schädigen [1]. Um die verwendete Energie und die damit verbundenen Begleitreaktionen besser steuern zu können, erlaubt das PhotoDerm VL neben der Monoapplikation auch das Splitten hoher Energiedichten mit Zwei- und Dreifachimpulsen. Die Pausen zwischen den entsprechenden Impulssequenzen (10–200 ms) ermöglichen eine Abkühlung der Epidermis und kleinen Gefäße (thermale Relaxationszeit 10 ms) zwischen den einzelnen Impulsen, während sich die tiefer gelegenen größeren Gefäße nicht wesentlich abkühlen, da die thermale Relaxationszeit proportional zum Gefäßradius ist [1]. Das Risiko der Narbenbildung wird dadurch minimiert, ebenso das Auftreten von Hypo- oder Hyperpigmentierungen.

Die Eindringtiefe von sichtbarem Licht in die Haut ist abhängig von der Wellenlänge (Abb. 1), wobei höhere Wellenlängen von der Haut weniger absorbiert werden. Entsprechend der Tiefe der zu behandelnden Struktur kann somit der Wellenlängenbereich ausgewählt werden. Darüber hinaus erlaubt die Auswahl verschiedener cut-off-Filter eine Anpassung an den individuellen Hauttyp und Bräunungsgrad des Patienten. Durch Verwendung von höheren Filtern und entsprechend größeren Wellenlängen wird eine geringere Überlappung mit dem hohen Absorptionskoeffizienten von Melanin erzielt, dessen Konzentration vom Hauttyp abhängig ist. Biologisches Zielgewebe bei der Behandlung vaskulärer Hautveränderungen ist Hämoglobin, das zwischen einer Wellenlänge von 400–620 nm einen hohen Absorptionskoeffizienten besitzt. Kurzwelligeres Licht (500–620 nm) wird von oberflächlich in der Haut liegenden Blutgefäßen absorbiert, das Spektrum zwischen 620–1200 nm hingegen penetriert tiefer (Abb. 1, 2) [1, 2].

Daher sollte zuvor Flächenausdehnung, Tiefe, Gefäßgröße und Lokalisation mittels Farbduplexsonographie bestimmt werden.

Auch die Geometrie der Belichtungsfläche spielt für das Penetrationsverhalten eine wichtige Rolle. Die Fläche des Impulses von 2,8 cm^2 gewährleistet eine homogene Belichtung und ermöglicht eine tiefe Penetration. Im Gegensatz dazu ist die Eindringtiefe des Farbstofflasers limitiert, da aufgrund der kleinen Spotgröße (< 1 cm^2) der Lichtstrahl schnell durch Streuung der Photonen zerfällt. Durch die Größe des applizierten Einzelimpulses verkürzt sich insgesamt die Behandlungsdauer und verursacht bei den Patienten weniger Schmerzen.

Damit eröffnet das PhotoDerm VL ein breites Indikationsspektrum, das von Teleangiektasien und Naevi flammei über Hämangiome bis zu tieferliegenden, größeren Malformationen reicht [4, 5, 6, 8]. Im

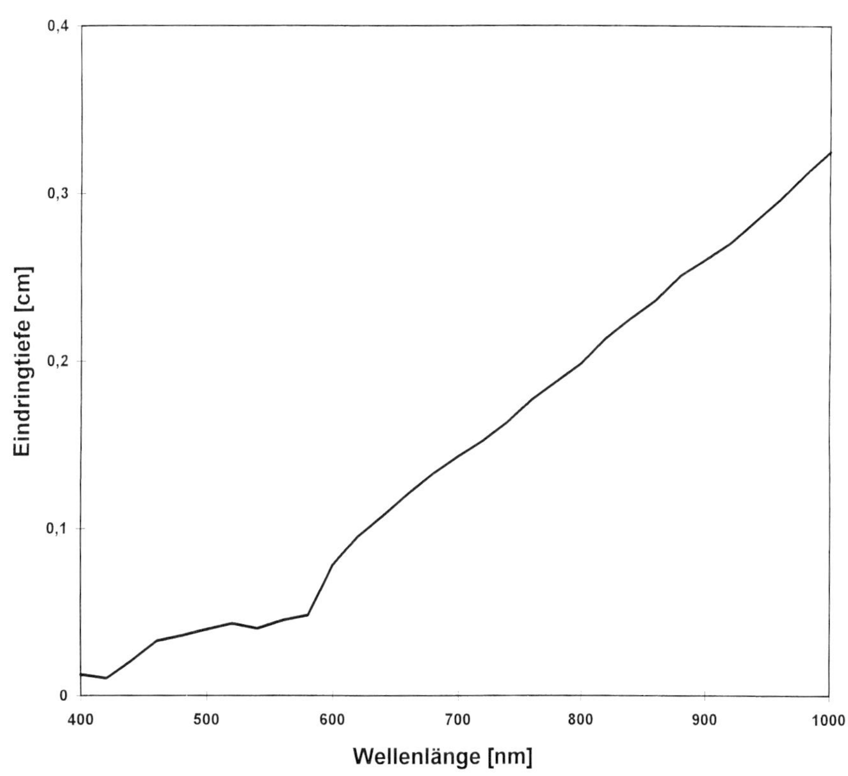

Abb. 1. Eindringtiefe des Lichtes in die Haut in Abhängigkeit von der Wellenlänge

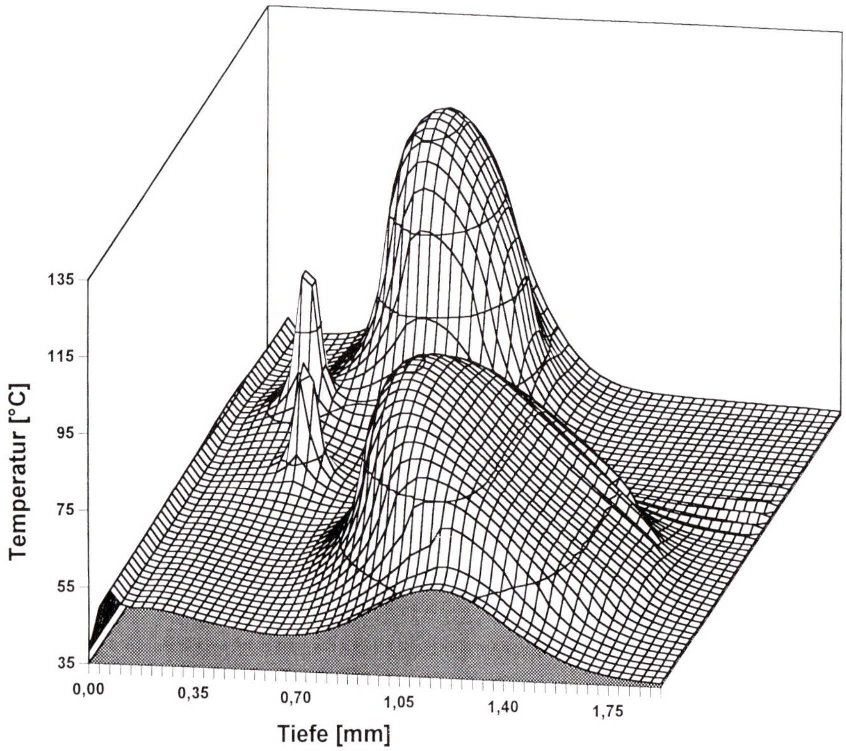

Abb. 2. Temperaturverteilung in vier Gefäßen bei Einsatz des PhotoDerm VL: 570 nm, Dreifachimpuls, Impulsdauer jeweils 2,5 ms, Pause zwischen Impulssequenzen jeweils 20 ms

Vergleich dazu limitiert die geringe Eindringtiefe von Farbstoff- und Argonlaser (1 mm bzw. 1,5 mm) den Einsatz dieser Systeme [3, 7].

Schlußfolgerung

In allen 9 Fällen konnten kosmetisch ansprechende Ergebnisse erzielt werden (s. Bsp. Abb. 3, 4). Aufgrund unserer Untersuchungen halten wir das PhotoDerm VL bei optimaler Ausnutzung der möglichen Behandlungsparameter (Wellenlänge, Impulsdauer, Impulssequenzen und Energiedichten) für eine neue, innovative Therapiemethode in der Behandlung benigner hämangiomatöser Malformationen.

Eine erfolgreiche Bedienung gestaltet sich durch die vielfältigen Kombinationsmöglichkeiten als sehr anspruchsvoll und nur bei vorsichtigem Vorgehen ist

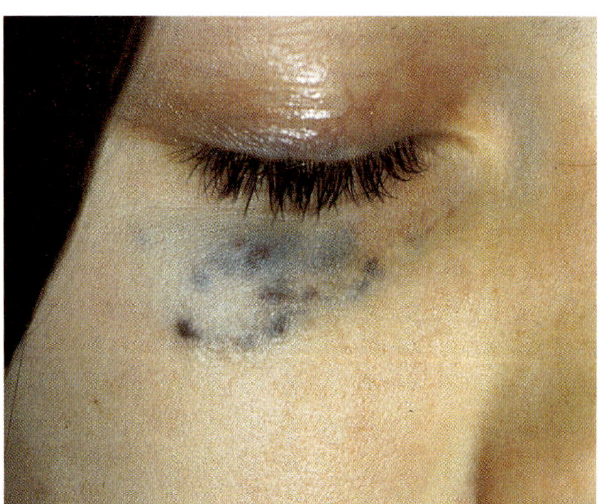

Abb. 3. Venöse Malformationen unter dem rechten Auge vor Therapiebeginn

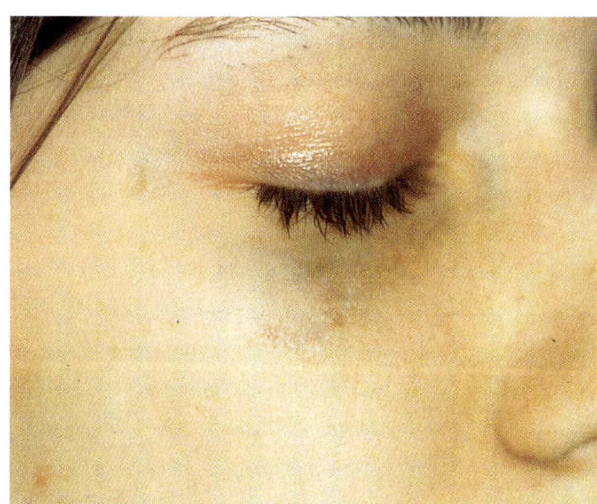

Abb. 4. Therapieergebnis nach 7 Behandlungen

ein hohes Maß an Effektivität und Sicherheit zu erreichen.

Literatur

1. Anderson RR, Parish RR (1983) Selective photothermolysis: precise microsurgery by selective absorption of pulsed radiation. Science 220: 524–527
2. Goldman M, Eckhouse S (1996) Photothermal sclerosis of leg veins. Dermatol Surg 22: 323–330
3. Goldman M, Fitzpatrick R, Ruiz-Esparza J (1993) Treatment of port-wine stains (capillary malformation) with the flashlamp-pumped dye laser. J Pediatr 122: 71–77
4. Hellwig S, Schroeter C, Raulin C (1996) Behandlung essentieller Teleangiektasien durch das PhotoDerm VL. Z Hautkr 71: 4–7
5. Raulin C, Goldman MP, Weiss MA, Weiss RA (1997) Treatment of adult port-wine stains using intense pulsed light therapy (PhotoDerm VL). Dermatol Surg 23: 594–601
6. Raulin C, Hellwig S, Schönermark M (1997) Treatment of a non-responding port-wine stain with a new pulsed light source (PhotoDerm VL). Lasers Surg Med 21: 203–208
7. Raulin C, Hellwig S (1996) Möglichkeiten und Grenzen des gepulsten Farbstofflasers. Z Hautkr 71: 96–102
8. Schroeter C, Wilder D, Reineke T, Thürlimann W, Raulin C, Neumann M (1997) Clinical significans of an intense, pulsed light source an leg telangiectasias of up to 1 mm diameter. Eur J Dermatol 7: 38–42

PhotoDerm – eine Alternative zur Lasertherapie?

J. P. Brodersen, B. Nuß, P. Kiehl, H. Lubatschowski, A. Kapp

Einleitung

Der Einsatz von verschiedenen Lasersystemen hat in der dermatologischen Therapie heutzutage seinen festen Stellenwert. Hierbei werden zur Behandlung vaskulärer Läsionen Lasersysteme mit Wellenlängen verwendet, die im Bereich des Absorptionsmaximums von Hämoglobin bzw. Oxyhämoglobin liegen (Argon- und Farbstofflaser). Lasersysteme mit Wellenlängen über 2000 nm zielen auf das Absorptionsmaximum des Gewebewassers ab und haben eine vaporisierende und Karbonisierende Wirkung. Mit dem *PhotoDerm VL* steht nun ein Gerät zur Verfügung, bei dem nicht monochromatisches Licht einer Wellenlänge sondern ein ganzes Spektrum von sichtbarem Licht als gepulste, nicht kohärente Strahlung auf die Haut appliziert wird. Dadurch lassen sich vaskuläre Läsionen schneller und fast schmerzfrei behandeln. Außerdem ist die permanente Epilation, vornehmlich von dunklen und schwarzen Haaren sowie die Behandlung von pigmentierten Läsionen wie Lentigines oder auch Tätowierungen möglich.

Technische Voraussetzungen

Die technischen Grundlagen einer Lasertherapie in der Medizin ist die Bestrahlung von Gewebe mit monochromatischem elektromagnetischer Strahlung, d. h. Licht einer ganz bestimmten Wellenlänge wird über optische Systeme wie Glasfaserkabel auf das Zielgewebe gelenkt. Dabei wurden bei den unterschiedlichen Wellenlängen der verschiedenen Laser-Typen auch unterschiedliche Effekte am Zielgewebe beobachtet, die grob in zwei Gruppen zusammengefaßt werden können: während Systeme mit Wellenlängen zwischen 400 und 1000 nm mehr in die Tiefe des bestrahlten Gewebes einzudringen vermögen (z. B Argon- oder Dye-Laser), ist bei sehr viel längeren oder auch sehr viel kürzeren Wellenlängen von über 2000 nm (z. B. CO_2- oder Er:YAG-Laser) und unter 350 nm (z. B. Eximer-Laser) ein mehr oberflächlicher Effekt zu beobachten [9]. Während Laser der ersten Gruppe ihre stärkste Wirkung an den dunkleren Bestandteilen der Haut wie Pigment oder Gefäßen entwickeln ist bei Lasern, die oberhalb von 2000 nm emittieren, das Gewebewasser die Zielstruktur. In Abhängigkeit von der Energie des Laserstrahls führt dies bis hin zum vollständigen Karbonisieren und Verdampfen des bestrahlten Gewebes [14]. Dieser Effekt wird bei „schneidenden" Lasern ebenso verwendet wie bei dem „skin resurfacing" der Gesichtshaut oder der Korrektur der Kurzsichtigkeit durch Ausdünnen der Hornhaut [1, 2, 10].

Die Energie des Laserstrahls wird vom Gewebe aufgenommen und führt an der Struktur, deren Absorptionsmaximum am nächsten zur Wellenlänge des Laserstrahls liegt, zur mehr oder weniger selektiven Zellschädigung. Hierdurch erhitzt sich die Zielstruktur immer mehr, teilweise bis zum irreversiblem Zellschaden, dem Zelltod [3]. Die unterschiedlichen Eindringtiefen der verschiedenen Lasersysteme und die applizierte Energie pro Zeiteinheit bestimmen den Effekt eines jeden Lasers.

Mit dem *PhotoDerm VL* wurde von der Anwendung monochromatischen Lichtes wieder abgerückt. Hier wird durch eine Blitzlampe ein nichtkohärentes Lichtspektrum erzeugt, welches nach Herausfiltern bestimmter Wellenbereiche über einen Quarzlichtleiter auf die Haut geleitet wird. Dabei gelangen sog. Cut-off-Filter zur Anwendung, wie sie auch in Laserschutzbrillen verwendet werden. Das Lichtspektrum liegt zwischen 515 und etwa 1200 nm, der Bereich unter 515 nm wird herausgefiltert, wahlweise stehen weitere Filter mit 550, 570 und 590 nm zur Verfügung. Im Weiteren kann sowohl die Dauer des Lichtimpulses als auch die Lichtintensität frei eingestellt werden, wodurch sich eine Vielzahl verschiedener Einstellungen des Gerätes ergeben. Außerdem ist es möglich, den Lichtimpuls in zwei oder drei „Portionen" zu applizieren, also entsprechend der thermischen Relaxationszeit des Zielgewebes eine fraktionierte Applikation durchzuführen. Der Hersteller spricht hier von der sogenannten IPL-Technologie („intense pulsed light", hochenergetisches gepulstes Licht).

Wirkung von elektromagnetischer Strahlung an der Haut

Jede Art von Strahlung, die auf die Haut gelangt, wird zum Teil von der Oberfläche reflektiert, zum Teil gelangt sie durch die Hautoberfläche in die tieferen Hautschichten, bei einigen Strahlungen wird das Gewebe auch vollständig durchdrungen (Transmission). In der Haut werden die Photonen absorbiert und ihre Energie in Wärme umgewandelt. Der Laserstrahl trifft in der Regel nahezu punktförmig auf die Haut und wird in der Tiefe der Hautschichten von den verschiedenen Gewebebestandteilen unterschiedlich stark gestreut und absorbiert. Die Eindringtiefe ist abhängig von der Wellenlänge. Durch einen zu starken thermischen Schaden an den oberflächlichen Schichten der Haut werden die Möglichkeiten eines punktförmig applizierten Laserstrahls begrenzt. Beim *PhotoDerm* hingegen wird der Lichtimpuls nicht punktförmig appliziert sondern pro Lichtimpuls wird eine Fläche von 2,8 cm^2 bestrahlt. Dadurch wird die beschriebene Streuung des Lichtstrahls in den tieferen Hautschichten durch Summationseffekte teilweise wieder aufgehoben, das Licht kann also deutlich tiefer ins Gewebe eindringen, ohne die oberflächlicheren Gebiete zu sehr zu schädigen. Da das Lichtspektrum des *PhotoDerm* auch die Absorptionsmaxima von Hämoglobin und Oxyhämoglobin beinhaltet ist die Behandlung von vaskulären Läsionen möglich. Auch das in die Haut eingelagerte Melanin wird vom *PhotoDerm*-Lichtimpuls beeinflußt, da es sein Absorptionsmaximum ebenfalls im Lichtspektrum des *PhotoDerm* hat. Dies kann therapeutisch zur Behandlung von Lentigines genutzt werden. Dunkle und schwarze Haare nehmen ebenfalls Energie auf, so daß der Haarwurzelapparat verkocht wird (Abb. 1 a, b). Zwar kann sich der Wurzelapparat teilweise wieder erholen, die nach der Behandlung noch wachsenden Haare sind jedoch deutlich dünner und pigmentlos. Dies kann jedoch auch zu unerwünschten Nebeneffekten nach *PhotoDerm*-Behandlung führen: neben der unerwünschten Epilation (z. B. an den Augenbrauen) kann die behandelte Haut im schlimmsten Falle sogar dauerhaft depigmentiert werden.

Behandlung vaskulärer Läsionen

Von den physikalischen Voraussetzungen scheint das *PhotoDerm* für die Behandlung vaskulärer Läsionen ideal geeignet zu sein, denn mit Erfassung sämtlicher Absorptionsmaxima von Hämoglobin (555 nm) und Oxyhämoglobin (541 nm und 577 nm) ist eine optimale Wirkung an den Gefäßen der Haut zu erwarten [13]. So sieht man direkt nach der Behandlung eines Hautgefäßes eine intravasale Koagulation („selektive Photothermolyse"), das behandelte Areal erscheint nun dunkler. Die verschlossenen Gefäße werden in der

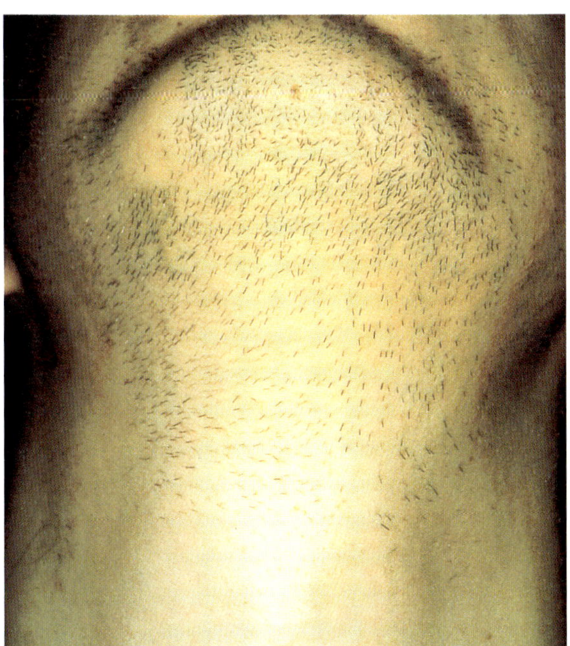

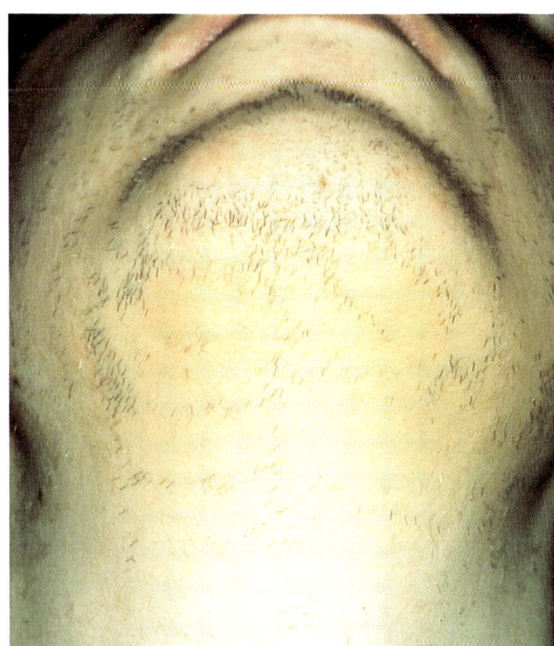

Abb. 1a, b. a Transsexueller Patient vor der *PhotoDerm VL*-Behandlung. **b** Gleicher Patient 8 Wochen nach der ersten Behandlung, deutlich erkennbar die rechteckigen Bestrahlungsfelder

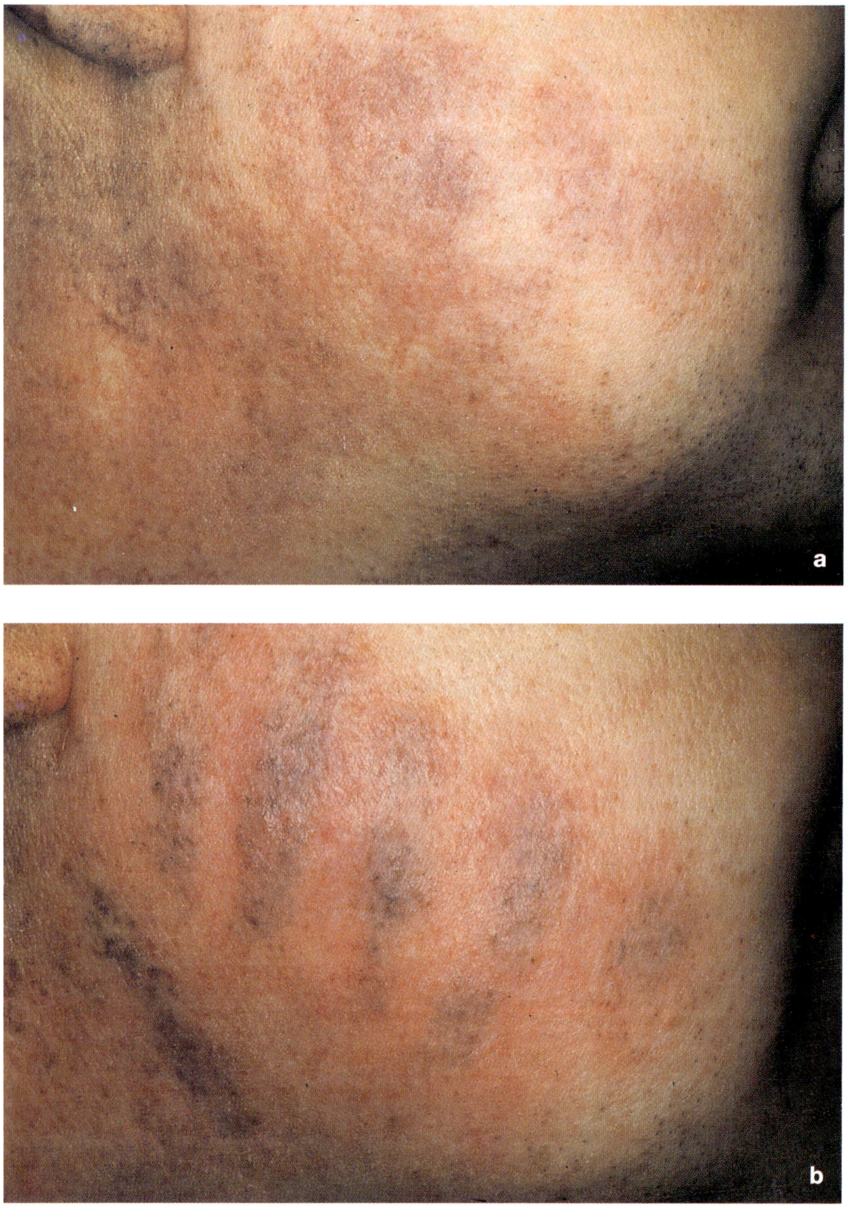

Abb. 2a, b. a Patient mit einem Naevus flammeus im Bereich der rechten Wange. **b** Gleicher Patient unmittelbar nach der Behandlung: die behandelten Areale erscheinen durch die intravasale Koagulation nun dunkler, die Umgebung des Bestrahlungsfeldes ist erythematös

folgenden Zeit bindegewebig umgebaut, die Thromben vom Körper resorbiert. In praxi stellt sich allerdings die Handhabung des Gerätes als sehr mühsam dar, denn obwohl das Gerät für jede Art von vaskulären Läsionen der Haut in Abhängigkeit des Bräunungszustandes bestimmte Behandlungsparameter vorgibt ist der erzielte Effekt häufig unbefriedigend. Dies hat mehrere Ursachen, denn zum einen sind die vom Gerät vorgegebenen Behandlungsparameter sehr vorsichtig und niedrig berechnet, um auf jeden Fall eine zu hohe Energie zu vermeiden. Zum anderen ist der in den Gefäßen herrschende Druck letztlich ebenfalls für den Effekt der Behandlung verantwortlich, d.h. bei zu hohem vaskulärem Druck werden die im behandelten Gefäß entstandenen Mikrothromben mit dem Blutstrom wieder abtransportiert und das Lumen eröffnet sich wieder oder bleibt weiterhin offen. Würde nun eine höhere Energie gewählt, so käme es zuerst zu Gefäßwandrupturen mit anschließender (reversibler) Purpura, es könnte allerdings auch zur Schädigung der Melanocyten mit vorübergehender oder dauerhafter Depigmentierung der Haut kommen. Noch höhere Energien führen zur thermischen Schädigung der Haut mit daraus resultierenden Narbenzuständen, wobei anzumerken ist, daß diese Narben aufgrund ihrer rechteckigen Form gut sichtbar und daher kosmetisch besonders störend sind (Abb. 1 b). Daher ist es für den Anwender besonders wichtig, sich vorsichtig an die „optimale Energiedosis“ heranzutasten. Die Behandlung eines Hautareals ist nur in großen zeitlichen Abständen (2 bis 4 Wochen) möglich, daher ist die Dauer einer Behandlung nicht kürzer als die einer Laserbehandlung. An Indikationen zur Behandlung mit dem *PhotoDerm* kommen alle Veränderungen der Haut mit kleinen und kleinsten Gefäßen in Frage, hier also nicht nur die Teleangiektasien und N. aranii sondern auch N. flammeus, Hämangiome und Besenreiser [4, 5, 6, 7, 12].

Eigene histologische Untersuchungen an einem N. flammeus des Gesichtsbereiches, die 15 Minuten und 4 Wochen nach der Behandlung durchgeführt wurden, zeigten bei Verwendung der vom Hersteller vorgegebenen Parameter sowie bei einer um 15% erhöhten Energiemenge folgendes Bild (Abb. 2 a, b):

- Belichtung mit Standardparametern des Herstellers (515 nm Filter, 29 J/cm², 3,5 ms):
  nach 15 Minuten lassen sich bis zu einer Tiefe von 1,1 mm (okularmikrometrische Messung) Gewebeveränderungen nachweisen. Es findet sich hier ein koriales Ödem sowie eine ringförmige, partielle intravaskuläre Koagulation ektatischer korialer Gefäße mit Margination von Granulozyten und Lymphozyten. Eine Gefäßwandnekrose oder Purpura ist nicht erkennbar. In einer Kontrollbiopsie des behandelten Areals nach 4 Wochen läßt sich ein Gefäßverschluß nicht belegen.
- Belichtung mit um 15% erhöhter Energiemenge (515 nm Filter, 33 J/cm², 3,5 ms)
  Es lassen sich jetzt eine Nekrose der Gefäßwand und des umgebenden Bindegewebes mit basophiler Kollagenfaserumwandlung bis zu einer Tiefe von 1,3 mm nachweisen. Trotz der Nekrose der Gefäßwand findet sich auch hier keine stärker ausgeprägte Purpura. Dies entspricht den Untersuchungen von Goldman [5] und wird auf eine relativ langsame Erhitzung und Zerstörung der Gefäßwand zurückgeführt. Eine „Abdichtung“ durch eine Mitkoagulation des perivaskulären Bindegewebes könnte hier u. E. ebenfalls eine Rolle spielen. Bei noch höheren Energien ist aber eine Purpura denkbar. Spätergebnisse liegen uns hierzu derzeit noch nicht vor.

Klinisch zeigte sich im behandelten Areal zwar ein Aufhellen des N. flammeus, das Gewebe war allerdings verglichen mit der gesunden Haut noch deutlich livider, weitere Behandlungscyclen müssen hier noch erfolgen.

Permanente Epilation

Die eher zufällige Beobachtung, daß im intensiv behandelten Hautareal das Haarwachstum deutlich vermindert war oder ganz ausblieb ließ eine neue Behandlungsindikation für das *PhotoDerm* erkennen. Durch Veränderung der Behandlungsparameter lies sich dieser Effekt noch erhöhen, so daß bei dunklen oder schwarzen Haaren nur wenige Behandungssitzungen nötig sind, um eine fast vollständige Epilation zu erzielen. In den vorliegenden Nachbeobachtungen ist ein erneutes Auftreten der Behaarung zwar beschrieben, die Haare sind allerdings viel dünner und kaum pigmentiert. Echte Langzeitbeobachtungen liegen noch nicht vor [15]. Für diese Art der Behandlung kommen hauptsächlich Patientinnen mit Hirsutismus und transsexuelle Patienten in Frage, aber auch kosmetische Indikationen bei Hypertrichosis oder bei Patienten mit Becker- Naevus können erfolgreich behandelt werden [11, 15].

Bei der histologischen Untersuchung eines mit dem *PhotoDerm* behandelten Becker-Naevus 15 min nach der Epilationsbehandlung ließ sich eine Schädigung im Haarbulbusbereich nachweisen während die oberen Haarfollikelabschnitte (Stamm, Isthmus, Infundibulum) keine erkennbare Schädigung aufwiesen. Im Bulbusbereich zeigte sich eine ballonierende und retikuläre Degeneration von Matrixepithel und der unteren Abschnitte der epithelialen äußeren Haarscheide. Zusätzlich war hier eine basophile Verquellung als Zeichen einer Schädigung der bindegewebigen Haarscheide und eine Nekrose des angrenzenden Fettgewebes zu erkennen.

In histochemischen Untersuchungen mit der Fontana-Masson-Melaninfärbung und immunhistochemisch mit den Antikörpern S100 und HMB45 war zu diesem Zeitpunkt keine Schädigung des melanozytären Pigmentsystems zu erkennen.

Diskussion

Unsere physikalischen Messungen haben ergeben, daß die vom Hersteller angegebenen Energiewerte für die emittierten Lichtimpulse relativ genau sind; auch in der fraktionierten Applikation, also im gepulsten Modus, stimmen die Energiewerte zum größten Teil mit den Herstellerangaben überein. Hier scheint ein deutlicher Unterschied zu den in der Dermatologie gebräuchlichen Lasersystemen zu bestehen: die applizierten Energiemengen pro Impuls sind beim *PhotoDerm* wesentlich höher. Unsere Messungen zur spektralen Lichtverteilung des *PhotoDerm* bestätigen ebenfalls die Angaben des Herstellers, allerdings hat sich herausgestellt, daß der Lichtimpuls durch einen weiteren, fest eingebauten Cut-off-Filter mit etwa 500 nm nur in dem Bereich filtert, in dem der Lichtimpuls auf die zu behandelnden Hautareale gelenkt wird. Aus dem Kunststoffhandstück, in dem sich die Blitzlampe befindet, wird Licht des UV- Bereiches von etwa 390 nm bis 500 nm emittiert, weswegen unbedingt von Patient und Behandler die zugehörigen Schutzbrillen verwendet werden sollten. Zusätzlich sollte dem Patienten das Schließen der Augen empfohlen werden.

Die Wirkung der Schutzbrillen, die vom Gerätehersteller angeboten werden, haben eine gute Schutzfunktion. Unsere Messungen haben ergeben, daß die „Patientenbrille" eine Transmission von ca. 2,5% der Gehäusestrahlung zuläßt, die „Behandlerbrille" hat einen Transmissionswert von ca. 11%. Die Transmissionswerte für den Lichtimpuls, der auf die Haut geleitet wird, liegen für die „Behandlerbrille" bei ca. 6%, für die „Patientenbrille" bei ca. 1,5%. Dennoch sollte größter Wert auf die Sicherheit in der Anwendung des Gerätes gelegt werden, da bei artifizieller Bestrahlung der Netzhaut sicher mit schweren Schäden zu rechnen ist.

Mit dem *PhotoDerm* können kleine vaskuläre Läsionen der Haut schnell und relativ schmerzarm behandelt werden, allerdings muß für einen guten Erfolg der Anwender über viel Erfahrung verfügen. Bei der Behandlung von Besenreiser und kleinsten Varizen muß eine eventuelle Verbindung zu insuffizienten Vv. perforantes ausgeschlossen werden [1, 2, 5, 8]. Häufig sind mehrere Behandlungszyklen notwendig, um die für den Patienten optimale Geräteeinstellung zu ermitteln. Dafür kann im Gegensatz zum Laser ein relativ großes Hautareal pro Impuls behandelt werden [4].

Die Behandlung pigmentierter Läsionen der Haut soll nach Herstellerangaben und Literatur möglich sein, da aber die Differentialdiagnose zu malignen Hautveränderungen wie der Lentigo maligna in manchen Fällen ohne histologische Sicherung nicht ohne weiteres möglich ist lehnen wir die Behandlung der pigmentierten Läsionen der Haut mit dem *PhotoDerm* bis auf wenige Ausnahmen ab [6, 11].

Ein weiteres Feld der Behandlung mit dem *PhotoDerm* ist die Epilation, obwohl noch keine Langzeitergebnisse vorliegen, deuten die bisherigen Ergebnisse darauf hin, daß durch die Behandlung ein permanentes Ausbleiben des Haarwachstums zu erreichen ist. Die Behandlung ist wenig schmerzhaft und relativ einfach durchzuführen. Die bisherigen Langzeitergebnisse sind sehr ermutigend, es scheint sich hier eine echte Alternative zur Lasertherapie aufzuzeigen, denn solche Ergebnisse sind bislang mit keinem Lasersystem zu erzielen [11, 15].

Literatur

1. Alster TS, Levis AB (1996) Dermatologic laser surgery. Dermatol Surg 22: 797–805
2. Anderson RR, Levins PC, Grevelink JM (1993) Laser in dermatology. In: Fitzpatrick TB et al. (eds) Dermatology in general medicine, 4th edn. McGraw- Hill, New York, pp 1755–1766
3. Brodersen JP, Mrowietz U (1995) Infrarotlichtkoagulation eines Naevus flammeus. In: Winter H, Bellmann KP (Hrsg) Operative Dermatologie. Fortschr Operat Dermatol, Bd 9. Springer, Berlin Heidelberg New York Tokyo, S 41–44
4. Goldman MP, Eckhouse S (1996) Photothermal sklerosis of leg veins. ESC Medical Systems, LTD PhotoDerm VL Cooperative Study Group, Dermatol Surg 22/4... 323–330
5. Goldman MP (1996) Laser and noncoherent pulsed light treatment of leg teleangiektasias and venules In: Goldman MP Bergan MD (eds) Ambulatory treatment of venous disease: An Illustrative Guide. Mosby, St. Louis, pp 89–97
6. Hellwig S, Schönermark M, Raulin C (1995) Treatment of vascular malformations and pigment disorders of the face and neck by pulsed dye laser, Photoderm VL and Q- switched ruby laser. Laryngorhinootologie 74/10: 635–641
7. Hellwig S, Schröter C, Raulin C (1996) Behandlung essentieller Teleangiektasien durch das PhotoDerm VL. Z Hautkr 71: 44–47
8. Karpen M (1994) Treatment Benign Vascular Lesions of the Lower Extremities: Past, Present, and Future. J Clin Laser Med Surg 12/2: 111–112
9. Kaufmann R (1995) Gepulste Lasersysteme – Neue Wege zur narbenfreien Therapie? In: Winter H, Bellmann KP (Hrsg) Operative Dermatologie. Fortschr Operat Dermatol, Bd 9. Springer, Berlin Heidelberg New York Tokyo, S 34–40
10. Landthaler M, Hohenleutner U (1993) Lasertherapie – Angebot und Anwendung. Hautarzt 44: 413–425
11. Raulin C (1996) Epilation bei Becker-Naevus. Hautarzt 47: 557–558
12. Raulin C, Goldman MP, Weiss MA, Weiss RA (1996) Treatment of adult port wine stains using intense pulsed light therapie (PhotoDerm VL). J Dermatol Surg 22: 323–330
13. Schmidt RF, Thews G (1980) Physiologie des Menschen. Springer, Berlin Heidelberg New York Tokyo, S 537–540
14. Trelles MA, David LM, Rigau J (1996) Penetration depth of ultrapulse carbon dioxide laser in human skin. Dermatol Surg 22: 863–865
15. Werner S et al. (1997) Neue Möglichkeiten der Epilation durch eine hochenergetische Blitzlampe. derm 3: 68–73

UV-Therapie bei HIV-Patienten

H.-P. Schoppelrey, R. Breit

Einleitung

Obwohl seit Beginn der Aids-Epidemie in den frühen 80er Jahren HIV-assoziierte Hauterkrankungen wiederholt Inhalt klinischer und experimenteller wissenschaftlicher Untersuchungen waren, bleibt unklar, in welcher Form kutane immunologische Regulationsmechanismen zum Versagen des Immunsystems beitragen. Im Rahmen des therapeutischen Einsatzes von UV-Strahlung spielt der Einfluß der UV-Therapie auf das Immunsystem der Haut eine wichtige Rolle und führte zur erfolgreichen Anwendung bei der Behandlung verschiedener Dermatosen. Die potentiell immunsuppressive Wirkung des UV-Lichts läßt jedoch bei HIV-positiven Patienten eine negative Beeinflussung der Grundkrankheit befürchten, so daß die Lichttherapie häufig erst als ultima ratio zur Anwendung kommt. In vitro Untersuchungen und Experimente mit transgenen Mäusen weisen darauf hin, daß UVB und PUVA eine Virusvermehrung auch beim Menschen induzieren könnten. In klinischen Studien am Menschen fanden sich jedoch bisher keine Hinweise auf eine Verkürzung der Überlebenszeit von HIV-Patienten unter UV-Therapie.

Methode

1310 HIV-Patienten wurden während der letzten 3 Jahre in unserer Abteilung behandelt. Anhand einer retrospektiven Auswertung der Krankengeschichten dieser Patienten werden Relevanz, Anwendung und Effektivität der UV-Therapie bei HIV-assoziierten Dermatosen diskutiert. Immunologische Auswirkungen auf den Krankheitsverlauf werden erörtert.

Ergebnisse

In den Jahren 1994 bis 1996 wurden in unserer Abteilung 1310 Patienten mit einer gesicherten HIV-Infektion wegen des Auftretens von Hauterscheinungen ambulant, konsiliarisch oder stationär behandelt.

Tabelle 1. Die 25 häufigsten HIV-assoziierten Dermatosen

	Anzahl (n)	Prävalenz [%]
Patienten	1310	100
Diagnosen		
1. Orale Candidose	559	42,7
2. Seborrhoisches Ekzem	381	29,1
3. Herpes simplex	327	25,0
4. Kaposi Sarkom	228	17,4
5. Tinea	216	16,4
6. Papulöse Dermatitis	185	14,1
7. Molluscum contagiosum	185	14,1
8. Onychomykose	168	12,8
9. Orale Haarleukoplakie	160	12,0
10. Dermatitis	135	10,3
11. Follikulitis	123	9,4
12. Xerodermie/Exsikkationsdermatitis	119	9,0
13. Condyloma acuminatum	97	7,4
14. Arzneimittelexanthem	88	6,7
15. Abszeß/Furunkel	68	5,2
16. Verruca vulgaris	63	4,8
17. Psoriasis	55	4,2
18. Zoster	55	4,2
19. Aphthose	45	3,4
20. Dermatitis atopica	45	3,4
21. CMV-Ulkus	27	2,0
22. ANUG	25	1,9
23. Skabies	21	1,6
24. Erysipel	20	1,5
25. Ekthyma	18	1,4

Unter den 20 häufigsten Hauterkrankungen fanden sich drei Krankheitsbilder, bei deren Behandlung die UV-Therapie eine Rolle spielt (Tabelle 1). Die HIV-assoziierte papulöse Dermatitis diagnostizierten wir bei 14,1 % (n = 185) unserer Patienten, eine Psoriasis bei 4,2 % (n = 55) und eine atopische Dermatitis bei 3,4 % (n = 45) unserer Patienten.

Von den 185 Patienten mit papulöser Dermatitis wurden 15,7 % (n = 29) mit UVB behandelt. Bei den 55 Patienten mit Psoriasis kam in 12,8 % (n = 7) eine UVB- und in 5,5 % (n = 3) eine PUVA-Therapie zum Einsatz. Bei den 45 Patienten mit Dermatitis atopica wurde in 8,9 % (n = 4) eine UVA1-Bestrahlung und in 9,1 % (n = 5) eine UVB-Bestrahlung durchgeführt. Während wir damit 41 Patienten mit UVB behandelten, kam UVA1 bei 4 Patienten und PUVA bei 3 Patienten zur Anwendung.

Die UVB-Therapie erfolgte im dr hönle Dermalight 2005-2, die Low-dose-UVA1 Bestrahlungen im UVASUN Bestrahlungsgerät und die PUVA nach Einnahme von 0,6–0,8 mg/kg KG 8-Methoxypsoralen im Waldmann PUVA 4000. Bei der Behandlung der papulösen Dermatitis wurde die UVB-Bestrahlung zunächst 3- bis 4mal wöchentlich mit einer initialen Bestrahlungsdosis, die meist zwischen 0,07 und 0,1 J/cm² lag, eingeleitet. Bei den „klassischen" Dermatosen Psoriasis und Dermatitis atopica entsprach die Anwendung und die Dosierung der UV-Therapie den bekannten Standards bei HIV-negativen Patienten [1, 3, 6]. Die Steigerung der UV-Dosis wurde individuell dem Hauttyp und der Bestrahlungsreaktion angepaßt. Die Frequenz der Bestrahlungen reduzierten wir entsprechend dem Krankheitsverlauf.

Besonders erfolgreich wurde die UVB-Therapie bei Patienten mit HIV-assoziierter papulöser Dermatitis eingesetzt. Von 29 Patienten zeigte sich bei 18 ein Sistieren des Pruritus und bei 9 eine deutliche Besserung. Bei keinem der Patienten kam es zu einer Exazerbation. Bei 15 der 27 erfolgreich behandelten Patienten wurde die Bestrahlung als Dauertherapie meist einmal wöchentlich fortgeführt. Bei der Dermatitis atopica kam die UV-Bestrahlung als adjuvante Maßnahme zum Einsatz und führte bei 7 der 9 bestrahlten Patienten zu einer deutlichen Besserung des Hautbefundes. Die PUVA-Therapie wandten wir bei drei Patienten mit schwer exazerbierter Psoriasis an. Bei zwei der drei Patienten konnte eine deutliche Besserung der Hautveränderungen unter PUVA erreicht werden.

Diskussion

Während es eine Reihe von Berichten über die Prävalenz HIV-assoziierter Hauterkrankungen gibt, liegt unseres Wissens bisher keine Untersuchung über die Häufigkeit der UV-Therapie bei HIV-positiven Patienten vor.

In unserem Patientenkollektiv wurden eine papulöse Dermatitis, eine Psoriasis oder eine Dermatitis atopica bei 21,6 % (n = 285) unserer 1310 Patienten diagnostiziert, Dermatosen, bei deren Behandlung die UV-Therapie eingesetzt werden kann.

Häufigste Indikation für eine UV-Therapie stellte die HIV-assoziierte papulöse Dermatitis, die typischer Weise mit Pruritus assoziiert ist, dar. Da die papulöse Dermatitis oft schlecht auf Antihistaminika oder lokale Kortikoide anspricht, wurden 29 Patienten mit papulöser Dermatitis mit UVB behandelt. Nur bei zwei Patienten kam es zu keiner Besserung der Hauterscheinungen und des Pruritus. Nach Absetzen der UV-Therapie kam es allerdings häufig zu einem Rezidiv, so daß bei 15 der 27 erfolgreich behandelten Patienten eine Dauertherapie, meist einmal wöchentlich, durchgeführt werden mußte. Bei Patienten mit Rezidiven bzw. mit Exazerbationen des Pruritus sprachen Juckreiz und Hauterscheinungen jeweils gut auf eine erneute UVB-Therapie bzw. auf eine Steigerung der Bestrahlungsfrequenz an.

Zweithäufigste Indikation für eine UV-Therapie war die Psoriasis, die wir bei 4,2 % (n = 55) unserer HIV-Patienten diagnostizierten. Da es sich bei der Psoriasis um eine multifaktorielle, genetisch determinierte Krankheit handelt, nehmen wir an, daß ihre Prävalenz bei HIV-Patienten der Häufigkeit in der Allgemeinbevölkerung entspricht. Jedoch gibt es eine Vielzahl von Triggerfaktoren, die zur Manifestation einer subklinischen Psoriasis oder zu einer Exazerbation führen können. Das Ansprechen einer Psoriasis auf eine antiretrovirale Therapie ist ein wichtiger Hinweis, daß eine HIV-Infektion per se zu diesen Triggerfaktoren gehört, ebenso wie schwere bakterielle oder virale Infektionen bei HIV-positiven und negativen Patienten. Da bei HIV-Patienten die konventionelle topische Psoriasisbehandlung nicht immer zu befriedigenden Ergebnissen führt, und systemische Therapien z. B. mit Methotrexat oder Retinoiden mit schweren Nebenwirkungen einher gehen können, kam bei 7 unserer 55 Psoriasis-Patienten eine UVB-Therapie und bei 3 Patienten eine PUVA-Therapie zum Einsatz. Die UVB-Therapie erwies sich bei der Behandlung von HIV-Patienten mit Psoriasis als ebenso erfolgreich wie bei der Behandlung von HIV-negativen Patienten. Während die erfolgreiche Anwendung der PUVA-Therapie bei HIV-assoziiertem Pruritus bekannt ist [12], gibt es nur wenige Berichte über PUVA bei HIV-positiven Psoriatikern [11]. Bei zwei unserer drei Patienten sprachen die ausgeprägten Hauterscheinungen gut auf die Therapie an.

Während bei HIV-positiven Kindern in bis zu 50 % eine Dermatitis atopica auftreten soll, gibt es bisher kaum Berichte über die Häufigkeit einer Atopie im Rahmen einer HIV-Infektion bei Erwachsenen. Wir konnten bei 3,4 % unserer 1310 hautkranken HIV-Patienten eine Dermatitis atopica diagnostizieren und lagen damit unter der Prävalenz von 4,7 %, die Diepgen bei jungen HIV-negativen Erwachsenen feststellte [5]. Ring et al. fanden unter HIV-negativen Homosexuellen doppelt so viele Atopiker wie unter HIV-positiven Homosexuellen [13]. Wenngleich schwere Exazerbationen einer Dermatitis atopica bei HIV-Patienten auftreten können, bleibt es unklar, ob eine Atopie bei HIV-positiven Patienten seltener auftritt als bei der Allgemeinbevölkerung und ob ein Zusammenhang mit der direkten Schädigung der Langerhans Zellen und der T-Lymphozyten durch HI-Viren besteht.

Von unseren 45 Patienten mit Dermatitis atopica wurden 5 einer Low-dose-UVA1-Therapie und 4 einer UVB-Bestrahlung zugeführt. Die UV-Therapie kam bei ausgeprägten Verläufen adjuvant zum Einsatz, um systemische und topische Kortikoide einzusparen. Zwar gelang es, unter der UV-Therapie bei 7 der 9 Patienten einen deutlich besseren Hautbefund zu erreichen, jedoch konnte in keinem Fall dauerhaft auf externe Glukokortikoide verzichtet werden.

Die Diskussion über die möglichen Auswirkungen einer UV-Exposition auf den Krankheitsverlauf bei HIV-positiven Patienten wird durch unser lückenhaftes Wissen über immunologische Interaktionen erschwert. So wissen wir nicht, welche Rolle epidermale, lichtexponierte Zellen im Verlauf der HIV-Infektion spielen. Langerhans-Zellen sollen nicht nur bei der Pathogenese von HIV-assoziierten entzündlichen und infektiösen Hautkrankheiten eine Rolle spielen, sondern infizierte Langerhans Zellen sollen direkt durch ihre Fehlfunktion zum Versagen der Immunantwort beitragen und Schlüsselvektoren bei der Aufnahme der HI-Viren in die T-Zellen darstellen [4]. Weitere Zielzellen einer UV-Bestrahlung stellen die Keratinozyten dar. Obwohl Keratinozyten durch HIV nicht infiziert werden, ist es möglich, daß die Keratinozytenfunktionen bei HIV-positiven Patienten verändert werden. Durch die Freisetzung immunstimulierender und supprimierender Zytokine greifen Keratinozyten entscheidend in die Regulation der Immunantwort der Epidermis ein [14]. Auch sollen Keratinozyten durch die Freisetzung des Tumor-Nekrose-Faktors α in der Lage sein, die Replikation der HI-Viren zu induzieren.

1988 konnten Valerie et al zeigen, daß es durch eine Bestrahlung von menschlichen T-Zellen mit UVC und auch in geringerem Maße mit Sonnenlicht zu einer deutlichen Steigerung der HIV-Gen-Expression in vitro kommt und daß der virale Wachstumszyklus verkürzt wird [15]. Später wiesen Zmudzka u. Beer 24 Stunden nach der UVC-Bestrahlung von HIV infizierten Zellen eine erhöhte Menge des HIV-spezifischen Proteins p24 nach [16]. Dabei ist es umstritten, ob dieser Proteinanstieg durch lebende Viren oder durch zirkulierende tote Viren verursacht wird.

Die Frage nach der klinischen Relevanz dieser in vitro Untersuchungen und ähnlicher Studien an transgenen Mäusen bleibt offen. Weder Zellkulturen noch Strahlendosen lassen sich mit den tatsächlichen Verhältnissen in der menschlichen Haut vergleichen. Allerdings erscheint es möglich, daß HI-Viren in den Langerhans-Zellen der menschlichen Haut ebenso durch UV-Strahlung aktiviert werden können wie HI-Viren in den T-Lymphozyten. Besonders kritisch sollte in diesem Zusammenhang die Anwendung einer PUVA-Therapie betrachtet werden, da bei der PUVA-Therapie nicht nur Langerhans-Zellen und Keratinozyten als Zielzellen identifiziert werden konnten, sondern auch HI-Viren tragende T-Lymphozyten. Dem gegenüber stehen Beobachtungen von Hudson, der die antiviralen Eigenschaften von Furocumarinen mit UVA untersuchte. Als besonders effektiv erwies sich das Furocumarin Koriandrin, das in vitro zu einer 99,7prozentigen Inaktivierung der HI-Viren führte [9]. Auch hier wissen wir nicht, in wie weit diese Ergebnisse auf den Menschen übertragbar sind.

Diese Erkenntnisse stellen uns im klinischen Alltag vor die schwierige Frage, ob und in welchem Ausmaß wir bei HIV-positiven Patienten eine UV-Bestrahlung therapeutisch verwenden dürfen. Bei unserer Untersuchung handelt es sich um eine retrospektive Auswertung von Krankengeschichten aus den Jahren 1994 bis 1996. Gerade in diesen Zeitraum fiel die Einführung der neuen antiretroviralen Zweier- und Dreierkombinationen, die zum Teil eine deutliche Besserung des Gesundheitszustandes unserer Patienten bewirkten. Daher erscheint es wenig sinnvoll, anhand von Immunparametern, wie Virusbelastung oder CD4/CD8-Ratio, Rückschlüsse über die Wirkung unserer UV-Therapie auf den Krankheitsverlauf während dieses Zeitraums ziehen zu wollen. Jedoch konnten wir bei unseren Patienten keine Verschlechterung des Immunsystems in Zusammenhang mit der UV-Therapie beobachten. Eine erhöhte Lichtsensitivität oder photoallergische bzw. -toxische Reaktionen traten nicht auf.

Es gibt nur wenige klinische Studien, in denen HIV-Patienten einer UV-Therapie zugeführt wurden. Bisher konnten weder eine signifikante Verschlechterung der Immunparameter noch eine erhöhte Photosensitivität beobachtet werden [2, 7, 8, 10, 12]. Kritisch sollte betrachtet werden, daß bei diesen Studien meist relativ kurze Zeiträume untersucht wurden und daß es sich um Patienten in einem fortgeschrittenem Krankheitsstadium handelte. Wichtig erscheint die Frage, welche Auswirkungen eine UV-Therapie im frühen Stadium der HIV-Infektion hat. Auch könnten unterschiedliche Bestrahlungsdosen, die während verschiedener Phasen der HIV-Erkrankung verabreicht werden, zu ganz unterschiedlichen Ergebnissen führen. Hierzu stehen Studienergebnisse nicht zur Verfügung. Eine geplante, prospektive Multicenter-Studie in den USA über die Auswirkungen von UV-Licht auf den Krankheitsverlauf einer HIV-Infektion verzögert sich auch aufgrund ethischer Bedenken. Allerdings erscheint demnächst in der Zeitschrift „AIDS" eine umfangreiche Studie von Horn, der über einen Zeitraum von 12 Jahren die Immunparameter und Überlebenszeit von weißen HIV-positiven Männern bezüglich ihres Hauttyps und ihre Sonnenexposition untersuchte. Das Ergebnis: „Hellhäutige Sonnenanbeter" leben etwas länger.

Literatur

1. Agathos M, Breit R (1993) Intervalltherapie der Dermatitis atopica mit UVA-1. Zentralblatt Haut- und Geschlechtskrankheiten 162, Supplement. Tagungsbericht: 37. Tagung DDG: 91

2. Bisaccia E, Berger C, Klainer A (1990) Extracorporal photopheresis in the treatment of AIDS-related complex: A pilot study. Annals Intern Med 113: 270–275
3. Bör J, Schothorst A A, Suurmond D (1989) UV-B phototherapy of psoriasis. Dermatologica 161: 250–258
4. Blauvelt A, Katz SI (1995) The skin as target, vector and effector organ in human immunodeficiency virus disease. J Invest Dermatol 103: 122–126
5. Diepgen TL, Fartasch M (1992) Recent epidemiological and genetic studies in atopic dermatitis. Acta Derm Venereol 176: 13–18
6. Henseler T, Wolff K, Hönigsmann H, Christophers E (1981) Oral 8-methoxypsoralen photochemotherapy of psoriasis. The European PUVA study: a cooperative study among 18 European centres. Lancet I: 853–857
7. Herreros F, Hernandez J M, Sendino R, Del Campo I, Zazo V, Lecona M (1996) PUVA therapy and HIV infection. Congress of the European Academy of Dermatology and Venerology, Lissabon, 13.10–17.10.1996: Poster
8. Horn TD, Morison WI, Farzadegan H, Zmudzka BZ, Beer JZ (1994) Effects of psoralen plus UVA radiation (PUVA) on HIV-1 in human beings: A pilot study. J Am Acad Dermatol 31: 735–740
9. Hudson JB, Graham EA, Harris L, Ashwood-Smith MJ (1992) The unusual UVA-dependent antiviral properties of the furoisocoumarin, coriandrin. Photochemistry and Photobiology 57/3: 491–496
10. Meola T, Soter NA, Ostreicher R, Sanchez M, Moy JA (1993) The safety of UVB phototherapy in patients with HIV infection. J Am Acad Dermatol 29: 216–220
11. Obuch ML, Maurer ZA, Becker B, Berger TG (1992) Psoriasis and human immunodeficiency virus infection. J Am Acad Dermatol 27: 667–673
12. Ranki A, Puska P, Mattinen S, Lagerstedt A, Krohn K (1991) Effect of PUVA on immunologic and virologic findings in HIV-infected patients. J Am Acad Dermatol 24: 404–410
13. Ring J, Fröschl M, Brunner R, Braun-Falco O (1986) LAV/HTLV-III Infection and Atopy: Serum IgE and Specific IgE Antibodies to Environmental Allergens. Acta Derm Venereol 66: 530–533
14. Schwarz T (1988) Die Bedeutung epidermaler Zytokine in der UV-induzierten Immunsuppression. Hautarzt 39: 642–646
15. Valerie K et al. (1988) Activation of human immunodeficiency virus Type 1 by DNA damage in human cells. Nature 333: 78–81
16. Zmudzka BZ, Beer JZ (1990) Activation of human immunodeficiency virus by ultraviolet radiation. Photochem Photobiol 52/6: 1153–1162

Neue Entwicklungen der dermatologischen Lasertherapie

Erste Erfahrungen mit dem Sclerolaser

U. Hohenleutner, M. Wenig, T. Walther, M. Landthaler

Einführung

Die blitzlampengepumpten gepulsten Farbstofflaser mit einer Wellenlänge von 585 nm und einer Pulszeit um 450 µs dürfen heute als Goldstandard in der Therapie von vaskulären Veränderungen wie Nävi flammei und feinen Teleangiektasien bezeichnet werden, die aus relativ dünnkalibrigen Gefäßen bis ca. 100 µ bestehen [6, 8]. Gemäß der Theorie der selektiven Photothermolyse sind diese Laser jedoch aufgrund der relativ kurzen Pulszeit und der hohen Hämoglobinabsorption ihrer Wellenlänge für größerkalibrige Gefäße weniger geeignet [7, 12], was sich auch in der klinischen Anwendung bestätigt hat.

Seit kurzem steht nun ein blitzlampengepulster Farbstofflaser mit längerer Pulszeit (1,5 ms), selektierbaren Wellenlängen (585, 590, 595, 600 nm) und ausreichender Energiedichte (bis zu 20 J/cm^2) zur Verfügung (Sclerolaser plus, Firma Candela, Wayland, MA, USA). Aufgrund der Bestrahlungsparameter sollte es mit diesem Gerät theoretisch möglich sein, auch stärkerkalibrige Gefäßveränderungen erfolgreich zu behandeln.

Wir möchten über unsere Ergebnisse mit diesem Gerät bei der Behandlung von Besenreisern, jedoch auch über erste Erfahrungen bei stärkerkalibrigen Teleangiektasien insbesondere der Nase sowie therapieresistenten Naevi flammei berichten.

Material und Methoden

Durchgeführt wurden bisher über 200 Probebehandlungen bei Patienten mit Besenreiservarizen der unteren Extremitäten. Hierbei wurden bei jedem Patienten 4 Probetherapien in einem ausgewählten Areal durchgeführt, und zwar mit je 595 und 600 nm und anfänglich 13 und 16, später 16 und 18 J/cm^2. Zur Verwendung kam das speziell zur Therapie von Teleangiektasien mitgelieferte Fokussierhandstück, welches einen ovalen Brennfleck von 2 x 7 mm Größe auf der Haut erzeugt.

Bereits nach relativ kurzer Zeit zeigte sich, daß eine Energiedichte von 13 J/cm^2 zur Behandlung der Besenreiser nicht ausreicht, so daß weitere Behandlungen nur mit 16 bzw. 18 J/cm^2 durchgeführt und auch nur diese ausgewertet wurden.

Zur Oberflächenkühlung unter Therapie wurde ein von der Herstellerempfehlung abweichendes Verfahren durchgeführt. Empfohlen wird die Applikation einer gekühlten, transparenten Gelfolie auf die zu behandelnde Stelle (Vigilon) und anschließend die Laserbehandlung durch den Gelverband hindurch. Bei vorab durchgeführten Untersuchungen mittels Energiemeßgerät und Photopapier hatte sich jedoch gezeigt, daß dabei ca. 25% der Pulsenergie und die exakte Fokussierung des 2 x 7 mm-Pulses verloren gehen (auf dem Photopapier zeigte sich bei Laserung durch den Gelverband hindurch lediglich ein sehr verwaschenes Oval).

Angewendet wurde daher folgendes Verfahren: Die zu behandelnde Stelle wird mit einem gewöhnlichen Eiswürfel 10–20 s lang abgerieben, kurz abgewischt und sofort mit dem Laser behandelt. Temperaturmessungen mit einem Kontaktthermometer zeigten hierbei Oberflächentemperaturen um 4 °C, die bis zu 1–2 min bestehen blieben.

Die Probeareale wurden beschriftet und photodokumentiert, die zu behandelnden Gefäßkaliber mittels eines Auflichtmikroskops mit Milimetermaßstab (Firma Heine) vermessen und ebenfalls dokumentiert.

Die Beurteilung des Therapieerfolges erfolgte nach 6 bis 8 Wochen. Beurteilt wurde die insgesamt erzielte Rückbildung der Besenreiser im jeweiligen Probeareal nach folgender Klassifikation: *sehr gut* = vollständige oder > 95% Rückbildung, *gut* = deutlich mehr als 50% Rückbildung, *mäßig* = 10 bis 50% Rückbildung, *schlecht* = weniger als 10% Rückbildung. Da nicht exakt jedes Gefäß gezählt wurde, erfolgte die Klassifikation nach dem optischen Eindruck im direkten Vergleich mit den Voraufnahmen, ähnlich wie bei der Erfolgsbeurteilung einer Sklerosierung.

Kompressionsverband oder Salbenbehandlung wurden nach der Therapie nicht routinemäßig empfohlen, bei evtl. auftretenden Bläschen oder Krusten rezeptierten wir Refobacin Creme.

Ergebnisse

Abbildung 1 zeigt die Ergebnisse, aufgeschlüsselt nach Gefäßkaliber, für die insgesamt 172 auswertbaren Probebehandlungen. Bei feinen Teleangiektasien bis 0,5 mm Durchmesser konnten immerhin bei 2/3 der Patienten gute bis sehr gute Ergebnisse erzielt werden, bei stärkerkalibrigen Gefäßen bis 1 mm allerdings keine sehr guten und nur 24% gute Ergebnisse. Unbefriedigend verlief die Behandlung bei dickeren Teleangiektasien über 1 mm Durchmesser.

Während der Phase der Abheilung traten gelegentlich Bläschen und Krusten auf, ernsthafte Nebenwirkungen wie Atrophie oder Narbenbildung dagegen nicht. Reversible Hyperpigmentierungen sahen wir in 27% der behandelten Areale, Hypopigmentierungen in 33%.

Gute Ergebnisse sind unserer Erfahrung nach mit dem Sclerolaser ebenfalls bei der Behandlung stärkerkalibriger Teleangiektasien insbesondere im Nasen- und hier vor allem im Nasenflügelbereich erzielbar. Eine quantitative Auswertung ist jedoch derzeit mangels ausreichender Patientenzahl noch nicht möglich, die Nebenwirkungsrate ist hier jedoch wesentlich niedriger als bei den Besenreisern. Gleiches gilt für die Therapie von Nävi flammei, die auf den 450 µs-gepulsten Farbstofflaser nicht ansprachen. Unseren bisherigen Erfahrungen nach sind die Ergebnisse mit dem Sclerolaser hierbei eher weniger vielversprechend. Da uns jedoch die primär aussichtsreichen Wellenlängen 585 und 590 nm erst seit relativ kurzer Zeit zur Verfügung stehen, liegen uns hier für eine abschließende Beurteilung noch keine ausreichenden Erfahrungen vor.

Gleiches gilt für die Behandlung von hypertrophen Narben und Keloiden, die wir derzeit im Vergleich zum bisherigen blitzlampengepulsten Farbstofflaser evaluieren, aussagefähige Ergebnisse liegen ebenfalls jedoch nicht vor.

Diskussion

In der Behandlung der Besenreiservarizen der unteren Extremitäten haben alle bisherigen Laserverfahren im wesentlichen versagt. Lasertherapieverfahren wie Nd:YAG-Laser, CO_2-Laser und Argonlaser haben sich wegen mangelnder Therapieerfolge oder deutlich ausgeprägter Nebenwirkungen wie Närbchenbildung und Hyperpigmentierungen nicht bewährt [2, 6, 10]. Für die Argon- bzw. Farbstofflasertherapie mit einer technisch aufwendigen Hautoberflächenkühlung wurden zwar relativ gute Erfolge berichtet, dieses Verfahren konnte sich jedoch nicht durchsetzen [3]. Mit dem konventionellen blitzlampengepulsten Farbstofflaser bei 450 µs ist lediglich eine erfolgreiche Therapie des sogenannten postsklerotherapeutischen „mattings" bzw. eine Therapie der ganz feinen, hellroten und relativ oberflächlich gelegenen Besenreiser möglich [5, 13].

Gemäß der Theorie der selektiven Photothermolyse ist letzterer in seiner Wirkung auf Gefäßdurchmesser bis ca. 100 µ limitiert [7, 11]. Dies liegt zum einen an der relativ kurzen Pulsdauer, die der theoretisch ermittelten thermischen Relaxationszeit von stärkerkalibrigen Gefäßen (1–10 ms, [4, 12]) nur schlecht entspricht, zum anderen an der hohen Hämoglobinabsorption der Wellenlänge 585 nm. Die Hämoglobinsäule in stärkerkalibrigen Gefäßen kann von dieser Wellenlänge nicht ausreichend penetriert werden, so daß die thermische Koagulation auf die obere Gefäßhälfte beschränkt bleibt und eine Koagulation des gesamten Gefäßes unmöglich ist. Dies konnte auch histologisch gezeigt werden [7].

Die Wellenlängen des Sclerolasers (bis zu 600 nm) weisen eine deutlich geringere Hämoglobinabsorption auf und können so theoretisch die durchgehende Koagulation auch eines stärkeren Gefäßes bewirken. Daneben nimmt mit steigender Wellenlänge die Absorption in Melanin ab und die dermale Eindringtiefe zu [1], so daß insgesamt eine größere Eindringtiefe bei

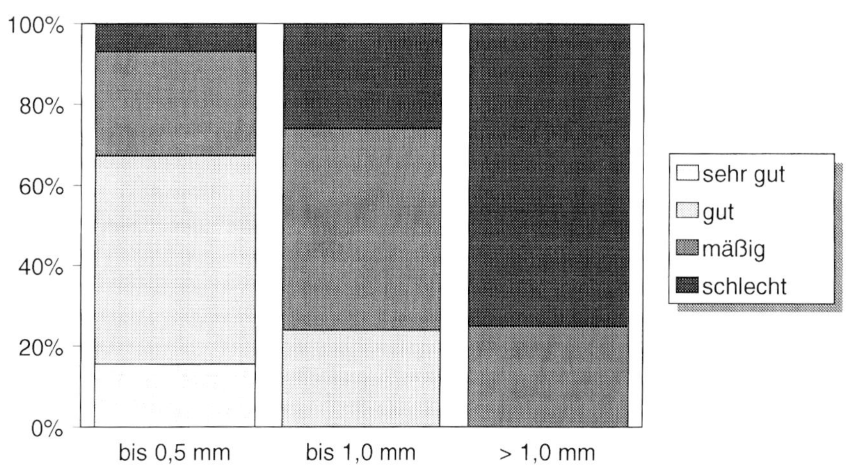

Abb. 1. Ergebnisse bei 172 Sklerolaser-Probebehandlungen, unterteilt nach dem Gefäßdurchmesser

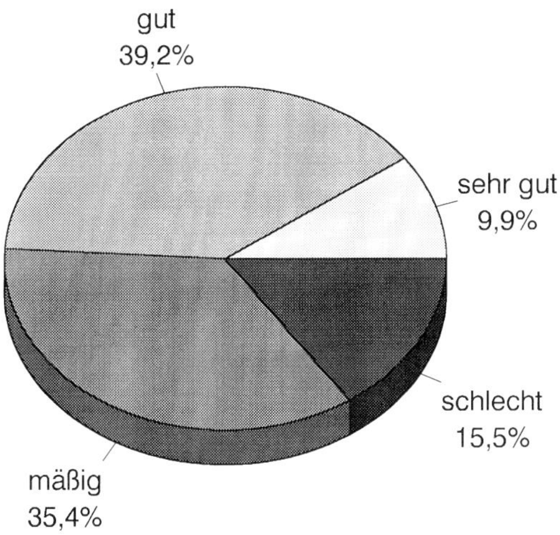

Abb. 2. Gesamtergebnisse der 172 Behandlungen

relativer Schonung der Epidermis möglich scheint. Die etwa dreifach längere Pulszeit von 1,5 ms liegt außerdem weit besser im Bereich der errechneten thermischen Relaxationszeit dieser stärkerkalibrigen Gefäße [4].

Faßt man unsere Ergebnisse mit dem Sclerolaser zusammen (alle Parameter, alle Gefäßdurchmesser), so zeigt sich, daß mit einer einzigen Probebehandlung in knapp 50 % eine gute bis sehr gute Rückbildung der behandelten Besenreiser erzielt werden kann (Abb. 2). Mäßiges Ansprechen findet sich immerhin noch in einem weiteren Drittel. Für feine Besenreiser bis 0,5 mm Durchmesser sind die Ergebnisse noch besser, für dickere dagegen schlechter (Abb. 1).

Vergleichbares berichten Hsia et al. [9], die bei Besenreisern 6 Wochen nach Sclerolasertherapie mit 595 nm keine vollständige, aber in ca. 15 % gute und in fast 50 % mäßige Rückbildung erzielen konnten. Bei der Nachkontrolle nach 5 Monaten hatten sich diese Ergebnisse auf knapp über 20 % sehr gute, ca. 35 % gute und um 20 % mäßige Rückbildung verbessert.

Die schlechteren Frühergebnisse der Arbeitsgruppe um Hsia lassen sich unserer Auffassung nach durch die verwendete Applikationsart (Lasertherapie durch Vigilon-Gelverband mit einem absorptiven Energieverlust von ca. 25 % und Defokussierung des 2 x 7 mm Brennflecks) erklären, die zu einer erheblichen Verringerung der effektiven Energiedichte führt. Dieser Energieverlust wird beim Eiswürfelkühlverfahren vermieden.

Bei der Beurteilung unserer Ergebnisse ist darüber hinaus zu berücksichtigen, daß es sich ausschließlich um Frühergebnisse handelt, die Beurteilung nach 5 bis 6 Monaten steht noch aus und läßt nach Hsia's Erfahrungen deutlich verbesserte Resultate erhoffen. Zudem ist für einen optimalen Erfolg sicher ähnlich wie beim Sklerosieren eine mehrfache Behandlung erforderlich. Diese Nachfolgebehandlungen werden bei unseren Patienten derzeit durchgeführt, auswertbare Ergebnisse liegen allerdings noch nicht vor.

Insgesamt bestätigen unsere Untersuchungen, daß der Sclerolaser eine sichere, nebenwirkungsarme und durchaus effektive Möglichkeit der Lasertherapie von Besenreiservarizen darstellt. Transiente Nebenwirkungen wie Hypo- und Hyperpigmentierungen sind relativ häufig, unseren Erfahrungen nach jedoch nicht persistierend. Eingeschränkt wirksam ist der Sclerolaser bei starkkalibrigen Gefäßen über 1 mm Durchmesser oder größer, diese Gefäße wie auch sichtbare „feeder vessels" sollten vor einer Lasertherapie sklerosiert werden.

Gut wirksam ist der Sclerolaser ebenfalls bei starkkalibrigen Teleangiektasien des Nasenbereichs. Ob dieser Laser auch bei bisher therapieresistenten Naevi flammei, Säuglingshämangiomen und anderen vaskulären Fehl- und Neubildungen dem 450 µs/585 nm-gepulsten Farbstofflaser vergleichbar oder überlegen ist, muß in weiteren klinischen und möglichst auch histologischen Untersuchungen beantwortet werden.

Literatur

1. Anderson RR, Parrish JA (1981) The optics of human skin. J Invest Dermatol 77: 13–19
2. Arndt KA (1982) Argon laser therapy of small cutaneous vascular lesions. Arch Dermatol 118: 220–224
3. Chess C, Chess Q (1993) Cool laser optics treatment of large telangiectasia of the lower extremities. J Dermatol Surg Oncol 19: 74–80
4. Dierickx CC, Casparian JM, Venugopalan V, Farinelli WA, Anderson RR (1995) Thermal relaxation of port-wine stain vessels probed in vivo: the need for 1-10-millisecond laser pulse treatment. J Invest Dermatol 105: 709–714
5. Goldman MP, Fitzpatrick RE (1990) Pulsed-dye laser treatment of leg teleangiectasia: with and without simultaneous sclerotherapy. J Dermatol Surg Oncol 16: 338–344
6. Hohenleutner U, Abd el Raheem Aly TA, Baumler W, Wlotzke U, Landthaler M (1995) Naevi flammei im Kindes- und Jugendalter – Die Behandlung mit dem blitzlampengepumpten gepulsten Farbstofflaser. Hautarzt 46: 87–93
7. Hohenleutner U, Hilbert M, Wlotzke U, Landthaler M (1995) Epidermal damage and limited coagulation depth with the flashlamp-pumped pulsed dye laser: a histochemical study. J Invest Dermatol 104: 798–802
8. Hohenleutner U, Landthaler M (1995) Lasertherapie der Haut. HNO 43: 557–571
9. Hsia J, Lowery JA, Zelickson BD (1997) Treatment of leg teleangiectasia using a long-pulse dye laser at 595 nm. Lasers Surg Med 20: 1–5
10. Polla LL, Tan OT, Garden JM, Parrish JA (1987) Tunable pulsed dye laser for the treatment of benign cutaneous vascular ectasia. Dermatologica 174: 11–17
11. Tan OT (1992) Pulsed dye laser treatment of adult port-wine stains. In: Tan OT (ed) Management and treatment of benign cutaneous vascular lesions. Lea & Febiger, Philadelphia London, pp 83–99
12. van Gemert MJC, Welch AJ, Amin AP (1986) Is there an optimal laser treatment for port wine stains? Lasers Surg Med 6: 76–83
13. Wiek K, Vanscheidt W, Ishkhanian S, Weyl A, Schöpf E (1996) Selektive Photothermolyse von Besenreiservarizen und Teleangiektasien der unteren Extremität. Hautarzt 47: 258–263

Lasertherapie von Nävuszellnävi

U. Hohenleutner, M. Landthaler

Einführung

Die zunehmend weite Verbreitung der Lasertherapie hat, zusammen mit dem zunehmenden Problembewußtsein der Bevölkerung bezüglich des Entartungsrisikos von Nävuszellnävi, dazu geführt, daß von Seiten der Patienten eine relativ rasch wachsende Nachfrage nach der Lasertherapie von Nävuszellnävi entstanden ist. Dies wurde durch mehr oder weniger sinnvolle Publikationen gerade im Bereich der Laienpresse noch unterstützt, so daß unseren Beobachtungen zufolge zunehmend häufig Nävuszellnävi mit verschiedensten Lasertherapieverfahren angegangen werden, und zwar nicht nur durch Dermatologen, sondern zunehmend auch durch Ärzte anderer Fachrichtungen (und sogar Nichtärzte). Anhand der bisher verfügbaren Literatur und unserer eigenen Untersuchungen soll daher kurz versucht werden, einen Abriß über Möglichkeiten und Gefahren in der Lasertherapie von Nävuszellnävi zu geben.

cw (continuous wave, Dauerstrich) Laser

Auch bei Nävuszellnävi ist eine Entfernung durch Vaporisation oder Koagulation mit entsprechenden Lasergeräten prinzipiell denkbar. Eine Vaporisation ist z. B. mit dem CO_2-Laser und allen seinen Modifikationen wie Kurzpuls- und Scanner-Geräte, eine relativ oberflächliche Koagulation mit dem Argonlaser oder vergleichbaren cw-Lasern (fd-Nd:YAG 532 nm, Krypton 567 nm, Kupferdampf 578 nm etc.) und eine tiefe Koagulation mit dem Nd:YAG-Laser möglich. Bei vollständiger Entfernung von Nävuszellnävi mit den genannten Geräten resultieren jedoch in den meisten Fällen kosmetisch wenig zufriedenstellende Narben, auch hypertrophe Narben oder Keloide. Bei oberflächlicher Entfernung sind die frühen Resultate besser, es verbleiben aber obligat Nävuszellen in der Tiefe, die in die Narbe einwachsen und Rezidive verursachen, die in der histologischen Beurteilung aufgrund manchmal äußerst schwieriger Abgrenzung zum malignen Melanom Probleme verursachen können [3]. Darüber hinaus ist bei allen diesen Verfahren eine histologische Untersuchung des entfernten Nävus unmöglich.

Koagulierende oder vaporisierende cw-Laser sind daher in der Regel zur Behandlung von Nävuszellnävi nicht geeignet. In Einzelfällen und bei sorgfältiger Indikationsstellung können allerdings gerade mit dem CO_2-Laser exophytisch-papillomatöse Anteile kongenitaler Nävi mit gutem kosmetischem Ergebnis abgetragen werden (z. B. bei multiplen Veränderungen bei neurokutaner Melanose).

Selektive Photothermolyselaser

Das Chromophor, also das das Laserlicht absorbierende Material bei der selektiven Photothermolyse von pigmentierten Hautveränderungen ist das Melanin. Die Zielstrukturen sind zum einen die Melanozyten bzw. Melanosomen, zum anderen pigmentierte Zellen anderer Art (pigmentierte Keratinozyten, Pigmentmakrophagen etc.; [2, 10, 14]).

Für die Melanin-abhängige Photothermolyse stehen insbesondere der Q-switch-Rubin-Laser (QSRL) mit einer Wellenlänge von 694 nm und der Q-switch-Nd:YAG-Laser mit einer Wellenlänge von 1064 nm zur Verfügung, daneben aber auch der Blitzlampengepumpte gepulste Farbstofflaser mit 510 nm. Für Lasergeräte mit diesen Wellenlängen gilt, daß sie aufgrund entweder ihrer absolut (510 nm) oder relativ (im Vergleich zur umgebenden Dermis, 694 und 1064 nm) hohen Melaninabsorption in der Lage sind, melaninhaltige und andere dunkel pigmentierte Strukturen (z. B. Tätowierungspartikel) gezielt und selektiv zu zerstören. Bei Pulsenergien von einigen Joule liegt die Pulszeit bei diesen Geräten im Nanosekundenbereich, entsprechend der sehr kurzen thermischen Relaxationszeit der sehr kleinen Zielstrukturen.

Umfassende Erfahrungen liegen für diese Lasergeräte insbesondere in der Behandlung von schwarzblauen Tätowierungen vor, die in vielen Fällen narbenlos und ohne wesentliche Nebenwirkungen entfernt werden können [6, 11]. Ähnliches gilt für oberflächlich pigmentierte Hautveränderungen wie Lentigines und

Café-au-lait-Flecke, die kosmetischen Resultate sind dabei ausgezeichnet [1, 4, 8, 12]. Inkonsistente Ergebnisse mit Rezidivneigung werden dagegen für Nävi spili berichtet, und bei postinflammatorischen Hyperpigmentierungen sind die Ergebnisse eher enttäuschend [8]. Auch für tief dermal gelegene Pigmentierungen wie dem Nävus Ota werden in der Literatur übereinstimmend gute kosmetische Ergebnisse berichtet [15], obwohl histologisch gezeigt werden konnte, daß auch in klinisch aufgehellten Ota-Nävi vitale melanozytäre Zellen intradermal nachweisbar bleiben.

Die wenigen bisher publizierten Ergebnisse zur Behandlung von Nävuszellnävi mit Q-switch-Lasern zeigen, daß kongenitale Nävuszellnävi zwar durch mehrere Behandlungen deutlich aufgehellt werden können, jedoch in fast allen Fällen rezidivieren. Die oberflächlichen Schichten, in denen die Nävuszellen durch die Therapie zunächst zerstört waren, werden von in der Tiefe verbliebenen Zellnestern aus innerhalb von 3–6 Monaten repopularisiert [13].

Auch die Untersuchungen von Grevelink et al. [5] an 5 Fällen zeigten, daß sogar lentiginöse kongenitale Compoundnävi, deren maximale Dicke unter 1 mm lag, durch eine Lasertherapie sowohl mit dem Q-switch-Rubin- als auch mit dem Q-switch-Nd:YAG-Laser nicht vollständig eradiziert werden konnten. Außer in einem Fall eines ganz oberflächlichen Nävus (0,12 mm Tiefe) zeigten sich stets in der Tiefe verbliebene Nävuszellnester. Die effektive Eindringtiefe betrug nur 0,2 mm für den Q-switch-Nd:YAG- und 0,4 mm für den Q-switch-Rubin-Laser.

Zu ähnlichen Ergebnissen gelangten wir in unserer ex-vivo-Studie zur QSRL-Behandlung von Nävuszellnävi [7]. In allen Fällen fanden sich bei den immunhistochemischen und elektronenoptischen Untersuchungen neben spezifisch zerstörten auch völlig unversehrte Nävuszellnester, insbesondere wenn diese tiefer dermal lokalisiert waren. Nicht oder nur wenig pigmentierte Zellen (fehlendes Chromophor) zeigten keine Schädigung, jedoch auch in pigmentierten Zellnestern fanden sich nicht selten nur wenige einzelne oder gar keine zerstörten Zellen. Tiefgelegene Nävuszellen, die von darüberliegenden Zellagen abgeschirmt wurden, fanden sich ebenfalls immer unverändert.

Diese histologischen Befunde werden durch eine klinische Beobachtung bestätigt: Bei einer Patientin mit einem ausgedehnten kongenitalen Nävus vom oberflächlichen Bautyp im Gesicht kam es nach einer ersten flächigen Behandlung mit dem QSRL nach anfänglich guter Aufhellung zu einer relativ raschen, von den Follikeln ausgehenden Repigmentierung (nach ca. 8 Wochen). Wir behandelten daraufhin das gesamte Areal mehrmals im aufgehellten Intervall bei aktuell fehlender Pigmentierung, in der Annahme, daß die tiefergelegenen follikulären Nävuszellen, von denen die Repigmentierung ausging, dadurch zerstört werden könnten. Es resultierte eine sehr gute Aufhellung, die über fast 10 Monate stabil blieb. Vor zwei Wochen hat sich die Patientin jedoch mit einer erneuten, beginnenden follikulären Repigmentierung vorgestellt. Die Folgerung ist, daß selbst oberflächliche Nävi sogar bei mehrfacher Behandlung im unpigmentierten Intervall durch eine QSRL-Therapie nicht vollständig eradiziert werden können.

Aufgrund der physikalischen Gegebenheiten und der klinischen und histologischen Untersuchungen gilt für die Q-switch-Lasertherapie von Nävuszellnävi derzeit folgendes:

- nicht pigmentierte Nävuszellen bzw. -zellnester können in keinem Fall zerstört werden;
- tiefergelegene Zellen, auch wenn sie pigmentiert sind, können selbst durch mehrfache Therapie nicht sicher erfaßt werden;
- die Langzeitentwicklung von subletal geschädigten melanozytären Zellen ist derzeit völlig offen, eine erhöhte Entartungstendenz kann nach bisherigem Wissensstand nicht ausgeschlossen werden.

Diesbezüglich konnten Grevelink et al. nach Lasertherapie im Vergleich zum Zustand vor Therapie eine erhöhte Anzahl von mehrkernigen Nävuszellen feststellen [5], und bereits Anderson et al. war aufgefallen, daß Melanozyten in normaler Haut, die durch den Laser subletal geschädigt worden waren, Aktivierungszeichen zeigten [2]. Zusammenfassend erscheint daher, da die Langzeiteffekte von Laserbestrahlung auf Melanozyten noch völlig unbekannt sind, ein äußerst zurückhaltendes Vorgehen bei der Lasertherapie von Nävuszellnävi sinnvoll.

Übereinstimmend mit Grevelink [5] sollten unserer Auffassung nach derzeit Nävuszellnävi nur dann mit Lasern behandelt werden, wenn keine vernünftige therapeutische Alternative zur Verfügung steht, eine Behandlung aufgrund kosmetischer oder anderer Indikationen dringend erwünscht ist, der Nävus vom oberflächlichen Bautyp ist und eine engmaschige und langfristige Nachkontrolle gewährleistet ist. Die Patienten müssen ferner über die Notwendigkeit multipler Behandlungen, die zu erwartenden Rezidive und vor allem über die nicht auszuschließenden Langzeitnebenwirkungen aufgeklärt werden.

Gewarnt werden muß dringend vor der Tendenz, daß Nicht-Dermatologen oder sogar Nichtärzte ohne gesicherte Diagnose Pigmentveränderungen jeglicher Art bis hin zu initialen Melanomen mit den dafür teilweise aggressiv beworbenen Lasersystemen behandeln [9]. Die möglichen gesundheitlichen Folgen solcher unsachgemäßen Therapien wären wenig absehbar.

Literatur

1. Alster TS, Williams CM (1995) Café-au-lait macule in type V skin: successful treatment with a 510 nm pulsed dye laser. J Am Acad Dermatol 33: 1042–1043
2. Anderson RR, Margolis RJ, Watanabe S, Flotte T, Hruza GJ, Dover JS (1989) Selective photothermolysis of cutaneous pigmentation by Q-switched Nd:YAG laser pulses at 1064, 532 and 355 nm. J Invest Dermatol 93: 28–32
3. David LM (1985) Laser vermillion ablation for actinic cheilitis. J Dermatol Surg Oncol 11: 605–608
4. Goldberg DJ (1993) Benign Pigmented Lesions of the Skin. Treatment with the Q-switched Ruby Laser. J Dermatol Surg Oncol 19: 376–379
5. Grevelink JM, van Leeuwen RL, Anderson RR, Byers R (1997) Clinical and histological responses of congenital melanocytic nevi after single treatment with Q-switched lasers. Arch Dermatol 133: 349–353
6. Kilmer SL, Anderson RR (1993) Clinical use of the Q-switched ruby and the Q-switched Nd:YAG lasers for the treatment of tattoos. J Dermatol Surg Oncol 19: 330–338
7. Kopera D, Hohenleutner U, Stolz W, Landthaler M (1997) Ex-vivo-quality-switched ruby laser irradiation of cutaneous melanocytic lesions: persistence of S-100, HMB-45 and Masson-positive cells. Dermatol 194: 338–343
8. Michel S, Hohenleutner U, Bäumler W, Landthaler M (1997) Der gütegeschaltete Rubinlaser in der Dermatologie – Anwendung und Indikation. Hautarzt 48: 462–470
9. Michel S, Hohenleutner U, Landthaler M (1996) Rubinlaser: Ist die Entfernung von pigmentierten Hautveränderungen mit dem Rubinlaser durch Nichtärzte möglich? Gesundheitswesen 58: 319–321
10. Polla LL, Margolis RJ, Dover JS, Whitaker D, Murphy GF, Jacques SL, Anderson RR (1987) Melanosomes are a primary target of Q-switched ruby laser irradiation in guinea pig skin. J Invest Dermatol 89: 281–286
11. Reid WH, Miller ID, Murphy MJ, Paul JP, Evans JH (1990) Q-switched ruby laser treatment of tattoos: a 9-year experience. Br J Plast Surg 43: 663–669
12. Tan OT, Morelli JG, Kurban AK (1992) Pulsed dye laser treatment of benign cutaneous pigmented lesions. Lasers Surg Med 12: 538–542
13. Waldorf HA, Kauvar AN, Geronemus RG (1996) Treatment of small and medium congenital nevi with the Q-switched ruby laser. Arch Dermatol 132: 301–304
14. Watanabe S, Flotte T, Margolis R, Dover J, Hruza G, Polla L, Anderson RR (1987) The effects of pulse duration on selective pigmented cell injury by dye lasers. J Invest Dermatol 88: 523
15. Watanabe S, Takahashi H (1994) Treatment of nevus of Ota with the Q-switched ruby laser. N Engl J Med 331: 1745–1750

Dermablation mit gepulsten Infrarotlasern

R. Kaufmann

Einleitung

In den vergangenen Jahren hat sich das Interesse der Laseranwendungen zunehmend auf gepulste Systeme konzentriert, die gerade beim Einsatz im Rahmen dermatologischer Indikationen geeignet sind, unerwünschte thermische Gewebeschädigungen zu vermeiden. Abgesehen vom Konzept der selektiven Photothermolyse [1] zur gezielten Destruktion vaskulärer (z. B. gepulster blitzlampengepumpter Farbstofflaser bei Nävi flammei) oder pigmentierter (z. B. gütegeschalteter Rubin- oder Nd:YAG-Laser bei Tätowierungen) Hautläsionen, wurden gepulste Lasergeräte auch mit der Zielsetzung einer nekrosearmen Abtragung der Hautoberfläche (Dermablation, „skin-ablation", „skin-resurfacing") alternativ zur Laservaporisation oder zur Dermabrasion entwickelt [2]. Während die mit einem Dauerstrichlaser (CO_2-Laser, fokussierter Argonlaser) bei entsprechend hohen Leistungsdichten zu erzielende Vaporisation in der Regel mit einer Karbonisation und Koagulation der resultierenden Wundfläche einhergeht, beabsichtigt man durch den Einsatz gepulster Lasersysteme eine Ablation superfizieller Gewebeschichten unter weitgehender Vermeidung dieser thermischen Begleiteffekte [9].

Lasersysteme zur Gewebeablation

Als potentielle Alternative zur thermischen Laservaporisation und auch zur mechanischen Gewebeabtragung wurden im Verlaufe der letzten 10 Jahre in verschiedenen Fachgebieten gepulste Laser bezüglich ihrer ablativen Eigenschaften analysiert. In eigenen in vitro und in vivo experimentellen Untersuchungen konnten wir Schädigungsmuster und Abtragungsraten verschiedener Laser im ultravioletten und infraroten Spektralbereich am Hautorgan eingehend untersuchen (Tabelle 1). Hierbei ermöglichten die UV-Excimerlaser aufgrund ihrer hohen Absorption in Proteinen und Nukleinsäuren eine präzise und schädigungsarme Ablation [5]. Kumulative thermische Effekte bei gesteigerten Repetitionsraten, ineffiziente Ablationsraten und die potentielle Photokarzinogenität oder Mutagenität der Emissionswellenlängen stehen allerdings einem klinischen Einsatz an der Hautoberfläche entgegen [4].

Anders ist dies mit den hautablativen Wirkungen verschiedener gepulster Infrarotlaser, zu denen der gepulste CO_2-, Holmium-, Thulium-, Er:YSSG- und Erbium:YAG-Laser zählen [6, 10, 12]. Unter diesen wurde in den vergangenen Jahren vor allem der CO_2-Laser (gepulst, „flash-scanned") klinisch eingesetzt [2, 8, 15]. Es wurde deutlich, daß sich im gepulsten Modus

Tabelle 1. Gepulste Infrarotlaser zur Hautabtragung

Laser	Wellenlänge [nm]	Pulsdauer	Begleit-koagulation[a]	Hämostase	Systeme (Hersteller)
CO_2	10640	1 ms	50–150	ja	Ultrapulse (Coherent)
		5 ms	70–150		Paragon (NWL)
		„Flashscan"	70–150		Silk-touch (Sharplan)
		100 µs	< 50–100 µm		Trupulse (Paragon) u. a.
Er:YAG	2940	200–400 µs	20–50 µm	nein	Dermablate (Aesculap-Meditec)
					Superb (Baasel)
					Tramontana (NWL)
					CB Erbium (ConBio)
					Derma20 (ESC) u. a.
Er:YSGG	2790	180 nm	20–50 µm	nein	Laborsysteme

[a] In Abhängigkeit der Pulszahl, der Läsionsbeschaffenheit und Bestrahlungsparameter kann der Koagulationssaum variieren.

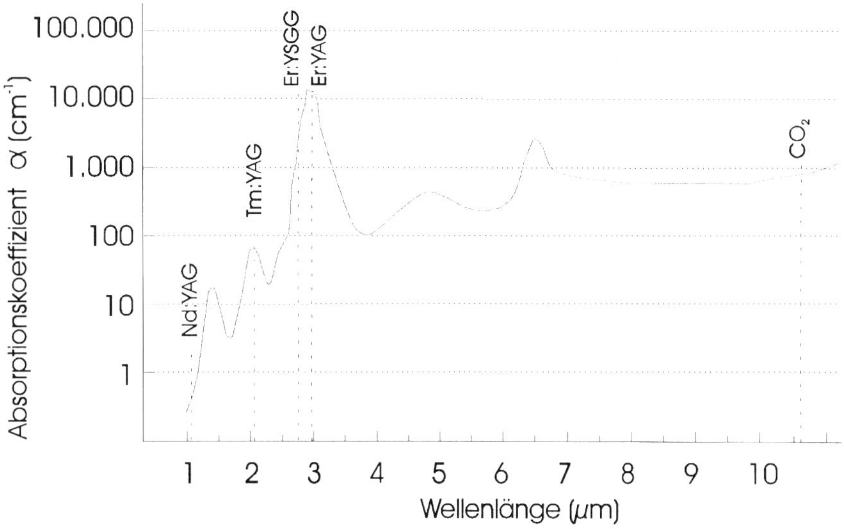

Abb. 1. Vergleichende Darstellung der Emissionslinien verschiedener Infrarotlaser und der Absorptionslinie des Gewebewassers in diesem Spektralbereich. (Mod. nach Kaufmann et al. [12])

die von der Dauerstrichanwendung bekannten unerwünschten Hitzeschädigungen minimieren lassen (Karbonisations- und Koagulationszone) und gepulste CO_2 -Laser zum „Resurfacing" z. B. bei elastotischer, aktinisch geschädigter Altershaut geeignet sind [3]. Der „Ultrapuls"-CO_2 Laser hat eine Pulsdauer von etwa 1 Millisekunde und eine Pulsspitzenleistung von etwa 500 Watt. Bestimmte Scannersysteme mit rasch rotierenden Laserstrahlbewegungen können einen „quasi"-gepulsten Modus imitieren und ähnliche Effekte wie gepulste Laser erreichen [15]. Allerdings bleiben bei allen CO_2-Laser residuelle thermische Nekrosezonen, die in Abhängigkeit von den gewählten Einstrahlparameter und der applizierten Pulszahl zwischen ca. 50 und 150 µm variieren können. Klinisch dokumentiert sich dies in einem Schrumpfen der bestrahlten Oberfläche und in einer wirksamen Hämostase. Kürzere Gewebeeinstrahlzeiten (ca. 0,2 ms) kombiniert mit höheren Pulsleistungen lassen sich durch den Einsatz des Erbium:YAG-Systems erzielen. Die Wellenlänge seiner Strahlung liegt im Absorptionsmaximum des Gewebewassers. Die im Vergleich zum CO_2-Laser etwa 10fach höhere Absorption (Abb. 1) resultiert in einer geringen Eindringtiefe des Laserlichtes und zusammen mit dem gepulsten Modus in einer weitgehenden Vermeidung jeglicher Begleitschäden. Die Nekrosezonen liegen unter 50µm und Schrumpfungsphänomene lassen sich klinisch nicht beobachten [10, 11, 12]. Hierdurch ist ein sehr präzises und schädigungsfreies schichtweises Abtragen der Hautoberfläche auch in Arealen möglich, in denen eine Dermabrasion Risiken birgt (z. B. Augenlider, Hals, [14]). Nachteilig sind im Gegensatz zur CO_2-Laservaporisation die bei tieferer Ablation

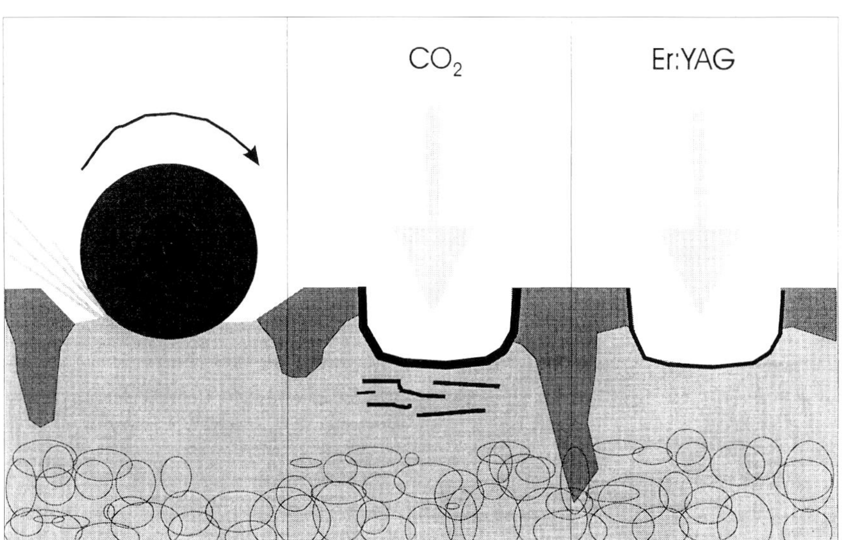

Abb. 2. Schematische Darstellung der Dermabrasion, der CO_2-Laservaporisation und der Laserablation. Während die Dermabrasion *(links)* und die Ablation *(rechts)* ohne hämostatischen Effekt zu einer oberflächlichen Exkoriation führen, besitzt die Vaporisation mit Dauerstrich-CO_2-Lasern eine Karbonisations- und Koagulationszone, diejenige mit gepulsten CO_2-Lasern *(Mitte)* eine hämostatisch wirksame residuelle Nekrosezone. Die begleitende Schädigung des angrenzenden Bindegewebes („collagen shrinkage") kann beim „skin resurfacing" in der Behandlung von Falten vorteilhaft sein

und Eröffnung des korialen Papillarkörpers analog der Dermabrasion eintretenden Sickerblutungen. Durch eine Nachschaltung subablativer Pulsserien im Anschluß an den ablativen Puls ist es uns zudem gelungen, dosiert thermische Wirkungen auch mithilfe des Er:YAG-Lasers zu erzielen, so daß hier zukünftig die Möglichkeit bestehen sollte, die Effekte der Erbium-Ablation und diejenige der Vaporisation (Abtragung plus „shrinkage") wahlweise zu kombinieren [7].

Zusammengefaßt steht uns heute für ein oberflächliches Abtragen der Haut abgesehen von den konventionellen Techniken (z.B. Shaving, Kurette, Dermabrasion) die Laservaporisation mit Karbonisation und Koagulation (CO_2-Dauerstrichlaser), die karbonisationsfreie Vaporisation mit reduzierter Koagulation (gepulste CO_2-Laser) und die Ablation mit praktisch fehlender Hitzeschädigung (gepulster Erbium-YAG-Laser) zur Verfügung ([3], Abb. 2).

Indikationen zur Dermablation

- Benigne Neu- und Fehlbildungen:
  - epidermaler Nävus,
  - flache seborrhoische Keratosen (Lentigo senile),
  - plane juvenile Warzen,
  - Syringome,
  - Epithelioma adenoides cysticum,
  - senile Talgdrüsenhyperplasien,
  - Xanthelasmen,
  - Adenoma sebaceum,
  - Osteoma cutis,
  - Lentigines,
  - Rhinophym,
  - superfizielle kongenitale Nävuszellnävi (alternativ zur Dermabrasion).
- Aktinische Schädigungen:
  - Elastosis cutis,
  - M. Favre-Racouchot.
- Sonstige:
  - Narben,
  - superfizielle Profitätowierungen,
  - Abtragen der Tabula externa zur Granulationsförderung bei periostalen Defekten (Er:YAG),
  - Haartransplantationen.

Wenngleich strenggenommen die thermisch abtragenden Verfahren als Vaporisation und die „kalten" Techniken als Ablation (ablative Photodekomposition) bezeichnet werden müßten, haben sich generell die Begriffe Dermablation, Laserablation, Laserabrasion und bei flächenhafter Anwendung auch die Bezeichnung „skin resurfacing" durchgesetzt.

Indikationsgebiete der Dermablation

Ablation superfizieller Neu- und Fehlbildungen

In ersten Pilotstudien hatten wir experimentelle gepulste Laser zur Ablation der Hautoberfläche alternativ zur hochtourigen Dermabrasion oder zur Dauerstrich-CO_2-Laservaporisation bei unterschiedlichen Indikationen eingesetzt [10, 11, 13, 14]. Hierzu zählten bei flächenhaften Abtragungen ausgedehntere epidermale Nävi und superfizielle multikolorierte Profitätowierungen, bei punktuellen Abtragungen papulöse Neu- und Fehlbildungen der Epidermis oder der Adnexe (s.o.). Abbildung 3 demonstriert die Abtragung eines Xanthelasmas mithilfe des Erbium:YAG-Lasers. Zu erkennen ist die einsetzende feine Sickerblutung bei fehlender Karbonisation und Koagulation. Bei Pulsrepetitionsraten von 10 Hz und Energiedichten von ca. 6–12 Jcm^2 beträgt die Abtragungsschicht pro Puls etwa 30–50 µm. Aufgrund der fehlenden thermischen Schädigung ist die Abheilung der entstehenden Exkoriation nicht behindert und erfolgt rascher als mit der Laservaporisation. Anders als mit Techniken der Skalpellchirurgie oder der Dermabrasion gelingt ein höchst präzises und kontrolliertes schichtweises Abtragen, wobei krankhafte Areale oder pigmenthaltige Gewebezonen unter Sichtkontrolle punktuell entfernt werden können und die so entstehenden Wundareale auf ein Minimum begrenzt bleiben. Oberflächliche epitheliale Fehlbildungen, aber auch kleinere bis in das Corium reichende Prozesse

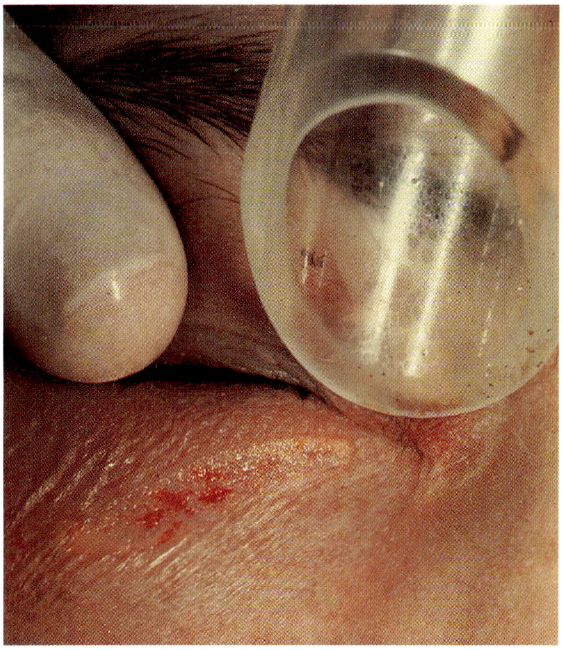

Abb. 3. Xanthelasma. Ablation mit dem Er:YAG-Laser

(z. B. senile Talgdrüsenhyperplasie) lassen sich meist ohne jegliche Anästhesie abtragen. In den übrigen Fällen ist eine Vorbehandlung mit EMLA-Creme zweckmäßig. Bei großflächigen Ablationen oder in kritischen Arealen (z. B. Lidbereich) bevorzugen wir eine Lokalanästhesie.

Skin resurfacing

Insbesondere die gepulsten CO_2-Laser werden in den vergangenen Jahren weltweit mit speziellen Scannerapplikatoren zum großflächigen Abtragen der Hautoberfläche bei kosmetischen Indikationen (elastotischen Altershaut, Falten), aber auch zur Behandlung von Aknenarben eingesetzt. Bei diesem „skin resurfacing" kommt es analog der Schleifbehandlung einerseits zu einer Reepithelisation der unterschiedlich tief exkoriierten resp. vaporisierten Hautoberfläche, andererseits sollen zusätzliche thermische Schrumpfungsphänomene („collagen shrinkage") für die Stimulation der reparativen Vorgänge im Sinne einer Regeneration der oberen Koriumschichten von entscheidender Bedeutung für den Behandlungserfolg insbesondere in der Faltenbehandlung sein. Bisherige Erfahrungen mit dieser Technik liegen bei kosmetischen Indikationen allerdings erst seit maximal 2 bis 3 Jahren vor und die mittelfristigen Ergebnisse sind bei geeigneter Indikation und sachgerechter Durchführung der Eingriffe sehr erfolgversprechend. Problemzonen sind die periorbitalen, perioralen und zervikalen Hautareale, ferner die Handrücken. Hier bevorzugen wir den Einsatz des schädigungsärmeren Erbium:YAG-Lasers.

Sonstige

Insbesondere der Erbium:YAG Laser kann aufgrund seiner fehlenden Karbonisation und vernachlässigbaren Koagulation bei vielen delikaten Läsionen zur Ablation eingesetzt werden. So haben wir beispielsweise Patienten mit Osteoma cutis erfolgreich behandelt oder im Rahmen der mikroskopisch kontrollierten Basaliomchirurgie bei periostalen Scalpdefekten über punktuelle Laserbohrungen an der Schädelkallotte Granulationen erzeugen können. Nicht alle innovativen Ansätze stoßen hingegen auf allgemeine Akzeptanz. Umstritten ist der Einsatz gepulster Laser beispielsweise bei Haartransplantationen, wo er zunehmend auch zur Bohrung der Empfängerlöcher für Haartransplantationen („mini-" und „micrografts") eingesetzt wird. Wenngleich diese Technik durch das Präfix „Laser" (Laserhaartransplantation) aufgewertet erscheint (und wohl auch ihr Marktwert steigt), bevorzugen zahlreiche erfahrende Operateure die konventionelle Verwendung von Ministanzen oder Stichskalpellen.

Nebenwirkungen und Risiken

Nachteilig sind die in Abhängigkeit von der Lokalisation, vom Hauttyp und von der Radikalität des Eingriffes abhängigen posttherapeutischen Erytheme, die bei den thermisch schädigenden CO_2-Lasersystemen mehrere Monate anhalten können und beim Erbium:YAG-Laser weniger stark ausgeprägt erscheinen. Bei tiefer Abtragung oder Verwendung thermisch wirkender Systeme steigt das Risiko der Narbenbildung insbesondere in den oben angeführten Problemzonen. Nach Entfernungn superfizieller Profitätowierungen können analog der Dermabrasionbehandlung depigmentierte atrophische Narbenareale zurückbleiben. Zur Vermeidung posttherapeutischer Hyperpigmentierungen sind bei „skin resurfacing" (Aknenarben, Elastose, Falten) prä- und posttherapeutische Anwendungen hydrochinonhaltiger Externa angezeigt. Ebenso ist in diesen Fällen eine HSV-Prophylaxe (Acyclovir oral) indiziert.

Literatur

1. Anderson RR, Parrish JA (1983) Selective photothermolysis: precise microsurgery by selective absorption of pulsed radiation. Science 220: 524–527
2. Fitzpatrick RE, Goldman MP (1995) Advances in carbon dioxide laser surgery. Clinics in Dermatol 13: 35–47
3. Fulton JE (1996) Dermabrasion, chemabrasion, and laserabrasion. Historical perspectives, modern dermabrasion techniques, and future trends. Dermatol Surg 22: 619–628
4. Green HA, Margolis R, Boll J, Kochevar IE, Parrish JA, Oseroff AR (1987) Unscheduled DNA synthesis in human skin after in vitro ultraviolet-excimer laser ablation. J Invest Dermatol 89: 201–204
5. Hibst R, Kaufmann R (1991) Fundamentals of pulsed UV and mid-infrared laser skin ablation. In : Steiner R, Kaufmann R, Landthaler M, Braun-Falco O (eds) Lasers in dermatology. Springer, Berlin Heidelberg New York Tokyo, pp 102–115
6. Hibst R, Kaufmann R (1991) Effects of laser parameters on pulsed Erbium:YAG laser skin ablation. Lasers Med Sci 6: 391–397
7. Hibst R, Kaufmann R (1997) Ablation and controlled heating of skin with the Er:YAG laser. Las Surg Med [Suppl] 9: 40
8. Hruza GJ, Dover JS (1996) Laser skin resurfacing. Arch Dermatol 132: 451–455
9. Isner JM, Clarke RH (1987) The paradox of thermal ablation without thermal injury. Lasers Med Sci 2: 165–173
10. Kaufmann R, Hibst R (1989) Pulsed erbium:YAG and 308 nm UV-excimer laser: an in vitro and vivo study of skin-ablative effects. Lasers Surg Med 9: 132–140
11. Kaufmann R, Hibst R (1990) Pulsed 2.94 µm erbium-YAG laser skin ablation: experimental results and first clinical application. Clin Exp Dermatol 15: 389–393
12. Kaufmann R, Hartmann A, Hibst R (1994) Cutting and skin-ablative properties of pulsed mid-infrared laser surgery. J Dermtol Surg Oncol 20: 112–118
13. Kaufmann R (1995) Gepulste Laser – Stellenwert zur Hautablation und Therapie pigmentierter Hautveränderungen. In: Tebbe B, Goerdt S, Orfanos CE (Hrsg) Dermatologie – Heutiger Stand. Thieme, Stuttgart New York, S 357–358
14. Kaufmann R, Hibst R (1996) Clinical evaluation of Er:YAG Lasers in cutaneous surgery. Las Surg Med 19: 324–330
15. Lask G, Keller G, Lowe N, Gormley D (1995) Laser skin resurfacing with the SilkTouch flashscanner for facial rhytides. Dermatol Surg 21: 1021–1024

Farbstofflaser in der Dermatologie – Möglichkeiten und Grenzen der Farbstofflaser-Therapie in der Dermatologie

W. Vanscheidt, K. Wiek

Basierend auf theoretischen Überlegungen zu Absorption und Wärmeleitung der Haut wurde Anfang der achziger Jahre der blitzlampengepumpte gepulste Farbstofflaser in die Therapie vaskulärer Gefäßveränderungen eingeführt, anfänglich ein Farbstofflaser mit einer Wellenlänge von 577 nm, heutzutage mit einer Wellenlänge von 585 nm. Hiermit können Eindringtiefen bis zu 1,16 mm erzielt werden [1].

Naevi flammei sind eines der Hauptindikationsgebiete des gepulsten Farbstofflasers. Die Behandlung kann bereits in den ersten Lebenswochen beginnen. Aufgrund der zurückliegenden Erfahrungen der letzten 10 Jahre sind jedoch bei vielen erwachsenen Patienten zahlreiche Sitzungen erforderlich. Alster [2] beobachtete eine Aufhellung von 79 % nach durchschnittlich 9,1 Behandlungszyklen. Es können jedoch in Einzelfällen weitaus mehr Behandlungszyklen erforderlich sein. Kinder unter sieben Jahren sprechen besser auf die Therapie an als ältere Kinder [3]. Die ausgeprägtesten Aufhellungsraten werden während der ersten beiden Behandlungszyklen erreicht.

Hellrote Naevi flammei sprechen besser an als livide Naevi flammei ([4], Abb. 1 a, b).

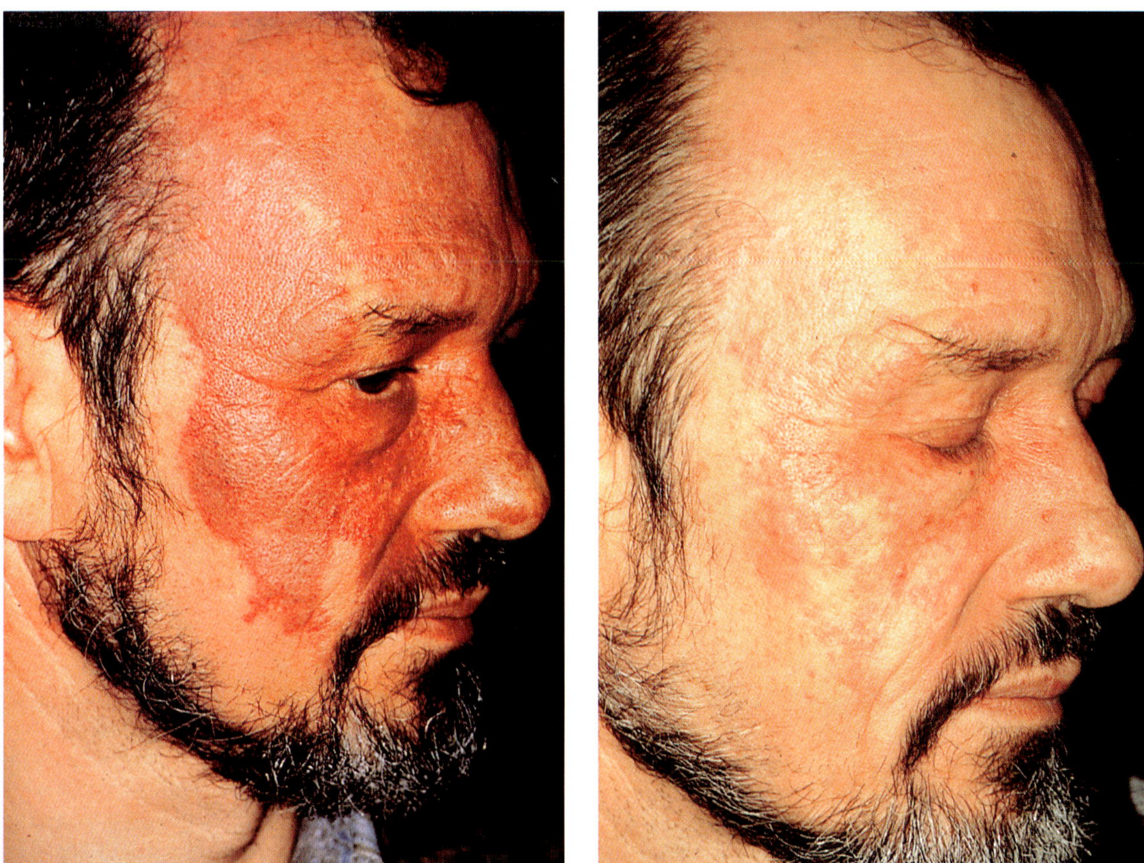

Abb. 1a, b. Ausgedehnter livider Naevus flammeus: **a** vor Therapie, **b** nach 12 Behandlungszyklen mit dem Farbstofflaser

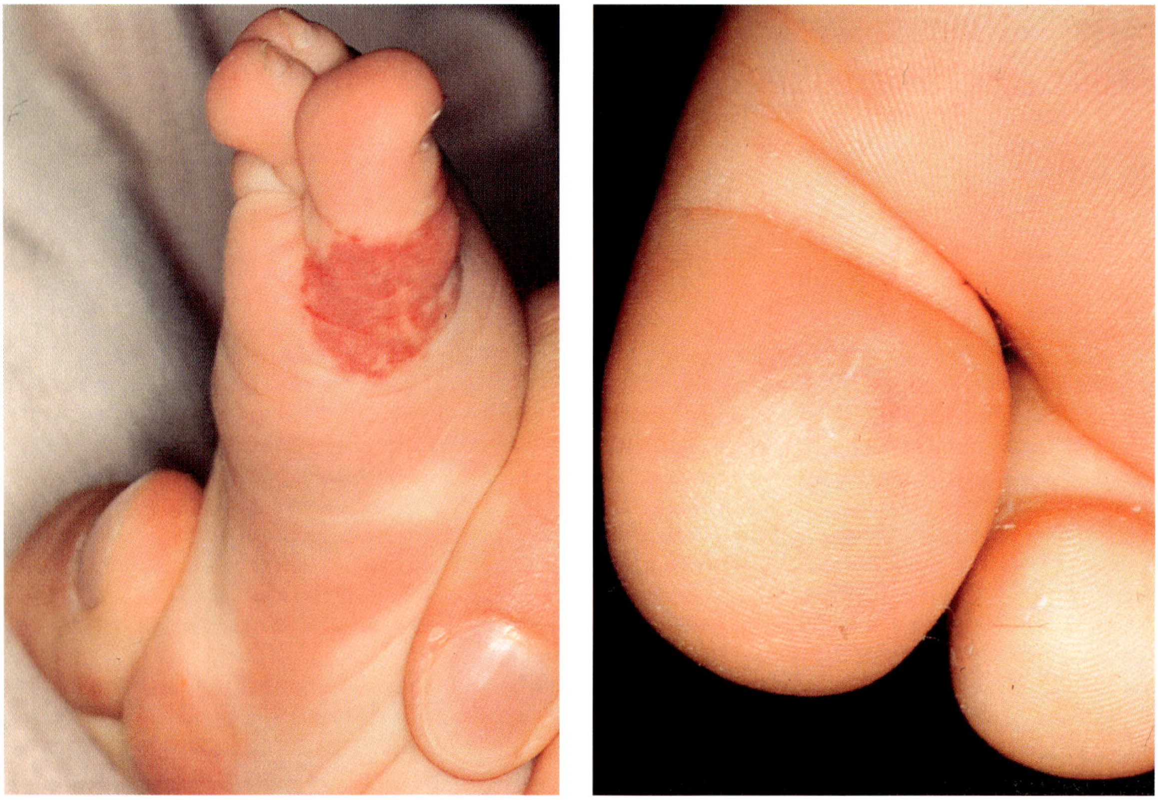

Abb. 2a, b. Hämangiom an der Großzehe eines zwei Monate alten Kindes: **a** vor Therapie, **b** ein halbes Jahr nach Therapie mit dem Farbstofflaser

Es konnte nachgewiesen werden, daß in einem Gefäß mit einem Durchmesser von mehr als 200 µm nur die Endothelzellen im epidermisnahen Bereich des Gefäßes durch den Laser geschädigt werden, während die Endothelzellen des coriumwärts orientierten Gefäßanteils intakt bleiben. In derselben wegweisenden Studie von Hohenleuthner et al. konnte gezeigt werden, daß Gefäße, die in Richtung des Laserlichtes unter anderen Gefäßen liegen, nicht koaguliert werden können. Koagulierte Erythrozyten konnten nur bis zu einer Tiefe von 1,3 mm nachgewiesen werden, vollständig koagulierte Gefäßwände jedoch nur bis zu 0,65 mm [5].

Die Behandlung der Naevi flammei erfolgt in der Regel nach einer Vorbehandlung in Oberflächenanästhesie mit Emla-Salbe (2,5% Prilocain, 2,5% Lidocain). Für die Behandlung größerer Flächen bei Kindern können jedoch Allgemeinnarkosen erforderlich sein. Die frühzeitige Behandlung des Feuermals ist auch deshalb zu favorisieren, weil sich eine Stigmatisierung und psychische Schäden vermeiden lassen. Die einzelnen Regionen des Gesichtes sprechen unterschiedlich gut auf die Therapie an. Zentrofaciale Regionen sprechen schlechter an als die seitlichen Gesichtregionen [6]. Feuermale an den Extremitäten sprechen insgesamt schlechter an als Feuermale im Gesichtsbereich [7].

Teleangiektasien

Teleangiektasien des Gesichtes lassen sich mit dem Farbstofflaser gut behandeln [8]. In der Regel reicht hier ein Behandlungszyklus, um eine vollständige Aufhellung zu erzielen. Es muß jedoch beachtet werden, daß sich die zu behandelnde Fläche gut von den nichtbehandelten Arealen abgrenzen läßt.

Besenreiser

Besenreiser sind Erweiterungen dermaler Venolen der unteren Extremität. Man unterscheidet rötliche teleangiektatische Besenreiser mit einem Durchmesser bis zu 0,4 mm und blaue mit einem Durchmesser bis zu 1,1 mm. Teleangiektatische Besenreiser von roter Farbe können mit dem gepulsten Farbstofflaser vollständig entfernt werden, jedoch sind u.U. wiederholte Behandlungen erforderlich. Blaue Besenreiser sprechen deutlich schlechter auf die Behandlung an [8].

Kavernöse Hämangiome

Kavernöse Hämangiome sind bei der Geburt oder in den ersten Lebenswochen sich entwickelnde gutartige Gefäßtumoren. Obgleich sich ca. 80% der Hämangiome wieder zurückbilden, können sie bis zum Wachstumsstillstand u.U. eine beachtliche Größe erreichen. Man hat deshalb heute das abwartende Verhalten verlassen und propagiert eine frühe Behandlung. Vor allem in den ersten Lebenstagen und -Wochen kann durch eine Behandlung mit dem Farbstofflaser das in diesem Stadium noch sehr flache Hämangiom verödet werden (Abb. 2 a, b).

Auch bei Hämangiomen bis zu 4 mm Dicke kann durch Farbstofflaser noch versucht werden, eine Regression anzuregen [10], bei dickeren kavernösen Hämangiomen ist eine Farbstofflaser-Therapie kontraindiziert.

Weitere kasuistische und nicht näher verifizierte mögliche Indikationen einer Farbstofflasertherapie stellen die palliative Behandlung des Karposi-Sarkoms und die Behandlung von Striae rubrae distensae [12] dar. In einer ersten Publikation wurde auch über die erfolgreiche Behandlung der Psoriasis vulgaris mit dem blitzlampen-gepumpten gepulsten Farbstofflaser berichtet. Frühere Veröffentlichungen zur erfolgreichen Therapie von Verrucae vulgares mit dem Farbstofflaser konnten nach neueren Publikationen nicht bestätigt werden.

Literatur

1. Tan OT, Morrison P, Kurban AK (1990) 585 nm for the Treatment of Port-Wine stains. Plast Reconstr Surg 6: 1112–1117
2. Alster TS, Wilson F (1994) Treatment of port-wine stains with the flashlamp-pumped pulsed dye laser: Extended clinical experience in children and adults. Ann Plast Surg 32: 478–484
3. Tan OT, Sherwood K, Gilchrest BA (1989) Treatment of children with port-wine stains using the flashlamp-pulsed tunable dye laser. N Eng J Med 320: 416–421
4. Wiek K, Vanscheidt W, Zoppelt M, Schöpf E (1995) Die Behandlung von Naevi flammei im Erwachsenenalter mit einem Blitzlampengepumpten gepulsten Farbstofflaser. Hautarzt 46: 537–542
5. Hohenleutner U, Hilbert M, Wlotzke U, Landthaler M (1995) Epidermal damage and limited coagulation depth with the flashlamp-pumped pulsed dye laser: a histochemical study. J Invest Dermatol 104: 798–802
6. Renfro L, Geronemus RG (1993) Anatomical differences of port-wine stains in response to treatment with the pulsed dye laser. Arch Dermatol 129: 182–188
7. Lanigan SW (1996) Port wine stains of the lower limb: response to pulsed dye laser therapy. Clin Exp Dermatol 21: 88–92
8. Polla L, Tan OT, Garden JM, Parrish JA (1987) Tunable pulsed dye laser for the treatment of benign cutaneous vascular ectasia. Dermatologica 174: 11–17
9. Wiek K, Vanscheidt W, Ishkhanian S, Weyl A, Schöpf E (1996) Selektive Photothermolyse von Besenreiservarizen und Teleangiektasien der unteren Extremität. Hautarzt 47: 258–263
10. Garden JM, Abnoel, Bakus AD, Paller AS (1992) Reatment of cutaneous hemangiomas by the flashlamp-pumped pulsed dye laser: Prospective analyses. J Pediatr 120: 555–560
11. Landthaler M, Hohenleuter U, Abd el-Raheem T (1995) Laser therapy of childhood hemangiomas. Brit J Dermatol 133: 275–281
12. McDaniel DH, Ash K, Zukowski M (1996) Treatment of strech marks with the 585-nm flashlamp-pumped pulsed dye laser. Dermatol Surg 22: 332–337

Pigment-Laser: Einsatz von gütegeschalteten Lasern zur narbenlosen Entfernung von Pigmentierungen und Tätowierungen

W. Kimmig, A. Filzek, I. Hadshiew, C. Ismail, B. Paßlack, N. Seeber, F. Wetzel

Einleitung

Laser zur Entfernung von Tätowierungen und pigmentierten Hautveränderungen werden seit langem in der Dermatologie eingesetzt. Schon zu Beginn der dermatologischen Lasertherapie führte Goldman [3] Untersuchungen zur Behandlung von pigmentierten Läsionen mit dem Rubinlaser durch. Später wurde dann auch der Argonlaser versuchsweise zur Behandlung von Tätowierungen verwendet. Die herkömmliche dermatologische Lasertherapie auch von pigmentierten Hautveränderungen beruht im wesentlichen auf der thermischen Gewebewirkung der verwendeten Laser. Diese thermischen Schäden, die das Pigment oder die Tätowierungsfarbstoffe zerstören sollen, sind nicht gewebeselektiv und zerstören somit auch die gesunde Haut. Aus diesem Grunde mußte eine obligatorische Narbenbildung als Nebenwirkung der Therapie in Kauf genommen werden. Der eigentliche Durchbruch in der Behandlung von Tätowierungen und pigmentierten Hautläsionen wurde durch den Einsatz gütegeschalteter, extrem kurzgepulster Festkörperlaser erzielt [1, 2, 3, 6, 11]. Mit diesen Lasern läßt sich eine selektive Photothermolyse erzielen in dem Sinne, daß Pigmentgranula auf nicht-thermischem Wege zerstört werden und somit eine narbenlose Behandlung von Tätowierungen und pigmentierten Hautläsionen möglich wurde. Nachfolgend wird ein Überblick gegeben über die derzeit eingesetzten Laser zur Behandlung von pigmentierten Hautveränderungen und zur narbenlosen Entfernung von Tätowierungen.

Narbenlose Entfernung von Tätowierungen

Brunner führte 1988 ausgedehnte Untersuchungen zum Thema der narbenlosen Tätowierungsentfernung mit einem gütegeschalteten Neodym:YAG-Laser durch [1].

Dabei konnte er zeigen, daß sich insbesondere blau-schwarze Laientätowierungen sehr gut in mehreren Sitzungen mit diesem Laser ausbleichen lassen. Zum damaligen Zeitpunkt war in Deutschland kein derartiger Laser für den Medizinbetrieb erhältlich, so daß auch wir am Anfang unserer Untersuchungen im Jahre 1989 auf einen Experimental-Laser in der Technischen Universität Hamburg-Harburg zurückgreifen mußten. Dieses Gerät, das normalerweise zur Materialbearbeitung in der Halbleiterphysik dient, verfügt über eine Maximalenergie von 1 Joule bei 6 mm Spotgröße und einer Pulsdauer von 12 ns. In einer Studie wurden mit diesem Gerät von uns Laien- und Profitätowierungen behandelt. Die Studienergebnisse bestätigten die Untersuchungen von Brunner, es konnte ebenfalls gezeigt werden, daß insbesondere strichförmige, blau-schwarze Laientätowierungen auf diese narbenlose Behandlungsmethode gut ansprechen. Im Gegensatz dazu ließen sich farbige Profitätowierungen nur sehr unzureichend ausbleichen. Dabei muß darauf hingewiesen werden, daß für den Erfolg einer Tätowierungsbehandlung die komplette Entfernung der Tätowierung ausschlaggebend ist, da die Stigmatisierung auch bei kleinen Tätowierungsresten unweigerlich bestehen bleibt. Die Behandlung der Patienten mit diesem Experimental-Laser wurde folgendermaßen durchgeführt: Da dieses Gerät im Gegensatz zu den heute verwendeten Lasern noch nicht über einen Spiegelarm verfügt, wurde der zu behandelnde Körperteil des Patienten vor dem Strahlkopf bewegt. Auf das zu behandelnde Areal wurden dann, ohne daß eine lokale Betäubung nötig gewesen wäre, ein oder mehrere Laserimpulse plaziert. Die Behandlung erzeugt einen lauten Knall sowie eine Druckwelle, die durch das Gewebe geht und vom Patienten wahrgenommen wird und vom Untersucher getastet werden kann. Offensichtlich sind es Schockwellen, die einen wesentlichen Teil der Gewebewirkung erzielen. Unmittelbar nach der Behandlung kommt es zu einer Weißverfärbung im therapierten Areal, die allerdings nach einigen Minuten spontan rückläufig ist. Diese Weißverfärbung ist in ihrer Ursache noch nicht komplett geklärt. Es handelt sich wahrscheinlich nicht um eine Verbrennungswirkung, sondern um das Entstehen von Gas- und Wasserdampfblasen in der Epidermis bzw. im Stratum corneum, die ohne weitere Schäden wieder verschwinden. In der Folge kommt es zu einer urtikariellen Schwellung im behandelten Bereich, die nach einigen Stunden komplett reversibel ist.

Bei zu hoher Leistungsdichte zeigen sich Gefäßrupturen, die zur Purpura im behandelten Gebiet führen. Man unterscheidet den nach der Behandlung auftretenden Effekt der Sofortabblassung von der langsamen weiteren spontanen Ausbleichung der Tätowierung, die über einige Wochen andauern kann. Aus diesem Grunde wurde von uns das Zeitintervall zwischen 2 Behandlungen auf 4 Wochen festgelegt. Die Patienten, die früher viele frustrane Versuche zur Tätowierungsentfernung mit konsekutiver Narbenbildung durchgemacht hatten, waren äußerst erfreut und sogar euphorisch über den Behandlungserfolg [6]. Im vorliegenden Fallbeispiel (Abb. 1, 2) wurden in 2 Sitzungen Restareale einer Tätowierung behandelt, die früher einmal bereits chirurgisch angegangen worden war. Der Patient war nach diesen Behandlungen, die jeweils nur 1–2 min dauerten und für ihn keine Einschränkung bedeuteten, erscheinungsfrei und von der sozial stigmatisierenden Tätowierung befreit. Aus diesem Grunde konnte er seinen beruflichen Aufstieg am Arbeitsplatz, der durch die Stigmatisierung vorher behindert war, fortsetzen.

Aufgrund der zufriedenstellenden Ergebnisse unserer Voruntersuchung betreiben wir seit Anfang 1993 eine spezielle Sprechstunde zur narbenlosen Behandlung von Tätowierungen und pigmentierten Hautveränderungen an der Universitäts-Hautklinik Hamburg-Eppendorf. Inzwischen haben wir über 600 Patienten mit unterschiedlichen Diagnosen behandelt. Eingesetzt werden dabei ein gütegeschalteter Rubinlaser (Pulsdauer 40 ns, Pulsfolgefrequenz 1 Hz, maximale Leistungsdichte 12 Joule/cm², Spotgröße 2–6 mm, Hersteller Firma NWL) und ein gütegeschalteter Neodym:YAG-Laser mit der Möglichkeit einer Frequenzverdoppelung (Firma Continuum GmbH). In der klinischen Praxis zeigt sich, daß diese beiden Geräte sich optimal ergänzen. Der gütegeschaltete Rubinlaser ist sehr gut geeignet zur Behandlung von blauschwarzen Tätowierungen. Auch grüne Tätowierungen sprechen auf die Behandlung in der Regel an. Aufgrund der roten Farbe des Rubinlaserlichtes lassen sich allerdings rote Tätowierungen nicht behandeln. Hierbei ist sogar die Gefahr gegeben, daß es insbesondere im Bereich der Behandlung von Permanent-Make-up zu einem Farbumschlag durch oxydative Prozesse von eisenhaltigen Farbpartikeln kommen kann, mit der Folge, daß aus roten Permanent-Make-up-Tätowierungen schwarze Tätowierungen werden.

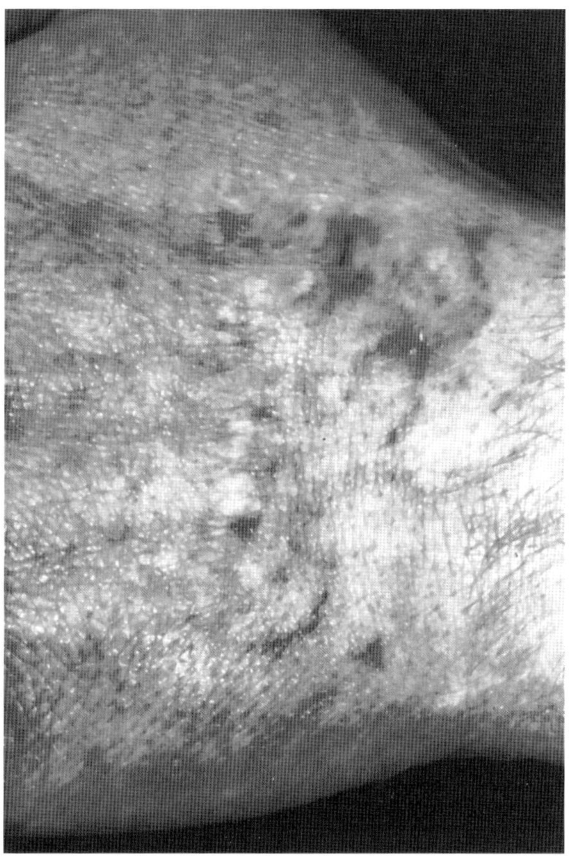

Abb. 1. Laientätowierung am Handrücken vor Lasertherapie

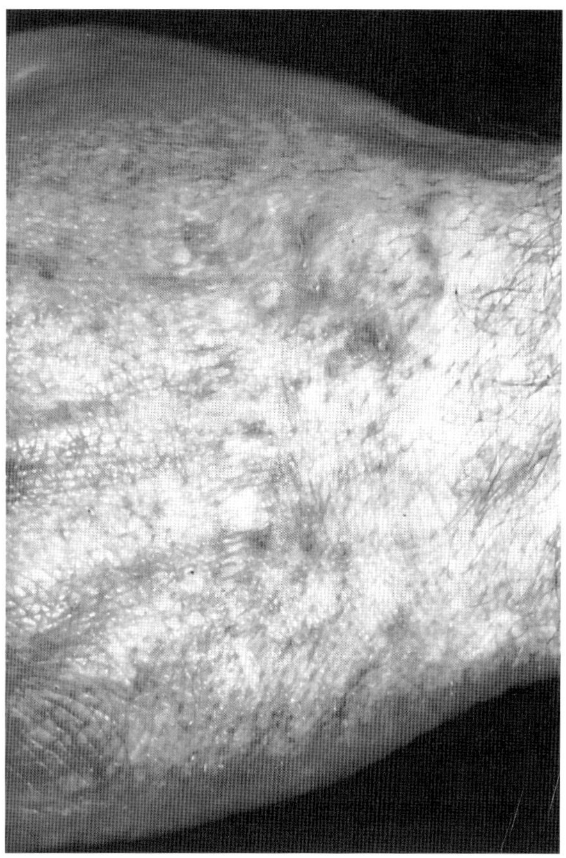

Abb. 2. Narbenlose komplette Entfernung nach Behandlung mit dem gütegeschalteten Nd:YAG-Laser

In der Wirkung ist der Rubinlaser etwas stärker als der gütegeschaltete Neodym:YAG-Laser, d.h. es werden weniger Sitzungen bis zum Erreichung einer kompletten Ausbleichung benötigt. Im Gegensatz dazu lassen sich mit dem gütegeschalteten Neodym:YAG-Laser auch rote Tätowierungen sehr gut behandeln und die Behandlungsdauer ist aufgrund der höheren Pulsfolgefrequenzen deutlich schneller. Weitere Indikationen sind die Behandlung von Schmutz- oder Schmauchtätowierungen nach Unfällen bzw. Gaspistolenschüssen [7].

Die wichtigste Nebenwirkung ist eine Hypopigmentierung im behandelten Bereich, die jedoch in der Regel nach einigen Wochen wieder vollständig verschwindet.

Narbenlose Behandlung von pigmentierten Hautveränderungen

Die guten Erfolge beim Einsatz der gütegeschalteten Laser in der Behandlung von Tätowierungen [10] führten dazu, daß mit diesen Geräten auch Pigmentveränderungen behandelt wurden [5, 8]. Ausgezeichnete Ergebnisse lassen sich sowohl mit dem Rubin- wie auch Neodym:YAG-Laser bei der Behandlung der Lentigo senilis im Bereich der Handrücken und des Gesichtes erzielen. In der Regel ist zur vollständigen Behandlung nur eine Therapie notwendig, bei der die Läsionen in wenigen Sekunden therapiert werden können. Anschließend kommt es gelegentlich zu einer leichten Schorfbildung und zur Rötung im behandelten Bereich, die etwa 1–2 Wochen anhalten kann. Nebenwirkungen sind bei dieser Therapieform nicht zu beobachten. Weitere Indikationen für die Behandlung mit gütegeschalteten Lasern sind Café-aut-lait Flecken, Naevus Becker, Naevus spilus, Pigmentierungen an den Lippen bei Peutz-Jeghers-Syndrom und Urticaria pigmentosa [4]. Nicht bewährt hat sich der Einsatz dieser Laser in der Therapie des Chloasmas, da es in ca. 70% zu einem Rezidiv nach ca. 3 Monaten kommt. Nach Ansicht einiger Autoren kann dieses Rezidiv jedoch wiederholt behandelt werden, bis man eine komplette Ausbleichung erzielt.

Ein weiterer strittiger Punkt ist die Behandlung von melanozytären Läsionen. Derzeit kontraindiziert und nur im Rahmen von Studien erlaubt ist die Behandlung von pigmentierten Naevuszellnaevi, da bisher keine Klarheit über den weiteren biologischen Verlauf so behandelter Zellen existiert. Es muß angenommen werden, daß Zellbereiche, die nicht pigmentiert sind, eine solche Therapie überleben und möglicherweise in ihrer Entartungstendenz stimuliert werden könnten. Hierbei muß zugleich vor dem ausgedehnten Wildwuchs gewarnt werden, der durch den Einsatz dieser Lasergeräte durch medizinische Laien (Tätowierungsstudios, Heilpraktiker, Kosmetikerinnen) gegeben ist. In vielen dieser Institute werden nicht nur Tätowierungen, sondern auch pigmentierte Hautveränderungen ohne klare dermatologische Diagnose „blind weggelasert", und es ist nur eine Frage der Zeit, bis hiervon auch maligne Melanome betroffen sein werden. Leider gibt es bisher keine Handhabe durch den Gesetzgeber, die Anwendung von gütegeschalteten Medizinlasern auf dafür ausgebildete Ärzte zu beschränken.

Befunddokumentation zur Qualitätssicherung bei Diagnostik und Therapie

Im Rahmen unserer Lasersprechstunde werden sämtliche Befunde über eine Video-Bilddatenbank dokumentiert [9]. Hierbei werden von jedem Patienten vor Behandlungsbeginn Aufnahmen mit einer Makrokamera gemacht, die Bilder digitalisiert und unter fester Zuordnung zum Patienten und seiner Anamnese- bzw. Therapiedaten abgespeichert. Aufgrund der Videotechnik und der Datenkompression entsteht zwar ein leichter Qualitätsverlust im Vergleich zur photographischen Dokumentation, der jedoch in der klinischen Praxis keine Rolle spielt. Weiterhin werden auflichtmikroskopisch Aufnahmen über ein Video-Auflichtmikroskop (Hikoskop) erstellt und ebenfalls zum Patienten zugeordnet abgespeichert. Dieses ist besonders wichtig bei der Behandlung von harmlosen Pigmentläsionen und ihrer Abgrenzung zu atypischen Naevuszellnaevi. Derzeit beinhaltet diese Video-Bilddatenbank 12000 Aufnahmen, die mit einer Zugriffszeit von 1,5 s/Bild abgerufen werden können und auch über einen angeschlossenen Videoprinter mit Thermotransferdruck ausgedruckt werden können. Sämtliche Korrespondenz i.S. von Arztbriefen an die zuweisenden Ärzte wird mit Farbvideoprints der behandelten Areale ausgestattet, so daß eine lückenlose Befunddokumentation nicht nur in der Lasersprechstunde, sondern auch beim niedergelassenen Arzt erfolgt. Im Rahmen der Behandlungen werden in regelmäßigen Abständen erneut Aufnahmen des therapeutischen Verlaufes durchgeführt und regelmäßig ausgewertet. Dies ist um so wichtiger, da bei der Behandlung mit gepulsten Lasern (Farbstofflaser) sowie gütegeschalteten Lasern in der Regel viele Einzelsitzungen notwendig sind, um ein komplettes Behandlungsergebnis zu erzielen.

Ausblick

Im Rahmen einer stürmischen Entwicklung, die Anfang 1994 begann, sind derzeit in Deutschland weit über 100 gütegeschaltete Laser zur Behandlung von Tätowierungen und pigmentieren Hautveränderungen im Einsatz. Das Spektrum der dermagologischen Therapie hat sich durch diese Geräte beträchtlich erweitert. Es sind hiermit heute Behandlungen ohne Dauerschäden wie Narbenbildung möglich, die früher undenkbar erschienen. Dennoch ist es so, daß auch diese Methodik ihre Grenzen hat, die den Patienten klargemacht werden muß. Es wäre also fatal, wenn sich Patienten in der Hoffnung tätowieren ließen, diese Hautbilder jederzeit problemlos durch den Laser wieder ändern oder entfernen lassen zu können. Das gleiche gilt für das Einbringen von Permanent-Make-up, das im wahrsten Sinne des Wortes entgegen der Versprechungen einiger Studios meist wirklich permanent ist und die Patienten zum gegebenen Zeitpunkt sehr stören kann. Auch hierbei sind die therapeutischen Möglichkeiten begrenzt. Ob in Zukunft eine risikolose Behandlung von erworbenen melanozytären Läsionen mit gütegeschalteten Lasern möglich sein wird, evtl. nach klarer auflichtmikroskopischer Diagnostik, bleibt abzuwarten. Weiterhin ist zu hoffen, daß durch den Einsatz verstärkter Geräte auch kongenitale Riesennaevi, die derzeit nur im frühen Säuglingsalter mit der hochtourigen Dermabrasion oder mit Abtragungslasern behandelt werden können, der Therapie mit narbenfrei arbeitenden gütegeschalteten Festkörperlasern zugänglich sein werden.

Literatur

1. Brunner F, Hafner R, Zala L, Hunzinger T, Krebs A (1987) Entfernung von Tätowierungen mit dem Nd:YAG Laser. Hautarzt 38/10: 610–614
2. Dover JS, Margolis RJ, Polla II, Watanabe S, Hruza GJ, Parrish JA, Anderson RR (1989) Pigmented guinea pig irradiated with Q-switched ruby laser pulses. Arch Dermatol 125: 43–49
3. Goldman L, Hornby P, Meyer R (1965) Radiation from a Q-switched laser with a total output of 10 megawatts on a tattoo of a man. J Invest Dermatol 44: 69–73
4. Hadshiew I, Wetzel F, Kimmig W (1997) Treatment of urticaria pigmentosa lesions with the Q-switched ruby Laser. 19. World congress of Dermatology, Sydney
5. Hohenleutner U, Michel S, Landthaler M (1995) Rubin-Laser: Medizin oder Kosmetik? Z Hautkr 70: 875–876
6. Kimmig W, Ismail C (1992) Narbenlose Entfernung von Tätowierungen mit dem gepulsten Neodym:YAG-Laser. 5. Jahrestagung der Deutschen Gesellschaft für Ästhetische Medizin, Lindau
7. Paßlack B, Kimmig W (1997) Entfernung von Schmutztätowierungen mit dem gütegeschalteten Rubinlaser. Der Hautarzt 48 [Suppl 1]: 126
8. Raulin C, Kimmig W, Hellwig S (1997) Entfernung von Tätowierungen und benignen Hautveränderungen mit gütegeschalteten Lasern. Z Hautkr 72: 129–134
9. Seeber N, Kimmig W (1997) EDV-gestützte Bilddokumentation zur Verlaufsbeurteilung und Qualitätssicherung in der Dermatologie. Hautarzt 48 [Suppl 1]: 130
10. Strempel H, Klein G (1995) Neue Entwicklungen in der Lasertherapie von Tätowierungen. Dtsch Derm 43: 917–922
11. Tayler CR, Anderson RR, Gange RW, Michaud NA, Flotte TJ (1991) Light and electron microscopic analysis of tattoos treated by Q-switched ruby laser. J Invest Dermatol 97: 131–136

Sind Dauerstrich-Laser noch zeitgemäß?

M. Landthaler, U. Hohenleutner

Einleitung

Zu den kontinuierlich arbeitenden Lasern („continous wave, cw-Laser) zählen der Argon-, der CO_2- sowie der Nd:YAG-Laser. Beim therapeutischen Einsatz dieser Laser werden thermisch destruktive Effekte genutzt, nämlich die Koagulation oder Vaporisation von Gewebe. Ob Gewebe koaguliert oder verdampft wird, hängt von den physikalischen Bestrahlungsparametern Wellenlänge, Laserleistung, Laserfleckgröße und Bestrahlungszeit ab. Der Argonionenlaser sendet blaues und grünes Mischlicht mit den zwei Hauptwellenlängen 588 und 514 nm aus. Diese Strahlung wird relativ stark von Melanin und Hämoglobin absorbiert, dieser Laser eignet sich deshalb zur oberflächlichen Koagulation von pigmentierten und vaskulären Veränderungen bis zu einer Tiefe von etwa 1 mm. Die Strahlung des CO_2-Lasers mit einer Wellenlänge von 10 600 nm wird sehr stark in Wasser absorbiert. Die eingestrahlte Energie erzeugt daher in kleinen Gewebsvolumina sehr hohe Energiedichten, die je nach den angewandten Bestrahlungsparametern eine oberflächliche Koagulation, eine Vaporisation oder das Schneiden von Gewebe ermöglichen. Der Strahl des CO_2-Lasers wird mit einem roten Pilotstrahl eines Helium-Neon-Lasers über einen beweglichen Spiegelarm und ein Handstück mit Strahlfokussierung auf die Hautoberfläche gerichtet. Der Strahldurchmesser im Fokus beträgt etwa 0,2 mm, damit kann Haut geschnitten werden. Durch Annäherung oder Entfernung des Handstückes von der Hautoberfläche kann der Strahldurchmesser rasch vergrößert werden. Die Leistungsdichte nimmt mit dem Quadrat des Radius ab und bei einem Strahldurchmesser von 2–3 mm kommt es zu einer oberflächlichen Vaporisation. An die Vaporisationszone grenzt eine 0,3–0,5 mm breite Koagulationszone an. Da Blut- und Lymphgefäße bis zu einem Durchmesser von etwa 0,5 mm verschlossen werden, ist das Operationsgebiet in der Regel trocken und übersichtlich. Postoperative Schwellungen und Schmerzen sind reduziert. Bei Anwendung des CO_2-Lasers entsteht Laserrauch, der auch infektiöse Partikel enthalten kann und der prinzipiell als mutagen gelten muß. Deshalb sind entsprechende Absaugevorrichtungen notwendig [4, 11].

Der Nd:YAG-Laser sendet infrarote Strahlung mit einer Wellenlänge von 1060 nm aus. Diese wird nur relativ schwach absorbiert und gestreut, so daß sie tief in die Haut eindringt und deshalb zur Koagulation bis zu 5 mm verwendet werden kann. Sterilisierbare Quarzfasern („bare fibers") können perkutan eingeführt werden und ermöglichen eine intraläsionale Koagulation beispielsweise von subkutanen Hämangiomen unter Ultraschallkontrolle [4, 11].

Kupferdampflaser mit einer Wellenlänge von 510 und 578 nm sind gepulste Laser mit einer sehr hohen Repetitionsrate, so daß sie in ihren biologischen Effekten als kontinuierliche Laser zu betrachten sind. In ihrer Anwendung entsprechen sie in etwa dem Argonlaser [4].

Therapeutische Anwendungen

Bei der Behandlung von *Naevi flammei* wurde der Argonlaser weitgehend durch den Blitzlampengepumpten gepulsten Farbstofflaser (FPDL) ersetzt, da mit diesem das Prinzip der selektiven Photothermolyse verwirklicht wurde. Der Argonlaser kommt noch bei der Behandlung von kräftig-roten und tuberös umgewandelten Naevi flammei bei erwachsenen Patienten zum Einsatz. Bei knotiger Umwandlung von Naevi flammei hat sich auch der Nd:YAG-Laser bewährt, da mit diesem höhere Koagulationstiefen als mit dem Argonlaser erreicht werden können, auch können exophytische Knoten mit dem CO_2-Laser abgetragen werden [5, 6, 11].

Mit einer speziellen Argon- bzw. Kupferdampflasermethode mit kleinem Strahldurchmesser, niedriger Energiedichte und Vergrößerungsbrillen für den Behandelnden gelang es bei Naevi flammei mit erkennbar ektatischen Gefäßen, bessere Ergebnisse mit niedriger Komplikationsrate zu erzielen. Wegen des hohen erforderlichen Zeitaufwandes konnte sich diese Methode nach breiter Einführung des FPDL nicht durchsetzen [4].

Für cw-Laser stehen auch automatisierte Scanner zur Verfügung, die eine gleichmäßige Behandlung von sechseckigen Flächen ermöglichen (Hexa-Scan) und die Behandlungsergebnisse bei Naevi flammei verbessern [4].

Teleangiektasien sind nach wie vor eine sehr gute Indikation für eine Behandlung mit dem Argon- bzw. dem Kupferdampflaser, da die physikalischen Parameter wie Fleckgröße, Expositionszeit und Laserleistung sehr gut den zu behandelnden Gefäßen angepaßt werden können. Bei richtiger Durchführung der Therapie kann bei 90% der Patienten ein gutes oder sehr gutes Ergebnis erzielt werden. Komplikationen treten selten auf [10]. Da es nach Behandlung mit diesen Lasern zu keiner posttherapeutischen Verfärbung wie nach der Anwendung des Blitzlampen-gepumpten gepulsten Farbstofflasers kommt, bevorzugen viele Patienten eine Behandlung mit dem Argonlaser [14]. Allerdings ist der Blitzlampen-gepumpte gepulste Farbstofflaser bei mehr flächigen Rötungen und sehr feinen Teleangiektasien effektiver.

Weitere hervorragende Indikationen, bei denen nach wie vor der Argonlaser einen festen Platz innehat, sind *eruptive Angiome (Rubinflecken), „venous lakes"* der Lippen und *Angiofibrome* bei Adenoma sebaceum, die auch mit dem CO_2-Laser vaporisiert werden können [7, 10].

Kleine, ganz initiale *Hämangiome* im Säuglingsalter lassen sich ebenfalls mit dem Argonlaser koagulieren, allerdings wird hier wesentlich häufiger der Blitzlampen-gepumpte gepulste Farbstofflaser eingesetzt. Dickere kutan-subkutane Hämangiome können mit dem Nd:YAG-Laser koaguliert werden, wobei die Hautoberfläche zur Reduzierung des Narbenrisikos gekühlt werden sollte. Bei dieser Indikation hat sich in den letzten Jahren auch die intraläsionale Koagulation mit der bare-fibre-Technik bewährt [13].

Zirkumskripte Hämatolymphangiome können mit dem Argonlaser koaguliert oder mit dem CO_2-Laser abgetragen werden. Da damit aber die tief im subkutanen Fettgewebe liegenden Zysten nicht erreicht werden, handelt es sich um eine palliative Therapie und Rezidive sind häufig. Da aber zumindest vorübergehend die Lymphorrhoe und rezidivierende Infekte unterdrückt werden können, profitieren viele Patienten von dieser Behandlung, auch wenn bei tiefer Koagulation oder Vaporisation Narben auftreten. Dies gilt auch für *sekundäre Lymphangiome der Vulva* nach operativen Eingriffen und Strahlentherapie im Bereich des kleinen Beckens [8, 12].

Die Behandlung von *Viruspapillomen* ist nach wie vor eine wichtige Indikation für den CO_2-Laser. Gegenüber herkömmlichen Behandlungsverfahren mit der elektrischen Schlinge bietet die CO_2-Laservaporisation operationstechnische Vorteile. Da Blutung selten sind, bleibt das Operationsgebiet trocken und übersichtlich. Auch die Behandlung von intraanalen und intravaginalen Condylomen ist problemlos möglich und durch Anwendung von kurzen Impulsen sind auch Condylome z.B. auf perianalen Venektasien oder Hämorrhoidalknoten schonend abzutragen. Die Vaporisationstiefe ist präzise steuerbar, die Wunden heilen schnell und die Patienten haben wenig postoperative Beschwerden. Prinzipiell ist auch die Behandlung von Verrucae plantares, Verrucae vulgares und periungualen Warzen mit dem CO_2-Laser möglich. Aus unserer Sicht sollte die CO_2-Laservaporisation aber nur nach Versagen herkömmlicher konservativer Therapieverfahren durchgeführt werden, da das Risiko von Rezidiven und der Narbenbildung besteht [11].

Weiche pigmentierte *epidermale Nävi* sprechen sehr gut auf eine Behandlung mit dem Argon- oder CO_2-Laser an. Selbst ausgedehnte, flächige Läsionen können erfolgreich behandelt werden. Bei epidermalen Nävi mit verrucöser Oberfläche sind die Erfolgsaussichten dagegen wesentlich schlechter [2, 3, 9]. *Hidradenome* und *Xanthelasmen* sind ebenfalls gute Indikationen für den Einsatz des Argon- oder CO_2-Lasers.

Sehr gute Behandlungserfolge können mit dem CO_2-Laser bei *aktinischer Cheilitis* erreicht werden; bei exakter Technik läßt sich das gesamte Lippenrot unblutig und unter Sicht oberflächlich abtragen, die Wundheilung erfolgt rasch und ohne wesentliche sichtbare Narbenbildung [1]. Ferner ist der Eingriff ambulant durchführbar.

Eine oberflächliche CO_2-Laservaporisation führt bei Patienten mit *genitalem Lichen sclerosus et atrophicus* häufig zu einer deutlichen Besserung der Symptome und zu einer Stabilisierung des Hautbefundes.

Mukoide Dorsalzysten können mit dem CO_2-Laser eröffnet und die Basis nach Entleerung des gallertigen Inhaltes vaporisiert werden. Damit gelingt häufig eine rezidivfreie, fast narbenlose Entfernung.

Insbesondere bei älteren, stark exophytischen *Keloiden* hat sich die Abtragung mit dem CO_2-Laser – kombiniert mit in gleicher Sitzung und anschließend wiederholt durchgeführter Kryotherapie – bewährt.

Folgende Zusammenfassung zeigt Indikationen, bei denen cw-Laser einen festen Platz innehaben (s. S. 604).

Schlußfolgerungen

Seit Einführung der gepulsten Laser, mit denen das Prinzip der selektiven Photothermolyse verwirklicht wurde, haben die cw-Laser deutlich an Bedeutung verloren. So wurden von über 4000 Patienten in Regensburg 70% mit gepulsten Lasern behandelt und nur noch 30% mit den cw-Lasern. Bei Berücksichtigung der möglichen Indikationen für die cw-Laser und deren Häufigkeit in der Praxis des Dermatologen zeigt sich jedoch, daß beispielsweise der Argonlaser gerade

- Vaskuläre Veränderungen:

Teleangiektasien:	Argonlaser, Kupferdampflaser;
Lymphangiome:	Argonlaser, Kupferdampflaser;
Naevus aranei:	Argonlaser, Kupferdampflaser;
Angiofibrome:	Argonlaser, Kupferdampflaser, CO_2-Laser;
Hämangiome:	Argonlaser, Nd:YAG-Laser;
Hämatolymphangiome:	Argonlaser, Kupferdampflaser, CO_2-Laser; (Nd:YAG-Laser).

- Benigne nicht-vaskuläre Veränderungen:

Viruspapillome:	CO_2-Laser (Nd:YAG bei HIV-Infektion);
epidermale Nävi:	Argonlaser, CO_2-Laser;
Xanthelasmen:	Argonlaser, CO_2-Laser;
Talgdrüsenhyperplasie:	Argonlaser, CO_2-Laser;
Dorsalzyste:	CO_2-Laser;
Trichoepitheliome:	CO_2-Laser;
Pemphigus chronicus familiaris:	CO_2-Laser;
Porokeratose:	CO_2-Laser;
Neurofibrome:	CO_2-Laser;
Lichen sclerosus et atrophicus:	CO_2-Laser;
Rhinophym:	CO_2-Laser;
chronisch stationäre Psoriasisherde:	CO_2-Laser;
hypertrophe Narben:	CO_2-Laser.

- Semimaligne und maligne Veränderungen:

aktinische Cheilitis:	CO_2-Laser;
Leukoplakien:	CO_2-Laser, Nd:YAG-Laser;
Kaposi-Sarkom:	Argonlaser, Nd:YAG-Laser;
Kutane Metastasen:	Nd:YAG-Laser;
(Basaliome:	Nd:YAG-Laser).

bei sehr häufigen Indikationen wie Teleangiektasien, Rubinflecken oder venous lakes einen festen Platz hat. Dies gilt auch für die Entfernung von Condylomata acuminata mit dem CO_2-Laser. Der Nd:YAG-Laser wurde am seltensten eingesetzt. Sein wichtigstes Indikationsgebiet aber, die kutan-subkutanen Hämangiome, wird von keinem anderen Laser abgedeckt.

Zusammenfassung

Die cw-Laser sollten nach wie vor einen festen Platz in der Dermatotherapie haben und mit ihnen können bei der richtigen Indikation und der richtigen Anwendung hervorragende Ergebnisse erzielt werden.

Literatur

1. David LM (1985) Laser vermillion ablation for actinic cheilitis. J Dermatol Surg Oncol 11: 605–608
2. Hohenleutner U, Landthaler M (1993) Laser therapy of verrucous epidermal naevi. Clin Exp Dermatol 18: 124–127
3. Hohenleutner U, Wlotzke U, Konz B, Landthaler M (1995) Carbon dioxide laser therapy of a widespread epidermal nevus. Lasers Surg Med 16: 288–291
4. Hruza GJ, Geronemus RG, Dover JS, Arndt KA (1993) Lasers in dermatology – 1993. Arch Dermatol 129: 1026–1035
5. Landthaler M, Haina D, Brunner R, Waidelich W, Braun Falco O (1986) Neodymium-YAG laser therapy for vascular lesions. J Am Acad Dermatol 14: 107–117
6. Landthaler M, Haina D, Seipp W, Brunner R, Seipp V, Hohenleutner U, Waidelich W, Braun Falco O (1987) Zur Behandlung von Naevi flammei mit dem Argon-Laser. Hautarzt 38: 652–659
7. Landthaler M, Haina D, Waidelich W (1982) Argonlasertherapie des Adenoma sebaceum. Hautarzt 33: 342
8. Landthaler M, Haina D, Waidelich W (1982) Behandlung zirkumskripter Lymphangiome mit dem Argonlaser. Hautarzt 33: 266–270
9. Landthaler M, Haina D, Waidelich W, Braun Falco O (1984) Argon laser therapy of verrucous nevi. J Plast Reconstr Surg 74: 108–113
10. Landthaler M, Haina D, Waidelich W, Braun-Falco O (1984) Laser therapy of venous lake (Bean-Walsh) and telangiectases. J Plast Reconstr Surg 73: 78–81
11. Landthaler M, Hohenleutner U (1993) Lasertherapie – Angebot und Anwendung. Hautarzt 44: 413–425
12. Landthaler M, Hohenleutner U, Braun Falco O (1990) Acquired lymphangioma of the vulva: palliative treatment by means of laser vaporization carbon dioxide [letter]. Arch Dermatol 126: 967–968
13. Werner JA, Lippert BM, Hoffmann P, Rudert H (1995) Nd:YAG laser therapy of voluminous hemangiomas and vascular malformations. Adv Otorhinolaryngol 49: 75–80
14. Wlotzke U, Donhauser S, Hohenleutner U, Bäumler W, Landthaler M (1995) Zur Lasertherapie von Teleangiektasien des Gesichtes – Argonlaser vs. Blitzlampen-gepumpter gepulster Farbstofflaser. Z Hautkr 70: 514–517

Stellenwert des UltraPulse CO_2-Laser Skin Resurfacing in der Behandlung der aktinisch geschädigten Haut

A. Fratila, M. Uerlich

Einleitung

Die Behandlung aktinisch geschädigter Epidermis soll frühzeitig erfolgen, um die Karzinomentstehung zu vermeiden. Vor allem flächenhaft ausgedehnte aktinische Hautveränderungen stellen für die operativ tätigen Dermatologen eine Herausforderung dar. Zur Behandlung großflächig aktinisch geschädigter Haut stehen uns bisher u. a. das Chemical Peeling, die Dermabrasion und die cw-CO_2-Laserablation zur Verfügung. Mitteltiefes Chemical Peeling mit Trichloressigsäure und tiefes Chemical Peeling mit Phenol sind gute Behandlungsmethoden, haben aber den Nachteil, daß nicht immer die gesamte Epidermis in der nekrotischen Schicht enthalten ist und somit Malignomvorläufer in dem verbliebenen Restepithel Ausgangspunkt für neue präkanzeröse Hautveränderungen sein können. Obwohl das Chemical Peeling mit Phenol aufgrund seiner Penetrationstiefe bestens zur Behandlung der aktinisch geschädigten Haut geeignet ist, kann Phenol gerade bei älteren Patienten, bei denen häufig eine kardiale Anamnese besteht, wegen seiner kardiotoxischen Nebenwirkungen nicht angewandt werden. Alternativ bietet sich auch die Dermabrasion an, die in den Händen eines geübten Operateurs hervorragende Ergebnisse erbringt. Durch Ausstreuung von Bluttröpfchen im Operationsfeld besteht jedoch ein deutlich erhöhtes Risiko der Infektion des Personals und des Operateurs. Mit der blutigen Dermabrasion ist auch eine längere Phase des Unwohlseins verbunden. Desweiteren kommt z. B. die flächige Behandlung mit 5-Fluorouracil in Betracht. Die CO_2-Laser-Ablation hat sich ebenfalls seit Jahre etabliert, jedoch war die Ablationsmethode mittels cw-CO_2-Lasers und später auch SuperPulse CO_2-Lasers von einer unkontrollierten Wärmeeinwirkung auf das umliegende Gewebe begleitet.

UltraPulse CO-Laser

Die Möglichkeit der selektiven Epithelablation mittels UltraPulse CO_2-Lasers hat neue Perspektiven eröffnet. Mit Hilfe des UltraPulse CO_2-Lasers sind wir in der Lage, sonnengeschädigte und gealterte Epidermis präzise zu verdampfen und das darunter liegende Korium zu straffen. Es resultiert eine gesunde, glatte Haut. Die minimale koriale Wärmeeinwirkung ist gewollt, um eine oberflächliche Fibrosierung zu erzielen. Um eine maximale spezifische Wirkung auf das Zielgewebe mit minimalen Nebenwirkungen im umliegenden Gewebe zu erreichen, muß man indikationsbezogen mit einem extrem selektiven Lasersystem arbeiten (selektive Photothermolyse) [2, 5, 15]. Der CO_2-Laser emittiert im Infrarotbereich eine Wellenlänge von 10600 nm, die vom wasserhaltigen Gewebe (Haut) unabhängig von Pigmentations- und Vaskularisationsgrad (also von der Präsenz anderer Chromophoren) sehr stark absorbiert wird [12]. Im Gegensatz zu älteren CO_2-Laser-Systemen wird bei dem UltraPulse 5000 CO_2-Laser eine sehr hohe Energie für eine extrem kurze Zeit mit Hilfe eines Scanners großflächig appliziert. Je höher die Laserleistung, desto rapider die Vaporisation und je kürzer die Pulszeit, umso geringer die laterale thermische Nebenwirkung [5, 11, 14]. Die Pulsdauer liegt unter der thermischen Relaxationszeit, also der Zeit, die das gelaserte Gewebe braucht, um 50 % der absorbierten Energiemenge durch Diffusion zu verlieren. Die Reflexion und die Streuung im Gewebe sind minimal und es resultiert eine extrem selektive Vaporisation der Epidermis. Bei geeignet gewählten Behandlungsparametern zur Epidermisbehandlung bleibt sogar die Kontur des dermo-epidermalen Übergangs erhalten. Neben den selektiven absorptiven Eigenschaften des Zielgewebes und der extrem kurzen Pulsdauer ist die karbonisationsfreie Gewebevaporisation Voraussetzung der selektiven Photothermolyse. Mit der Entwicklung des UltraPulse-Modus bei den CO_2-Lasergeräten gelang zum ersten Mal eine rapide Vaporisation der Epidermis ohne Karbonisation und mit einer nur unwesentlichen lateralen thermischen Wirkung von ca. 20 µm Ausdehnung [1]. Durch die Anwendung von breiten, kollimierten Laserstrahlen, die noch zusätzlich mittels computergestütztem Mustergenerator gleichmäßig überlappend appliziert werden, hat die selektive Vaporisation des gesamten Epithels eine große Behandlungssicherheit gewonnen, da ein gleichmäßiger Energieeintrag, unabhängig von der Entfernung zum Gewebe, gewährleistet ist. Bei ausreichender Dichte der einzelnen Laserspots und ausreichender Energie ist es möglich, bereits nach einem Arbeitsgang die gesamte Epidermis zu abladieren [6, 7]. Die Wärme-Tiefen-Wirkung, die mit zunehmenden Arbeitsgängen zunimmt, führt zu einer subepidermalen Produktion von neuem Kollagen mit kosmetisch gewünschtem, hautglättendem Effekt [10, 13]. Ob die Produktion von neuem Kollagen so extrem und dauerhaft wie bisher behauptet auch langfristig nachzuweisen ist, bleibt mit Hilfe von histologischen Verlaufsuntersuchungen zu bestätigen. Da der CO_2-Laserstrahl gleichzeitig die kleinen Gefäße der leicht blutenden papillären Dermis durch thermische Einwirkung koaguliert, kann der Operateur leicht beurteilen, ob die zu behandelnde Präkanzerose komplett entfernt wurde oder aber zusätzliche Behandlungsschritte erforderlich sind.

Indikationen

Aus den o. g. Eigenschaften des UltraPulse 5000 CO_2-Lasers resultiert eine breite Indikationspalette für den Einsatz in der Chirurgie und gleichzeitig eine wertvolle Bereicherung im Spektrum der ästhetisch-korrektiven Dermatochirurgie [3, 8, 9]. Die Wirkeigenschaften des CO_2-Lasers ermöglichen sehr kurze Operations- und Narkosezeiten, präzises Verdampfen der sonnengeschädigten und gealterten Haut mit gleichzeitiger Straffung der Unterhaut bei komplett unblutigem Operationssitus, geringer postoperativer Schmerzempfindung, geringer Schwellung, raschem Wohlbefinden nach der Behandlung sowie einer schnelleren Integration ins Alltagsleben.

Folgende Hautveränderungen lassen sich erfolgreich mit dem UltraPulse CO_2-Laser beseitigen [4, 15]:

- Oberflächliche altersbedingte Hautveränderungen: flache Basalzellpapillome, aktinische Keratosen, aktinische Cheilitis und andere Präkanzerosen.
- Bestimmte Pigmentveränderungen: Lentigines, naevoide Lentigines, Epheliden, junktionale Naevuszellnaevi.
- Oberflächliche Aknenarben, jedoch nur im Gesicht.
- Unfallnarben und postoperative Narben, ebenfalls nur im Gesicht.
- Gutartige Hautveränderungen: kleine Xanthelasmen, Syringome, übergroße Talgdrüsen (zum Teil werden diese dermal gelegenen Hautveränderungen abladiert, zum Teil durch die resultierende Fibrose und Hautglättung überdeckt).
- Hautverjüngung durch Glättung radiärer Lippenfalten, infraorbitaler Hautfalten, durch langjährige Sonneneinstrahlung hervorgerufener Falten im Gesicht sowie von Schlaffalten und Krähenfüßen.

Ebenfalls deutlich reduzieren, jedoch nicht komplett beseitigen kann man die Stirnfalten, Glabellafalten und Nasolabialfalten. Allgemein gilt aber, daß die Mimikfalten und Gravitationsfalten nicht die Indikation der Wahl für diese Methode sind [1].

Therapeutisches Vorgehen

Zur Behandlung aktinischer Keratosen, der aktinischen Cheilitis und anderer Präkanzerosen gibt es vielfältige Operationsmethoden, die von der elektrischen Dessikkation über verschiedene chemokaustische Destruktionsmethoden, 5-Fluorouracil, Chemical Peeling und Kryochirurgie bis hin zur radikalen Exzision mittels Vermilionektomie (v. Langenbeck-Operation) reichen. Die CO_2-Laser-Ablation in der Behandlung der aktinischen Hautschädigungen hat sich ebenfalls seit Jahren etabliert, jedoch war die Ablationsmethode mittels cw-CO_2-Lasers und später auch SuperPulse CO_2-Lasers von einer unkontrollierten Wärmeeinwirkung auf das umliegende Gewebe begleitet [4, 5]. Die Möglichkeit der selektiven Epithelablation mittels UltraPulse CO_2-Lasers hat neue Perspektiven eröffnet. Die minimale Wärmediffusion ist zu vernachlässigen, so daß die Reepithelisierung postoperativ viel schneller und mit einer geringeren Gefahr einer Narbenbildung möglich ist.

Bei Behandlungen im Lippenbereich sind einige Aspekte besonders zu beachten:

Um irreparable Zahnschäden zu vermeiden (Schmelzabsprengung), soll während der Behandlung der perioralen Region eine feuchte Kompresse auf die Zähne gelegt werden. Eine ausschleichende Behandlung über das Lippenrot hinaus wird empfohlen. Nachteile wie Sensibilitätsstörungen oder aber ästhetische Beeinträchtigung der Lippenform (schmale Lippen mit Inversion und bei männlichen Patienten unangenehmes Stechen der Barthaare aus dem Unterlippenbereich in die Oberlippe), die nach der Vermilionektomie regelmäßig auftreten, kommen hier nicht vor. Die Operation kann in Lokalanästhesie mit oder ohne Blockade des N. mentalis durchgeführt werden, schnell, unblutig und mit optimalem ästhetischen Ergebnis. Wenn nur die Lippen gelasert werden, ist die Wundheilung unkompliziert. Ein Verband ist nicht notwendig, die Patienten müssen in der Reepithelisierungsphase lediglich Vaseline auftragen. Die Reepithelisierungsphase, die nach cw-CO_2-Laser bis zu 4 Wochen dauerte, ist jetzt auf maximal 2 Wochen verkürzt. Lichtschutzprophylaxe in Form eines Lippenbalsams soll langfristig sichergestellt werden. Bei dem geringsten Verdacht auf Rezidiv bzw. infiltratives Wachstum werden Gewebeproben empfohlen. Die Operation sollte unter Herpes simplex-Prophylaxe bzw. auch unter antibiotischer Abdeckung erfolgen.

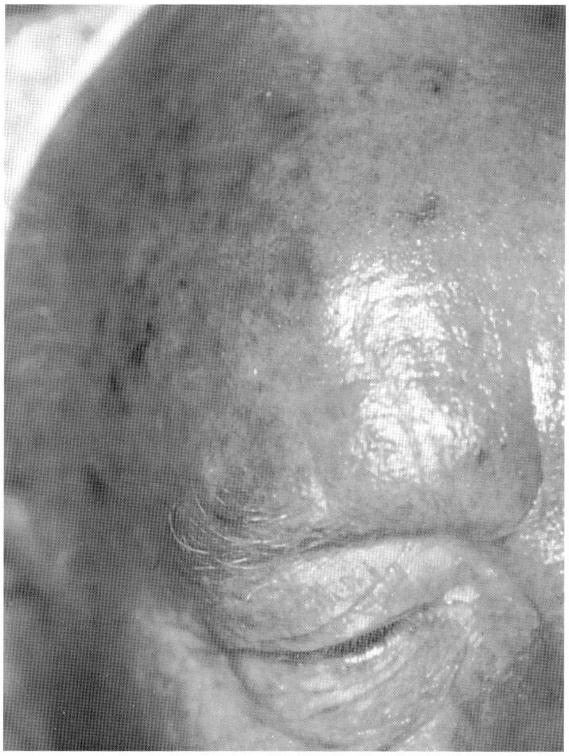

Abb. 1. Lentigines, Akanthopapillome, aktinische Keratosen und Falten vor UltraPulse CO_2-Laser skin resurfacing

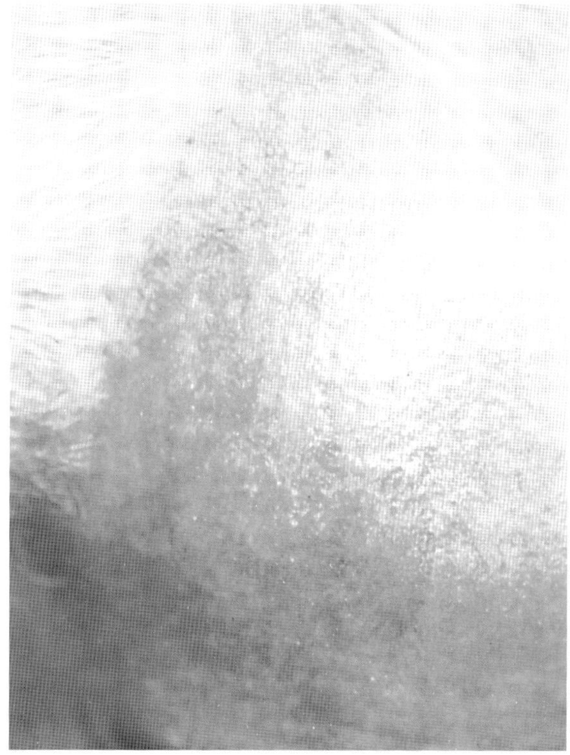

Abb. 2. Die gleiche Region drei Wochen nach UltraPulse CO_2-Laser skin resurfacing

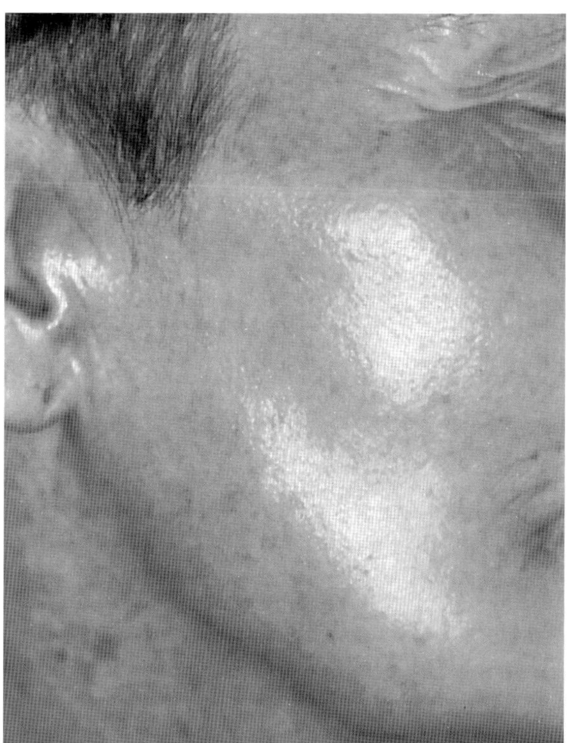

Abb. 3. Ergebnis der Behandlung von Lentigines, aktinischen Keratosen und Elastose sechs Monate nach UltraPulse CO_2-Laser skin resurfacing

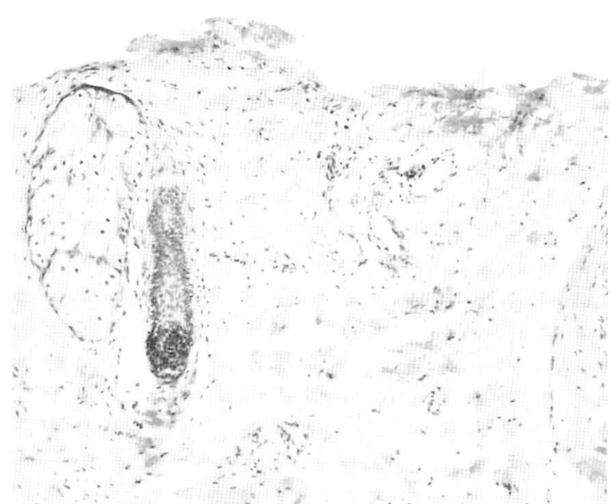

Abb. 4. Vollständige Epithelabtragung durch UltraPulse CO_2-Laser skin resurfacing mit nur oberflächlicher thermischer Bindegewebsalteration

Postoperative Nachsorge

An der Haut verwenden wir postoperativ in der Reepithelisierungsphase semiokklusive Verbände, die ein feuchtes Milieu unterhalten, so daß nach maximal einer Woche die Reepithelisierung komplett erfolgt ist. Eine sorgfältige präoperative Vorbereitung der Haut ist notwendig, um die Reepithelisierungsphase zu verkürzen. Wir verordnen über zwei bis vier Wochen eine tretinoin- und hydrochinonhaltige Creme. Auch eine perioperative Aciclovir-Prophylaxe ist notwendig, wenn die periorale Region mitbehandelt wird, um das Risiko einer Herpes simplex-Eruption zu minimieren. Diese Prophylaxe sollte auch bei negativer Herpes-simplex-Anamnese durchgeführt werden. Eine antibiotische Behandlung zur Prophylaxe von Sekundärinfektionen soll nur oral erfolgen, da die Applikation antibiotikahaltiger Cremes zu Kontaktsensibilisierungen führen kann.

Schlußbemerkungen

Falls fibrosierende Vorbehandlungen (Dermabrasion, Chemical Peeling, Blepharoplastik etc.) in der Anamnese bekannt sind, fallen die Ergebnisse des Resurfacing in der Regel weniger eindrucksvoll aus.

Dagegen ist die geschickte Kombination des UltraPulse CO_2-Laser skin resurfacing mit zusätzlichen, in gleicher Sitzung anzuwendenden Methoden (z.B. Dermabrasion) Voraussetzung für die erfolgreiche Behandlung eines weiten Indikationsspektrums.

Abschließend ist zu beachten, daß die histologisch kontrollierte Chirurgie als Behandlungsmethode bevorzugt werden sollte, falls bei der präoperativen feingeweblichen Untersuchung ein Malignomvorläufer, der sich im Follikelepithel in die Tiefe ausdehnen kann (z.B. Lentigo maligna, Morbus Bowen), diagnostiziert wird, denn die tieferliegenden Follikelanteile sind der Laservaporisationsbehandlung nicht zugänglich.

Literatur

1. Alster TS (1997) Resurfacing au laser CO_2 des ridules faciales. J Med Estth et Chir Derm 94: 85–90
2. Anderson RR, Parrish JA (1983) Selective photothermolysis: precise microsurgery by selective absorption of pulsed radiation. Science 220: 524–527
3. Apfelberg DB (1995) Evolution of Lasers in plastic surgery over 20 years. Dermatol Surg 21: 397
4. David LM (1985) Laser vermilion ablation for actinic cheilitis. J Dermatol Surg Oncol 11: 605–608
5. Fitzpatrick RE, Goldman MP (1994) CO_2 laser surgery. In: Goldman MP, Fitzpatrick RE (eds) Cutaneous laser surgery. The art and science of selective photothermolysis. Mosby, St. Louis pp 198–258
6. Fitzpatrick RE, Goldman MP (1995) Advances in carbon dioxide laser surgery. Clin Dermatol 13: 35–47
7. Fratila A, Uerlich M (1996) Chemical Peeling, Chemabrasion und Laser-Vaporisation in der Behandlung aktinisch geschädigter Haut. Fortschritte der operativen und onkologischen Dermatologie, Band 11, pp 55–59
8. Geronemus RG (1995) Laser Surgery 1995. Dermatol Surg 21: 399–403
9. Hruza GJ (1995) Skin resurfacing with Lasers. Fitzpatrick's J Clin Dermatol 3: 38–41
10. Kauvar ANB, Waldorf HA, Geronemus RG (1996) A histopathological comparison of „char-free" carbon dioxide lasers. Dermatol Surg 22: 343–348
11. Landthaler M, Hohenleutner U (1991) The CO_2 Laser in Dermatotherapy. In Steiner R, Kaufmann R, Landthaler M, Braun-Falco O (eds) Lasers in Dermatology, Springer, Berlin, pp 26–43
12. Reid R (1991) Physical and surgical principles governing carbon dioxide laser surgery on the skin. Dermatol Clin 9: 297–316
13. Waldorf HA, Kauvar ANB, Geronemus RG (1995) Skin resurfacing of fine to deep rhytides using a char-free carbon dioxide laser in 47 patients. Dermatol Surg 21: 940–946
14. Weinstein C, Alster TS (1996) Skin resurfacing with high energy, pulsed carbon dioxide lasers. In: Alster TS, Apfelberg DB (eds) Cosmetic Laser Surgery. Wiley-Liss, Inc, pp 34–49
15. Wheeland RG (1995) Clinical uses of lasers in dermatology. Lasers Surg Med 16: 2–23

Neue Entwicklungen der dermatologischen medikamentösen Therapie

Vitamin-D – Mono- und Kombinationstherapie

P. Lehmann

In der externen Salbentherapie der Psoriasis können Vitamin-D-3-Analoga als wichtigste Ent-wicklung der letzten Jahre angesehen werden [8]. Bereits in den 30er Jahren gab es in der Dermatologie erste therapeutische Versuche mit der systematischen Gabe von Vitamin-D-3-Analoga.

Allerdings wurde aufgrund der Kalzifizierungsgefahr durch diese Präparate bald wieder Abstand von diesem therapeutischen Ansatz genommen. Ein Wiederaufgreifen dieser Idee erfolgte durch eine zufällige Beobachtung zweier japanischer Kollegen, die einen an Osteo-porose leidenden Patienten Calcitriol verabreichten und feststellten, daß die gleichzeitig bestehende Psoriasis vulgaris abheilte [10]. Seit 1992 ist als erstes Vitamin-D-3-Analogon Calcipotriol (Psorcutan, Fa.Schering und Daivonex, Fa.Leo) in Deutschland eingeführt worden, 1996 erfolgte die Zulassung von Tacalcitol (Curatoderm, Fa.Hermal).

Die Affinität der synthetischen Vitamin-D-3-Analoga zum Vitamin-D-Rezeptor ist ebenso hoch wie die des natürlich vorkommenden Vitamin-D (1,25 Dihydrocholecalciferol).

Vitamin-D-3-Analoga sind in der Lage, Zellen und Mediatorsysteme zu beeinflussen, die in der psoriatischen Haut pathologisch verändert sind. So kommt es zu einer dosisabhängigen Hemmung der Proliferation und zu einer Induktion der Differenzierung von Keratinozyten. Da epidermale Hyperproliferation und abnorme Differenzierung wesentliche Grundlagen der Pathogenese der Psoriasis sind, wird diesem Effekt die größte Bedeutung für die Effektivität von Vitamin-D-3-Analoga beigemmessen. Es konnte jedoch auch gezeigt werden, daß diese Substanzklassen inhibitorisch auf aktivierte T-Lymphozyten wirken, so daß auch die entzündlichen Mechanismen beeinflußt werden. Die klinische Beobachtung, daß nach der Therapie Schuppung und Induration vollständig abheilen, jedoch meist ein Resterythem verbleibt, weist auf eine bevorzugte Wirkung auf die Keratinozyten hin.

In klinischen Studien zeigen Vitamin-D-3-Analoga gleiche oder sogar überlegene antipsoria-tische Wirksamkeit, verglichen mit mittelpotenten Kortikosteroiden [2, 7]. Auch beim Vergleich mit Cignolin zeigte sich eine zumindestens gleich gute antipsoriatische Wirksamkeit bei deutlicher Überlegenheit bezüglich der kosmetischen Eigenschaften [1].

Wenngleich Calcipotriol eine gute antipsoriatische Wirksamkeit aufweist, so führt es doch selten zur vollständigen Abheilung der Hautveränderungen, so daß Kombinationstherapien mit ande-ren Antipsoriatika sinnvoll erscheinen. Dies und die Tatsache, daß bei bis zu 20 % der Patienten Hautirritationen auftreten, veranlaßten uns, zunächst auf empirischer Basis Calcipotriol mit topischen Glukokortikosteroiden zu kombinieren. Diese Therapie erbrachte in Pilotuntersuchungen so günstige Ergebnisse, daß mehrere multizentrische Doppelblindstudien durchgeführt wurden, die die initialen guten Ergebnisse bestätigen konnten. Daher kann diese Therapieform als die zur Zeit ideale Behandlung der lokalisierten umschriebenen Psoriasis angesehen werden. Auch eine Dreifachkombination mit Calcipotriol, Glukokortikosteroiden und niedrigdosiertem Dithranol kann ambulant eingesetzt werden.

Für die generalisierte, mittelschwere bis schwere Psoriasis ist die Kombination mit 311 nm UVB-Bestrahlungen als sinnvoll anzusehen. Dieses Kombinationsschema ist eines der wirksamsten und nebenwirkungsärmsten Therapieformen der mittelschweren, disseminierten Psoriasis zum heutigen Zeitpunkt und hat sich bereits in den meisten Zentren als Standardtherapie durchgesetzt [3, 4, 9]. Bei der Kombination von Vitamin-D-3-Analoga mit UV-Strahlen ist besonders wichtig zu beachten, die Salbe erst nach der Bestrahlung zu applizieren, da es bei vorheriger Auftragung zu einer photochemischen Degradation des Moleküls kommt und somit zur Wirkungslosigkeit des Kombinationsschemas.

Auch die Kombination mit systemischen Antipsoriatika (Retinoiden, Cyclosporin) und oraler PUVA-Therapie hat eine Wirkungssteigerung ergeben, verglichen mit der Monotherapie [11].

Ein neuartiger Aspekt der Vitamin D-3-Anwendung ist die Behandlung der Psoriasis inversa. Wenngleich nach Angaben der Hersteller die Präparate nicht in den intertriginösen Arealen angewandt werden sollten, zeigte sich in unseren Händen gerade in diesen Bereichen eine sehr gute Wirksamkeit ([5], Abb. 1 a, b).

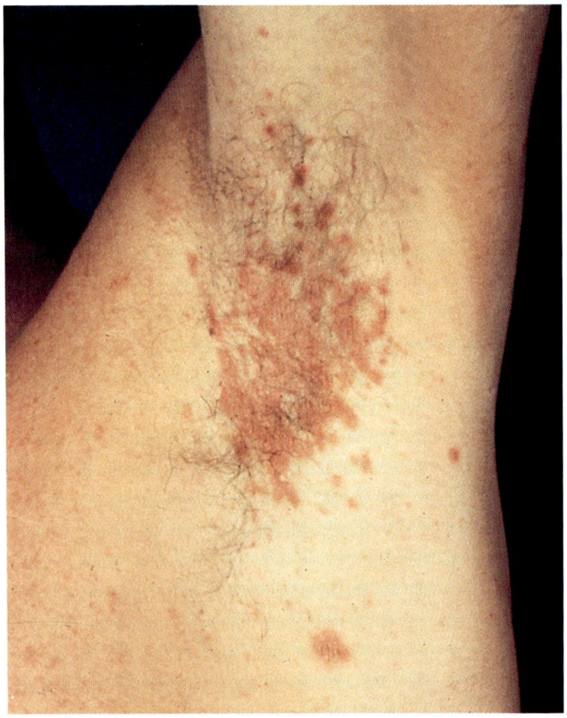

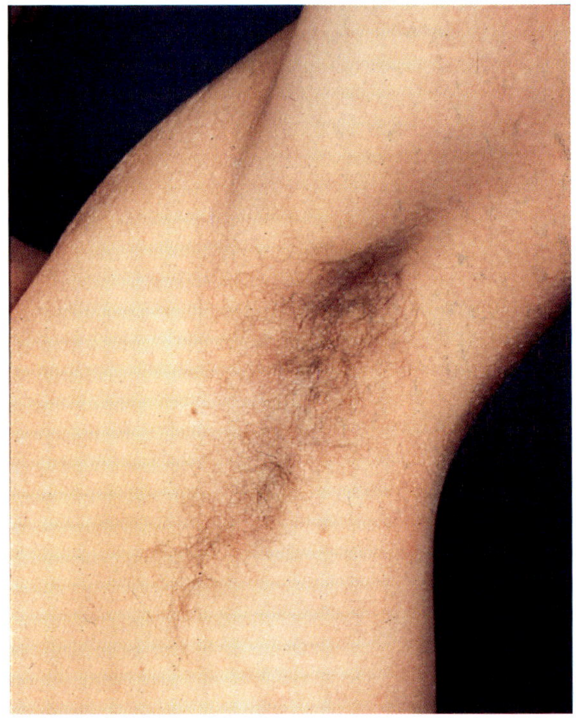

Abb. 1 a, b. Intertriginöse Psoriasis **a** vor und **b** nach Therapie mit Vitamin D-3

Die wesentliche Nebenwirkung dieser Therapieform sind lokale Irritationen, die bei bis zu 20 % der behandelten Patienten auftraten. Aufgrund der physiologischen Wirkung des Vitamin D-3 wurden sytemische Nebenwirkungen auf den Kalziumstoffwechsel in mehreren Studien untersucht. In keiner der Untersuchungen zeigte sich eine Veränderung der relevanten Parameter bei lege artis durchgeführter externer Therapie.

Zukünftige Untersuchungen werden zeigen, ob neue Vitamin-D-3-Derivate eine weitere Verbesserung der Nutzen-Risiko-Relation bringen werden.

Literatur

1. Berth-Jones J, Chu A, Dodd W, Ganpule M, Griffiths WAD, Haydey RP, Klaber MR, Murray SJ, Rogers S, Jürgensen HJ (1992) A multicentre parallel-group comparison of calcipotriol ointment and short contact dithranol therapy in chronic plaque psoriasis. Br J Dermatol 127: 266–271
2. Cunliffe W, Berth-Jones J, Claudy A, Fairiss G, Goldin D, Gratton D, Henderson O, Holden O, Maddin S, Ortonne J, Young M (1992) Comparative study of calcipotriol (MC 903) ointment and betamethasone 17-valerate ointment in patients with psoriasis vulgaris. J Am Acad Dermatol 26: 736–743
3. Kerscher M, Volkenandt M, Plewig G, Lehmann P (1993) Combination phototherapy of psoriasis with calcipotriol and narrow band UVB. Lancet 342: 923
4. Kerscher M, Plewig G, Lehmann P (????) Kombinationstherapie der Psoriasis vulgaris mit einem Schmalspektrum UVB-Strahler (Philips TL 01, 311 nm) und Calcipotriol. Akt Dermatol 19: 151–154
5. Kienbaum S, Lehmann P, Ruzicka T (1996) Treatment of psoriasis inversa with calcipotriol. Br J Dermatol 135: 647–650
6. Kragballe K (1990) Combination of topical calcipotriol (MC 903) and UVB radiation for psoriasis vulgaris. Dermatology 181: 211–14
7. Kragballe K, Gjertsen B, Hoop D de, Karlsmark T, Kerkhoff PC van de, Larko O, Niebor C, Roed-Petersen J, Strand A, Tikjob G (1991) Doubleblind, right/left comparison of calcipotriol and betamethasone valerate in treatment of psoriasis vulgaris. Lancet 337: 193–96
8. Kragballe K, Wildfang I (1987) Calcipotriol (MC 903), a novel vitamin D analogue stimulates terminal differentiation and inhibits proliferation of cultured human keratinocytes. Arch Dermatol Res: 164–167
9. Lehmann P (19??) UVB-Therapie. In: Tebbe R, Goerdt S, Orfanos LE (Hrsg) Dermatologie. Heutiger Stand. Thieme, Stuttgart New York, S 125–126
10. Morimoto S, Kumahara Y (1985) A patient with psoriasis cured by 1 Alpha-hydroxyvitamin D3. Med J Osaka Univ 35: 51
11. Speight EL, Farr PM (1994) Calcipotriol improves the response of psoriasis to PUVA. Br J Dermatol 130: 79–82

Neue Standards in der Therapie sexuell übertragbarer Erkrankungen und der HIV-Infektion

D. Petzoldt

Einleitung

Die „Richtlinien zur Behandlung sexuell übertragbarer Krankheiten" der deutschen STD-Gesellschaft sind letztmalig im Jahre 1992 erschienen. Die Bearbeitung der Neuauflage wird noch im Jahr 1997 abgeschlossen sein. Was hat sich geändert? Was sind neue Standards und wo sind neue Therapieperspektiven sichtbar?

Behandlung der Scabies mit Ivermectin

Revolutionierend ist die Tatsache, daß die Scabies einer oralen Behandlung zugänglich ist [4]. Eine Einmalbehandlung ist geeignet, die Erkrankung mit über 80%iger Erfolgsaussicht zu heilen. Ivermectin ist ein in der Veterinärmedizin weithin angewandtes Präparat zur Behandlung von Endo- und Ectoparasiten. Es ist in Frankreich auch für die Humanmedizin zugelassen und wird in erster Linie zur Behandlung der Onchozerkose eingesetzt. Es befindet sich nicht im Handel sondern wird von MSD Sharp und Dome kostenfrei abgegeben.

Ivermectin wird aus einer Streptomyces-Art gewonnen. Es bewirkt eine Blockierung von postsynaptischen Rezeptoren und eine Hyperpolarisierung durch Erweiterung der Chloridkanäle. Dadurch werden Signalübertragungen blockiert und die Parasiten paralysiert (s. Übersicht).

Ivermectin

Handelsname:	Mectizan, MSD
Dosis:	Einzeitbehandlung mit 150 µg/kg Körpergewicht = 2 Tabl. à 6 mg
Kontraindikation:	Neurologische Krankheiten Schwangerschaft + Stillzeit Kinder unter 5 Jahren
Nebenwirkungen:	Pruritus

Der besondere Wert von Ivermectin liegt darin, daß die Anforderungen an die Compliance gering sind, daß lindanresistente Scabies-Fälle erfolgreich behandelt werden können und daß auch immunsupprimierte Patienten mit Scabies norvegica gut auf die Therapie ansprechen.

Jüngst wurde über eine Beobachtung in einem Altenpflegeheim in Kanada berichtet. 47 Patienten hatten hier eine Einmaldosis von Ivermectin erhalten, nachdem Behandlungsversuche mit Crotamiton und Lindan keinen Erfolg gebracht hatten. In den folgenden 6 Monaten war die Todesrate in dieser Gruppe signifikant ($P = 0{,}001$) höher als in einer Kontrollgruppe [1]. Die Todesursachen waren die üblichen und wichen in der Kontrollgruppe nicht von der behandelten Gruppe ab. Auffällig waren allerdings präfinale Lethargie und Anorexie.

Aufgrund dieser Mitteilung wird man in Zukunft verstärkt auf mögliche Interaktionen von Ivermectin mit anderen Medikamenten oder bestehenden Grundkrankheiten achten müssen.

Behandlung der Syphilis: heutiger Stand

Die Empfehlungen zur Syphilis-Therapie sind weit davon entfernt, exakt rationell begründet zu sein. Sie beruhen vielmehr auf Erfahrungen. Eine spätlatente Syphilis, die länger als 2 Jahre besteht, soll länger behandelt werden als eine frühlatente Syphilis. Die Überlegung ist, daß sich Treponemen in einer späteren Phase der Erkrankung langsamer teilen als in einer frühen. Deshalb sind zu ihrer Abtötung längerfristige Penicillinspiegel erforderlich. Diesbezügliche Dosisfindungsstudien existieren aber nicht. Zudem ist es im Einzelfall äußerst schwer festzustellen, ob der Zeitpunkt einer Syphilisinfektion kürzer oder länger als 2 Jahre zurückliegt.

Das Phänomen, daß Treponemen persistieren können, ist gut dokumentiert. Die Bedeutung dieser Persistenz für den weiteren Verlauf der Erkrankung ist jedoch letztlich nicht zweifelsfrei geklärt. Die klinische Erfahrung zeigt jedoch, daß die heute geübte Syphilis-Behandlung mit Penicillin erfolgreich ist und daß diese Erfolge offenbar mit unterschiedlichen Therapieschemen erreicht werden können.

Die neuen Leitlinien zur Behandlung der Syphilis sehen weiterhin eine 14tägige Behandlung der Frühsyphilis und eine 3wöchige Behandlung der Spätsyphilis mit Clemizol-Penicillin vor. Die einmal wöchentliche Therapie mit 2,4 ml IE Benzathin-Penicillin kann alternativ angewandt werden. Trotz theoretischer Bedenken hinsichtlich der Penicillin-Liquorspiegel hat sich in der nunmehr vieljährigen Anwendung kein Anhaltspunkt dafür ergeben, daß Benzathin-Penicillin dem Clemizol-Penicillin unterlegen ist. Immerhin wird diese Therapie auch von der Weltgesundheitsorganisation und dem Center for Disease Control, Atlanta, empfohlen.

Eine Syphilis bei bestehender HIV-Infektion kann genauso behandelt werden wie eine Syphilis bei einem HIV-negativen Patienten. Rezidive sind allerdings häufiger [3]. Engmaschige Kontrollen mit Liquorpunktionen sind angezeigt. Die Erfolgsaussicht der Behandlung einer Syphilis bei einem HIV-Patienten wird nach heutiger Ansicht nicht durch besonders hochdosierte oder langfristige Verabfolgung von Penicillinen verbessert, sondern durch Anhebung der Immunitätslage des Patienten. Dieses ist durch die modernen Kombinationsbehandlungen der HIV-Infektion erstmals möglich.

Im Rahmen der Angleichung der neuen Therapieleitlinien an internationale Empfehlungen ergibt sich eine Verkürzung der Behandlung der Neurosyphilis, wie die folgende Übersicht zeigt:

Behandlung der Neurosyphilis

Penicillin G-Infusionen	6 x 4 Mill. IE täglich	14 Tage
	anschließend	
Clemizol-Penicillin i.m.	1 Mill. IE täglich	7 Tage

Gonorrhoe

Ist eine Anpassung der Therapie notwendig? Die Richtlinien der deutschen STD-Gesellschaft empfehlen bisher die Einmalbehandlung mit Spectinomycin, Cefixim oder Ofloxazinen.

Zwei Dinge müssen überdacht werden: Aus Afrika und Asien wurde in den letzten Jahren wiederholt über das Auftreten multiresistenter Neisserien-Stämme berichtet. In Deutschland gibt es keine Hinweise dafür, daß derartige Stämme eine nennenswerte Rolle spielen. Auch im benachbarten Europa wurde nur vereinzelt über den Nachweis derartiger Neisserien berichtet. An der Verwendung der genannten Antibiotika kann also festgehalten werden.

Die zweite Frage ist, ob bei einer Gonorrhoe eine eventuell gleichzeitig bestehende Chlamydien-Infektion von vornherein mitbehandelt werden sollte. Die amerikanischen Therapieempfehlungen des Centers for Disease Control sehen eine solche automatische Mitbehandlung einer eventuellen Chlamydien-Infektion vor und empfehlen nach erfolgter Gonorrhoe-Therapie den Anschluß einer 7tägigen Doxycyclin-Behandlung.

Eine andere Möglichkeit, eine eventuell gleichzeitig bestehende Chlamydien-Infektion mitzubehandeln ist die orale Verabfolgung von Azithromycin (Zithromax, Pfizer). Azithromycin kann oral als Einzeitbehandlung verabfolgt werden und ist sowohl gegen Neisseria gonorrhoeae als auch gegen Chlamydia trachomatis, darüberhinaus gegen Hämophilus ducreyi und gegen Mykoplasmen wirksam [8]. Die wichtigsten Daten faßt folgende Übersicht zusammen.

Azithromycin

Wirksam gegen:	N. gonorrhoeae C. trachomatis H. ducreyi Mykoplasmen
Handelsname:	Zithromax
Dosierung:	Einzeitbehandlung mit 1 g = 4 Kapseln
Nebenwirkungen:	Gastrointestinale Unverträglichkeit

Herpes genitalis: orale Suppressionsbehandlung

Die Suppressionsbehandlung des Herpes genitalis ist indiziert bei Patienten mit hohem Leidensdruck bzw. bei Rezidivintervallen von 8 Wochen oder weniger.

Die herkömmliche Behandlung mit Aciclovir war in dieser Indikation bereits sehr erfolgreich. Bei Verabfolgung von 2mal 400 mg Aciclovir pro Tag konnte davon ausgegangen werden, daß bei deutlich mehr als 60% der Patienten Rezidivfreiheit erreicht werden konnte.

Erste Untersuchungsergebnisse mit den neuen Antiherpetika Famciclovir und Valaciclovir zeigen, daß mit höheren Raten der Rezidivfreiheit gerechnet werden kann. Sie liegen in der Größenordnung von 75–90% [5, 6].

Die Suppressionsbehandlung mit Valaciclovir bietet darüberhinaus den Vorteil, daß täglich nur eine Dosis genommen werden muß. Untersuchungen darüber, ob eine 2mal tägliche Verabfolgung von Valaciclovir zu noch besseren Erfolgsraten führt, sind im Gange.

HIV-Infektion: neue Möglichkeiten der Diagnostik, Therapie und Postexpositionsprophylaxe

Der wichtigste Marker für das Fortschreiten einer HIV-Erkrankung war bisher die Anzahl CD4-positiver Lymphozyten. Heute muß man davon ausgehen, daß der Menge viraler RNA im Blut eine größere prognostische Bedeutung zukommt. Die Bestimmung der Viruslast des Blutes wird mit molekularbiologischen Methoden, wie „branched DNA", Reverse Transscription-Polymerase-Kettenreaktion und Kernsäuresequenz-Amplifikation vorgenommen. Die Messgrenze dieser Methoden liegt bei 400 Kopien/ml. Eine Viruslast unter 5000 Kopien/ml ist niedrig, eine über 100 000 Kopien hoch.

Die Bestimmung der Viruslast im Blut erlaubt außer prognostischen Aussagen auch Mitteilungen über das Anschlagen einer Behandlung. Schließlich hat sie die Kenntnisse über die Pathogenese der Erkrankung dahingehend erweitert, als klar wurde, daß bereits zu Beginn der Erkrankung eine heftige Virusreplikation im infizierten Organismus stattfindet. Um diese zu unterdrücken, sollte die Therapie frühzeitig erfolgen. Die International AIDS-Society veröffentlichte 1996 folgende Therapierichtlinien ([2], s. Übersicht).

International Aids Society HIV-Therapieempfehlung 1996

Asymptomatischer Pat. CD4 Zellen > 500/µl	Therapie ist zu erwägen bei Pat. mit > 5 000 – 10 000 HIV RNA Kopien/ml
	Therapie ist empfohlen bei Pat. mit > 30 000 – 50 000 HIV RNA Kopien/ml oder rasch abnehmenden CD4-Zahlen
Asymptomatischer Pat. CD4 Zellen < 500/µl	Therapie empfohlen

Die HIV-Therapie ist in ihrer Wirksamkeit durch Einführung neuer Medikamente wesentlich erhöht worden. Gleichzeitige Verabfolgung im Sinne einer Kombinationsbehandlung ergibt die besten Resultate, wie aus der Reduktion der Viruslast im Blut abgelesen werden kann. Üblich ist die Kombination von 2 Reverse-Transskriptase-Hemmern und einem Proteinase-Hemmer. Die Kombinationstherapie hat nicht nur den Vorteil, die intrazelluläre Virusreplikation in verschiedenen Phasen zu treffen, sondern wirkt auch der Resistenzentwicklung entgegen.

Aus diesen Erwägungen heraus wird heute auch in der Postexpositionsprophylaxe der Kombinationstherapie der Vorzug gegeben. Das Center for Disease Control (Atlanta) und das Robert-Koch-Institut (Berlin) empfehlen folgende Medikation:

Postexpositions-Prophylaxe

Beginn:	Möglichst innerhalb von 2 Std.	
Dauer:	Bis zu 4 Wochen	
Retrovir	AZT	2 x 250 mg/Tag
Epivir	3TC	2 x 150 mg/Tag
Indinavir	Crixivan	3 x 800 mg/Tag

Angesichts der neuen medikamentösen Möglichkeiten sollte die Durchführung der postexpositionellen HIV-Prophylaxe insbesondere bei Verletzungen mit hohem Infektionsrisiko mit Nachdruck empfohlen werden [7]. Da der möglichst umgehende Behandlungsbeginn für den Erfolg der Maßnahme von großer Bedeutung ist, sollte in Klinik und Praxis Klarheit darüber bestehen, wo die Medikamente für den Notfall bereitgehalten werden.

Literatur

1. Barkwell R, Shields S (1997) Deaths associated with ivermectin treatment of scabies. Lancet 349: 1144–1145
2. Carpenter CCJ, Fischl MA, Hammer SM, Hirsch MS, Jacobsen DM, Katzenstein DA, Montaner JSG, Richman DD, Saag MS, Schooley RT, Thompson MA, Vella S, Yeni PG, Volberding PA, for the International AIDS Society-USA (1996) Antiretroviral Therapy for HIV-Infection in 1996. JAMA 276: 146–152
3. Malone JL, Wallace MR, Hendrick BB, LaRocco A Jr, Tonon E, Brodine SK, Bowler WA, Lavin BS, Hawkins RE, Oldfield EC, (1995) Syphilis and Neurosyphilis in a Human Immunodeficiency Virus Type-1 Seropositive Population: Evidence for Frequent Serologic Relapse After Therapy. Am J Med 99: 55–63
4. Meinking TL, Taplin D, Hermida JL, Pardo R, Kerdel FA (1995) The Treatment of Scabies with Ivermectin. N Engl J Med 333: 26–30
5. Mertz GJ, Loveless MO, Levin MJ, Kraus SJ, Fowler SL, Goade D, Tyring SK, for the collaborative Famciclovir Genital Herpes Research Group (1997) Oral Famciclovir for Suppression of Recurrent Genital Herpes Simplex Virus Infection in Women. Arch Intern Med 157: 343–349
6. Patel R, Crooks RJ, Bell AR and the European/Australian Valaciclovir HSV Study Group (1996) Once-Daily Valaciclovir for Suppression of Recurrent Genital Herpes – the First Placebo-Controlled Clinical Trial. Poster European Congress for Chemotherapie, Glasgow 14.–17.05.1996
7. Petzoldt D, Hartmann M (1997) Neue Möglichkeiten der medikamentösen Prophylaxe der beruflichen HIV-Infektion. Hautarzt 48: 295–296
8. Waugh MA (1996) Azithromycin in gonorrhoea. Intern J STD AIDS 7 [Suppl 1]: 2–4

Cyclosporin A unterdrückt die Bindung von NFATp am IL-4-Gen-Promoter

M. Gebhardt[1], S.C. Chan, J.M. Hanifin

Einführung

Die atopische Dermatitis (Syn. Neurodermitis constitutionalis atopica, Syn. endogenes Ekzem) ist durch eine Vielzahl immunologischer Regulationsstörungen auf zellulärer und humoraler Ebene gekennzeichnet, dazu gehört bei einem hohen Prozentsatz der Patienten das erhöhte Serum-Immunglobulin E (IgE). In der Regulation des IgE wird dem Interleukin 4 (IL-4) eine zentrale positiv-regulatorische Stellung beigemessen. Daher haben sich in den letzten Jahren vermehrt Studien mit der IL-4-Regulation beim atopischen Ekzem beschäftigt.

Cyclosporin A (CsA) hat sich seit seiner Einführung in vitro und in vivo als effektives Immunsuppressivum erwiesen. In der Dermatologie findet es unter anderem bei der Therapie der Psoriasis, des atopischen Ekzems und bei Autoimmundermatosen Anwendung. Es liegen umfangreiche Untersuchungen zur Wirkung von CsA am IL-2-Gen vor, wobei sein Wirkmechanismus mit der Suppression des nukleären Transkriptionsfaktors NFκB erklärt wurde. Auch auf Mastzellen, PBMCs und/oder aktivierte T-Lymphozyten konnte eine inhibierende Wirkung des CsA belegt werden, was in einer verminderten Produktion der Zytokine IL-3, IL-4, IL-5, IFNγ, TNFα und GM-CSF resultiert [2, 8, 14].

Kürzlich konnten wir zeigen, daß T-Lymphozyten von atopischen Ekzematikern sowie humane und murine T-Zelllinien unter Stimulation mit Phorbolmyristat-acetat (PMA) und Ionophore A 23187 ein nukleäres Protein bilden, welches am activation responsive element (ARE) des IL-4-Gens eine Protein-DNA-Interaktion eingeht [3].

In der vorliegenden Studie stellten wir uns die Frage, welchen Einfluß CsA auf die Aktivierung des humanen IL-4-Gen-Promoters hat. Es sollte untersucht werden, ob der suppressive Effekt des CsA auf die IL-4-Sekretion aus der Bindung am Gen-Promoter resultiert. Die atopische Dermatitis wurde als Modellerkrankung mit einem Zytokinmuster vom IL-4-Typ gewählt.

[1] M. Gebhardt wurde durch ein BASF-Stipendium des Deutschen Volkes unterstützt.

Material und Methoden

Patienten

Alle Patienten mit atopischer Dermatitis waren älter als 18 Jahre und erfüllten die Diagnosekriterien nach Hanifin/Rajka. Normalkontrollen waren gesunde Personen > 18 Jahre ohne manifeste oder anamnestische Erkrankungen des atopischen Formenkreises. Einverständniserklärungen lagen von allen Probanden und Patienten vor.

Gewinnung der T-Lymphozyten

Aus heparinisiertem, 1:1 mit physiologischer Kochsalzlösung verdünntem Vollblut wurden PBMCs über eine Dichtegradient-Zentrifugation (Histopaque 1077, Sigma, St. Louis, MO, USA) gewonnen. Durch 2stündige Adhärenz an Petrischalen wurden die Monozyten/Makrophagen aus dem Ansatz entfernt. Die verbleibenden Lymphozyten wurden über eine anti-IgG gekoppelte Sephadex-Säule (T cellect, Biotex Laboratories, Edmonton, Alberta, Canada) in T- und B-Lymphozyten separiert und die T-Zellen in RPMI 1640 Medium, supplementiert mit 10% FCS und Penicillin-Streptomycin sowie L-Glutamin resuspendiert.

Zellstimulation

Die Lymphozyten wurden in einer Zelldichte von 2 Mio/ml bei 37 °C und 5% CO_2 stimuliert, jeweils ein Mal in Medium ohne Zusätze, ein Mal mit 500 ng/ml Phorbol-12-myristat-13-acetat (PMA) und 100 ng/ml Ionophore A23187 und ein Mal zusätzlich mit CsA 50–500 ng/ml (alles Calbiochem, La Jolla, CA, USA). Nach 20 h wurden die Zellen zentrifugiert, die Überstände für weitere Bestimmungen asserviert und aus dem Zellpellet nukleäre Proteine extrahiert. Die Zellen wurden vor und nach der Stimulation mittels Trypanblaufärbung überprüft (mindestens 95% lebende Zellen).

Extraktion der nukleären Proteine

Aus dem Zellpellet wurden die nukleären Proteine durch stufenweise Zell-Lysierung und anschließende Proteinfällung extrahiert [2]. Mittels BioRad (BioRad, Richmond, CA, USA) wurde die Proteinmenge photometrisch quantifiziert.

Electrophoretic mobility shift assay (EMSA)

Jeweils 1–5 µg Protein kamen in einem EMSA-Ansatz zur Anwendung. Als Positiv- bzw. Negativkontrolle kamen nukleäre Proteine aus der stimulierten/nichtstimulierten murinen T-Zell-Linie EL-4 zum Einsatz. Hierbei wurden die Proteine in einem Bindungscocktail aus Poly(dIdC) (Pharmacia Biotech, Piscataway, NJ, USA), Bindungspuffer (10 mM Tris, 45 mM KCl, 1 mM EDTA, 12,5% Glycerol, 0,1% Triton X) und DTT mit 2 µl einer ^{32}P-ATP-markierten DNA-Sonde 1 h bei Zimmertemperatur inkubiert und im Anschluß 2 h bei 25 mA elektrophoretisch in einem Polyacrylamidgel aufgetrennt. Für sogenannte „Supershift"-Experimente wurden in einzelnen Ansätzen nach 30 min Inkubation zusätzlich Antikörper gegen NFATp oder ein unspezifischer Antikörper eingesetzt (Kaninchen-anti-Maus-IgG, Upstate Biotechnology Inc., Lake Placid/NY, USA). Die DNA-Sonde wurde mit ^{32}P-γATP (DuPont NEN Research Products, Boston/MA, USA) unter Anwendung von T4-Kinase (Gibco, Life Technologies, Grand Island/NY) radioaktiv markiert. Das Resultat der Elektrophorese wurde nach Trocknung des Gels durch Autoradiographie visualisiert.

Die Bestimmung des IL-4 erfolgte mittels eines kommerziellen ELISAs (R&D Systems, Minneapolis/MN, USA)

Ergebnisse

Unter Stimulation der T-Lymphozyten mit PMA und Ionophore A 23187 ließ sich bei Patienten mit atopischer Dermatitis (n = 11) und bei normalen nichtatopischen Vergleichspersonen (n = 4) eine dosisabhängige Stimulation der IL-4-Sekretion erreichen (Abb. 1). Im EMSA zeigt sich als Ausdruck der Stimulation ein Protein-DNA-Komplex verminderter Mobilität, der sogenannte Komplex III. Die Ausbildung dieses Komplexes ließ sich bei Atopikern wie auch bei den meisten Nichtatopikern nachvollziehen.

Bereits in einer niedrigen Konzentration von 50 ng/ml führte CsA zu einer weitgehenden Unterdrückung der lymphozytären IL-4 Sekretion. Dieser Effekt spiegelt sich an der Hemmung der Komplex-III-Bildung in der EMSA-Gelelektrophorese wieder (Abb. 2).

Ein gleichartiger Effekt war für nukleäre Proteine aus peripheren T-Lymphozyten von nichtatopischen Vergleichspersonen nachweisbar, wenngleich hier die Komplex III-Formation wesentlich schwächer ausfiel.

Durch EMSA-Supershifts mit Anti-NFATp-Antikörpern wurde nachgewiesen, daß NFATp in den Komplex III einbezogen war (Abb. 3) Der unspezifische Kaninchen-Antikörper mit Spezifität gegen Maus-IgG ergab keine Beeinflussung des elektrophoretischen Resultates.

Diskussion

Verschiedene Regionen des IL-4-Genpromoters stellen Zielstrukturen für stimulatorische oder inhibitorische Proteine dar, die wiederum die IL-4-Transkription steuern [1, 5, 10, 12]. Nukleäre Proteine, die mit dem Transkriptionsfaktorfamilie NFATp verwandt sind binden an die positiv-regulatorische P-Sequenz des

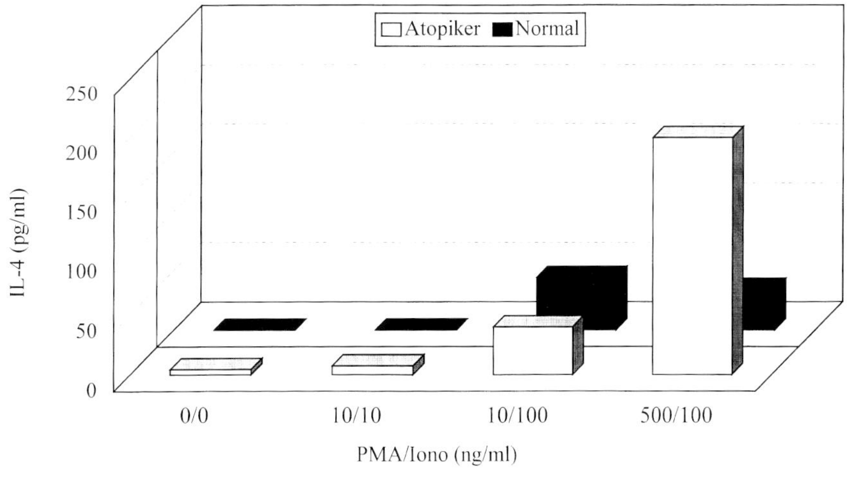

Abb. 1. Dosisabhängige Stimulation der IL-4-Sekretion durch PMA und Ionophore A 23187. 2 Mio T-Zellen/ ml, 37 °C, 20 h Stimulation in RPMI 1640 mit 10% FCS und Penicillin/ Streptomycin/L-Glutamin

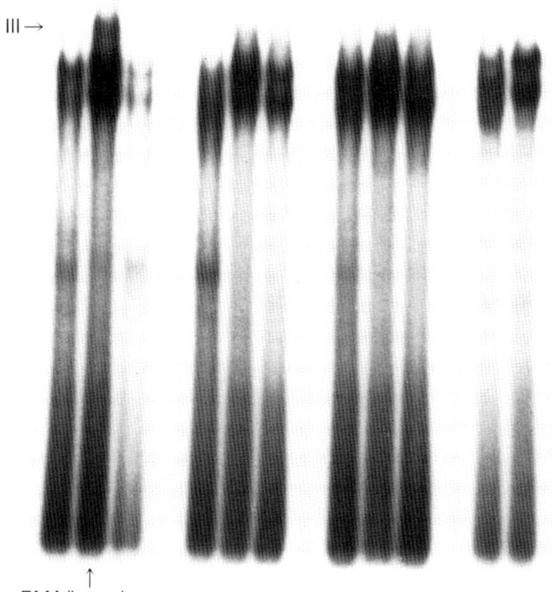

Abb. 2. Jede Dreierkombination des EMSA besteht aus: 1. Säule: unstimulierte T-Lymphozyten, 2. Säule: PMA 500 ng/ml + Ionophore A 23187 100 ng/ml, 3. Säule: PMA 500 ng/ml + Ionophore A 23187 100 ng/ml + CsA 500 ng/ml; 1. Dreierkombination: T-Zellen eines Patienten mit atopischer Dermatitis; 2. und 3. Dreierkombination: Nichtatopiker-T-Zellen; rechte Zweierkombination: Positiv- und Negativkontrolle

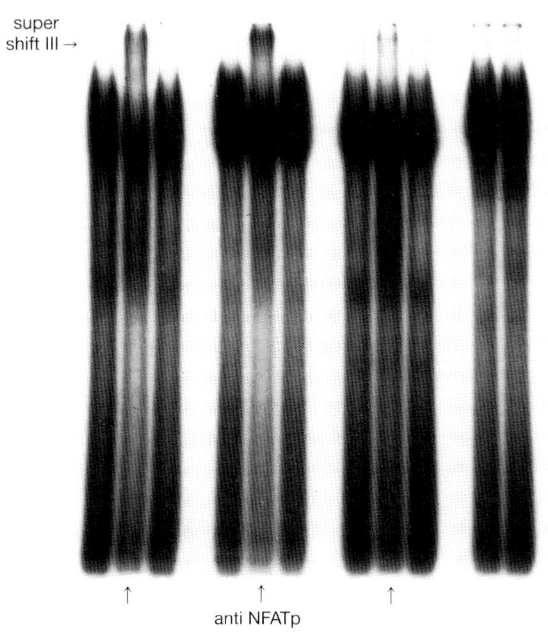

Abb. 3. Jede Dreierkombination des EMSA-Supershifts besteht aus: 1. Säule: kein Antikörper, 2. Säule: anti-NFATp, 3. Säule: Kaninchen-anti-Maus-IgG (unspezifischer Antikörper); 1. Dreierkombination: unstimulierte, 2. PMA 500 ng/ml + Ionophore A 23187 100 ng/ml, 3. PMA 500 ng/ml + Ionophore A 23187 100 ng/ml + CsA 500 ng/ml; (T-Lymphozyten eines Patienten mit atopischer Dermatitis); rechte Zweierkombination: Positiv- und Negativkontrolle

murinen IL-4-Genpromoters, das ARE [11]. Diese Interaktion ist nach Inkubation der Proteine mit radioaktiv markiertem ARE in Form des Komplexes III in der EMSA-Autoradiographie darstellbar. Nach Stimulation von T-Lymphozyten mit PMA/Ionophore kann eine Expression dieses Komplexes induziert werden. Tara konnte in der murinen T-Zelllinie EL-4 eine Unterdrückung des Komplexes III durch CsA nachweisen [11]. Die vorliegende Studie ermöglichte diesen Nachweis auch an humanen T-Zellen aus dem peripheren Blut. Sowohl die PMA/Ionophore-induzierte Ausbildung des Komplexes III als auch die CsA-induzierte Suppression waren in unserer Arbeit an T-Zellen von Patienten mit atopischer Dermatitis und bei normalen nichtatopischen Vergleichspersonen nachweisbar. Die Anwendung von CsA führte bereits in suboptimalen Konzentrationen zu einer Unterdrückung des Komplexes III, weshalb Cyclosporin als potenter Inhibitor von NFATp gelten darf.

Die CsA-Wirkung wird über die Bindung an das zytosolische Protein Cyclophilin vermittelt [4]. Der CsA/Cyclophilin-Komplex kann sich an die Ca^{2+}/ Calmodulin-abhängige Serin-Threonin-Phosphatase Calcineurin binden und deren enzymatische Aktivität hemmen [6, 7, 15]. Damit wird die enzymatische Dephosphorylierung des NFATp behindert und die Aktivierung des im phosphatisierten Zustand inaktiven NFATp blockiert.

Die Entschlüsselung der Interaktionen zwischen dem Transkriptionsfaktor NFATp und verschiedenen Interleukin-Genen, z. B. dem IL-4-Gen liefert uns neue Einblicke in die Grundlagen der gestörten Zytokin-Genregulation bei entzündlichen Erkrankungen wie der atopischen Dermatitis [9, 13]. Das gestörte Gleichgewicht der TH1/TH2-Zytokinmuster betrifft nicht nur IL-4 sondern ebenso weitere Zytokingene, die ebenfalls auf Chromosom 5 lokalisiert sind. Neue therapeutische Angriffspunkte, die durch die Anwendung von CsA, FK 506 und modernen Kortikoiden erkennbar werden zielen daher auf die breite Suppression dieses Zytokinnetzwerks.

Durch pharmakologische Optimierung von CsA-Derivaten, die zu einer verminderten Toxizität führt oder durch dessen topische Anwendung könnten vielversprechende Therapiekonzepte des atopischen Ekzems entwickelt und bestehende Richtlinien vervollkommnet werden.

Literatur

1. Abe E, de Waal Malefyt R, Matsuda I, Arai KI, Arai N (1992) An 11-base-pair DNA sequence motif apparently unique to the human interleukin 4 gene confers responsiveness to T-cell activation signals. Proc Natl Acad Sci USA 89:2864–2868
2. McCaffrey PG, Goldfeld AE, Rao A (1994) The role of NFATp in cyclosporin A-sensitive tumor necrosis factor-alpha gene trranscription. J Biol Chem 269: 48

3. Chan SC, Brown MA, Willcox TM, Li SH, Stevens SR, Tara D, Hanifin JM (1996) Abnormal IL-4 gene expression by atopic dermatitis T lymphocytes is reflected in altered nuclear protein interactions with IL-4 transcriptional regulatory element. J Invest Dermatol 106: 1131–1136
4. Handschuhmacher RE, Harding MW, Rice J, Druggs RJ, Speicher DW (1984) Cyclophilin: a specific cytosolic binding protein for cyclosporin A. Science 226: 544
5. Li-Weber M, Krafft H, Krammer PH (1993) A novel enhancer element in the human IL-4 promoter is suppressed by a position independent silencer. J Immunol 151: 1371–1382
6. Liu J, Albers MW, Wandless TJ, Luan S, Alberg DG, Belshaw PJ, Cohen P, MacKintosh C, Klee CB, Schreiber SL (1992) Inhibition of T cell signalling by immunophilin-ligand complexes correlates with loss of calcineurin phosphatase activity. Biochemistry 31: 3890–3901
7. Mattila PS (1996) The action of cyclosporin A and FK 506 on T-lymphocyte activation. Biochem Soc Transactions 24: 45–49
8. Rao A (1995) NFATp, a cyclosporin-sensitive transcription factor implicated in cytokine gene induction. J Leukoc Biol 57: 536–542
9. Song Z, Casolaro V, Chen R (1996) Polymorphic nucleotides within the human IL-4 promoter that mediate overexpression of the gene. J Immunol 156: 424
10. Szabo SJ, JS Gold, TL Murphy, KM Murphy (1993) Identification of cis-acting regulatory elements controlling interleukin-4 gene expression in T cells: roles for NF-Y and NFATc. Mol Cell Biol 13: 4793–4805
11. Tara D, Weiss DL, Brown MA (1993) An activation responsive element in the murine IL4 gene is the site of an inducible DNA-protein interaction. J Immunol 151: 3617
12. Todd MD, MJ Grusby, JA Lederer, Lacy E, Lichtman AH, Glimcher LH (1993) Transcription of the interleukin 4 gene is regulated by multiple promoter elements. J Exp Med 177: 1663
13. Walchner M, Wierenga EA, Meurer M, Kind P, Plewig G, Messer G (1996) Association of reduced NF-ATp binding at the IL-4 promoter element CLEO and high levels of IgE in severe atopic eczema. J Allergy Clin Immunol 97: 424
14. Wang DZ, McCaffrey PG, Rao A (1995) The cyclosporin-sensitive factor NFATp is expressed in several classes of cells in the immune system. Ann N Y Acad Sci 766: 182–194
15. Wesselborg S, Fruman DA, Sagoo JK, Bierer BE, Burakoff SJ (1996) Identification of a physical interaction between calcineurin and nuclear facotr of activated T cells (NFATp). J Biol Chem 271: 1274–1277

Einfluß topischer Substanzen auf die Reparatur der Permeabilitätsbarriere der Haut

E. Proksch

Einführung

Die Permeabilitätsbarriere der Haut schützt in der einen Richtung vor einem übermäßigen transepidermalen Wasserverlust und in der anderen Richtung vor dem Eindringen von schädlichen Substanzen aus der Umwelt, wie Chemikalien oder Mikroorganismen. Eine gestörte Permeabilitätsbarriere liegt beim Ekzem (alle Ekzemformen), bei der Psoriasis, bei Ichthyosen und bei Erythrodermien verschiedener Genesen vor. Die Permeabilitätsbarriere ist in der Hornschicht lokalisiert und besteht aus Korneozyten und einem Lipid-angereicherten Interzellularraum. Die Lipide für die Permeabilitätsbarriere werden in den Keratinozyten synthetisiert und im Stratum spinosum und Stratum granulosum in den sogenannten epidermalen „Lamellar Bodies" gespeichert. Beim Übergang vom Stratum granulosum zur Hornschicht werden Lipide aus den „Lamellar Bodies" freigesetzt und bilden im Stratum corneum breite bilamelläre Schichten, die die Permeabilitätsbarriere der Haut regulieren. In den „Lamellar Bodies" sind vor allem Cholesterol, Phospholipide, Glycosphingolipide und Sphingomyelin lokalisiert. Diese werden beim Übergang zur Hornschicht durch hydrolytische Enzyme, die auch in den „Lamellar Bodies" enthalten sind, zu freien Fettsäuren und Sphingolipiden umgewandelt (Cholesterol bleibt unverändert). Im Stratum corneum liegen somit die drei Lipidklassen Cholesterol, freie Fettsäuren und Sphingolipide (Ceramide) vor [5, 8].

In zahlreichen Studien der Arbeitsgruppe von Elias u. Feingold wurde gezeigt, daß nach artefizieller Störung der Permeabilitätsbarriere der Haut bei haarlosen Mäusen als Reparaturmechanismus ein Anstieg der Lipidsynthese aller drei genannten Klassen, und der DNA-Synthese erfolgt [5, 9–11]. Die Bedeutung eines Anstiegs der Lipidsynthese wurde dadurch bewiesen, daß topisch applizierte Inhibitoren der Schlüsselenzyme für die genannten Lipide (Lovastatin für die Cholesterolsynthese, TOFA für die Fettsäuresynthese und Bromconduritol für die Ceramidsynthese) zu einer verzögerten Reparatur der Barriere führen [2, 4, 6].

Ziel der Untersuchungen und Methodik

Wir untersuchten jetzt, ob der Verlauf der Reparatur der Permeabilitätsbarriere nach akuter artefizieller Störung durch topische Substanzen beeinflußt werden kann. Durch Azetonbehandlung oder Tesafilm-Abrisse (Tape-Stripping) wurde an haarlosen Mäusen oder am Menschen (gesunde Haut am Unterarm) eine Störung der Permeabilitätsbarriere der Haut induziert. Die Reparatur der Permeabilitätsbarriere wurde nach Auftragen verschiedener Externa bzw. Wirkstoffe geprüft. Als Marker der Barriere wurde der transepidermale Wasserverlust (TEWL) und als Marker für eine Irritation der Haut wurde der Laser-Doppler-Blutfluß über 24 Stunden gemessen.

Ergebnisse und Diskussion

Zunächst bestimmten wir die Rolle des physiologischen Lipids Sphingomyelin in der Haut. Sphingolipide (Ceramide) entstehen nicht nur durch direkte Synthese, sondern auch durch Abspaltung aus Sphingomyelin mit Hilfe des Enzyms Sphingomyelinase. Nach artefizieller Störung der Permeabilitätsbarriere durch Tesafilm-Abrisse (Tape-Stripping) konnten wir einen Anstieg sowohl der sauren als auch der neutralen Sphingomyelinase in der Haut und einen Anstieg verschiedener Ceramide messen. Topische Applikation des Xanthogenatderivates D 609, eines Inhibitors der phospholipidspezifischen Phospholipase C (PC-PLC) und der sauren Sphingomyelinase, ergab eine gestörte Reparatur der Permeabilitätsbarriere. Somit zeigten diese Experimente, daß Sphingomyelin für die Permeabilitätsbarriere von Bedeutung ist und spezifische Hemmer der Sphingomyelinase die Reparatur der Barriere verzögern [12, 13].

Danach untersuchten wir den Einfluß von physikochemisch wirksamen topisch applizierten Lipiden und Lipidlösungsmitteln auf die Barriere. In bereits publizierten Arbeiten hatten Elias et al. Mischungen verschiedener physiologischer Lipide auf die Haut aufgebracht. Durch eine Mischung aus Ceramiden, Cholesterol und freien Fettsäuren (essentielle und nichtessentielle Fettsäuren) wurde die Reparatur der Barriere beschleunigt. Dabei zeigte sich aber auch, daß in diesem Gemisch Ceramide und Fettsäuren durch die Vorstufen Glycosylsphingolipide und Sphingomyelin bzw. Triglyzeride ersetzt werden können. Bei diesen Experimenten wurden jedoch die Lipide in einem Lösungsmittel mit einer Gesamtkonzentration von nur 1% auf die Haut aufgetragen [7]. Wir fragten uns, ob nicht auch durch Lösungsmittel allein der Reparaturverlauf einer akut gestörten Permeabilitätsbarriere beeinflußt wird. Überraschenderweise ergab die Applikation der Lösungsmittel Isopropanol, Propylenglykol oder die von Elias et al benutzte Mischung aus Propylenglykol und Isopropanol (7:3 V/V) eine beschleunigte Reparatur der Permeabilitätsbarriere. Dagegen war nach topischer Auftragung von reinem Glyzerin eine verzögerte Reparatur festzustellen. Dies zeigt, daß auch Lösungsmittel die Reparatur der Permeabilitätsbarriere beeinflussen.

Im nächsten Schritt applizierten wir in der dermatologischen Therapie häufig benutzte Externa. Durch die okklusive Vaseline erfolgte im Zeitraum von 1–12 Stunden nach Behandlung eine verzögerte Reparatur der Permeabilitätsbarriere (Abb. 1a). Eine verzögerte Reparatur wurde zuvor auch durch dichtes Anlegen einer Latex-Okklusion-Folie sowohl an Mäusen, als auch am Menschen gezeigt [14]. Umgekehrt sah man nach Applikation der stark wasserhaltigen Lotio alba, aber auch nach Wollwachsalkoholsalbe und Unguentum leniens im Zeitraum von 1–12 Stunden nach Behandlung eine beschleunigte Reparatur der Barriere (Abb. 1b). Ähnliche Ergebnisse waren, in einem unter-

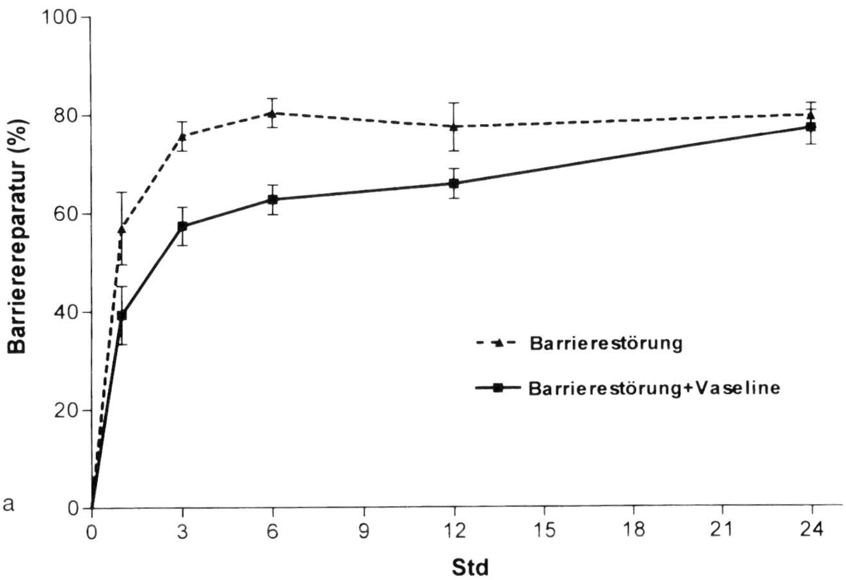

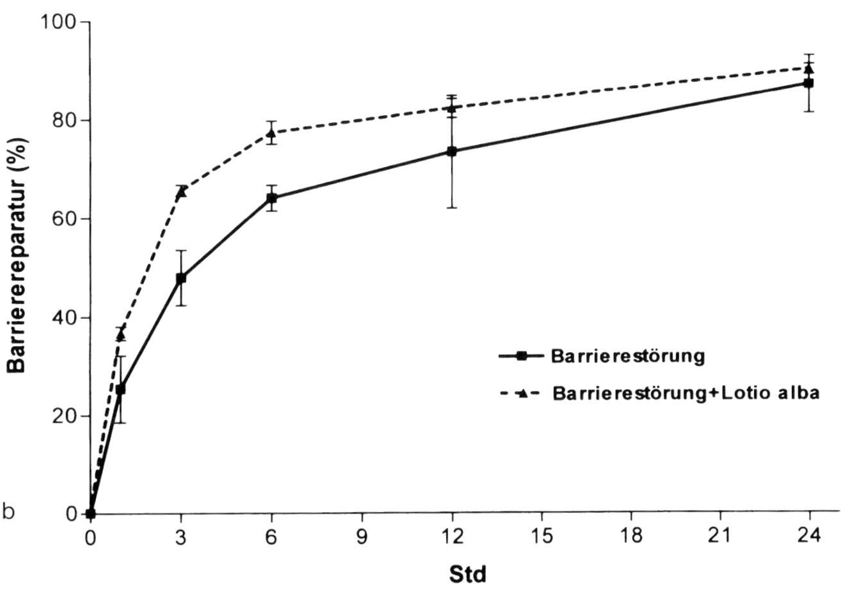

Abb. 1a, b. Zeitlicher Verlauf der Barrierereparatur (TEWL) nach artefizieller Störung durch offene Behandlung mit Azeton am Unterarm und **a** Applikation von Vaseline bzw. **b** Lotio alba schiedlichen, experimentellen Ansatz, auch von P. Elsner erhalten worden [1]. Dagegen fanden Ghadally et al. eine beschleunigte Reparatur durch Vaseline [3].

Visuell und mit Laser-Doppler-Flowmetrie erhielten wir durch Applikation von Vaseline nach akuter Barrierestörung (wie auch durch Latex-Okklusion) eine Vermehrung der Rötung und einen gesteigerten Blutfluß, während durch Lotio alba die Rötung und der Blutfluß reduziert wurde. Diese Ergebnisse stimmen mit der klinischen Erfahrung überein, daß bei akuten Erkrankungen mit gestörter Permeabilitätsbarriere, z. B. beim akuten Ekzem eine Besserung der Hautveränderung durch Lotio alba (anti-irritativ) zu erreichen ist, während umgekehrt Abdeckung mit Vaseline den Hautzustand verschlechtert (verstärkte Entzündung).

In Übereinstimmung mit klinischen Erfahrungen ließ sich durch topische Applikation einer antientzündlichen und antiproliferativen Kortikosteroid-Lösung (Diprosone-Lösung in Propylenglykol) ebenfalls eine beschleunigte Reparatur der Permeabilitätsbarriere erzielen. Jedoch verlief die Reparatur langsamer als nach Applikation von Propylenglykol allein.

Ausblick und Schlußfolgerung

Der Wirkungsmechanismus der Barrierereparatur auf molekularer Ebene wird zur Zeit untersucht. Dabei beschäftigen wir uns intensiv mit der Wirkung der Entzündungs- und Proliferations-assoziierten Zytokine TNF und IL-1α und deren Signaltransduktionsmechanismen in der Haut *in vivo* [12, 13]. In jüngsten, bahnbrechenden *in-vitro*-Studien wurde gezeigt, daß die IL-1α und TNF Signaltransduktion über die Freisetzung von Sphingolipiden (Ceramiden) aus Sphingomyelin verläuft [15].

Die dargestellten Untersuchungen zeigen, daß durch topische Applikation verschiedener Externa der zeitliche Verlauf einer akut gestörten Permeabilitätsbarriere beschleunigt oder verzögert werden kann. Bereits die richtige Wahl des Vehikels ist für die Reparatur der Permeabilitätsbarriere von großer Bedeutung.

Zusammenfassung

Eine gestörte Permeabilitätsbarriere der Haut liegt beim Ekzem, bei der Psoriasis und bei Erythrodermien vor. In einem Modell untersuchten wir am Unterarm beim Menschen bzw. an der Flankenhaut von haarlosen Mäusen den Einfluß von topisch applizierten Substanzen auf die Reparatur einer akut gestörten Permeabilitätsbarriere. Spezifische Hemmungen des physiologischen Enzyms Sphingomyelinase durch das Xanthogenat D609 führte zu einer verzögerten Reparatur der Permeabilitätsbarriere, womit wir erstmals die Bedeutung des Sphingomyelin-Stoffwechsels für die Haut nachweisen konnten. Aber auch Applikation physikochemisch wirksamer Substanzen beeinflußte die Barriere. Applikation der Lösungsmittel Isopropanol, Propylenglykol und eines Gemisches aus Isopropanol und Propylenglykol beschleunigte die Barrierereparatur, während diese nach Applikation von reinem Glycerin verzögert war. Vaseline verursachte eine verzögerte Reparatur der Barriere, während diese durch Anwendung von Lotio alba, Wollwachsalkoholsalbe oder Unguentum leniens beschleunigt war. Diese Untersuchungen zeigen, daß durch biochemisch und physikochemisch wirksamen Substanzen die Permeabilitätsbarriere beeinflußt wird.

Literatur

1. Elsner P (1994) Die Bedeutung von Pflegepräparaten für die epidermale Barriere. Haut Geschlechtskr 69: 303–307
2. Feingold KR, Mao-Qiang M, Proksch E, Menon GK, Brown BE, Moser AM, Elias PM (1991) The lovastatin-treated rodent: a new model of barrier disruption and epidermal hyperplasia. J Invest Dermatol 96: 201–209
3. Ghadially R, Halkier-Sorensen L, Elias PM (1992) Effects of petrolatum on stratum corneum structure and function. J Am Acad Dermatol 26: 387–396
4. Holleran WM, Takagi Y, Menon GK, Legler G, Feingold KR, Elias PM (1993) Processing of epidermal glycosylceramides is required for optimal mammalian cutaneous permeability barrier function. J Clin Invest 91: 1656–1664
5. Jackson SM, Elias PM (1993) Skin as an organ of protection. In: Fitzpatrick TB et al. (eds) Dermatology in general medicine, 4th edn. Mc Graw Hill, New York, pp 241–252
6. Mao-Qiang M, Elias PM, Feingold KR (1993) Fatty acids are required for epidermal permeability barrier function. J Clin Invest 92: 791–798
7. Mao-Qiang M, Feingold KR, Thornfeld CR, Elias PM (1996) Optimization of physiological lipids mixture for barrier repair. J Invest Dermatol 106: 1096–1101
8. Menon GK, Grayson D, Elias PM (1986) Cytochemical and biochemical localization of lipase and sphingomyelinase activitiy in mammalian epidermis. J Invest Dermatol 86: 591–597
9. Proksch E, Elias PM, Feingold KR (1990) Regulation of 3-hydroxymethylglutaryl-coenzyme A reductase activity in murine epidermis: modulation of enzyme content and activation state by barrier requirement. J Clin Invest 85: 874–882
10. Proksch E, Feingold KR, Elias PM (1991) Barrier function regulates epidermal DNA-synthesis. J Clin Invest 87: 1668–1673
11. Proksch E (1992) Regulation der epidermalen Permeabilitätsbarriere durch Lipide und durch Hyperproliferation. Hautarzt 43: 331–338
12. Proksch E, Jensen J-M, Krönke M, Schütze S (1997) In vivo cell signaling functions of sphingomyelinases in cutaneous barrier repair. Arch Dermatol Res 289 [Suppl]: 60 A
13. Proksch E, Jensen J-M, Krönke M, Schütze S (1997) Cell signaling and structural functions of sphingomyelinase in cutaneous barrier repair. J Invest Dermatol 108: 643 A
14. Proksch E, Brasch J, Sterry W (1996) Integrity of the permeability barrier regulates epidermal Langerhans cell density. Br J Dermatol 134: 630–638
15. Wiegmann K, Machleidt T, Witte O, Krönke M (1994) Functional dichotomy of neutral and acidic sphingomyelinases in tumor necrosis factor signaling. Cell 78: 1005–1015

Sachverzeichnis

L

M

N

O

P

Q

R

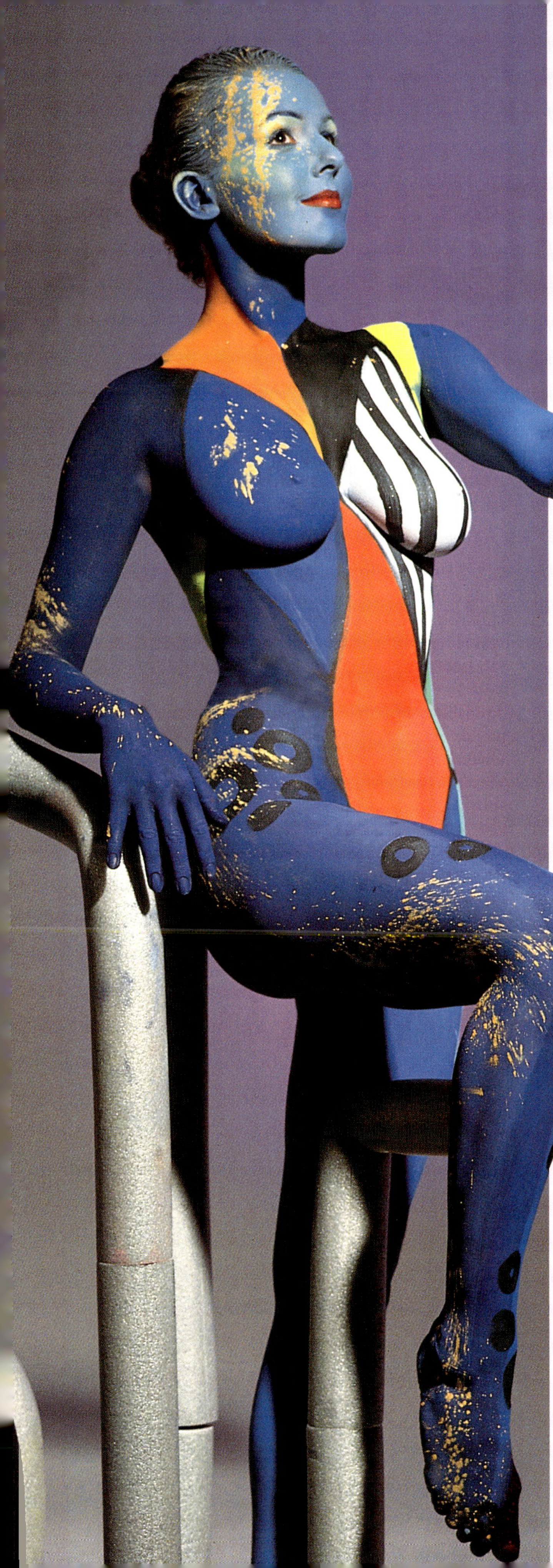

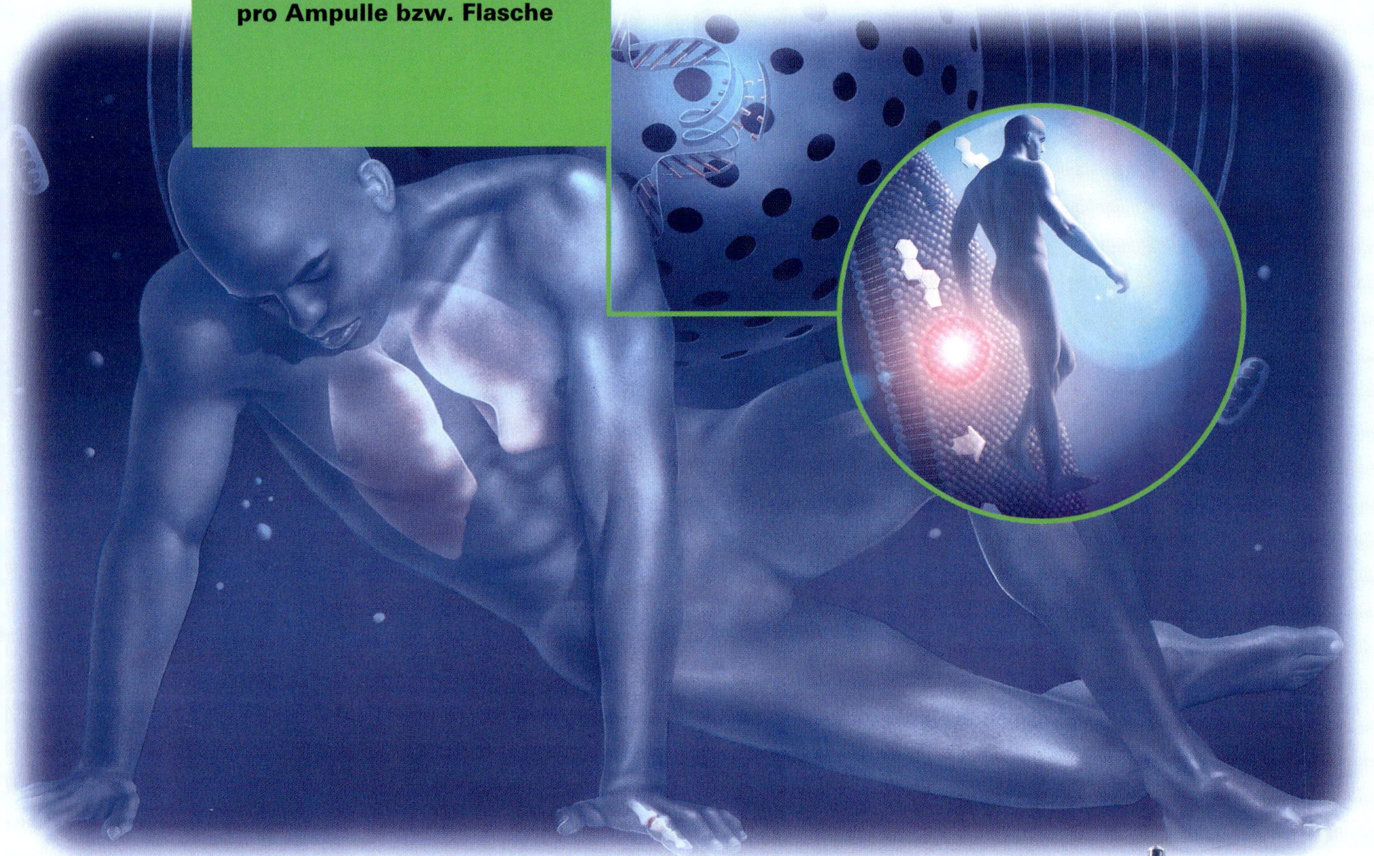

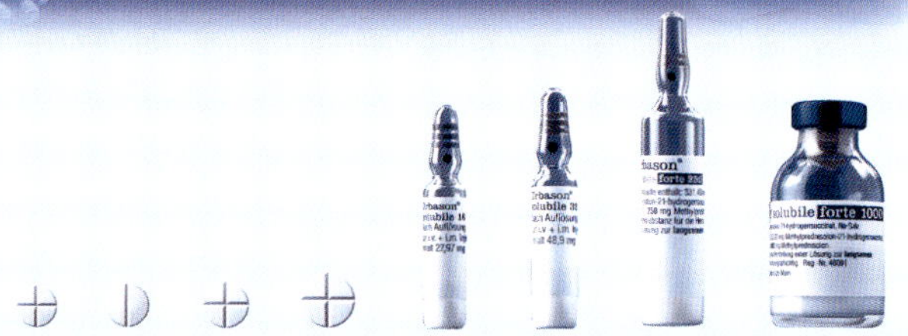

Springer
und
Umwelt

Als internationaler wissenschaftlicher Verlag sind wir uns unserer besonderen Verpflichtung der Umwelt gegenüber bewußt und beziehen umweltorientierte Grundsätze in Unternehmensentscheidungen mit ein. Von unseren Geschäftspartnern (Druckereien, Papierfabriken, Verpackungsherstellern usw.) verlangen wir, daß sie sowohl beim Herstellungsprozess selbst als auch beim Einsatz der zur Verwendung kommenden Materialien ökologische Gesichtspunkte berücksichtigen. Das für dieses Buch verwendete Papier ist aus chlorfrei bzw. chlorarm hergestelltem Zellstoff gefertigt und im pH-Wert neutral.

Springer